临床骨科诊断与治疗实践

谢文贵　李志敏　李风杰　主编

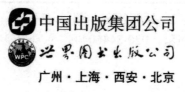

中国出版集团公司

世界图书出版公司

广州·上海·西安·北京

图书在版编目（CIP）数据

临床骨科诊断与治疗实践 / 谢文贵，李志敏，李风
杰主编. —广州：世界图书出版广东有限公司, 2021.6
ISBN 978–7–5192–8712–2

Ⅰ. ①临…　Ⅱ. ①谢…　②李…　③李…　Ⅲ. ①骨疾病—
诊疗　Ⅳ. ①R68

中国版本图书馆 CIP 数据核字（2021）第 117174 号

书　　名	临床骨科诊断与治疗实践
	LINCHUANG GUKE ZHENDUAN YU ZHILIAO SHIJIAN
主　　编	谢文贵　李志敏　李风杰
责任编辑	曹桔方
装帧设计	天顿设计
责任技编	刘上锦
出版发行	世界图书出版有限公司　世界图书出版广东有限公司
地　　址	广州市新港西路大江冲 25 号
邮　　编	510300
电　　话	020-84460408
网　　址	http://www.gdst.com.cn
邮　　箱	wpc_gdst@163.com
经　　销	各地新华书店
印　　刷	三河市嵩川印刷有限公司
开　　本	787mm×1092mm　1/16
印　　张	33
字　　数	905 千字
版　　次	2021 年 6 月第 1 版　2021 年 6 月第 1 次印刷
国际书号	ISBN 978–7–5192–8712–2
定　　价	198.00 元

主编简介

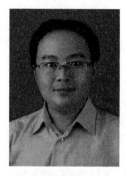

　　谢文贵，毕业于北京大学临床医学专业，临沂市人民医院脊柱外科主治医师。

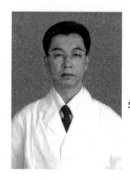

　　李志敏，毕业于宁夏医学院（现宁夏医科大学）临床医学专业，医学学士学位，宁夏回族自治区吴忠市青铜峡市人民医院骨外科副主任医师。

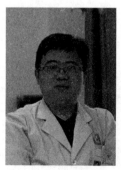

　　李风杰，毕业于济宁医学院临床医学专业，医学学士学位，聊城市茌平区人民医院骨科主治医师。

编 委 会

主　编

　　谢文贵　李志敏　李风杰

副主编

　　杨劲松　银春景　高军军

　　史建鹏　林华杰　刘体康

　　孙　奎　贾毓文　曹三利

编　者（以姓氏笔画为序）

　　史建鹏　临汾市中心医院

　　孙　奎　中山市中医院

　　刘体康　河北省饶阳县人民医院

　　刘清波　临沂市河东区人民医院

　　李风杰　聊城市茌平区人民医院

　　李志敏　宁夏回族自治区吴忠市青铜峡市人民医院

　　杨劲松　武警甘肃总队医院

　　周　勇　中南大学湘雅三医院

　　陈昌胜　南京市高淳人民医院

　　陈家泉　东莞市虎门中医院

　　林华杰　宁波市中医院

　　高军军　河南省偃师市人民医院

　　贾毓文　山东中医药大学第二附属医院

　　曹三利　中国医科大学航空总医院

　　银春景　暨南大学附属第六医院（东莞市东部中心医院）

　　谢文贵　临沂市人民医院

前　　言

当前,骨科疾病已成为影响人类生命和健康的重要疾病,这是由于骨的特殊解剖部位和生理功能所决定的。随着科学技术的发展和进步,骨科学的发展日新月异,基础理论研究日益深入,临床治疗方法不断进步,新材料、新器械也屡见不鲜,临床医师必须不断学习新知识才能对疾病作出准确的判断。

全书以骨科各种常见病、多发病为主线,对各种骨科疾病的病因、临床表现、诊断与鉴别诊断、系统治疗等进行了详细的阐述,还介绍了近年来一些新观念、新理论、新技术、新经验在临床上的应用,对常见骨科疾病的护理,也做出了简要的论述。本书内容丰富,贴近临床,具有很强的实用性,希望对广大临床医务工作者有一定的参考价值。

本书编者在繁忙的工作之余,精心编撰、修改、定稿,力争得到最优化的诊疗方案。但由于编写时间所限,加之编写经验不足,书中若存在疏漏之处,还请广大读者不吝指出,以期再版时完善。

目　　录

第一章　骨与关节疾病

第一节　肩肘部疾病

一、肩关节周围炎

（一）肩关节周围炎概述

肩关节周围炎，是指肩峰下滑囊、冈上肌腱、肱二头肌长头腱及其腱鞘、肩肱关节囊等不同部位创伤性或反应性炎症的总称。本病好发于中老年人，其高峰年龄在 50 岁左右，故又称五十肩。

肩关节是人体具有最大活动范围的关节。它是由肩肱关节（第一肩关节）、肩峰下结构（第二肩关节）、肩锁关节、肩峰-喙突间连结、肩胛-胸壁间连结、胸锁关节等六部分组成的关节复合体。在复合体周围分布着 13 个滑囊及众多的肌肉、韧带，使肩关节保持了最大限度的运动功能。

（二）关节炎主要结构

1. 肩肱关节（第一肩关节）

肩肱关节又称第一肩关节，是由肩盂与肱骨头组成的杵臼关节。肱骨头关节面较大，呈圆形，但呈卵圆形的肩盂仅为肱骨头关节面面积的 1/3。由于肩盂小而浅，导致关节囊较松弛、富有弹性。

肩肱关节的滑膜关节囊在腋部形成皱襞，具有较大的面积，可使肩肱关节能充分的外展及上举。当发生肩关节周围炎时，因滑膜腔粘连、皱襞消失、关节容量明显减少及关节僵硬而使活动范围明显受限。

正常情况下，肩肱关节滑膜腔与肱二头肌长头腱腱鞘相通，并通过关节囊前壁的肩肱上韧带和中韧带之间的 Weitbrecht 孔与肩胛下肌下滑囊相通。肩关节周围炎常常是多滑囊病变，肩肱关节滑膜粘连，关节腔容量明显减少（可由正常的 20～35 mL 降至 5～15 mL），滑膜皱襞闭锁，肱二头肌长头腱鞘充盈不良或闭锁，肩胛下肌下滑囊因炎症粘连及 Weitbrecht 孔闭锁，造影时肩胛下肌下滑囊不显影。这些都是肩关节周围炎的典型特征，也是诊断的主要依据。

2. 肩峰下结构（第二肩关节）

（1）组成：肩峰下的解剖结构具有近似典型滑膜关节的构造，并参与肩部运动，因此称为"第二肩关节"。

①喙突：肩峰及肩喙韧带所组成的穹窿状结构，类似关节的臼盖部分，起关节盂作用。

1

②肱骨大结节:类似杵臼关节的髁突部分,大结节在肩关节前举及后伸活动时,是在肩峰下方弓状结构下呈弧形轨迹运动。

③肩峰下滑液囊:位于肩峰下及冈上肌腱的表面,其能缓冲大结节对肩峰的压力和减少冈上肌腱在肩峰下的摩擦,具关节滑囊作用。

④冈上肌腱和肱二头肌长头:前者在肩峰与大结节之间通过,后者位于关节囊内,在肩喙韧带下移动。

(2)临床意义:第二肩关节的临床意义主要是参与肩部运动,因此肩峰下结构易受损伤、退变和炎症反应。肩峰撞击综合征和肩峰下滑囊炎是肩关节周围炎诸病变中的重要组成部分,在临床诊断和治疗方面不可忽视。

3.肱二头肌长头腱的滑动结构

肱二头肌长头腱起始于肩盂上方的粗隆部,当上臂自然下垂位时,该腱在肱骨头的外侧呈直角走向肱骨上部的大、小结节间沟,该沟构成了肌腱内、外、后侧壁;而前壁则由坚韧的纤维组织——横韧带所覆盖,并在此骨——纤维鞘管中滑动。肱二头肌长头腱自起点至骨纤维鞘管道入口的近侧段称为关节内段,其中位于鞘内的部分称为鞘内段,并随上肢的外展、上举或下垂使肱二头肌长头腱不断滑动,鞘内段和关节内段不断转变长度。从下垂位至最大上举位鞘内滑动达 4 cm。上臂自然下垂位,关节内段和鞘内段呈90°状。

肱二头肌长头腱炎或腱鞘炎是肩周炎中较常见的病变,在肩周炎中占 15% 左右。主因是该肌腱易发生劳损、变性,亦可部分断裂或全断裂。当肌腱和腱鞘发生粘连或鞘管狭窄时,肌腱的滑动机能会丧失,以致肩的外展、上举及旋转等功能均受限。由此可以看出,肩关节周围炎的病变部位、发病特点与解剖结构有密切的关系。对肩关节解剖及功能的了解有助于更深入地探讨肩关节周围炎的发病规律、临床特点及防治方法。

(三)肱二头肌长头腱炎或腱鞘炎

1.基本概念

肱二头肌长头腱炎常和腱鞘炎并存,两者难以区分。临床上较为多见,主要表现为肩前方疼痛及结节间沟压痛,在外展 90°或外旋肩关节时加重。屈肘 90°使前臂作屈曲抗阻力收缩、肩关节被动外旋、长头腱因收缩并在外旋位受到牵拉而在结节间沟出现疼痛,此为 Yergason试验阳性,具有诊断意义。此外,用力向后作摆臂运动,出现肩前方结节间沟部疼痛,也是肱二头肌长头腱及腱鞘炎的特征。

X 线摄片偶可发现结节间沟的钙化影。结节间沟切线位片可以了解沟的深度及是否有骨赘形成。关节造影能显示腱鞘的充盈情况而有助于诊断。

2.治疗

(1)非手术疗法:对急性期病例,以休息、制动为主,鞘内封闭及物理疗法等均可使症状减轻或缓解。对慢性期者可作按摩和体疗,促使功能早期康复。

(2)手术疗法:可采用肱二头肌长头腱结节间沟内固定术或肌腱移植到喙突之术式。

(四)冈上肌腱炎

1.基本概念

冈上肌对上臂外展、上举的起动及稳定肩肱关节等具有重要作用。由于冈上肌腱的力臂短,使冈上肌在上肢外展和上举时以肱骨头中心点作为旋转轴心,须发出巨大的力方能完成,以致冈上肌腱易发生劳损、变性及损伤。

当臂上举时,冈上肌被夹挤于肱骨大结节和肩峰之间,反复冲撞易使变性的肌腱发生破裂。冈上肌腱炎又常常和其表面的肩峰下滑囊炎并存。肩峰下滑囊急性炎症可发生肿胀、渗出和积液。如有钙盐沉积,则形成钙化性冈上肌腱炎或钙化性肩峰下滑囊炎。退变的冈上肌腱与肩峰反复碰撞则易发生完全(或不完全性)破裂。临床上出现肩痛、冈上肌萎缩,大结节内侧压痛,被动伸展运动可扪及肩峰下区摩擦音,上举及外展受限;在上举 60°～120°时出现疼痛;落臂试验阳性。

肩肱关节或肩峰下滑囊造影可发现冈上肌腱破裂。本病之诊断除依据临床特点外,关节镜观察亦有助于冈上肌腱病变的确认。B 超和 CT 扫描等无创性方法也被用于本病的诊断。注意排除肩峰下撞击征。

2.治疗

(1)非手术疗法:对于单纯性冈上肌腱炎,可多采用休息、制动、理疗、局部封闭及口服消炎镇痛剂等使症状缓解。急性期滑囊炎亦可行穿刺抽吸或行冲洗疗法以缓解疼痛。可疑冈上肌腱破裂,可行"零度位"皮肤牵引或肩人字石膏固定。

(2)手术疗法:对于保守治疗无效病例或有广泛撕裂者,应行手术修补术,常用的方法为 Melaughlin 修复法,对小型撕裂也可行关节镜内缝合法。对钙化性肌腱炎也可手术摘除钙化斑块。

(五)肩锁关节病变

1.基本概念

肩锁关节在剪式应力作用下最易使关节软骨面损伤。职业性反复劳损或运动损伤喙锁韧带引起松弛或撕裂,肩锁关节可出现松动和不稳定(又称半脱位)。微小累积性损伤、职业体位性劳损、运动损伤及退变性骨性病变是肩锁关节炎的病因。

早期,关节的不稳定导致关节软骨面损伤和退变,由于软骨面磨损及软骨下骨硬化,渐而在肩锁关节的上方或前方边缘形成骨赘。锁骨端和肩峰侧均可被累及,但锁骨端更为明显。疼痛常局限于肩锁关节顶部两侧,不放射,患者能指出疼痛部位。肩锁关节肿胀,局部压痛,上举达 120°以上疼痛加重;当上肢高举超过 150°时出现的肩上方疼痛者称为肩锁关节疼痛弧。肩关节被动极度内收时也使疼痛加重。

X 线摄片应以肩锁关节为中心,球管由垂直位向尾端旋转 20°～25°,由下往上投照。摄片可显示关节面不规整,边缘骨质增生及硬化,关节面下骨吸收或囊性变及半脱位等变化。

2.治疗

(1)非手术疗法:减轻患肢负荷及活动频度;肩峰关节封闭、超声波、短波透热均可使症状减轻或缓解。

(2)手术疗法:对肩锁关节不稳定及顽固性疼痛经保守治疗无效者,可采用锁骨外侧端切除。对半脱位者亦可用人造韧带或阔筋膜张肌筋膜对肩锁关节行"8"字缝合术,效果良好。

(六)喙突炎

1.基本概念

喙突是肩部肌腱和韧带的重要附着点,包括喙锁韧带、肩喙韧带、喙肱韧带、肱二头肌短头、喙肱肌及胸小肌均附着于喙突。喙突与肌腱间有滑液囊组织。附着其上的肌腱、韧带、滑囊的损伤、炎症和退变均可累及喙突。喙突炎常见的原因有肱二头肌短头的肌腱炎或喙突部滑囊炎、喙肱韧带炎。除局部疼痛、压痛及肩外旋受限外,上举和内旋功能一般正常。

2.治疗

应减少患臂的活动,局部封闭疗法有显效,针灸理疗和按摩亦有疗效。一般预后良好。

二、肩袖损伤

(一)肩袖的解剖与功能

1.肩袖的解剖

肩袖是由冈上肌、冈下肌、肩胛下肌、小圆肌的肌腱在肱骨头前、上、后方形成的袖套状结构。因在肩部,故称"肩袖"。肩袖肌群在近肱骨大结节止点处融合为一。喙肱韧带在冈上肌、冈下肌之间的深浅两面使肩袖的连结得以加强。

冈上肌起自肩胛骨冈上窝,经盂肱关节上方止于肱骨大结节近侧,由肩胛上神经支配,主要功能是上臂外展并固定肱骨头于肩胛盂上,使盂肱关节保持稳定。此外,冈上肌还能防止三角肌收缩时肱骨头的向上移位。

冈下肌起自肩胛骨冈下窝,经盂肱关节后方止于肱骨大结节外侧中部,也属肩胛上神经支配,其功能在上臂下垂位时使上臂外旋。

肩胛下肌起自肩胛下窝,经盂肱关节前方止于肱骨小结节前内侧,受肩胛下神经支配,在臂下垂位时具有内旋肩关节功能。

小圆肌起自肩胛骨外侧缘后面,经盂肱关节后方止于肱骨大结节后下方,由腋神经支配,功能是使臂外旋。

2.肩袖的功能

肩袖的功能是在运动或静止状态使肱骨头与肩胛盂保持稳定,使盂肱关节成为运动的轴心和支点,维持上臂各种姿势和完成各种运动功能。其中冈上肌和肩胛下肌的肌腱位于第二肩关节(肩峰下结构)的肩喙穹下,掌握肩关节的内收、外展、上举及后伸等活动,此两组肌肉在肩喙穹下往复移动,易受夹挤、冲撞而受损;冈上肌及冈下肌肌腱在止点近侧末段 1～1.5 cm 处为无血管区(又称危险区)。因此,肩袖是肌腱退化变性和断裂的好发部位。

(二)病因学

对肩袖损伤的病因与发生机制尚有争议,目前主要有以下四种学说:

1.创伤说

目前公认创伤是肩袖损伤的重要病因,包括劳动作业时劳损性损伤、运动伤、生活伤及交通事故意外伤等,均构成了肩袖创伤的常见原因。在临床上,凡盂肱关节前脱位复位后患肩仍不能外展者,100%为肩袖损伤,并有 7%左右伴腋神经损伤。在老年人中,无骨折或脱位的外伤也可以引起肩袖撕裂。任何移位的大结节骨折都表明存在肩袖撕脱性骨折。反复的微小创伤对肩袖损伤的发生更常见,包括日常生活、运动中反复微小损伤所致肌腱内肌纤维微断裂;如无足够时间修复,则将发展为大部或全层肌腱撕裂。此病理过程尤其多见于从事投掷运动的职业运动员和军人。

急性损伤常见的暴力作用形式：

（1）上臂直接牵拉：可致冈上肌腱损伤。

（2）上臂突然极度内收：使冈上肌腱受到过度牵拉。

（3）关节盂下方受到来自下方的对冲性损伤：使冈上肌腱受到相对牵拉，并在喙肩穹下受到冲击而致伤。

（4）肩部外上方直接暴力：对肱骨上端产生向下的冲击力而使肩袖呈牵拉性损伤。

（5）锐器刺伤及火器伤：较为少见。

2.退变学说

由于本病多发生于中年以后，因此大家认为退变为其另一主要病因。病变的肌腱组织表现为：肩袖内细胞变形、坏死、钙盐沉积、纤维蛋白样增厚、玻璃样变性和部分肌纤维断裂，以及小动脉增殖和肌腱内软骨样细胞出现。尤以肩袖止点处退化更为明显，局部原有的四层结构（固有肌腱、潮线、矿化的纤维软骨和骨）呈不规则状或消失，甚至可出现肉芽样变，并随年龄增长呈逐渐加重趋势。

因肌腱的退化、变性、肌腱部分断裂，甚至完全性断裂是老年患者常见的病因。

3.血运学说

Codman 发现缺血的"危险区"，其位于冈上肌腱远端 1 cm 内，这一无血管区域是肩袖撕裂最常发生的部位。尸体标本亦证实了"危险区"的存在，滑囊面血供比关节面侧好，与关节面撕裂高于滑囊面侧相一致。Brooks 发现冈下肌腱远端 1.5 cm 内也存在乏血管区。但冈上肌的撕裂发生率远高于冈下肌腱，因此除了血供因素外，应当还存在其他因素。

4.撞击学说

Neer 于 1972 年提出肩撞击征的概念，他认为肩袖损伤是由于肩峰下发生撞击所致。这种撞击大多发生在肩峰前 1/3 部位和肩锁关节下面喙肩穹下方。Neer 依据撞击征发生的解剖部位分为冈上肌腱出口撞击征和非出口部撞击征。Neer 认为 95% 的肩袖断裂是由于撞击征引起。临床研究表明，肩袖撕裂的病例中有相当部分与肩峰下的撞击无关，单纯由于损伤或肌腱退化所致，此外，存在肩峰下撞击的解剖异常的病例中也并非都会发生肩袖破裂。因此，撞击征是肩袖损伤的一个重要病因，但不是唯一的因素。

（三）病理改变、临床特点及体征

1.病理改变

视受损情况不同一般分为局部挫伤、不全性断裂及完全断裂；当暴力迅猛、强度过大时则引起肩袖完全断裂，小于此种暴力则引起浅层断裂、深层断裂和肌纤维撕裂。

2.临床特点

（1）一般症状

①外伤史：有急性损伤史、重复性或累积性损伤史者，均对本病的诊断有参考意义。

②疼痛与压痛：常见部位是肩部三角肌前方及外侧，尤以急性期为甚，多呈持续性；慢性期则呈钝痛。肩痛可在肩部活动后或增加负荷后加重；肩关节被动外旋或内收过度也会加重。夜间症状加重是临床特殊表现之一。压痛多见于肱骨大结节近侧或肩峰下方间隙处。

③活动受限、肌肉萎缩及关节挛缩:肩袖断裂者肩上举及外展功能均受限,其活动范围多小于45°。病史持续3周以上者,肩周肌肉可有不同程度的萎缩,尤以三角肌、冈上肌及冈下肌较常见。病程持续超过3个月者,肩关节活动范围可有程度不同的受限并继发关节挛缩征,其中尤以外展、外旋及上举更为明显。

(2)特殊体征

①疼痛弧征:约80%以上病例为阳性,即当患臂上举60°~120°时出现肩前方或肩峰下区疼痛,此对肩袖挫伤和部分撕裂者有一定诊断意义。

②盂肱关节内摩擦音:在肩关节主动或被动活动中,盂肱关节可出现摩擦声或砾轧音,此常由肩袖断端的瘢痕组织引起。

③撞击试验:在向下压迫肩峰并被动上举患臂,如肩峰下间隙出现疼痛或上举不能时则为阳性。

④肩坠落试验:将患臂被动上举至90°~120°时撤除支持,如患臂不能自主支撑而发生坠落和疼痛即为阳性;因其可引起患者痛苦,诊断明确者勿需做此检查。

(四)影像学检查

1.X线摄片

(1)常规X线平片检查:对本病诊断无特异性,但有助于鉴别和排除肩关节骨折、脱位及其他骨、关节疾患。平片上可显示肩峰下间隙狭窄;部分病例大结节部皮质骨硬化、表面不规则或骨疣形成,松质骨呈现骨质萎缩和疏松。此外,存在肩峰位置过低、钩状肩峰、肩峰下关节面硬化、不规则等X线表现,这些都提供了存在撞击因素的依据。

(2)其他体位摄片:在1.5m距离水平投照时肩峰与肱骨头顶部间距应不小于12 mm,如小于10 mm,一般提示存在大型肩袖撕裂。

在三角肌牵引下可促使肱骨头上移。在患臂上举运动的动态拍片观察中,可以发现大结节与肩峰相对关系,并确认是否存在肩峰下撞击征。

2.关节造影

盂肱关节腔的造影对肩袖完全断裂诊断是一种十分可靠的方法。因为肩胛下肌下滑液囊及肱二头肌长头腱腱鞘相通,但与肩峰下滑囊或三角肌下滑囊不相交通。若其隔断结构-肩袖已发生破裂,则会导致盂肱关节腔内的造影剂通过破裂口外溢,并进入了肩峰下滑囊或三角肌下滑囊内。但对于肩袖部分性断裂者,因隔断结构仍存在而不能做出确诊。在做盂肱关节造影术前应先做碘过敏试验。

(1)CT及计算机断层扫描脊髓造影(CTM):单独使用CT扫描对肩袖病变的诊断意义不大。目前多采用CTM或选择CT与关节造影合并使用,其对肩胛肌及冈下肌的破裂以及发现并存的病理变化有一定意义。

(2)磁共振成像:对肩袖损伤的诊断也是一种有效的方法。其优点是非侵入性检查方法,具有可重复性,而且对软组织损伤的反应灵敏,有很高的敏感性(达95%以上)。其能依据受损肌腱在水肿、充血、断裂及钙盐沉积等方面的不同信号显示肌腱组织的病理变化,但缺点是假阳性率较高,尚需进一步提高诊断的特异性。

3.超声检查

超声诊断属于非侵入性诊断方法,简便、可靠,能重复检查。不仅对完全性断裂能显示断端和肌腱缺损范围,且对部分断裂的诊断也优于关节造影。采取高分辨率的探头能显示出肩袖水肿、增厚等改变,当肩袖部分断裂,则显示肩袖缺损或萎缩、变薄。

(五)关节镜诊断

此种微创性检查方法多用于疑诊为肩袖损伤、盂唇病变、肱二头肌长头腱止点撕裂(SLAP)病变及盂肱关节不稳定的病例。

(六)鉴别诊断

1.诊断要点

(1)病史及症状特点:多有肩部外伤史或反复性累积性损伤史,疼痛常位于肩前方,急性期疼痛剧烈,呈持续性,慢性期呈钝痛,肩部活动后加重,常有夜间痛。

(2)一般体征:外观一般无异常,病程长者,可有肩部肌肉不同程度萎缩;肩关节活动受限,肩主动外展及前屈范围一般小于45°,但被动活动范围无明显受限,病程长者,各方向活动范围均受限,以外展、外旋、上举明显。

(3)特殊体征:肩坠落试验——被动抬高患肩至90°~120°,去除外力,患肩不能自主支撑而坠落并伴疼痛即为阳性。撞击试验——向下压迫肩峰,同时被动上举患臂,肩峰下间隙出现疼痛或伴有上举不能时,为阳性。疼痛弧征——肩袖挫伤或部分撕裂者,患臂上举60°~120°时出现肩前方或肩峰下区疼痛为阳性,完全撕裂者外展不超过45°。盂肱关节内摩擦音——常由肩袖断端的瘢痕组织引起。

(4)辅助检查:X线平片对本病诊断意义不大,但能排除其他疾病。关节造影如发现盂肱关节内的造影剂漏入肩峰下滑囊或三角肌下滑囊,则可明确诊断,根据造影剂漏出的部位及范围,还可判断裂口的大小。MRI对肩袖损伤的显示较敏感,但应注意假阳性。B超对肩袖损伤能清楚显示,可见肩袖断裂部位的缺损或萎缩,以及损伤周围的水肿、增厚。对可疑的病例可行关节镜检查,镜下可直视观察裂口的部位及大小。

2.肩袖损伤的分度

肩袖损伤可按不同的方式分类,包括急性、慢性,部分损伤、全层损伤,创伤性损伤、退行性损伤等。一般可根据损伤程度分为肩袖部分断裂和肩袖完全断裂。

3.鉴别诊断要点

(1)肩周炎:也可有肩部外伤史、疼痛、活动受限等表现,且部分肩周炎患者存在有肩袖的病变,容易混淆。但患者一般年龄较大,病史长,慢性发病,关节活动受限范围广,压痛点亦较广泛,可资鉴别。

(2)肩袖间隙分裂:肩胛下肌与冈上肌在喙突外侧处的肌间隙称为肩袖间隙,与一般的肩袖断裂相比,肩袖间隙分裂在病因、病理及预后等方面均有不同特点,其鉴别点——肩袖间隙的压痛点局限于喙突外侧,盂肱关节有不稳的表现,臂上举位前后位片可显示盂肱关节滑脱,关节造影可见造影剂出现在肩袖间隙部位。

(七)非手术疗法

依据肩袖损伤的类型及时间等不同,在治疗上差别较大。除手术适应证明确者外,对于一般病例,包括肩袖挫伤及部分性断裂者,大多采用非手术疗法。

非手术疗法主要包括休息、三角巾悬吊(制动 2～3 周)、中药外敷及局部物理疗法等,以求消除肿胀及止痛。局部疼痛剧烈者可采用 1%利多卡因加糖皮质激素做肩峰下滑囊或与盂肱关节腔内注射或痛点封闭,疼痛缓解之后做肩关节功能康复训练。对于肩袖断裂急性期,则多采取卧位上肢零度位牵引,其方法如下:

平卧位,上肢于外展 160°左右,肩下垫软枕呈前屈 30°～45°状,皮肤牵引,持续时间 3 周左右。

牵引同时做床旁物理治疗,2 周后,每日间断解除牵引 2～3 次,做肩、肘部功能练习,防止关节僵硬。也可在卧床牵引 1 周后改用零位肩"人"字石膏或支具固定,便于下地活动。零位牵引有助于肩袖肌腱在低张力下得到修复和愈合。在去除牵引之后也有利于利用肢体重力促进盂肱关节功能的康复。

(八)手术疗法

1.手术适应证

影响肩袖自行愈合的主要因素是断端分离、缺损、残端缺血、关节液漏及存在肩峰下撞击等。因此,凡具有此类病理解剖状态者,则应考虑施术。包括:

(1)肩袖大范围撕裂:肩袖大片撕裂一般对非手术治疗无效,尤以合并肩峰下撞击征者。

(2)非手术治疗无效者:经正规之非手术疗法 3～4 周无效,当肩袖急性炎症及水肿消退、未愈合的肌腱残端形成瘢痕组织时,则需行肌腱修复和终(止)点重建。

2.术式

肩袖修复的术式较多,需酌情选择。

(1)Mclaughlin 术式:在肩袖原止点部位、大结节近侧凿一骨槽,于患臂外展位使肩袖近侧断端植于该骨槽内(图 1-1)。其手术适应证较广,主要为大型、广泛型的肩袖撕裂。为防止术后肩峰下间隙的粘连和撞击,肩袖修复同时应切断喙肩韧带,并做肩峰前外侧部分切除成形术。

(2)肩峰成形术:主要用于肩峰下撞击征。术式同一般关节成形术,以清除多余组织为主,减少渗血(图 1-2)。

(3)肩胛下肌肌瓣上移术:对于冈上肌腱和冈下肌腱广泛撕裂造成的肩袖缺损,可将肩胛下肌上 2/3 自小结节附着部位游离,固定于冈上肌腱和冈下肌腱的联合缺损部位(图 1-3)。

(4)冈上肌推移修复法:用于冈上肌腱巨大缺损者,即在冈上窝游离冈上肌,保留肩胛上神经冈上肌及伴行血管束,使整块冈上肌向外侧推移,覆盖肌腱缺损部位,并使冈上肌重新固定在冈上窝内(图 1-4)。此种术式较为合理。

(5)合成织物移植修复术:主要用于大型肩袖缺损者。术后再配合物理疗法及康复训练,可使肩关节功能大部分恢复,疼痛缓解,日常生活近于常人。

总之,正确诊断、及早处理、术后良好的康复治疗是取得满意疗效的基本条件。反之,若不进行修复,顺其自然,最终会导致肩袖性关节病,可因关节不稳定或继发关节挛缩症而导致肩关节病变。

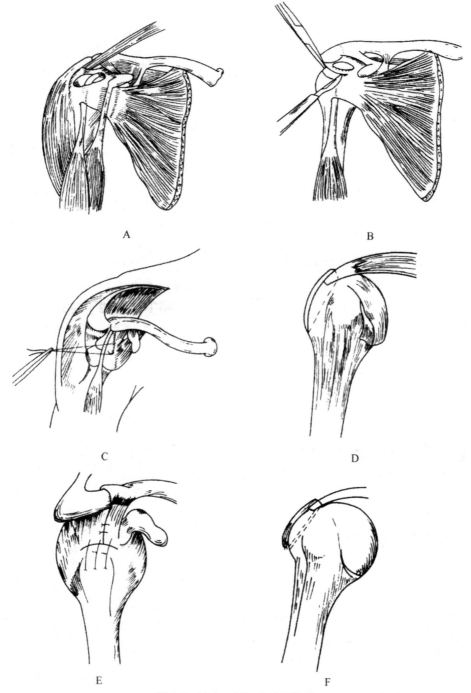

A

B

C

D

E

F

图 1-1　Mclaughlin 术式示意图

A.肩袖大面积撕裂；B.修整断端；C.内旋患臂，探查关节腔；D.肌腱断端埋植于大结节近侧骨沟内的术式；
E.三角形肩袖断裂的倒"T"形缝合修复法；F.肩袖断端经大结节钻孔、重新缝合固定至骨与骨膜的表面

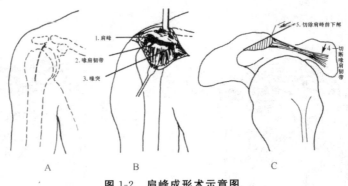

图 1-2　肩峰成形术示意图

A.切口(S形或纵行切口);B.手术显露;C.前肩峰成形术

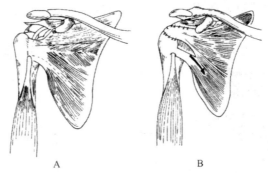

图 1-3　肩胛下肌肌瓣上移术示意图

A.上 2/3 肩胛下肌切断形成肌瓣;B.用肩胛下肌肌瓣覆盖,并修复冈上肌、冈下肌缺损

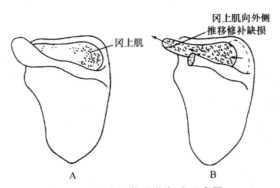

图 1-4　冈上肌推移修复法示意图

A.推移前外观;B 推移后状态

三、肩部撞击综合征

肩部撞击综合征是指由于解剖结构或动力学原因,在肩关节上举、外展等活动时,肩峰下间隙内的肩袖(冈上肌腱)、肱二头肌腱或者肩峰下滑囊受到反复摩擦、撞击和挤压等微小创伤而引起的一种慢性肩部疼痛综合征,主要临床表现为肩关节前部和外侧疼痛、力弱和外展功能受限等,主要病理表现为肩峰下结构的出血水肿、无菌性炎症和磨损退变等。姿势不良、肩关

节不稳定、肩袖肌力弱、先期外伤史、局部骨性畸形可能会增加肩部撞击综合征的发生。

（一）诊断标准

1.临床表现

（1）通常无明确外伤史，逐渐起病，为锐性疼痛，主要位于肩关节前方和外侧部，可放射至上臂。疼痛可反复间断"发作-好转"数月或数年。患者往往畏惧患侧卧位。较长时间的过头类活动可诱发疼痛发作，停止运动、休息后可减轻。

（2）查体时肩峰前下方可有压痛，肩关节被动活动可及明显碎裂声或捻发音，常伴有痛弧约 $80°\sim120°$。病程较长者可有关节外展、外旋和后伸受限。肩峰下撞击试验阳性。

2.影像学检查

X光片可为阴性，较严重者可以发现肩峰前下缘硬化增生，肩峰下间隙变窄，肱骨大结节硬化、囊性变或骨赘形成等。MRI可见肩峰下滑囊少量积液、肩峰下间隙狭窄，肩峰增生，肩袖退化变薄或部分断裂等。

（二）治疗原则

1.非手术治疗

休息是减轻运动造成的炎症反应的关键措施；应避免做有可能发生撞击的动作；运动后局部冰敷可减轻炎症反应和疼痛；理疗和热敷；非甾体类抗炎药也可减轻疼痛；横向摩擦按摩可增加肩袖肌腱的血运和活动度。炎症疼痛较重而其他保守治疗效果不佳时，可考虑肩峰下滑囊封闭注射（醋酸氢化可的松 25 mg，每周一次，共 $2\sim3$ 次；或 1% 利多卡因 $2\sim4$ mL＋复方倍他米松注射液 1 mL 注射一次）；此外应配合康复运动疗法，主要是体侧的短弧运动及对抗阻力的拉力运动以改善活动范围和增加肌力。

2.手术治疗

经 6 个月以上保守治疗无效者，可于关节镜下行肩峰成形减压术或手术切除肩峰下滑囊。对已出现肌腱断裂或磨损者酌情一并予以处理。

四、肱骨外上髁炎

肱骨外上髁炎又称网球肘，最早由 Runge 描述，Major 定名，多见于网球、羽毛球、乒乓球、击剑等运动员。多因肘部振动（球拍网线过紧、偏心击球）、反拍击球不当、球拍旋转和握拍不当等；也可见于其他劳作，如转螺丝刀、锤击、拧衣服。临床上以肘部外侧疼痛为主要特征。

（一）损伤机制

肱骨外上髁为前臂伸肌群联合的附着处，在前臂急剧旋后伸肘过程中，前臂伸肌群强力收缩所产生的牵拉可使联合腱的纤维拉伤，甚至部分联合腱撕裂。如网球运动员的反手大力击球、羽毛球运动员击球前使球拍突然加速动作，都可引起前臂屈肌群的强烈收缩，使前臂伸肌群在腕背伸位变为腕掌屈位，伸肌群在收缩状态下被强制牵伸，除了伸肌群肌肉拉伤外，往往在伸肌腱末端出现损害。

肌腱的细微断裂和炎性改变是主要的病理变化，其他病理变化包括伸肌腱的部分钙化，肱骨外上髁骨膜也可因牵拉性损伤而发生骨膜炎。

此外，前臂旋后过程中，桡骨颈与环状韧带间的急剧摩擦可使环状韧带发生慢性炎性反应；肘外侧反复慢性损伤使位于桡骨头与肱骨小头处的半月状滑膜皱折发生水肿、充血、纤维化；联合腱周围软组织纤维化所引起的桡神经浅支或后骨间支的卡压，都可引起肱骨外上髁疼痛，而被诊断为肱骨外上髁炎。

肱骨外上髁炎是一种慢性积累性损伤的表现，损伤发生率随着年龄的增长而增加。年龄的增长使肌肉和其腱性部分柔软性降低，容易发生损害。也与训练的频率与强度有关，也许是使用过度的结果。损伤的发生也含有技术因素，技术不熟练者中容易出现肘外侧部疼痛。

（二）临床表现与诊断

非运动员发病年龄多见于 40～50 岁，男性略多于女性，有 20％～30％患者常伴有其他肌腱肿痛，如扳机指、腕关节综合征、肱骨内上髁炎、肱三头肌腱炎。肱骨外上髁炎多数起病缓慢，主要症状为肘外侧疼痛，常逐渐加重，并影响到日常生活，如拧毛巾等屈肘旋前动作。肘关节伸屈及前臂被动旋转功能正常。

患肢在屈肘、前臂旋后位时疼痛常获缓解，因而患者常取这种位置。肱骨外上髁、桡骨头、桡骨颈或肱桡外侧关节间隙处有明显压痛。在痛点做利多卡因局封后，疼痛即可获暂时性消失，有助诊断。

以下试验有助于本病的诊断：

1.Mill's 试验

屈肘、屈腕、手握拳，前臂旋前位时伸肘过程中肱骨外上髁部出现疼痛即为阳性。

2.前臂旋后抗阻试验

患者屈肘 90°，前臂旋前，检查者一手托住患者肘后，另一手握住患者手腕部，使其前臂保持在旋前位。患者做抗阻力前臂旋后动作。此时，肱骨外上髁部产生局限性疼痛者为阳性。

3.Cozen 试验

握拳或伸直手掌，然后伸腕，检查者左手握患者前臂下部，当患者继续维持伸腕时，检查者稳定地用力将腕屈曲，此时肱骨外上髁处的肌腱起点处于一定的张力下，将引起该处疼痛，即为阳性。

大多数患者 X 线片上无异常发现，5％～20％的病例有肱骨外上髁钙化，与预后无关。MRI 对诊断不明确的病例，特别是再次累及病例有较大的诊断价值。MRI 检查可显示桡侧腕短伸肌腱起点退变状况，有助于指导外科手术治疗。MRI 检查还可显示肌腱起点的撕裂程度，与手术病理发现相一致。

（三）治疗

早期症状较轻时，可在肘部戴上弹力护肘或在前臂肌腹处缠绕弹性绷带，以减轻局部张力，而缓解疼痛。当出现持续疼痛时，患肢应适当休息，制动 1～2 周，限制腕部用力活动，尤其是腕背伸用力活动，外敷中药配合针灸、按摩、理疗，也可口服非甾体类抗炎药物或特异性 CoX-2 抑制剂 Celebrex（西乐葆）等。

急性炎症反应明显者，以经穴按摩为主配合前臂伸肌群的理筋手法；中后期按摩以局部揉捏、弹拨为主，也可采用 Mill's 试验动作配合痛点弹拨。症状较重者可在压痛最明显处做局部封闭治疗。为使药液良好弥散，退针后在皮外做轻手法按摩。若注射得当，可使患者立刻解除疼痛。每周 1 次，不宜超过 3 次，以免引起肌腱变脆、骨质吸收。

功能锻炼：急性期患肢暂停训练，待症状消退后伤肢可做一般活动，伤后3周内不做重复受伤的动作，3周后逐渐加入"反拍"动作的练习，两个月后可进行专项训练。在伤后训练时，前臂可贴粘膏支持带或缚弹性绷带加以保护。

凡非手术治疗无效或非手术治疗痊愈后反复发作或疼痛消除但有肘关节不稳定者，应手术治疗。手术的方法很多，针对不同的病因有桡肱滑膜切除、去神经支配等。

（四）预防

①合理安排训练量，避免局部负担过重，训练后肘外侧酸胀不适者，应积极消除疲劳，避免积累；症状较明显者，应局部制动，积极治疗，防止无菌性炎症的发展；②掌握正确的技术动作；③加强前臂屈、伸肌群的肌力和柔韧性练习，做好准备活动，预防复发；④当需要带伤训练或比赛时，可选择前臂伸肌支持带或护肘保护。

五、肱骨内上髁炎

由于高尔夫球运动的初学者易患肱骨内上髁炎，故肱骨内上髁炎也称为高尔夫球肘。击高尔夫球时，杆头击在地面障碍处受阻，反作用力使杆后旋，强力使腕背伸，猛烈牵拉屈肌止点，引起损伤。肱骨内上髁炎的发生率远低于肱骨外上髁炎。肱骨内上髁炎约占肘部肌腱炎的10%～15%。

（一）分类

肱骨内上髁炎病例中有35%～60%可发生尺神经炎，根据有无尺神经炎及尺神经炎的严重程度，将肱骨内上髁炎分为以下几种类型。

1. ⅠA型

不伴有尺神经损伤的症状与体征。

2. ⅠB型

伴有轻度尺神经损伤的症状与体征。

3. Ⅱ型

伴有中至重度尺神经损伤的症状与体征。

此分类对外科治疗的适应证和预后判断有一定的意义。

（二）损伤机制

击球前后，运动员肘部处于伸展位，肘部受到外翻力以及屈肌旋前肌群收缩力的作用，在附着于肱骨内上髁的肌肉处产生应力，从而造成微小创伤和炎症。旋前圆肌和桡侧腕屈肌最常受累。肱骨内上髁炎常伴有尺神经炎。

（三）临床表现与诊断

患者在打棒球、高尔夫球或网球上网拦球时，肱骨内上髁的旋前圆肌剧烈收缩，感觉肘内侧疼痛，击球乏力。抗阻前臂旋前，抗阻腕关节屈掌或肘伸位被动伸腕时肘内侧疼痛可重复产生。所有肱骨内上髁炎均有肱骨内上髁局限性深压痛。约90%的患者前臂旋前时肱骨内上髁可产生疼痛。约90%的患者可在掌屈位产生疼痛。25%～60%的患者伴有尺神经症状。肘部尺神经炎可通过屈肘试验（腕中立位，前臂旋后，屈肘135度）、神经压迫试验（手指压迫肱骨内上髁下内方尺神经处疼痛）及手部运动和感觉功能来确诊。

10％～20％X片上可出现肱骨内上髁钙化,为进一步做出诊断,可进行以下两个试验。

1.前臂旋前抗阻试验

患肘屈曲90度,前臂旋后位,术者一手握住患者肘上部固定,另一手握持腕上部,令患者前臂旋前抗阻时,肱骨内上髁处疼痛为阳性。

2.屈腕抗阻试验

患肘微屈或伸直位,前臂旋后,术者一手握患前臂中部,另一手压在患手掌上,嘱患者对抗屈腕时,肱骨内上髁处疼痛为阳性。

(四)治疗

非手术疗法可成功地治疗大多数病例。非手术疗法包括避免做导致疼痛的动作、按摩、针灸、抗炎药物治疗、理疗、封闭治疗等。

对于用充分的非手术治疗无效者应行手术治疗。ⅠA型、ⅠB型手术治疗效果较好,优良＞90％。Ⅱ型手术治疗效果较差,优良＜50％。

前臂屈伸肌肌力训练和正确击球姿势的运用是预防的最好方法。

六、肘关节不稳定

正常的肘关节依靠关节面的完整及其匹配的结合、关节囊和韧带的完整性,以及肌肉系统的动力平衡来保持其稳定性。肘关节不稳定易发生于投掷、体操、举重等主要用上肢参与运动的运动员。

(一)分类

肘关节不稳定的分类方法很多,常用的分类方法如下:

1.根据病程的发展分类

根据病程的发展,肘关节不稳定可分为急性不稳定、慢性不稳定和复发性不稳定。

2.根据脱位的程度分类

根据脱位的程度,肘关节不稳定可分为半脱位和完全脱位。

3.根据所累及的关节分类

根据所累及的关节可将肘关节不稳定分为肱尺关节不稳定、桡骨头不稳定和两者同时存在的复合关节不稳定。肱尺关节不稳定是最常见的类型。

4.根据是否合并骨折分类

根据是否合并骨折,可将肘关节不稳定分为复杂脱位和单纯脱位。在复杂脱位中,最常合并的骨折是冠状突和桡骨头骨折。

5.根据脱位的方向分类

根据脱位的方向,可将肘关节不稳定分为外翻不稳定、内翻不稳定、前侧不稳定和后外侧旋转不稳定(PLRI)。

在创伤引起的不稳定中后外侧旋转不稳定(PLRI)最常见。外翻不稳定常发生于运动员的慢性超负荷损伤。

根据软组织损伤的程度,后外侧旋转不稳定可被分为三期。

一期:外侧副韧带断裂,导致肘关节沿后外侧旋转方向半脱位,外侧轴移试验可呈阳性,可自然复位。

二期:其他外侧韧带结构和前后关节囊断裂,为不完全的后外侧脱位,以致冠状突位于肱骨滑车下方,可用较小的力量轻松复位或患者自己用手复位。

三期:肘关节完全脱位,冠状突和桡骨头分别完全位于滑车和肱骨小头后方。根据损伤的程度,三期又可分为 3 种亚型。3A 型:内侧副韧带未损伤,复位后无外翻应力不稳定;3B 型:内侧副韧带断裂,肘关节外翻不稳定;3C 型:肱骨远断端软组织广泛剥离,肘关节严重不稳定,即使在使用夹板或管型石膏固定于半屈位时也不稳定。

(二)临床表现与诊断

1.症状

肘关节不稳定患者肘关节有急性或慢性损伤病史,有局部疼痛、复发性脱位等表现。后外侧旋转不稳定(PLRI)患者的典型症状为复发性的伴有疼痛的弹响、关节交锁等,常发生于前臂旋后肘关节逐渐伸直时。

2.体格检查

以下试验有助于肘关节不稳定的诊断。

(1)肘关节外侧轴移试验或后外侧旋转不稳定试验:患者仰卧,将患肢置于头顶,检查者立于患者头侧,握住患者的腕和肘,肩关节完全外旋,将前臂完全旋后,并施以外翻和轴向压力于肘关节,同时将肘关节从完全伸直位逐渐移至屈曲位。当屈曲接近 40°时,桡骨头和尺骨从肱骨半脱位,形成后外侧突起,而在桡骨头和肱骨小头之间出现一个陷窝。进一步屈曲时,尺桡骨突然复位于肱骨,出现弹响,突起消失。该试验重现肘关节后外侧旋转半脱位的机制以及复位时的弹响。该试验通常需要在麻醉下实施。

(2)后外侧旋转抽屉试验:前臂外侧面以内侧副韧带为轴,自肱骨半脱位。

(3)Regan 站立试验:当患者试图从坐立位站起时,用手推座位的侧面,肘完全旋后时出现症状。

(4)外翻应力试验:患侧手置于检查者身体上,患肘屈曲30°,检查者对其施加外翻应力,肘关节内侧区出现疼痛和发现肘关节内侧间隙变宽为阳性。该试验用于检查内侧不稳定。

(5)外翻伸直过载试验:维持作用于肘关节上的外翻应力,同时肘关节从30°开始逐渐向下被动伸直。亚急性或慢性不稳定引起后内侧鹰嘴撞击后,可产生沿鹰嘴后内侧的疼痛。外翻力与压力作用于桡骨头关节时,在不同的肘关节屈曲面角度上将前臂被动旋前与旋后,如桡骨头关节出现摩擦音或疼痛表明有桡骨头关节软骨软化。

3.辅助检查

肘关节 X 线片是最常用的检查方法,包括前后位、侧位及斜位片。肘关节 X 线片主要用于发现骨性结构的异常改变。内翻、外翻应力 X 线检查可观察内侧或外侧韧带断裂后关节的变化,有较大的诊断意义,与健侧对照可降低假阳性率。

CT 检查可进一步帮助诊断 X 线难以发现的病变,如 X 线难以确定的关节内骨折等。

MRI 冠状位可显示内侧副韧带、外侧副韧带及屈伸总腱的全长,矢状位可检查肱二、三头肌腱及鹰嘴、鹰嘴窝,轴位可显示肱二头肌腱止点、环状韧带、关节隐窝、肱骨髁和肘部血管神经。

(三)治疗

急性单纯性脱位通过保守治疗一般都能取得满意的效果,早期关节活动对肘关节的功能恢复很重要。慢性、复发性肘关节不稳定的治疗亦首选保守治疗。对于后外侧旋转不稳定可使用肘关节铰链支具将其固定于旋前位。康复治疗的目的是促进损伤肌肉的恢复和肌力的恢复。

保守治疗无效时可考虑手术治疗,复杂脱位通常需要手术治疗。Jobe 的内侧副韧带重建的适应证是:渴望保持肘关节活动能力的投掷运动员出现急性内侧副韧带完全断裂时,保守治疗 3 个月后慢性疼痛或不稳定仍然没有改善者。

肘关节不稳定的治疗目的在于恢复稳定肘关节的解剖结构,最重要的是骨关节面的恢复,其次是韧带结构的恢复。如果关节面完整(没有骨折或骨缺损),只需要修复两个最重要的韧带结构,即外侧副韧带和内侧副韧带前束的修复和重建。

第二节　腕部疾病

一、月骨缺血性坏死

(一)概述

月骨缺血性坏死又称为月骨无菌性坏死,由于各种原因引起月骨的压力增高和血液供应障碍,导致月骨出现不同程度坏死。主要表现为腕部疼痛、僵硬和握力降低等,少数病例可出现腕管综合征的症状。

(二)诊断

1.病史采集

(1)年龄:月骨缺血性坏死多见于青壮年。

(2)腕关节疼痛的特点:疼痛的部位,疼痛最初发生的时间和病程,疼痛是间歇性还是持续性,疼痛的严重程度,疼痛是否向前臂放射,疼痛与腕关节活动的关系以及是否休息后能够好转。

(3)腕关节是否出现肿胀:肿胀发生时间,持续时间,与疼痛的关系,能否自行消退。

(4)腕关节僵硬:发生时间,是否早晨严重,有无活动后减轻。

(5)握力降低:开始的时间,自我感觉握力降低的程度。

(6)有无过去或现在手腕部的外伤史。

(7)是否有系统性红斑狼疮、硬皮病、镰状细胞性贫血或长期服用激素史。

2.体格检查

(1)一般情况:全身情况是否良好。

（2）局部检查

①外观：a.关节是否有红肿。b.大小鱼际肌或骨间肌是否有萎缩。c.腕关节是否有畸形。

②压痛的部位和程度：特别是腕背部月骨部位是否压痛。

③腕关节的活动情况：有无活动受限，尤其是背伸活动以及背伸时是否加重疼痛。

④握力的检查：让患者握检查者的手，双侧对比。最好是用握力器检查。

3.辅助检查

主要是腕关节正侧位 X 线平片检查，如果高度怀疑，必须行 CT 或 MRI 检查。在疾病早期骨扫描可能显示月骨异常高浓度聚集。

（1）X 线表现：腕关节的正侧位照片：典型的 X 线表现可能比症状晚 18 个月。典型表现为月骨的密度增加或有斑点现象，病变发展月骨失去高度，塌陷成压扁状。近排腕骨分离，出现舟状骨和三角骨向不同方向旋转：舟状骨向掌侧旋转，三角骨向背侧旋转。最后腕关节出现继发性骨性关节炎改变。

（2）CT 或 MRI 表现：在出现典型的 X 线表现之前，CT 或 MRI 能发现细微的月骨骨折。特别是 MRI 能发现月骨软骨下的炎症性改变和水肿。

4.临床类型

根据 X 线表现，分为 4 个阶段。

（1）第Ⅰ阶段：月骨有细小的线性或压缩性骨折，但月骨结构和密度正常。

（2）第Ⅱ阶段：月骨密度增加，没有月骨或腕骨塌陷。

（3）第Ⅲ阶段：月骨和（或）腕骨塌陷。

（4）第Ⅳ阶段：桡腕关节出现继发性关节炎改变。

5.鉴别诊断

（1）腕关节周围骨肿瘤：如桡骨远端骨巨细胞瘤、腕骨骨样骨瘤、桡尺骨远端骨肉瘤和腕部内生软骨瘤等，X 线检查可明确诊断。

（2）腕管综合征和腕尺管综合征：主要是出现正中神经或尺神经压迫损害表现，在相应神经支配区出现麻木、疼痛和肌肉萎缩等，而月骨缺血性坏死一般不会出现神经损害的表现。虽然少数病例在晚期可能出现腕管综合征的症状，但通过 X 线片，一般能发现月骨的病变，诊断不难。

（3）桡骨茎突狭窄性腱鞘炎和尺骨茎突狭窄性腱鞘炎：是腱鞘因机械性摩擦而引起的慢性无菌性炎症，临床表现为局部疼痛、压痛和关节活动受限等。根据局部疼痛和压痛的部位不同，没有 X 线表现，可以确定诊断。

（4）类风湿性关节炎：类风湿性关节炎为全身进行性关节损害，是一种慢性全身性结缔组织疾病，特点是多数关节呈对称性关节滑膜炎症，手腕部为最好发部位，因此要与之鉴别。根据其多发性、对称性以及病变发展出现的畸形可以鉴别，早期可以通过查有无贫血、血沉、类风湿因子和 X 线片与之鉴别。

（三）治疗

目前对于月骨缺血性坏死有多种治疗方法，从单纯的观察到复杂的外科重建手术，但还没有哪一种治疗被普遍接受成为标准。

1.保守治疗

早期以保守治疗为主,治疗方法很多,包括各种制动方法、局部封闭和物理治疗等。有学者认为石膏管型固定治疗月骨缺血性坏死可达到与手术治疗相同的远期效果。但更多的学者认为固定治疗满意率低,不能阻止月骨改变和腕骨的塌陷。需要注意的是,月骨缺血性坏死病例X线表现的严重程度与临床症状并不平行,因此不能仅凭X线来判断治疗效果。另外,保守治疗可能会阻止疼痛症状的加重,但不大可能使疼痛症状消失。

2.手术治疗

(1)月骨摘除和关节成形:适合于第Ⅲ阶段月骨缺血性坏死,月骨摘除后可用钛合金、丙烯酸(类)树脂、硅胶或生物组织等月骨替代物填塞。此方法可能减轻疼痛等症状,但不能阻止腕骨塌陷等病程进展。用硅胶等假体可能引起关节滑膜炎,而用自体肌腱或筋膜组织可防止此并发症发生。

(2)头状骨-钩骨融合术:目的在于使头状骨融合于钩骨,使头状骨和第三掌骨轴不向由于月骨塌陷而形成的缺损移动,减少对于月骨的压力和使月骨可能再血管化。能有效减轻疼痛和提高握力,适合于第Ⅲ阶段月骨缺血性坏死。

(3)舟状骨大多角骨-小多角骨融合术:理论上能预防腕骨高度的缩短,报道其临床效果与月骨摘除手术近似。但有导致应力集中于桡舟关节的弊端,可能加速桡舟关节骨性关节炎的发生。

(4)头状骨缩短术:单独头状骨缩短或者同时结合头状骨-钩骨融合术,可以减少头状骨对于月骨的压力达66%,但同时舟状骨大多角骨负荷增加150%。适合于第Ⅱ、第Ⅲ阶段月骨缺血性坏死,特别是伴尺骨阳性变异(尺骨长于桡骨)的病例。

(5)关节面矫平手术:包括桡骨短缩和尺骨延长手术,目前比较常用的是桡骨短缩手术,适用于伴有尺骨阴性变异(尺骨关节面低于桡骨关节面)的第Ⅰ阶段～第Ⅲ阶段的月骨缺血性坏死病例,其生物力学机制是通过改变尺骨和月骨之间的关系来减少月骨的负荷。此手术的优越性是不干扰腕骨的结构,保留了月骨的结构和头骨-月骨关节。

(6)桡骨远端成角截骨矫形:基于发现月骨缺血性坏死病例的桡骨远端关节面相对于正常关节具有更大的尺偏角,通过减少桡骨远端关节面的尺偏角减少月骨的负荷,从而治疗月骨缺血性坏死。适用于伴有尺骨中立位或阳性变异的第Ⅱ、第Ⅲ阶段的月骨缺血性坏死病例,但长期效果尚需要证实。

(7)桡尺骨干骺端减压术:据报道此手术能明显减轻疼痛、增加握力和改善运动功能。并且具有手术简单、不干扰桡尺远侧关节的特点。

(8)带血管骨瓣移植治疗月骨缺血性坏死:包括带血管蒂桡骨远端背侧骨瓣植骨、吻合血管的游离髂骨移植植骨和带血管蒂的豌豆骨替代月骨,此类手术术后需要用外固定架或克氏针固定舟状骨和头状骨2～3个月,用以减少月骨压力,利于月骨的再血管化过程。

(9)腕关节融合、近排腕骨切除和腕关节去神经术:对于月骨缺血性坏死第Ⅲ阶段末期、第Ⅳ阶段和用其他方法不能有效减轻症状的病例可考虑这些手术方法,特别是对于疼痛症状的治疗。

　　治疗方法的选择,主要根据疾病发展的阶段、尺骨变异的类型、患者的年龄与功能状态以及有无骨性关节炎来确定。对于尺骨中立位或尺骨阴性变异的第Ⅰ阶段到第Ⅲ阶段的月骨缺血性坏死,可以选择关节面的矫平手术,特别是桡骨缩短手术。对于尺骨阳性变异的月骨缺血性坏死,采用通过腕中关节手术的方法,如头状骨-钩骨融合术、舟状骨大多角骨-小多角骨融合术或头状骨缩短术等。以上各方法都可以结合应用带血管骨瓣移植使月骨再血管化。对于第Ⅳ阶段月骨缺血性坏死,则考虑腕关节融合和近排腕骨切除等方法。

二、腕管综合征

(一)概述

　　腕管综合征用来描述由于腕管内压力增高而使正中神经受到卡压而产生神经功能障碍的一组症候群。任何能引起腕管内各种结构体积增大或腕管容积减少造成腕管狭窄的因素都可使腕管的正中神经受到压迫而发生腕管综合征。腕管是上肢最常诊断为神经卡压的部位。

(二)诊断

1.病史采集

(1)年龄和性别:好发年龄为30～60岁。女性的发病率是男性的5倍。

(2)职业:有无长期从事操纵振荡机器、腕关节屈曲工作(如打字员)、反复强力屈伸腕部或手指的职业等。

(3)主要症状:有无腕部以下正中神经支配区感觉异常和麻木、大鱼际部位疼痛、夜间或清晨疼痛加重,活动手腕后缓解、有无自觉拇指无力或动作不灵活等。

(4)有无现在或过去腕关节外伤的病史,特别是Colles骨折。

2.体格检查

(1)一般情况:有无妊娠、肥胖、糖尿病、甲状腺功能低下、淀粉样变性病等。

(2)局部检查

外观:①腕关节是否有红肿。②大鱼际肌是否有萎缩,特别是拇短展肌和拇对掌肌。③手指皮肤是否发亮和有无出汗。④腕关节掌侧是否有肿物,特别是屈伸手指时查看有无肿物出入腕管。

感觉功能检查:①检查桡侧三个半手指有无浅感觉功能减退。②检查手指的两点辨别觉:两点辨别觉小于6 mm属正常,7～10 mm尚可,11 mm以上为差。③振动觉检查:256频率音叉振动后置于指腹处,双手对比看有无差异。

运动功能检查:检查腕关节和手指活动情况,重点检查拇指的对掌功能和仔细检查拇短展肌和拇对掌肌有无肌力减退。

激发试验:

①Phalan试验:腕关节极度掌屈或极度背伸1分钟,出现正中神经分布区感觉异常为阳性,敏感性高于特异性。②Tinel征:轻轻叩击腕管区正中神经走行处,手指有刺痛感为阳性,特异性高于敏感性。③腕管压迫试验:屈腕同时压迫腕管处正中神经30秒,出现疼痛、麻木或感觉异常为阳性,特异性和敏感性都高。④止血带试验:上臂止血带充气至收缩压以上并持续1分钟,出现拇指、示指或中指麻木者为阳性,特异性和敏感性都低。

3.辅助检查

X线检查可以了解腕管综合征是否由于骨折脱位后的腕管形状改变引起,腕管内有无骨性突起等。电生理学检查如肌电图和神经传导功能的测定对诊断和鉴别诊断有帮助,但有一定的假阳性率和假阴性率。MRI有助于发现肌腱滑膜增厚、肌腱增粗、腕管内肿物(腱鞘囊肿和脂肪瘤等)等占位性病变以及指浅屈肌肌腹过低或蚓状肌肌腹过高而进入腕管等变异。

4.鉴别诊断

多数病例诊断不难,但有时需和以下疾病相鉴别。

(1)颈椎病:颈椎病多见于40岁以上男性,疼痛多以颈肩部为主,虽然神经根型颈椎病可出现前臂和手的放射性疼痛,但不会出现明显的腕以下正中神经支配区的感觉异常、麻木,且很少出现大鱼际肌萎缩。颈椎正侧位片可以确诊。

(2)胸廓出口综合征:可出现手及上肢酸痛、麻木、乏力及肌肉萎缩,疼痛沿$C_8 \sim T_1$支配区分布,麻木则分布于尺神经支配区,多伴有血管受压表现,即使单纯神经型,由于下干受压,其主要影响是尺神经和前臂内侧皮神经,不会单独出现正中神经支配区损伤表现。

(3)脊髓硬化症。

(4)多发性神经炎。

(5)进行性肌萎缩症:进行性肌萎缩症为下运动神经元病变,多发生于中年以上(50~70岁),只是肌肉呈进行性萎缩,从手-前臂-上臂,不会单独出现大鱼际肌萎缩,更不会出现感觉障碍的症状和体征,与腕管综合征容易鉴别。

(三)治疗

1.治疗原则

采取综合治疗,对于轻度或中度未治疗过的患者采用非手术治疗。对于保守治疗无效、症状严重的中重度患者和有明确占位性病变的腕管综合征患者采取手术治疗。

2.治疗方案

(1)非手术治疗

①夜间用石膏夹板或支具固定腕关节于中立位,白天日常活动时不固定。并口服非甾体类消炎镇痛药物。

②腕管内注射类固醇类药物:自腕部近侧腕横纹处掌长肌肌腱和桡侧腕屈肌肌腱之间斜向将针插入腕管内,注意勿将药物注入正中神经,否则有损伤神经可能。在所有类固醇类药物中,地塞米松相对安全,即使注入神经,不会造成神经损伤。每次类固醇类药物0.25~0.5 mL中加入2%利多卡因2 mL,每星期一次,1个疗程3~4次。

(2)手术治疗

适应证:对于保守治疗症状不缓解的中重度病例和具有明确的占位性因素所导致的腕管综合征,应选择手术治疗。

禁忌证:全身情况较差不能耐受手术,出血性疾病,局部感染。

①腕管切开松解术:其作用是切开腕横韧带,减少腕管内压力,从而解除对正中神经的压迫。手术时应用止血带,保证切口内干净清晰。手术切口沿大鱼肌纹尺侧6 mm作与大鱼肌纹平行切口,近端达腕掌横纹,如需要向近侧延长,需向尺侧做"Z"型切口,避免与腕掌横纹垂

直。分离皮下组织时注意保护正中神经掌浅支和在切口远端可能出现的尺神经皮下交通支。由于正中神经返支存在变异,切开腕横韧带时一定要在直视保护正中神经情况下且沿腕横韧带尺侧缘切开,避免损伤正中神经及其返支。切开必须彻底,否则影响手术效果。切开后探查腕管内结构,如有占位性病变,做相应处理。手术完毕,放松止血带,双极电凝止血,根据情况放置引流条。大量棉垫加压包扎。

②内镜下腕管切开术:有 Chow 的双切口法和 Agee 的单切口法。具有切口小,手术瘢痕少的特点。都需要特殊的手术器械,需要手术者首先获得熟练的手术技巧。适用于腕管内没有占位性病变的腕管综合征患者。内镜下腕管切开术有医源性正中神经损伤发生率高、观察不清、不能分辨神经变异、切开可能不完全和价格昂贵等缺点。

无论是腕管切开松解,还是内镜下腕管切开术,手术中都必须保证手术野清晰,直视下保护正中神经,以免造成医源性正中神经损伤。

(四)术前准备

术前常规检查,无须特殊准备。

(五)术后观察及处理

1.腕管切开松解术

术后注意观察患肢末梢血运,抬高患肢利于静脉回流和减轻肿胀。术后 2 天移除大量棉垫,如有引流条一并拔除,换用少量纱布保护伤口,开始白天活动腕和手指,夜晚用石膏或支具固定腕关节于中立位。手术后12～14 天拆除伤口缝线。术后第 2 个月开始部分阻力下活动腕关节,术后第 3 个月开始完全正常活动。

2.内镜下腕管切开术

术后 10～12 天拆线,手术后就开始活动腕和手指,术后 2～3 周开始部分阻力下活动腕关节,术后 4～6 周开始完全正常活动。

第三节　膝部疾病

一、盘状半月板

(一)概述

盘状半月板是一种先天性变异,半月板呈盘状,垫在股骨髁和胫骨平台之间。以青少年常见,亦可见于 10 岁左右的儿童。多发生在外侧半月板,未损伤前无明显临床表现,损伤后出现弹响、疼痛、膝关节屈曲和伸直受限等症状。

(二)诊断

1.病史采集

(1)有或无膝关节损伤史。儿童无明显外伤史的膝关节疼痛和活动受限应首先考虑此病。

(2)有无膝关节疼痛、弹响,屈曲和伸直受限,疼痛位于关节哪一侧。

2.体格检查

(1)一般情况:全身情况良好。

(2)局部检查

①外观:是否有关节肿胀;关节周围肌肉萎缩。

②外侧关节间隙有无压痛。

③关节活动度:检查膝关节最大屈曲和最大伸直情况,伸屈过程有无交锁和弹响。有无屈曲和伸直受限。

④特殊检查:麦氏试验,过伸、过屈试验,侧方应力试验,前、后抽屉试验,研磨试验。

3.辅助检查

无创检查中 MRI 检查准确率很高,在矢状位成像,半月板的前后角相连形成"领结"样改变;在冠状位成像,半月板中央部变厚增宽。部分患者 X 线照片可显示外侧胫股关节间隙较内侧宽。

4.鉴别诊断

主要与半月板损伤鉴别。

半月板损伤与盘状半月板的症状相似,临床有时很难分辨。盘状半月板的弹响症状更明显,往往在膝关节疼痛症状出现以前已经存在。鉴别诊断要行 MRI 检查和关节镜检查。

(三)治疗

怀疑盘状半月板,需行关节镜检查和治疗。小儿只有弹响,没有疼痛和膝关节活动受限的盘状半月板,可暂不手术治疗。以往盘状半月板多行切开切除术,随着关节镜技术的发展和对半月板作用的深入研究,现在绝大多数医师建议行关节镜下盘状半月板成形术,保留边缘稳定部分,以减少膝关节退行性变的发生。

二、半月板囊肿

(一)概述

半月板囊肿是半月板囊性病变,多出现于外侧半月板前角,原因尚未明确。可能与外伤、退行性变和先天性因素有关。

(二)诊断

1.病史采集

(1)多见于 20～30 岁的年轻人,有或无膝关节损伤史。

(2)有无膝关节周围小肿物,是否合并疼痛、关节活动受限,症状加重与剧烈活动是否有关。

2.体格检查

(1)一般情况:全身情况良好。

(2)局部检查

①外观:侧副韧带与髌韧带之间是否有局部隆起。

②局部隆起有否压痛。

③关节活动度:检查膝关节最大屈曲和最大伸直情况,伸屈过程是否有交锁和弹响。是否有屈曲和伸直受限。

④特殊检查:麦氏试验,过伸、过屈试验,侧方应力试验,前、后抽屉试验,研磨试验。

3.辅助检查

MRI检查准确率很高。

MRI检查在 T_2 加权成像显示半月板周围囊肿呈高信号,外侧半月板囊肿多位于外侧半月板前角。

4.鉴别诊断

(1)腘窝囊肿:内侧半月板囊肿位于内侧关节囊和内侧副韧带的后方时,常常进入到关节囊和深筋膜之间,被误诊为腘窝囊肿,MRI检查可显示囊肿位置,有助鉴别。

(2)腱鞘囊肿:膝关节周围的腱鞘囊肿的表现与半月板囊肿相似,临床检查有时难以鉴别,有怀疑时应该行 MRI 检查。

(三)治疗

半月板囊肿需行关节镜检查和治疗。当半月板囊肿较大,半月板损伤分离、不稳定时,应将囊肿和不稳定的半月板组织切除;当囊肿较小,仅累及小部分半月板组织时,可将半月板内的囊肿刮除干净,再将半月板分离部分与关节囊缝合。术后用支具保护。对半月板前角小囊肿,也可用射频消融和皱缩切除囊肿,保留半月板。

三、膝内、外翻畸形

(一)概述

正常人的股骨和胫骨轴线之间有 $5°\sim15°$ 的生理外翻角,角度超过 $15°$ 为膝外翻,不足 $5°$ 甚至胫骨远端向内则为膝内翻。膝内、外翻畸形导致下肢力线异常,使膝关节提早出现退行性改变,需要及时矫正。

膝内、外翻畸形由多种病因引起。小儿膝内、外翻畸形多由缺钙、佝偻病引起,小儿麻痹症肌肉瘫痪致肌力不平衡也可致膝内、外翻畸形。中老年人的膝内、外翻畸形多由关节退行性变、骨关节炎等引起。膝关节周围外伤骨折处理不当,股骨内外髁发育不平衡也会造成膝内、外翻畸形。

(二)诊断步骤

1.病史采集

(1)有无小儿麻痹、佝偻病或外伤史。

(2)畸形出现的时间,进展速度快或慢。

(3)畸形对行走有否影响,有无膝关节疼痛,膝关节伸屈活动是否正常。

(4)有无膝关节不稳定的感觉。

2.体格检查

(1)一般情况:全身情况是否良好。

(2)局部检查

①外观:膝关节内、外翻畸形程度,关节周围肌肉是否萎缩。

②膝关节周围是否压痛,内、外侧副韧带张力是否正常。膝关节周围肌肉肌力是否正常。

③关节活动度是否正常,关节稳定性如何。

④站立位时畸形程度比卧位时加重,提示侧副韧带松弛。

3.辅助检查

主要是 X 线平片检查,很少需要行 CT 或 MRI 检查。

下肢全长 X 线正侧位片可显示下肢力线,膝内、外翻畸形程度和部位,膝关节间隙、骨质是否异常。有条件的医院应拍摄站立位下肢全长 X 线照片,可更准确了解下肢负重时膝关节畸形情况。

4.畸形类型

根据患者的病史,膝关节的外观及 X 线所见,不难诊断。

(1)小儿佝偻病性膝关节内、外翻畸形:多发生于 5 岁左右的小儿,有或无囟门迟闭、漏斗胸等佝偻病表现。患儿行走、跑跳正常,无膝关节疼痛。局部检查膝关节内翻或外翻畸形,形成"O"型腿或"X"型腿表现,X 线照片显示膝关节内翻或外翻畸形,但无其他骨病。

(2)小儿麻痹后遗膝关节内、外翻畸形:小时有高热病史,此后有不同程度的行走无力,逐渐出现膝关节内外翻畸形。局部检查除有膝关节内翻或外翻畸形外,还有膝关节周围某些肌肉肌力下降,常见股四头肌和胫前肌肌力异常,但感觉正常。X 线照片显示膝关节内翻或外翻畸形,一般股骨侧为发生畸形的主要原因,股骨髁发育不良,股骨外踝低平或股骨内踝低平。

(3)外伤性膝关节内、外翻畸形:有膝关节周围外伤病史,后遗膝关节内翻或外翻畸形,多数由胫骨平台塌陷性骨折或股骨内外髁骨折处理不当,复位不良引起。患者一般有膝关节疼痛,活动受限。局部检查除有畸形外,还有膝关节压痛,膝关节活动范围减少。X 线照片显示膝关节内翻或外翻畸形,内侧或外侧膝关节间隙变窄,关节面不平和原来骨折的后遗表现。

(四)治疗

1.小儿佝偻病性膝关节内、外翻畸形

若患儿 5 岁以下,畸形不严重,可用保守治疗。每天手法矫正,将患肢的远近端固定,凸侧用手施加适当的压力,每天坚持施行,畸形可逐渐矫正。或在晚上加用夹板矫正,将夹板置于肢体畸形的凹侧,两端固定后,用宽布带把凸侧拉向夹板。

若畸形明显,经 1 年左右保守治疗畸形无改善,可用凸侧骨骺阻滞,用"马钉"打入股骨和胫骨凸侧骨骺。

若畸形严重,内翻畸形时膝间距大于 5 cm 或外翻畸形时踝间距大于 5 cm,可在畸形最明显处行楔形截骨术矫正畸形。

2.小儿麻痹后遗膝关节内、外翻畸形

一般需要手术矫正畸形。因为股骨侧为主要发生畸形的原因,多采用股骨髁上楔形截骨矫正。

3.外伤性膝关节内、外翻畸形

由于畸形由关节内骨折引起,多合并创伤性关节炎。若膝关节间隙存在,膝关节活动度尚好,可试用胫骨或股骨楔形截骨矫正畸形;若膝关节间隙明显变窄,膝关节活动差,单纯矫正畸形也不能改善膝关节功能,这时可考虑膝关节表面置换,在置换时纠正畸形。但若患者为年轻人,则要慎重选择人工关节置换。

四、髌骨不稳定

髌骨不稳定是前膝疼的常见原因,是髌股关节常见的疾病,是髌骨软骨软化或髌股关节骨关节炎的重要病因。由于生物力学及影像学技术的进步,随着临床检测手段的多样化,使人们逐渐认识到,髌股关节退行性改变多由于髌股关节适合不良或髌骨力线不正造成的髌骨不稳所致,如髌骨偏移、髌骨倾斜、髌骨高位、髌骨半脱位等。

(一)髌股关节的解剖、生理和生物力学

1.髌股关节的解剖、生理及病因分类

(1)结构

①髌骨:髌骨是人体最大的子骨,它是伸膝装置的重要组成部分。正面观是杏仁状,横断面近似三角形,尖端向下,它被包于股四头肌肌腱内,上缘为股四头肌腱的主要止点,下极为坚强的髌韧带附着,腹侧关节面与股骨内、外髁及滑车形成髌股关节,除下极外,腹侧均为关节软骨覆盖。关节面中央有一条纵行骨嵴,将髌骨关节面分为内、外两部分,内侧者较窄厚,外侧者较扁宽,因中央纵嵴一般偏于内侧,故外侧关节面大于内侧者。内侧关节面又有一条稍隆起的纵行内侧嵴,又将内侧关节面分为内侧面及内侧偏面,又称为余剩面,外侧亦有一条横行的小嵴称横切嵴。依据髌骨轴位X线相内侧关节面的不同形状,Wiberg曾把髌骨形态分为三型:

Ⅰ型:髌骨内侧关节面呈凹面,与外侧关节面对称,正常人中占16.1%。

Ⅱ型:内侧关节面仍为凹面,但较外侧关节面窄,正常人中占80%。

Ⅲ型:内侧关节面为凸面且垂直,较外侧关节面狭窄,正常人中占12.9%。

Baumcartl将Wiberg分型作了补充,提出将内侧关节面较外侧关节面狭窄且扁平者为Ⅳ型。Ⅰ型和Ⅱ型髌骨为稳定型,Ⅱ型髌骨最常见。其他类型因髌骨两侧关节面受力不均,关节面比值增大,面角变小,容易发生外侧偏移或半脱位。

②股骨:股骨远端的滑车沟及两侧髁的关节面与髌骨构成髌股关节,滑车的外侧髁高于内侧髁,滑车中心部关节软骨较厚,两侧逐渐变薄,滑车沟构成的夹角正常为135°～140°,股骨远端这种特殊结构,为髌骨的滑动提供了稳定的轨道。正常股骨滑车沟低、深,在X线侧位片上不与股骨滑车相交。而股骨滑车发育不良时,股骨滑车低平,在侧位X线上与滑车沟相交形成典型的"交叉征"。

Dejour等依据膝关节侧位X线表现,将股骨滑车发育不良分为三型:

Ⅰ型:股骨两侧滑车发育对称,两侧在滑车近端水平,同时与滑车沟相交,改型为滑车发育异常的最轻类型。

Ⅱ型:股骨两侧滑车发育不对称,内侧滑车低平,在较低位置与滑车沟相交。

Ⅲ型:股骨两侧滑车发育对称,但在较低水平与滑车沟相交,说明双侧滑车的大部分区域发育低平,是滑车发育不良中最严重的类型。

③肌肉与韧带:股四头肌及其肌腱附着于髌骨上缘,部分肌纤维经髌骨前面向下方移行为髌韧带,止于胫骨结节。髂胫束有一部分纤维连接于髌骨的外上方,它起稳定及约束髌骨的作

用。股四头肌又分纵头及斜头,纵头肌纤维纵向止于髌骨上缘,斜头为水平位附着于髌骨内上缘,故股四头肌有稳定髌骨及牵拉髌骨向内上的作用。髌骨两侧有来自股内、外侧肌的纵行纤维与深层横行的关节囊纤维层共同形成髌骨内、外侧支持带,它具有稳定髌骨、限制其侧方活动的作用。

(2)髌骨功能:在膝关节髌骨有两个重要的生物力学功能。因髌骨是伸膝装置的中间结构,通过髌骨加长股四头肌的力臂,增大股四头肌的作用力矩,加强其机械效益,协助伸膝。另外,通过髌骨在滑车沟的关节滑动,减少伸屈运动中肌腱及髌韧带与股骨髁的直接摩擦接触,并使股骨髁承受的压缩应力得以较均匀的分布。

(3)髌骨的活动:当膝关节屈伸活动时,髌骨除在股骨髁间滑车上的滑动外,还有在矢状面向后活动及在冠状面的内旋活动。

①髌骨的滑动:髌骨内、外侧关节面滑行于股骨髁间形成的滑车沟及两侧关节面上,当膝关节完全伸直、股四头肌放松时,髌骨关节面仅由下 1/3 与滑车关节面的上 1/3 相接触,髌骨大部分处在髁间沟较浅的滑车上凹。此位置股四头肌及膝内、外侧支持韧带也较松弛,故此位置髌股关节处于相对不稳定状态,髌骨易于外侧脱位。屈曲 45°时二者的中央部分相接触,屈曲 90°时,髌骨的上部紧压在滑车的下部,超过 90°时,髌骨滑入滑车沟。当膝关节屈曲度增大,随着髌骨与滑车接触面的不断改变,加之伸膝肌张力作用的不断加强,可使原不稳定的髌骨或半脱位的髌骨位于髁间沟较深的中心部而复位,故随膝关节屈曲度增大,摄切位片观察髌骨不稳定的假阴性率明显增加。这是由于膝屈曲大于 40°,髌骨已处于相对稳定状态。当屈曲135°时,髌骨内侧偏面才与股骨内髁接触。膝完全屈曲时,整个髌骨关节面紧贴股骨髁间窝,此时髌骨最为稳定。髌股关节的接触面,在 0°~90°位随着膝关节屈曲程度增加,其接触面也随之增加。两者呈正相关。

②髌骨矢状面位移:当膝关节由伸直位到屈曲位,髌骨以胫骨结节为圆心,髌韧带为半径,在矢状面发生由前向后的弧形位移,伸直位时,髌骨中心点至胫骨结节的连线与胫骨纵轴之间形成向前的 15°角,屈曲 60°时,形成 0°角。屈曲达到或超过 90°时,髌骨达到最大的后移,形成向后的 20°角。

当膝关节屈伸过程中,股四头肌的力臂也随之发生改变,当膝完全屈曲时,力臂最短,当膝逐渐伸直到 45°时,力臂逐渐变得最长,再进一步伸直时,力臂又变短。此时股四头肌须加大收缩力,才能维持膝关节的稳定。

③髌骨冠状面的旋转活动:膝关节屈曲超过 90°以后,髌骨在冠状面发生内旋。其内侧关节面与股骨内髁关节接触,当屈曲至 135°左右时,内侧偏面(oddfacet,余剩面)与股骨内髁接触。

(4)影响髌骨稳定性的因素

①静力因素:主要包括髌韧带,内、外侧支持韧带,髂胫束,股骨内、外髁等。髌韧带主要限制髌骨上移;内、外侧支持韧带限制髌骨侧方移位;髂胫束也有加固髌骨外上方的作用。故髌骨外侧限制机制强于内侧,当膝伸直位,股四头肌放松时,髌骨稍有向外偏移。近年来,内侧髌股韧带在内侧结构中的重要性受到越来越多的关注。该结构起于股骨内上髁,收肌结节止点下方,向前走形止于髌骨内侧缘约中、上 1/3 交界处,在限制髌骨向外脱位中起到 60% 的作

用。对于股内斜肌薄弱、滑车-胫骨结节间距增大及股骨滑车发育不良的患者,内侧髌股韧带对维持髌骨稳定性显得更为重要。

滑车沟的内、外侧壁有限制髌骨侧方滑移的作用,当沟角增大,即沟槽变浅或股骨髁发育不良时,髌骨失去这种限制作用,容易发生脱位。另外,正常人髌骨的纵轴长度与髌腱长度几乎相等,当髌腱长于髌骨时,为髌骨高位,亦为髌骨不稳定因素。

②动力因素:主要指股四头肌的作用。股内侧肌因其斜头肌纤维附着于髌骨内缘上处,当该肌收缩时有向内牵拉髌骨的作用,这是拮抗髌骨外移,稳定髌骨的重要动力因素。Q 角指髂前上棘至髌骨中心点连线与髌骨中心至胫骨结节中心连线所形成的夹角。正常 Q 角为 5°～10°。当 Q 角大于 15°时,股四头肌收缩时产生使髌骨向外移动的分力。随着 Q 角的增大,向外侧牵拉髌骨的分力逐渐增大,髌骨稳定性也越差。

但由于有些患者体表解剖标志较难定位,屈膝时髌骨位置不断变化,以及某些髌骨本身已处于半脱位状态,所以 Q 角测量常常不够方便和准确。另一种常用方法是在下肢 CT 或 MR 的轴状位片上测量滑车-胫骨结节间距(TT-TG),若该值超过 20 mm,则认为存在髌骨不稳定,由于该距离受屈膝角度影响,所以常在屈膝 15°进行测量。

(5)病因分类:综上所述,引起髌股关节不稳定、髌骨偏移或髌骨半脱位的病因,实际上包括了膝前区每一种结构的异常。概括分为四类:

①股四头肌及其扩张部的异常:包括股内侧肌的萎缩或发育不良,内侧支持韧带松弛、断裂或撕裂,外侧支持韧带的紧张和高位髌骨。

②膝关节力线异常:包括 Q 角增大,膝内、外翻和膝反屈。

③髌骨形状异常:如分裂髌骨、异形髌骨(Ⅲ、Ⅳ型)。

④先天因素:主要指股骨髁的发育不良、继发变形或股骨外髁形状异常等。

上述所有这些改变的共同特点是髌股关节失去正常的结构,导致作用于髌骨的拉应力异常或出现髌骨运动轨迹异常,使髌骨处于不稳定状态。

2.髌股关节的生物力学

(1)髌股关节的载荷传导:髌股关节上的作用力(PFJRF)是指与股四有肌及髌韧带组成的合力大小相等而方向相反的力,它通过髌骨传递产生。作用力的大小与膝关节屈曲度数及体重有直接关系。随膝关节屈曲度的增加而产生的作用力也就越大,因屈曲度加大,股四头肌与髌韧带之间的夹角随之减小,股骨和胫骨的作用力臂也减小,而需要更大的股四头肌肌力以抵抗体重对膝关节形成的屈曲力距。平地行走时,所需膝关节屈曲度较小,在负重期只有 30°左右,其作用力峰值相当于体重的 0.5 倍。上、下楼梯时,屈膝达 90°,髌股关节上作用力可达体重的 3.3 倍,几乎是平地行走的 7 倍。站立位下蹲,当屈膝至 90°时,作用力相当体重的 2.5 倍。排除体重的影响,由坐位主动伸膝,当膝完全伸直时,作用力为体重的 0.5 倍。伸膝至 30°时,作用力最大为体重的 1.4 倍。髌股关节上的作用力可随下肢关节伸屈程度及姿势的不同而改变。

(2)髌骨不稳定的生物力学

①髌骨倾斜的生物力学:髌骨倾斜使正常髌股关节正常内外侧呈条带状的接触面,转变为

髌股关节内侧接触面减少或失接触,倾斜角越大,失接触越明显,而髌股关节外侧接触面增加。同时,内侧面接触压力减少或消失,外侧面接触压力增加,呈现应力分布不均,即明显应力集中现象。以上改变,特别是当屈膝30°左右时最为显著。由于膝屈曲45°以内为日常生活中膝关节最多的活动范围,而髌骨倾斜恰恰发生在此范围内,由于关节软骨面压应力不均,可使关节软骨细胞早期发生变性,诱发髌骨软骨软化或骨关节炎形成,而产生前膝疼。因此,手术纠正髌骨倾斜,改善髌骨关节接触面积及接触面的压应力,是防治髌骨软骨软化及髌股关节骨关节炎的重要措施。

②髌骨偏移或半脱位的生物力学:当膝关节完全伸直位、股四头肌放松时,髌股关节仅由髌骨下1/3与滑车关节面上1/3相接触,髌骨大部分处在髁间沟较浅的滑车上凹易于滑脱的位置。当膝外翻角度增大,Q角加大,小腿外旋,附着于髌骨外上方的髂胫束挛缩,膝外侧支持韧带紧缩或股四头肌内侧肌的斜头肌力减弱,股骨外髁发育不良等均可导致髌骨外侧偏移或半脱位。即当膝关节在30°以内屈曲时,髌骨可外移,甚至降于股骨外髁前方,加大屈膝时髌骨突然向内而复位到滑车沟内。在髌股关节屈曲20°或30°的轴位X线相,可清楚看到髌骨倾斜角加大或髌骨外移度增加。由于髌骨偏移或半脱位使髌股关节接触面及接触应力改变,甚至出现髌骨弹跳及局部摩擦加重,日久导致髌股关节面损伤及退变,因此其治疗原则应是消除髌骨不稳定因素,包括膝外侧结构如外侧支持韧带、髂胫束、外侧肌下端附着点的松解,内侧松弛结构包括内侧支持韧带、股内侧肌斜头的紧缩及髌韧带远侧附着点内移、改善Q角过大等手术治疗。

(二)髌股关节不稳定的临床表现与诊断

髌骨不稳定的临床表现主要为髌股关节骨关节炎症状,与膝关节其他骨关节病症状极为相似,而独特的客观的体征较少,因此诊断需综合分析病史及体检,并依靠影像学及各项辅助检查来作判断。

1.症状

(1)疼痛:疼痛为最常见的主要症状,通常其性质不恒定,但其位置均为膝前区,以膝前内侧为多见。疼痛可因活动过多而加重,特别是上下楼、登高或长时间屈伸活动时更为明显。

(2)打"软腿":当走路负重时,膝关节出现的瞬间软弱无力,不稳定感。有时甚至摔倒,此现象常由股四头肌无力或半脱位的髌骨滑出髁间沟所致。

(3)假性嵌顿:假性嵌顿是指伸膝时出现的瞬间非自主性的限制障碍。当负重的膝关节由屈至伸位时,半脱位的髌骨滑入滑车沟时,常出现此结果,临床上常需与半月板撕裂或移位出现的绞锁或游离体引起的真性嵌顿相鉴别。

2.体征

(1)股四头肌萎缩:它是膝关节疾患的共同体征,当伸膝装置出现功能障碍时表现更为明显,以股内侧肌为重。

(2)肿胀:当髌骨不稳定的严重病例,股四头肌无力,导致滑膜炎,出现关节肿胀。浮髌试验阳性。

(3)髌骨"斜视":膝外翻、髌骨高位、股骨前倾角增大、胫骨外旋过大等膝部畸形和力线不正,为了维持正常步态而引起的髌骨向内侧倾斜,是髌骨不稳定常见因素。

（4）轨迹试验：患者坐位于床边，双小腿下垂，膝屈曲 90°，使膝关节慢慢伸直，观察髌骨运动轨迹是否呈一直线。若有向外滑动，则为阳性，是髌骨不稳定的特异性体征。

（5）压痛：多分布在髌骨内缘及内侧支持带处。当检查者手掌压迫患者髌骨，并作伸屈试验，可诱发出髌下疼痛，临床上压痛点有时与患者主诉疼痛部位并不一致。

（6）轧音：膝关节伸直位，压迫髌骨并使其上、下、左、右移动，可感到或听到髌骨下面有压轧音，并伴有酸痛。主动伸屈活动时亦可感到或听到压轧音。

（7）恐惧征：膝轻度屈曲位，检查者向外推移髌骨诱发半脱位或脱位，患者产生恐惧不安和疼痛，使膝屈曲时可使疼痛加剧。恐惧征亦是髌骨不稳定的特异性体征。有研究显示，将髌骨向外诱发 5 mm 脱位时，患者的依从性和实验的敏感性最高。

（8）髌骨外移度增加或关节松弛：正常人膝关节在伸直位髌骨被动外移范围不超过它自身宽度的 1/2，屈膝 30°髌骨外移范围更小。如关节松弛，可按髌骨向外侧可移动程度分为三度：

Ⅰ度：髌骨中心在下肢轴线的内侧或轴线上。

Ⅱ度：髌骨中心位于轴线外侧。

Ⅲ度：髌骨内缘越过下肢的轴线。

（9）Q角异常：Q角是衡量髌骨力线的重要指标，股骨内旋和胫骨外旋可使Q角增大，导致髌骨倾斜。

3.X 线检查

髌股关节 X 线相检查是诊断髌骨不稳定的常用手段，通常包括膝关节正位、侧位及髌股关节轴位相。后者在髌股关节疾病诊断中更有意义。

（1）正位：患者仰卧位，双足靠拢，足尖向上，使股四头肌完全放松，摄前后位片，观察以下几点：

①髌骨位置：正常髌骨中心点应位于下肢轴线上或稍内侧。

②髌骨高度：正常髌骨下极刚好位于两侧股骨髁最低点连线之上，若下极在该连线近侧，其距离大于 20 mm 者为高位髌骨。

③髌骨及髁的外形：发育不良或畸形。

（2）侧位：侧位可以显示有无髌骨软骨下骨质硬化和骨关节病的征象，常用于判断有无高位髌骨，髌骨高度的测量，不同学者采用的计测方法不尽相同。

①Blumensaat 法：膝屈曲 30°，髁间窝顶部在侧位相所显示的三角形硬化线投影称 Ludloff 三角，在其底边向前作延长线，正常髌骨下极应与该线相交。若髌骨下极位于该线近侧超过 5 mm，则为高位髌骨。

②Labelle 和 Laurin 法：屈膝 90°，摄侧位相，沿股骨皮质前缘向远端引线，正常 97% 的髌骨上极通过此线，高于此线为高位髌骨，相反低于此线为低位髌骨。

③Insall 和 Salvati 法（比值法）：屈膝 30°位侧位相。测量髌腱长度（L_t）即自髌骨下极至胫骨结节顶点上缘，再测量髌骨最长对角线的长度，两者之比 L_t/L_p，其正常值为 0.8～1.2。大于1.2 为高位髌骨，小于 0.8 为低位髌骨。

④Blackburne-Peel 法：膝屈 30°侧位相，测髌骨关节面下缘至胫骨平台的垂直距离（A），再测髌骨关节面的长度（B），正常 A/B 比值为 0.8，大于 1.0 为高位髌骨。

⑤小儿髌骨高位测定法(中点法):将侧位 X 线相找出股骨下端骺线的中点(F),胫骨上端骺线的中点(T)及髌骨长轴对角线的中点(P)。正常膝屈曲 50°～150°时 PT 与 FT 的比值为0.9～1.1,比值大于 1.2 以上者为髌骨高位,小于 0.8 者为低位。

(3)轴位(髌股关节切位):轴位相对髌股关节稳定性的诊断更具有重要意义。不仅可了解髌股关系是否适合,也可判明髌骨外侧面骨小梁方向改变,有无外侧过度压力综合征。

自 1921 年 Settegast 提出采用轴位相检测髌股关节之后,相继出现许多改良的检查方法和技术。但由于不同学者采用不同屈膝角度,因而其测量值不尽相同。有学者采用的方法是:令患者仰卧位,用特制的体位架,保持和固定膝关节屈曲 30°位,使股四头肌放松。将 X 线球管置于髌股关节远侧,使发出的射线光束平行髌骨长轴,胶片盒置于髌骨关节近侧,使胶片和 X 线光束及髌骨面呈 90°角。检测项目及方法如下:

①沟角:在髌股关节切位 X 线片上,自股骨髁间沟的最低点分别向内、外髁的最高点划两直线,其夹角称沟角或称滑车面角(SA)。沟角的大小代表股骨髁间沟的深浅,滑车发育的情况。

②适合角:沟角的角分线和沟角顶与髌骨下极连线形成的夹角称适合角(CA)。该角位于角分线内侧为负角,位于外侧为正角,该角代表髌骨与股骨的相对位置关系,通常髌骨下极位于角分线内侧,即适合角正常为负角。

③外侧髌股角:股骨内、外髁最高点连线与髌骨外侧关节面切线的夹角为外侧髌股角,正常该角开口向外,若开口向内或两线平行表示髌骨有外侧倾斜。

④髌骨倾斜角:股骨内、外髁最高点连线与髌骨切位的最大横径延长线形成的夹角。该角增大,表示髌骨的倾斜度增大。

⑤髌骨外移度:经股骨内髁最高点作股骨内、外髁最高点连线的垂线。该垂线与髌骨内缘的距离为髌骨外移度,髌骨内缘靠近垂线,位于垂线上或越过垂线为正常,远离垂线表示髌骨有外移。

⑥深度指数:髌骨横径长度与髌骨下极至横径轴线的垂直距离比为髌骨深度;股骨内、外髁最高点连线长度与由滑车沟最低点至连线的垂直距离比为滑车深度。根据 Ficat 测量髌骨深度指数正常为 3.6～4.2,滑车深度指数为 5.3±1.2。

有学者对 80 例(男 35 例,女 45 例)正常髌股关节(所有被测试者无膝痛病史,无阳性体征,年龄为 18～40 岁)测量的结果为:沟角为 138±6(x±s),适合角为－8±9(x±s);外侧髌股角为 7.8±3.1(x±s);髌骨倾斜角为 11±2.5(x±s)。髌骨外移度:92%的髌骨内缘位于垂线内或垂线上;8%位于垂线外侧,但距离不超过 2 mm。

髌股关节 X 线测量的目的在于确定髌股关节中髌骨与股骨相对位置关系,根据其不同改变对不同疾病做出判断,这些改变包括髌骨的偏移(髌骨外移度),髌骨倾斜(外侧髌股角,髌骨倾斜角),髌骨、股骨髁间沟的解剖改变及发育情况(沟角、适合角、深度指数)。这些指标不同程度地反映了髌股关节的稳定性。有学者在对正常髌股关节测量后认为:适合角测量标记清楚,它除反映髌骨偏移外,同时反映滑车沟深浅及沟角对髌骨适合性。另外,外侧髌股角重复性更好,故在诊断不稳定髌骨中,适合角及外侧髌股角更为实用。

4.关节造影检查

膝关节双重造影不仅能观察髌骨软骨的改变,还可对比检查髌骨两侧支持韧带及诊断滑膜皱襞综合征,除外关节其他病变造影和CT,对不稳定髌骨的诊断,常需要与其他检查方法联合更为准确。

5.关节镜检查

关节镜检查是一种侵入性检查方法。检查者可在镜下直接观察髌骨与股骨的位置关系、运动轨迹、髌骨与股骨关节软骨损伤的范围、程度和部位,有助于选择适当的手术方式,预测手术成功的可能性,更重要的是判明有无合并的其他关节内紊乱病变,如半月板撕裂、滑膜皱襞、滑膜炎、剥脱性软骨炎、游离体等,在明确病变的同时也可作相应的处理。Jackson 根据关节镜下关节软骨改变的程度,将其分为三型:

Ⅰ型:髌骨软骨面有局限性软化灶。

Ⅱ型:髌骨软骨面有龟裂和侵蚀破坏,而股骨髁关节面正常。

Ⅲ型除Ⅱ型变化外,股骨髁关节面也有破坏改变。

6.CT 或 MRI 检查

计算机断层扫描或磁共振成像技术的应用,使髌股关节不稳定的诊断更加准确,避免了普通 X 线影像的重叠和失真。因髌股关节在 0~20°位(伸直位),髌骨大部分处在髁间沟最浅的滑车上凹,此位置股四头肌及内、外侧支持韧带放松,髌股关节处于相对不稳定状态,故在膝屈曲 20°内的位置拍摄髌股关节切位相,诊断髌骨不稳定的阳性率最高。但实际上膝屈曲 20°位摄髌股关节切位相存在投照技术困难。影像常显示不清,难于测量,而 CT 扫描或 MRI 在膝关节伸直位(0~20°),使四头肌放松,对髌骨关节中部作横断面扫描,图象清晰,重复性好,便于测量与计算,是髌骨不稳定有力的诊断手段。

（三）髌骨不稳定的治疗

大多数轻度髌骨不稳定者常可经保守治疗取得一定疗效。

1.非手术治疗

(1)限制活动:限制患者日常生活中的某些活动如登高、爬坡等,可减轻髌股关节的负荷,减少髌股关节磨损,特别是当了解到某项活动与症状加重有明显关系时,采用限制某项活动的方式,以达到改善症状的目的。

(2)股四头肌练习:对于亚急性或慢性病例,常伴有明显股四头肌萎缩、肌力减弱,特别是股内侧肌斜头肌力的减弱,进一步加重了膝关节的不稳定,使关节肿胀、症状加重。加强股四头肌练习可改善股四头肌与国绳肌的肌力比值。最初可行等长性训练,先训练股四头肌收缩,即将患侧下肢伸直,用力收缩股四头肌,使髌骨上提,持续 5 秒,然后将肌肉完全放松 10 秒,再收缩肌肉,每回练 30~50 次,2~3 周后,可行直腿抬高训练,即先行股四头肌收缩,再将足跟抬高离床 15 cm 左右,持续 10 秒(数 1,2,3……10),然后放下,使肌肉放松,这样算一次,每日练习 3 回,每回练 30 次。当肌肉有一定恢复后,使足部加一抵抗的负荷,做上述直腿抬高训练。重量可逐渐增加(1~3 kg)以加强锻炼强度。

(3)支具治疗:髌骨支具有限制及稳定髌骨的作用,它适用于急性患者或参加某项运动或活动较多时使用,这是因为长期配带使患者感到局部不适并易导致股四头肌萎缩。

(4)药物治疗:非甾体类抗炎止痛药物,可减轻髌股关节骨性关节炎症状。有实验研究证明关节液中有一定水平的水杨酸,可阻止关节软骨的纤维束改变,阻止软骨软化的发生,并建议长期服用阿司匹林治疗髌股关节病,但也有学者认为该药除减轻髌股关节骨关节炎症状外,其他治疗意义不大。

2.手术治疗

如患者症状较重,经上述保守治疗效果不显,多项检查证明其症状与髌股关节结构异常或髌骨力线不正相关,可考虑选用手术治疗。治疗髌骨不稳定的手术方法很多。应根据患者不同年龄、不稳定程度、不同的病理因素选择不同的方法单独或联合应用。治疗髌骨不稳定的手术方式超过上百种,其中绝大多数结合髌旁支持带外侧松解、内侧紧缩、胫骨结节截骨移位等基本方法。目前还没有治疗髌骨不稳定的"金标准"。但手术目的的核心是改善髌骨力线,恢复髌股关节正常的适合关系,重建伸膝装置。

(1)单纯髌骨倾斜或伴有外移:髂胫束及后外侧支持韧带挛缩牵拉使髌骨产生倾斜和外移。检查患者可发现其髌骨面向前外侧或骑跨于外侧滑车。髌股关节切位 X 线像可见外侧髌股角开口向内。由于倾斜髌骨的外侧关节面压应力增大及膝关节运动时髌骨外侧关节面与外侧滑车的撞击,使外侧关节软骨受损。而压力减小的内侧。因废用综合征直接影响软骨细胞的正常代谢,导致软骨细胞营养障碍及细胞变性。释放的软骨溶解酶使软骨基质破坏,并诱发关节滑膜炎及关节渗出,使关节产生疼痛。故髌骨倾斜或外移应早期积极治疗,以减少髌骨软骨发生变性。手术治疗的方法有:

①外侧松解术:髌骨力线不正与外侧软组织挛缩或紧张常为其因果关系,当病变不严重,不需要做较大手术时,单独髌股关节外侧软组织结构松解(包括外侧支持韧带和股外侧肌止点部松解)是最简单和最基本的手术。该术式是从髌骨外侧作微弧形纵切口,远端沿髌韧带外侧向下至胫骨关节,近端至股骨外侧肌止点及股直肌腱连接处,充分松解,切开支持韧带及关节囊,但要保持关节滑膜的完整。术后 2~3 天可行关节主动练习。2~3 周后恢复正常活动。轻型病例外侧松解术亦可在关节镜下操作,使术后创伤减小,以免术后遗留较大切口瘢痕,术后加压包扎 1~2 周,防止或减少关节血肿。

②外侧松解,内侧紧缩术:如上所述,外侧广泛松解的同时,将内侧支持韧带及关节囊充分切开,向下至髌韧带,向上至股内侧肌止点与股中间肌交界处,将切开的关节囊及支持带两边重叠缩紧缝合,此亦为矫正髌骨力线不正的基本方法。

③股内侧肌前置术:将股内侧肌止点部稍作分离,将其止点切断并重建于髌骨前外侧。但通常的作法是在外侧松解、内侧紧缩的同时,行股内侧肌斜头前置术。

(2)单纯髌骨半脱位:大多数患者有一过性髌骨半脱位史,膝关节不稳定比疼痛更多见,髌骨被动外移度增大,髌骨轨迹试验及"恐惧征"常呈阳性,X 线像显示适合角增大。不正常的髌骨轨迹或反复发生髌骨半脱位,如不及时进行处理,必定会导致髌股关节骨关节炎的发生。手术的目的除增强髌骨的稳定性外,更主要的是消除髌骨不稳定因素,如矫正膝外翻、使过大的Q 角减小、抬高外侧滑车等。目前的文献证明,单纯外侧松解术对治疗髌骨不稳定是无效的,这可能是由于单纯外侧松解并不能使髌骨内移。所以,如果患者滑车-胫骨结节间距(TT-TG)在正常范围内(<20 mm),且髌股关节内侧关节面无明显退变,则可行外侧松解术结合内

侧支持带紧缩术或内侧髌股韧带重建术。若存在骨性畸形(TT-TG>20 mm),则还需行胫骨结节截骨移位手术。常用的手术方法有：

①Campbell法：在髌骨外侧松解的同时,自松解的内侧支持带及关节囊作一宽1 cm以上的纽带,翻向近侧,将内侧切开的关节囊紧缩缝合后使纽带远端自股四头肌腱止点上方的内侧穿至外侧,再将纽带远端自外侧反折缝回至内侧。目的是改变股四头肌拉力方向,恢复正常的髌股适合性。

②上崎法：在髌骨外侧松解,内侧紧缩的同时,将半腱肌自止点切断,向近侧游离,然后自髌骨内上方向外下方作隧道,将半腱肌腱断端,自髌骨隧道由上向下穿出,断端反折缝回,同样目的是改变及加强股四头肌内侧拉力,恢复或改善髌股关节适合性。

③Backer方法：在髌骨外侧松解、内侧紧缩的基础上,将半腱肌距止点10~15 cm腱部切断,将髌骨自内下向外上作隧道,将半腱肌的远侧断头自髌骨远侧穿过隧道,将腱拉紧,使腱断端反折缝回髌骨边缘,以矫正髌骨力线,减小Q角。

④Roux-Goldthwait法：该法是通过髌骨远端力线的改变,减小Q角,增加髌骨稳定性,治疗髌骨半脱位及膝前痛。将髌韧带外侧一半由止点切断,翻向内侧,将止点重新缝于内侧缝匠肌的止点鹅足部。

⑤Hauser法：该法是将髌韧带在胫骨结节的止点,连同其附着的皮质骨向内侧及远端移行、固定,对骨骺已闭合患者的髌骨脱位,半脱位或不稳定有满意的效果,但其术后晚期髌股关节骨性关节炎的发生率较高,可能与髌韧带止点过多的向远侧移位、髌股关节内压增高有关,故单纯的Hauser法目前较少应用。

⑥内侧髌股韧带重建：内侧髌股韧带(MPFL)是内侧结构中对抗髌骨外移的最主要结构(作用占60%),其重要性近年来逐渐被认识。若外伤如髌骨脱位导致MPFL损伤,则易导致髌骨慢性不稳定,出现反复脱位、髌前痛及髌股关节炎。MPFL的重建方法有很多,但要遵循等长重建的原则,即在其解剖止点重建,否则会使髌股关节在屈伸运动中出现应力异常。MPFL在髌骨起于髌骨内侧缘上、中1/3交界处,向后走行,止于股骨内上髁内收肌结节下方,内侧副韧带止点稍上方。

(3)髌股关节骨关节炎：成人的髌骨不稳定大多伴有髌骨软骨软化或髌股关节骨性关节炎,手术目的除矫正髌骨力线不正外,应同时治疗骨性关节炎,常用的手术有：

①Maquet手术：即将髌韧带止点连同胫骨结节及部分胫骨嵴掀起,尽可能保持远侧胫骨嵴皮质骨的连续性,小心使胫骨结节抬高0.8~1 cm,防止远侧皮质骨折断,在胫骨结节底面植骨,最后用螺钉固定。这样,由于髌韧带的前置,有效地降低了髌股关节病灶区域接触压应力,使髌骨软骨软化或髌股骨关节炎症状得到缓解。

②胫骨结节内移、前置术：对于滑车,胫骨结节间距(TT-TG)异常,且髌骨位置正常的病例,例如,在采用外侧松解、内侧紧缩术(或MPFL重建术)的同时,需行标准胫骨结节内移术。如果髌骨存在高位,还可同时行胫骨结节下移术。对于髌骨下方或外侧关节面存在软骨病变的病例,可行胫骨结节内移/前置术,胫骨结节前移后可使髌骨下极避免与股骨滑车接触,所以在改善髌骨稳定的同时,可消除由于髌骨下方和外侧软骨损伤所产生的疼痛。从生物力学角度讲,胫骨结节内移不宜超过15 mm。否则会增加内侧髌股关节压力。

③人工髌股关节置换术:有学者主张对单纯重度髌股关节骨关节炎施行人工髌股关节置换术,尽管其近期手术效果尚可,但远期随诊发现问题较多,往往需要再次手术,因此人工髌股关节置换术不适合年轻患者。而老年患者全膝关节置换术的效果远比髌股关节置换术效果为佳。

五、髌骨软骨软化症

髌骨软骨软化症是髌骨软骨面的老化和退变,是膝骨关节炎的早期表现,表现为软骨变软、龟裂,严重时软骨毛糙、变薄,与之相对的股骨滑车软骨也可以发生相同的病理改变。多发于青壮年,女性较多见。最主要的病因是膝关节的过劳,比如体重过大,体力劳动者,过度的体育锻炼,尤其是爬山、太极拳、跳舞等,膝关节的先天发育异常,比如髌骨外侧倾斜、高位髌骨、股四头肌力量欠佳等。

(一)诊断

1.临床表现

主要表现膝前疼,以上、下楼和蹲起时疼痛明显,而走平路疼痛不明显,疼痛不是局限于膝关节的内侧或者外侧,而是位于髌骨四周。

2.体格检查

按压髌骨疼痛(压髌试验),单腿下蹲时疼痛(单足半蹲试验),往往外侧膝眼处压疼,但这些体征缺乏特异性。

3.影像学检查

MRI检查有利于早期诊断和鉴别诊断。X线检查需要拍髌骨轴位片,也可发现髌骨外侧倾斜或者半脱位、高位髌骨,重者髌骨关节面的上、下极可见小骨赘。

(二)鉴别诊断

包括:跳跃膝,胫骨结节骨骺炎,内侧髌股关节滑膜嵌入,膝关节外侧疼痛综合征,疼痛性二分髌骨,脂肪垫肿物,半月板损伤等。半月板损伤的临床特点是疼痛位于膝关节内侧或者外侧。

(三)治疗原则

1.首选非手术治疗

肥胖者要减肥,避免负重下的膝关节伸屈和扭转活动,如上下台阶、蹲起,改变运动方式,加强股四头肌肌肉力量的练习,如仰卧位直抬腿或者静蹲练习。症状重时,口服非甾体消炎镇痛药。口服硫酸氨基葡萄糖理论上有助于软骨修复。

2.手术治疗

手术治疗效果欠佳,不推荐进行手术治疗。

第四节　足踝部疾病

一、足底跖痛及跟骨高压症

足底跖痛症是指前足底跖骨头或跖骨干疼痛。按其病因可分为为松弛性跖痛症和压迫性跖痛症。

(一)松弛性跖痛症

1.病因

多在先天性第一跖骨畸形基础上发生,如第一跖骨过短、内翻或异常频繁活动等,因第一跖骨不能有效负重,而需第二或第三跖骨替代。正常情况下,骨间肌收缩使跖骨头相互靠拢,若因体重增加、长途行走、剧烈运动、病后足软弱等因素,导致骨间肌萎缩虚弱,使跖骨头间稳定性下降,致足横弓下塌,跖骨头间横韧带松弛,则发生疼痛。

2.临床表现

疼痛位于跖骨头跖面横韧带上,持续性灼痛,行走时加剧,可影响至小腿。跖骨头的跖侧及背侧均有压痛,跖面有胼胝,前足宽阔,骨间肌萎缩,呈现爪状趾。

3.影像学表现

X线平片可见第一、第二两跖骨及两楔状骨间隙增宽;第二、第三两跖骨粗壮肥大,密度增加;第一跖骨短缩、内翻等畸形。一般无需CT扫描及MRI检查。

4.诊断

有典型临床表现,X线显示第一、二跖骨及两楔状骨间隙增宽即可诊断。

5.治疗

(1)治疗目的:矫正畸形,恢复和维持前足的横弓,避免跖骨头横韧带继续受压。

(2)治疗方法

①保守治疗:穿前足宽、合适的后跟、鞋底较硬的鞋,可避免或减少跖骨头负重等。

②手术治疗常用的方法:

a.跖骨头悬吊术,以跖骨颈为中心,作一纵切口,在跖骨头近端颈部,钻一孔。将趾长伸肌腱在止点切断,将肌腱穿入孔中,拉紧缝合,借此肌力将跖骨头提起。

b.跖骨截骨术,其方法为暴露跖骨颈后,由背侧斜向远侧跖侧,作斜行截骨,并咬除两端骨尖,使跖骨头自行向背侧滑移缩短,抬高跖骨头减轻压力。

(二)压迫性跖痛症

1.病因

由第三、四两跖骨头之间的第四趾神经长期受压迫、牵扯形成间质性神经炎或神经瘤所致。

2.临床表现

阵发性、局限性疼痛,向邻近两趾间放射。检查第三、四跖骨间,跖、背侧均有明显压痛,横向挤压、足趾背伸等动作均使疼痛加剧。相邻两趾有感觉消失或减退。

3.诊断

根据其症状和体征即可诊断，X线一般无特殊征象。

4.治疗

(1)基本原则：保守治疗无效，须手术切除趾神经瘤，术后穿大而宽松的鞋。

(2)趾神经瘤切除术：可选择第三、四跖骨间背侧或跖侧入路，以触痛点为中心，纵行切开皮肤，进入三、四跖骨头之间，切断横韧带，找到神经瘤，予切除。

（三）跟骨高压症

1.病因

本病多见于中老年人，跟骨高压症的确切病因尚不清楚，可能为跟骨髓腔内血液平衡失调，即静脉血回流障碍，造成髓腔内充血，压力上升而产生跟骨疼痛。

2.临床表现

主要表现为跟部疼痛，影响行走，抬高下肢休息可使疼痛缓解。检查跟骨内外跖侧均有压痛、叩击痛，这与跟痛症相区别，后者为跟骨跖面压痛。

3.治疗

早期抬高下肢休息，也可采用物理治疗，经保守治疗无效者可行手术治疗，手术目的是降低跟骨内压力。跟骨钻孔减压术：可经皮或切开皮肤后从内向外在跟骨上钻6～8孔，最好穿透对侧皮质，术后抬高患足，2周后下地活动。

二、姆外翻

姆外翻系指姆趾向足外侧过度倾斜的一种畸形，是一种临床常见病，多发于女性。

（一）病因

姆外翻发生的确切原因尚不清，可能与下列因素有关：

(1)遗传因素：姆外翻是家族性的，特别是青少年发病者。

(2)尖头高跟鞋等可能是现代社会中发生姆外翻的主要因素。

(3)各种第一跖趾关节炎如风湿性关节炎等，关节面破坏而导致姆外翻。

（二）病理

1.概述

正常情况下，第一跖趾关节外翻角为15°～22°。如果超过30°～35°，会导致姆趾旋前，使姆外展肌移向跖侧，此时，失去姆外展肌对抗的姆内收肌进一步牵拉并使其外翻，同时内侧关节韧带受到牵张而变薄，使第1跖骨头移向内侧。另外，姆短屈肌、姆内收肌和姆长伸肌增加了跖趾关节的外翻力矩，进一步加重姆外翻。姆外翻挤压第2趾使其成为锤状趾，第二趾趾间关节背侧受到鞋面挤压磨损产生鸡眼或胼胝。由于第一跖趾关节长期处于半脱位，在不正常应力作用下可产生关节间隙变窄，导致骨赘形成(第一跖趾关节骨关节炎)。

2.姆外翻的主要病理改变

(1)姆外翻。

（2）第一跖骨内翻。

（3）踇囊炎。

（4）锤状趾。

（5）鸡眼、胼胝。

（6）第一跖趾关节骨关节炎。

其中踇外翻与第一跖骨内翻两者之间哪种畸形是踇外翻的根本病变，但存在争论。多数学者认为在大多数患者中踇外翻是始发畸形，随后才发生第一跖骨内翻畸形。

（三）临床表现

临床症状与踇外翻严重程度并不一致，主要表现为第一跖趾关节处疼痛。检查可见踇外翻，踇囊炎，第二、三趾锤状趾和胼胝。

（四）影像学检查

踇外翻的 X 线表现为：

（1）踇跖趾关节向外侧半脱位，踇趾向中线移位，呈外翻状。

（2）第一跖骨内翻，第一、二跖骨夹角大于 9°。

（3）第一跖趾关节关节间隙狭窄，关节周缘骨唇。

（五）诊断

踇趾外翻超过 25°，挤压第二趾；第一跖骨内翻，伴踇囊炎疼痛者可诊断为踇外翻。

（六）治疗

1.保守治疗

适用于畸形和疼痛轻者。包括理疗、口服非甾体类抗炎药、穿鞋头宽松的鞋等。

2.手术治疗

适用于疼痛严重或保守治疗无效者。被推荐用于踇外翻治疗的手术多达 130 多种，可分为三类。

（1）软组织手术：如 Mayo 手术、改良 Mayo 手术、改良 McBride 手术等。

①Mayo 手术：适应于畸形不严重，疼痛局限于第一跖骨头内侧者。手术包括切除第一跖骨头内侧的骨赘，将关节囊筋膜瓣向远侧拉紧、缝合。

②改良 Mayo 手术：在 Mayo 手术基础上切断踇内收肌。

③改良 McBride 手术：适应于青年及中年踇外翻者。

手术主要步骤：第一切口为内侧皮肤切口；纵行切开关节囊，保留关节囊在跖骨颈附着处；切除第一跖骨头内侧骨赘；足背第二个切口应避开了腓深神经第一趾蹼支并可显露第一跖间背侧动脉的末部分；踇内收肌的显露和松解；用已松解的踇内收肌将第二跖趾关节囊内侧与第一跖趾关节囊外侧缝合在一直；切除关节囊内侧 5～8 mm；关节囊切除重叠缝合后踇趾应处于中立位或小于 5°的内翻位。

术后用 Mann 敷料包扎法：站立位看时，左足按顺时针包扎，右足按逆时针包扎，将跖骨头牢固地绑在一起，将踇趾旋转以保证籽骨在跖骨头下（图 1-5）。

（2）术后处理：抬高患足 48～72 小时，术后 72 小时下地行走。3 周拆线，夜晚可用足趾占位器或夹板保证踇趾的正确对线，至术后 3 个月。

37

软组织手术并发症有畸形复发、获得性踇内翻、爪状趾、趾间关节活动受限、踇过伸等。

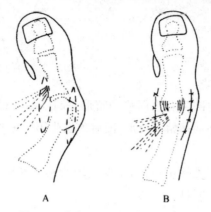

图 1-5　改良 McBride 手术示意图

A.踇趾内外侧切口;B.踇内收肌与第一跖趾关节囊外侧缝合

（3）骨和软组织联合手术

①术式:如 Keller 手术（图 1-6），适用于畸形严重并有骨关节病变者、趾僵硬者及老年踇外翻者。

②具体操作:近节趾骨部分切除,第一跖骨头内侧骨赘切除,内收肌腱游离,克氏针固定第一踇趾关节并保持轻度分离。

③术后处理:前足厚敷料包扎,抬高患肢 72 小时,克氏针固定 3～4 周,拔除钢板后可穿宽松鞋子,一般 3～4 个月后才可穿普通鞋子。

④并发症:有翘踇、跖骨痛,以及第 2～5 跖骨的应力骨折等。

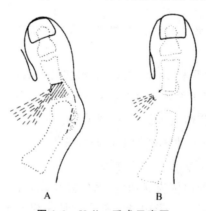

图 1-6　Keller 手术示意图

A.切除近节趾骨近端及骨突;B 以关节囊包裹切除的骨端

（4）跖趾关节融合术:交叉螺钉结构传统用于 Lapidus 关节（第一跖跗关节）固定术的固定操作中。目前多采用锁定钢板进行关节固定,同时在锁定钢板的中心应用一枚 4.0 mm 的中空半螺纹不锈钢螺钉辅助加强固定。同传统交叉螺钉结构相比,钢板螺钉结构固定关节部位能够使足底间隙显著减小,同时具有更佳的耐载荷失效作用,但钢板-螺钉结构增加的生物力学强度能否在临床中降低骨端不愈合的发生率和缩短术后的非负重时间尚不能确定。

（5）跖骨截骨术：如 Mitchell 截骨术。

①主要手术步骤（图 1-7）：取内侧皮肤切口，"Y"形切开关节囊，切除第一跖骨头内侧骨赘，第一跖骨干远端预定截骨处钻二偏心骨孔并穿线；双截骨，近侧完全截骨，远侧不完全截骨（保留外侧 1/4）；去除两截骨线间的骨质；跖骨头段向外侧移位并结扎过骨孔之线，使跖骨头段外侧皮质插入近段皮侧的外侧，防止术后跖骨头段向内移位；缝合内侧关节囊。

②术后处理：抬高患肢 72 小时，用少量敷料包扎后用带跖趾跖侧与背侧板的短腿石膏管型外固定直至骨愈合，6～8 周才允许扶拐行走。

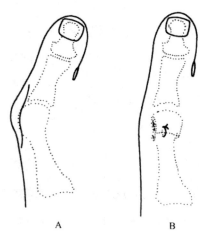

图 1-7 Mitchell 截骨术示意图

A.内侧皮肤切口；B.双截骨后结扎孔穿线固定

（6）第一跖骨头下杵臼截骨术：大多数姆外翻矫正的术式，均需在手术时切除跖趾或跖跗关节的一侧关节面（或两侧）及骨质，从而易引起创伤性关节炎或疼痛及足趾短缩等后遗症。为了克服以上不足，设计了第一跖骨头下杵臼截骨术治疗姆外翻的新术式。现将该术式介绍如下：

①切口：以跖趾关节为中心做"S"状切口，长 6～8 cm，直达深筋膜（图 1-8）。

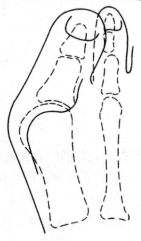

图 1-8 姆外翻矫正切口示意图

②切断：踇内收肌沿跖趾关节外侧向深部分离，于外侧孖骨边缘处即可找见踇内收肌斜头，将其于孖骨下方附着处切断（如操作困难，可先将外侧孖骨切除），游离备用（图1-9）。

③切除第1跖骨头内侧增生的骨赘：弧形切开关节囊，暴露跖骨头内侧增生的骨赘，将其于骨膜下切除，包括肥厚的滑液囊一并摘除。骨质如无明显增生，则勿需切除（图1-10）。

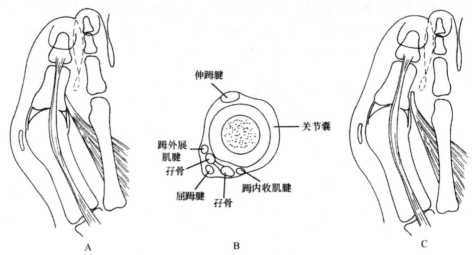

图 1-9　踇翻畸形及切断踇内收肌示意图

A.踇外翻外观（背面观）；B.踇外翻畸形（第一跖骨头横面观）；C.切断踇内收肌

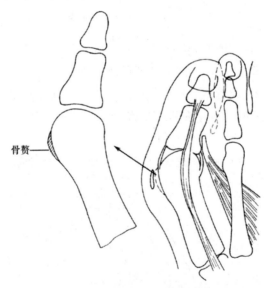

图 1-10　切除增生骨赘示意图

④跖骨头下杵臼状截骨：将跖骨头行截骨部的关节囊与骨膜呈环状分离2/3左右（一般保留下方）。在距关节面0.8～1.0 cm处用弧形凿将该处骨质呈环状截断，但保留少许内下方骨质相连。再按踇外翻畸形的程度不同，呈半月形切除多余骨质（图1-11）。之后对踇趾远端稍许用力予以旋转（内旋），并将未凿断的骨皮质折断。此时，该处骨质仍有骨膜与关节囊相连。而后将踇趾按正常位置予以内旋及压缩对位，外翻畸形即获矫正（图1-12）。

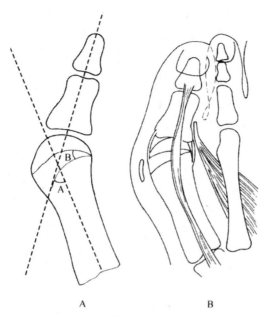

图 1-11　第一跖骨头下杵臼截骨术示意图

A.截骨角；B.截骨形状

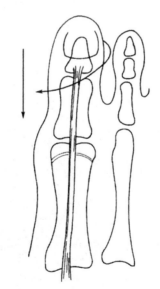

图 1-12　踇趾远端内旋及压缩对位示意图

⑤紧缩或重叠缝合关节囊：用 3～4 根中号线将切开的关节囊予以重叠或紧缩缝合（图 1-13）。

⑥踇内收肌移位缝合：将踇内收肌腱贯穿缝合至跖趾关节内侧的近端关节囊壁上。如切下的踇内收肌较长，亦可先在跖骨头内侧骨质处钻一小孔，将踇内收肌腱贯穿此小孔内再缝合，如此则更为牢固（图 1-14）。

⑦术后处理：单纯踇外翻者局部石膏固定 5～6 周，合并扁平足者则应延长至 10 周。

⑧本术式特点：

a.不涉及关节面：由于截骨部位选择干骺端，且距关节面有 0.5～0.8 cm 距离，因此术后不仅不致引起损伤性关节炎,且于早期在截骨处愈合后即可早日负重步行而无痛感。

b.易于矫正畸形:由于采取杵臼截骨的术式,可一次同时矫正外翻与外旋畸形,较其他截骨术式简便易行,且于术后观察过程中尚可作更进一步的纠正。

c.愈合快:因干骺端血运丰富,属松质骨,因此愈合较快。

d.不影响趾长度:由于本式式不截除骨质,因此仍可保持踇趾的原长度,尤其是当外翻畸形纠正后,有相对"增长"之感,故颇受患者欢迎。

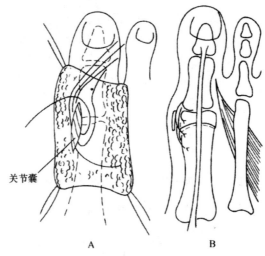

图 1-13　紧缩缝合关节囊示意图

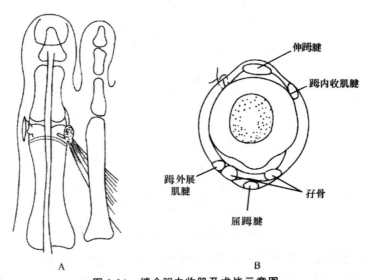

图 1-14　缝合踇内收肌及术毕示意图

A.踇内收肌腱贯穿缝合至关节囊;B.术毕第一跖骨头横面观

（7）跖骨干部截骨术:多种近端和骨干中段截骨应用于矫正伴有第一跖骨内翻的中重度踇外翻。在 Robinson 等的一项涉及 115 例患者的前瞻性对照研究中,应用两种骨干中段截骨术（Scarf 截骨术和 Ludloff 截骨术）矫正中重度第一跖骨内翻,并对两种截骨术的临床疗效进行比较。经过 6～12 个月的随访观察,在患者的主观满意度、功能活动改善情况及活动度等方面未发现存在显著差异。在疼痛及病变改善程度上,Scarf 截骨术组更具优势。在跖骨间角、跗外翻角、跖骨远端关节角及孖骨位置的影像学矫正方面,Scarf 截骨术组的效果更好。学者认为,对于第一跖骨内翻的矫正,Scarf 截骨术优于 Ludloff 截骨术。

三、平底足

(一)足弓的解剖

足弓是人类特有的解剖结构,为适应长期站立及行走的需要演变而来。正常情况下,足弓可分为前后方向的纵弓和内外方向的横弓。纵弓自跟骨结节起,向前至跖骨小头止。又可分为内侧和外侧两个弓。横弓在足前部的横切面上,由跗骨和五个跖骨排列成弓形。纵弓较横弓尤为重要,纵弓塌陷,横弓随之消失,但横弓塌陷,纵弓仍可完全无恙。

足弓形态的维持主要依靠骨骼本身的形状、韧带及肌肉的坚强有力。足骨除孖骨和距骨外,都是背宽底窄,把它们并合起来,自然形成了弓形结构。内侧纵弓的后臂由跟骨和距骨组成,前臂为第一、二、三楔状骨和跖骨,其顶部是舟骨。内纵弓弓高,后臂、前臂长。距骨头的下方正压在仅有的跟舟韧带上,因此内纵弓的耐力较弱。外侧纵弓后臂是跟骨,顶部为骰骨,前臂为第四、五两跖骨。外纵弓的跟骰关节面阔而平,站立时可平稳接触地平面,第四、五跖骨联系坚强,外纵弓也较低,所以足的外侧缘较内侧坚固。

韧带是保持构成足弓各骨块间联系的重要组织。跖长韧带连接跟骨和骰骨,跖短韧带连接跟骨和跖骨。跟舟跖侧韧带连接跟骨载距突与舟骨底部,坚强而具有弹性,是防止距骨头下塌或内倾的重要结构。跖腱膜自跟骨结节起,向前分成五个腱条,屈肌腱鞘和跖骨横韧带,维持纵弓,犹如弓弦。踝关节内侧三角韧带的胫跟韧带连接内踝的跟骨,防止其外翻。

肌肉是维持足弓的第三道防线,亦是最主要的防线。足部肌肉分为内在肌与外在肌,在人类内在肌已退化,对足弓的维持只起辅助作用,故足弓的维护主要依靠外在肌。

1.胫前肌

通过踝关节前方止于第一跖骨基底和第一楔骨内侧。能使踝关节背伸,也提起足内缘,增高纵弓,足底内翻。

2.胫后肌

沿弹簧韧带的底部,止于舟骨结节、楔骨、骰骨和第二至第四跖骨基底,但舟骨是其主要止点。其收缩时,舟骨接近内踝,紧紧地托住距骨头,加强弹簧韧带,防止距骨头下陷内倾,全足绕距骨头转为内收、内翻位置。

3.腓肠肌

其作用是使跟骨前端跖屈、纵弓下降,破坏足弓的结构,故腓肠肌挛缩或短缩者易患平足症。

4.腓骨长肌

经外踝后外方,骰骨沟至足底,止于第一跖骨基底和第一楔骨跖侧与胫前肌平衡合作时,如两条坚强的悬带各自足的内、外侧绕过足底,将足弓向上提起。

（二）足弓的检测

足弓指数和足顶角可反映足弓的高低。足弓指数是足的高度与长度之比。正常为0.29～0.31。足长指从足跟后缘至最长趾的末端的长度；足高指跟骨后下角至第一跖骨头间的连线与舟骨结节间的距离。足顶角为第一跖骨头与内踝连线和跟骨结节与内踝连线之间的夹角，正常为95°（图1-15）。足印检查也可间接判断足弓的高低，具体方法为：将患者两足跖面擦上白粉，在地面上行走，印在地面上的足印可知足弓是否正常。正常足弓所印足迹如月牙形，内侧缺损；平底足的足印完全着地，甚至还向内侧突出；弓形足的足印前后断开或仅有少部分相连（图1-16A）。

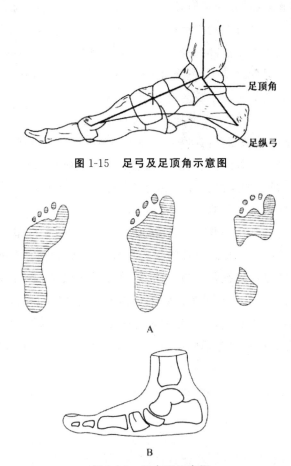

图1-15　足弓及足顶角示意图

图1-16　平底足示意图

A.足印检查；B.平底足侧面观

但是人的足弓高低并不一致，也不能代表足部机能的强弱。足弓高低的形成与人们生活、习俗、职业等有关。足弓过高或过低，并产生临床症状者称弓形足或平底足。

（三）病因

平底足亦称扁平足、平足症，是指足部正常内侧纵弓的丧失（图1-16B），在行走和站立时有足疼痛者。与以下因素有关：

1.先天性因素

（1）先天性足部结构畸形：常见的畸形有舟骨结节畸形增大，副舟骨或舟骨结节骨骺分离，第一跖骨短,先天性跟距骨桥等。

(2)遗传因素:患者出生后即有平足和负重线不正,往往父母亲有平底足史。

2.后天性因素

出生时足弓正常,后因外伤造成骨与软组织畸形,如足外展、足外翻或脊髓灰质炎足肌瘫痪、足部韧带不够坚强、足部肌力较弱等导致足弓下塌。

(四)分类

按病因可分为先天性平底足和后天性平底足。按临床表现可分为姿势性平底足、痉挛性平底足和强直性平底足三类。

(五)临床表现

1.姿势性平底足

即发病初期,足弓外观无异常,仅在站立和行走过久后感足部疲乏、酸痛、足底和足背水肿,一般经休息后可完全消失。

2.痉挛性平底足

即发病中期,由姿势性平底足发展而致,主要表现为腓骨肌痉挛,足呈外翻、外展及背伸位,足弓下塌,疼痛加重,行走和站立均不能持久,经休息后不能完全缓解。

3.强直性平底足

即发病晚期,由以上两种类型处理不当发展而来。痉挛的腓骨肌发展为强直,足骨间韧带亦强直,使足固定在外翻、外展及背伸位,足弓消失,行走及站立困难,疼痛却减轻。由于足的正常功能消失,不能吸收震荡力,可出现腰及下肢其他关节创伤性关节炎而疼痛。

(六)X 线片检查

X 线片可显示以下骨关节畸形:

(1)第一楔骨和第一跖骨向中线分裂。

(2)距跟重叠,表现为横弓破坏。

(3)第一楔骨和第一跖骨的间隙消失,表现距骨内倾及跟骨外翻。

(4)跗骨间关节的半脱位。

(5)外翻。

(6)足顶角达 105°～120°。

(7)足弓指数小于 0.29,重者可小于 0.25。

(七)诊断

根据临床症状体征及上述 X 线片检查可确定诊断。足印检查表现为足印底完全着地,甚至还向内侧突出。

(八)治疗

平足症治疗方法较多,且大多都有一定疗效,但尚无一种令人十分满意的治疗方法,故仍强调以预防为主的治疗原则。

1.姿势性平底足

一般以保守治疗为主,消除病因,给予理疗、按摩,锻炼足内、外在肌(如在沙滩上行走跳跃或用足趾抓握小球等),穿矫正鞋或使用足弓垫。

2.痉挛性平底足

作足部理疗、按摩,严重者在麻醉下行手法矫正外翻、外展及背伸畸形,用短腿石膏固定在内翻内收位。待畸形矫正后(一般6～8周),拆除石膏改穿矫形鞋。经非手术治疗无效者可行手术治疗。如Miller手术、三关节融合术等。

(1)Miller手术方法

①切口:从内踝下方2 cm弧形向远侧延伸至足舟骨粗隆后,弯向跖侧,止于第一跖楔关节远侧2 cm。

②骨-骨膜瓣:潜行分离皮肤和浅筋膜,显露出距舟关节、足舟-第一楔骨关节、第一楔骨-第一跖骨关节的外侧,用骨凿凿出骨-骨膜瓣的背侧、跖侧和远侧边界。

③第一跖骨-第一楔骨关节、第一足舟-第一楔骨关节融合:从这些关节上切除关节软骨和软骨下骨薄片,使关节间形成一个狭窄的V形楔状间隙,楔形间隙较宽的底部位于跖侧和内侧面。

④推进骨-骨膜瓣:将融合的关节面对合,在胫骨肌腱下方把骨-骨膜瓣牵向远侧,用2-0不吸收缝线将其缝于附近的软组织。如足舟骨粗隆突出非常明显,将其凿成与第一楔骨齐平。

⑤跟腱延长:如假如后足的外翻和前足的外展畸形被动矫正后,踝关节仍不能恢复至中立位,可能需要行跟腱延长术(图1-17)。

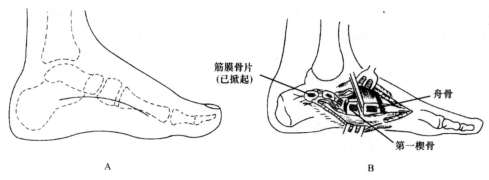

图1-17　Miller手术方法示意图

A 切口;B.凿出骨-骨膜瓣并掀起,切除关节软骨

(2)术后处理:术后采用长腿屈膝石膏管型分成前后两片,然后改用短腿步行石膏管型固定6～8周。术后12～14周开始使用踝足矫形支具3～6个月。

3.强直性平底足

足弓完全塌陷、足骨变形,无痛者可不用治疗,疼痛者则行三关节融合术。

4.平底足治疗技术要点

外侧柱延长在辅助矫正扁平足畸形中应用较为普遍,特别是在处理前足外展畸形时。Ellis等通过比较术后存在和不存在外侧足底痛的两组患者,观察了外侧柱延长与足底压力增高之间的关系。存在外侧足底痛的患者其SF-36量表评分和足踝疗效评分明显低于无外侧足底痛的患者。此外,沿中足外侧缘测量足底压力,发现有症状的患者足底压力明显增高。因此,外科医生应认识到,随着足外侧柱的延长术会使足底外侧缘出现过度负重的倾向,应当术中采取适当的调整以尽可能地减少此类并发症的发生。

四、踝管综合征

（一）概述

踝管综合征是指胫后神经在踝管内受卡压引起的感觉及运动功能障碍。神经症状早期可出现跖侧灼性疼痛，症状加重则感觉神经分布区麻木，所支配肌肉萎缩；血管症状可出现踝、足部水肿、静脉曲张，局部皮肤苍白或发绀，皮温发凉或发热，出汗或干燥等。

（二）诊断

1.病史采集

（1）早期患者表现为长期站立或走路较久后内踝后下部有轻度麻木及烧灼样疼痛。

（2）中期患者症状加重疼痛呈持续性，休息及睡眠时仍有疼痛，疼痛的范围扩大，可沿小腿内侧向上放射至膝关节下方。

（3）后期患者上述症状加重，并可出现跖内侧神经支配区皮肤干燥、不出汗、皮色青紫等自主神经紊乱的症状。

2.体格检查

（1）局部压痛。

（2）踝关节外翻时可使疼痛加剧。

（3）足底感觉减退，两点分辨能力降低。

（4）有时可见踇趾展肌和第一、第二骨间肌的肌肉萎缩。

3.辅助检查

（1）X线检查少数患者可见距骨内侧有骨刺或骨桥形成；

（2）肌电图检查有助于诊断。

（三）治疗

治疗原则先采用非手术治疗，减少足踝活动，穿宽松鞋子，局部注射类固醇药物等。如效果不明显或反复发作需手术治疗，根据卡压原因彻底减压以松解神经及血管。

第五节　骨质疏松症

一、定义、分类与分型

骨质疏松症是以骨量降低、骨组织显微结构发生退行性改变，引起骨脆性增加、力学强度下降，最终导致骨折危险性增加的疾病，其主要危害是并发骨折。当前，随着社会人口的日益老龄化，骨质疏松症及骨质疏松性骨折发病率逐年上升，严重影响着中老年人的身体健康与生活质量，且其防治费用及患者对家庭成员的依赖给社会带来了沉重的负担。

骨质疏松症可分为三类。第一类为原发性骨质疏松症，是指在自然衰老过程中，随着年龄的增加,骨组织发生的生理性退行性改变,包括绝经后骨质疏松症及老年性骨质疏松症,第二类为继发性骨质疏松症,指由其他疾病或药物等因素诱发的骨质疏松症。第三类为特发性骨质疏松症,多见于8~14岁的青少年或成年人,女性多于男性,一般有家族遗传史。

骨质疏松症可分为3型,其中,原发性骨质疏松症中的绝经后骨质疏松症为Ⅰ型,属高骨转换型;老年性骨质疏松症为Ⅱ型,属低骨转换型;继发性骨质疏松症为Ⅲ型,仅占10%左右。

(一)原发性骨质疏松症

(1)绝经后骨质疏松症(Ⅰ型)。

(2)老年性骨质疏松症(Ⅱ型)。

(二)继发性骨质疏松症

1.内分泌性因素

(1)肾上腺皮质:①库欣病;②艾迪生病。

(2)性腺疾病:性腺功能减退。

(3)垂体:①肢端肥大症;②垂体功能减退。

(4)胰腺(糖尿病)。

(5)甲状腺:①甲状腺功能亢进;②甲状腺功能减低。

(6)甲状旁腺(甲状旁腺功能亢进)。

2.骨髓

(1)骨髓瘤。

(2)白血病。

(3)淋巴瘤。

(4)转移瘤。

(5)Gaucher病。

(6)贫血(镰状细胞、地中海贫血、血友病)。

3.药物

(1)类固醇类药物。

(2)肝素。

(3)抗惊厥药。

(4)免疫抑制剂。

(5)酒精。

4.营养因素

(1)维生素D缺乏(佝偻病或骨软化病)。

(2)钙。

(3)蛋白质。

5.慢性疾病

(1)慢性肾病。

(2)肝功能不全。

(3)胃肠吸收障碍综合征。

(4)类风湿关节炎。

6.先天性

(1)骨形成不全症。

(2)高胱氨酸尿。

(3)马方症候群。

7.失用性

(1)全身性:①长期卧床;②肢体瘫痪;③宇宙飞行、失重。

(2)局部性(骨折后)。

(三)特发性骨质疏松症

(1)青少年骨质疏松症。

(2)青壮年、成人骨质疏松症。

(3)妇女妊娠、哺乳期骨质疏松症。

二、病因学

骨质疏松症的病因及发病机制十分复杂,目前尚未完全明确。随着人们对骨质疏松研究手段与认识水平的提高,其病因及发病机制将逐渐被阐明。

(一)激素调控因素

研究表明,与骨质疏松相关的激素包括雌激素、甲状旁腺激素(PTH)、降钙素(CT)、活性维生素 $D[1,25(OH)_2D_3]$、甲状腺素、皮质类固醇激素、雄激素、生长激素及相关细胞生物因子等。

1.雌激素

20 世纪 40 年代,Albright 首先报道绝经后骨质疏松症与雌激素水平降低密切相关,随后不断为其他学者所证实,随后经研究发现成骨细胞、骨细胞及肠、肾均存在雌激素受体(ER),雌激素可对上述部位起直接作用。同时,雌激素可通过调节甲状旁腺激素、降钙素、钙三醇(RT)的分泌与作用而影响骨代谢。主要表现在:

(1)雌激素可直接作用于成人骨细胞,调节成人骨细胞与破骨细胞的"耦合"作用,促进骨形成,抑制骨吸收;另外,雌激素可抑制骨细胞对 PTH 的效应。

(2)雌激素对肠钙吸收有直接影响,雌激素降低可致肠钙吸收下降,血钙、游离钙及尿钙水平明显增高,机体呈负钙平衡状态。

(3)雌激素的减少可抑制 PTH 的分泌,而 PTH 分泌不足又可影响肾脏对维生素 D 的活化,使 $1,25(OH)_2D_3$ 生成减少,进而抑制了肠钙吸收,导致负钙平衡。

(4)雌激素降低可导致血 CT 浓度降低,而 CT 有抑制破骨细胞活性及骨吸收作用。

(5)雌激素减少可降低骨组织对 $1,25(OH)_2D_3$ 的敏感性,而 $1,25(OH)_2D_3$ 对骨形成与矿化有促进作用。

2.甲状旁腺激素

PTH 的生理作用主要包括:①加快肾脏维生素 D_3 的活化;②促进骨转换,动员骨钙释放入血;③加快肾脏排出磷酸盐;④促进肠钙吸收并减少尿钙排出。血钙浓度是 PTH 合成与分泌的主要调节因素,二者呈负相关。值得注意的是,PTH 对骨组织的作用具有双重性,即适量的 PTH 可促进骨形成;而持续高水平的 PTH 却促进骨吸收并抑制成骨细胞的活性。

3.降钙素

降钙素的主要作用是抑制骨吸收,在破骨细胞上存在 CT 受体,CT 作用于破骨细胞,使其骨吸收受抑;同时,CT 又能抑制 PTH 和活性维生素 D_3 的活性,降低血钙的浓度。

4.活性维生素 D

维生素 D 分为维生素 D_2(麦角钙化醇)和维生素 D_3(胆钙化醇),其中维生素 D_3 的活性形式 $1,25(OH)_2D_3$ 对钙的吸收调节作用最大。维生素 D 首先在肝内进行 25 位羟化,再进一步在肾脏内进行 1 位羟化,最终生成其活性形式 $1,25(OH)_2D_3$。$1,25(OH)_2D_3$ 对骨代谢的影响是多方面的,既能促进骨形成,又可促进骨吸收。正常生理剂量的 $1,25(OH)_2D_3$ 可刺激成骨细胞活性与促进骨基质合成,若剂量过少,则保护骨的作用不足;若剂量过大,又可使骨吸收增加。

5.甲状腺素

甲状腺素(TH)分泌增加可干扰活性维生素 D 的生成,使 $1,25(OH)_2D_3$ 分泌减少,导致肠钙吸收减少;TH 分泌可使 CT 分泌不足,血钙升高,进而引致 PTH 分泌降低,使得肾管对钙的重吸收减少,尿钙排泄增多。TH 分泌增加可促进蛋白质分解代谢亢进,骨基质合成减少,同时钙、磷代谢发生紊乱,出现负钙平衡,从而导致骨吸收大于骨形成的高转换性骨质疏松。

6.皮质类固醇激素

皮质类固醇激素诱发骨质疏松的机制包括:

(1)使成骨细胞减少,骨形成受抑制,引致钙失平衡。

(2)直接影响维生素 D 的活性或间接抑制其作用,使肠钙吸收减少。

(3)蛋白质异化作用亢进,使骨胶原形成受抑制,骨基质降低。

(4)肾小管对钙的重吸收受到抑制,使尿钙增加,血钙下降,进而促进 PTH 的分泌,导致骨吸收作用增加。

7.雄激素

雄激素中的睾丸素对维生素 D 的合成有促进作用。雄激素减少可降低骨组织对降钙素的敏感性,使降钙素对抑制骨吸收的作用减弱。另外,雄激素在体内可转化成雌激素,可产生一定的骨形成促进作用。

8.生长激素

生长激素(GH)既可通过促进肝脏合成胰岛素样生长因子-Ⅰ(IGF-Ⅰ)间接作用于成骨细胞,又可借助成骨细胞膜上生长激素受体对成骨细胞直接起作用,促进骨形成。另外,有研究表明,甲状腺素与生长激素有协同作用,即甲状腺素可促进生长激素的分泌。

9.细胞生长因子

研究表明,诸多细胞生长因子在骨代谢过程中发挥重要作用。其中,白细胞介素 1(IL-1)、白细胞介素 6(IL-6)、肿瘤坏死因子(TNF)、白细胞介素 11(IL-11)、白细胞抑制因子(LIF)、单核细胞集落刺激因子(M-CSF)、粒细胞-单核细胞集落刺激因子(GM-CSF)等可促进破骨细胞生成,从而促进骨吸收。白细胞介素 4(IL-4)、干扰素 γ,(IFN-γ)具有抑制骨吸收的作用。白细胞介素 3(IL-3)与 GM-CSF 有协同作用。另外,胰岛素样生长因子(IGF)、成纤维细胞生长因子(FGF)、转化生长因子(TGF)、软骨调节因子(CHM-1)等也参与调节骨代谢。

(二)营养因素

营养因素包括钙、磷、镁、蛋白质,以及部分微量元素如氟、锌、锰等,其中,钙与蛋白质对骨质疏松的发生至关重要。

1.钙(Ca)

钙是人体最重要的元素之一,不仅是骨矿物质的重要组成成分,而且对机体的细胞有重要作用与影响。其中,骨钙约占人体总钙量的 99%,因而与骨质疏松的发生与防治密切相关。世界卫生组织(WHO)建议每人每日应摄入钙量为 400～500 mg,而我国则为 300～400 mg/d。儿童需钙量为 400～700 mg/d,生长期青少年为 1300 mg/d,绝经前妇女为 700 mg/d,怀孕期妇女为 1500 mg/d,哺乳期妇女为 2000 mg/d。对于一般中青年人来说,每日摄入 600～1000 mg 的钙量就可维持血钙平衡,但对老年人,尤其是绝经后老年妇女,其钙的需求量增加,摄入量需达到 1500 mg/d 方可防止骨丢失。调节钙的激素主要有 3 种,即 PTH、CT、维生素 D_3。

2.蛋白质

蛋白质与氨基酸是骨有机质,合成的重要原料:若蛋白质摄入不足或各种原因导致的蛋白质和氨基酸的合成障碍,均可影响骨基质的合成。

3.磷(P)

体内磷含量占体重的 1%,其中 80% 的磷以羟磷灰石的形式存在于骨骼与牙齿中,其余 20% 主要以有机磷的形成存在于软组织与体液中,骨组织中磷的主要作用是促进骨基质合成与骨矿盐沉积。低磷可刺激破骨细胞,促进骨吸收,并使成骨细胞合成胶原的速度降低,降低骨矿化率,因而造成骨的丢失。同时,过多的磷摄入也会导致骨代谢的紊乱。影响磷代谢的因素包括 PTH、维生素 D_3、CT、TH、GH、糖皮质激素等。

(三)物理因素

物理因素主要包括运动与体育锻炼、重力负荷、日光照射等。

骨结构与骨量取决于机械力学中应力的大小,从本质上说,这是骨吸收与骨形成的生物力学偶联。Frost 认为,骨结构与骨量由机械负荷调节,这一反馈的调节点因雌激素缺乏不同而改变。当雌激素缺乏时,假设的传感器将觉察到的机械负荷降低,致使相应的骨量降低。长期卧床或肢体废用,均可使骨组织丧失了机械性应力的刺激,使破骨细胞活性增强,成骨细胞活性减弱,从而导致骨量降低。而运动与体育锻炼及体重、肌肉量等对骨组织均增加机械性应力,使得成骨细胞活跃,从而促进骨形成。经常户外接受日光照射,可使皮肤内脱氧胆固醇合成维生素 D 增加,从而促进肠钙吸收增加,有利于防止骨质疏松症的发生。

(四)遗传因素

尽管后天因素如环境、营养、运动等对骨量的影响不容忽视,但人的峰值量约 50% 是由遗传因素决定的。维生素 D 受体(VDR)基因类型与钙代谢密切相关,雌激素受体基因类型或受体缺乏可能是后发性骨质疏松症发病的又一主要原因。另外,骨代谢疾病如骨形成不全症与高胱氨酸尿病均由染色体遗传。

（五）免疫因素

骨质疏松症的发生与发展与免疫功能也有一定的关联，具体表现在骨代谢调节一定程度受免疫功能状态的影响。另外，免疫细胞因子与骨代谢相关，如与机体免疫功能相关的IL-1、IL-6及TNF等为白细胞源性骨吸收刺激因子，可刺激内源性前列腺素的分泌，进而诱导骨吸收。

三、临床表现

原发性骨质疏松症的临床表现主要包括疼痛、身高缩短或驼背、骨折、呼吸功能障碍等。

1.疼痛

疼痛是骨质疏松症最常见、最主要的症状。其中，最好发部位为腰背部，其他还包括四肢关节疼痛、足跟疼痛及一些肢体的放射痛、麻木感、刺痛感等。其主要原因包括：

(1)骨转换过快，骨吸收增加。在骨吸收过程中，骨小梁的破坏消失，骨膜下皮质骨的破坏均会导致全身骨痛。

(2)骨质疏松性骨折。

(3)骨质疏松症患者的负重能力明显降低。

因此，当骨质疏松症患者躯干活动时，腰背肌必须进行超常的活动，经常处于紧张状态，逐渐导致肌肉疲劳，出现肌痉挛，从而产生肌肉及肌膜性腰背疼痛。

2.身高缩短或驼背

身高的短缩及驼背是骨质疏松症患者继腰背疼痛后出现的又一重要临床表现。脊柱椎体结构95%由松质骨组成，骨质疏松时易发生内部结构改变，骨小梁破坏，数量减少，强度降低，负重受压后可导致椎体变形。轻者，变形只累及1～2个椎体；重者累及整个脊柱椎体。经过数年，可使整个脊柱缩短10～15 cm，导致身高缩短。一些活动度大、负重量较大的椎体，如T_{11}、T_{12}和L_3，形变显著；甚至出现椎体压缩性骨折，均可使脊柱前倾、背屈加重，形成驼背。一般来说，骨质疏松程度越严重，驼背顶点的位置就越低，驼背的曲度也越严重，腰前痛越明显。

3.骨折

骨质疏松症并发的骨折即疏松性骨折大多发生于胸腰椎、桡骨远端、股骨近端、踝关节等部位，而且轻微的外力作用即可发生骨折。由于骨折多发生于骨质疏松较为严重的部位，因而骨折不愈合率及致残率高，骨折并发症较多见，部分患者甚至危及生命，给患者本人及家庭带来较大的痛苦与负担。

(1)脊柱压缩性骨折：骨质疏松性脊柱骨折一般发生于45岁以后，以绝经后妇女多见，60～70岁发病率最高，此后发病率并不随年龄的增加而增加。其发生机制包括构成椎体的松质骨骨密度明显下降，其力学强度也降低；椎间盘水分含量减少，弹性下降，抗外力的缓冲能力明显下降；腰肌及韧带发生退行性改变，伸缩能力及保护能力下降。已有研究表明，脊柱骨折的发生率与骨密度降低密切相关，骨密度下降一个标准差，骨折危险性则增加2～5倍。

骨质疏松性脊柱骨折主要发生部位在胸、腰椎移行处，其中，T_{12}最多见；其次为L_1和T_{11}

邻近椎体也可发生。椎体骨折的形状包括：

①椎体呈双凹镜状，称为"鱼椎"样变形。

②椎体前缘压缩明显，后缘尚未发生明显的压缩骨折，椎体呈前低后高的楔形外观，称楔形变。

③椎体前、中、后缘等比例压缩，呈扁平状，称"扁平椎"。由于骨质疏松性脊柱骨折仅限于椎体，不影响椎弓，因而导致脊髓损伤的情况较少。

（2）桡骨远端骨折：桡骨远端以松质骨为主，受骨质疏松影响，骨丢失及骨显微结构的破坏均较明显。同时，部位又是皮质骨与松质骨的交界处，是力学薄弱点，因而，直接暴力与间接暴力均可造成桡骨远端骨折。一般来说，本病发病年龄自 45 岁开始，50～60 岁发生率最高，65 岁以后降低，女性多于男性。闭经影响较增龄影响更明显。

（3）股骨近端骨折：股骨近端骨折是指股骨颈骨折和股骨转子间骨折，多发生于 50 岁以上的患者中，70 岁以上发病率剧增，女性明显多于男性。此类骨折与年龄及骨质疏松的程度成正比，且骨折愈合率极低，故致残率较高。同时，由于患者骨折后常卧床不起，极易发生坠积性肺炎、下肢血栓性静脉炎、压疮、尿道感染等合并症，故死亡率较一般性骨折患者高。

老年人股骨近端骨折往往是由平地滑倒所致，有的甚至无任何外力，只是轻微扭转髋关节即可发生。骨折发生后，即感髋部疼痛，任何方向的髋关节主动或被动活动均可使髋部疼痛加剧，有时疼痛沿大腿内侧向膝部放射；患肢多处于外展、外旋位，可有短缩畸形；股骨颈骨折可在腹股沟中点处有压痛，股骨转子间骨折压痛点多在股骨大转子部。由于老年人反应迟钝或有老年性痴呆，一些稳定型或嵌插型股骨颈患者伤后髋部疼痛不明显，仍能站立或行走，易引起漏诊。

（4）呼吸功能障碍：骨质疏松性胸腰压缩性骨折常导致脊柱后凸、胸廓畸形等，可发生呼吸功能的异常，上胸椎较下胸椎明显，严重者或合并有肺气肿、慢性支气管炎等患者可现胸闷、气短、呼吸困难及发绀，甚至危及生命。

四、诊断

对于骨质疏松的全面诊断应当包括：

（1）骨量的诊断：可借助 X 线片、单光子及双光子吸收法、单能 X 线及双能 X 线骨密度仪及定量 CT、超声波、磁共振成像技术等手段，以骨密度或骨矿物含量来代表骨量。世界卫生组织（WHO，1985）提出，骨密度低于正常的 2 个标准差即可诊断为骨质疏松症，但该标准只适合欧洲和美国的妇女。国内标准为女性骨密度低于青年峰值 2 个标准差、男性骨密度低于青年峰值 2.5 个标准差，可诊断为骨质疏松。

（2）骨质量的诊断：包括骨的结构与强度。可通过骨组织形态计量学与定量 CT 三维重建图像分析技术进行评估。

（3）骨转换状态的诊断：近年来，已有许多反映成骨和破骨细胞或其过程的生化指标用于骨质疏松的诊断。

（4）病因诊断：需依赖病史及相关辅助检查等。

总之,对骨质疏松症的诊断应采取综合分析法,即综合各种检查结果,结合临床表现及病员个体情况。

(一)生化检查

骨代谢生化指标是一种快速、灵敏、可及时反映骨转换的指标,对骨质疏松的预测、诊断与鉴别诊断、分型及治疗方案的选择、防治效果的评估等均具有重要的指导意义。其包括:与骨矿化有关的生化指标、与骨形成有关的生化指标及与骨吸收有关的生化指标。现分述如下:

1.与骨矿化有关的生化指标

(1)血钙与尿钙:血钙以蛋白结合钙、离子钙和水分子阴离子结合钙三种形式存在,分别占血清总钙的46%、48%及6%,血清总钙及离子钙测定对了解骨矿代谢及钙磷代谢非常重要。血钙的正常参考值为男性2.28~2.30 mmol/L,女性1.1~1.25 mmol/L。临床上常用测定尿钙的方法包括24小时尿钙、空腹尿钙及空腹2小时尿钙测定。其中,空腹2小时尿钙测定既可减少饮食的影响,又可保持清晨尿量的恒定,对诊断绝经后骨质疏松症有重要指导意义。具体方法是清晨6点排空腹尿后,饮水500 mL,2小时后留尿,测定尿钙与肌酐含量,测得尿钙/肌酐比值,正常参考值为0.4。

(2)血浆无机磷及尿磷:血浆中的磷以有机磷、磷脂及无机磷的形成存在,而骨组织内的磷主要以无机磷的形式存在,并与钙和其他成分构成羟基磷灰石。血磷水平随年龄增加而降低,但绝经后妇女血磷可再次升高。成人血浆无机磷的正常参考值为0.87~1.45 mmol/L。尿磷检测方法包括24小时尿磷、空腹尿磷及空腹2小时尿磷测定。其中,空腹或空腹2小时尿磷/肌酐比值为男性0.54±0.01,女性0.60±0.01。

2.与骨形成有关的生化指标

(1)血清总碱性磷酸酶与骨碱性磷酸酶(BAKP):血清总碱性磷酸酶与骨碱性磷酸酶是最常应用的评价骨形成和骨转换的指标,其中,血清中碱性磷酸酶主要来自于骨与肝脏组织。已有研究表明,成年人血清碱性磷酸酶的水平随年龄增加而升高,绝经后女性更为明显。血清碱性磷酸酶水平升高既可出现于骨质疏松症,也可出现于其他骨代谢疾病如畸形性骨炎,以及肝脏疾患、恶性肿瘤等。骨组织碱性磷酸酶定位于成骨细胞膜上,测定骨碱性磷酸酶水平对诊断绝经后骨质疏松具有较高参考价值。

(2)Ⅰ型前胶原羧基端前肽(PICP):Ⅰ型胶原是骨基质中含量最丰富的有机成分,前胶原由成骨细胞合成,是反映骨形成与Ⅰ型胶原合成快慢的特异性指标。PICP值可受肝功能的影响,成年人血清的正常参考值为50~200 mg/L,绝经期妇女可升高;同时,骨肿瘤、畸形性骨炎等也可出现PICP值增高。

(3)血清骨钙素(BGP):骨钙素由成骨细胞合成,占骨组织胶原蛋白的15%~20%。骨钙素是反映骨形成的重要指标,同时可了解成骨细胞的活性。骨钙素增高可见于高转换型骨质疏松症,同时也可出现于佝偻病、畸形性骨炎、骨折、慢性肾功能不全等。

3.与骨吸收有关的生化指标

(1)血浆抗酒石酸酸性磷酸酶(TRAP):TRAP在破骨细胞中含量丰富,并释放入血,也可由血细胞产生,为不稳定酶,在酸性环境中发挥作用,因此,分离血浆后应立即加入酸性稳定剂。TRAP 可见于高转换型的骨质疏松症,也可见于原发性甲旁亢、畸形性骨炎、骨转移性肿瘤、慢性肾功能不全等。

(2)尿羟脯氨酸:羟脯氨酸是正常人体结缔组织中胶原蛋白的主要成分,占 10%～13%,尿羟脯氨酸约 50%来自于骨组织。因而在无明显皮肤疾病或其他结缔组织疾病时,尿羟脯氨酸排出量基本上能反映骨吸收与骨转换的程度。尿羟脯氨酸增高可见于高转换骨质疏松症、骨软化症、畸形性骨炎、甲旁亢、骨转移性肿瘤等。

(3)尿胶原吡啶联或吡啶酚(Pyr)与尿脱氧吡啶酚(D-Pyr):吡啶酚与脱氧吡啶酚是 I 型胶原分子间构成胶原纤维的交联物,起稳定胶原链的作用。当赖氨酰氧化酶作用于成熟的胶原时,Pyr 与 D-Pyr 即成为降解产物释放入血液循环中,不经肝脏代谢降解且以原型直接由肾脏排泄至尿中。Pyr 与 D-Pry 具有以下特点:

①仅有成熟的胶原降解而释放,不来源于新形成的胶原。

②不受摄入食物中胶原的影响,Pyr 与 D-Pyr 不经肝脏代谢。

③D-Pyr 仅来源于骨与牙质,牙质对其影响可忽略,故 D-Pyr 的骨特异性较 Pyr 高。

因而,尿吡啶酚与脱氧化啶酚已成为反映骨吸收的特异性指标,不仅可用于诊断各种代谢性骨病及反映绝经引致的骨吸收增加状态,也可敏感地监测治疗前后骨吸收的变化。

(二)骨密度测量

骨密度测量(BMD)可分为定性、半定量与定量测定方法。20 世纪 50 年代以前,骨密度仅依赖于 X 线进行简单的定性估计,以后逐渐发展为半定量测定。20 世纪 60 年代开始,具有高精密定量的单光子吸收法(SPA)引入临床。1970 年,双光子吸收法(DPA)得以应用。随后,双能 X 线吸收法(DEXA)、定量计算机断层扫描(QCT)等得到推广应用。近年来,超声波、磁共振成像技术也开始用于骨密度的测定。

1.X 线片法

X 线检查主要是根据 X 线片所观察到的骨组织密度、骨皮质及小梁骨的形态变化与其数量、分布来判定。一般来说,骨质疏松的 X 线征象包括:

(1)骨皮质变薄,骨内膜骨吸收明显。

(2)骨小梁数目减少、变细,小梁间距增宽且明显稀疏。

(3)椎体密度呈疏松性改变,沿力线排列的纵行骨小梁较为明显,而横行骨小梁则吸收、消失,呈栅栏状;严重者出现压缩性骨折改变。

有学者将骨吸收的 X 线表现归纳为 4 种,以帮助不同类型的骨质疏松的诊断与鉴别,小梁骨与皮质内骨吸收是绝经后骨质疏松或其他高吸收状态的特征;骨内膜骨吸收主要出现于老年性骨质疏松;而骨膜下骨吸收主要是甲状腺功能亢进的特征。尽管 X 线法对骨质疏松的诊断与评估具有一定的参考价值,但由于其受 X 线放射源、人体结构差异、X 线胶片质量、X 线片冲洗技术等因素影响,难于推广发展;且骨量丢失至少达 30%～50%时方能在 X 线片上反映出来,故对骨质疏松症的早期诊断意义不大。

2.管状骨皮质厚度和皮质指数法

一般测量左手第二掌骨中点,分别测量皮质量外径(D)、内径(d)及掌骨长度(L),计算皮质厚度(D-d),再计算皮质厚度指数(D-d)/D,正常大于 44%。也有学者计算皮质面积(D^2-

d^2),皮质面积百分比$(D^2-d^2)/D^2$,正常大于72%。其他如锁骨、股骨、肱骨、跖骨、桡尺骨等皮质厚度及皮质指数测量也有报道,但临床少应用。

3.股骨近端骨小梁指数法,即 Singh 指数

Singh 指数是指 Singh 等学者报道的一种根据股骨近端 X 线片反映骨小梁吸收消失规律测量方法,并依据压力骨小梁与张力骨小梁的分布以及吸收、消失的先后顺序进行分度,骨质疏松程度越严重,其度数越低。

股骨近端骨小梁根据其分布及相应的力学功能可分为主压力骨小梁、次压力骨小梁、主张力骨小梁与次张力骨小梁,在主压力骨小梁、次压力骨小梁与张力骨小梁间为一非受力的三角形区域,称 Ward 三角。Singh 等学者将股骨近端骨小梁的分布及骨小梁吸收消失的程度分为6度,即 Singh 指数,具体如下:

Ⅵ度:股骨近端诸骨小梁密度及均匀性正常,Ward 三角区骨小梁正常或密度稍降低。

Ⅴ度:Ward 三角区骨小梁开始减少,次压力骨小梁不连续,次张力骨小梁只达股骨颈中心处。

Ⅳ度:股骨近端骨皮质变薄,次压力骨小梁及次张力骨小梁吸收。

Ⅲ度:主张力骨小梁开始吸收,其在股骨大转子部密度明显降低,呈蜂窝状。

Ⅱ度:主张力骨小梁在头颈部已吸收消失。

Ⅰ度:主张力骨小梁完全吸收消失,主压力骨小梁数目减少,密度降低。

Singh 指数法方便简捷、费用低廉,可作为骨质疏松症的筛选方法。也被用于评价椎体骨质疏松的程度,预测骨折风险性(如 Singh 指数Ⅲ度以下,易发生股骨颈骨折)等,其准确性待观察。

4.跟骨骨小梁形态指数法

跟骨骨小梁形态指数是 Jhamaria 报道的根据跟骨 X 线片中骨小梁吸收、消失规律来评定骨质疏松程度的一种诊断方法。跟骨骨小梁分为压力与张力骨小梁两大组,前压力骨小梁以距下关节前开始伸向跟骨前下方皮质,后压力骨小梁以距下关节面后部伸向跟骨后的皮质。前、后压力骨小梁间的骨小梁稀少,称为跟骨窦;张力骨小梁也分为前后两组,成弧形分布,并分别垂直于相应的压力骨小梁。Jhamana 根据跟骨骨小梁的分布与吸收消失规律将其分为5度,具体如下:

Ⅴ度:压力骨小梁与张力骨小梁相互交叉,分布均匀;跟骨窦内骨小梁稀疏。

Ⅳ度:后压力骨小梁分为前、后两大柱,其间骨小梁吸收、消失,呈透亮区。

Ⅲ度:在上述基础上,后张力骨小梁远侧部吸收、消失。

Ⅱ度:前张力骨小梁吸收、消失;后张力骨小梁呈薄束状。

Ⅰ度:张力骨小梁前、后两组均吸收、消失;压力骨小梁细小、稀疏。

Jhamaria 认为,Ⅳ、Ⅴ度为正常,Ⅲ度为临界骨质疏松,Ⅰ、Ⅱ度为骨质疏松。

5.椎体畸形评分法

骨质疏松中晚期椎体可出现形状改变或骨折,因而可对其进行半定量或定量分析,有助于骨质疏松的诊断及椎体骨折的评估。有学者分别对椎体骨质疏松畸形改变进行描述与评分,

现就颇具代表性的 Genant 评分法作一介绍。

0 度:正常。

Ⅰ度:轻度畸形,椎体前、中、后任一高度减少 20%～25%,则椎体面积减少 10%～20%。

Ⅱ度:中度畸形,椎体前、中、后任一高度减少 25%～40%,则椎体面积减少 25%～40%。

Ⅲ度:重度畸形,椎体前、中、后任一高度减少 40% 以上,则椎体面积减少 40% 以上。

6.单光子吸收法(SPA)

单光子吸收法由美国学者 Cameron 首创,具体方法是利用 Ⅰ(27.4keV)发射的 γ 射线经单色器发出的光子扫描,高准直光束直径 75 mm,根据计算器接受透过光子的量,计算出所扫描骨骼的矿物质含量。

该方法可测定:

(1)骨矿物含量(BMC):表示单位长度内扫描迹线垂直方向的骨段内所含的骨矿含量,代表线密度,单位为 g/cm。

(2)骨宽度或骨横径(BW):表示 γ 射线在骨段内扫描迹线的长度,单位为 cm。

(3)骨密度 BMD(BMC/BW):表示单位面积内骨矿含量,代表面密度单位为 g/cm^2。

单光子吸收法测定骨矿物含量具有低剂量放射性、操作简单方便、无创伤性、费用较低、应用范围广等优点;但亦有不足之处,本法主要用于桡骨与跟骨的检测,而临床最感兴趣的脊柱及髋部却不能检测。

7.双光子吸收法(DPA)

双光子吸收法检测骨矿物质含量的基本原理同单光子吸收法,但双光子吸收法测定无需被测骨周围软组织有恒定的厚度,因而既可用于四肢骨骼,也可用于脊柱与髋部的骨矿含量检测,从而能够及时地对骨质疏松症进行早期诊断与疗效观察。

8.双能量 X 线骨密度测量仪(DEXA)

建立在 20 世纪 70 年代发展的 X 线分光光度测定法的基础上,于 1987 年问世并用于临床。本法与双光子吸收法(DPA)均采用相似的检测原理,不同的是,DEXA 采用的照射源为 X 射线。DEXA 优于 DPA 主要在于 X 线球管能产生更多的光子流而使扫描时间缩短,并使图像更清晰,从而提高了测量结果的准确性与精确性。而且,DEXA 不存在放射源衰变等问题,因而,自 20 世纪 90 年代中期以来,DEXA 基本取代了 DPA,已成为临床与研究领域检测骨密度的首选方法。DEXA 在临床主要应用于对代谢性骨病的评价;建立骨质疏松的诊断及骨折危险的预测;观察治疗效果;监测骨质疏松的发展过程等。但该法尚有不足之处,即不能分别测定骨转换不同的密质骨与松质骨的骨密度;腰椎正侧测量包含了密质骨为主的附件、椎体骨赘及主动脉壁的钙化,以致测得老年性骨质疏松的骨密度值偏高,易出现假阴性。

9.定量计算机断层扫描(QCT)

近二十余年来,计算机断层扫描(CT)已在临床得到了广泛应用,由于它能够提供客观的质量信息并具有良好的密度分辨率,20 世纪 70 年代末和 80 年代初即用于评估骨矿含量。QCT 法的主要特点包括:

(1)准确性高:被测骨中除了骨组织外,尚有红骨髓、黄骨髓及部分脂肪、肌肉等组织,均可影响 X 射线的衰减而产生误差,而 QCT 则可对这种误差进行校正。

（2）QCT 法是目前唯一的可分别测定松质骨与密质骨的方法。

（3）重复性高：患者测量前可先对标定的水模进行校正扫描，或对患者测量前后均进行校正扫描，使测定 CT 值较恒定，重复性好。

（4）直观性强：QCT 测量不仅可对骨密度进行定量分析，而且还可将扫描结果进行三维图像重建，从而获得清晰、直观的骨显微结构图像。近年来，随着容积定量 CT（VQCT）、高分辨率 CT（HRCT）、显微 CT（UCT）及周围 QCT（pQCT）的开发应用，QCT 已在骨质疏松的研究领域占有重要的地位并具有独特的作用。其不足之处是患者接受的射线剂量较大，是 SPA 的 50～100 倍，DXA 的 30～50 倍。

10.超声检测法

定量超声（QUS）及超声骨密度测定是最近发展起来的新技术，具有仪器体积小、操作移动方便、费用低、无任何放射性损害等优点，有望成为骨质疏松的早期诊断与骨折预测的理想的检测方法。

11.磁共振成像技术

定量 MRI（QMR）是研究骨小梁与骨髓交界处的磁声梯度、以测定骨小梁空间排列的新方法，具有功能与形态相结合的特点，便于动态观察与定量分析。

（三）骨组织形态计量学检测

骨组织形态计量学是对骨组织的形态进行定量分析的方法，由此可了解骨形成和骨转换的绝对值，观察某些治疗因素对骨代谢的影响，评价骨质量等。它具有其他各项检查无可替代的直观性、敏感性、精确性，已越来越广泛地应用于骨质疏松及其他代谢性疾病的临床与科研。

骨组织形态计量学测量的参数包括：

1.静态参数

（1）骨小梁体积（TBV）或称松质骨体积密度（VV）：指皮质骨之间松质骨总体积中（包括骨髓腔间隙）骨小梁组织的体积数。

（2）类骨质体积（OV/BV）：表示在松质骨空间体积内所含类骨质的体积数。

（3）骨小梁类骨质表面（TOS）：指面对骨髓腔的骨小梁表面中含有的类骨质的表面数。

（4）静止的骨形成类骨质表面（Sfi）。

（5）活性的骨形成（类骨质）表面（Sfa）。

（6）骨吸收表面（Sr）：表示骨小梁表面中含有的骨吸收表面数。

（7）活性的骨吸收表面（Sra）：表示骨小梁表面中，含有破骨细胞的 Howship 陷窝所占的数量。

（8）静止的骨吸收表面（Sri）：表示骨小梁表面中，不含破骨细胞的 Howship 陷窝所占的数量。

（9）松质骨特异性骨表面（Sv）：表示每单位骨和骨组织（骨与骨髓）中骨小梁的表面积数。

（10）平均骨壁厚度（MWT）：表示当一个骨重建周期完成时，新形成的骨结构单位（BSU）的平均厚度。

（11）单位形成的成骨细胞数（Cfa）。

（12）单位活性骨吸收表面的破骨细胞数（C）。

（13）破骨细胞核计数（Nr）。

(14)骨小梁厚度指数(TTI)：表示骨小梁平均厚度的近似值。

(15)类骨质平均厚度(OSW)。

2.动态参数

(1)骨形成的动态参数

①矿化沉积率(MAR)：表示单位时间内矿化的新骨厚度。

②活性形成表面的骨形成率(Fa)：表示单位时间内每单位面积活性骨形成表面上矿化新骨的体积。

③总骨形成表面的骨形成率(Fr)：表示单位时间内单位面积骨样组织表面上新形成的矿化骨的体积，代表所有的骨形成表面的骨形成率。

④总骨表面的骨形成率(Fs)：表示单位时间内单位面积骨小梁表面上新形成的矿化骨的体积。

⑤单个成骨细胞的骨形成率(Fo)：表示单位时间内平均每个成骨细胞矿化的新骨的面积。

(2)骨吸收的动态参数

①骨平衡-体积参照(Bv)：表示单位时间内单位体积的骨组织新获取或丢失的骨体积。

②骨平衡-表面参照(Bs)：表示单位时间内单位面积的骨小梁表面上新获取或丢失的骨体积。

③单位骨表面上的骨吸收率(Rs)：表示单位时间内单位面积的骨小梁表面上被吸收的骨量。

④单位骨吸收表面的骨吸收率(Rr)：表示单位时间内单位面积的骨吸收表面上被吸收的骨量。

⑤单位活性骨吸收表面的骨吸收率(Ra)：表示单位时间内单位面积的活性吸收表面上被吸收的骨量。

⑥单个破骨细胞的骨吸收率(Ro)：表示单位时间内每个破骨细胞吸收的骨的面积。

⑦单个破骨细胞核的骨吸收率(Ron)：表示单位时间内平均每个破骨细胞核所吸收的骨面积。

⑧线性骨吸收率(Mra)：表示单位时间内被破骨细胞吸收的骨厚度。

3.反映组织水平的骨转换及细胞活性的转换时间的动态参数

(1)辐射闭率(Mf)：沉积率作为所有骨形成表面的均数即为辐射闭率。

(2)辐射吸收率(Mr)：单位时间被吸收的骨的平均厚度作为所有吸收表面的均数即为辐射吸收率。

(3)骨形成时间：以年为单位，多细胞基本单位(BMU)完成骨形成时相的平均时间。

(4)骨吸收时间：以年为单位，BMU完成骨吸收时相的平均时间。

(5)Sigma,δ：以年为单位，BMU完成骨吸收及骨形成时相所需的平均时间。

五、治疗

迄今为止，骨质疏松症尚无理想而又十分有效的治疗方法，但若采取积极、合理的综合治疗方法,如药物疗法、物理疗法、运动疗法、营养疗法及针对骨质疏松性骨折的预防与治疗等,就能达到控制症状、延缓骨丢失或增加骨量、防止骨折的发生的治疗效果。

(一)药物治疗

1.雌激素

雌激素具有抑制骨吸收亢进、防止骨量进一步丢失、预防骨折的发生等功效及改善绝经后妇女的全身生理功能等特点,故从 20 世纪中期开始,雌激素就用于骨质疏松的治疗,并获得良好的疗效。由于绝经后最初 3 年骨量丢失速度最快,年丢失率为 2%～3%,并可持续 5～10年。因而,一经确定需用雌激素治疗,应尽早使用,即绝经后立即使用,或至少要在绝经后 3 年内开始使用,连续使用 5～15 年,甚至更长时间。主要适用于低骨量及绝经后快速骨丢失者,以及有骨质疏松症发生可能的高危人群,如有骨质疏松症家族史、停经、瘦小体型妇女等。值得注意的是,长期应用雌激素可引起头痛、抑郁、高血压、血管栓塞及肝胆疾患,有时须停药进行相关检查。血清三酰甘油可升高,不规则阴道出血常提示子宫内膜增生或恶性肿瘤。单独应用雌激素可使乳腺癌及子宫内膜癌发病率增高,因而应定期体检及进行宫颈、阴道涂片检查。

对雌激素的具体使用及连续应用尚需注意:①对子宫已切除的妇女宜用雌激素替代疗法(ERT),绝经期与绝经后的妇女建议使用最小剂量,逐渐增大剂量。②对大多数未切除子宫的妇女建议使用雌-孕激素联合应用的激素替代疗法(HRT),本法既提高了绝经后骨质疏松的疗效,又可以避免雌激素的副作用。

激素替代疗法具体方法包括:①周期疗法,应用 21～24 天雌激素,后 12 天加用孕激素,再停药 5～7 天;②持续疗法,每天使用雌激素,月初 12 天加用孕激素;③持续联合雌-孕激素替代疗法,每天均服用雌孕激素;④雌激素与雄激素联合应用可改善症状,减少副作用。

2.降钙素

降钙素(CT)是一种抗骨吸收剂,能强有力的抑制骨吸收而减少骨量丢失,同有短暂的骨量增加。值得注意的是,降钙素对骨质疏松性骨痛具有迅速与明显的镇痛效果,其机制可能是:

(1)降钙素存在于中枢神经系统中,在脑的疼痛感受区有与降钙素的结合部位,降钙素直接参与疼痛的控制。

(2)改善了钙的平衡,降低了血钙从而调节了疼痛受体的敏感性,提高了疼痛感受。

(3)降钙素可抑制前列腺合成。

(4)具有 β-内啡肽作用等。

降钙素使用前需做过敏试验,以防发生严重的过敏反应。

3.二膦酸盐

二膦酸盐主要对骨和矿物质的代谢具有较高的活性,能抑制各种类型的骨吸收,同时也有一定的增加骨量的作用。需指出,许多二膦酸盐是剂量依赖型药物,即小剂量应用能抑制骨吸收,增加骨量,使丢失的骨量恢复,降低骨折发生率;大剂量应用却阻滞了正常骨组织的矿化。主要应用于:

(1)高转换型骨质疏松症,尤其是绝经早期有雌激素替代治疗禁忌者。

（2）男性骨质疏松症和儿童期发病的特发性骨质疏松症。

（3）糖皮质激素性骨质疏松症，可作为首选药物。

禁用于：消化道溃疡及食管炎，有血栓形成倾向，肾功能不全，骨折急性期，妊娠期。

4.氟化物

氟化物是促进新骨形成的药物之一，可显著地增加骨密度。主要用于低于骨折阈值骨密度的患者，治疗平均时间为 3 年。应用过程中可出现胃肠道反应、关节疼痛、病理性骨折及继发性钙缺乏等副作用。

禁忌证包括：

（1）有消化道出血史。

（2）妊娠后期。

（3）骨折未愈合。

（4）中、重度肾功能不全。

（5）骨软化症等。

5.甲状旁腺激素

目前甲状旁腺激素（PTH）临床应用还不广泛，临床研究证实，PTH 可增加脊柱、松质骨的骨量，但皮质骨骨量未改变甚至降低。PTH 及其肽片段 h-PTH（r-34）、hPTH（I-38）已日益受到重视，可望成为治疗骨质疏松症的有效方法。

6.维生素 D

维生素 D 是目前临床预防和治疗骨质疏松症的常用药物之一，其治疗骨质疏松的机制包括：①促进肠钙吸收，维持钙的平衡；②激活骨代谢，加速骨转换；③刺激骨形成；④抑制甲状腺旁腺激素的分泌；⑤刺激骨细胞分化；⑥调节免疫反应。维生素 D 可作为各种原因引起的肠钙吸收不良性骨质疏松症患者的最佳治疗药物。但长期大量使用维生素 D 可导致维生素 D 中毒，出现高钙血症、高尿钙及头痛、皮肤瘙痒、消化道症状、肾功能障碍等。

7.钙制剂

钙制剂是防治骨质疏松症的基本药物。儿童及青少年摄入充足的钙对其成年骨量峰值的影响是至关重要的；老年人服用钙制剂或联合服用活性维生素 D_3 可防止或减缓骨量丢失。但有高血钙症、肾结石、甲状旁腺功能减退等应禁用钙制剂。

8.选择性雌激素受体调节剂

选择性雌激素受体调节剂（SERM）是一类对骨和心血管系统具有雌激素样作用，而对乳腺和子宫具有抗雌激素作用的药物。SERM 防止绝经后骨丢失的作用机制与雌激素相同，即降低骨转换及减少骨吸收，但同时又在相当程度上避免了雌激素的不良反应，因而有着广阔的应用前景。

（二）ADFR 疗法

ADFR 疗法具体包括：A（activation）为活化，激活、增加基本多细胞单位（BMU）的数目，可使用 PTH、TH、GH、活性维生素 D 等。D（depress）为抑制，指骨重建单位增加的骨吸收活动受抑制，可使用降钙素、二膦酸盐等。F（free）为自由期，是指以抑制剂治疗终末和一个新的再建循环起动之间的时间滞留期，该期大量成骨细胞凝集，开始新的骨形成，持续 3~4 个月。

R(repeat)为重复,即经过 ADF 后,已积累了一定数量的新骨,间歇一段时间后再重复这一过程。每次重复都可增加新骨,并改善骨的质量。ADFR 疗法需2～3 年。

（三）营养疗法

科学合理的食物营养摄入是防治骨质疏松症的基础。

(1)合理补充含钙较多的食品如各种乳制品、豆类及鱼、虾、海带等海产品。

(2)适量蛋白质摄入。

(3)适量维生素 D 的摄入,动物肝脏、蛋类中含有丰富的维生素 D。

(4)合理的膳食营养结构与良好的饮食习惯。

（四）物理疗法

骨质疏松的物理疗法主要是指人工紫外线疗法和日光治疗法,另外,还可应用电、磁、温热等物理疗法缓解临床症状。

（五）运动疗法

已经证实可通过运动负荷、体育活动使骨量增加,因而,运动疗法逐渐成为治疗骨质疏松症的基本方法之一。对于大部分骨质疏松症患者以主动运动为主,兼顾抗阻力运动。运动疗法要注意运动量的控制,应循环渐进,原则上以运动后不出现明显疲劳为宜,过量过度可诱发骨折的发生。

第二章 骨与软组织肿瘤

第一节 骨源性肿瘤

一、骨样骨瘤

骨样骨瘤为良性骨母细胞性病损,其特征为小型(一般直径<2 cm),轮廓清晰,周围有反应性骨形成区,临床表现有疼痛,好发在骨干的良性肿瘤。

(一)临床特点

骨样骨瘤发病率相对较高,在骨的良性肿瘤中发病率仅次于外生骨疣和组织细胞纤维瘤。好发于男性,男女比例为2:1。一般出现于儿童后期,青春期及成年初期,5岁前及30岁后较少发病。好发在长骨,位于骨干或趋向于干骺端。好发在股骨近端,也可发生在短骨,特别是在跗骨上(好发在距骨)。脊柱也是好发部位,多在腰椎,几乎无一例外在后弓上。目前尚无在膜内化骨的骨中发病的报道(颅骨及锁骨)。

恒定而持久的疼痛几乎成为其唯一的症状。疼痛的强度程度不一,可达到使用镇痛剂的地步。夜间持续存在,较白天为重。喝了含乙醇的饮料疼痛常常会加剧,并可经局部加压而诱发。具有特征性的是服用阿司匹林可以缓解。疼痛不是局限性的,可能引起邻近关节的症状或放射痛,如坐骨神经痛等。如果是30岁以下的患者,主诉持续性脊柱疼痛,而且出现脊柱强直和肌肉痉挛、侧弯等改变,没有神经根受压的症状但是直腿抬高试验呈阳性时,应怀疑脊柱的骨样骨瘤。当骨样骨瘤局限在骨干时,可触及一稍呈梭形且富含骨组织的肿块,并有正常皮肤覆盖。某些长骨的骨样骨瘤出现在儿童者可引起骨的明显增长。

(二)放射学表现

骨样骨瘤的放射学表现具有特征性,基本表现为一个小的或非常小的圆形骨质溶解区(结节状)——瘤巢,其直径很少超过1 cm,周围有致密反应骨包围,可向外延伸数厘米,几乎没有其他病损可产生如此比原发病灶大数倍的反应区。环绕原始病损的反应厚度可使瘤巢看不清楚,约有1/3的骨样骨瘤在X线片上不能清晰看到瘤巢。放射性核素检查显示病损有广泛的摄取增多,对于脊柱和骨盆的病损有帮助。CT可以查明在X线致密反应区内的瘤巢。若瘤巢直径<3 mm,CT扫描有时不易发现。在这种情况下可以采用选择性的血管造影。

(三)病理学特点

大体病理学特征:骨样骨瘤为一个小而圆的充血的肿瘤,其本身较周围骨组织的质地软,而且有些类似粗砂砾样,其质地随其中心部位核钙化程度的增高而变硬。

组织病理学上,瘤巢镜下为一堆丰满的、不成熟、机化不良和不定型的瘤性骨样组织。病损细胞属于骨母细胞,与周围反应区的繁殖间充质细胞不同。破骨细胞可弥散于病损内。环绕瘤巢的是肉芽组织区,将瘤巢核与周围反应骨分开。

(四)诊断与鉴别诊断

1.诊断

根据特征性的临床表现、X线表现以及病理学表现,诊断多无困难。

2.鉴别诊断

位于骨干皮质骨中的骨样骨瘤需与局限性硬化骨髓炎或骨膜下血肿骨化相鉴别。肿瘤位于干骺端或骨松质中时,其溶骨变化与骨巨细胞瘤或软骨母细胞瘤相似。

(1)局限性骨脓肿:又名 Brodie 脓肿。系因毒力较弱的化脓菌感染和患者的抵抗力较高所致,病程反复,时好时坏,时轻时重。胫骨为其好发部位,红、肿、热、痛等局部炎症反应明显。X线表现为骨皮质局部性破坏,周围骨质硬化有时可见小的死骨形成。

(2)成骨细胞瘤:体积大,疼痛及周围骨硬化不如骨样骨瘤明显。镜下显示成骨细胞更多,骨小梁排列成网状。

(3)内生骨疣:代表正常组织中有片块状骨岛。

此外,发生于关节内的骨样骨瘤,常易被误诊为关节疾病,检查时应特别注意。脊柱部位的骨样骨瘤应与骨转移性肿瘤、感染、脊柱炎相鉴别。

(五)治疗和预后

保守治疗可以口服阿司匹林止痛。手术有包囊内搔刮或边缘整块切除。若病灶位于手术困难处,可先采用保守治疗,注意随访。疼痛可达18～36个月,而瘤巢自发愈合需要3～7年。术后复发机会较小。整块切除后的复发机会虽小,但很可能因手术而产生病废,甚至产生病理性骨折。若行包囊外边缘切除,反应骨不一定要完全切除,只需要移除接近瘤巢的完整反应骨边缘。骨样骨瘤的手术效果很好,手术可以完全彻底地解除疼痛。

二、成骨细胞瘤(骨母细胞瘤)

成骨细胞瘤是一种趋向于分化为成骨细胞的良性肿瘤,产生骨样组织和骨。为良性侵袭性病损,表现为与骨样骨瘤相似的组织学结构,但其特征为较大(直径1～2 cm,甚至更大),往往没有明显反应骨形成的周围和核心。

(一)临床特点

成骨细胞瘤较少发生,其发病率为骨样骨瘤的1/5。明显好发于男性,男女之比为2∶1或3∶1。与骨样骨瘤一样,为儿童期或少年期肿瘤,10岁前或30岁后少见。可在多个部位发病。骨母细胞瘤是一种唯一好发在脊柱(椎体和后弓)和骶骨的良性肿瘤。其他的好发部位依次为长干骨、骨盆、足,以及颅骨和颜面骨。长干骨多位于干骺端。

成骨细胞瘤与任何生长缓慢的良性肿瘤相似,虽没有骨样骨瘤典型的疼痛症状,但也以程度不等且病程较长的疼痛为其症状特征。有时患骨膨胀,并可产生病理性骨折。病变在脊柱者可出现脊髓压迫或神经根刺激症状。通常从首发症状到接受治疗时间间隔在1～2年或更长。

（二）放射学表现

成骨细胞瘤的X线表现为单个的X线透亮区，边界不十分明确或者外围有薄层的反应骨壳。反应骨没有骨样骨瘤显著和广泛。无论中心性生长或偏心性生长，均使骨皮质变薄或使骨膨胀。有时类似动脉瘤样骨囊肿，X线片上出现吹泡状透亮表现。偶尔成骨细胞瘤会扩大X线透亮破坏假象，界限不清，向周围软组织内延伸，很像恶变。这种假性恶变多见于腰椎和胸椎棘突，病灶可突入腹腔和胸腔。

（三）病理学表现

成骨细胞瘤在大体病理上为相当致密的组织，淡红色或棕色，质地软或肉芽状。有时含有肉芽结节或巨大的骨组织。肿瘤最主要的特征是明显充血，一般发生在骨的病理过程中，当肿瘤在海绵骨并带有红骨髓的骨中发生如脊柱、颅骨、骨盆、肋骨时，充血更为明显。手术切开肿瘤常常会发生相当猛烈的出血，偶尔可见类似典型的动脉瘤样骨囊肿的大血肿样空腔。

组织病理学方面，成骨细胞瘤主要的特征是间质细胞的增值，趋向于成骨细胞分化，同时增殖并伴有大量毛细血管及窦样血管化的变化。在分化活跃的区域，成骨细胞较大，核稍有多形，有丝分裂象少见。另一特征是肿瘤样组织趋向于发展为成熟的骨组织。但在整个肿瘤中它们并不一致，在致密的钙化和骨化组织旁可见散在的增殖细胞，富含血管及可能的间质出血，并伴随有新骨吸收。多数情况下，成骨细胞瘤的组织学图像与骨样骨瘤相似，有时更富含细胞且相当不成熟。

（四）诊断、治疗和预后

成骨细胞瘤的诊断有时较困难，需要与骨样骨瘤及骨肉瘤等相鉴别。治疗应根据肿瘤的分期和部位而定。1期（潜伏期）或2期（活跃期）的病例可进行病灶内切除术，联合局部辅助治疗。脊柱、生长骨骺或接近功能重要部位骨骺的成骨细胞瘤可采用刮除手术。3期（进行期）可进行边缘或广泛切除术。在脊柱，手术相当困难和危险，可采用破坏性刮除术，结合内固定及彻底的放射治疗，效果较好。在脊柱和骨盆进行手术时，术前可采用选择性动脉栓塞法，可有效地减少手术中出血。

成骨细胞瘤如能彻底切除可以不复发，否则则有可能复发，甚至在切除后数年内复发。已有成骨细胞瘤恶变的报道，其特征是瘤体膨胀局部复发，有时还出现迟发性转移。

三、骨肉瘤

骨肉瘤是最常见的原发恶性骨肿瘤，好发于青少年和青年，其病理特点是肉瘤细胞直接形成骨样组织。恶性程度高，早期发生远处转移。

（一）骨肉瘤的分型

1.髓内起源

（1）原发性高度恶性髓内型（传统性骨肉瘤、标准骨肉瘤、典型骨肉瘤）：成骨细胞型，成软骨细胞型，成纤维型，混合型，血管扩张型，小细胞型。

（2）原发性低度恶性髓内型。

2.皮质旁骨肉瘤

包括：骨旁骨肉瘤，骨膜骨肉瘤，高度恶性表面骨肉瘤。

3.继发骨肉瘤

包括：畸形性骨炎，放射源性，继发于其他肿瘤。

4.多发性骨肉瘤

是一种恶性浆细胞瘤，典型表现有贫血、骨骼损害、高钙血症等。

（二）标准骨肉瘤（典型骨肉瘤）

1.临床特点

标准骨肉瘤发病率仅次于浆细胞瘤，是最常发生在骨的原发性恶性肿瘤。但就肿瘤整体而言，总的发病率不高，在人类的恶性肿瘤中仅占 0.2％左右。好发于男性，男女之比为（1.5～2）：1。75％以上的病例于 10～30 岁间发病，少见于 10 岁以内或 30 岁以后。部分老年患者多为继发性骨肉瘤。其好发部位依次为：股骨远端、胫骨近端；其次为肱骨近端（此 3 个部位发病比率为4：2：1）。约 3/4 的骨肉瘤发生在膝关节和肩关节周围，其他发生在股骨近端、股骨干和骨盆，以及更少见的脊柱、肩胛骨、锁骨、肋骨、胸骨、前臂和足部等部位。

典型骨肉瘤在起病初期没有典型的症状，仅有围绕关节的疼痛，呈中等程度并间歇性发作，活动后加剧；由于患者多处于青春期或少壮期，健康状况一般良好，且经常参加体育活动，疼痛多归咎于创伤或生长痛；在本病初期经常会忽视进行放射学检查。随着病程发展，症状典型，主要表现为疼痛、肿胀和功能障碍；疼痛可以呈持续性并逐渐加重，夜间尤甚；局部可以开始出现肿胀，肿胀的发展快慢不一；由于肿瘤本身血液供应丰富，局部皮温增高，压痛明显；病变进展更快时，肿瘤邻近关节可以出现功能障碍。到病变晚期，以上表现进行性加重；局部软组织水肿，浅表静脉网状怒张；少数病例其疼痛部位有骨溶解发生，可发生病理性骨折；全身症状出现食欲缺乏、消瘦、贫血、发热，呈现恶病质状态。

从首发症状到治疗的时间，一般少于 6 个月，少数可达 1 年以上。

2.生化检验

唯一有意义的变化是碱性磷酸酶的增高，提示新骨形成增加及活跃。其变化与肿瘤骨细胞的活跃程度有密切关系。一般此酶越高预后越差。手术切除肿瘤后，碱性磷酸酶可立即减少。若发生复发或转移时，又可明显增高。

3.影像学检查

由于放射学影像是早期诊断本病的唯一方法和依据，所以非常重要。骨肉瘤在发展过程中骨破坏及瘤骨形成是交错进行的；骨膜反应呈现多样化，有程度不同的软组织改变；再加上恶性程度存在差异，生长快慢有别，从而形成了骨肉瘤 X 线表现的多样性、复杂性。

（1）X 线检查

①软组织变化：常见的软组织变化是软组织肿胀和肿块。肿胀多由于循环障碍所致，软组织肿块则表明骨内生长的肿瘤已经穿破骨膜进入软组织。肿块边缘多数模糊，密度不均匀。肿块内可发生瘤骨或环状钙化。

②骨膜变化：骨肉瘤引起的骨膜变化可以有多种形态。在肿瘤发生的早期尚未侵及骨皮质时，骨膜反应表现为较薄而光滑的平行线。较厚的层状或葱皮样骨膜反应表明肿瘤的恶性

程度高、生长快或肿瘤已向骨外生长。肿瘤突破骨膜时表现为骨膜反应层次模糊、破坏、中断或袖口状。骨膜新生骨小梁间有瘤骨形成时,骨膜反应密度增高且均匀一致。有时骨肉瘤的骨质破坏虽较轻微,但骨膜反应广泛而明显,常表示骨内肿瘤浸润已较广泛。当层状骨膜反应被突破骨皮质的肿瘤所破坏后,突向软组织内的肿瘤在其靠近骨皮质的上下缘残留下的层状骨膜反应一般表现为三角形,称为 Codman 三角。

③骨质变化:骨质变化主要是骨质破坏。松质骨的破坏表现为骨密度减低和骨小梁结构的消失,皮质骨则表现为骨质缺损。松质骨可发生弥散性浸润性破坏,是肿瘤侵蚀骨与骨髓的结果,有时肿瘤虽向骨髓内浸润,原有骨结构并不发生溶骨性破坏,故肿瘤蔓延的范围远远超过 X 线所见骨破坏的范围。肿瘤侵犯皮质骨沿哈弗管蔓延,可发生筛孔样或虫蚀样骨质破坏。X 线平片上表现为数量不等边缘锐利针孔大小的圆形透亮区。显著的骨质破坏易发生病理性骨折。

④软骨变化:骨肉瘤中软骨变化主要表现为软骨破坏和软骨钙化。骨肉瘤晚期可以侵犯骺板和关节软骨。表现为先期骨骺钙化带破坏、消失。肿瘤侵犯关节软骨,表现为骨性关节面破坏、中断和消失。肿瘤侵犯骨骺时,骨骺内可有致密瘤骨形成或呈溶骨性破坏。骨端的溶骨性破坏,骨性关节面也可残留一薄层骨壳,这是关节软骨下的钙化带和骨板,此时关节面常常塌陷,肿瘤可以穿过关节软骨而进入关节内。软骨钙化系瘤软骨基质钙化,不少骨肉瘤的瘤体内部有瘤软骨。瘤软骨细胞分化越好,钙化越多,密度越高。钙化呈环形,多位于软组织肿块内。

⑤瘤骨:瘤骨是骨肉瘤的组织学特性,也是最重要的本质性 X 线表现,是肿瘤细胞形成的一些分化不良的骨组织,表现为数量不等、形态各异、密度不均、排列紊乱的致密影,是诊断骨肉瘤的可靠依据。瘤骨一般有以下 3 种基本形态。

象牙质瘤骨:是瘤骨中密度最高的骨化阴影,边界清楚,呈无结构性象牙状骨性结构。呈团块状,生长缓慢,是分化较好的瘤骨。

棉絮状瘤骨:密度较低,呈团块状或绒毛状的骨化阴影。边缘模糊不清,多见于肿瘤的中央,表现为斑片状或絮状,也可分布在松质骨或软组织肿块内,常与环状钙化混杂存在。有时表现为毛玻璃样改变,见于肿瘤向两端扩展的髓腔或松质骨内。棉絮状瘤骨是分化较差的肿瘤骨,呈毛玻璃样密度增高区常常提示是生长最活跃分化最差的肿瘤骨。

针状瘤骨:瘤骨呈放射状,开始较细短,密度不高,以后逐渐在皮质外呈放射状向软组织内伸展,密度逐渐增高,形似针状,与皮质垂直或呈斜形。针状瘤骨是供应肿瘤的垂直血管周围的肿瘤性成骨,是肿瘤向软组织内浸润生长的表现。此类针状瘤骨往往反映骨肉瘤是分化较差的肿瘤。

(2)CT 检查:CT 检查用于明确髓内和软组织内肿瘤的范围较 X 线平片敏感,在髓腔内 CT 值的增高可以提示有肿瘤的蔓延,并能及早发现髓腔内跳跃性转移。CT 检查对骨肉瘤的瘤骨显示优于 X 线平片和 MRI。CT 显示骨肉瘤的骨膜反应较 X 线平片清晰,尤其显示骨化层和针状瘤骨最为清晰。CT 对软组织肿块及其假性包膜的显示也优于 X 线平片。

(3)MRI 检查:MRI 可以全面显示骨肉瘤中的各解剖结构,对准确判断病灶范围,包括骨肉瘤病变的范围和软组织肿块的大小都有独特的价值,尤其对骨髓的变化极为敏感,在无信号骨结构中突出了骨髓信号变化,能够发现骨髓受侵犯但骨结构未破坏的区域。MRI 具有很高的组织分辨率,能够分辨出病灶、病灶邻近水肿组织和正常组织,易于判断病灶的真正边缘。MRI 对瘤骨的显示率高于 X 线平片,略低于 CT 扫描。在 T_1 加权上瘤骨的中央部分通常低于周边部分,外周绕以高信号环,瘤骨内信号高低与不同类型的瘤骨有关,而瘤骨边缘高信号环是丰富的肿瘤细胞。骨肉瘤骨内边界 MRI 呈现 3 种类型:低信号硬化线伴线外少许肿瘤组织和大片骨髓水肿;高信号的出血伴骨髓水肿,反映了受肿瘤侵犯骨髓血窦的破坏出血;肿瘤与骨髓水肿分界不清,边缘模糊。MRI 在 T_2 加权中可以同时显示低信号的骨化层和高信号的细胞层。MRI 在显示软组织肿块的假包膜或菲薄的骨壳时也明显优于 X 线和 CT。软组织内非成骨区与骨内病灶的非成骨区相似,在 T_1 加权上为低信号,T_2 加权上是高信号。MRI 对骨肉瘤临近软组织的水肿和骨髓水肿十分敏感,显示水肿的范围也比较准确和清楚。

4.病理学表现

(1)大体病理学特征:发生于长骨的骨肉瘤常常起病于干骺端,少数分布在骨干部。肿瘤由髓腔起源,向周围骨质扩展并在髓腔内蔓延。在向骨骺端蔓延时,如果骺板未愈合肿瘤可暂时阻于此,骺板愈合后肿瘤可蔓延到关节软骨下。一般致密的肿瘤组织倾向于白色或玫瑰色。由于出现新生的骨样组织和骨骼,肿瘤质地较坚硬,尤以象牙质瘤骨为其特征。由于骨化增加,血液供应减少,在比较坚固致密的区域呈现比较白的颜色。骨肉瘤中常常可以见到出血区、黄色干燥坏死区及囊腔。有时会由于含有软骨肉瘤成分而见到白色透明区或黏液区,也可由于钙的沉积而呈现白色。

(2)组织病理学特征:骨肉瘤由产生类骨质和骨质的肉瘤组织细胞组成。通常越靠近肿瘤的周围区域,骨化越少。而在其中心区域内则骨化更少。在成骨很少的区域,细胞的特征和高度恶性的现象非常明显。肉瘤细胞具有明显的异型性,体积较正常的骨母细胞大,但大小不一,有时形成单核或多核的瘤巨细胞。常见核分裂象。肉瘤细胞分泌到胞外的基质呈淡红色,为均匀一致的无定形物质。肿瘤细胞分化越成熟分泌的骨基质越多。大量骨基质将瘤性成骨细胞包埋并连接起来,形成大小不一形态各异的瘤骨。

(3)组织发生学及病理发生学:骨肉瘤来源于骨内的间质细胞。在其变为肉瘤之后仍可或多或少地分化为潜在的成骨细胞。

5.诊断与鉴别诊断

根据年龄、好发部位以及影像学表现,典型的骨肉瘤诊断并不困难,但在肿瘤早期或不典型时,容易发生误诊。骨肉瘤需要与骨髓炎、软骨肉瘤、尤文肉瘤、巨细胞瘤等疾病相鉴别。

6.骨肉瘤的病程

骨肉瘤的病程短,进展迅速,甚至肿瘤在数日内明显增大膨出,多由于肿瘤出血所致。也有缓慢生长的骨肉瘤,多为硬化型。骨肉瘤经血行转移至肺。继发性和末期的骨肉瘤可转移到骨,而在发生骨转移时,往往已经发生肺部转移。肿瘤转移到其他脏器者少见。区域淋巴结转移者非常罕见。

7.骨肉瘤的治疗

直至 20 世纪 70 年代,骨肉瘤的治疗方法几乎是相同的。在过去的 30 年里,由于使用了化学治疗等辅助治疗,骨肉瘤的治疗方法从根本上得到了改变,并进一步完善。

临床上常常发现在原发肿瘤切除前，肺部就已经有转移扩散。基于这一论断，"骨肉瘤是一种全身性疾病"的论点被提出。因此对原发病灶的手术治疗即使是早期施行，甚至是截肢也是不可靠的。如果能破坏原发肿瘤初次诊断时即已出现的肺部微小转移病灶，治疗效果可以改善。自 1978 年开始，术前实行化疗大大减少了截肢术的使用，骨肉瘤的疗效也得到大大提高。

（1）化学治疗：1972 年 Jaffe 等报道大剂量甲氨蝶呤加四氢叶酸解救的疗效，同年 Corles 报道多柔比星（ADM）治疗骨肉瘤转移灶有效。20 世纪 70 年代末发现顺铂治疗骨肉瘤有效，还能动脉注射。由此产生了治疗骨肉瘤三大主要药物。Rosen 提出新辅助化疗概念，并非仅是术前化疗＋手术＋术后化疗的简单模式。它包含：经术前化疗后，要注意疼痛的减轻，肿块缩小程度，影像学上是否病灶边界变得清晰，骨硬化增多，新形成的肿瘤血管减少。他的另一贡献是提出术前化疗后，将切除的肿瘤做病理分级。化疗后肿瘤坏死率＞90％的患者，5 年生存率可达 80％～90％；而坏死率＜90％的患者则＜60％。因此，对于坏死率＜90％的患者，应调整术后化疗方案。实践证明术后病理检测时评估术前化疗疗效，可指导术后化疗和判断预后。正规的联合化疗可以提高恶性骨肿瘤的疗效，消灭潜在的微小转移灶，为保肢手术提供了可能。大剂量化疗药物的骨髓抑制作用使其应用受到限制，国外采用骨髓移植或输入 G-CSF 加大剂量化疗药轰击疗法可缩短化疗疗程，进一步提高治愈率，已应用于儿童骨肉瘤的治疗。为减轻全身毒性，提高化疗效率，局部动脉内化疗是一种可行的办法。国外研究显示动脉给 CDP 组织学反应良好者为 78％，明显高于静脉给药者的 56％。国内学者认为 DSA 检查后保留导管，然后用双途径化疗：即局部给抗癌药、全身给中和剂，可增加抗癌药的峰浓度，减轻毒性反应，效果优于单纯局部动脉给药。

最常用的化疗药物是甲氨蝶呤（MTX）、顺铂、多柔比星、博来霉素、环磷酰胺、放线菌素 D 和异氨基磷酸盐联合用药。对甲氨蝶呤的血浆浓度必须进行监控，直至其完全消失（一般在使用后 48～72 小时）。如有需要可绘予叶酸解毒。化疗的效果取决于用药的方法、剂量和血药浓度。所有化疗药物均可以引起骨髓中毒。另外，多柔比星可以导致心脏中毒，顺铂对肾脏、听神经和周围神经具有潜在的毒性作用。术前化疗主要通过静脉或动脉给药。当血小板和中性粒细胞恢复到应有的水平后即可进行手术治疗。对少数因肿瘤非常膨大和生长迅速不能在术前完成化疗的病例应及时截肢，不可延误治疗。术后为评估肿瘤细胞的坏死情况，应对整个肿瘤标本分区域进行组织学检查，以评估化疗的敏感性。当肿瘤细胞的坏死率达到 90％时，说明肿瘤对化疗是敏感的。化疗的敏感性可作为手术后化疗指征和预后判断的依据。当前趋向于术前化疗的剂量较大。术后化疗是在原发肿瘤切除后，在 6 个月到 1 年中的后续治疗。若肿瘤坏死率高则继续使用术前化疗的方案，若化疗敏感性差应将药物的配合加以改变。但此种病例即使化疗方案改变了，治疗的预后也很难得到大幅度的改善。

（2）手术治疗：90％以上的典型骨肉瘤在就诊时即已侵蚀骨皮质并侵蚀软组织，这种肿瘤属于间室外的ⅡB 期类型。若这种侵袭仅仅局限在肌腹和关节囊、肌腱和腱膜覆盖的区域，则可以采用广泛切除和保肢性手术。其局部复发率与截肢术后并无不同。术前未行化疗者，25％的病例有保肢手术治疗的指征；施行术前化疗者，保肢手术的治愈率可增高到 90％。按照骨肉瘤的好发部位，最常见的手术类型为股骨远端、胫骨近端和肱骨近端的瘤段切除术。在股骨远端瘤段切除时，可行关节固定术或人工关节置换术，当股四头肌可以保存良好则更有人工关节的应用指征。12岁以下的患儿施行瘤段切除术，继发下肢长度严重短缺，可对此类患者施行关节固定术。同时，在化疗完全结束后可施行胫骨或股骨的延长术。胫骨近端瘤段切除术后也有人工关节置换术的指征，也可行关节固定术。对儿童可行截肢术，在膝部行瘤段切除时，切除范围应包括大部分关节囊、半月板及交叉韧带。在行肱骨近端切除时应将关节盂切除，并行肩胛颈截骨，连同喙突将肩关节全部切除。肱骨近端可用假体修复。对要求保留长度和部分外展功能的患者可以行关节固定术，希望保留肩关节完整的外展功能者可考虑行关节置换术。对于股骨近端，可采用瘤段切除后行肿瘤型人工关节置换术，儿童可行关节固定术。在行骨干切除时应避免触及骨骺。

（3）保肢治疗：不断成熟的化疗促进和发展了保肢技术。保肢手术的第1个目的是避免局部复发，因为局部复发会增加死亡率。实践证明，保肢治疗与截肢治疗的生存率和复发率相同，局部复发率为5%～10%。手术的关键是采用合理外科边界切除肿瘤，广泛切除的范围包括瘤体、包膜、反应区及周围的部分正常组织，即在正常组织中完整地切除肿瘤。截骨平面应在肿瘤边缘以外5 cm，软组织切除范围为反应区外1～5 cm。第2个目的是尽可能多地保留功能。骨、关节、软组织都需要进行重建，软组织重建十分重要，一方面它提供软组织覆盖，另一方面它可能对肢体功能的恢复也有一定作用。

①保肢手术的适应证：a.病骨已发育成熟；b.ⅡA期肿瘤或对化疗敏感的ⅡB期肿瘤；c.血管神经束未受累，肿瘤能够完整切除；d.术后局部复发率和转移率不高于截肢；e.术后肢体功能优于义肢；f.患者要求保肢。

②保肢手术禁忌证：a.肿瘤周围主要神经、血管受侵犯；b.在根治手术前或在术前化疗期间发生病理性骨折，瘤组织和细胞破出屏障，随血肿广泛污染周围正常组织；c.肿瘤周围软组织条件不好，如主要的肌肉随肿瘤被切除或因放疗、反复手术而瘢痕化或皮肤有感染；d.不正确的切开活检，污染周围正常组织或使切口周围皮肤瘢痕化，弹性差，血运不好。

③保肢手术的重建方法

a.关节融合术：广泛性瘤段截除后行髋、膝、肩、肘或腕关节融合术。长骨端肿瘤广泛性截除后，根据骨缺损的距离和尺寸，一般选用自体髂骨和腓骨移植或自体股骨髁或胫骨平台翻转来填补骨缺损。也可选用冷冻或冻干无菌与缺损段相应的异体骨段移植来填补骨缺损。切除相应的关节面，两骨对合，用与之相应的内固定器材加压内固定或用外固定器固定，使关节骨性融合。优点是稳定性好，花费少，能持久性保留肢体。缺点是关节功能欠佳，严重影响生活质量。12岁以下的患儿施行瘤段切除术继发下肢长度严重短缺时，可对此类患儿施行关节固定术。

b.人工假体置换术：肿瘤广泛切除后的骨关节缺损，用人工假体置换是挽救肢体避免截肢的有效方法。按照骨肉瘤的好发部位，最常见的手术类型为股骨远端、胫骨近端和肱骨近端的瘤段切除术。在股骨远端瘤段切除时，可行人工关节置换术，当股四头肌可以保存良好则更有人工关节的应用指征。目前用于骨肿瘤的人工假体主要是定制型，根据患者年龄和病变部位的X线片，加工定制各部位相应的假体，国内常用的有全髋关节带股骨上段或髂骨，全膝关节带股骨下段或胫骨上段，全肩关节带肩胛骨或肱骨上段，全肘关节带肱骨下段或尺骨上段，肱骨头带肱骨上段，股骨头带股骨上段。另外有可调型和组合型，可调型的柄部有螺纹，插入夹盘把手后进行旋转可延长。组合型通过较长的部件进行肢体延长,翻修时只需更换某些部件。人工假体置换具有良好的功能结果,对于股骨远端和胫骨近端肿瘤切除后重建非常有用。优点是骨骼稳定性及关节活动可立即恢复,不会出现骨不连接,患者活动肢体无需等待骨质愈合,早期并发症少,这对于生存期较短的患者十分重要。由于关节周围韧带等维持关节稳定的组织的切除,则关节连接需要铰链式或旋转铰链式假体,这种植入物术后稳定,有利于早期恢复功能。主要缺点是潜在的后期无菌性假体松动(5年松动率20%~25%),并且保持时间有限,常需要再次手术延伸、翻修。

c.同种异体骨关节移植术:随着骨库的建立和异体骨保存方法的日臻完善,用大段同种异体骨关节移植重建恶性肿瘤截除后的肢体骨关节缺损,已经是一种行之有效的方法,其最终结果与移植骨的制备,手术内固定方法,肿瘤性质、范围,化疗与综合治疗等密切相关。优点是来源广泛,使用便利;能恢复骨的连续性和体积,重建关节结构,并能提供软组织的附着部位。缺点则是可能出现排异反应,要长时间避免负重,功能恢复迟。主要并发症为深部感染、骨吸收、骨不愈合、关节面塌陷、内固定松动断裂、晚期关节退变塌陷、关节不稳等。

d.异体骨和人工假体联合移植术:临床实践发现,异体骨移植以大段骨干移植的效果最好,而异体半关节移植发生排异反应的概率较大,且并发症较前者多,为了避免异体半关节移植的缺点,保留大段骨干移植的优点,可采用异体骨和人工假体联合移植术。适用于股骨上下端恶性肿瘤广泛性瘤段截除后,作髋、膝关节功能的重建。术前根据X线片测量所得的需要截除骨的长度、尺寸,选择合适的同种异体骨。肿瘤广泛切除后,用钢板螺钉固定到宿主骨,再安装人工假体。优点有异体骨能恢复骨的连续性,提供韧带附着点。假体提供活动关节;异体骨与假体通过骨水泥连接,异体骨通过钢板与宿主骨固定,骨愈合后,应力通过假体到宿主骨,无菌性松动率低于单纯假体置换;关节面为金属假体,避免了异体关节移植晚期的退变塌陷。缺点则是假体可能出现松动折断,磨损碎屑。异体骨可有排异反应,骨不愈合和异体骨骨折。

e.带血管自体骨移植术:由于显微外科技术在骨科临床的广泛运用,使四肢恶性肿瘤节段截除后的骨缺损,可以采用带血管蒂的自体骨移植来重建骨与关节的功能。适用于股骨下段、胫骨上段、桡骨远端的恶性肿瘤,肿瘤广泛切除后宜作膝关节融合及肩、腕关节成形者。常用带血管自体腓骨和髂骨移植,如用吻合血管的长段腓骨半关节移植替代肱骨上端缺损作肩关节成形、替代桡骨远端缺损作腕关节成形、吻合血管的长段腓骨替代股骨下段或胫骨上段骨缺损作膝关节融合等。优点是血循环立即建立,使一些成骨细胞得以存活,保存其成骨能力,早期形成骨组织,骨性愈合快,成功率高。手术技术要求较高,需仔细切取带血管蒂的骨,并且要仔细吻合血管,术后严密观察以保证血管通畅。

f.肿瘤骨灭活重建术:利用截除的肿瘤骨灭活后进行重建,是一种常用的重建的方法。适用于骨破坏不严重、骨强度损害不明显的四肢、骨盆或肩部恶性肿瘤患者。灭活重建的办法主要如下。

体内原位灭活:把瘤段骨连同骨外肿瘤与周围正常组织进行分离,切除骨外软组织肿瘤后,在原位肿瘤骨内插入数根微波天线,并有效控制肿瘤骨内微波加热的温度为50℃,持续时间为30分钟,体内原位灭活后,有骨缺损的地方植骨或充填骨水泥。

体外灭活再植:术中截下肿瘤段骨连同骨外肿瘤,清除肉眼所见的肿瘤组织,保留有一定坚固性的残留骨壳,生理盐水冲洗后采用95％乙醇浸泡30分钟、经高压(68 kg/cm²)高温(135℃)处理7~10分钟及煮沸或液氮冷冻15分钟后,再植回原位,骨壳内充填骨水泥,再用髓内针或加压钢板恢复骨骼的连续性。优点是手术简便,费用低廉,降低了骨连接部的不愈合率和局部感染率。微波原位灭活能保持骨干的连续性及原来的形状,减少对骨组织活性和生物力学性能的影响,有利于骨的重建。灭活的瘤细胞可作抗原,刺激免疫系统,增强免疫功能。缺点是复发率较高,有发生骨折、钢板螺钉折断、骨不愈合等并发症的风险,关节活动差。

g.瘤段截除远侧肢体再植术:早在1969年国内就开始采用肢体肿瘤节段切除再植术,目前也是保肢手术的一种。仅适用于上臂恶性肿瘤、局部软组织广泛浸润、血管受累者。根据肿瘤恶性程度、受累范围、全身情况等,将肿瘤所在的一段肢体,包括皮肤、肌肉、血管和骨骼整段截除,即广泛整体切除或根治性局部切除肿瘤,再将上臂远侧段移植到近侧段上,骨短缩,对合内固定,吻合血管,神经盘曲在软组织内,缝接软组织。缺点是手术操作复杂,短缩明显者影响外观和功能。

(4)骨肉瘤的截肢术:对于就诊较晚,破坏广泛和对其他辅助治疗无效的恶性骨肿瘤(ⅡB期)患者,为解决患者痛苦,截肢术仍是一种重要有效的治疗方法。但对于截肢术的选择必须持慎重态度,严格掌握手术适应证,选择安全切除肿瘤的截肢平面,同时也应考虑术后假肢的制作和安装。

(5)放射治疗:放射治疗可以强有力地影响恶性肿瘤细胞的繁殖能力。对于某些肿瘤术前术后配合放疗可控制病变和缓解疼痛,并减少局部复发率,病变广泛不能手术者可单独放疗。骨肉瘤对放疗不敏感。对不能切除或拒绝截肢的骨肉瘤的病例给予高能X线照射45~60Gy,能控制发展,缓解症状。应该考虑到放射治疗对骨及软组织的影响。在治疗初期,可能出现放射性皮炎,导致手术伤口边缘坏死及深部愈合延迟。治疗开始数月后,可能出现皮肤与皮下软组织粘连,软组织血供欠佳,甚至形成坚韧的纤维瘢痕。这些会影响手术切口的愈合,还可能造成关节畸形。因此,在开始放射治疗前,手术伤口应已愈合;接近治疗区的关节应经常制动,交替进行主动活动。

(6)其他治疗

①血管栓塞治疗:是应用血管造影技术,施行选择性或超选择性血管栓塞达到治疗目的,可用于:栓塞血供丰富肿瘤的主要血管,减少术中出血;不能切除的恶性肿瘤也可以姑息性栓塞治疗,为肿瘤的手术切除创造条件。局部动脉内插管化疗辅以栓塞疗法或栓塞后辅以放疗,可得到更好疗效。

②恶性骨肿瘤温热-化学疗法:可以起到热疗与化疗的叠加作用。如合并病理性骨折可按骨折的治疗原则处理。20世纪80年代初期,某医院开展了局部热疗加手术切除治疗骨肉瘤,初步肯定了这一疗法的可行性及有效性。通过临床观察和动物实验发现局部热疗后机体免疫功能增强,瘤体缩小,肺转移率降低。

③骨肉瘤的基因治疗:在近几年国外进行了动物实验研究。目前主要手段是带Ⅰ型单纯疱疹病毒胸腺嘧啶激酶(HSVI-TK)的基因以重组腺病毒(Ad),反转录病毒载体或非病毒T7载体介导直接注入肿瘤组织或全身运用,继而用嘌呤核苷类似物(GCV、ACV)对肿瘤细胞进行杀伤,可有效地治疗局部骨肉瘤或肺骨肉瘤转移灶。GCV、ACV对未转染的肿瘤细胞具监

测作用,从而对其杀伤。

(7)治疗预后:单纯行切除术的10年生存率为10%～20%,一般在截肢术后1～2年出现肺转移,而以1年内最为常见。10%～15%在2年后出现肺转移,个别病例在5年后出现转移。随着术前化疗的常规使用,5年生存率明显提高至60%～70%,肺转移也明显推迟。还有其他一些因素可以影响治疗的预后。例如,骨肉瘤体积较小、未侵犯骨皮质者比体积较大、已侵犯周围软组织的病例预后要好。其次为肿瘤所在部位,越接近和紧邻躯干者,预后越差。年龄对预后的影响意见尚不统一。骨肉瘤是否为骨质溶解型或是硬化型对预后似无价值。肿瘤对术前化疗的敏感度更为重要,化疗后肿瘤坏死率达90%以上者预后好过坏死率80%者。

(三)皮质旁骨肉瘤(骨旁骨肉瘤)

皮质旁骨肉瘤源自骨旁和(或)骨表面的骨旁组织,它趋向于象牙质样致密,而且一般有一个缓慢的病程。其恶性程度较典型的骨肉瘤低。皮质旁骨肉瘤发病率很低,按照WHO统计皮质旁骨肉瘤占原发性肿瘤的1.19%,占原发性恶性骨肿瘤的2.18%。皮质旁骨肉瘤的发生没有性别差异。一般皮质旁骨肉瘤在15～40岁间发病。平均年龄高于骨肉瘤。皮质旁骨肉瘤好发于肢体的长干骨,明显好发于股骨,尤以股骨下端腘窝部最为常见,其次为胫骨上端、肱骨上端、腓骨和前臂骨。几乎不出现在躯干骨、手部骨和足部骨。

1.临床表现

皮质旁骨肉瘤的主要特点是生长缓慢,病程较长,病程长者肺转移晚,临床症状多比较轻微。而病程短者肺转移较早,临床症状明显。典型病例多为局部肿块,生长缓慢,无痛。腘窝和股骨近端症状更为轻微。肿瘤接近关节时,关节活动可能受限。局部检查为一圆形或不规则肿块,质硬或质韧;多无压痛;肿块固定不动。恶性程度高者可以出现肿块生长迅速,局部皮肤发红,血管怒张等现象。

2.影像学表现

影像学表现非常典型。在骨旁可见骨化肿块。早期在靠近骨膜处可见多数小的新生骨,密度较淡。随着肿瘤的生长,逐渐出现肿块。因肿瘤所含瘤骨、瘤软骨及纤维成分不等,分布不均匀,在X线片上出现不同表现。根据X线表现,典型的皮质旁骨肉瘤分为:①硬化型,肿瘤位于骨端,呈圆形高密度骨块;②发团型,表现为瘤骨顺向旋转呈发面样;③骨块型,为孤立于骨表面及骨外的条状或肾形骨块;④混合型,瘤骨表现为杂乱无章状,为以上3种类型的混合。骨膜反应少见。软组织肿胀不明显。部分肿瘤可在主瘤体周围出现卫星灶。由于肿瘤在X线片显影浓重且常常包绕宿主骨,不能逐层了解病变情况,因此有必要进行CT或MRI断层检查,以了解肿瘤对宿主骨和髓腔的侵袭情况。

3.大体病理学特征

肿瘤呈球形或圆顶形,表面被假包囊包绕,层次分明。在有些区域可能与软组织和关节粘连。一般肿瘤的结构相当坚硬。肿瘤的浅层组织硬度较低,由纤维、软骨或纤维-软骨组织组成。这是最容易显示恶性组织细胞学表现的部位,所以必须将其包括在活检标本中。肿瘤内部绝大部分为钙化组织。切面上,非骨化区域为白色;不成熟的骨化区颜色较红,充血,表面粗糙;成熟和象牙质样骨部分呈现为白色。其特征类似正常的致密骨。肿瘤与宿主骨紧密融合,呈蘑菇样的部分向骨干过度生长,肿块与皮质骨间借纤维层分开,有时为肌肉分隔。

4.组织病理学特征

皮质旁骨肉瘤由肉瘤样的梭形细胞和胶原基质构成,含有骨样组织和小梁骨,有时含有恶性软骨组织。

5.病程

皮质旁骨肉瘤的病程缓慢,有时可达 5～10 年。有些病例肿瘤虽经多次切除可反复复发而无转移。复发可在切除术后 10 年以上发生,而转移可在首次出现症状 20 年以上及术后 5 年以上才发生。也有一些病例其病程自发病开始或发病过程中进展很快,其组织学的恶性程度可达Ⅲ级。在复发时可发现其恶性程度增加。远处转移为肺转移,也可转移到其他内脏和骨骼。

6.治疗

在进行治疗时,不应受本病病程缓慢的影响。因为本病的病程虽然比较缓慢,但可在任何时间内发生进展加速,并具有更大的侵袭性。因此,必须给予及时的治疗。对肿瘤的边缘性局部切除(在骨皮质的假包膜下范围),由于术后几乎总是伴发局部复发而应避免,相反,应该采用包括部分健康组织的肿瘤广泛切除术。如肿瘤较大,和(或)侵犯骨髓腔、和(或)组织学恶性程度较高者,则有进行受累骨全瘤段切除术的指征。当肿瘤与肢体的主要血管粘连时,应将其切除或行截肢术。当肿瘤非常大,且有广泛局部复发和(或)广泛侵袭宿主骨时,以及组织学恶性程度高时,应行截肢术。一般不需放疗。与典型骨肉瘤相似,只有在组织学Ⅲ级的病例,当髓腔受到累及时,才考虑应用化疗。

7.预后

在广泛切除术后,无局部复发。无论是否穿入骨皮质,组织学Ⅰ级的肿瘤很少发生转移。在肿瘤还没有穿入骨皮质和髓腔时,即使是Ⅱ、Ⅲ级也很少有转移。组织学恶性程度高的、穿入髓腔的肿瘤预后不佳。如诊治并非过迟,而且手术治疗得当,本病在保守性手术后 80% 以上的病例可以治愈。

(四)骨膜骨肉瘤

骨膜骨肉瘤起于长骨骨干骨皮质的外侧。其组织特征呈典型的骨肉瘤形式。多见于年轻成人。其表现为生长缓慢,无痛扩大的梭形肿块。X 线特征为骨皮质上浅的倒凹火山口形态,边缘不平整,突向软组织,并有 X 线致密、不定型的肿瘤骨化。在病损边缘,可有 Codman 三角的反应骨。到后期可侵入髓腔。X 线形态很像大的骨膜性软骨瘤,但具有侵袭性。软组织内的骨化如砖状缺损,其形态很像软组织肉瘤,并有内在钙化,但向髓腔侵袭。组织学检查骨膜骨肉瘤经常有大量的软骨细胞,但在软骨中常常有新生的成骨现象。有大的间充质纺锤形-放线状细胞混合结构,特别是簇拥在血管和大的小叶周围并伸向小叶中心的细胞。由于软骨分化很不成熟,通常可与软骨肿瘤相鉴别。组织学分级属于Ⅲ级,Ⅰ级不多见。有极少数骨膜骨肉瘤在骨的表面进展者属于Ⅳ级。骨膜骨肉瘤的预后不如骨肉瘤严重。对本病的治疗选用瘤段切除术,一般不用化疗。转移的发病率相当低。

(五)低度恶性中心性骨肉瘤(骨内骨肉瘤)

骨内骨肉瘤与骨旁骨肉瘤属于同一类型,只是前者起源在骨内而后者起源于骨的邻近部位。属于低度恶性,往往是硬化型骨肉瘤,其病程相对较缓慢,可在骨内保持很多年,很久后才能发生间室外侵犯。只有在未治疗时才会出现转移,常被误认为是良性病损,如骨母细胞瘤或纤维结构不良,但会复发和侵袭。X线表现为均匀密度,主要位于髓腔内,反应骨少。象牙质硬化区在组织学上显示细胞的恶变性轻微。但这些骨肉瘤也往往包含一些恶性程度高的区域,同时在预后方面与骨肉瘤相比也没有明显的不同。

(六)高度恶性表面性骨肉瘤

这是最为少见的骨肉瘤类型。具有高度侵袭性,生长在骨皮质的表面。X线显示为侵袭性病变,界限不清晰。组织学上与典型骨肉瘤类似,是一种高度恶性的肿瘤。细胞成分多且分裂象多见,有大量的异形核。

(七)颌骨骨肉瘤

与一般骨肉瘤相比,即使由于其所在部位特殊而不能进行广泛切除,上颌骨骨肉瘤的预后较好。本病常见于成年人。比较其他类型骨肉瘤发展快。组织学观察常见大量和广泛存在的成软骨细胞的成分。

(八)出血性骨肉瘤(毛细血管扩张性骨肉瘤)

出血性骨肉瘤为纯溶骨性病变。此类骨肉瘤的特点是富含血管和出血区域,出血区域内可见窦腔、出血和出血反应所致的多核巨细胞。这些特点导致该类型骨肉瘤有比较特殊的放射学表现。出血性骨肉瘤与标准骨肉瘤在性别和年龄方面无差别,甚至发病部位也相似,但本病可能更好发于骨干。在放射学方面,其表现为骨质溶解,罕有骨膜反应,侵袭现象显著,病变进展迅速。大体病理学上,由于肿瘤由充满血液和凝血块的大空腔及海绵状组织组成,因而肿瘤相当柔软和易于出血。肿瘤组织由间隔和壁层组成。骨皮质和骨膜广泛破坏,并侵蚀软组织。个别情况下骨膜可呈现相对的完整无损。所以,有时直视下可能会误认为动脉瘤样骨囊肿。组织学方面,肿瘤内部可见肉瘤细胞和为数众多的与破骨细胞相似的多核巨细胞,提示出血后的反应,有时易与动脉瘤样骨囊肿相混淆。出血性骨肉瘤的病程特别具有侵袭性,进展迅速,同时组织学的恶性程度相当高(Ⅳ级)。出血性骨肉瘤的治疗和预后与标准骨肉瘤相同。

(九)小细胞性骨肉瘤

与尤文肉瘤容易混淆。骨肉瘤的小细胞与尤文肉瘤相比,前者显示胞质多而着色深,细胞核更富含染色质,细胞核多形,常见有丝分裂相,无细胞质糖原。在其他视野中呈现为典型的骨肉瘤成骨。在性别、年龄、部位和临床表现、影像学表现上,小细胞性骨肉瘤与标准骨肉瘤并无差别,但对化疗的敏感性不高,且预后较差。

(十)继发性骨肉瘤

这是指继发于Pagetic骨病,其他良性病损(纤维结构不良、良性软骨肿瘤)、骨梗死、慢性化脓性骨髓炎的骨肉瘤。Pagetic骨病多见于欧美地区的老年人群,我国少见。Pagetic骨病的肉瘤样转变是此病的常见并发症。因此,Pagetic骨病是欧美地区老年人发生骨肉瘤的常见原因。50岁以上的骨肉瘤患者绝大多数与Pagetic骨病有关。Pagetic骨病最常发生在60～80岁,最好发的部位是骨盆。Pagetic骨病病程较长,如有出现疼痛加重,就应考虑是否有肉瘤变。X线显示粗糙破坏区非常明显,在早期就可弥散到软组织内。Pagetic骨病因为有非常活跃的血管繁殖,因此,间室外扩散比其他类型的骨肉瘤要早。用局限性切除手术和广泛性切除手术来治疗 Pagetic 骨病几乎都会复发，比标准骨肉瘤复发机会还要多。因此，Pagetic 骨病手术方法的选择比较少，关节解脱可能是比较可靠的方法。放疗剂量超过 25Gy 的患者有 1‰会发生放射诱发的骨肉瘤，可发生在颅骨、脊柱、锁骨、肋骨、肩胛骨和骨盆等较少发生骨肉瘤的部位。骨肉瘤是最常见的放射诱发的肿瘤，放疗后三年到几十年都可以发生继发性骨肉瘤，但一般在 10～15 年内多见。总的来说继发性骨肉瘤的预后是比较差的。继发性骨肉瘤除了由于年龄不能全部或部分进行化疗外，所使用的治疗方法与标准骨肉瘤相同。

第二节 软骨肿瘤

一、骨软骨瘤

骨软骨瘤是最常见的良性骨肿瘤，是一种骨与软骨发育的异常。可发生于所有软骨内化骨的骨骼，表现为表面覆盖着纤维包膜和软骨帽的骨突起。有单发和多发两种类型。单发性骨软骨瘤称为孤立性骨软骨瘤，一半以上见于股骨下端、胫骨上端和肱骨上端等长骨的干骺端，背离关节方向生长，少数见于骨盆、脊柱、手足的短骨，偶可见于骨骺部位，称为骺生骨软骨瘤。多发性骨软骨瘤又称为骨软骨瘤病，发病率较单发性骨软骨瘤低，是一种常染色体显性遗传性疾病，以膝和踝邻近的长管状骨干骺端最多见，为双侧性和对称性发病。

骨软骨瘤发病的原因有各种不同的解释：有的认为是骨骺板的软骨细胞错误移位。游离至骨表面生长而成；有的认为是局部骨膜存在缺陷不能约束骺软骨与骨的增长；有的认为骨软骨瘤起源于骨膜内层的幼稚细胞或化生的软骨细胞；还有的认为起源于肌腱附着处的前软骨纤维组织。

（一）临床特点

骨软骨瘤大都发生于儿童期，男性多于女性。早期无症状，随着肿瘤的增大，局部可扪及坚硬的无痛性肿块，肿块表面有滑囊形成。关节附近的肿瘤如果顶端穿破筋膜、韧带或阻挡肌腱滑移，有可能影响关节活动，甚至造成关节交锁。肿瘤如果压迫神经可引起神经支配区域感觉过敏或减退，相应的肌肉力量的减退。常见于腓总神经和隐神经。邻近于上下胫腓关节或上下尺桡关节部位的肿瘤，可挤压腓骨和桡骨，使其发育成方形、畸形。

（二）辅助检查要点

1.X 线表现

骨软骨瘤发生在长骨干骺端，肿瘤起自骨皮质，不与髓腔相通，可带蒂或宽基底型，带蒂肿瘤的方向总是对向着骨干，瘤体可见钙化影，表面为软骨帽。脊柱、骨盆和肩胛骨等躯干骨除了作常规 X 线平片，还可借助 CT 清楚显示肿瘤的部位和范围。多发者可见不同程度的骨骼畸形。

恶性变时表现为不规则的骨质破坏，边界模糊，钙化带中断、密度减低、模糊，软骨帽明显增厚，骨皮质破坏，瘤骨形成，有骨膜反应，软组织肿块影等征象。

2.病理表现

该瘤是发生在骨表面、具有软骨帽的骨性突出物,软骨帽为白色、半透明的透明软骨组织,其外观可分叶状、菜花样、结节样等不同形状。镜下从表面往深层可见典型的三层结构,纤维组织膜、软骨帽和松质骨。软骨细胞排列不规则,软骨组织是肿瘤增殖生长起源,软骨下为松质骨结构。当肿瘤发生恶变时,可见软骨细胞增生活跃,具有软骨肉瘤的病理改变。这种继发于骨软骨瘤恶变的软骨肉瘤多见于多发性骨疣,其预后一般较原发性软骨肉瘤好。

(三)骨软骨瘤的恶变

单发性骨软骨瘤恶变的可能性极小,只有1%,但骨软骨瘤病,尤其是骨盆部位的病灶,恶变的概率大大增高,约达20%。所以,当骨软骨瘤迅速增大出现疼痛,成人的骨软骨瘤直径超过8 cm,软骨帽厚度超过1 cm。X线摄片见肿瘤的骨性部分出现不规则溶骨性破坏区,可见放射状骨针及骨膜反应,软骨帽突然出现大量不规则钙化影或周围软组织内出现厚叶状软骨钙化块,显微镜下见软骨细胞丰富,核深染,排列紊乱无章,甚至有核分裂象等,都提示恶变成软骨肉瘤的可能。

(四)治疗

一般情况下骨软骨瘤不需要作特殊处理。只有当出现局部神经、血管的压迫症状和关节功能受限,以及考虑有恶性变倾向时需要作手术切除。手术中应注意必须将骨软骨瘤表面覆盖的纤维包膜和基底部周围的正常骨组织一并切除,切面不要经过软骨帽,否则容易局部种植复发。

二、软骨瘤

软骨瘤是一种以形成成熟软骨为特征的良性肿瘤,发病率居原发性良性骨肿瘤中第2位,以15~50岁年龄段多见,无明显性别差异。根据病灶的部位可分为内生软骨瘤和骨膜软骨瘤。前者又由于病灶的单发和多发分为孤立性内生软骨瘤和多发性内生软骨瘤病。

软骨瘤的病损是来自于软骨性骨骼系统的骨化错误。内生软骨瘤是由于骺板的部分软骨未能骨化,在髓腔内保持着未骨化的软骨状态繁殖。骨膜软骨瘤是局部骨外膜不生成骨,而是分化成软骨母细胞形成软骨。

(一)孤立性内生软骨瘤

1.临床特点

孤立性内生软骨瘤多见于四肢的短管状骨和长管状骨,以指骨和掌骨最常见。一般起源于干骺端,向骨干扩展不跨越骺板,若骺板已闭合,则可累及骨骺。极少数也可发生在肋骨、胸骨、脊椎、骨盆等部位。

临床上无症状。往往是检查时偶尔发现病灶或局部外伤后肿胀疼痛摄片才发现病理性骨折。一般短管状骨的病变极少出现恶变,但长管状骨、躯干和扁骨的病变的恶变可高达10%~25%。所以,长管状骨病变,无外伤因素突发疼痛或躯干骨、扁平骨的病灶超过5 cm都是提示恶性变的可能。

2.影像学表现

X线摄片可发现骨干内有一椭圆形骨质透亮缺损灶,与周围骨有明显界线,无骨膜反应,病灶内有点状钙化或多纹状骨化间隔。若发生于手足短管状骨,可见膨胀性改变,骨皮质变薄。而长管状骨病变则膨胀不明显。一般根据 X 线摄片和临床表现都能明确诊断。但对于 X 线表现无明显钙化的肿瘤及怀疑有恶性变可能,需明确病灶范围。骨皮质破坏程度,有无软组织侵犯时可以进行 CT、MRI 检查。

3.病理特点

病理检查可见肿瘤组织由蓝白色坚实的透明软骨和黄色砂砾状的钙化、骨化的软骨形成。镜下可见软骨细胞分叶排列成团,细胞间有玻璃样软骨基质,其间可有钙盐沉积,软骨细胞小,胞质色淡,常呈空泡状,细胞核小,呈圆形。绝大多数为单核细胞,偶可见双核细胞。看不见核有丝分裂。若发现肿瘤内细胞丰富,软骨细胞巨大,细胞核大且多见双核或出现染色体团块,应考虑恶变。

4.治疗

孤立性内生软骨瘤的治疗应视有否症状而定。一般手足短管状骨,可行肿瘤刮除,残腔四壁用苯酚灭活,反复生理盐水冲洗后再植入自体或异体松质骨粒填充。长骨的肿瘤行囊内切除的复发率和恶变率高,应考虑行界限性大块切除。若已怀疑恶变可能的应采用广泛切除或根治性切除。骨缺损区域用大块的自体骨或同种异体骨移植重建。

(二)骨膜软骨瘤

1.临床特点

骨膜软骨瘤是来自于骨外膜的一种成熟软骨未骨化的肿块。生长缓慢。好发于手或足的短骨干表面,一般为单发不超过 4 cm。无症状和功能障碍,仅有间歇性隐痛不适。

2.影像学表现

X 线表现为骨旁较模糊向外突出的肿瘤,局部皮质有表浅压迹,裙邻面轻度硬化,无骨膜反应。肿瘤较大时,骨皮质压迹较深,皮质变薄,但肿瘤不会侵入骨髓腔,瘤体与正常髓腔骨组织之间始终保持一薄层硬化致密的皮质相阻隔。

3.病理特点

病理检查见肿瘤质地坚实,无钙化,偶尔有黏液样变性,包膜致密和成熟,肿瘤紧贴于骨表面无蒂与骨相连,在骨的界面上有一薄层钙化区,肿瘤的表面仍有骨膜覆盖。显微镜下可见肿瘤以软骨细胞为主,显示活跃病损的变化。

4.骨膜软骨瘤的恶变

骨膜软骨瘤有恶变为软骨肉瘤的可能。所以对较大的肿瘤,短期内迅速增大疼痛明显的肿瘤或者 X 线摄片发现肿瘤边缘不规则、钙化模糊、病变侵入髓腔者,都应考虑恶性变的可能。

5.治疗

治疗方法为手术切除,必须将肿瘤表面的骨膜、肿瘤包膜、肿瘤及相邻的骨皮质一同切除,减少局部复发的机会。

(三)多发性内生软骨瘤病

1.临床特点

多发性内生软骨瘤病是指体内多处管状骨内出现界限清楚的软骨病灶。病变局限于一侧上下肢的称为 Oilier 病。合并多发性血管瘤同时有静脉扩张、静脉石形成的又称为 Maffucci 综合征。当一侧上下肢或四肢均有病变时,胸骨、椎体和骨盆等躯干骨也会有软骨瘤累及。

多发性内生软骨瘤病的发病率较低,但出现临床症状体征早,甚至在幼儿期就有表现。由于病变波及范围广,可占据整个髓腔,往往造成骨关节发育畸形、关节脱位、肢体不等长等。常见有手指纺锤状畸形,前臂弓状弯曲,手严重畸形,上下尺桡关节脱位,前臂旋转功能受限,下肢不等长,膝内外翻等。若发生病理性骨折,可出现局部肿胀疼痛,功能障碍。

2.影像学表现

X 线摄片可见骨干骺端圆形或卵圆形密度减低影,内有点状钙化。随着骨的生长发育。逐渐向骨干扩展甚至占据整个髓腔。骨干可膨胀、短缩、弓状畸形,局部皮质变薄。多发性内生软骨瘤病的恶变率高达 50%,但往往只出现在个别骨骼的病灶,而不是全身所有病损都累及。因此当 X 线摄片显示病灶不规则,有骨外膜反应,与皮质的交界处呈现"扇贝"样透亮区,骨内膜反应形成向髓腔内突出的"拱架"征等均提示肿瘤恶性变。CT 和 MRI 检查更清晰显示皮质破损、骨膜反应,病灶钙化点及"扇贝"征、"拱架"征。

3.病理特点

病理检查发现髓腔内许多大小形状不一的玻璃样灰白色软骨团块,团块与团块间有骨性间隔。显微镜下所见与孤立性软骨瘤基本相似,但软骨基质的钙化较单发的少,软骨细胞较单发的丰富,且软骨细胞的核较大,双核的软骨细胞明显增多。

4.治疗

临床上有症状影响生活的可行病灶刮除骨粒植骨术。但儿童病变尚处于活跃期,搔刮后有 1/3 复发。成人病变已静止则复发率低。如已怀疑病灶恶性变的,可行病灶广泛切除大块植骨术。对于关节畸形、脱位、下肢力线偏移者可通过截骨手术矫正。下肢不等长超过 3 cm 以上者可通过手术将肢体一次性延长或持续性逐步延长,也可通过过长一侧骨骺阻滞手术来重新达到肢体的平衡。

三、成软骨细胞瘤

成软骨细胞瘤又称软骨母细胞瘤,是一种以圆形、多角形软骨母细胞和多核巨细胞组成的良性肿瘤。它有较强的侵袭性和较高的复发率,甚至可以出现肺部转移。

(一)临床特点

肿瘤好发于 10～20 岁的儿童青少年。男性发病率是女性的 2～3 倍。常见部位为第二骨化中心,其中股骨远端骨骺和胫骨近端骨骺占 50%,其次是肱骨近端的大结节骨骺和股骨近端的大粗隆骨骺。病灶几乎都是单一区域发病。因肱骨近端的肿瘤系 Codman 首次报道,又称为 Codmma 癌。近膝关节和肩关节的成软骨细胞瘤可沿膝关节交叉韧带和肩关节的肩袖、肱二头肌长头侵袭进入关节内。

一般起病缓慢,病程长。早期无明显症状和体征。偶可出现局部疼痛。服用水杨酸类镇痛药可使之缓解。后期常可扪及局部膨胀隆起、压痛,关节肿胀积液,活动受限。个别的出现软组织肿块和肺转移征象。

(二)影像学表现

X线摄片可发现病灶在骨骺端中心或偏心位置，呈圆形或卵圆形溶骨性破坏区。一般不超过 5 cm，内含致密散在的钙化，有时钙化程度轻，需 CT 检查才能明确。病灶边缘清晰，并有一条很细的硬化反应带。肿瘤较大时，可使局部骨皮质变薄，甚至破损出现软缎织肿块。肿瘤也可侵袭进入关节腔引起关节积液，间隙增宽。瘤体内有时可伴发动脉瘤性骨囊肿，X线片会显示局部膨胀囊样改变。

典型的成软骨细胞瘤根据 X 线摄片和临床表现就能明确诊断。不典型的病灶可进一步作 CT 检查。CT 检查可充分显示病灶结构，病灶内有无钙化及其形态和密度，边缘有无硬化反应带，骨皮质有无断裂，周围有无软组织肿块，肿块与神经血管关系等。

(三)病理特点

手术中可见肿瘤与周围松质骨分界清楚，但包膜薄，瘤体组织质脆，呈蓝灰、灰白或暗红色，部分有砂砾感。部分可有出血和囊性改变。显微镜下显示病损内软骨母细胞中等大小，为圆形或多角形，边界清楚，细胞核圆，染色良好。具体特征是软骨母细胞呈"铺路石"样被软骨样基质包绕成软骨母细胞岛，细胞周围出现网格状钙化称之为"尖桩栅栏"。基质内散布着许多大的多核巨细胞，有类似于破骨细胞和巨噬细胞的功能，是对肿瘤局灶性出血、坏死、钙化骨化的反应。

(四)诊断与鉴别诊断

诊断通过注意观察患者年龄、发病部位、局部症状、体征，X 线摄片病灶形态、边界是否清晰、有无硬化反应带，病灶有无钙化，钙化的形态、密度。显微镜下有无特征性的细胞铺路石样分布，细胞周围的栅栏状钙化等可与巨细胞瘤、内生软骨瘤、骨结核、软骨肉瘤、软骨黏液样纤维瘤等相鉴别。

(五)治疗

成软骨细胞瘤的治疗，包括肿瘤病灶的清除和骨强度的重建两部分。

肿瘤病灶清除，大多数采用刮除加囊壁灭活方法。手术过程中必须注意切口显露要充分，尽可能在直视下操作。保护好周围的组织。避免肿瘤局部种植刮除病灶要彻底，特别要仔细清除骨嵴间残留的肿瘤组织；凿除四周的硬化带。清除后的残腔先用苯酚或液氮冷冻等方法灭活，再用灭菌蒸馏水反复冲洗，灭活时注意不要损伤关节软骨和病灶周围的皮肤软组织。如果肿瘤为局部复发或已经侵犯关节，则需行大块的界限性切除或广泛切除。

骨强度重建的方法应视骨缺损的部位和大小而决定。骨骺内或手足短骨内的小缺损区，可选用自体颗粒状松质骨或自体加同种异体骨填充。骨缺损区域大或者复发性病灶，自体骨量不足或无法再取得，可采用同种异体骨、人工骨或骨水泥填塞。需注意股骨颈部位应力集中应该尽量采取自体骨移植。儿童骨骺部位病灶不要采用骨水泥填塞，因骨水泥凝固过程中释放热量易损伤骺板影响肢体发育。紧贴关节软骨面的病灶，需要保证软骨下有 1 cm 以上厚度的自体骨填充以保证尽快恢复软骨下的血液循环。位于股骨粗隆间或股骨胫骨骨骺骨干部较大的病灶清除后残留骨不够坚强的，需要病灶清除、植骨的同时，加用内固定或外固定。侵犯关节软组织的病灶行广泛手术切除后可采用同种异体关节或人工关节重建。

如果出现肺部转移的，仍可积极进行手术切除，预后好仍可长期生存。一般转移灶组织学形态与原发灶无明显区别。

四、软骨黏液样纤维瘤

（一）临床特点

软骨黏液样纤维瘤是一种较少见的良性软骨肿瘤，据世界卫生组织统计，其发病率占原发性骨肿瘤的 1.04％，占良性骨肿瘤的 2.31％，以 30 岁以下的成年人和青少年多见，其中男性多于女性。肿瘤好发于长骨干骺端，紧贴骺板处，尤其是胫骨近端。

一般起病缓慢，病程长，无症状或局部轻微疼痛。如果出现病理性骨折，疼痛可明显。也可表现为局部无痛性肿胀，骨皮质膨隆但表面光整。

（二）影像学表现

X 线表现为干骺端圆形或卵圆形溶骨性病损，为单房或多房透光影，偏心性膨胀性生长，长轴与骨干平行。病损边缘与髓腔松质骨之间有明显的反应性硬化带，成不规则的扇贝形。局部皮质骨膨隆变薄。无骨膜反应。因肿瘤内软骨呈分叶状生长骨化，X 线可显示出条索状、三角形和蜂窝状的骨嵴。病灶内钙化可有不同程度的表现，这完全取决于软骨样组织的数量或活动性，约超过半数患者普通 X 线片不能发现钙化影。儿童的病灶直接毗连骺板，所以 X 线显示出病灶透亮区与骺板自身的透亮区融合在一起。年长的青少年和成人 X 线显示出骺板线与肿瘤病灶之间有一个松质骨间隙。

（三）病理特点

病理检查可以见到肿瘤是由软的胶冻样黏液变性组织、坚实白色瘢痕样的纤维组织和珍珠灰色不成熟的软骨组织 3 部分组成。显微镜下见肿瘤组织呈小叶状排列是软骨黏液样纤维瘤的一个特征性表现，小叶内细胞丰富，有多核巨细胞，也有异形的软骨样细胞。

（四）诊断与鉴别诊断

依据临床表现和 X 线表现就能诊断软骨黏液样纤维瘤。有时表现不典型时需要与巨细胞瘤、成软骨细胞瘤等相鉴别。巨细胞瘤虽也表现为偏心性膨胀性生长的病损，溶骨区内有纵横交错的线样骨间隔，典型可呈肥皂泡样改变，但其好发年龄较软骨黏液样纤维瘤大，好发部位在骨骺区，瘤灶有横向扩展趋势，病灶内无钙化，骨嵴较软骨黏液样纤维瘤细，病灶边缘无硬化反应，常出现骨膜反应和软组织肿块。成软骨细胞瘤虽然好发年龄相仿，也是一类圆形骨破坏病灶，边缘有硬化带，但好发部位是骨骺区，髓腔侧无硬化带。早期病灶即有明显的点状片状钙化，晚期可有大量钙化颅骨化，常见骨膜反应。

（五）治疗

治疗方法一般是局部肿瘤刮除植骨。术中病损很容易自皮质骨或反应壳上剥离。但术后复发率较高，占 10％～25％。年龄越小越易复发。采用包囊外界限性切除或广泛性切除，一般无复发，但包囊外切除可能会损伤骺板影响骨的发育生长。邻近骺板病损切除后空腔不能用骨水泥填塞，而要用自体骨移植填充。

五、软骨肉瘤

软骨肉瘤是来自于软骨细胞或间胚叶组织的恶性肿瘤。它的发病率较骨肉瘤高，预后较骨肉瘤好。多见于 20 岁以上的成年人,有明显的性别差异,男女之比为 2∶1。

软骨肉瘤的生物学行为多变,为了对其更好地认识和估测,临床上分别从解剖部位、肿瘤来源、组织学表现 3 方面将其分类。

根据肿瘤发生的部位分为中央型软骨肉瘤和周围型软骨肉瘤。中央型软骨肉瘤的病变首发于骨髓腔或骨皮质内侧,周围型软骨肉瘤的病变首发于骨膜下皮质或骨膜。发生于骨膜的周围型软骨肉瘤,因其有一些独特性,有时又将其单独归为一类,称为骨膜软骨肉瘤。

根据肿瘤的来源分为原发性软骨肉瘤和继发性软骨肉瘤。原发性软骨肉瘤发病年龄相对较小,病程进展快,恶性程度高,预后差。继发性软骨肉瘤约占软骨肉瘤的 40%,一般发生于 30 岁以后。原发的良性病变静止期,其中中央型多来自长管骨干骺端的内生软骨瘤或多发性内生软骨瘤病的病灶。周围型多来自于多发性骨软骨瘤病的病灶,尤其是位于骨盆部位的骨软骨瘤。一般发展缓慢,预后比原发性好。

根据肿瘤组织学表现分为Ⅰ、Ⅱ、Ⅲ级,又可称为低度恶性、中度恶性和高度恶性。Ⅰ级软骨肉瘤约占 20%,软骨分化良好,细胞较丰富、核大,常见双核细胞,但无核的有丝分裂象,基质内有明显的钙化和骨化。Ⅱ级软骨肉瘤约占 60%。软骨组织显示出明显异形,钙化骨化减少,细胞核大,可以是正常的 4～5 倍,外形怪异,核染色体过深,常见双核细胞,偶见三核细胞。Ⅲ级软骨肉瘤约占 20%,软骨小叶周围为一层厚细胞晕,主要密集的是核深染的成软骨细胞和未分化的间充质细胞,软骨细胞丰富,核多形,怪异,染色过深,常出现体积巨大的细胞,可以是正常的 5～10 倍,细胞内有多核或更多的核。基质内钙化极少。

(一)中央型软骨肉瘤

1.临床特点

中央型软骨肉瘤好发部位依次为股骨近端、股骨远端、骨盆、肱骨近端、肩胛骨、胫骨近端,而躯干骨较少发生。长骨的肿瘤通常起源于干骺端或骨干的一端,因成人骺板已消失,肿瘤可侵犯骺端甚至关节。另外,中央型软骨肉瘤更倾向于向阻力较小的地方扩张,尤其骨干的髓腔。所以接近半数的患者做出诊断时肿瘤已侵犯长骨骨干髓腔的 1/3、1/2 或更多。位于骨盆的中央性软骨肉瘤好发于髋臼周围的髂骨、坐骨、耻骨。位于肩胛骨的中央型软骨肉瘤好发于关节盂和喙突。

中央型软骨肉瘤的临床表现与肿瘤的恶性程度有很大关系。低度或中度恶性者症状较轻,表现为间歇性的深部疼痛,能忍受,局部可有轻微的骨膨隆而无明显肿块。高度恶性的肿瘤则生长迅速,侵袭性强,早期即破坏骨皮质侵入软组织形成较大的软组织肿块。同时可从骨骺直接侵入关节,引起疼痛,关节活动障碍。位于脊椎、骶骨、肋骨、骨盆部位的肿瘤,如果压迫神经,可引起持续性的剧烈疼痛以及相应部位的感觉运动异常。

2.影像学表现

X 线检查表现为边界模糊的溶骨,骨皮质变薄,内部呈扇贝状,有些区域可出现皮质中断,而有些区域因为软骨骨化,皮质增生,反而显得骨皮质增厚。低、中度恶性病损内软骨钙化常表现为不规则的雾状颗粒、结节或环状钙化圈。在侵袭性强的高度恶性病损内,骨破坏界限不清,广泛的皮质破损,较大的软组织肿块,钙化不明显而黏液较多,但有时肿瘤只浸润松质骨而骨小梁破坏尚未达到 X 线能检测到的规模,且局部无钙化,必须借助 CT、MRI、放射性核素扫描才能及时诊断。另外,长骨病变时,术前也需要通过这些检查来确定肿瘤在髓腔内浸润的范围,有助于手术方案的制订。

3.病理特点

病理检查中,除了随着Ⅰ级到Ⅲ级恶性程度的升高,细胞数量增多、细胞变大、核增大深染、异形以及双核或多核细胞逐级增多外,肿瘤的质地也有很大变化。Ⅰ级肿瘤与软骨瘤相仿,质地坚韧,钙化区多如砂砾样。Ⅱ级肿瘤组织虽仍见软骨外观,但颜色变灰,质地变软,并散布着黏液性区域。Ⅲ级肿瘤组织质地很软,充满灰白色胶冻样物质,夹杂着坏死囊变和出血液化灶。

4.诊断与鉴别诊断

在确定中央型软骨肉瘤的诊断尤其是继发性软骨肉瘤时,必须注意将年龄、部位、症状等临床资料和影像学表现综合起来分析判断,而不能只根据组织学表现来确定恶性。如有的软骨瘤临床表现已恶变为软骨肉瘤,肺部也出现转移灶,但其显微镜下组织学表现仍可保持原来的良性征象。

Ⅰ级中央型软骨肉瘤与内生软骨瘤的X线表现和病理改变方面有时很难区别,但两者治疗方法不同,软骨瘤只要行囊内刮除,囊壁灭活再加松质骨粒植骨。而软骨肉瘤宜行局部界限性切除或广泛性切除,所以必须加以鉴别。软骨瘤发病年龄较小,到成人期停止生长,一般无痛,除非发生病理骨折,通常病灶不超过5 cm,皮质骨完整无扇贝状改变,无软组织肿瘤。但在多发性软骨瘤病中,肿瘤可以较大,且成人期仍可继续生长,组织学表现增生活跃。因其继发转变为软骨肉瘤的概率大,所以在成人期当软骨瘤的症状和影像表现发生变化时,应考虑继发性软骨肉瘤的诊断。手足部短管状骨的中心型软骨肿瘤,几乎都是良性的内生软骨瘤,而躯干骨中心型的软骨肿瘤常为软骨肉瘤。近年许多学者研究证明正常软骨中的Ⅱ型胶原蛋白,在软骨肉瘤中表达的阳性率和表达强度明显低于良性软骨瘤,并随着恶性程度的增高而逐步降低,高度恶性的软骨肉瘤可完全不表达。正常软骨中不存在的Ⅰ型和Ⅲ型胶原蛋白在良性软骨瘤不表达,而在软骨肉瘤有表达,且随着恶性程度增高而表达逐步增强。另一种具有酪氨酸激酶活性的跨膜蛋白质(Cerb B-2癌基因蛋白)在良性软骨肿瘤中表达阳性率只有15%,而在软骨肉瘤中表达阳性率高达82%。这些检测结果均有助于良性和恶性肿瘤的鉴别。

高度恶性的软骨肉瘤,病损内钙化不明显时需要与骨肉瘤相鉴别。因为骨肉瘤为术前术后化疗是综合性治疗方案的一部分,而软骨肉瘤化疗不敏感,不需要实施。一般骨肉瘤好发于青少年,软骨肉瘤以成年居多,骨肉瘤迅速侵犯破坏骨皮质向外扩展;软骨肉瘤常先向阻力较低的骨干髓腔扩展。难以鉴别时需要作病灶活检,骨肉瘤能见骨样组织,软骨肉瘤能见巨大多核异形的软骨细胞。但在活检时,必须注意软骨肉瘤病损内充满胶冻样物质,压力很高,切开瘤体假包膜时会喷射,污染周围组织引起局部肿瘤种植。所以要做好周围的防护,避免污染。

5.治疗

因为放疗、化疗对中心型软骨肉瘤无效,手术是唯一的治疗手段。低度恶性的中心型软骨肉瘤,可考虑作界限性切除或广泛性切除,再根据患者年龄、骨缺损的部位和范围决定采用骨水泥填塞、自体骨移植、异体骨移植、人工假体置换等方法来重建骨强度和关节的活动功能。

对于中度恶性或高度恶性的中央型软骨肉瘤,只要行广泛性或根治性切除术后,局部的主要神经、血管和关节的部分动力肌群能保留,仍能采用保肢、功能重建的手术方案,但有一定的复发率。中央型软骨肉瘤在软组织内复发时,常没有界限,一般无法整块切除,需要行截肢手术。如果高度恶性的中央型软骨肉瘤伴有巨大的软组织浸润肿块的,也需要考虑截肢手术。对于脊椎、骨盆部位中心型软骨肉瘤手术设计比较困难,可考虑行局限性切除。

(二)周围型软骨肉瘤

1.临床特点

周围型软骨肉瘤(包括骨膜型软骨肉瘤)发病率比中央型软骨肉瘤少,恶性程度比中央型软骨肉瘤低。Ⅰ级占绝大多数,约 2/3;Ⅱ级约 1/3,Ⅲ级极少见。

临床表现主要是局部扪及肿块,质硬无痛或轻度疼痛。体格检查发现肿块固定,表面高低不平。如与表面肌肉肌腱形成滑囊,有时会出现不适,如对局部神经产生卡压会引起神经功能的紊乱。位于骨盆内或肩胛骨下的软骨肉瘤初期无症状,很难发现,待出现肌肉、神经、血管刺激或压迫症状时往往肿瘤已较大。

2.影像学表现

周围型软骨肉瘤 X 线表现较典型,诊断较容易。肿瘤起于皮质骨外侧面呈花椰菜样,表面凹凸不平。早期可在骨面上产生轻度反应骨,以后会出现侵蚀性破坏。大部分病损侵入软组织内,有较强的钙化骨化表现。

骨膜型软骨肉瘤表现为皮质旁的软骨性肿块,有时 X 线片上不显影,需要通过 CT 或 MRI 检查来明确界限。瘤体中常有颗粒状、点状或环状的钙化,偶尔有模糊的束状骨化影。肿瘤下骨皮质常有蝶形压迫,有时出现模糊不清的侵蚀,肿瘤周围可有骨膜反应,产生三角形骨化,部分包绕肿块基底部。

继发于骨软骨瘤的软骨肉瘤,初期仅表现为薄的不连续的软骨帽明显增厚,成人超过 1 cm。进一步发展和深层的软骨都趋向圆凸状生长,并呈分叶状侵入骨软骨瘤的松质骨,最后可侵犯宿主骨。软骨失去正常透明软骨的特点成为质软、多液、灰色和半透明的肿瘤软骨。肿瘤软骨有较强的钙化骨化倾向,表现为病损内出现颗粒状点状和环状的钙化,同时有白色象牙样增生性的松质骨。

3.病理特点

组织学检查,周围型软骨肉瘤,包括骨膜型软骨肉瘤分化都较好,很少有黏液样表现。

4.治疗

周围型软骨肉瘤的治疗方法也是手术。低度恶性的肿瘤行广泛性切除后复发率极低,一般不转移。瘤段切除适用于肩胛骨、肋骨、骨盆等部位。如果肿瘤巨大,侵犯肢体的主要血管、神经则只能行截肢或关节离断手术。

第三节　骨巨细胞瘤

一、概述

骨巨细胞瘤是较常见的原发性骨肿瘤之一,此瘤生长活跃,对骨质侵蚀破坏性大,如得不到及时妥善的治疗,可造成严重残废而导致截肢,少数病例可出现肺转移。

二、病史采集

(一)年龄
患者多为 20～40 岁的成年人。

(二)部位
好发于四肢长管骨的骨端,以股骨下端、胫骨上端和桡骨下端最为常见。

(三)症状
病史较长,一般在 3 个月到 6 个月,患部疼痛,初期不剧烈,局部肿胀较轻,晚期由于骨壳膨胀变薄后,常合并病理性骨折,局部出现肿胀,疼痛呈持续性,关节活动度常受限,肿瘤很少穿破关节软骨,但可以造成关节面的塌陷或薄弱,瘤内出血或病理骨折往往伴有严重疼痛。

三、影像学检查

常规 X 线的典型表现为干骺端累及骨骺部位的偏心性、膨胀性的骨质溶解病灶,同时破坏骨松质和骨皮质;骨溶解一般较均匀,病灶内无骨化和钙化,但是可因肿瘤在扩展时有某些壁层骨嵴保留下来而呈皂泡样表现;破坏区可达软骨下骨,病变周围骨皮质变薄,可出现程度不一的骨皮质连续性中断;病灶的边缘可以规则或不规则:当肿瘤生长缓慢时,周围骨质被膨胀生长的病灶压迫可形成不规则的硬化缘,但不连续,且从不出现完整的包壳;在大多数情况下肿瘤生长活跃,病灶和周围的骨质缺乏锐利的分界而模糊不清,但是病变区和正常的骨组织移行区常不超过 1 cm。病变本身无骨膜反应,有时可把细微骨折后的修复性骨痂误认为是骨膜反应。应注意的是不应过分强调"皂泡"征作为诊断巨细胞瘤的特征性表现,出现该征象是因骨溶解后残留的骨嵴在 X 线影像上的反映。病变扩展可侵犯干骺端和骨骺部位的大部。当病变表现为侵袭性时肿瘤生长迅速,可迅速扩展到整个骨骺和干骺部,边缘很模糊,呈虫噬状改变,大片骨皮质被侵犯而出现中断,形成软组织肿块,肿瘤也可穿越关节而累及邻近的骨质。

在手足短管骨则表现为溶骨性病变侵犯骨骺至软骨下骨,有骨嵴形成,骨的膨胀性改变比长管骨更明显,有时可累及全骨干,出现整段骨的膨胀。在扁平骨和脊椎等不规则骨中则表现为更显著的溶骨性骨质破坏,而膨胀不明显。病灶也多位于骨骺部位,如骨盆病变多靠近髋臼,脊柱以骶骨多见,且上述病变常形成大的软组织肿块。在胸、腰、颈则病变多位于椎体,很少侵犯附件,除非到了病变后期;可引起椎体塌陷,并侵犯椎管和周围软组织,甚至侵犯椎间盘和邻近椎体。

CT 比 X 线平片更易于显示轻微骨皮质连续性中断和周围软组织改变。典型的 CT 表现为干骺端或骨骺偏心性的溶骨性、膨胀性骨质破坏；病灶可呈分叶状，内无钙化，可见与周围骨质相连的短小骨嵴，但是极少有贯穿整个肿瘤组织的骨嵴或骨性分隔；边界大多比较清楚；骨皮质变薄，多有连续性中断；周围正常的骨质可有程度不等、断续的硬化；很少出现骨膜反应；除非侵袭性高的病变，一般很少有突出骨外的软组织肿块；大部分情况下病灶达关节面下的软骨下骨；因病灶内常有出血或坏死液化故 CT 图像可出现液性区域。侵袭性程度高的病变可有恶性肿瘤的表现，出现大片状的骨皮质连续性中断和较大的软组织肿块。螺旋 CT 三维重建可更清楚地显示病变和关节及椎管等周围结构的关系。增强扫描可以帮助进一步了解肿瘤的骨外侵犯和周围神经大血管的关系以及更精确显示肿瘤内的坏死区。

典型的巨细胞瘤 MRI 表现为长骨骨端偏心性达关节软骨下骨的异常信号区，如病灶主要为实质成分，则 MRI 图像表现为 T_1WI 低到中等信号，T_2WI 中、高混杂信号，形成"卵石"征；当病灶内有出血、坏死、囊性变和纤维化时，则肿瘤信号更是呈现出多样性，T_2WI 通常包括低、等、高混杂信号。大部分病例的病灶边缘有较规则的、由于周围骨质硬化引起的低信号线状影；病灶内有出血者可出现 T_1WI 高信号改变，T_2WI 液平。MRI 还可以更确切了解关节软骨是否有破坏、关节内是否有累及、骨髓腔内扩展情况以及皮质破溃和软组织内侵犯情况。MRI 所见"卵石"征相当于 X 线平片的"皂泡"征。

根据放射学特点，Campanacci 提出可把巨细胞瘤分为 3 级。

Ⅰ级为静止型。少见，几乎无临床症状，放射学表现为骨溶解区域边界完整，骨皮质受侵犯轻微，骨皮质变薄但完整，肿瘤周围轻度骨肥厚；肿瘤较小，一般不扩展到关节软骨；经长时间临床观察可发现肿瘤扩展缓慢。

Ⅱ级为活动型。最常见，症状明显，放射学表现为骨溶解区边界欠清晰，骨皮质受侵犯严重，非常薄，有时可全部被侵蚀；肿瘤扩展明显，常很接近甚至累及关节软骨；但是，即使肿瘤扩展严重，骨轮廓仍存在，外形仍保持其连续性，肿瘤与骨膜间尚有比较清楚的界限；经临床动态观察可发现肿瘤生长活跃。

Ⅲ级为侵袭型。也较少见，放射学表现为骨皮质完全受侵蚀，肿瘤呈球状肿块穿破骨皮质，穿入软组织，无骨膜包围，而是外覆假包膜；病灶扩展严重，常累及大部甚至全部骨骺，并侵犯关节软骨；动态观察可发现肿瘤发展迅速，呈侵蚀状扩展；病理性骨折常见。

Campanacci 的这种放射学分级大致与 Enneking 提出的良性肿瘤临床分期的 1、2、3 期相当。需要指出的是，大多数活动性和侵袭性病变，尽管影像学可呈现明显的侵袭性病变，但组织学检查却表现为典型的巨细胞瘤，即完全是良性肿瘤，只有极少数侵袭性病变会转变为肉瘤。在选择治疗方案时应以临床分期为依据，而不能单凭组织学报告。

四、病理学

在大体上巨细胞瘤外观为浅棕色或红棕色、质地均匀、致密的实质性组织，质软，表面光滑；肿瘤内无骨化和钙化，与骨松质、髓腔和变薄的骨皮质或骨膜之间的界限比较清楚，但是不存在纤维性分界或骨性包壳。通常肿瘤组织并非这样典型和规则,瘤体内常有苍白的纤维化组织;或因脂肪蓄积而呈黄褐色杂染区;出血区域非常常见,甚至因为广泛的出血-充血交替而使整个肿瘤看起来像充满血的海绵;坏死也常见,呈灰黄色干燥或液化;当肿瘤骨外扩展严重时,可出现很大软组织肿块,通常包被假包膜,但假包膜较不明显,很难看清楚;软组织内扩散时可形成卫星结节;肿瘤常穿破关节软骨;如肿瘤膨胀明显,可见周围软组织和骨膜高度充血,血管膨大、扭曲。

在组织学上,巨细胞瘤由两类细胞组成:单核的基底细胞和大量散布于基底细胞中的多核巨细胞。基底细胞有两种类型:成纤维细胞样和组织细胞样,即肿瘤来源于骨内非成骨的组织成纤维细胞。巨细胞是由基底细胞融合而形成,即使依靠组织化学和电镜检查,也不能将这种肿瘤巨细胞和正常的破骨细胞及其他病变存在的反应性巨细胞(如动脉瘤样骨囊肿、恶性纤维组织细胞瘤等)区别。

基质细胞呈圆形或梭形,典型者细胞稠密,大小一致;细胞核不大,大小相似,染色不深,可见频繁的核分裂象。巨细胞呈圆形、椭圆形或梭形;细胞质丰富,常有空泡;细胞核圆形或椭圆形,形状与基底细胞核相似,核数量多,一般聚集在细胞中央,核染色清,边界清楚,有一个或多个核仁,常见核分裂。

肿瘤中血管较丰富,常形成血窦,有时在假包膜的静脉内可见肿瘤细胞栓子。出血和坏死常见;出血可在组织间隙扩散,甚至形成类似于动脉瘤样骨囊肿的血腔;坏死区域大小不一,可出现大块进行性坏死,甚至肿瘤的大部分坏死、液化;伴随出血和坏死可出现修复现象,如纤维样瘢痕修复、泡沫细胞聚集,并出现胆固醇结晶和含铁血黄素颗粒,偶尔在肿瘤周围、骨膜下甚至瘤体内可出现肿瘤修复性骨样组织。

Jaffe等提出在组织学上可根据细胞分化程度、基质细胞/巨细胞的比例等把巨细胞瘤分成3级:Ⅰ级基质细胞大小和形态规则,多为梭形,细胞较稀疏,核分裂象少,巨细胞数量多,体积大,核多;Ⅱ级基质细胞多,大小和形态变异较大,核分裂象较多见,巨细胞数量较少,体积较小,核也较少;Ⅲ级基质细胞多而致密,体积大,细胞异形明显,核分裂象多见,巨细胞量更少,核数量也少。随着对巨细胞瘤认识的深入,发现这种等级的划分与巨细胞瘤的临床生物学行为不相一致,缺乏实用价值。

尽管发生率低,但巨细胞瘤有自发恶变(肉瘤变)的可能,而且恶变往往存在于典型巨细胞瘤中,这就要求在进行肿瘤活组织检查时取材范围应广泛、数量要多,而且在肿瘤切除术后进行病理检查时,更应强调要广泛观察肿瘤区域,以确切评价肉瘤变。相反,因为治疗不当等原因造成的巨细胞瘤继发恶变却不少见。通常确诊恶变的条件有二:其一为既往确诊为巨细胞瘤(有病理资料)新的病理检查发现肉瘤;其二为同一样本中典型(良性)巨细胞瘤区和肉瘤区并存。巨细胞瘤常恶变为纤维肉瘤、骨肉瘤和恶性纤维组织细胞瘤。

五、诊断与鉴别诊断

为更真实获得肿瘤的发展情况和患者的预后并更好指导临床治疗,应在综合临床、影像学和病理组织学资料的基础上对肿瘤进行分期/分级,对于巨细胞瘤,尤其要高度重视临床和放射学检查结果。临床常用的是 Enneking 分期系统,在考虑治疗方案时应以分期为指导。

如果能很好结合临床、影像学和组织学资料,巨细胞瘤的诊断正确率是很高的。但是有时巨细胞瘤还是需要与一些成年后的溶骨性病变相鉴别。

(一)动脉瘤样骨囊肿

在罕见的情况下,巨细胞瘤可能出现大范围出血病灶,甚至肿瘤的大部成为出血性囊腔,这时与动脉瘤样骨囊肿就很难鉴别。动脉瘤样骨囊肿 75% 发生于 20 岁以下青少年;发病部位多位于干骺端,可向骨干发展,一般不穿破骺板软骨而累及骨骺;病变起于骨膜下、骨表面,扩展时撬起骨膜并向深面侵蚀骨皮质或骨松质,可表现为中央性或偏心性膨胀性骨质破坏,如果是偏心性病变,与巨细胞瘤相比,其"偏心性"表现得更为显著。典型病例在病灶周围有硬化的骨壳。MRI 检查表现为骨破坏区包绕薄层低信号骨壳,病灶呈单囊或分叶状,膨胀明显,T_2WI 可见液-液平面分布更广泛;增强扫描显示存在均匀、线状的边缘和间隔强化。而巨细胞瘤则表现为不规则的肿瘤组织强化。CT 增强扫描显示肿瘤实质明显强化,其内液性囊腔无强化,两者密度差别明显。

(二)软骨母细胞瘤

一般青少年时起病,好发于骨骺,可破坏骺板扩展到干骺端,因大多数生长缓慢,病程长,有时到成年时才发现,需与巨细胞瘤相鉴别。两者鉴别的要点是:软骨母细胞瘤通常为较小的中心或偏心溶骨性病变,呈圆形或轻度多环形,边缘清楚是其特征,常有一层薄而硬化的骨边缘,由此可与巨细胞瘤相鉴别;病灶内有钙化、骨化或软骨样区也是重要的鉴别因素;组织学和超微结构可显示肿瘤细胞类似软骨母细胞。

(三)甲状旁腺功能亢进所形成的棕色瘤

常累及干骺端-骨干部位,单发时影像学上与巨细胞瘤相似,但甲旁亢者在棕色瘤周围的骨骼表现出腔隙性骨质疏松。实验室检查可发现高钙、低磷血症,尿磷、尿钙升高以及血甲状旁腺素(PTH)升高。

(四)孤立性骨囊肿

骨囊肿好发于儿童和少年,多见于干骺端和骨干,呈椭圆形,长轴与骨长轴一致,病灶处骨皮质变薄,一般膨胀不明显;囊壁光滑,边缘有硬化;病灶内密度均匀,可见液平面;多为单房性,有时表现为多房,并有较小的骨嵴;CT 示囊内为水样密度,骨皮质变薄但完整,周围有硬化,无软组织肿块;MRI 示均匀的 T_1WI 低信号和 T_2WI 高信号,无软组织肿块,增强后显示边缘线状强化,无实质肿块强化。

(五)良性纤维组织细胞瘤

很少见,边界清楚,周围常有薄层硬化骨包围,无软组织侵犯,肿瘤质地致密,组织学表现为致密的细胞和胶原纤维,形成恒定的席纹状结构,且富含泡沫细胞。

(六)慢性骨脓肿

病灶位于骨中央,形状不规则,病灶内可能含有小死骨影;骨皮质非但不受损变薄,反而可能增厚。

(七)纤维肉瘤

侵袭性巨细胞瘤还需与纤维肉瘤相鉴别,两者好发年龄相似,都为溶骨性改变且富侵蚀性,边缘不清楚。特别是在巨细胞瘤发生纤维肉瘤变时,在放射学上更难区别,此时应根据患者的病史,既往的放射学资料,更重要的是全面、详尽的组织学检查进行鉴别,巨细胞瘤肉瘤变时在组织学上应该曾经发现巨细胞瘤或者同时存在巨细胞瘤。

(八)溶骨性骨肉瘤

在很少的情况下,溶骨性骨肉瘤在影像学上可表现为纯粹溶骨性病变而几乎毫无成骨特性,很难与侵袭性强的巨细胞瘤相鉴别。此时应综合患者的年龄、临床特点和组织学检查以及免疫组化等进行鉴别。

巨细胞瘤有时还需与单发的骨纤维结构不良、巨细胞修复性肉芽肿、骨母细胞瘤相鉴别,对于侵袭性强的巨细胞瘤,还需与孤立的浆细胞瘤、癌症骨转移相鉴别。一般结合临床、影像学和组织学表现能够鉴别。

六、治疗

巨细胞瘤是一种多变而且不典型的肿瘤,其组织学与生物行为常不一致,即使组织学是典型的巨细胞瘤(良性肿瘤),也可具有很强的侵袭性,并可发生肺转移;不恰当的治疗可致复发和转移。既往因对这种肿瘤认识不足,过分倚重组织学结果,在治疗上只是单纯刮除后植骨,术后复发率高达40%以上。因此,在决定治疗方案时,应强调结合临床、影像和组织学对肿瘤进行精确的分期,如 Enneking 外科分期,以临床分期为准则选择合适的治疗方案。

对于典型巨细胞瘤,临床分期为1、2期的病变,可进行病灶刮除加局部辅助治疗,然后骨缺损处填塞骨水泥。刮除时开窗要充分,应能覆盖病损投影面的大部,避免存在无效腔,以确保刮除充分。当骨嵴多且高时,可用球磨钻磨去骨嵴,使刮除界面到达正常骨组织。在彻底刮除病灶后,用电灼器烧灼肿瘤壁,然后用石炭酸处理骨壁,并用乙醇浸泡,然后用生理盐水加压冲洗。最后,用骨水泥填塞病灶刮除后的骨缺损灶,宜采用不透射线的骨水泥,以利于一旦复发易于发现。骨水泥发热可进一步杀灭可能残留的肿瘤细胞。其他可选择的局部辅助治疗手段还包括液氮冷冻、射频热疗、氧化锌烧灼等。如不适于用骨水泥,可选用自体骨植骨或同种异体骨植骨,也可用硫酸钙、磷酸钙等人工骨植骨。

由于四肢巨细胞瘤位于骨端关节附近,大块切除后缺损的重建和关节功能的维持有困难,因此边缘切除或广泛切除一般适用于极度扩展的巨细胞瘤等肿瘤侵犯关节囊、韧带等关节周围组织、肿瘤临床分期3期以及肿瘤明确出现肉瘤变等情况。切除后重建手段包括同种异体骨移植内固定、肿瘤型假体置换重建。

如果肿瘤已经广泛软组织侵犯特别是累及神经、血管主干时,可截肢。对于复发病灶,也可根据复发肿瘤的分期选择治疗方案,仍可再刮除并局部辅助治疗。对肺转移灶可行肺叶切除术,如不能手术可化疗,但效果不佳。如果已明确有肉瘤变,则应化疗。

当肿瘤病灶不能彻底清除或难以判断刮除是否彻底、无法采用局部辅助治疗时,例如发生在脊柱的病变,可行放射治疗,一般在手术后半年左右进行。应采用超压放疗,包括[60]Co及直线加速器,放疗剂量40~60Gy,如已植骨,放射量最好控制在40Gy。

第四节 软组织肿瘤

一、概述

软组织肿瘤与骨肿瘤不同,通常疼痛较轻,多以肿块就诊。理学检查中要注意肿块的部位、性质,以及引流区淋巴结有无肿大。常规 X 线检查常常可以提供有价值的诊断线索。如静脉石(血管瘤)、钙化(滑膜肉瘤)等。CT、超声、MRI、动脉造影等有助于确定肿瘤的范围。放射性核素骨扫描可以明确有无骨的侵蚀。对恶性肿瘤需进行骨扫描和肺部 CT 检查以排除远处转移。下肢的滑膜肉瘤、上皮样肉瘤和儿童横纹肌肉瘤应行腹部和骨盆 CT 检查,以排除淋巴结转移。对怀疑为恶性的肿瘤可以进行穿刺或切开活检,但活检术前要完善设计,以便最终的手术可以将活检的部位广泛切除。

良性和恶性肿瘤的分期原则多采用 Enneking 提出的分期原则(表 2-1)。

表 2-1　肌肉骨骼系统良性和恶性肿瘤的 Enneking 分期

良性肿瘤	
分期	性质
1	潜隐性
2	活动性
3	侵袭性

恶性肿瘤			
分期	分级	部位	转移
ⅠA	低度恶性	间室内	无
ⅠB	低度恶性	间室外	无
ⅡA	高度恶性	间室内	无
ⅡB	高度恶性	间室外	无
Ⅲ	任何分级	任何部位	局部或远处转移

根据手术时肿瘤切除边缘的情况,肿瘤手术可分为以下几种。

剥离术(病灶内切除):达到肿瘤内切除边缘,有较多的肿瘤残留。

边缘性切除术:到达肿瘤边缘性切除边缘,切面在肿瘤周围的反应带内,可有肿瘤微小病灶残留。

广泛性切除术:达到肿瘤广泛性切除边缘,切除肿瘤周围部分正常组织(由于高度恶性肿瘤沿筋膜下生长,常有微小病灶残留)。

根治性切除术:达到肿瘤根治性切除边缘,切除肿瘤所在的整个肌肉筋膜间室。

根据切除边缘的情况,截肢手术也可分为摘除(经肿瘤解剖截肢)、边缘性(肿瘤旁解剖截肢)、广泛性和根治性截肢(根治性关节解脱或截肢)。

二、纤维组织肿瘤

(一)腱鞘纤维瘤(肌腱滑膜纤维瘤)

为局限性的良性肿瘤,组织结构类似于腱鞘。与腱鞘巨细胞瘤不同,其组织中无黄色瘤和巨细胞。该肿瘤大多数发生在上肢,直径 1~2 cm。治疗应采用边缘性切除。在手部复发率可达到 24%,大多数复发病变经再次手术切除可以获得治愈。

(二)腱膜纤维瘤病(青少年的腱鞘纤维瘤、钙化性腱鞘纤维瘤)

为局限性良性肿瘤,组织结构类似于腱膜,类似于在骨骼上的腱性止点,具有纤维-软骨性外观,其软骨样细胞参与病灶的钙化。镜下可见肥大的成纤维细胞,可发现钙化灶,有特征性栅栏状结构,偶见软骨样组织。发病率很低,好发于男性及婴幼儿,大部分在 18 岁以前发病。主要好发部位为手部、前臂、足和小腿。明显好发于手的掌面(约为全部病例的半数)。临床检查可触及肿块,边缘不清楚,质地坚硬,无压痛,具有生长缓慢的特征。经过一段时间的发展可变成一边界清楚、质地更加坚硬的小结节。在身体生长末期趋于停顿,从不引起重要的局部紊乱如关节活动受限等。晚期摄片可以有稀疏的钙化影。由于病灶具有浸润性,手术通常在病灶内施行,不可能完全彻底切除,因而术后容易复发。由于该肿瘤在身体生长末期趋于停顿,对本病的手术切除可适当而有限,尽可能在趋于成熟、并进入静止期时施行手术,此时复发率明显降低。

(三)掌筋膜和跖筋膜纤维瘤病

这是最常见的纤维瘤病。掌筋膜纤维瘤病常常伴有 Dupuytren 挛缩症,男性多见,可有家族史。病变开始表现为无痛的皮下结节,随着结节逐渐增多,出现筋膜挛缩,最后整个筋膜增厚。跖筋膜常发生在跖筋膜的内侧半,常有压痛,很少引起筋膜挛缩。掌筋膜和跖筋膜纤维瘤病在组织学上均为增生性成纤维细胞病变,一般为结节状,并逐渐移行到周围的筋膜。可有不丰富的核分裂象。最后会有胶原形成。掌筋膜和跖筋膜纤维瘤病可通过手术切除,术后有复发可能,但不发生局部的破坏和转移。

(四)硬纤维瘤病(侵袭性纤维瘤病、肌筋膜纤维瘤病、I级硬纤维瘤型纤维肉瘤)

这是起源于结缔组织的局部侵袭性肿瘤,可以侵犯周围组织,有明显的复发倾向。多见于经产妇的前腹壁。发生于其他部位的称为腹外硬纤维瘤。在 Garden 综合征中,硬纤维瘤可以与结肠息肉、骨瘤和皮样囊肿同时出现。组织学上发现肿瘤有丰富的胶原形成,细胞少见,向肌肉内浸润。肿瘤致密,坚韧有弹性,切面呈灰白色。腹外纤维瘤多发于肩部、上臂、大腿、颈部、骨盆、前臂和腋窝。肿瘤未经治疗则缓慢持续生长,并逐渐侵入相邻组织内。如单纯手术治疗应行根治性切除,但由此会造成功能障碍。目前多建议采用广泛性或边缘性切除,术后辅以放疗。

(五)背部弹力纤维瘤

这是发生于老年人的良性肿瘤,肿瘤多发生在肩胛骨下部前面,与背阔肌菱形肌相连。组织学上发现有较厚的弹力纤维和组织碎片,基质其余部分是非特异的、细胞不丰富的纤维组织。确诊需做弹力纤维染色。手术行边缘性切除,复发少见。

（六）进行性纤维性肌炎

这是一种少见的原发性全身肌肉疾病，发生于儿童，可能是进行性骨化性肌炎的早期，早期可为局限性，但以后常出现白色钙化物质。晚期有多处骨形成，导致功能障碍和死亡。该病无法手术。

（七）先天性全身性纤维瘤病（单发或多发性婴儿型肌纤维瘤病）

罕见的病变，有家族史，可引起死婴和婴儿分娩后立即死亡。特点为在出生时或出生后第1个月发病，具有特殊的组织学外观，可为单发、多发或全身性发病。单发者好发在皮下和肌肉表面。瘤体与周围组织边界不清楚，在其周围组织内可能出现卫星灶。本病仅需行边缘性切除即可治愈甚至可以自愈。多发者可在皮下肌肉等软组织中出现许多结节，也可累及骨骼。在骨骼中呈现泡沫状的骨溶解病灶。此类软组织和骨性结节可自行完全消退。全身性可在浅表软组织、骨发现多处病变，甚至累及内脏。全身性病例大多在出生后几天或几月内即死亡。组织学上以纤维组织为主，也可存在其他组织成分。

（八）婴儿纤维错构瘤（皮下纤维瘤病）

发生在皮下组织中包含有纤维-黏液-脂肪混合性组织结构的错构瘤，是一种比较少见的病变，主要发生在3岁以下的婴幼儿，但也可以在出生时就已存在。男性好发，几乎都发生在上肢和腋窝。临床表现为单发的肿块，有时生长活跃。无痛，质地从软到硬不等，边缘不清。皮肤可与肿瘤粘连，典型的病变位于真皮下层或皮下脂肪。组织学为交错的纤维小梁与疏松的黏液区的混合物，类似胚胎性间充质。肿瘤系良性，手术切除后很少复发。

（九）婴儿弥散性纤维瘤病

类似颈部纤维瘤病（先天性斜颈），但发生于除胸锁乳突肌以外的肌肉。常发生在男孩的上肢、头部和颈部。进行性侵犯数块肌肉，但这并不是本病的特征。肿瘤为白色或黄色，在病变的肌肉纤维之间有增生的纤维组织。切除后可复发，但局部广泛切除常能获得局部控制，应避免致残性手术。

（十）婴儿侵袭性纤维瘤病

常发生在婴幼儿的四肢，早期生长迅速。组织学特点类似分化良好的纤维肉瘤，其细胞丰富，核分裂象很多。但不发生转移，治疗行局部切除，必要时可重复切除。

（十一）指（趾）纤维瘤病

较少见。常在出生时或出生后的第1个月发病，与性别无关。病变局限在手指或足趾的第二或第三指（趾）骨的伸肌附着处或外侧面。可累及一个以上的手指或足趾，也可双侧发病或同时累及手或足。病变表现为一个或多个小结节，如豌豆大小，具有致密纤维性，与皮肤及其下面的纤维组织和骨面粘连。组织学上由不同程度肿胀的成纤维细胞和稠密的胶原网眼组成。手术治疗时如切除不完全或仅行边缘切除时常引起复发。这些病变在有限增长后即不再继续生长，有时可以自行消退。所以手术时必须充分考虑到切除的范围和限度，以保留手指功能更为重要。

（十二）纤维肉瘤

纤维肉瘤是唯一由成纤维细胞和胶原纤维形成的肿瘤，其形体相对单一并具有"人"字形的组织结构。发病率不高（约占软组织肉瘤的10%），一般在30～70岁的发病率最高，平均发病年龄在 45 岁左右,很少在 10 岁以前发病。部分为先天性发病。发病部位最常见为大腿,其次为躯干、其他四肢骨。儿童好发在肢体远侧部分,包括手部和足部,但在成人罕见。肿瘤绝大多数位于浅筋膜深层。表现为单一的球形肿块,有时呈分叶状,通常生长较快,质地较硬,边缘相当清楚。晚期可与骨骼粘连,也可使皮肤溃烂,有时可压迫神经。但大多数病例没有疼痛症状。个别病例可在 X 线上有钙化影和骨骼破坏表现。组织学上可见肿瘤全部由梭形细胞组成,由特征性螺旋式的组织结构,伴有巨大的多核肿瘤细胞,胞质丰富,强嗜酸性,有时呈泡沫状。分化较差时胶原被限制为一薄的网状纤维,围绕每一个细胞,并可被银染。分化好者胶原含量丰富,细胞和纤维可形成平行排列的束,但常常互相纠结和定向地呈"人"字形。纤维肉瘤按其恶性程度可分为不同等级,分化如何与组织学方面的恶性程度呈反比。对纤维肉瘤的治疗主要为手术切除,对成年病例切除应彻底,对儿童要求不如成人高。切除边缘应广泛。对成年患者适于根治性边缘切除术。放化疗只能作为辅助治疗,特别适宜于Ⅲ~Ⅳ期纤维肉瘤的处理。纤维肉瘤的预后取决于组织学的分级和年龄。10 岁以下儿童预后较好。儿童复发率与成人的差别不大,但转移较少,一般可<10%。成年病例当行边缘切除或切除范围不够广泛时,常可局部复发。复发率约为 50%,且 60%病例发生转移。多转移至肺、骨骼和肝脏,淋巴结转移少见。10 年生存率Ⅰ~Ⅱ期为 60%,Ⅲ~Ⅳ期为 30%。

(十三)隆凸性皮肤纤维肉瘤

少见。好发在 30~50 岁,多发于男性。好发部位为躯干及四肢近端。病变一般局限在皮肤和皮下组织。一般为单发,也可为数个结节。肿瘤生长缓慢持续,并不停顿,最终形成较大或巨大的肿块。其表面的皮肤出现萎缩,易发生损伤。肿瘤切除后极易复发,因此可称为低度恶性转移性皮肤纤维肉瘤。组织学上可见肿瘤浸润周围皮肤和皮下组织,质地致密,细胞密聚,形态单一,多由梭形细胞构成、类似成纤维细胞。细胞的特征是围绕一个核心呈放射状排列(多层小体)。治疗上应广泛、彻底地切除肿瘤。复发多因肿瘤周围组织切除不够所致。由于本病较少转移,所以一般不考虑施行危险性大或致肢体残废的根治性手术,也不需化疗或放疗。术后复发者可行破坏性大的手术甚至截肢术。

三、脂肪组织肿瘤

(一)脂肪瘤

脂肪瘤为分化成脂肪的细胞所构成的良性肿瘤。浅表者好发于女性,深部及多发者好发于男性。脂肪瘤最常发病的年龄为 40~60 岁。浅表的脂肪瘤好发于背部、颈部和肢体的近端(向心性分布),深部者比较少见,主要在肌肉中,也可在肌肉间隙和其他组织结构中,如骨骼、肌腱或粘连在肌腱骨骼上或在关节附近和神经干上。多发性脂肪瘤少见,好发在背部和上肢近端,对称性分布,好发于肢体仰侧。

脂肪瘤生长缓慢。通常在首次生长后即处于静止状态,除非压迫神经,一般不会出现疼痛和功能障碍。浅表脂肪瘤触诊轮廓比较清楚,无压痛,与皮肤无粘连。而深部脂肪瘤初诊非常困难。影像学上,深部脂肪瘤在 CT 上表现为典型的球形影像,边界清楚,密度均匀一致,与周围组织的关系对比清晰;MRI 上表现为典型的脂肪影。大体病理上可见浅表脂肪瘤为球形,深部脂肪瘤的形状与其所在周围组织结构的特点有关,常呈分叶状。肌肉间的脂肪瘤主要轴线与肌肉平行,还可穿过筋膜边缘扩展到各个肌肉和肌间隙。每个脂肪瘤常被一薄的真性囊膜包被。这是脂肪瘤与正常脂肪组织的区别。当脂肪瘤发展到囊外,可形成一假包囊,呈现纤维化并增厚,并与周围组织粘连。组织学上可以看到,脂肪瘤由成熟的脂肪细胞构成,形态和大小有变异,有时较正常的脂肪细胞大。浅表脂肪瘤除非体积较大而出现症状,一般不需手术切除。深部脂肪瘤可行边缘切除,但对于体积比较大,生长比较快者,常需怀疑是否为肉瘤。对深部脂肪瘤需要进行深入的解剖和病理学研究,以排除脂肪肉瘤可能。因为脂肪肉瘤某些部分分化良好,可与脂肪瘤相似或相同。脂肪瘤和分化良好的脂肪肉瘤区别在于前者无成淋巴细胞和多形且富含染色质的核。另外对脂肪瘤的黏液病变还要和黏液性脂肪肉瘤鉴别,前者无丰富的丛状血管网和成脂肪细胞。

(二)几种特殊的脂肪瘤

1.皮下血管脂肪瘤

为成熟的脂肪组织与丰富的血管组织混合形成的特殊类型的脂肪瘤。发病年龄较轻,多发生在15~20岁左右,好发于男性。部位多在前臂躯干,累及上臂者少见。皮下血管脂肪瘤均发生在皮下,形体较小,不超过2 cm。多发者多于单发者。与脂肪瘤不同,可有剧痛症状。手术切除后效果很好,复发少。

2.皮下梭形细胞脂肪瘤

由成熟的脂肪组织与成纤维细胞混合而成的良性肿瘤,仅累及皮下组织,不穿越筋膜。多见男性及45~80岁的成年人,好发肩部、颈部和背部。无痛性,单发,生长缓慢。手术行肿块切除即可。

3.皮下多形脂肪瘤

生长于皮下,组织学上见成熟的脂肪组织、梭形细胞和胶原纤维与不规则形态各异的单核细胞和多核细胞共存,被认为是皮下梭形细胞脂肪瘤的变异。多见于男性,好发年龄在45~70岁。好发背部、肩部、大腿和臂部。可仅行肿块切除术,术后局部复发少见,无转移。对须与脂肪肉瘤鉴别者可行广泛切除术。

4.良性脂肪细胞瘤和成脂肪细胞瘤病

均为单发或多发的脂肪瘤样肿瘤,为皮下组织中无痛性结节,组织学上表现为不成熟的成脂肪细胞,与黏液性脂肪肉瘤相似。好发于儿童,2/3患者在2岁内发病。好发于男性,好发部位为肢体。病灶直径3~5 cm。手术切除效果好,局部很少复发,但散发者需要行广泛切除术。

5.神经内和神经周围的纤维脂肪瘤(神经脂肪纤维错构瘤)

特定为一脂肪纤维组织肿块包绕并浸润主要的神经及分支。好发于男性,在儿童和青少年发病率高。好发在手、前臂和腕的掌侧。肿瘤生长缓慢,可引起疼痛和神经功能障碍,神经功能障碍为肿瘤压迫所致,与神经来源肿瘤不同。手术有时比较困难,完全切除时可造成更严重的功能丧失。有时只能行肿瘤部分切除,并行神经鞘膜切开减压。

6.弥散性脂肪瘤病

较少见,由成熟脂肪组织形成的肿瘤。好发儿童早期,以浸润的方式累及肢体和躯体的皮下组织和肌肉,常并发有骨的肥大。由于病变散在且广泛扩展,特别容易复发,因此应行广泛彻底的切除手术。

7.蛰伏脂肪瘤

为胚胎性或棕色脂肪瘤再生所致。均在成年期发病,但发病年龄比脂肪瘤轻,发病率低,平时隐藏在成人的肩胛间区、颈部、腋窝、腹股沟和腹膜后。病灶生长缓慢,无痛,病变可侵犯皮下组织,也可穿越其下方更深的组织。蛰伏脂肪瘤为良性,切除即可,但要注意随访。

(三)脂肪肉瘤

脂肪肉瘤是第 2 常见的软组织恶性肿瘤,仅次于恶性纤维组织细胞瘤。男女发病率相同,多见于 40 岁以后,为典型的成人和成年后疾病。好发于肌肉和纤维脂肪等深部软组织。起源自皮下组织者很少。最常见发病部位在大腿,特别是股四头肌和腘窝区,其次在腹膜后,其他好发于小腿、肩部和上臂,手足发病很少。脂肪肉瘤临床表现为深部软组织中生长的肿块,常当其形体增大到一定程度时才被发现,因此病史很长。肿块可由于压迫周围器官而出现症状,如下肢水肿、疼痛等。理学检查可发现边界不清的肿块,质地软。大体病理可见脂肪肉瘤体积较大,可为分叶状。通常有薄而不连续的假包囊。质地通常软,切面的颜色和病变根据组织学的结构而不同。组织学上可存在不同亚型。重复出现未分化的间充质细胞型脂肪细胞到成熟脂肪细胞的不同阶段的表现。在少数病理中,分化良好的脂肪肉瘤在同一肿瘤内也可见具有高度恶性的脂肪肉瘤特征的部分,以及未分化肉瘤或是恶性纤维组织细胞瘤的区域。因此病理诊断时需要广泛且多处取材。脂肪肉瘤可分为多个亚型。

1.分化良好的脂肪肉瘤

占脂肪肉瘤的 30%,可有两种组织学变异:脂肪瘤样脂肪肉瘤和硬化型脂肪肉瘤。脂肪瘤样脂肪肉瘤通常为成熟的脂肪细胞,被胶原分隔成形态不同的病变区,分化良好的脂肪肉瘤可能类似于脂肪瘤。硬化性脂肪肉瘤好发在后腹膜、腹股沟和阴囊。分化良好的脂肪肉瘤一般恶性程度较低,而且有丝分裂稀少。

2.黏液脂肪肉瘤

为肢体软组织中最常见的脂肪肉瘤,占 30%～40%。组织学检查可发现相当的细胞化,由分化成不同阶段的成脂肪细胞形成。其中含有大量散在的可被黏多糖酶染料浓染的黏液物质。典型的脂肪肉瘤富含血管,有丝分裂较少,黏液成分丰富。通常 1～2 期黏液型脂肪肉瘤恶性程度低,3 期少见,均可转变为圆形细胞脂肪肉瘤。

3.圆形细胞脂肪肉瘤

发病率不高(8%～10%)。属于一种非常细胞化的变异,特征为主要由卵圆-圆形细胞组成。病变区内可见普遍存在的丛状血管。某些病例中,圆形细胞脂肪肉瘤与多形性脂肪肉瘤共同存在,其中有数量较多的坏死和出血病变。

4.多形脂肪肉瘤

占脂肪肉瘤的 20%左右。特点是成脂肪细胞中的细胞呈多形性,并具有不规则的和富含染色质的核。其病灶非常细胞化。在卵圆形或圆形细胞旁可见具有厚核、粗大核染色质和非常明显核仁的细胞。有一些具有强嗜伊红的细胞质和黏液样变的巨细胞。这些细胞也可在多形性横纹肌肉瘤和恶性纤维组织细胞瘤中发现。多形脂肪瘤是一种高度恶性,并具有明显有丝分裂活动的肿瘤。

5.脂肪肉瘤与低分化脂肪肉瘤混合

低度恶性脂肪肉瘤旁有高度恶性变的病灶。Evans 命名为去分化的脂肪肉瘤。这是一种在低度恶性脂肪肉瘤[黏液和(或)脂肪瘤样]旁有一明显分隔的肿瘤性新生物。另外还有高度恶性的肿瘤成分,后者可能具有圆细胞或多形脂肪肉瘤或恶性纤维组织细胞瘤的特征。

分化良好的和黏液样脂肪肉瘤的恶性程度较低(1～2级),多形及圆形细胞脂肪肉瘤恶性程度较高(3～4级)。分化良好和黏液性脂肪肉瘤在切除术后仍可局部复发,个别分化良好者可发生转移。黏液脂肪肉瘤转移少且迟。相反圆形细胞和多形脂肪肉瘤易于迅速出现局部复发,通常在切除术后第 1 个月或 1～2 年内,而且常常可早期经血行转移到肺、骨骼和其他内脏。区域淋巴结转移少见。治疗上,即使肿瘤表面形体较小,但其边缘切除术后的局部复发率仍较高。因此在治疗时应尽可能减少复发。对于黏液型和分化良好者以及所有Ⅰ期脂肪肉瘤,广泛切除是最合适的治疗方法。对于高度恶性的脂肪肉瘤最好施行根治性切除。放疗有效,特别是对黏液型脂肪肉瘤有效,在临床广泛地与手术同时使用。骨盆和腹膜后脂肪肉瘤治疗比较困难,当不能广泛切除或对边缘切除有顾虑时,即使其为单发者最好在术后联合运用放疗。化疗效果不确定。

四、滑膜肉瘤

滑膜肉瘤是一种少见的软组织恶性肿瘤。对其起源一直存在争议,一般认为源于滑膜组织。近年来有人用电镜及组化方法对正常滑膜和滑膜肉瘤进行了深入研究,认为该肿瘤并不起源于滑膜,也不向滑膜分化,而是起源于原始间叶细胞并向上皮组织、腺组织和间叶组织多向分化,为一种软组织的腺肉瘤。

(一)病理

瘤体无完整包裹,边界不清,切面为鱼肉状,质脆,可见黏液变性及出血坏死区。镜下见肿瘤细胞具有向上皮样细胞和间质细胞分化的功能,向上皮样分化的细胞呈柱状或立方形,向间质分化的细胞呈梭形。

(二)诊断

1.临床表现

主要症状为疼痛和肿块,肿块大小不一,质坚韧,边界不清,有压痛。肿块较大时可出现皮肤发红、皮温增高,有时可见静脉充盈。

2.影像学检查

(1)X 线检查:软组织内有肿块阴影,边界不清,有骨质破坏和骨膜反应。病灶内常见不定形的斑点状钙化。

(2)CT:低密度病灶,周边环状强化,邻近骨骼受累。

(3)MRI:T_1 加权图像上为中等信号,T_2 加权图像上为中等度增高信号,密度不均。

3.鉴别诊断

滑膜肉瘤易与炎症、滑膜囊肿、纤维瘤、神经鞘瘤等相混淆。有时也可与骨肉瘤、纤维肉瘤、关节血管瘤相混淆,明确诊断需靠病理检查。

4.诊断要求

(1)好发年龄:各年龄组均可发病,以 20～ 30 岁多见,男性多于女性。

(2)好发部位:多数发生在大关节附近,以膝、髋常见,但也可见于四肢其他关节及躯干等处。

(3)临床可见大关节附近常先有肿块、肿胀,往往出现疼痛、压痛及关节活动障碍,疼痛与病程有关。生长迅速者,疼痛剧烈;生长缓慢者,症状轻微。

(4)X 线表现为关节附近的软组织肿块影,伴骨质侵蚀、骨膜反应。

(三)治疗

本病恶性程度较高,怀疑为滑膜肉瘤的患者应做快速冰冻切片检查。证实为本病后应做截肢术或关节离断术,误诊为良性病变者一旦病理报告为滑膜肉瘤,应及时扩大切除范围,同时行区域淋巴结清扫术,术后辅以化疗或放疗。此肿瘤可经血运转移到肺,经淋巴系统转移到区域淋巴结。

(四)疗效标准及预后

由于滑膜肉瘤有一层假包膜,切除往往不够彻底,故术后易复发,经治疗 5 年存活率为40%～ 50%。

第三章 上肢损伤

第一节 上肢带损伤

一、肩部解剖及生理

肩部为上肢与躯干的连接部位，又称肩胛带，包括肩胛骨、锁骨、肱骨近端及其所构成的肩关节，并有关节囊、周围的肌腱和韧带及肌肉与之相互连接，通过肌肉的收缩来完成肩部的运动。这种结构特点使肩部具有较大的活动范围，并赋予上肢高度的灵活性。

（一）肩部骨骼

肩部骨骼包括锁骨、肩胛骨及肱骨近端。

1. 锁骨

锁骨是一个"S"形长管状骨，内侧端与胸骨相连，外侧端与肩峰相连，全长均可在皮下摸到。外侧 1/3 上下扁平，内侧 1/3 较粗，呈三棱形，中 1/3 较细，中外侧 1/3 交界处较薄弱而易于骨折（图 3-1）。

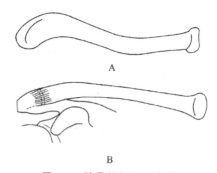

图 3-1　锁骨的解剖示意图

A.上面观；B.前面观

2. 肩胛骨

肩胛骨形似底朝上的三角形扁平骨，盖于胸廓后外侧第 2 至第 7 肋骨之间。有上、内、外 3 个缘，上、下、外 3 个角和前后 2 个面。内侧缘薄长，与脊柱平行，又名脊柱缘。上缘的外侧有 1 个切迹，名肩胛切迹，其外侧有一向前弯曲的指状突起，名喙突。肩胛骨上、下角较薄，外侧角肥厚，末端有 1 个面向外的梨形关节面，称为肩胛盂，与肱骨形成盂肱关节。肩胛骨前面朝向肋骨，与胸壁形成可活动的假关节。肩胛骨后面的上 1/3 有一个横形的骨嵴，即肩胛冈。

其将肩胛骨后面分为上部的冈上窝及下部的冈下窝,肩胛冈的外端为肩峰与锁骨连成的肩锁关节(图 3-2)。

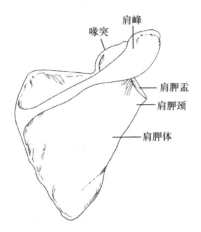

图 3-2　肩胛骨的解剖示意图

3.肱骨近端

肱骨近端可分为头、颈、大结节及小结节 4 个部分。肱骨头呈半球形,与肩胛盂相关节。肱骨头以下略缩窄,为解剖颈。颈的外方及前方各有 1 个骨性隆起,分别为大结节和小结节,均为肌肉附着点。两者之间为结节间沟,有肱二头肌长头通过。肱骨头关节面边缘与大小结节间有 1 个较宽的沟,称为外科颈,是肱骨近端最薄弱处(图 3-3)。

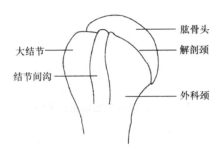

图 3-3　肱骨近端的解剖示意图

(二)肩部关节囊和韧带

肩部有盂肱关节、肩锁关节、胸锁关节及肩胛骨与胸壁形成的假关节,具有广泛的活动范围。

1.盂肱关节

盂肱关节由肱骨头与肩胛盂构成,呈球窝状,为多轴关节,可做各向运动。肱骨头大,肩胛盂小,仅以肱骨头部分关节面与肩胛盂保持接触,关节囊较松弛,因此容易发生脱位。肩胛盂周围有纤维软骨构成的盂唇围绕,连同喙肱韧带、盂肱韧带和周围肌肉共同增强其稳定性(图 3-4)。

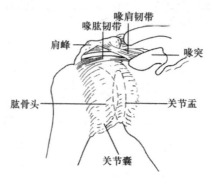

图 3-4　盂肱关节解剖示意图

2.肩锁关节

肩锁关节是由肩峰内侧缘和锁骨的肩峰端构成的 1 个凹面微动关节。关节囊薄弱,除有肩锁韧带加强外,喙肩及喙锁韧带以及周围肌群对肩锁关节的稳定具有一定作用(图 3-5)。

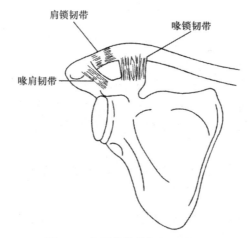

图 3-5　肩锁关节的解剖示意图

3.胸锁关节

胸锁关节由锁骨的胸骨端与胸骨的锁骨切迹构成,呈鞍状,是球窝状关节。胸锁关节内有 1 个纤维软骨盘,关节囊坚韧,并有胸锁前后韧带和肋锁韧带加强。整个锁骨可以其自身的长轴为轴做少许旋转运动。

4.肩胸"关节"

肩胸"关节"是由肩胛骨与胸廓后壁之间形成的无关节结构的假关节。仅有丰富的肌肉组织联系,使肩胛骨通过胸锁关节和肩锁关节在胸壁上做旋转活动。其活动范围相当于上述两关节之和。

5.肩袖

肩袖又称旋转袖,由冈上肌腱、冈下肌腱、小圆肌腱、肩胛下肌腱联合组成,其肌纤维组织与关节囊紧密交织在一起,难以分割,并共同包绕肱骨头的前方和上方,另一头则止于肱骨解剖颈的上半部。其作用是把持肱骨头,使其抵住肩盂,而成为肩关节活动的支点。若肩袖受损,将影响肩的外展运动(图 3-6)。

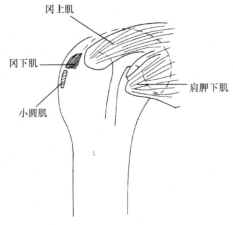

冈上肌

冈下肌

小圆肌

肩胛下肌

图 3-6　肩袖的解剖示意图

二、肩胛骨骨折

(一)概述

1.肩胛骨的作用

肩胛骨在上肢带骨中起着很重要的作用。肩胛骨上附着有 18 块肌肉,它们把中轴骨与附肢骨关联起来。其功能障碍将导致上肢使用时的疼痛,如果不及时治疗,将会演变成慢性疼痛。肩袖收缩能转换为上肢的运动,而肩胛骨在肩袖的收缩活动中起着重要的作用,肩胛骨参与几个关节的组成,包括肩胛胸廓关节、肩锁关节和盂肱关节。

2.损伤概率

肩胛骨骨折占全身骨折的 0.5%～1.0%,占上肢带骨损伤的 3%～5%。

3.生物力学

肩关节的外展运动由盂肱关节的运动(120°)和肩胛胸廓关节的运动(60°)构成。肩胛骨及其附着的肌肉是上肢所有复杂运动的基础。肩胛骨作为三角肌的支点,当肩关节外展时,肩袖把持肱骨头,使肱骨头始终处于肩胛盂关节窝中。喙突通过锁骨周围附着的软组织和胸部、上肢的肌肉来维持垂直稳定性。而肩锁关节则维持水平及垂直稳定性。

(二)损伤机制

肩胛骨损伤多发生于对肩胛骨的直接打击或暴力通过肱骨作用于肩胛骨。肩胛骨损伤通常见于高能量损伤,当遇到肩胛骨损伤者,要注意其他合并损伤,包括肋骨骨折、血气胸、肺挫伤、臂丛神经损伤、颈椎骨折、锁骨骨折和动脉损伤。

(三)影像学检查

1.正侧位 X 线片

高质量的正侧位 X 线片有助于评估肩胛骨骨折。肩胛骨前后位及腋位 X 线片对诊断最有帮助。

2.CT 扫描

CT 扫描,特别是 CT 三维重建,对诊断有帮助,也有助于制订关节周围骨折和关节面骨折的术前计划。

3.Stryker 位 X 线片

如果怀疑喙突骨折,45°头倾斜位 X 线片(Stryker 位 X 线片)将有助于诊断。而 MRI 检查将有助于软组织损伤的诊断。

(四)骨折分型

Mayo 分型:

(1)Ⅰ型骨折:肩胛盂前下方骨折,骨折伴盂肱关节脱位或半脱位,肩胛骨体部完整。

(2)Ⅱ型骨折:肩胛盂上 1/3 骨折,骨折块包含完整的喙突,肩胛骨体部完整。

(3)Ⅲ型骨折:肩胛盂下方或后下方骨折,骨折累及肩胛骨外侧缘,肩胛骨体部完整。

(4)Ⅳ型骨折:肩胛盂下方骨折,骨折线延伸至肩胛骨体部。

(5)Ⅴ型骨折:Ⅳ型骨折合并喙突、肩峰骨折或肩胛盂上关节面游离骨折。

(五)治疗

1.肩胛骨体部骨折

尽管肩胛胸廓关节的运动对保存关节的正常活动非常重要,非手术治疗对肩胛骨体部骨折也能达到很好的治疗效果。由于丰富的血液供应和肩胛骨表面的肌肉覆盖,几乎所有这类骨折都能达到骨性愈合。若出现功能障碍,则需要治疗。如果骨折线延伸至肩胛骨内侧缘,移位>5 mm,需要行骨折切开复位内固定术。需要注意的是,这类肩胛骨体部骨折都是典型的高能量损伤,伴随着高发病率的危及生命的损伤,包括肩胛胸廓关节分离。

2.肩峰骨折

任何有明显移位的肩峰骨折都有内固定手术指征。肩峰切除术将导致三角肌无力和盂肱关节部分功能丧失。如果损伤沿着肱骨干传导,应考虑肩袖损伤并积极治疗。

3.喙突骨折

喙突骨折通常发生于喙突基底,而这在 Stryker 位 X 线片(头倾 45°)能很直观地发现。喙突是一个很重要的解剖结构,上肢屈肌和喙肩韧带均附着于喙突,其移位>1 cm 就需要切开复位。如果骨折移位轻微,可行上肢悬吊和镇痛治疗,约 6 周时间就能恢复活动。如果骨折合并肩锁关节脱位,需要行关节融合治疗。

4.肩胛颈骨折

单纯肩胛颈骨折且移位<1 cm 可以选择非手术治疗。因为肩锁关节和锁骨是分离的,肩胛颈骨折将在损伤原位愈合。手术指征包括移位>1 cm、旋转>40°的骨折以及漂浮肩。如果骨折移位>1 cm 而未治疗,外展肌无力将持续存在,最终将导致患者假性麻痹。对于漂浮肩,肢体的重量将导致骨折进一步移位,因此建议手术治疗。

5.肩胛盂骨折

肩胛盂前侧骨折,骨折块>25%;骨折块>1/3 的肩胛盂后侧骨折;合并肱骨头半脱位;关节面骨折移位>5 mm,以上情况须行切开复位内固定手术。如果行非手术治疗,预后可能不好。手术的目的是使关节面骨折达到解剖复位。80%的手术患者可获得良好的结果,而预后不良与医源性神经损伤密切相关。

（六）手术入路

1.三角肌胸大肌前侧入路

该入路适用于 MayoⅠ型和Ⅱ型损伤。

2.Judet 入路

该入路利用冈下肌和小圆肌的肌间隙,把三角肌从肩峰后侧和外侧的附着处剥下,就可暴露肩胛骨外侧及肩胛盂后侧。后侧肩关节切开可以直视下检查关节。肩胛上神经有一分支支配冈下肌,它位于肩胛骨上切迹上,在该入路暴露过程中有可能被损伤,因此,术中必须标记并加以保护。该入路适用于 MayoⅢ～Ⅴ型损伤。当然,有些骨折类型需要联合入路。

三、锁骨骨折

锁骨为长管状骨,呈"S"形架于胸骨柄与肩胛骨之间,成为连接上肢与躯干之间唯一的骨性支架。因其较细及其所处解剖地位特殊,易受外力作用而引起骨折,属于门(急)诊常见的损伤之一,约占全身骨折的 5%;幼儿更为多见。通常将锁骨骨折分为远端(外侧端)、中段及内侧端骨折。因锁骨远端和内侧端骨折的治疗有其特殊性,以下将进行分述。

（一）致伤机制

多见于平地跌倒手掌或肩肘部着地的间接传导暴力所致,直接撞击等暴力则较少见。骨折部位好发于锁骨的中外 1/3 处,斜形多见。直接暴力所致者,多属粉碎性骨折,其部位偏中段。幼儿骨折时,因暴力多较轻、小儿骨膜较厚,常以无移位或轻度成角畸形多见。产伤所致锁骨骨折也可遇到,多无明显移位。成人锁骨骨折的典型移位所示:内侧断端因受胸锁乳突肌作用向上后方移位,外侧端则因骨折断端本身的重力影响而向下移位。由于胸大肌的收缩,断端同时出现短缩重叠移位。个别病例骨折端可刺破皮肤形成开放性骨折,并有可能伴有血管神经损伤,主要是下方的臂丛神经及锁骨下动、静脉,应注意检查,以防引起严重后果。直接暴力所致者还应注意有无肋骨骨折及其他胸部损伤。

（二）临床表现

1.疼痛

多较明显,幼儿跌倒后啼哭不止,患肢拒动。切勿忘记脱衣检查肩部,否则易漏诊。

2.肿胀与畸形

除不完全骨折外,畸形及肿胀多较明显。因其浅在,易于检查发现及判断。

3.压痛及传导叩痛

对小儿青枝骨折,可以通过对锁骨触诊压痛的部位来判断,并结合传导叩痛的部位加以对照。

4.功能受限

骨折后患侧上肢运动明显受限,特别是上举及外展时因骨折端的疼痛而中止。

5.其他

注意上肢神经功能及桡动脉搏动,异常者应与健侧对比观察,以判定有无神经血管损伤;对直接暴力所致者,应对胸部认真检查,以排除肋骨骨折及胸腔损伤。

（三）诊断

1.外伤史

多较明确。

2.临床表现

如前所述,应注意明确有无伴发伤。

3.X线片

不仅可明确诊断,还有利于对骨折类型及移位程度的判断;有伴发伤者,可酌情行 CT 或 MR 检查。

（四）治疗

根据骨折类型、移位程度酌情选择相应疗法。

1.青枝骨折

无移位者以"8"字绷带固定即可,有成角畸形的,复位后仍以"8"字绷带维持对位。有再移位倾向较大的儿童,则以"8"字石膏为宜。

2.成年人无移位骨折

以"8"字石膏绷带固定 6～8 周,并注意对石膏塑形以防止发生移位。

3.有移位骨折

均应在局麻下先行手法复位,之后再施以"8"字石膏固定,操作要领如下:患者端坐、双手插腰挺胸、仰首及双肩后伸。术者立于患者后方,双手持住患者双肩前外侧处(或双肘外侧)朝上后方用力,使其仰伸挺胸;同时用膝前部抵于患者下胸段后方形成支点,这样可使骨折获得较理想的复位。在此基础上再行"8"字石膏绷带固定。为避免腋部血管及神经受压,在绕缠石膏绷带全过程中,助手应在蹲位状态下用双手中、示指呈交叉状置于患者双侧腋窝处。石膏绷带通过助手双手中、示指绕缠,并持续至石膏绷带成形为止。在一般情况下,锁骨骨折并不要求完全达到解剖对位,只要不是非常严重的移位,骨折愈合后均可获得良好的功能。

4.手术的选择

（1）手术适应证

①有神经血管受压症状,经一般处理无明显改善或加重。

②手法复位失败的严重畸形。

③因职业关系,如演员、模特儿及其他舞台表演者,需双肩外形对称美观者,可放宽手术标准。

④其他,包括合并胸部损伤、骨折端不愈合或晚期畸形影响功能或职业者等。

（2）手术方法选择

①中段骨折钢板固定:目前应用最广泛,适用于中段各类型骨折,可选用锁骨重建钢板或锁定钢板内固定,钢板置于锁骨上方或前方。钢板置于锁骨上方时钻孔及拧入螺钉时应小心,防止过深伤及锁骨下静脉及胸腔内容物。

②髓内固定:适用于中段横断骨折,多用带螺纹钢针或尾端带加压螺纹帽的钛弹性髓内钉经皮固定骨折,以防术后钢针滑移,半数患者可闭合复位内固定。现已较少用克氏针固定锁骨中段骨折,因为其易滑移,向外侧移位可致骨折端松动、皮下滑囊形成。文献曾有克氏针术后

移位刺伤脊髓神经、滑入胸腔的报道。

③MIPO技术:即经皮微创接骨术(MIPO),考虑肩颈部美观因素,通过小切口经皮下插入锁定钢板进行内固定。

(3)术后处理

患肩以三角巾或外展架(用于固定时间长者)制动,并加强功能锻炼。

(五)预后

除波及肩锁或胸锁关节及神经血管或胸腔受损外,绝大多数锁骨骨折患者预后均佳。一般畸形及新生的骨痂多可自行改造。

四、肩锁关节脱位

(一)应用解剖学及功能

肩锁关节为滑膜关节,由锁骨的肩峰端与肩峰的关节面构成。锁骨的肩峰端扁平,指向外下。肩峰关节面位于肩峰内缘,指向内上。

肩锁关节的稳定由3分部装置维持:①关节囊及其加厚部分形成的肩锁韧带,控制肩锁关节水平方向上的稳定性。②前方三角肌及斜方肌的腱性附着部分。③由喙突至锁骨的喙锁韧带,控制肩锁关节垂直方向上的稳定性。喙锁韧带分为斜方韧带和锥状韧带2部分。斜方韧带呈四边形,起于喙突上面的后部,附着于锁骨肩峰端前外侧的粗糙骨嵴即斜方线,其上内面为锁骨下肌,下外面为冈上肌,前方游离。锥状韧带呈三角形,在斜方韧带之后,起自喙突出缘的后部,附着于锁骨外侧端的下后面。锥状韧带与斜方韧带之间有滑囊或脂肪相隔。如单纯切断肩锁韧带仅出现半脱位;如同时切断肩锁及喙锁韧带则可引起全脱位;切断关节囊,同时切断斜方韧带或锥状韧带,亦可引起全脱位,故喙锁韧带对维持肩锁关节的完整性极为重要。

肩锁关节内有一棱柱状纤维软骨盘,软骨盘的大小和形状变异很大。仅1%的人有完整的软骨盘。发育正常时可以将关节腔完全分开成2个部分。

Bosworth认为锁骨与喙突之间的间隙不超过1.3 cm,Bearden报道喙锁间隙为1.1~1.3 cm。

肩锁关节的运动:对肩锁关节活动范围的研究是一个循序渐进的过程。目前普遍认为,无论肩关节做任何动作,肩锁关节仅有5°~8°的活动范围。这样解释肩锁关节融合以及喙锁间拉力螺钉的使用,对肩关节没有明显的限制。在上肢完全上举过程中,锁骨旋转40°~50°,这样的旋转范围与肩胛骨的同步旋转关系密切,与肩锁关节没有明显的关系。

(二)损伤机制

1.直接暴力

最常见的损伤动作是摔倒时,上肢保持内收位,肩部的前上或后上撞地,外力将肩峰推向下、内方导致肩锁关节囊、肩锁韧带不全或完全断裂、三角肌和斜方肌附着点撕裂、喙锁韧带不全或完全断裂。

2.间接暴力

(1)作用于上肢向上的间接暴力:摔倒时,外力经手掌向上传导,通过肱骨头作用于肩峰。造成肩锁韧带损伤,而喙锁韧带完整,喙锁间隙减小。若暴力非常大,则会出现肩峰骨折、肩锁韧带断裂和盂肱关节向上脱位。这是一种非常少见的损伤机制。

（2）作用于上肢向下的间接暴力：外力通过向下牵拉上肢，间接作用于肩锁关节。这也是一种少见的损伤机制。

（三）分型

基于肩锁关节解剖学的特殊性，与其他的关节不同，肩锁关节损伤的不同诊断取决于关节囊韧带（肩锁韧带），关节外韧带（喙锁韧带）和周围肌肉结构（三角肌和斜方肌）损伤的程度。

Rockwood分型：肩锁关节损伤共分为6型。

Ⅰ型：轻度损伤，肩锁关节部分韧带损伤，肩锁关节完整，喙锁韧带完整，三角肌和斜方肌完整。

Ⅱ型：中度损伤，有肩锁关节囊破裂，肩锁关节间隙增宽，与健侧对比有轻度的垂直方向上的分离，喙锁韧带部分损伤，喙锁间隙轻度增宽，三角肌和斜方肌完整。

Ⅲ型：重度损伤，肩锁韧带完全断裂，肩锁关节脱位，肩部复合体向下移位，喙锁韧带完全断裂，与健侧对比，喙锁间隙增加25%～100%。三角肌和斜方肌在锁骨远端附着处剥离。Ⅲ型的另一种表现：肩锁关节脱位合并喙突骨折，软组织严重损伤或锁骨外端顶破关节囊呈纽扣式损伤。

Ⅳ型：肩锁韧带完全断裂，肩锁关节脱位，锁骨向后脱位，位于肩峰的后面，刺入或穿透三角肌。喙锁韧带完全断裂，与健侧对比喙锁间隙可以正常或改变（增宽或减小），三角肌和斜方肌在锁骨远端附着处剥离。

Ⅴ型：肩锁韧带完全断裂，喙锁韧带完全断裂，肩锁关节脱位，锁骨与肩峰距离明显增宽（与健侧对比增加100%～300%），三角肌和斜方肌在锁骨远端附着处剥离。

Ⅵ型：肩锁韧完全断裂，喙突下型喙锁韧带完全断裂，肩峰下型喙锁韧带保持完整，肩锁关节脱位，锁骨移位至肩峰或喙突下方。喙突下型喙锁关系颠倒（锁骨位于肩峰下方），肩峰下型喙锁间隙减少（锁骨在肩峰下方）。三角肌和斜方肌在锁骨远端附着处剥离。

（四）临床症状和诊断

1.损伤表现

（1）Ⅰ型损伤：肩锁关节有轻到中度压痛和肿胀，不能触及关节脱位，喙锁间隙无压痛。

（2）Ⅱ型损伤：肩锁关节半脱位，关节处有中到重度疼痛。如果在伤后较短的时间内对患者进行查体，可触及锁骨远端稍高于肩峰。活动肩关节时，肩锁关节疼痛。锁骨远端不稳定和呈现漂浮感。在喙锁间隙内可有压痛。

（3）Ⅲ型损伤：肩锁关节完全脱位，患者典型的体征是患肢内收贴近躯干，并稍上提以缓解肩锁关节的疼痛。肩部复合体向下移位，锁骨将皮肤挑起而显得更加明显。患肢的活动特别是外展活动受限。

肩锁关节、喙锁间隙和锁骨外侧1/4上方压痛。锁骨远端在水平及垂直方向上均不稳定，Delbet将其形象地比作钢琴键。

（4）Ⅳ型损伤：Ⅳ型肩锁关节损伤的患者除了具有Ⅲ型损伤的临床表现外，还有在患者坐位时，从上方检查患肩，与健侧相比，锁骨远端向后移位。有时甚至向后明显移位，穿透三角肌，将后侧的皮肤挑起。肩关节的活动更加受限，常常伴有胸锁关节脱位。

（5）Ⅴ型损伤：Ⅴ型肩锁关节损伤较Ⅲ型损伤更为严重，锁骨远端向上明显脱位至颈部基底,这是上肢向下移位的结果。因附着在锁骨上的肌肉组织和软组织撕裂范围更加广泛,患者肩部疼痛的症状较Ⅲ型损伤更为严重。若肢体向下移位严重,则可发生臂丛神经牵拉损伤的症状。

(6)Ⅵ型损伤:从上面看,与健侧肩关节的圆形轮廓相比,患肩变得较为平坦,肩峰明显突起。造成锁骨喙突下脱位得暴力非常大,有时锁骨骨折、上位肋骨骨折和臂丛上根神经的损伤。合并这些损伤时,肩部肿胀明显,肩锁关节损伤易被忽略。Patterson、McPhee、Schwarz及 Kudera、Gerber 及 Rockwood 所报道的病例中,没有并发血管损伤的病例。但在复位之前有短暂的感觉异常,复位后,神经病状消失。

2.放射学诊断

应用常规的肩关节技术对肩锁关节进行放射学检查,会发生 X 线曝光过度,使一些细小的骨折被漏诊。

(1)前后位:常规的前后位 X 线片应在站立或坐位时拍摄。Zenca 认为肩锁关节真正的前后位 X 线片上,锁骨远端与肩胛骨的肩胛冈相重叠,故推荐行头倾 $10°\sim15°$ 进行投射,这样可以显示细小的骨折和脱位。

(2)侧位:当怀疑肩锁关节脱位时,应行患侧及健侧的肩部轴侧位,这样可以显示锁骨的前后移位以及在前后位 X 线片上不能见到细小骨折。

(3)应力位 X 线片:临床上有明显肩锁关节损伤病史,并有完全脱位的典型畸形的病例,在常规的 X 线片上表现为喙锁间隙增宽。但有些病例因健侧上肢的保持性上托作用,使脱位的肩锁关节复位,其在常规 X 线片上不能发现。另外在常规 X 线片上,很难区别肩锁关节Ⅱ型损伤和肩锁关节Ⅲ型损伤。因此,怀疑肩锁关节脱位时,应常规行肩锁关节的应力位 X 线片,来检查喙锁韧带的完整程度。

3.放射学评估

(1)正常关节:肩锁关节的宽度和形状在冠状位个体之间差异很大。Urist 研究 100 例正常肩锁关节的 X 线片后发现:49％的肩锁关节由外上斜向内下,锁骨远端关节面在肩峰关节面之上;27％垂直;3％由内上斜向外下,锁骨远端关节面在肩峰关节面之下。另外 21％肩锁关节不一致,锁骨位于肩峰关节面的上方或下方。Nguyen 研究了 300 例正常的肩锁关节发现:51％锁骨远端关节面在肩峰关节面之上;18％垂直;2％锁骨远端关节面在肩峰关节面之下,29％肩锁关节不一致。

Nguyen 认为肩锁关节间隙随着年龄的增加而减少,肩锁关节的正常宽度为 $0.5\sim7$ mm。60 岁以上的老年患者肩锁关节间隙为 0.5 mm,可以视为正常。男性肩锁关节间隙大于7 mm、女性大于 6 mm 则为异常。

喙锁间隙在个体之间也存在明显差异。Bearden 认为喙锁间隙的正常 $1.1\sim1.3$ mm,患侧间隙较健侧增宽 50％,提示肩锁关节完全脱位。

(2)损伤的肩锁关节

①Ⅰ型损伤:Ⅰ型损伤在 X 线片上肩锁关节正常,仅软组织有轻微肿胀。

②Ⅱ型损伤:Ⅱ型损伤锁骨外侧端稍高于肩峰。肩胛骨轻微的内旋和因斜方肌的牵拉,锁骨向后轻度脱位,与健侧相比患肩稍增宽。应力 X 线片上双肩的喙锁间隙相同。

③Ⅲ型损伤:肩锁关节完全脱位,锁骨外侧端高于肩峰上缘,喙锁间隙明显增大。有时可有锁骨远端或肩峰的骨折。肩锁关节完全脱位伴喙突骨折非常少见,且在常规X经片上很难发现。所以在肩锁关节完全脱位而喙锁间隙正常时,应高度怀疑喙突骨折。

④Ⅳ型损伤:Ⅳ型肩锁关节损伤在X线片上表现除了锁骨远端向上移位、喙锁间隙增加之外,最显著的特征是在轴侧位X线片上锁骨远端的向后移位。必要时行CT检查判断锁骨向后移位的情况。

⑤Ⅴ型损伤:Ⅴ型肩锁关节损伤的特性X线表现是喙锁间隙的明显增加(是健侧的2～3倍)。

⑥Ⅵ型损伤:肩锁关节向下脱位有肩峰下型和喙突下型两种类型。肩峰下型喙锁间隙减小,锁骨远端在肩峰下方。喙突下型的特点是喙锁关系颠倒,锁骨在喙突下方。因为这种损伤通常是严重创伤所致,经常伴有锁骨和肋骨的骨折。

(五)治疗

1.Ⅰ型损伤

Ⅰ型肩锁关节损伤的特点是肩锁关节部分韧带损伤,肩锁关节完整,喙锁韧带完整。通常休息7～10天后症状消失。冰袋冷敷有助于减轻不适。但应防止肩关节进一步损伤,直到损伤处无疼痛,关节活动正常。

2.Ⅱ型损伤

Ⅱ型肩锁关节损伤,肩锁韧带撕裂,喙锁韧带紧张、完整。

(1)非手术治疗:大多数学者认为Ⅱ型肩锁关节损伤可应用非手术方法治疗,但Bergfeld与其同事的报道以及Cox的研究认为:Ⅰ型、Ⅱ型肩锁关节损伤保守治疗后会发生严重的肩锁关节不稳定,这与以前的认识不同。

Ⅱ型肩锁关节损伤保守治疗的方法很多,一些学者试图应用加压绷带和三角巾、黏着性胶带、挽具、支具、牵引技术和许多的石膏管型将半脱位的肩锁关节复位。Allman推荐使用Kenny-Howard挽具固定3周,他认为需要3～6周持续的压力作用于锁骨上面,才能使韧带愈合。

(2)手术治疗:Ⅱ型肩锁关节损伤后常出现持续的疼痛,可能是因为锁骨创伤后的骨溶解,撕裂的关节囊韧带进入关节,关节软骨或关节盘脱落进入关节等因素引起,Bateman将其描述为关节内紊乱,有时需要肩锁关节成形术来缓解疼痛,如果锁骨远端关节面退变,应将锁骨远端2 cm切除,同时行关节清理和关节盘切除术。

3.Ⅲ型损伤

(1)非手术治疗:在早期,有的学者主张采用闭合复位,用加压绷带保持锁骨复位后的位置即在下压锁骨远端的同时,用三角巾或绷带将上臂上提。并认为:除了存在不可避免的肩锁关节畸形外,疗效较好。目前最为常用的2种方法为:①闭合复位,用悬带或支具维持锁骨复位后的位置;②短期悬吊后,早期活动,即所谓的技巧性忽略,伤后行1～2周的三角巾悬吊,然后行康复锻炼。Hawkins,Dias,Schwarz分别报道了对Ⅲ型肩锁关节损伤的患者采用技巧性忽略的方法治疗,90%～100%的患者疗效满意。

(2)手术治疗:由于肩锁关节及周围解剖的特殊性和创伤解剖变化的复杂性,有关Ⅲ型肩锁关节损伤的治疗方法虽有百余种,但效果都不十分理想。Ⅲ型肩锁关节损伤的修复主要有4种手术方法:①肩锁关节复位内固定、韧带修复与重建;②喙锁间内固定、韧带修复与重建;③锁骨外端切除;④肌肉动力性转移。目前的治疗方法多在这4种方法的基础上进行改进或将其中的几种方法结合应用。

肩锁关节损伤的不同手术方法:①克氏针内固定;②钢丝或丝线重建喙锁韧带;③松质骨螺钉重建喙锁韧带;④喙锁韧带完整,行锁骨远端切除;⑤喙锁韧带断裂缺失,行锁骨远端切除,喙锁间行韧带、筋膜或丝线重建。

肩锁关节脱位手术治疗应符合以下原则:①使肩锁关节恢复正常的解剖位置;②修整清除破裂或退变的关节面和关节间软骨盘;③修复重建稳定关节的韧带、关节囊以维持正常的肌力平衡;④可靠的固定至修复重建的韧带牢固愈合;⑤防止肩周围组织并发症。

固定肩锁关节的方法较多,包括:①肩锁关节张力带钢丝技术;②Stehli钢板;③Bbsworth螺钉;④Wolter钢板;⑤Rahmanzadeh钢板;⑥Basler钢板等。多数学者不主张应用克氏针,认为克氏针太细,容易发生断裂和移位。

喙锁韧带重建的方法有:①喙肩韧带转移;②喙突转移;③钢丝或丝线替代;④阔筋膜筋膜条或掌长肌腱重建;⑤生物聚酯人工韧带、碳纤维人工韧带、涤纶毡片人工韧带。喙肩韧带转移喙突上移术后再脱位发生少,但手术损伤大,会产生新的畸形,故对陈旧性脱位较适用。早期手术常取大腿的阔筋膜制成筋膜条或用掌长肌腱重建喙锁韧带,创伤大,患者较难接受,术后效果也不稳定。人工韧带具有良好的生物相容性、柔韧性和强度,损伤小,且能避免2次手术,对青年及运动员尤为适用。

对于急性损伤,推荐使用肩锁关节张力带钢丝技术,同时尽量一期修复喙锁韧带。采用Robers切口,沿肩峰前上缘和锁骨外侧1/4处做一弧形切口,保护头静脉,分离肩峰和锁骨外侧缘的三角肌起点,显露肩锁关节囊及肩峰,向外侧剥离或牵开三角肌可以暴露喙突。检查脱位的肩锁关节,将损伤的关节软骨切除,清除关节内嵌入的软组织,使其脱位的锁骨下端复位,在保持良好的复位情况下,从肩峰外侧缘,向锁骨远端钻入2枚克氏针,2枚克氏针间距为1.5 cm,穿入锁骨约3 cm。在锁骨上钻孔,穿过钢丝,8字绕过克氏针尾端并拧紧固定。将针尾折弯90°,留于肩峰外侧皮下,最后用羊肠线或粗丝缝合断裂的喙锁韧带。

(3)术后处理:术后均用三角巾悬吊患侧上肢,并屈肘、内收、内旋2周。嘱患者早期锻炼手腕及肘关节活动,3周后逐渐练习肩关节前屈、后伸。禁止外展。8~10周去除内固定。

但有学者认为直接用克氏针或斯氏针穿越肩锁关节,会引起关节的创伤性退变。故推荐应用松质骨螺钉直接固定锁骨与喙突。对于陈旧脱位,我们推荐使用喙突转移来重建喙锁韧带,如果锁骨远端病变严重,可行锁骨远端切除。

4.Ⅳ型、Ⅴ型和Ⅵ型损伤

目前普遍认为,Ⅳ型、Ⅴ型和Ⅵ型损伤因锁骨远端移位较大,并向后穿入斜方肌或移位至喙突下,需行手术治疗。治疗方法同Ⅲ型损伤。

近10年来有2种专用钢板治疗肩锁关节脱位:

(1)Wolter钢板:由德国LINK公司制造。此钢板分左右侧,由与锁骨贴合的窄钢板及其延长部分的坚强、钝性的钩组成,并有三孔及五孔之分。

使用时,Wolter 钢板的钢板部分放到锁骨上,Wolter 钢板的钩放到在肩峰上钻好的孔中,钩应在关节囊外,并位于肩锁关节的后方。

手术适应证:

①肩锁关节脱位Ⅱ度和Ⅲ度。

②肩锁关节脱位 Rockwood 分型Ⅳ、Ⅴ、Ⅵ型。

③合并锁骨远端骨折。

手术操作步骤:

①患者取仰卧位,抬高患侧肩背约30°,头部转向对侧。沿锁骨至肩峰弧形切开皮肤,暴露锁骨远端,肩锁关节和肩峰(如果未显露出肩峰,可以弧形延长切口或将抬高的锁骨向下压低即可显露)。

②复位肩锁关节使其恢复解剖位置,可用复位钳或克氏针临时固定。将模板置于锁骨上方,确认板上螺钉定位孔都在锁骨上,在肩锁关节囊的外侧依据模板选取 Wolter 钢板的肩峰位点,用 4.5 mm 的钻头向肩峰上钻孔。肩峰孔点大约距肩峰内侧缘 1.5 cm。

③在关节囊外、位于肩锁关节后方置入 Wolter 钢板钩。将钩贴着肩峰后内侧边缘的肩峰下骨面向钻孔处滑行,感到钩进入骨孔时下压钢板,使钩从孔内穿出。下压钢板使钢板与锁骨相贴,如钢板近端有一定的弹力而肩锁关节仍位于解剖位则刚合适;如钢板近端上翘不能压在锁骨上时,则须取出钢板以钩板连接处为弯点向下折弯;如钢板近端无弹力即能压贴在锁骨上时,则须取出钢板以钩板连接处为弯点向上折弯,否则会造成肩锁关节未完全复位的情况。如钩的末端过长时可剪除。

④将 Wolter 钢板向近侧拉紧,避免肩锁关节间隙增宽,用螺钉固定 Wolter 钢板的钢板部分。修补肩锁韧带,喙锁韧带可不行修补。

(2)AO 肩锁钢板:此钢板亦分左右侧,由与锁骨帖服的钢板及其呈枪刺状的延长端构成。手术适应证与 Wolter 钢板相同。

手术方法与 Wolter 钢板相似,但不用在肩峰处钻孔,将呈枪刺状的延长端插入肩锁关节后方的肩峰下即可,其枪刺状的延长端常需向上折弯。

AO 肩锁钢板无法拉紧肩锁关节间隙,术后 X 片常可发现肩锁关节间隙增宽。AO 肩锁钢板更适用于锁骨远端骨折。

(六)合并症

喙锁韧带骨化,Arner 报道喙锁韧带骨化的发生率为 57%～69%。一些学者认为喙锁韧带骨化的发生与手术有关。但 Millbourn 发现喙锁韧带骨化也发生在Ⅰ型和Ⅱ型损伤中。多数学者认为喙锁韧带骨化的发生与最终疗效无关,无需进一步处理。

喙突骨折不愈合,非常罕见。常表现为上举时不适,肩关节无力。需植骨固定。

手术并发症包括:伤口感染、骨髓炎、关节炎、软组织骨化、骨吸收、克氏针或斯氏针的移位、内固定物折断和再次脱位。

非手术治疗的并发症:软组织嵌入关节,关节僵硬,需及时观察和调整,固定器械引起的皮肤刺激甚至出现皮肤溃疡、日常活动受限、畸形、软组织骨化、关节炎。

五、胸锁关节脱位

（一）发生率

胸锁关节脱位的发生率占肩带损伤的 3%。由于胸锁韧带后部较强大,胸锁关节多发生前脱位。胸锁关节脱位多发生于机动车事故和对抗性运动中。

（二）解剖

胸锁关节是一个可动关节,它是人体所有大关节中最不稳定的关节。锁骨内侧骨骺是最后闭合的骨骺,在 23～25 岁时闭合。强大的韧带牵扯导致骨骺分离,常被误诊为胸锁关节脱位。

韧带:

(1)关节软骨盘韧带:密集的纤维结构,类似于对抗关节向内移位的缰绳。

(2)肋锁韧带:在锁骨旋转和上抬过程中提供关节稳定性。

(3)锁骨间韧带:帮助支撑起肩关节。

(4)关节囊韧带:覆盖胸锁关节的前上部和后部。

（三）生物力学

胸锁关节能够在所有平面移动。它在上方、前方和后方各有约 35°的活动度,并且能够绕锁骨的长轴旋转 45°～50°。

（四）损伤机制

胸锁关节脱位多发生于高能量损伤。直接或间接暴力都可能导致脱位。前脱位较常见,因为胸锁关节囊后韧带更强大。

（五）诊断

1.临床检查

胸锁关节疼痛和软组织肿胀。患者用对侧的上肢扶着患侧的上臂。并伴有呼吸困难、窒息感和吞咽困难。

2.影像学检查

正侧位 X 线片很难发现问题。因此,其他体位的 X 线片常用来诊断胸锁关节脱位。

(1)Hobbs 位:90°俯身位,是指患者俯身贴于放射板上,前部和下部的肋骨就会投影于放射板上。

(2)Serendipity 位:40°头倾位可以观察胸锁关节和锁骨内侧端。如果内侧锁骨向前方脱位,相对于由正常锁骨画出的水平线,脱位的锁骨将高于此水平线。如果内侧锁骨向后脱位,锁骨将低于此水平线。

(3)CT:CT 是评估胸锁关节最好的手段。CT 可以区分骨折和脱位,并且双侧的胸锁关节可以在同一时间进行比较。

（六）治疗

1.轻度扭伤（Ⅰ型损伤）

韧带完好,关节稳定。治疗方法是进行冰敷、上肢悬吊和舒适位的早期活动。

2.中度扭伤(Ⅱ型损伤)

关节囊,关节软骨盘和肋锁制带部分破坏,胸锁关节半脱位——减少向后拉伸肩部,悬吊制动,防止手臂活动。保护4～6周,逐步恢复运动。

3.严重的错位(Ⅲ型损伤)

(1)胸锁关节前脱位:如果患者脱位7～10天,可以尝试进行复位。这些都是典型的不稳定脱位,将会再次发生脱位。如果复位后能维持到位,固定应至少保持6周。如果是不可复的前脱位,不建议进行手术治疗。

(2)急性后脱位:如果患者脱位7～10天,建议进行闭合复位。首先,应进行彻底检查以排除肺或血管损伤,如有必要,在复位时胸外科医师应在场以预防并发症的发生。如果复位成功,胸锁关节通常是稳定的。

(3)慢性胸锁关节后脱位:如果闭合复位失败或出现慢性后脱位,应进行手术治疗。因为大多数的成年患者不能耐受纵隔压缩。由于发生致命并发症的风险较高,胸外科医师应参与到手术团队中。该操作的目的在于稳定胸锁关节或切除锁骨内侧端并固定到第一肋。切勿用金属针、斯氏针、克氏针、螺纹针或Hagie针固定胸锁关节,因为上述固定物都需要拆除,并且会并发很严重的并发症。

第二节　肱骨干骨折

一、概述

肱骨骨折约占所有骨折的3%。治疗方法包括手术治疗和非手术治疗的多种方式。由于肱骨有其内在的软组织夹板效应及生物学的潜在优势,大多数的肱骨干骨折非手术治疗可以取得很好的疗效,尤其是低能量损伤的肱骨骨折;但高能量损伤的肱骨骨折多为粉碎性,常合并软组织损伤,常需手术治疗。

二、结构特点

肱骨干上端起始于外科颈,下端止于肱骨内外侧髁上缘连线。上半部分呈圆柱形,下半部分呈三棱柱形。体中部的前外侧面有呈"V"形的三角肌转子,为三角肌在肱骨的附着点。该肌止端处的凹陷是一个重要的解剖标志,它相当于肱骨的中段,是肱肌和喙肱肌的起止点及滋养动脉进入肱骨的位置。于此平面,有桡神经和肱深动脉经桡神经沟绕过肱骨背面,尺神经向后穿内侧肌间隔离开肱骨。肱骨下端前后扁平微向前倾,形成两个关节面,参与组成肘关节;其两侧突起为内、外上髁,并分别向上延为内、外上髁嵴。

肱骨的血供主要来自滋养动脉、骨骺动脉及骨膜动脉3个系统,上端的动脉主要来自旋肱后动脉,经小孔入骺端,故此处血供好,骨折愈合较好。肱骨体的血供主要来自肱动脉及肱深动脉发出的滋养动脉,经滋养孔入骨干后分为升、降两支,并与两端的骨骺动脉及骨膜动脉相吻合。肱骨下段的动脉主要来自肱深动脉及尺侧副动脉等。

当肱骨在不同水平发生骨折时,肱骨上的不同附着肌肉将断端向不同方向牵拉而产生不同的移位。当骨折位于三角肌止点以上时,近骨折段受胸大肌、背阔肌和大圆肌牵拉而内收,远骨折段受三角肌牵拉而外展,但因同时受肱三头肌、肱二头肌和喙肱肌的牵拉而使两骨折段重叠。当骨折位于三角肌止点以下时,三角肌牵拉近骨折段外展,远骨折段受肱三头肌和肱二头肌牵拉而向上移位。

三、临床表现

同其他骨折类型一样,大部分肱骨干骨折患者的症状和体征表现为肿胀、疼痛、畸形及骨擦音。车祸、直接暴力打击以及由于手部着地或肘部着地所产生的间接暴力是肱骨骨折的常见受伤机制。有时因为投掷运动或"掰手腕"也可导致肱骨干骨折,此骨折多为中下 1/3 的斜形骨折或螺旋形骨折。在关注肱骨情况时,全身系统的体格检查也是必需的,以防止遗漏其他部位的损伤。

完整的神经血管系统检查也是不可或缺的,在行闭合复位或手术治疗前,应检查桡神经是否有受损。此外,肱骨近、远端的肩关节和肘关节以及腕关节也需仔细检查以排除其他损伤。皮肤的损伤也应引起重视,皮肤损伤可分为擦伤、挫伤以及软组织的复合伤,同时,要警惕前臂和上臂骨筋膜隔室综合征的发生。

四、影像学检查

完整的肱骨正侧位 X 线检查不仅可以看到整个肱骨干,还应包括肘关节和盂肱关节。在摄 X 线片时应由技师来挪动 X 线机的位置以获取标准的正侧位 X 线片,而不是通过变换患者的肢体。因为细微地旋转肢体就难以获取肱骨近端的正交视图,从而得到一个不完整的影像学检查结果。对于病理性肱骨骨折,在决定治疗方式前,还需其他的检查,如用 CT 及 MRI 等来评估,以排外肿瘤及隐匿性的病变。

骨折分型:肱骨干骨折有多种分型方法。大部分分型是基于 X 线片的表现或肱骨的几何形态。在临床上,肱骨干骨折的治疗不仅依靠分型,还要综合考虑其他因素,如骨质强度、局部软组织条件,神经血管的损伤及身体其他合并伤。简单的骨折可分为横形骨折、斜形骨折、螺旋形骨折。更复杂的骨折类型包括多段骨折、严重粉碎性骨折、开放性骨折,以及合并肘关节或肩关节脱位的肱骨干骨折。Holstein-Lewis 骨折是肱骨干骨折的一种特殊类型,主要是指肱骨远端中下 1/3 的螺旋形骨折,典型的表现是骨折远端骨块有个长斜形尖端,容易引起桡神经的损伤。对于开放性肱骨骨折,应根据 Gustilo 和 Anderson 分型来决定。此外,由骨质疏松、原发瘤或转移瘤以及其他的一些情况导致的病理性骨折,对于骨折分类的描述也很重要。

五、治疗

(一)非手术治疗

大部分肱骨干骨折可以采取非手术治疗的方式。但是,骨折的类型、患者的年龄及职业、有无其他脏器的合并伤都可以影响骨折治疗方案的选择。横形及斜形的肱骨干骨折非手术治疗的效果较好。非手术治疗方式包括悬垂石膏、肩人字石膏、U 形石膏、维尔波绷带、夹板、可调式功能支具治疗等。由于其简单有效、花费少、并发症少，可调式功能支具的使用越来越多。长斜形的肱骨干骨折、无合并肌肉软组织的损伤是可调式功能支具使用的理想适应证,其使用的时间一般是在使用夹板固定后 3～14 天。肘关节的早期屈伸活动有助于肱骨干骨折的愈合,有报道称可调式功能支具治疗的有效率达 90% 以上。可调式功能支具固定在关节外的肱骨髁上骨折的治疗有效性已得到证实,但在肱骨近端骨折由于腋窝的遮挡,可调式功能支具的治疗有效性相对较差。因需要患者长时间保持直立的姿势,而且还需频繁的门诊复查以确定骨折复位后的位置保持,悬垂石膏的使用较少。维尔波绷带固定悬吊可应用于 8 岁以下的小孩,U 形石膏及夹板可以在使用支具固定前应用。总之,在非手术治疗时,同等条件下应尽可能优先选择可调式支具固定。

（二）手术治疗

尽管大部分的肱骨干骨折可以采取非手术治疗,仍有部分骨折需要手术治疗,手术适应证见表 3-1。

表 3-1　手术适应证

肱骨干多节段骨折
伴同侧下肢骨折
骨折线延伸至肩关节、肘关节
严重的开放性骨折
合并血管、神经损伤
双侧肱骨干骨折
病理性骨折
"漂浮肘"
伴颅脑、胸外伤者
另外,手法复位后短缩仍＞3 cm、旋转畸形＞30°、成角畸形＞20°
过度肥胖、巨大乳房者也需手术治疗
帕金森病患者

1.钢板内固定

(1)切开复位钢板内固定手术在肱骨干骨折治疗中一直占主导地位,其固定可靠、减少肩关节的僵硬,术中可显露桡神经、减少桡神经的损伤,术中可直视下复位,术后可早期行功能康复锻炼。另外,切开复位钢板固定手术可取自体骨、同种异体骨或人工骨植入以达到治疗骨不连或骨缺损的目的。同时,钢板固定时的相对稳定和绝对稳定都能达到较好的效果。在没有严重粉碎性骨折的情况下,接骨板及拉力螺钉固定是大部分患者的首选。另外,当难以置入理想的拉力螺钉时,可以使用加压钢板。当骨折类型更加粉碎及复杂时,应考虑桥接固定。利用这种技术,将接骨板远离骨折远、近端固定,恢复骨折的长度,纠正上臂的旋转及成角畸形即可。这种技术可以通过传统的开放式手术或经皮插入的方法来施行。

(2)动力加压板:AO 组织推荐使用 4.5 mm 的宽动力加压钢板(DC 或 LC-DCP),在肱骨骨折的远近端各最少固定 6 层(最好是 8 层)皮质。使用宽加压板的理由是它允许多平面置入螺钉,增加固定强度。对于骨干直径较小的肱骨可能不能接受 4.5 mm 的宽加压板,对于这些情况可以使用窄的 4.5 mm 加压板或3.5 mm 的接骨板代替。

(3)锁定板:锁定螺钉的出现明显扩展了接骨板在肱骨干骨折治疗中的应用范围。不管是骨质疏松还是近于骺端的骨折,锁定板均可获得牢靠的固定。在这两种临床情况下,锁定螺钉和锁定板的锁定关系可以防止螺钉退钉,提高钉板固定的强度。在肱骨骨折中最常使用加压与锁定混合的固定方式,在这种模式下,首先使用传统螺钉的骨与板的摩擦力加压作用使钢板紧贴骨面,接着通过数枚锁定螺钉固定来加强稳定。另一种使用模式是锁定板的"内-外固定"模式,在该种模式中,钢板无须紧贴骨面放置,直接通过锁定螺钉与锁定板的锁定作用来维持稳定。虽然这种技术的理论优势是具有最小化骨膜的破坏,但其优良的临床结果尚未被证实。锁定钢板已在骨质疏松骨折的应用方面被证明是有利的,但对于正常的骨质使用锁定板并没有绝对的优势。

2.髓内钉固定

(1)刚性髓内钉:刚性顺行髓内钉适用于近端和中段的骨折。在肱骨远端 1/3,因肱骨的髓腔为扁平形状,阻挡了髓内钉的插入,固定深度不够,不适于固定肱骨远端 1/3 的骨折。髓内钉的优点包括有限的切开、骨折的间接复位保留了生物学优势。静态的锁定可以提供旋转和轴向的双向稳定性。与肱骨干骨折顺行髓内钉固定相关的并发症包括肩袖损伤、肩疼痛和近端突出的硬件。为避免这些肩部并发症,有学者提出逆行置钉,开口于鹰嘴窝后部。但在避免肩部并发症的同时,此入路增加了肱骨髁上的应力,有时髓内钉难以穿过肱骨远端。病理性骨折是髓内钉固定的一个较好适应证,因为髓内钉固定可以跨过病变的瘤段,减少钢板在长骨段强度弱化的肿瘤部位固定的稳定风险。肱骨骨折合并有下肢损伤,且同时预计需要拐杖来帮助康复的患者使用髓内钉固定是较好的选择,它已被证实更适合负重活动锻炼。然而,对于前述的情况,最近的临床研究也支持钢板固定方式。在肱骨干骨折是否需要髓内扩髓仍然是一个有争议的话题。由于有损伤桡神经的风险,由骨折移位导致软组织剥离的患者,不适合扩髓。开放置钉在降低神经和血管损伤风险的同时,也缩小了间接复位和有限切开、较少破坏骨折断端血供的优势。

(2)弹性髓内钉:弹性髓内针固定既可用于成年人,也可用于儿童肱骨干骨折。许多外科医师希望通过弹性髓内钉的简单操作技术来降低手术并发症。弹性髓内钉可顺行插入,也可逆行插入。为控制旋转,推荐使用多枚弹性髓内钉固定。并发症包括髓内钉移位、骨不连和旋转不稳定。

3.外固定

对于开放性骨折、感染性骨不连、烧伤患者、节段性骨缺损等患者适合外固定架固定。外固定应通过可控的方式在直视下插入以避免神经、血管损伤。对于 Gustilo Ⅲ 型开放性骨折,外固定架是一个很好的选择。然而,Gustilo Ⅰ 型和 Ⅱ 型开放性骨折可使用接骨板或髓内钉进行固定。外固定架固定通常是在软组织愈合前,以及功能支具前或终末固定前的临时固定。一般不建议作为终末固定方式来治疗肱骨干骨折。

（三）手术入路

1.肱骨干的后侧入路

先从肱三头肌的长头和外侧头间的间隙显露。随后再分离深层的内侧头即可暴露肱骨干。与此入路显露有关的危险包括损伤桡神经和损伤肱深动脉。手术过程中必须识别和保护这两个重要的结构。此外,应注意不要损伤尺神经或臂丛外侧皮神经。

2.肱骨干前外侧入路

在前外侧入路中,首先沿三角肌与胸大肌肌间沟显露,在远端通过将肱肌肌纤维纵行向两侧分开,即可显露肱骨。主要的危险是桡神经及肌皮神经,因为其进入肌间隔远端。

3.肱骨干后外侧入路

此入路主要是从外侧肌间隔中进入,远端允许向肱骨外侧髁延伸,近端可延伸至腋神经与肱骨近端交界处。它的主要优点是可探查在肱骨的后部走行及前侧走行部分的桡神经。

六、并发症

在治疗肱骨干骨折时,可能出现的并发症包括骨髓炎、骨折畸形愈合、延迟愈合或不愈合、血管损伤、桡神经损伤。

（一）骨髓炎

肱骨骨髓炎比较罕见,但可出现在开放性骨折或手术治疗的病例中。其诊断较困难,除非存在明显感染的迹象。开放性骨折和使用免疫抑制药者并发骨髓炎的风险较正常人偏高。清创灌洗和使用特此入路远端允许向肱骨外侧髁延伸,近端可延伸至腋神经与肱骨近端交界处。它可探查在肱骨的后部走行及前侧走行部分的桡神经异性抗生素或拆除内固定仍然是治疗的基本原则。核医学的研究发现,使用包裹铟标记的白细胞和^{99m}锝的亚甲基二膦显像的标记物有利于肱骨骨髓炎的诊断。抗生素和骨水泥链珠的填充可治疗肱骨骨髓炎,但需先去除死骨,在肢体功能重建中,肱骨短缩 3 cm 不影响上肢的功能。

（二）畸形愈合

肱骨轻度的成角和旋转畸形,只要不超出一定的限度,一般不影响上肢的功能。通常,20°～30°的成角畸形和15°的旋转畸形被认为是可以接受的。畸形愈合经常需要通过截骨手术矫正,使用髓内钉或接骨板固定都可获得牢靠固定。

（三）不愈合

肱骨骨不连最常发生在严重骨血流阻断、多段骨折、横形骨折、骨折内固定不稳、高能量损伤或严重多发伤患者。肱骨干骨折不愈合率占所有骨折的 2%～5%。骨不愈合治疗的关键是复位骨折碎片,维持生物学和生物力学的稳定性。切开复位加自体骨松质移植,并用 4.5 mm 的动力加压板固定是骨不连的首选治疗方法。对于节段性缺损患者,可能需带血管的腓骨移植重建并植入骨松质或短缩固定。在治疗肱骨骨不连时一般不选用髓内钉或交锁钉固定,其治疗效果不佳。

（四）血管损伤

肱骨干骨折合并血管损伤的病例极其罕见。先固定骨折还是先修复血管取决于受伤的时间和残肢灌注的情况。缺血再灌注损伤有发生骨筋膜隔室综合征的风险,预防性筋膜切开术应受到重视。侧支血流量可以保持肱动脉损伤患者的远端动脉的搏动,因此,存在远端脉搏并不能排除肱动脉的损伤。

(五)桡神经损伤

约 90% 的桡神经损伤继发于神经机械性麻痹,大部分可以自然恢复。但在开放性骨折、Holstein-Lewis 螺旋形骨折,穿透性创伤可能会导致神经断裂。神经探查适应证主要包括开放性骨折伴桡神经麻痹和肱骨中下段螺旋形骨折闭合复位后神经功能丧失者。桡神经完全性功能障碍者,肌电图和神经传导速度的测定应在伤后 6～12 周进行。如果显示有动作电位,可继续观察。如果没有动作电位或提示去神经纤维颤动,临床医师可以选择探查和修复桡神经。如果桡神经损伤经证实已无法恢复,可以行选择性肌腱转位手术来重建肢体功能。

第三节　肘部创伤

一、肘关节功能解剖及生物力学特点

肘关节由肱骨下端及尺、桡骨上端组成。包括 3 个关节:肱尺关节、肱桡关节和桡尺近侧关节。肘关节具有两种不同的功能,即发生在上尺桡关节的旋转运动和发生在肱桡和肱尺关节的屈曲伸直运动。肘关节是连结前臂和上臂的复合关节,一方面协助腕关节及手的活动,另一方面起杠杆作用,减轻肩关节运动时的负担。

(一)骨性结构

1.肱骨远端

肱骨远端扁而宽,前有冠状窝,后有鹰嘴窝,两窝之间骨质菲薄,因此髁上部位容易发生骨折。肱骨的关节端,内侧为滑车,又称内髁;外侧为肱骨小头,又称外髁;二髁与肱骨长轴形成 30°～50° 的前倾角。在冠状窝和鹰嘴窝两侧的突出部分,内侧为内上髁,为前臂屈肌腱附着部;外侧为外上髁,为前臂伸肌腱附着部。由于肱骨滑车低于肱骨小头 5～6 mm,所以肘关节伸直时前臂与上臂不在一条直线上,形成外翻角即提携角,男性为 5°～10°,女性为 10°～15°。

2.尺骨的滑车切迹

与肱骨滑车相连关节,称为肱尺关节,是肘关节的主要部分。滑车切迹似半圆形,中间有一纵形的嵴起于鹰嘴突,止于冠状突,将关节面分隔,与滑车中央沟形态一致。

3.桡骨头

桡骨头近侧关节面呈浅凹形,与肱骨小头关节面形成肱桡关节,该关节的主要功能是协助桡尺近侧关节的运动,防止桡骨头的脱位。

桡骨头的环状关节面与尺骨的桡骨切迹借环状韧带形成上尺桡关节。该关节主司旋转活动,即桡骨头在环状韧带与尺骨的桡骨切迹共同形成的圆弧内作旋前旋后运动。

4.骨性标志

肱骨下端内、外上髁及鹰嘴容易触及,肘关节伸直时,三点在一条直线上,肘关节屈曲 90°

时,三点组成倒立的等腰三角形,又称肘后三角。这一特征对肘部创伤的诊断有意义。

(二)肘部骨骺

肘部骨化中心共有 6 个,即肱骨内髁(滑车)、肱骨外髁(小头)、肱骨内上髁、肱骨外上髁、桡骨头和尺骨鹰嘴。熟悉肘部骨骺出现和融合年龄对儿童肘部损伤的诊断有重要价值(表 3-2)。

表 3-2　肘部骨化中心出现及融合时间

时间	肱骨内髁	肱骨外髁	肱骨内上髁	肱骨外上髁	桡骨头	尺骨鹰嘴
出现时间(岁)	10～12	1～2	7～8	11～13	5～7	9～11
融合时间(岁)	16～18	15～16	16～17	16～20	17～20	17～20

(三)肘关节囊及其周围韧带

1.关节囊

肘关节囊前面近侧附着于冠状窝上缘,远侧附着于环状韧带和尺骨冠状突前面;两侧附着于肱骨内、外上髁的下方及半月切迹两侧;后面附着于鹰嘴窝上缘,尺骨半月切迹两侧及环状韧带。其前后方较薄弱,又称为肘关节前、后韧带,分别由肱二头肌和肱三头肌加强。两侧有侧副韧带加强。

2.尺侧副韧带

尺侧副韧带呈扇形,行于肱骨内上髁、尺骨冠状突和鹰嘴之间。该韧带可稳定肘关节内侧,防止肘关节外翻,尤其是当肘关节屈曲 30°以上时。

3.桡侧副韧带

该韧带起于肱骨外上髁下部,止于环状韧带。作用是稳定肘关节外侧,并防止桡骨头向外脱位。

4.环状韧带

环状韧带围绕桡骨颈,前后两端分别附着于尺骨的桡骨切迹前后缘,形成 3/4～4/5 环。环的上口大、下口小,容纳桡骨头,可防止桡骨头脱出。

(四)肘关节的生物力学

1.肘关节的力学功能

肘关节是位于上臂和前臂之间的中间关节,由肱尺、肱桡和上尺桡关节组成,三者共有 1 个关节腔。该关节具有 3 个功能:

(1)作为前臂杠杆的一部分,与肩关节一起,保证手能在距身体一定距离的空间中停留在任何位置和自由移动。

(2)前臂杠杆的支点。

(3)对用拐的患者来说肘关节为负重关节。

任何关节的作用均包括两方面:节段活动和力的传导。作用力可来自多方面,最基本的是负压。身体各部位的平衡均需要除关节外的肌肉、韧带或二者的力量,肘关节也不例外。肘关节用力有以下几种:上肢伸直推物、提物、上肢围绕身体活动、前臂于水平位举起或握持重物。

2.肘关节的运动学

肘关节屈伸活动范围为 0°(伸)～150°(屈),可有 5°～10°过伸,其功能活动范围为 30°～

130°。旋前活动为 80°,旋后活动为 85°～90°,其功能活动范围为前后各 50°。提携角在伸直位最大,随肘关节的屈曲而逐渐减小。

3.肘关节的动力学

(1)肘部的肌肉及其功能:肘部的肌肉为肘关节活动提供动力,按其功能可分为屈肘肌、伸肘肌、旋前肌和旋后肌 4 组(表 3-3)。

表 3-3　运动肘关节和桡尺关节的肌肉起止点及功能

| 肌肉名称 | 起点 | 止点 | 关节功能 | | | | 注 |
			屈曲	伸直	旋前	旋后	
肱二头肌	长头:盂上粗隆	桡骨粗隆	√			√	能运动并加固肩关节
	短头:肩胛骨喙突						
肱肌	肱骨前面下段	尺骨粗隆	√				
肱桡肌	肱骨外上髁稍上	桡骨茎突	√			√	
旋前圆肌	肱骨内上髁及尺骨冠状突	桡骨中段外侧	√		√		
旋前方肌	尺骨远端前面	桡骨远端前面			√		
旋后肌	肱骨外上髁	桡骨上端 1/3				√	
肱三头肌	长头:盂下粗隆	尺骨鹰嘴		√			能运动并加固肩关节
	外侧头:肱骨后外面上部						
	内侧头:肱骨后面下部						
肘肌	肱骨外上髁	鹰嘴及尺骨后面上端		√			

(2)骨间膜与力的传导:骨间膜的主要作用是力的传导,其力的传导能力,与原始紧张度有关。在中立位时,骨间膜处于紧张状态,旋后位时其紧张度低于中立位,但加载后二者的紧张度均立即增加。反之在旋前位,骨间膜在任何情况下均不紧张而基本上不参与力的传导。

4.肘关节的受力分析

根据力学平衡原则,相对方向的力或力矩应相等,合力或合力矩为 0,即 $\sum F=0,\sum M=0$。$F\times5\ \mathrm{cm}=2.5\ \mathrm{kg}\times15\ \mathrm{cm}$,$F=7.5\ \mathrm{kg}$,$R=7.5\ \mathrm{kg}-2.5\ \mathrm{kg}=5\ \mathrm{kg}$。即在手不持重情况下,保持肘关节 90°屈曲位时,屈肘肌肌力应为 7.5 kg,而肘关节力为 5 kg。同理可以推算出前臂在不同位置或持重情况下肘关节力和屈肘肌肌力的大小。

5.肘关节的稳定性

肘关节的稳定性取决于:

(1)关节的构型:即肱骨与尺、桡骨间的关节;另外桡骨头对外翻的稳定起到 30% 作用。

(2)关节周围韧带:包括尺侧、桡侧副韧带、环状韧带和骨间膜。

(3)关节周围的肌肉:见表 3-3。

二、肘部关节脱位

(一)肘关节脱位

肘关节脱位很常见,多发生于青少年,成人和儿童也有时发生,约占全身四大关节脱位总数的一半。由于肘关节脱位类型较复杂,并以后脱位最常见,早期正确诊断及处理,后遗症少见,早期若未能及时处理或合并肘部及其他结构损伤时,常留有不同程度的肘关节功能障碍或畸形。

1.损伤机制及类型

肘关节脱位主要系由于间接暴力所致。肘部系前臂和上臂的连接结构,暴力的传导和杠杆作用是引起肘关节脱位的基本外力形式。

(1)肘关节后脱位:是肘关节脱位中最多见的一种类型,以青少年为主要发生对象。如摔倒后,手掌着地,肘关节完全伸展,前臂旋后位,由于人体重力和地面反作用力引起肘关节过伸,尺骨鹰嘴的顶端猛烈冲击肱骨下端大鹰嘴窝,即形成力的支点。外力继续加强引起附着于喙突的肱前肌和肘关节囊的前侧部分撕裂,则造成尺骨鹰嘴向后移位,而肱骨下端向前移位的肘关节后脱位。

由于构成肘关节的肱骨下端内外髁部宽而厚,前后又扁薄,侧方有副韧带加强其稳定,但如发生侧后方脱位,很容易发生内外髁撕脱骨折。

(2)肘关节前脱位:单纯肘关节前脱位较少见,又常合并尺骨鹰嘴骨折。其损伤原因多系直接暴力,如肘后直接遭受外力打击或肘部在屈曲位撞击地面等,导致尺骨鹰嘴骨折和尺骨近端向前脱位。这种类型肘部软组织损伤较严重。

(3)肘关节侧方脱位:多见于青少年。分为内侧脱位和外侧脱位 2 种,通常是肘关节处于内翻或外翻应力所致,伴有肘关节的侧副韧带和关节囊撕裂,肱骨的下端可向桡侧或尺侧破裂的关节囊侧移位。因强烈内外翻作用下,由于前臂伸或屈肌群猛烈收缩引起肱骨内、外髁撕脱骨折,尤其是肱骨内上髁更容易发生骨折。有时骨折片可嵌在关节间隙内。

(4)肘关节分裂脱位:这种类型脱位极少见。由于上下传导暴力集中于肘关节时,前臂呈过度旋前位,环状韧带和尺桡骨近侧骨间膜被劈裂,引起桡骨头向前方脱位,而尺骨近端向后脱位,肱骨下端便嵌插在二骨端之间。

2.临床表现

外伤后,肘关节肿痛,关节置于半屈曲状,伸屈活动受限。如肘后脱位,则肘后方空虚,鹰嘴部向后明显突出;侧方脱位,肘部呈现肘内翻或外翻畸形。肘窝部充盈饱满,肱骨内、外髁及尺骨鹰嘴构成的倒等腰三角形关系改变。

X 片检查可确定诊断,是判断关节脱位类型和合并骨折及移位状况的重要依据。

3.治疗

(1)手法复位

新鲜肘关节后脱位:手法复位,多用牵引复位法。局部或臂丛神经阻滞麻醉,如损伤在半小时内亦可不使用麻醉。术者一手握住伤肢前臂、旋后,使肱二肌松弛后进行牵引,助手双手紧握患肢上臂作反牵引,先纠正侧方移位,再在继续牵引下屈曲肘关节,同时将肱骨稍向后推,复位时可感到响声,如已复位,关节活动和骨性标志即恢复正常,如果一人操作,可用膝肘复位法或椅背复位法。

注意事项:复位前应检查有无尺神经损伤,复位时应先纠正侧方移位,有时要先将肘稍过伸牵引,以便使嵌在肱骨鹰嘴窝内的尺骨冠状突脱出,再屈肘牵引复位。若合并肱骨内上髁骨折,复位方法基本同单纯肘关节脱位,肘关节复位之时,肱骨内上髁多可随之复位;但有时骨折片嵌入肱尺关节间隙,此时将肘关节外展或外翻,使肘关节内侧间隙增大,内上髁撕脱骨折借助于前臂屈肌的牵拉作用而脱出关节得以复位。若骨折片虽脱出关节,但仍有移位时,加用手法复位,及石膏固定时加压塑型。如果嵌顿无法复位者,需要考虑手术切开。

对于某些肘关节陈旧性脱位(早期)的手法复位,需在臂丛麻醉下,做肘部轻柔的伸屈活动,使其粘连逐渐松解。将肘部缓慢伸展,在牵引力作用下逐渐屈肘,术者用双手拇指按压鹰嘴,并将肱骨下端向后推按,即可使之复位。如不能复位时,切不可强力复位,应采取手术复位。如合并有尺神经损伤,手术时应先探查神经,在保护神经下进行手术复位,复位后宜将尺神经移至肘前,如关节软骨已破坏,应考虑作肘关节成形术或人工关节置换术。复位后的处理:复位后,用石膏或夹板将肘固定于屈曲90°位,3～4周后去除固定,逐渐练习关节自动活动,要防止被动牵拉,以免引起骨化肌炎。

(2)手术治疗

①手术适应证:新鲜脱位闭合复位失败者;肘关节脱位合并肱骨内上髁撕脱骨折,骨碎片复位差;陈旧性肘关节脱位,不宜闭合复位者;一些习惯性肘关节脱位患者。

②开放复位:需在臂丛麻醉下。取肘后纵形切口,肱骨内上髁后侧暴露并保护尺神经。肱三头肌肌腱做舌状切开。暴露肘关节后,将周围软组织和瘢痕组织剥离,清除关节腔内的血肿、肉芽及瘢痕。辨别关节骨端关系并加以复位。缝合关节周围组织。为防止脱位可采用一枚克氏针自鹰嘴至肱骨下端固定,1～2周后拔出。

4.并发症

僵直和创伤后关节炎是肘关节脱位后的常见并发症。早期解剖复位对防止关节炎改变是必要的,但可能会有一定程度的关节伸直受限。

异位骨化很常见,包括侧副韧带和关节囊的钙沉积,但它很少需要治疗。严重的异位骨化几乎可以造成肘关节的完全融合。异位骨化在脱位后很常见,最早可于伤后3～4周在X线摄片上看到,它的严重程度似乎与损伤的大小及固定时间的长短有关,也与肘关节早期被动牵拉有关。坚强的内固定、骨折修复后彻底冲洗软组织、早期活动也许可减少异位骨化。

(二)桡骨头脱位

1.解剖与分型

桡骨头参与2个关节的组成:其环状关节面与尺骨桡切迹环状韧带和方形韧带的束缚构成上桡尺关节;桡骨头凹与肱骨小头构成肘关节的肱桡部分。在临床上诊断桡骨头脱位一般都以肱桡关系的改变进行判断。正常情况下,在肘关节正位X线片上,桡骨干上段轴线向近侧的延长线应通过肱骨小头关节面的中点,向内侧或向外侧的偏移均视为桡骨头脱位。在侧位片上,肱骨小头与桡骨头凹在肘关节任何的屈伸位置上都是一个相应的杵臼关系。在肘关节屈曲 90°的侧位 X 线片上,桡骨干轴线向近侧的延长线应通过肱骨小头中心,向前或向后的移位分别诊断为前脱位或后脱位。

桡骨头脱位一般分为前脱位和后脱位 2 种类型。

前脱位:桡骨头脱位于肱骨小头前方,为前臂旋前暴力所致。当前臂处于旋前位,桡侧突然遭受暴力冲击时,也可造成桡骨头前脱位。暴力大者,将桡骨头推向尺侧嵌入肱肌肌腱中,闭合复位难以成功。

后脱位:桡骨头脱位于肱骨小头后方,为前臂轴向暴力所致。其发生机制为当肘关节过度屈曲时,桡骨头与肱骨小头上位的桡骨窝相抵,前脱位已无空间。当前臂于旋前位,桡骨干即斜向交叉在尺骨干上,其纵轴方向为自内下斜向外上,桡骨头已具向外后脱位之势。此刻若前臂遭受轴向暴力,自腕部沿桡骨干向上传达,即迫使桡骨头冲破环状韧带向后外方脱出,由于与肱骨小头撞击,常合并桡骨头前侧边缘骨折。若暴力仍未中止,进而发生下桡尺关节分离,形成前臂两极性脱位或同时发生尺骨骨折。

根据桡骨头脱位的程度分为 2 度:

Ⅰ度:肱桡关节的杵臼关系移位,但未完全分离,即桡骨头半脱位。

Ⅱ度:肱桡关节的杵臼关系完全移位,桡骨头脱出在肱骨小头的前方或后方,即桡骨头完全脱位。

陈旧性孤立性桡骨头脱位在 X 线片上的特点是桡骨头凹发育呈凸状,桡骨干发育较长,这是由于桡骨头长期失去肱骨小头的生理挤压所造成的。陈旧性孟氏损伤应伴有尺骨弯曲畸形,必要时拍健侧前臂 X 线片对比。先天性桡骨头脱位是双侧性的,一般无临床症状。

2.鉴别诊断

桡骨头脱位的诊断一般不会发生困难,关键在于与陈旧性桡骨头脱位、陈旧性孟氏骨折和先天性桡骨头脱位相鉴别,以便选择正确的治疗方法,可从以下几个方面考虑:外伤史、临床体征、X 线相片显示的桡骨头形状、尺骨是否异常弯曲、对侧前臂 X 线片对比,给予正确诊断,杜绝医源性伤害。

3.治疗

新鲜性桡骨头脱位的复位一般比较容易。复位后,前脱位肘关节屈曲 90°,前臂旋后位固定;后脱位肘关节半伸位,前臂中立位固定,固定时间为 3 周,固定器材为长臂石膏托。前脱位复位后不稳定的病例,肘关节固定在过屈位,以不影响前臂血运为度。复位失败的病例,应及时切开复位,修补环状韧带,不稳定者用 1 根克氏针固定,肘关节屈 90°位,针自肘后穿入桡骨头,3 周后拔除。

小儿陈旧性桡骨头脱位可采用切开复位、环状韧带重建术。环状韧带取材于肱三头肌外缘。对桡骨头凹呈凸状改变,桡骨干超长的病例,可同时行桡骨头关节面成形术和桡骨干短缩术,小儿不应行桡骨头切除术。成人陈旧性桡骨头脱位有临床症状者可行桡骨头切除术。

先天性桡骨头脱位无症状者不予处理,有疼痛、功能障碍和外观明显畸形者,可用桡骨头切除术治疗。但对儿童桡骨头骨折不应做头切除术,术后容易发生桡尺骨交叉愈合或桡骨头再生,建议不用该术式。

（三）桡骨头半脱位

本病又叫牵拉肘，其名称形象地描述其受伤机制和特征。本病的其他诊断名称有：桡骨头半脱位、牵拉性桡骨头半脱位、上尺桡关节环状韧带半脱位和保姆肘等。

本病为幼儿常见损伤，4 以下岁最常见，占 90%，发病高峰期在 1～3 岁，男孩多，左侧较右侧多见。

1.解剖特点及其发病机制

牵拉肘是在幼儿肘部伸直和前臂旋前位突然牵拉手腕部所致，在其要跌倒的瞬间猛然用力向上拽其胳膊或给幼儿穿衣服时用力猛拉其手所致，也可在摔倒后造成，比较少见。其好发于幼儿，与其肌肉、关节囊韧带薄弱、松弛和富于弹性的特点有关。Stone、Ryan、Salt 以及 Macra 和 Freeman 等分别对不同年龄婴儿尸体标本的发病机制进行了探索，发现骨性桡骨头直径明显大于桡骨颈，两者比例与成人截然不同，并得出较为一致的结论，即牵拉肘是由环状韧带牵拉桡骨颈至桡骨头部所致。

2.临床表现与诊断

患儿牵拉伤后，常立即出现哭闹，患肢拒绝活动和持物。大多数患者家属能明确指出是由于胳膊被拽伤后引起。

检查可见患肢常处在旋前位，肘关节屈曲或用对侧手扶着患肢。肘部一般无肿胀，桡骨头外侧拒按，肘部被动屈伸尚可，但旋前旋后活动受限，有交锁感。施力抗阻旋后引起患儿瞬间剧痛，可感关节内有一弹响。

X 线影像表现骨关节无明显改变，诊断价值不大。

根据牵拉伤病史和局部检查无明显骨折征象便可初步诊断，手法复位后症状消失便能确诊。仅对个别伤因不明确或临床表现不典型或者须拍片排除骨折。

3.治疗及预后

本病治疗比较简单，手法复位容易，操作前最好先哄得患儿合作。复位方法：术者一手握住患儿肱骨下段与和肘部，另一手握住前臂远端，使肘关节屈曲 90°，并小心保持前臂旋前位置不变，在两手对抗牵引下迅速施力使前臂旋后，此时常可感觉关节内一声弹响，随后疼痛消失，患肢活动自如。复位后三角巾悬吊数日或 1 周，应告知患儿父母在 5 岁前牵拉手腕有再脱位的危险性。

个别患儿前臂旋后时无复位感觉，弹响可能在反复旋转前臂 1～2 次后出现。早期国外文献虽曾报道 1 例 5 岁患儿因环状韧带陷入关节太多而需手术切开韧带复位，这种情况十分罕见。

大多数患儿手法复位后症状马上消失，若患肢活动完全恢复正常则无需制动，但要避免再受牵拉。个别患儿复位后局部仍有疼痛不适或患肢尚不敢随意活动，可能是就诊晚，复位距受伤时间长或合并环状韧带撕裂，故症状还会持续 3～5 天，宜用颈腕带或长臂后托石膏固定 1～2 周，直至症状消失。

本损伤预后良好，2 岁以下容易复发，约 5% 的患儿因牵拉手腕再发脱位，这些患者最好予以石膏托固定 2～3 周。随着年龄的长大，肌肉与关节囊韧带增强则对此病有自限能力，5 岁后发病已很少见。

三、肘关节骨折

(一)肱骨髁上骨折

肱骨髁上骨折常发生于5～12岁儿童,占儿童肘部骨折中的50％～60％。骨折后预后较好,但容易合并血管神经损伤及肘内翻畸形,诊治时应注意。

1.致伤机制和骨折类型

(1)伸展型:占肱骨髁上骨折的95％。跌倒时肘关节呈半屈状手掌着地,间接暴力作用于肘关节,引起肱骨髁上部骨折,骨折近侧端向前下移位,远折端向后上移位,骨折线由后上方至前下方,严重时可压迫或损伤正中神经和肱动脉。按骨折的侧方移位情况,又可分为伸展尺偏型和伸展桡偏型骨折;其中伸展尺偏型骨折易引起肘内翻畸形,可高达74％。

(2)屈曲型:约占肱骨髁上骨折的5％。由于跌倒时肘关节屈曲,肘后着地所致,骨折远侧段向前移位,近侧段向后移位,骨折线从前上方斜向后下方。

2.临床表现及诊断

肘关节肿胀、压痛、功能障碍,有向后突出及半屈位畸形,与肘关节后脱位相似,但可从骨擦音、反常活动、触及骨折端及正常的肘后三角等体征与脱位鉴别。检查患者应注意有无合并神经血管损伤。约15％的患者合并神经损伤,其中以正中神经最常见。应特别注意有无血运障碍,血管损伤大多是损伤或压迫后发生血管痉挛。血管损伤的早期症状为剧痛、桡动脉搏动消失、皮肤苍白、麻木及感觉异常等5"P"征,若处理不及时,可发生前臂肌肉缺血性坏死,致晚期缺血性肌挛缩,造成严重残疾。

3.治疗

(1)手法复位外固定:绝大部分肱骨髁上骨折手法复位均可成功,据统计达90％以上。手法复位应有良好麻醉,力争伤后4～6小时进行早期手法复位,以免肿胀严重,甚至发生水泡。复位时对桡侧移位可不必完全复位,对尺侧方向的移位要矫枉过正,以避免发生肘内翻畸形。二次手法复位不成功者则改行开放复位,因反复多次手法复位可加重损伤和出血,诱发骨化性肌炎。伸直型骨折复位后用小夹板或石膏固定患肢于90°屈肘功能位4～6周;屈曲型则固定于肘关节伸直位。

(2)骨牵引复位:适用于骨折时间较久、软组织肿胀严重或有水泡形成,不能进行手法复位或不稳定性骨折患者。采用上肢悬吊牵引,牵引重量1～3 kg,牵引5～7天后再手法复位,必要时可牵引2周。

(3)手术治疗

①血管损伤探查:合并血管损伤必须早期探查。探查的指征是骨折复位解除压迫因素后仍有5"P"征。探查血管的同时可行骨折复位及内固定。

②经皮穿针固定:用于儿童不稳定型骨折,可从内外上髁分别穿入克氏针或肘外侧钻入2枚克氏针固定。

③开放复位内固定:适用于手法复位失败者。儿童用克氏针固定,成人用钢板螺钉内固定。

（4）肱骨髁上骨折并发症

①神经损伤：以桡神经最为多见，其次为正中神经和尺神经，掌侧骨间神经损伤症状易被忽视。

②肱动脉损伤：由骨折断端刺伤所致，严重者可致完全断裂。典型的有5"P"征。可发生前臂肌肉缺血性坏死，至晚期缺血性肌挛缩，最严重的会发生坏疽而截肢。确诊有血管损伤，必须立即行血管探查术。血管连续性存在但表现为痉挛者，可行星状神经节阻滞，也可局部应用罂粟碱或局麻药解除痉挛；若上述处理无效或血管断裂，切除损伤节段行静脉移植术，恢复肢体远端血供。若存在前臂骨筋膜间室综合征，必须行前臂筋膜间室切开减压术。

③前臂骨筋膜间室综合征：发生于儿童肱骨髁上者多因肱动脉损伤、血管痉挛或破裂，也有部分为前臂严重肿胀时不适当的外固定引起前臂骨筋膜间室压力升高所致。临床上必须予以高度重视，处理不当可形成 Volkmann 缺血性挛缩。除5"P"征外，前臂骨筋膜间室压力测压大于 30 mmHg（1 mmHg＝0.133 kPa）可作为诊断依据。一旦确诊，必须行前臂筋膜间室切开减压术，同时探查修复肱动脉，部分病例需掌侧和背侧两处减压。对筋膜间室切开减压术，须牢记"宁可操之过早，不可失之过晚"。对于肿胀重、移位明显的肱骨髁上骨折，上肢过头悬吊牵引是最好的预防方法。

④肘关节畸形：可出现肘内翻及肘外翻，并以内翻常见。畸形原因为复位不良导致骨折远端成角和旋转，并非骨骺因素。可行肱骨髁上截骨矫正。

⑤骨化性肌炎：多为粗暴复位和手术所致。

（二）肱骨髁间骨折

肱骨髁间骨折是青壮年严重的肘部损伤，常呈粉碎状，复位较困难，固定后容易发生再移位及关节粘连，影响肘关节功能。该骨折较少见。

1.致伤机制及分类

肱骨髁间骨折是尺骨滑车切迹撞击肱骨髁所致，也可分为屈曲型和伸直型两类；按骨折线可分为"T"形和"Y"形；有时肱骨髁部可分裂成 3 块以上，即属粉碎性骨折。

Riseborough 根据骨折的移位程度，将其分为 4 度。

（1）Ⅰ度：骨折无移位或轻度移位，关节面平整。

（2）Ⅱ度：骨折块有移位，但两髁无分离及旋转。

（3）Ⅲ度：骨折块有分离，内外髁有旋转，关节面破坏。

（4）Ⅳ度：肱骨髁部粉碎成 3 块以上，关节面严重破坏。

2.临床表现及诊断

外伤后肘关节明显肿胀，疼痛剧烈，肘关节位于半屈位，各方向活动受限。检查时注意有无血管神经损伤。

X 线片不仅可明确诊断，而且对骨折类型及移位程度的判断有重要意义。

3.治疗

治疗的原则是良好的骨折复位和早期功能锻炼，促进功能恢复。目前尚无统一的治疗方法。

（1）手法复位外固定：麻醉后先行牵引，再于内外两侧加压，整复分离及旋转移位，用石膏屈肘 90°位固定 5 周。

(2)尺骨鹰嘴牵引:适用于骨折端明显重叠,骨折分离、旋转移位,关节面不平,开放性或严重粉碎性骨折,手法复位失败或骨折不稳定者;牵引重量 1.5～2.5 kg,时间为 3 周,再改用石膏或小夹板外固定 2～3 周。

(3)钢针经皮撬拨复位和克氏针经皮内固定:在 X 线片透视下进行,对组织的损伤小。

(4)开放复位固定

①手术适应证:适用于以下几种情况。

a.青壮年不稳定型骨折,手法复位失败者。

b.髁间粉碎性骨折,不宜手法复位及骨牵引者。

c.开放性骨折患者。

②手术入路:采用肘后侧切口手术,以鹰嘴截骨入路最为常用,采用标准肘关节后侧入路,绕尺骨鹰嘴桡侧使其稍有弯曲,掀起皮瓣,游离及妥善保护尺神经。为显露滑车和肱骨小头,行尺骨鹰嘴截骨。将肱三头肌向上方翻起,从而显露整个肱骨远端。术后鹰嘴截骨块复位,以张力带和(或)6.5 mm 松质骨螺钉固定。该入路显露良好,但有截骨端内固定失效及骨不愈合的风险。其他尚有肱三头肌腱舌形瓣法和肱三头肌腱剥离法显露肱骨远端,有导致肱三头肌腱撕脱的危险,已较少使用。

③内固定种类:用克氏针张力带、重建钢板和"Y"形解剖钢板等内固定。最近开始应用 AO 设计的分别固定内外侧柱的锁定加压钢板,双侧接骨板设计使骨折固定更为牢固;后外侧接骨板在肘关节屈曲时起张力带作用,内侧接骨板对肱骨远端内侧提供良好的支撑。强调术后早期能锻炼,防止关节僵硬。

(三)肱骨外髁骨折

肱骨外髁骨折是常见的儿童肘部骨折之一,约占儿童肘部骨折的 6.7%,其发生率仅次于肱骨髁上骨折,常见于 5～10 岁儿童。骨折块常包括外上髁、肱骨小头骨骺、部分滑车骨骺及干骺端骨质,属于 Salter-Harris 骨骺损伤的第Ⅳ型。

1.致伤机制及分类

引起肱骨外髁骨折的暴力,与引起肱骨髁上骨折的暴力相似,再加上肘内翻暴力共同所致。根据骨折块移位程度,分为 4 型。

(1)Ⅰ型:外髁骨骺骨折无移位。

(2)Ⅱ型:骨折块向外后侧移位,但不旋转。

(3)Ⅲ型:骨折块向外侧移位,同时向后下翻转,严重时可翻转 90°～100°,但肱尺关节无变化。

(4)Ⅳ型:骨折块移位伴肘关节脱位。

2.临床表现及诊断

骨折后肘关节明显肿胀,以肘外侧明显,肘部疼痛,肘关节呈半屈状,有移位骨折可扪及骨折块活动感或骨擦感,肘后三角关系改变。

其 X 线片表现为成人可清楚显示骨折线,但对儿童可仅显示外髁骨化中心移位,必须加以注意,必要时可照对侧肘关节 X 线片对照。

3.治疗

肱骨外髁骨折属关节内骨折,治疗上要求解剖复位。

(1)手法复位:多数病例手法复位可获得成功。对Ⅰ型骨折,用石膏屈肘90°位固定患肢4周。对Ⅱ型骨折,宜首选手法复位,复位时不能牵引,以防骨折块翻转;前臂旋前屈曲肘关节,用拇指将骨折块向内上方推按、复位。对Ⅲ型骨折可试行手法复位,不成功则改为开放复位。对Ⅳ型骨折则应先推压肱骨端复位肘关节脱位,一般骨折块也随之复位,但禁止牵引以防止骨折块旋转。

(2)撬拨复位:在透视条件下用克氏针撬拨骨折复位,术中可将肘关节置于微屈内翻位以利操作。此法操作简单,损伤小,但应熟悉解剖结构,避免损伤重要的血管神经。

(3)开放复位

适用于:

①严重的Ⅲ型骨折移位或旋转移位。

②肿胀明显的移位骨折,手法复位失败。

③某些陈旧性移位骨折。复位后儿童可用丝线或克氏针内固定,成人可用克氏针及螺钉固定,术后石膏托固定3～4周。

(四)肱骨外上髁骨折

肱骨外上髁骨折多发于成年男性患者,约占肱骨远端骨折的7%。

1.致伤机制

多由于患者前臂过度旋前内收时跌倒,伸肌剧烈收缩而造成撕脱骨折。骨折片可仅有轻度移位或发生60°～180°旋转移位。

2.临床表现及诊断

有跌倒外伤史;肘关节半屈位,伸肘活动受限;肱骨外上髁部肿胀、压痛;有时可扪及骨折块。结合X线片显示,不难诊断。

3.治疗

(1)手法复位:肘关节屈曲60°～90°并旋后,挤压骨折片复位,术后石膏外固定3周。

(2)撬拨复位:适用于手法复位困难者或骨折后时间较长、手法复位困难者。

(3)开放复位:适用于上述方法复位失败和陈旧性骨折病例,复位后用克氏钢针内固定,术后长臂石膏托屈肘90°固定3～4周。

(五)肱骨内髁骨折

肱骨内髁骨折,是指累及肱骨内髁包括肱骨滑车及内上髁的一种少见损伤,好发于儿童。

1.致伤机制及分类

多是间接暴力所致,摔倒后手掌着地,外力传到肘部,尺骨鹰嘴关节面与滑车撞击可导致骨折,而骨折块的移位与屈肌牵拉有关。由于肱骨内髁后方是尺神经,所以肱骨内踝骨折可引起尺神经损伤。

根据骨折块移位情况,可将骨折分为3型。

(1)Ⅰ型:骨折无移位,骨折线从内上髁上方斜向外下达滑车关节面。

(2)Ⅱ型:骨折块向尺侧移位。

（3）Ⅲ型：骨折块有明显旋转移位，最常见为冠状面上的旋转，有时可达180°。

2.临床表现及诊断

肘关节疼痛，肿胀，压痛，以肘内侧明显；活动受限；肘关节呈半屈状；有时可触及骨折块。

X线片对肱骨内髁骨折有诊断意义。但对儿童肱骨内髁骨化中心未出现前则较难由X线片辨别，必要时应拍健侧X线片对比。

3.治疗

（1）手法复位：一般手法复位可成功。复位后前臂旋前，屈肘90°石膏外固定3～5周。

（2）开放复位：适用于

①旋转移位的Ⅲ型骨折。

②手法复位失败的有移位骨折。

③肘部肿胀明显，手法复位困难的Ⅱ型骨折。

④有明显尺神经损伤者，复位后用克氏针交叉固定，尺神经前移至内上髁前方，术后石膏外固定4～5周。

（六）肱骨内上髁骨折

肱骨内上髁骨折仅次于肱骨髁上骨折和肱骨外髁骨折，发病率约为10％，占肘关节骨折的第三位。多见于儿童，因儿童内上髁属骨骺，故又称为肱骨内上髁骨骺撕脱骨折。

1.致伤机制及类型

跌倒时前臂过度外展，屈肌猛烈收缩将肱骨内上髁撕脱，骨折块被拉向前下方。与此同时，维持肘关节稳定的内侧副韧带丧失正常张力，使得内侧关节间隙被拉开或发生肘关节后脱位，撕脱的内上髁被夹在关节内侧或嵌入关节内。尺神经受到骨折块的牵拉和挤压，严重者甚至和骨折块一起嵌入关节，引起损伤。根据骨折块移位及肘关节的变化，可将骨折分为4型。

（1）Ⅰ型：肱骨内上髁骨折，轻度移位。

（2）Ⅱ型：撕脱的内上髁向下、向前旋转移位，可达关节水平。

（3）Ⅲ型：骨折块嵌于关节内。

（4）Ⅳ型：骨折块明显移位伴肘关节脱位，该型为内上髁最严重的损伤。

2.临床表现及诊断

该骨折易漏诊。肘关节内侧肿胀、疼痛，皮下瘀血及局限性压痛，有时可触及骨折块，X线片检查可确定诊断，有时需与健侧片对比。合并肘关节脱位时，复位前后一定要仔细阅片，确定骨折块是嵌夹于关节间隙内。但对6岁以下儿童骨骺未出现，要靠临床检查才能诊断。合并尺神经损伤并非少见，必须仔细检查手部功能，以免漏诊。

3.治疗

（1）手法复位：无移位的肱骨内上髁骨折，不需特殊治疗，直接外固定；有移位的骨折，包括轻度旋转移位和Ⅳ型骨折，均宜首选手法复位；但复位后骨折对位不稳定，容易再移位，因此石膏外固定时，内上髁部要加压塑形，固定4～5周。合并肘关节脱位者，在肘关节复位时内上髁骨折块常可随之复位。骨折块嵌夹于关节内者，复位时肘外翻，紧张前臂屈肌可将骨折块拉出。

（2）开放复位

适用于：

①旋转移位的Ⅲ型骨折,估计手法复位难成功的。

②闭合复位失败。

③合并尺神经损伤者,对儿童肱骨内上髁骨骺,可用粗丝线缝合或细克氏针交叉固定,术后上肢功能位石膏外固定 4～6 周。

（七）肱骨小头骨折

肱骨小头骨折是少见的肘部损伤,占肘部骨折的 0.5%～1%。成人多发生单纯肱骨小头骨折,儿童则发生有部分外髁的肱骨小头骨折。易被误诊为肱骨外髁或外上髁骨折。

1.致伤机制及分型

间接暴力经桡骨传至肘部,桡骨头成锐角撞击肱骨小头造成骨折,所以桡骨头骨折病例均应考虑肱骨小头骨折的可能。可分为Ⅳ型。

（1）Ⅰ型:完全性骨折（Hahn-Steinthal 骨折）,骨折块包括肱骨小头及部分滑车。

（2）Ⅱ型:单纯肱骨小头完全骨折（Kocher-Lorenz 骨折）,有时因骨折片小而在 X 线片上很难发现。

（3）Ⅲ型:粉碎性骨折或肱骨小头与滑车均骨折且二者分离。

（4）Ⅳ型:肱骨小头关节软骨挫伤。

2.临床表现及诊断

肘关节外侧和肘窝部可明显肿胀和疼痛,肘关节活动受限。X 线片检查可确定诊断。

3.治疗

治疗上要求解剖复位。多数学者主张先试行闭合复位外固定。

（1）手法复位:牵引肘关节成完全伸直内翻位,术者用两拇指向下按压骨折片,常可复位。复位后用石膏固定肘关节于 90°屈曲位。

（2）开放复位内固定术:适用于骨折手法复位失败者。可采用肘前侧、外侧及肘后外侧手术入路,术中注意防止桡神经深支损伤。可用克氏针、可吸收螺钉、松质骨螺钉固定;选用中空微型螺钉固定时,螺钉头埋于软骨面下。

（3）肱骨小头骨折片切除:适用于骨折片小而游离,肱骨小头粉碎性骨折（Ⅲ型）及老年人肱骨小头移位的Ⅱ型骨折。

（八）肱骨远端全骨骺分离

肱骨远端全骨骺分离较少见,其临床特点与肱骨髁上骨折相似。由于幼儿肘部骨骺的骨化中心未出现之前发生骨骺分离,易与肱骨外髁骨折和肘关节脱位相混淆,而骨骺骨化中心出现后的全骨骺分离易诊断为经髁骨折,再加上骨骺的骨折线不能 X 线片显影,肘部损伤时的 X 线片表现相似,所以极易误诊。治疗不当易引起肘关节畸形。

1.致伤机制

肱骨远端骨骺包括肱骨小头、滑车、内上髁及外上髁,其分离部位在肱骨远端骨骺线上,分离多属 Salter-Hams Ⅱ型骨骺损伤,多由间接暴力所致。损伤时肘关节伸直或微屈手掌着地,肘部承受强大的内旋、内翻与过伸应力,引起全骨骺分离。

2.临床表现及诊断

患肘肿胀,活动障碍。诊断主要依靠 X 线片检查。其典型表现为分离的肱骨远端骨骺连同尺骨、桡骨一并向后、内侧移位,而外髁骨骺与桡骨近端始终保持正常的对位关系。读 X 线片时应注意外髁骨骺与肱骨干及桡骨近端的对位关系,有无旋转移位,以及肱骨干与尺桡骨长轴的对位关系,必要时可加拍对侧肘关节照片进行对比。

3.治疗

治疗原则为闭合复位外固定。

(1)手法复位:整复方法同肱骨髁上骨折。对尺侧方向移位必须完全矫正,以免发生肘内翻畸形。伤后肘部肿胀明显者,可复位后作尺骨鹰嘴骨牵引,3～5 天肿胀消退后再固定,外固定采用屈肘 90°位石膏固定 2～3 周。

(2)开放复位:适用于手法复位失败的严重分离移位者。复位后用细克氏针内固定,术后屈肘 90°石膏固定 3 周。

(九)尺骨鹰嘴骨折

尺骨鹰嘴骨折常发于成人,较常见。绝大部分骨折波及半月状关节面,属关节内骨折。骨折移位与肌肉收缩有关。治疗上要求解剖复位、牢固固定及早期功能锻炼。

1.致伤机制

直接暴力与间接暴力均可导致鹰嘴骨折。直接暴力导致粉碎性骨折,间接暴力引起撕脱骨折。骨折移位与肌肉收缩有关。由于肱肌和肱三头肌分别止于尺骨的喙突和鹰嘴,二者分别为屈伸肘关节的动力,故鹰嘴的关节面侧为压力侧,鹰嘴背侧为张力侧,骨折时以肱骨滑车为支点,骨折背侧张开或分离。骨折可分为 5 种类型。

2.临床表现及诊断

肘后侧明显肿胀,压痛,皮下瘀血;肘关节呈半屈状,活动受限;被动活动可有骨擦感,可扪及骨折线;肘后三角关系破坏。X 线片检查可明确诊断及骨折移位程度。对怀疑儿童骨折及骨骺分离的,可拍健侧肘关节 X 线片对照。

3.治疗

(1)手法复位:无移位骨折用石膏外固定肘关节于功能位 3～4 周或先固定肘关节于伸直位 1～2 周,再屈肘功能位固定 1～2 周。轻度移位者则置肘关节伸直位骨折片按压复位。复位后伸直位固定 2～3 周,再改为屈肘位固定 3 周。

(2)开放复位

①手术适应证:适用于以下几种情况。

a.手法复位后关节面仍不平滑。

b.复位后骨折裂隙仍大于 3 mm。

c.开放性骨折患者。

d.合并有肌腱、神经损伤者。

e.陈旧性骨折有功能障碍。

②手术入路:采用肘后侧切口。

③内固定种类及方法:内固定需遵循张力带原则。对简单横形或斜形骨折,用克氏针张力

带固定。某些斜形骨折,尚需附加螺钉内固定。对于粉碎性骨折和累及冠状突远端的骨折,应用后方钢板固定,包括 1/3 管型钢板、重建钢板或最新设计的 3.5 mm 尺骨鹰嘴解剖型锁定加压钢板固定。必要时辅用外固定,提倡术后早期活动,防止关节僵硬。

(十)尺骨冠状突骨折

尺骨冠状突主要的作用是稳定肘关节,阻止尺骨后脱位,防止肘关节过度屈曲。冠状突骨折可单独发生,也可并发肘关节后脱位,骨折后易发生移位。

1.致伤机制及分类

该骨折多为间接暴力所致。可分为 3 型:

(1)Ⅰ型:撕脱骨折。

(2)Ⅱ型:骨折块小于关节面 50%。

(3)Ⅲ型:骨折块大于关节面 50%。

2.临床表现

肘关节肿胀;疼痛、活动受限。X 线片检查能确定诊断。

3.治疗

(1)保守治疗:多数冠状突骨折仅为小片骨折(Ⅰ型)和无移位的骨折一样,仅需屈肘位 90°石膏外固定 5~7 天后,即改用前臂悬吊 2 周,同时开始主动肘关节功能锻炼;对分离较明显或Ⅱ型骨折可试行手法复位。也有学者主张牵引。

(2)手术治疗:对Ⅲ型骨折可行开放复位内固定;对骨折片分离大,骨折块游离于关节腔的,也可考虑手术切除骨折块。

(十一)桡骨头骨折

桡骨头骨折通常在手臂伸直位摔倒、受到轴向应力所致,常合并同样由此应力原理所致的其他骨折(如腕关节骨折)。骨间后神经(PIN)位于桡骨头附近,很可能也会受到损伤。仔细评价神经、血管的状态和功能很有必要,因为骨折端关节发生血肿后查体往往非常困难。通过后外侧"薄弱点"处行关节内注射局部麻醉药物,以期在关节血肿处给予明显的关节减压,缓解疼痛,大大改善神经和血管功能。如此,可以发现关节捻发音和丢失的骨折碎片。临床检查和放射学检查评价前臂和腕关节是否存在尺骨、桡骨分离(如 Essex-Lopresti 病变)。前臂中立位手腕旋前、旋后的后前位 X 线片常用于评价尺骨的改变和尺骨、桡骨末端关节间隙扩大程度。

分型及治疗。Mason 分型是通过桡骨头粉碎和移位程度划分骨折类型的。Ⅰ型:骨折无移位,同时 X 线片未见异常。如出现后方病理学脂肪垫征,应对包括桡骨头及肱骨小头在内的结构进一步摄 X 线片。Ⅱ型:骨折累及<30% 的关节面,但>2 mm 的骨折移位。Ⅲ型:桡骨头完全粉碎性骨折。关于 MasonⅡ型骨折(有移位骨折)的治疗一直存在争议,同时这一分型方法对指导治疗的作用微乎其微。Hotchkiss 用非常实用的方法划分这些骨折:不需要手术治疗(Ⅰ型);需要切开复位内固定(ORIF)或手术切除(Ⅱ型);粉碎性骨折难于切开复位内固定(ORIF),则需要切除桡骨头(Ⅲ型)。在桡骨头切除的情况下,未受损的内侧副切带(MCL)提供足够抵抗外翻的力量。尽量先固定桡骨头,避免出现游离的桡骨头,否则应切除。老年、肘关节功能要求较低的患者可以适度降低桡骨头切除标准,但目前倾向于只要切实可行就切开复位内固定(ORIF)。存在任何外翻不稳定可能的情况下,需认真地考虑桡骨头假体替换,而不是简单的手术切除。桡骨头切除术的并发症包括肌无力、腕关节疼痛、肘关节外翻不稳定、异位骨化和关节炎。>2 mm 的骨折移位增加关节炎的风险,也是切开复位内固定(ORIF)的手术指征。局部麻醉阻滞后,功能活动(ROM)受限也是手术治疗的指征。桡骨颈嵌入骨折通常比较稳定,治疗后可以早期活动。桡骨头完整的桡骨颈成角骨折常发生于儿童,但是当发生于成年人时,则需要手术治疗,特别是成角>30°者。粉碎性骨折导致短缩或移位,首选合适的内固定固定。

桡骨头骨折合并肘关节脱位(占全部桡骨头骨折的 10%)非常难治疗。脱位后桡骨头切除引起退行性骨关节病和复发性肘关节脱位的发生率很高。桡骨长轴的复位不充分(ORIF 或桡骨头置换)会改变软组织的张力。复位和修复桡骨长轴,同时避免前臂骨筋膜和韧带损伤(Essex-Lopresti 病变)则非常困难。>1 cm 的桡骨短缩预示着前臂骨筋膜的损伤。这种情况下,切开复位内固定或金属假体置换,对避免 Essex-Lopresti 病变后遗症方面至关重要。

到达桡骨头的手术入路包括:Kocher 入路(在肘肌与尺侧腕伸肌之间)、Kaplan[入路桡侧腕短伸肌与指总伸肌之间,旋前用以保护骨间后神经(PIN)]和 Pankovich 入路(尺骨与旋后肌之间,后部)等。

桡骨头完整、未受损时,无头加压螺钉能将桡骨头骨折碎片固定于余下的桡骨头与桡骨颈,同时埋头于关节软骨下面。如果桡骨颈粉碎性骨折,通过 Kaplan 入路能比较容易放置微小的骨折钢板。桡骨位于最大的旋前和旋后位之间的位置时,桡骨切迹正对面的点为"安全区"的中心,用于放置钢板。关节骨破碎通过骨移植修复是必要的。粉碎性骨折出现缺血性坏死(AVN)和骨不连风险的可能性很高。桡骨头的固定能够提供足够的时间用于肌腱愈合。在 AVN 和骨不连情况下,完整重建肘关节韧带后桡骨头切除是安全的。在肘关节脱位及桡骨头难于重建的情况下,则考虑桡骨头切除假体置换。硅胶置换不能维持外翻的稳定性,但相较于桡骨头的简单切除,能够获得一个较好的短期效果。然而,很少证实硅胶假体与滑膜炎、磨屑的产生有关联。近期通过更多的设计更好地吻合当地人群的桡骨头和桡骨颈解剖结构,金属移植物能够更好地恢复维持外翻的稳定性和获得更好的效果。

桡骨头 ORIF 或假体置换和外侧副韧带(LCL)修复术中需要确认肘关节的稳定性和外侧软组织对肱骨上髁的限制(通过骨隧道缝合或缝合锚钉)。如若肘关节不稳定,则需修复 MCL 和中间软组织。很少使用到外固定架,倘若肘关节中间软组织修复或重建后仍不稳定,则需使用外固定架固定。

(十二)桡骨头骨骺分离

桡骨头骨骺分离在儿童肘部骨关节损伤中常见。

1.致伤机制及类型

桡骨头骨骺分离的致伤机制与桡骨头骨折相似。多属 Salter-Harris Ⅱ型和 Ⅰ型损伤。可分为 4 型。

(1)Ⅰ型:歪戴帽型,约占 50%。

(2)Ⅱ型:压缩型。

(3)Ⅲ型:碎裂型。

（4）Ⅳ型：压缩骨折型。

2.临床表现及诊断

凡肘部受伤后出现肘外侧肿胀、疼痛、压痛及功能障碍者，均应 X 线片检查以明确诊断。

3.治疗

（1）手法复位：多数病例效果良好，伸肘旋前、内翻肘关节，按压桡骨头可复位，复位后屈肘90°石膏外固定 3 周。

（2）撬拨复位：适用于手法复位无效的歪戴帽压缩骨折且分离者。

（3）开放复位：适用于上述方法复位不满意者，一般复位后不需钢针固定，仅陈旧性骨折复位后要克氏针内固定，以免术后移位。

骨骺融合前的桡骨头骨骺分离不宜切除桡骨头，否则可明显影响前臂发育。

第四节　前臂损伤

前臂由 2 根形态相似的长管状尺桡骨所组成，中间有结构特殊的骨间膜相连接，两端分别为尺桡上关节及尺桡下关节。前者与桡骨远端构成肘关节，后者则与近排腕骨构成腕关节，成为完成上肢功能活动的重要组成部分。

旋转是前臂最为重要的功能，其为手部的灵活动作提供了解剖学基础。此主要与桡骨本身的 2 个弯曲，即旋转弓直接相关。近侧弯曲为旋后弓，远侧弯曲则为旋前弓，二者分别位于前臂旋转轴的两侧，从而为前臂的旋转活动提供了旋转力臂，此弓形状弯曲如改变，将影响其旋转活动。其次是骨间膜也直接参与前臂的旋转功能，此组致密的纤维结缔组织为前臂的旋转活动限定了其最大范围，如其病变（瘢痕挛缩等），则将严重影响前臂的旋转功能。当然，前臂的旋转肌群则是其活动的动力，波及此组肌群的伤患也会造成相应的影响。

在日常生活、工作、运动及旅游等活动中，前臂发生损伤的机会甚多，骨折发病率占全身骨折的 15％～18％，且大多集中于尺桡骨上端、尺桡骨下端及尺桡骨骨干等 3 大部分。越接近手腕部，发病率越高。

一、尺桡骨上端骨折

尺桡骨上端除自身的尺桡上关节外，通过尺骨鹰嘴与肱骨远端滑车相咬合和肱骨小头与桡骨小头之间的咬合构成了可以使上肢屈伸的肘关节，从而可以使手部功能得以发挥。因此在处理此段骨折时，应以维持肘部正常的屈伸功能为着眼点。尺骨鹰嘴骨折、尺骨喙突骨折、桡骨头骨折、桡骨颈骨折和 Monteggia 骨折占全身骨折的 2％～3％，占肘部骨折的 20％～25％。

（一）解剖

前臂解剖的复杂性在于它包含两个平行且可移动的长骨，整体通过上下尺桡关节起到类似于关节的功能。一些肌肉起于前臂止于手部，并提供手部功能。因此，前臂骨折后，恢复前臂的旋转、手腕和肘部的活动度及握力非常重要。

1.骨

(1)桡骨:近端有桡骨结节与尺骨相关节,远端也有结节与尺骨形成下尺桡关节。桡骨近端结节还是肱二头肌止点。桡骨有一个生理弧度,必须在骨折治疗中得以恢复。每丧失5°会导致15°旋前和旋后的损失。前臂骨折切开复位内固定(ORIF)术后,握力及前臂活动度的恢复与正常桡骨弓的复位密切相关。

(2)尺骨。尺骨为前臂的稳定骨,是两根前臂骨中位于内侧且较长的骨,分二端一体。

2.骨间膜

骨间膜位于两个骨之间,对协助前臂功能及稳定性非常重要。骨间膜可分为近端、中间和远端。中间1/3是最强的,对维持前臂的稳定作用最显著。

3.肌肉

(1)掌侧:侧间室由肱桡肌、桡侧腕长伸肌(ECRL)和桡侧腕短伸肌(ECRB)构成,由桡神经支配。屈肌旋前部分为三层,由正中神经和尺神经支配。

①表层:该层包括4块肌肉,均起自肱骨内上髁,跨越整个前臂。如果把手置于旋后位,则很容易记住它们的方向。拇指表示旋前圆肌,示指代表桡侧腕屈肌,中指代表掌长肌(约10%的人阙如),环指表示尺侧腕屈肌。

②中间层:是指浅屈肌。

③深层:是指深屈肌、拇长伸肌及旋前方肌。

(2)背侧

①浅层:该层的伸肌起自肱骨外上髁。从尺侧至桡侧分别为:a.肘肌;b.尺侧腕伸肌;c.小指伸肌;d.指总伸肌。

②深层:a.拇长展肌、拇长伸肌和拇短伸肌提供拇指运动功能,从尺侧到桡侧斜行穿越前臂。b.其余深层肌肉是旋后肌和示指伸肌。

4.神经

(1)桡神经

①桡神经有浅感觉,分支沿着前臂的外侧面肱桡肌下走行。

②桡神经的前支支配肱桡肌、ECRL和ECRB。

③深支即为骨间后神经(PIN)。它走行于旋后肌的两个头之间,在拇外展肌起点远端出现。约25%的患者,PIN直接贴近肱二头肌结节。

a.为了保护神经,不要将拉钩置于桡骨近端的后表面。

b.暴露前臂近端时,宜将前臂旋后以保护神经。

(2)正中神经:正中神经进入前臂和肘窝区域,穿过旋前圆肌,走行于指浅屈肌和指深屈肌之间。

(3)尺神经:尺神经走行于尺侧腕屈肌下、指深屈肌上。尺动脉位于神经的桡侧。

5.动脉

桡动脉和尺动脉是肱动脉的分支。

(1)桡动脉:前臂近端,桡动脉位于肱二头肌肌腱内侧,斜行跨过旋后肌、旋前圆肌和拇长屈肌起点,在桡骨远端前方易于扪及。

（2）尺动脉：尺动脉走行于指浅屈肌和指深屈肌之间。远端走行于尺侧腕屈肌和指浅屈肌之间。

（二）桡骨颈骨折

桡骨颈骨折并不多见，常与桡骨头骨折伴发，也可单发，二者的致伤机制及诊治要求均相似。

1.致伤机制

提携角、肘关节多呈自然外翻状，在跌倒手部撑地时暴力由远及近沿桡骨向肘部传导，当抵达桡骨上端时，桡骨头与肱骨小头撞击，引起桡骨头、桡骨颈或两者并存的骨折。如暴力再继续下去，则还可出现尺骨鹰嘴或肱骨外髁骨折及脱位等。

2.临床症状

主要表现为：

（1）疼痛：桡骨头处有明显疼痛感、压痛及前臂旋转痛。

（2）肿胀：较一般骨折轻，且多局限于桡骨头处。

（3）旋转活动受限：除肘关节屈伸受影响外，主要表现为前臂的旋转活动明显障碍。

（4）其他：应注意有无桡神经深支损伤。

3.诊断及分型

除外伤史及临床症状外，主要依据 X 线片确诊及分型。分析影像学所见，一般分为以下 4 型。

（1）无移位型：指桡骨颈部的裂缝及青枝骨折，此型稳定，一般无需复位。多见于儿童。

（2）嵌顿型：多由桡骨颈骨折时远侧断端嵌入其中，此型也较稳定。

（3）歪戴帽型：即桡骨颈骨折后，桡骨头部骨折块偏斜向一侧，类似人戴法兰西帽姿势。

（4）粉碎型：指桡骨、颈和（或）头部骨折呈 3 块以上碎裂。

4.治疗

（1）无移位及嵌入型：仅将肘关节用上肢石膏托或石膏功能位固定 3～4 周。

（2）有移位者：先施以手法复位，在局麻下由术者一手拇指置于桡骨头处，另一手持住患者腕部在略施牵引情况下快速向内、外 2 个方向旋转运动数次，一般多可复位。复位不佳的，可行桡骨头开放复位，必要时同时行螺丝钉内固定术或微型钢板内固定术。不稳定及粉碎型者，则需行桡骨头切除术或人工桡骨头置换术，但骨骺损伤者切勿将骨骺块切除。

5.预后

一般均良好，个别病例如后期有创伤性肱桡关节炎症状时，可行桡骨头切除术。此外还有少数病例可引起骨骺早闭、骺坏死及上尺桡关节融合等。前两者对肘部功能影响不大，后者因手术操作不当所致，应加以预防。

（三）Monteggia（孟氏）骨折

因 Monteggia 于 1814 年首次描述了尺骨上 1/3 骨折合并桡骨头脱位这一特殊损伤而命名，且沿用至今。

1.致伤机制及分型

Monteggia 骨折除少数因直接暴力打击所致外，大多数病例是在前臂极度内旋位（旋前）

跌倒手部撑地所致。此时由上而下的身体重力及由下而上的反作用力均汇集于尺骨上端及桡骨头部,以致先后出现尺骨上1/3骨折及桡骨头脱位(多为前脱位)。因直接暴力撞击所致者多呈现桡骨头前脱位及尺骨上1/3横折或粉碎性骨折。

关于Monteggia骨折的分型意见不一,国外大多按Bado的4型分类:

(1)Ⅰ型:指尺骨任何水平骨折,向掌侧成角及桡骨头前脱位。

(2)Ⅱ型:指尺骨干骨折,向背侧成角及桡骨头后脱位。

(3)Ⅲ型:指尺骨近端骨折伴桡骨头侧方移位。

(4)Ⅳ型:是Ⅰ型+桡骨上1/3骨折。

也有学者按伸直型(相当于前者Ⅰ型,多见于儿童)、屈曲型(相当于Ⅱ型,多见于成人)及内收型(Ⅲ型,多见于幼儿)进行分类。

2.临床表现与体征

(1)一般症状:指骨折后局部的疼痛、肿胀及活动受限等共性症状均较明显。

(2)畸形:尺骨表浅,易于发现移位。桡骨头脱位也易被检查出,但肿胀明显者则难以确定。

(3)触及桡骨头:即于肘前方或侧后方可触及隆突的桡骨头,且伴有旋转痛及活动受限。

3.诊断

除外伤史及临床特点外,诊断主要依据正侧位X线片诊断。需要强调的是当有尺骨骨折即有Monteggia骨折的可能。成人诊断不难,初学者易将小儿桡骨头脱位忽略,牢记以下小儿肱桡关节正常X线片对位关系:桡骨头颈中心延长线始终通过肱骨小头骨化中心。同时需注意可能合并的桡神经和正中神经损伤。

4.治疗

由于此种损伤伴有骨折与脱位,治疗较为复杂。如果在具体措施上不能二者兼顾,则预后多不佳,已成为骨科临床上一大难题。即便手术复位及内固定,其疗效也往往难以十分满意,因此,治疗时务必加以重视。需根据患者年龄及骨折情况等不同特点酌情加以处理,具体方法及要求如下。

(1)儿童及幼儿骨折:绝大多数可用闭合复位治疗。麻醉后,将患肢置于上肢螺旋牵引架上,在牵引下术者一只手拇指压住桡骨头、另一只手持住患儿腕部,在边牵引、边旋转前臂的同时,迫使桡骨头返回原位。当闻及弹响声时,表示已还纳,此时可将患肢肘关节屈曲至70°~80°,如此可减少桡骨头的滑出率。如桡骨小头向后脱出,则应取略伸位。并以上肢石膏托固定。数天后,待肿胀消退再更换上肢石膏1~2次。此种操作方式的特点是:

①复位疗效佳:桡骨头易于复位,且一旦还纳,则起内固定及支撑作用,尺骨也随之复位。

②操作简便:复位手法几乎与单纯的桡骨头或颈骨折一致,易于操作。

③预后佳:根据对此类骨折患儿的远期随访结果,疗效均较满意。

(2)成人骨折:治疗较复杂,现认为手法复位外固定对于成人不能获得最佳效果,应首选手术治疗。

①手法复位外固定:具体要求如下:

a.麻醉确实。

b.尽量利用骨科牵引床操作,尺骨鹰嘴以克氏针牵引。

c.先对桡骨头复位,手法如前述;复位后屈肘 80°～90°(前脱位者)或 110°～120°(后脱位者),然后再对尺骨进行复位。

d.透视或拍片显示骨折端对位满意后,立即行上肢石膏固定留置绷带于石膏内层,备石膏剖开时用;注意石膏塑形。

e.再次拍片,至少应达到功能对位,否则需改为开放复位。

f.消肿应及时更换石膏,并定期拍片及复查以防变位,如手法失败,应尽早开放复位及内固定术。

②开放复位内固定术:原则上先采用桡骨头闭合复位＋尺骨内固定术,多数手法可获桡骨头复位。桡骨头不能复位的患者,采用肘关节后侧 Boyd 切口显露桡骨头及尺骨上段,切开关节囊及环状韧带可获得复位。尺骨骨折用加压钢板或髓内钉固定,但钢板稳定性较好。对关节囊及环状韧带撕裂严重、不能修复者,可用前臂深筋膜行环状韧带重建。对于 BadoⅣ型骨折,应先行尺骨切开复位内固定,再复位桡骨头,最后切开复位桡骨;不能通过 1 个切口同时显露尺桡骨骨折。

5.预后

Monteggia 骨折在前臂骨折中属于预后较差的一种。有时即使获得满意的对位,其功能也未必完全恢复。因此在临床处理上,既要力争早期良好的复位,又要重视治疗期间的随访与观察,以及肢体的功能康复。青少年以下年龄组的远期疗效均较满意,甚至个别桡骨头复位不佳者,其肘部功能及上肢肌力也仍与健侧相似。

二、尺桡骨骨干骨折

尺桡骨骨干骨折在临床上十分多见,占全身骨折的 6%～8%,多见于工伤及交通事故,以青壮年居多。现按桡骨骨干骨折、尺骨骨干骨折及尺桡骨骨干双骨折等进行分述。其中合并桡骨头脱位的尺骨上 1/3 骨折及合并尺桡下关节脱位的桡骨中下 1/3 骨折,在尺桡骨上端及尺桡骨下端骨折两节中分述,不再赘述。

(一)概述

1.分类

对尺桡骨骨干骨折的分类意见不一,Muller 按照 AO 内固定原理,将长管骨分为简单骨折、楔形骨折及复杂骨折 A(简单骨折)、B(楔形骨折)、C(复杂)3 型;每型中又有 3 个亚型;而每个亚型又有 3 个骨折形态。其虽有规律,但较烦琐,临床上常难以对号入座。因此,一个简明而实用的分类还有待探索。

2.症状及体征

成人的尺桡骨骨干骨折绝大多数为移位骨折,无移位骨折罕见。主要症状为骨折处疼痛、肿胀、畸形及手和前臂的功能障碍。体检时需注意前臂三大神经的功能、血运及肿胀情况。前臂肿胀明显时,需考虑有发生筋膜间隙综合征的可能性。

3.X 线片显示

必须拍全长尺桡骨正侧位片,包括肘关节和腕关节,以免漏诊合并的骨折,有时须加摄斜位片。牢记:无论摄片时前臂处于何种位置,通过桡骨头颈中心的延长线都始终通过肱骨小头的中心,这一关系对避免漏诊 Monteggia 骨折尤为关键。

4.治疗

临床上无移位的尺桡骨干少见,绝大多数均有移位。除无移位骨折可采用非手术治疗外,基于下列原因,目前临床上对有移位骨折采用切开复位内固定术:尺桡骨骨折必须精确复位,从而恢复上下尺桡关节,恢复前臂的长度、力线及旋转;非手术治疗不能保证精确复位及骨折再移位;牢固内固定后可早期行功能锻炼。内固定首选加压钢板及螺钉,可通过骨折端轴向加压或应用骨折块间拉力螺钉技术结合中和钢板技术获得骨折稳定,可早期行功能锻炼,恢复前臂和手部的旋转功能。其他内固定如髓内钉、外固定架固定不如加压钢板稳定,较少使用。AO 尺桡骨干骨折手术指征:有移位的尺桡骨双骨折;成角大于 10°、旋转移位大于 10°的有移位单一尺骨或桡骨骨折;Monteggia 骨折、盖氏骨折、Essex-Lopresti 骨折;开放性骨折。此外,骨折合并筋膜间室综合征也是切开复位内固定的适应证。

5.切开复位加压钢板内固定术

(1)手术时机:有移位的成人尺桡骨应尽早行切开复位内固定术,最好是在软组织肿胀之前开始手术,一般在伤后 24～48 小时内进行。软组织肿胀较明显及合并其他严重损伤时,延迟手术。开放性损伤可急诊行内固定术。

(2)手术入路:桡骨手术入路有桡骨掌侧入路(Henry 入路)和背外侧入路(Thompson 入路)。Henry 入路可显露桡骨全长,切口于肱桡肌和桡侧屈腕肌之间进入,钢板置于掌侧,优点在于显露桡骨上端骨折时直接显露桡神经深支,从而避免损伤。Thompson 入路切口在桡侧腕伸短肌和指伸总肌间,钢板置于桡骨的背外侧;显露桡骨上端骨折时,必须将旋后肌连同桡神经深支一起从桡骨上剥离,从而起到保护作用。桡骨上端骨折显露时由于涉及桡神经深支,可根据具体情况选用两种入路。由于尺骨全长处于皮下,较为浅在,于尺侧伸腕肌和尺侧屈腕肌间进入,显露较易,钢板可置于掌侧或背侧。对于尺桡骨双骨折,必须用 2 个切口分别显露骨折,两者间皮桥尽量要宽,以免皮肤坏死;不能应用 1 个切口显露两处骨折,否则有造成尺桡骨交叉愈合可能。

(3)内固定及手术技术:AO 提倡的复位尺桡骨及内固定技术要点。

①减少骨膜剥离,每个主要骨折断端剥离 1 mm 骨膜。

②对于简单(A 型)和楔形骨折(B 型),要在骨折块间达到绝对稳定,可用钢板轴向加压或拉力螺钉加中和钢板技术来达到。

③选用 3.5 mm LC-DCP 钢板(限制接触加压钢板)或 LCP 钢板(锁定加压钢板),每个主要骨折块至少要有 6 层皮质或 3 枚皮质骨螺钉固定。

④LCP 作为加压钢板使用,应采用普通皮质骨螺钉,在治疗简单、楔形骨折时提供绝对稳定性。作为内固定架使用时,采用单纯锁定螺钉固定,起桥接钢板作用,用于复杂骨折,提供相对稳定性。一般情况下 LCP 不用于固定简单骨折。若用 LCP 固定简单骨折,可先用拉力螺钉对骨折块加压后,再将其作为内固定架使用;也可在偏心孔内先用普通螺钉行钢板轴向动力加压,再置入锁定螺钉。

(4)切口关闭:关闭切口时不要求缝合深筋膜,以免发生筋膜间室综合征。出现肿胀明显,切口不能关闭时,可采取二期闭合、负压封闭或植皮。

6.髓内钉内固定术

(1)尺桡骨骨折髓内钉固定的适应证

①分段骨折。

②皮肤条件较差(如烧伤)。

③某些不愈合或加压钢板固定失败。

④多发性损伤。

⑤骨质疏松患者的骨干骨折。

⑥某些开放性Ⅰ、Ⅱ型骨折。

⑦大面积复合伤,在治疗广泛的软组织缺损时,可使用不扩髓的尺骨髓内钉作为1个内支架,以保持前臂的长度。

几乎所有尺桡骨干骨折均可用髓内钉治疗,多数骨折都能使用闭合髓内穿钉技术。

(2)髓内钉固定的禁忌证

①活动性感染。

②髓腔小于3 mm。

③骨骺未闭者。

尺桡骨髓内钉也分为扩髓和非扩髓两大类。早期髓内钉由于不能较好控制骨折旋转,有较高的不愈合率。目前应用的压配型和交锁髓内钉可取得和钢板内固定相似的疗效。

(二)桡骨干骨折

桡骨干单纯骨折较为少见,约为尺桡骨骨干双骨折患者的1/6,且以青少年多见。

1.致伤机制及骨折移位特点

无论是直接暴力或间接暴力,均可引起桡骨干单纯性骨折。由于尺骨未骨折,且上下尺桡关节也无脱位,因而具有内固定作用而不会产生短缩或明显的侧向移位。以横形、短斜形及青枝形多见,其中约半数伴有移位,由于桡骨干上有3组旋转肌群附着,因而以旋转移位为多见,其移位特点如下:

(1)桡骨干中上1/3骨折:近端有旋后肌及肱二头肌附着,致使近侧桡骨呈旋后及前屈位,而远侧端则由于受中段的旋前圆肌及远侧的旋前方肌作用而呈旋前位。

(2)桡骨中下1/3骨折:近端因中部旋前圆肌及上端旋后肌的拮抗作用处于中立位,远端则因旋前方肌的作用呈旋前位。

2.诊断

一般均无困难,但应注意判定上、下尺桡关节有无同时受累,包括脱位等,这与诊断及治疗方法的选择有密切关系。

3.治疗

依据骨折端移位情况分以下2组:

(1)无移位者:多为青少年,可根据骨折部位不同而将前臂置于旋后屈曲位(中上1/3段骨折)或中间位(中下1/3段骨折),用上肢石膏托或石膏管形固定,并注意按前臂肢体的外形进行塑形,应注意将骨间膜撑开。消肿后应及时更换石膏,并再次塑形。

（2）有移位者：先施以手法复位、并按骨折近端的移位方向，以便远端对近端将其复位。要求与方法同前，应注意在石膏塑形时，将骨间膜分开。闭合复位失败的成年患者，多属于斜形、螺旋形及粉碎性等不稳定型者，可行开放复位及内固定术。

（3）开放复位内固定术

①手术入路：采用桡骨掌侧入路（Henry 入路）或背外侧入路（Thompson 入路），两者均可显露桡骨全长。显露桡骨上端骨折，需保护桡神经深支，防止损伤。

②内固定选择：首选加压钢板及锁定加压钢板，固定牢固，可早期行功能锻炼。也可在桡骨茎突处插钉做髓内固定，注意纠正旋转及其他移位。

（三）尺骨干骨折

尺骨干骨折较桡骨干骨折为少见，在诊治方面一般无难题。

1.致伤机制

多见于外力突然袭击，患者举手遮挡头面部时被棍棒直接打击所致。因多发生在路遇强人情况下，故又名夜盗（杖）骨折。这类骨折线多呈横形或带有三角形骨块。因有桡骨支撑，附着肌群较少，因而移位程度也多轻微。

2.诊断

方法与前相似，但应排除上、下尺桡关节损伤。

3.治疗

其基本要求与前者相似，以非手术疗法为主，满意复位标准：少儿不大于 15°，成年人不大于 10°。闭合复位失败的成年人，行开放复位内固定术。由于尺骨全长处于皮下，位置浅在，在尺侧伸腕和尺侧屈腕肌间进入，较易显露，术中复位时应注意观察尺骨嵴的列线，以纠正成角及旋转畸形。首选加压钢板及锁定加压钢板，固定牢固，可早期行功能锻炼。也可在鹰嘴处插入髓内钉做髓内固定，钉尾留置于的皮下或皮外，外固定保护下行功能锻炼。

（四）尺桡骨骨干双骨折

尺桡骨骨干双骨折在前臂骨折中仅次于桡骨远端骨折而居第二位，且治疗较为复杂，预后差；是临床难题之一，应加以重视。

1.致伤机制

主要由以下两种暴力所致。

（1）直接暴力：除直接打击、碰撞及前臂着地跌倒外，工伤所引起的机器绞压性损伤也占相当比例，且后者软组织损伤严重，易引起开放性骨折。且骨折常呈多段或粉碎性，从而增加了治疗上的困难，是构成预后不佳的直接因素。而直接打击者，其骨折线多与外力作用点在同一水平，以横形骨折、楔形骨折为多见，预后较好。

（2）间接暴力：跌倒后手部着地时外力由下而上传递，从桡骨远端经骨间膜到尺骨，以致形成尺桡骨双骨折，也可由外力扭曲所致。由于骨间膜纤维走向及应力的传导是由桡骨的上方斜向尺骨的下端，因此桡骨骨干骨折平面一般高于尺骨骨折平面，以斜形、螺旋形及短斜形多见。

2.诊断与分型

尺桡骨双骨折在诊断上多无困难，除注意一般骨折症状外，还应注意有无血管、神经及肌肉组织的伴发伤。尤其是被机器绞压者,软组织的损伤可能重于骨的损伤,易引起挤压综合征或缺血性挛缩等,在临床检查时必须反复加以强调。

X线片正侧位平片检查不仅能明确诊断,且有助于分型、随访观察及疗效对比。应常规拍摄,并包括尺桡上关节及尺桡下关节,以防漏诊。

依据骨折的特点及临床治疗上的要求不同,一般分为:

(1)稳定型:指复位后骨折断端不易再移位的横形骨折、短斜形以及无需复位的不完全骨折、青枝骨折和裂缝骨折等。此型适合非手术疗法。但在临床上,除儿童病例外,这种情况较少。

(2)不稳定型:指手法复位后骨折断端对位难以维持者,包括斜形、螺旋形及粉碎性骨折、上下尺桡关节不稳或者尺桡骨骨干双重骨折等。因其不稳定,在治疗上困难较多,

3.治疗

根据骨折分型及具体情况不同而酌情处理。

(1)稳定型:绝大多数可通过非手术疗法达到治疗目的。

①无移位者:行上肢石膏托或上肢石膏固定,消肿后更换石膏1~2次。注意石膏塑形,尤其是对骨间隙的分离加压塑形,有利于骨间膜的修复及功能重建。石膏固定时间一般为8~10周,并根据临床愈合程度而决定拆除时间,切勿过早。

②有移位者:一般需在石膏牵引床上操作,先以尺骨鹰嘴骨牵引进行对抗,尤其中上1/3及中1/3者,如此可使肱二头肌处于松弛状态。根据骨折端的移位方向及肌肉拉力等进行手法复位。当X线片显示对位满意后,逐渐放松牵引,以使骨折断端相抵住,而后行上肢石膏固定。在石膏定型前按骨折移位相反方向进行塑形,并同时对骨间隙予以分离加压定型。术后定期观察,消肿后及时更换石膏,有成角畸形者可通过楔形切开矫正。

(2)不稳定型

①一般性病例:指新鲜骨折、断端无缺损、粉碎及双段骨折患者,应在牵引下,按有移位的稳定型病例先试以闭合复位+上肢石膏固定,并加手指铁丝夹板牵引。X线片显示对位满意者按前法处理,复位不佳的则需手术治疗。

②严重不稳或手技复位失败:前者指双段骨折、粉碎性骨折及合并尺桡关节破损者,需开放复位+内固定术。内固定物可选用3.5 mm加压钢板或选用髓内钉等,但操作过程中切忌对骨膜进行广泛剥离。

(3)晚期病例:指伤后3周以上来诊患者,除非移位较轻的稳定型外,原则上以开放复位+内固定为主。

4.预后

与多种因素有关,18岁以下的青少年、单纯性骨折及稳定型等预后多较好,以下情况者预后不佳。

(1)软组织广泛性损伤:多由机器绞压性损伤,除神经支同时受挫外,多伴有肌肉组织的广泛性挤压挫灭伤,易引起坏死及瘢痕化。

(2)骨间膜损伤严重:即使骨折对位满意,如骨间膜损伤严重,甚至缺损及瘢痕化,前臂的旋转功能也多受明显影响。

(3)开放性损伤严重:软组织受损较多,会影响对骨折端的处理及愈合,预后多欠佳。

(4)骨质缺损:易发生延迟愈合或不愈合而影响疗效。

(五)尺桡骨开放性骨折

尺桡骨开放性骨折在全身开放性骨折中居第二位,仅次于胫骨骨折,其高发病率与高能量损伤及尺桡骨浅居于皮下有关。

1.分类

根据1984年Gustlio修订的开放性骨折评定系统,分为三大类。

(1)Ⅰ型:骨折开放伤口清洁,小于1 cm。

(2)Ⅱ型:骨折开放伤口大于1 cm,无广泛软组织损伤、皮瓣撕脱。

(3)Ⅲ型:节段性开放骨折,合并广泛软组织损伤的开放性骨折或创伤性截肢。根据损伤程度又可分为A、B、C 3个亚型。

2.治疗

根据开放性骨折治疗的一般原则进行,首先在全麻或臂丛麻醉下行彻底清创术,可根据创口损伤和污染程度及骨折情况等酌情选用手术方法。

(1)闭合复位+外固定:以往应用较多,清创后缝合伤口,将开放性骨折变为闭合性骨折处理,现已很少用单纯外固定。

(2)开放复位+内固定:在彻底清创基础上进行。一期内固定时软组织必须能够覆盖内固定物,创口可一期闭合,也可二期通过植皮、皮瓣等修复。延期切开复位内固定术即待局部软组织条件改善后再行切开复位内固定术。多用于Ⅰ型、Ⅱ型患者。

(3)外固定支架:适用于创面广泛、软组织伤严重患者,多为Ⅲ型。外固定支架固定后有利于创面处理,如植皮、游离皮瓣移植。尺骨可在皮下直接进针,桡骨须切开置入固定针,以防止血管、神经损伤。

(4)外固定结合内固定:双骨折时一处骨折缺乏软组织覆盖,可采用外固定架固定,另一骨采用切开复位内固定。有条件时,外固定后期应改为钢板内固定。

(5)骨和软组织缺损修复:小骨缺损可用松质骨植骨,骨缺损超过5 cm时,可用吻合血管的游离移植修复。大面积软组织缺损时需要用带血管肌瓣或筋膜瓣修复。

(六)尺桡骨骨折并发症

1.骨折不愈合

尺桡骨干的不愈合发病率较低,多数由感染、切开复位内固定技术操作和闭合复位技术引起。不愈合可采取二次手术,切开暴露并修整骨端,纠正成角及旋转畸形,植骨及内固定。

2.畸形愈合

多数因非手术治疗所致,可在畸形部位截骨和植骨并用加压钢板内固定。若合并上下尺桡关节脱位,导致前臂旋转功能障碍,可行桡骨头及尺骨头切除,改善旋转功能。也可在桡骨近下端部位或尺骨上1/3部位截骨纠正轴线及旋转。

3.前臂筋膜间室综合征

常见原因有:

(1)严重的尺桡骨骨折和前臂肌肉损伤,使前臂骨筋膜间室压力升高。

(2)反复多次的粗暴复位,造成出血肿胀。

(3)开放复位内固定手术粗暴,止血不彻底,缝合深筋膜,引起骨筋膜间室压力升高。

(4)外固定过紧及外固定后肢体肿胀,未行石膏剖开及松解。重在预防,若确诊,及时行前臂筋膜切开减压。

4.尺桡骨交叉愈合

多伴有严重的骨间膜损伤,使尺桡骨骨折端于同一血肿内相通,血肿机化后两骨交叉愈合,使前臂不能旋转。常见的原因有:

(1)位于同一水平的粉碎、移位严重的尺桡骨双骨折。

(2)前臂挤压伤。

(3)合并颅脑损伤。

(4)同一切口显露尺桡骨。

(5)感染。

(6)尺桡骨间植骨。

(7)螺钉穿过骨间膜。

若前臂固定于较好的功能位,可不处理。前臂固定位置较差,应手术切除尺桡骨间骨桥,行筋膜或脂肪移植于骨切除部位以间隔两骨,术后早期活动,以期恢复前臂旋转功能。

三、尺桡骨远端骨折

尺桡骨远端骨折主要指盖氏骨折、科利斯骨折、史密斯骨折、巴顿骨折、桡骨远端骨骺分离,桡骨茎突骨折及尺骨茎突骨折等。该解剖段的骨折虽不如尺桡骨近端复杂,但如处理不当仍可引起疼痛,以致影响手腕部的功能,应加以重视。

(一)骨折分类

一般将尺桡骨远端骨折分为关节内骨折与关节外骨折两大类,而关节内骨折根据关节受累的程度不同又可分为部分关节内骨折及完全关节内骨折两种,前者治疗较易,预后佳;而关节面完全破坏者,手术切开复位内固定率明显较高。

(二)盖氏骨折

盖氏骨折指桡骨中下 1/3 骨折合并尺桡下关节脱位,临床上较多见。该损伤早年被称为反 Monteggia 骨折,自 1934 年 Galeazzi 详加描述后,改称为 Galeazzi 骨折,其手术率较高。

1.致伤机制

多因以下两种外力所致。

(1)直接暴力:指直接撞击或机器皮带卷压伤所致,后者损伤程度多较严重,预后差。

(2)间接暴力:多在前臂内旋位时手掌撑地跌倒,暴力沿桡骨向上传递,与身体重力相交引起桡骨中下 1/3 处骨折,并且出现尺桡下关节脱位。

2.诊断、分型及移位特点

一般病例诊断多无困难,但平日如对此种损伤没有认识,则在观察 X 线片时易疏忽而将其漏诊。此种骨折一般分为以下 3 型:

(1)青枝型:发生于儿童,桡骨呈青枝骨折状,尺骨小头或骨骺分离或下尺桡关节呈分离状,此型治疗较易,预后佳。

(2)单纯型:指桡骨远端骨折,伴有下尺桡关节脱位患者。骨折多呈横形、斜形或螺旋形,一般均有明显移位。

(3)双骨折型:除桡骨远端骨折及尺桡下关节脱位外,尺骨干也多伴有骨折或由不完全性骨折导致尺骨外伤性弯曲。后一情况多由机器伤所致,较严重,且常为开放性损伤,治疗较复杂。双骨折骨折断端的移位方向,主要取决于以下 3 组肌肉的作用。

①肱桡肌:引起骨折断端的短缩畸形。

②旋前方肌:使远端桡骨向内并拢。

③伸拇肌及外展拇肌:加强上述 2 组肌肉的作用。

3.治疗

按分型不同在治疗方法选择上也有所差异。

(1)青枝型:均选用手法复位+上肢石膏托或管形石膏剖开固定+分骨塑形,以防止桡骨内并。有短缩倾向的,可加用手指铁丝夹板牵引。

(2)单纯型:先施以手法复位,方法同前。在石膏塑形时应防止尺骨小头脱位及桡骨内并倾向。闭合复位失败,多系骨折端不稳者,则可行开放复位+内固定术。内固定物可选用 AO 动力加压钢板,由于损伤的关节囊韧带结构的修复需一定时间,应附加上肢石膏托固定前臂于中立位,3～4 周后开始主动活动锻炼。下尺桡关节仍有不稳定者,复位后用克氏针或螺钉固定 3 周,进针点位于下尺桡关节近端。对于桡骨骨折固定后仍有半脱位表现者,则应从背侧做切口进入下尺桡关节,缝合三角纤维软骨和撕裂的腕背侧关节囊韧带。

(3)双骨折型:除个别病例外,该型大多需开放复位+内固定术。创面较大需观察换药及做其他处理的,可用外固定框架技术。

4.预后

一般较好,如复位不良引起桡骨内并者功能较差。陈旧性病例可酌情行尺骨小头切除术或植骨融合术等补救。

(三)桡骨远端骨折的现代治疗

桡骨远端骨折是指距桡骨远端关节面 3 cm 以内的骨折,其发病率约占急诊骨折患者的 17%,其中关节内骨折占桡骨远端骨折的 25%。桡骨远端骨折多见于老年患者,发病率随年龄上升而增加,女性多于男性,多为低能量跌伤,其原因与高龄及骨质疏松相关。年轻患者多由于高能量损伤引起,男性明显多于女性。

1.局部解剖和生物力学

(1)桡骨远端解剖:桡骨远端膨大,由松质骨构成。桡骨远端成掌、背、桡、尺 4 个面。其掌侧光滑凹陷;背侧稍突起,有 6 个骨性纤维管道,伸肌腱通过其中,桡骨远端骨折时容易损伤伸肌腱。桡侧向远端延伸,形成桡骨茎突,桡骨茎突比尺骨茎突长 1～1.5 cm,是骨折诊断、复位的标志。桡骨远端关节面分成 3 部分:舟骨凹、月骨凹和位于月骨凹尺侧呈矢状位的乙状切迹,分别与舟骨、月骨、尺骨小头构成关节。固定下尺桡关节(DRUJ)的主要是三角纤维软骨盘,该结构对于维持下尺桡关节的稳定及旋转功能具有重要的作用。

正常桡骨远端形成 2 个倾斜角：

①尺偏角：正常 20°～25°。

②掌倾角：正常 10°～15°。

（2）下尺桡关节稳定性：腕关节的稳定性依靠骨性结构、关节囊、韧带和周围的肌腱共同维持，其中关节囊韧带起到重要作用。掌侧重要的有桡舟头状骨韧带、桡月韧带、尺月韧带、桡舟月韧带、月三角韧带；背侧有桡骨三角骨韧带、桡月韧带和腕骨间韧带，较掌侧韧带薄弱。三角纤维软骨起自乙状切迹的远侧缘，经过尺骨关节面的上面止于尺骨茎突基底部，形成周缘厚、中央薄的圆盘状结构，也称为关节盘，对于维持下尺桡关节（DRUJ）的稳定及旋转功能具有重要的作用。三角纤维软骨复合体（TFCC）是由三角纤维软骨、腕尺侧副韧带、桡尺背侧韧带、桡尺掌侧韧带、尺侧腕伸肌腱鞘和尺腕韧带组成。TFCC 是 DRUJ 的主要稳定结构，提供稳定的桡尺、尺腕连接，成为连接近排腕骨与前臂骨性末端的分界面。TFCC 损伤可导致腕部活动时疼痛，特别是腕部旋转时疼痛加剧和腕部活动受限，35％的桡骨远端关节内骨折和 53％的关节外骨折病例合并 TFCC 撕裂。腕关节镜检查发现，伴随桡骨远端骨折的 TFCC 外周撕裂是导致 DRUJ 不稳且影响腕部功能的主要原因。桡骨远端骨折可合并尺骨茎突骨折，尺骨茎突基底部骨折是 TFCC 从其止点处撕脱引起，影响 DRUJ 的稳定性；而茎突尖骨折只是尺侧囊撕脱骨折所致，不影响 TFCC 在茎突基底部的止点，不影响 DRUJ 的稳定性。

（3）三柱理论：尺桡骨远端的"三柱理论"对理解腕关节骨折的病理机制很有帮助。桡骨远端的桡侧部分构成桡侧柱（RC），包括桡骨茎突及舟骨凹；桡骨远端的尺侧部分构成中间柱（IC），包括月骨凹和乙状切迹；桡骨远端、三角纤维软骨复合体（TFCC）及下尺桡关节构成尺侧柱（UC）。桡骨茎突对维持腕关节稳定性很重要，也是腕关节外在韧带的附着点。在生理情况下，桡侧柱承担很小的负荷，主要的负荷经月骨窝沿中柱传导。尺骨是前臂旋转的稳定部分，桡骨围绕尺骨摆动，上下尺桡关节处的韧带连接和骨间膜将尺桡骨紧密结合在一起，尺侧柱代表了这种稳定结构的远端。TFCC 是维持腕关节和前臂稳定的关键性结构，允许腕关节进行独立屈伸，尺侧偏移及旋前、旋后运动。尺侧柱也承担相当的负荷，尤其在握拳时。

2.分类

桡骨远端骨折的分类方法很多，目前以 AO 分类和人名命名方法最为常用。

（1）AO 分类：是目前公认的较全面实用的分类方法，将桡骨远端骨折分为 A 型（关节外骨折）、B 型（部分关节内骨折）及 C 型（完全关节内骨折）3 种基本类型。每型再分成 3 组。

①A 型：A_1 孤立的尺骨远端骨折；A_2 桡骨远端骨折、简单或嵌插；A_3 桡骨远端骨折、粉碎。

②B 型：B_1 桡骨远端矢状面骨折；B_2 桡骨远端背侧缘骨折；B_3 桡骨远端掌侧缘骨折。

③C 型：C_1 关节内简单骨折（2 块），无干骺端粉碎；C_2 关节内简单骨折（2 块），合并干骺端粉碎；C_3 粉碎性关节内骨折。

加上尺骨损伤，AO 将桡骨远端骨折分为 27 类组合型式，对选择手术入路、固定方式及判断预后具有重要指导意义。

（2）人名命名方法：常见的以人名命名的桡骨远端骨折有：Colles 骨折、Barton 骨折、Smith 骨折、Chauffeur 骨折、Rutherford 及 Cotton 骨折等，在以下进行分述。此外还有

Frykman、Fernandez 等分类系统。Fernandez 分类法是根据创伤机制进行分类,Frykman 分类考虑下尺桡关节损伤。但是至今还没有一种方案包括所有的骨折情况,得到一致的认可。

3.影像学检查

(1)X 线片:诊断较易,除正侧位片外,有时需摄斜位片,但有几个常见 X 线片诊断参数必须牢记:

①桡骨高度:平均 12 mm。

②尺偏角:平均 23°。

③掌倾角:平均 12°。

④尺骨变异:60%的人群等长。

⑤舟月角:30°～80°。

(2)CT:应用于关节内和部分关节内骨折,必要时行三维重建,明确关节内骨折块位置及数量,有助于制订手术方案。

4.稳定与不稳定骨折

(1)不稳定型诊断标准

①粉碎:背侧,超过 50%的皮质粉碎;掌侧,超过 50%的皮质粉碎。

②骨折原始移位:横向移位大于 10 mm,桡骨短缩大于 4 mm。

③关节内骨折:合并尺骨远端骨折、茎突基底骨折。

④严重的骨质疏松:不能通过外固定维持复位。

⑤合并下尺桡不稳定:此外,临床上将桡腕关节面不平整,关节面台阶或间隙大于 2 mm 者也作为不稳定型骨折处理。

(2)手法复位后手术病例选择

①背倾角大于 10°。

②桡骨短缩大于 5 mm。

③尺偏角小于 15°。

④关节面塌陷大于 2 mm。

5.治疗

文献统计桡骨远端骨折的治疗方法超过 30 种,本书仅列举临床上最常用的方法。

(1)非手术治疗:目前仅用于简单、稳定的关节外骨折及部分关节内骨折,通常采用传统的复位石膏或夹板固定。根据骨折类型的不同,复位后需采用不同的体位予以固定:Colles 骨折固定于掌屈 5°～15°尺偏位;Smith 骨折固定于前臂旋后和腕关节背伸位,并用超过肘关节的石膏固定。外固定不容易稳定 Barton 骨折,在不能采用内固定的情况下,背侧 Barton 骨折固定于腕关节背伸及前臂旋前位,掌侧 Barton 骨折固定于腕关节掌屈及前臂旋后位。上述位置固定 2 周后,改成腕关节中立位固定至 4 周。

(2)经皮克氏针内固定:有多种进针方法,并可采用骨折区内克氏针撬拨技术:在 C 形臂 X 线片机监视下,先行骨折闭合手法整复,对复位困难的患者使用克氏针撬拨复位。复位满意后,助手牵引维持复位后的位置,根据骨折类型及移位倾向选择桡骨背侧结节近侧、桡骨茎突近侧、掌面桡动脉内或外侧作为进针点,设计进针方向,经皮钻入 2 枚以上克氏针固定,针尖穿透对侧骨皮质,必要时固定到尺骨。透视下再次确认骨折复位良好后,处理克氏针尾部,用石膏托固定腕关节于功能位,固定范围为肘关节以下至掌指关节水平。术后次日开始手指活动及肘关节活动,每周 X 线片复查,4～6 周骨折愈合后拔除克氏针及拆除石膏,鼓励患者行腕关节功能锻炼。

（3）切开复位内固定术:可以恢复桡腕关节、DRUJ 的平整性及干骺端的长度和角度,予以骨折端坚强固定,从而达到早期功能锻炼、改善功能的目的。

①手术入路:目前应用主要 AO 组织提倡的 3 种入路。

a.掌侧入路（Henry 切口）:在前臂远端掌侧于桡侧腕屈肌和桡动脉间做直切口,注意保护桡动脉和正中神经,在桡骨干的桡侧部分切开旋前方肌,显露骨折端及移位的骨块。该入路可以显露主要骨折块,显露桡骨茎突及舟状窝,特别是对中柱冲压骨折复位更加有利。

优点:

桡骨远端掌侧面平坦,有利于金属接骨板的放置。

旋前方肌覆盖内固定物,不会出现肌腱刺激症状。

掌侧骨皮质较厚,骨折后多可以找出复位的解剖标志,方便复位。

入路简单,可以迅速到达骨折端。

避免背侧软组织剥离,保留了骨的血供。

缺点:

不主张切开关节囊以免影响关节稳定性,限制了其对骨折的显露,但掌面较为平坦,可用钢板压迫纠正关节面旋转移位。

b.背侧入路:沿 Lister 结节做直切口,远端跨越桡腕关节线,止于第二掌腕关节基底部近端 1 cm 处,近端向桡骨干延伸 3～4 cm,在通过 2、4 伸肌间隙显露桡骨中柱,向桡侧可显露桡侧柱,保护第 3 肌间隙。

优点:

可以显露关节面,予以直视下解剖复位,复位固定背侧移位的骨折较为理想。

可以直视下复位和固定月骨关节面塌陷骨折。

同时修复下尺桡关节损伤。

缺点:

背侧移位骨折的背侧皮质往往粉碎非常严重,不利于复位。

破坏了背侧软组织的连续性,影响血供。

对伸肌腱装置的破坏大,容易出现肌腱激惹。

c.掌背侧联合入路:联合应用上述切口,多用于 AO-C_2、C_3 型骨折内固定。

②内固定种类:为 AO 组织设计的桡骨远端解剖型钢板,由早到新分为以下三大类。

a.普通接骨板:即早期的桡骨远端 T 或斜 T 板,由于为普通螺钉设计,时有螺钉松动;且较厚,易出现肌腱刺激症状。

b.锁定接骨板:即 3.5 mm LCP,螺钉头、钢板为锁定设计,有良好的有成角稳定性,起到支持关节面作用,应用于骨质疏松和粉碎性骨折,分为掌侧板及背侧板。

c.低切迹解剖锁定接骨板:最新的为 AO 2.4 mm 锁定内固定系统提供掌、背、桡侧 3 种类型 LCP，每种 LCP 有多种可供选择的尺寸和形状，可为不同类型桡骨远端骨折提供个体化的内固定方案。较传统 3.5 mm LCP 的螺钉直径更小，增强了对细小骨折块的把持能力，内固定稳定性进一步增加；较低的切迹减少了内固定对肌腱的刺激。

③内固定技术：结合入路和内固定种类，分为以下 3 种。

a.掌侧入路板钉技术：最佳适应证是向掌侧移位的桡骨远端不稳定患者，如掌侧 Barton 骨折和 Smith 骨折。也可用掌侧锁定板取代背侧接骨板来固定背侧移位的桡骨远端骨折。掌侧入路放置钢板时，需注意的是不能高过分水岭线，否则容易发生屈肌腱与钢板反复摩擦导致肌腱断裂。

b.背侧入路板钉技术：最佳适应证是向背侧移位的桡骨远端不稳定患者，肌腱并发症较高。现多用于 AO 背侧双板技术固定中，背侧双板的适应证是桡骨远端背侧移位骨折，中柱和（或）尺侧柱损伤需要手术。

c.掌背侧联合入路板钉固定：联合应用上述切口，多用于 AO-C_2、C_3 型骨折内固定。掌背侧联合固定通过板间骨块加压加强了对关节骨块的固定。目前最为理想的选择是应用 AO 2.4 mm 锁定内固定系统，行掌背侧入路，于桡骨两侧置入双板或三板 LCP（附加桡骨茎突的单独板钉）固定骨折。该技术为骨折提供了坚强的内固定，允许腕关节早期活动，并减少伸肌腱刺激征。

（4）外固定支架技术：外固定支架利用骨折的韧带整复作用实现骨折复位，并通过持续牵开维持骨折对位，适用于桡骨远端开放性骨折或骨折复位后无法维持对位的患者，尤其是桡骨长度无法维持的患者。外固定支架应用于某些关节内骨折时，可加用从桡骨茎突经皮穿针固定桡骨远端骨折块，也可通过有限切开复位＋外固定架维持复位，上述方法扩大了外固定支架的应用范围。

外固定支架的缺点有：

①维持骨折复位的能力不如板钉。

②桡神经浅支损伤的风险。

③关节僵硬。

④针道感染。

⑤继发严重的骨质疏松。

桡骨远端骨折的外固定支架技术分为跨关节固定和不跨关节固定。不跨关节的外固定支架固定可应用于关节外骨折和无移位的关节内骨折，但骨折远端需保留至少 1 cm 的掌侧皮质。术后 1 个月拔除克氏针，2 个月拆除外固定支架。残留的腕关节僵硬，经锻炼多可恢复。

（5）腕关节镜辅助下复位固定：腕关节镜可用于桡骨远端骨折，术中可以：

①观察关节内骨折复位和固定情况。

②取出关节内骨和软骨碎片。

③探查关节内韧带和三角纤维软骨复合体的完整性，在镜下行清理、修整或缝合。

镜视辅助下将骨折块复位，恢复关节面平整，并用克氏针固定，可加用石膏外固定或外固定支架固定。关节镜技术属微创技术，不能替代切开复位内固定技术。

(四)科利斯骨折

科利斯骨折指发生于桡骨远端 2.5 cm 以远、骨折远端向背侧及桡侧移位的骨折。1814年,Colles 详加描述后,一直沿用至今。在同一部位骨折,如远端向掌侧及尺侧移位时,则称为反科利斯骨折,又名史密斯骨折。在诊断时必须分清,以免治疗失误。科利斯骨折在临床上最为多见,约占全身骨折的 5%。

1.致伤机制

多为平地跌倒,手掌撑地、腕关节处于背伸及前臂内旋位时,以致暴力集中于桡骨远端松质骨处而引起骨折。在此种状态下,骨折远端必然出现向背侧及桡侧的位移。此时,尺骨茎突可伴有骨折,三角纤维软骨盘也有可能撕裂。

2.临床表现

(1)一般骨折症状:多较明显。

(2)畸形:典型者呈餐叉状畸形,如局部肿胀严重,则此种畸形可能被掩盖而不明显。

(3)活动受限:腕部及前臂的功能均障碍,特别是骨折线侵及关节内的。

3.诊断及分型

诊断多无困难,关键是初学者切勿将史密斯骨折与此相混淆,否则,易造成治疗(手法复位)的错误而出现不良后果。

科利斯骨折的分型意见不一,有学者建议根据骨折部位、治疗要求及预后等分为以下4 型。

(1)关节外无移位型:指骨折线不波及关节面,且远端也无明显变位的,桡骨远端关节面力线正常。此型较多见。

(2)关节外移位型:指骨折线不侵犯关节面,但骨折端可有程度不同的向背侧及桡侧移位,也可呈嵌入状,此时关节面力线变形,尺骨茎突可有或不伴有骨折,此型最多见。

(3)关节受累型:又称为单纯关节型,指骨折线波及关节面,但关节对位正常,无明显移位。

(4)关节碎裂型:指关节面的完整性及外形已受破坏者,此型预后最差,且在治疗上难度也较大,多需手术或骨外固定架治疗,但其少见。

此外还有其他分型,但基本原则大致相似,有学者认为没有必要分得过于繁杂,实际上,分得越多,越难以被临床医师所接受。

4.治疗

根据骨折的类型、来院时间及患者具体情况等不同,酌情选择相应的疗法,一般按以下原则进行。

(1)无移位者:腕关节置于功能位,行前臂石膏托固定,并于桡骨远端的桡背侧加压塑形。3~5 天局部消肿后,更换前臂石膏,并继续固定 4~6 周。仍取腕关节背伸 30° 的功能位。

(2)关节外移位型:90% 以上病例可通过手法达到复位目的,操作步骤如下。

①麻醉:用 1% 普鲁卡因 10 mL 左右注入血肿内,其麻醉效果最佳,臂丛阻滞麻醉适用于血肿已消散的患者。

②牵引:患者坐于靠背椅上,患肢外展,于肘上部作对抗牵引。助手以左右双手分别对患肢的拇指及另外 4 指持续牵引 3~5 分钟,骨折断端即被牵开。牵引时助手双上肢勿需用力,

将肌肉放松,仅以双手持住患者手指,利用人体后仰(10°~15°)所产生的重力,即能使骨折端牵开。

③复位:术者立于患肢外侧,一足踏在方凳上,使患腕置于术者膝部上方;术者双手分别持在骨折端的两侧,一手向远侧牵引,另一手则增加反牵引力,持续数秒钟后,按照骨折发生机转的相反方向使骨折远端依序背伸、桡伸,再掌屈、尺屈,而后将腕部置于功能位,并双手合掌,分别挤压桡骨远端,以使骨折碎片靠拢。经如此操作,一般均可获得理想的复位。

④固定:助手继续维持牵引,术者以前臂石膏固定(肿胀剧烈者可先采用石膏托),等石膏成形时,按骨折移位的相反方向予以加压塑形,至此时助手方可逐渐放松牵引。

以上过程除麻醉外,大多数病例可在5~10分钟内完成操作。而后行拍片以观察复位情况并留做记录存档。复位满意者应显示桡骨远端关节面的角度恢复正常。3~5天肿胀消退后需更换石膏;制动时间一般为4周左右。

(3)关节受累型及粉碎型:其处理原则及要求如下。

①先施以闭合复位,方法同前,其中80%以上病例可获得满意效果。失败的考虑开放复位。

②骨折端粉碎或骨质疏松者,可于石膏固定的同时,对拇指、示指及中指分别加以铁丝夹板牵引,以达复位及维持对位的目的。

③此型以恢复关节面平整为首要目的,对复位后关节面仍不平整的,应及早行开放复位＋内固定术,可采用克氏针、桡骨远端支撑及锁定加压钢板内固定或采用外固定支架技术固定。

5.并发症

以损伤性关节炎及畸形愈合多见,正中神经损伤及伸拇肌腱断裂也偶见。除注意预防外,一旦发生应积极手术处理。

6.预后

此组损伤绝大多数预后良好,可无任何后遗症。年迈患者,尤其是粉碎性骨折和骨折线累及关节者,可残留后遗症,因此对此种类型应强调功能恢复为主并注重功能锻炼。

(五)史密斯骨折

史密斯骨折又名反科利斯骨折,是指桡骨远端2.5 cm以内骨折、远折端向掌侧及尺侧移位,因由R. W. Smith在1874年首次描述而被命名。因少见而易被忽视或被误当科利斯骨折处理,以致延误早期治疗时机或产生相反复位效果,并会由此引起各种并发症。此点务必引起重视。

1.致伤机制

以往最常见的原因是汽车司机摇发动机时,如突然松手,可被逆转的手柄直接打击所致。目前此种现象已消失,而多见于撞击性外伤(例如骑助动车或摩托车相撞)或腕背部着地跌倒所引起。

2.诊断及分型

此种损伤的诊断一般均无困难。其临床症状与科利斯骨折相似,仅骨折断端的移位方向相反,故其外形表现为反餐叉畸形。在临床上一般可将其分为以下2型:

(1)关节外型:指骨折线不波及关节面。此型最为多见。骨折线大多呈横形,少数为斜形。

后者复位后维持对位较困难,多需附加手指牵引。

(2)关节受累型:凡骨折线波及关节的均属此型。由于史密斯骨折在临床上少见,因此没必要将此类患者再做更进一步的分型。

3.治疗

基本治疗原则与科利斯骨折相似。

(1)关节外型:按科利斯骨折行手法复位,具体操作与科利斯骨折相同,只是在复位和石膏塑形时的压力方向与科利斯骨折正好相反。复位后也应检查关节面角度,要求恢复正常,否则应再次复位。

(2)关节受累型:以维持及恢复关节面的完整、平滑及角度为主,先施以手法复位,失败者可行开放复位及内固定术。

4.预后

一般病例功能恢复大多比较理想,关节受累型复位不佳的可有后遗症。

(六)巴顿骨折

桡骨远端关节面纵斜向断裂、伴有腕关节半脱位者称为巴顿骨折,因由 J. R. Barton 于1838 年首次描述而命名。

1.致伤机制

多是因跌倒时手掌或手背着地,以致暴力向上传递,并通过近排腕骨的撞击而引起桡骨关节面断裂,骨折线纵斜向桡骨远端,且大多伴有腕关节的半脱位。

2.诊断及分型

这类骨折的诊断除依据外伤史及伴有腕关节半脱位的桡骨远端骨折等要点外,主要依据X 线片显示。根据其发生机制及骨折线特点不同,而可分为以下两型。

(1)背侧型:较多见,手掌着地跌倒时,由于手部背伸,以致在桡骨远端背侧缘造成骨折,骨折片多向背侧移位,并伴有腕关节半脱位。

(2)掌侧型:少见,是因手背着地跌倒,以致应力方向沿桡骨远端向掌侧走行,骨折片向掌侧位移,腕关节也出现半脱位;有学者将此型列入史密斯骨折中。

3.治疗

(1)非手术疗法:可先行非手术治疗,在手法复位时应尽量利用牵引作用获得满意复位。背侧 Barton 骨折固定于腕关节背伸及前臂旋前位,掌侧 Barton 骨折固定于腕关节掌屈及前臂旋后位。必要时再加用手指铁丝夹板牵引,并注意定期观察与更换石膏,纠正与防止位移。上述位置固定 2 周后改成腕关节中立位固定 4 周。关节面达不到解剖对位者,则需手术疗法。

(2)开放复位内固定术:遇有对位不佳或变位的,应及时行切开复位内固定。由于骨折多呈斜形,复位后稳定性较差,一般多需较确实的内固定物。目前采用背侧入路显露背侧Barton 骨折,采用桡骨远端背侧带锁或不带锁解剖钢板固定背侧移位骨折块,并达到桡腕关节稳定。采用掌侧入路显露掌侧 Barton 骨折,采用掌侧带锁或不带锁解剖钢板固定掌侧骨折块。

(七)桡骨远端骨骺分离

在人体骨骺损伤中,桡骨远端是最易发生的部位,占全身骨骺损伤的 40%～50%。

1.致伤机制

桡骨远端骨骺分离与桡骨远端科利斯骨折几乎完全相似,个别病例则类似史密斯骨折,多是由来自手掌或手背向上传导的暴力所致。

2.诊断及分型

其临床表现与桡骨远端骨折完全一致,包括餐叉状畸形、肿、痛、压痛及活动受限等。但确诊仍需依据 X 线片所见,并根据 X 线片所见分为以下 5 型。

(1)Ⅰ型:骨折线完全通过骺板的薄弱带。此型较少见,约占 10%。

(2)Ⅱ型:与前者相似,但于骨质边缘处常有 1 个三角形骨折片被撕下,此型最为多见,约占 70%。

(3)Ⅲ型:骨折线自关节面进入骨骺达骺板处,再沿薄弱一侧带到骨骺板边缘,此型少见。

(4)Ⅳ型:与前者相似,只是骨折线在自关节面进入骺板后,继续向前穿过薄弱带而延伸至骨骺端,形成类似巴顿骨折样移位;且骨折片不稳定,易变位,该型罕见。

(5)Ⅴ型:为压缩型,即骨骺软骨板的压缩性骨折。诊断主要依靠医师的临床经验,易漏诊,常直至晚期形成骨骺早期闭合、停止发育时才被发现,临床上必须引以为戒;对腕部外伤后疼痛、沿骨骺线处有环状压痛者,均应想到此类损伤,并予以复位及固定等治疗。

3.治疗

与桡骨远端骨折治疗方法完全一致,但更应强调如下几点:

(1)早期:越早复位,对骨骺的发育影响越小。

(2)解剖复位:无论何型骨骺损伤,均应力争解剖对位,由于小儿骨骺小,易获得解剖对位,个别有软组织嵌顿者则需开放复位。

(3)手法复位:一般均应力争通过手法等非手术疗法达到复位,以免因开放复位操作时对骨骺的损伤。

(4)骨骺处忌用内固定:任何波及骨骺的内固定物均影响骨骺的正常发育,必须使用的应选择避开骨骺线的骨质处。

(5)避免损伤:指重复多次手法操作,势必加重对骨骺的损伤而引起早闭,以致后期出现曼德隆样畸形,因此在操作时应争取一次到位,切勿多次重复。

4.预后

一般病例预后较好,少数损伤较重。治疗不当而引起骨骺早期闭合的,多年后可出现尺骨长、桡骨短,手腕桡偏的曼德隆样畸形。此种畸形给患者带来不便和痛苦,可行尺骨茎突切除术进行矫正。

(八)桡骨茎突骨折

1.概述

临床常可遇到单纯的桡骨茎突骨折,多因跌倒手掌着地,暴力通过舟、月骨传递所致。骨折片多呈横形或微斜形,并向远端及桡侧位移。此外如腕部过度尺偏时,桡侧副韧带的突然牵拉,也可引起茎突骨折,外观则呈撕脱状。

2.诊断

这类骨折部位十分浅表,加上 X 线片能清楚显示骨折线,易于诊断。但骨折线波及关节面,仍属关节内骨折,因此要求尽可能地解剖复位。

3.治疗

治疗应以非手术疗法为主,局麻后在牵引下使手掌略向尺侧偏斜,术者用拇指由桡侧向尺侧推挤骨折片,当触及骨折处并显示裂缝消失,再将患手放归原位,一般可获得满意的复位。闭合复位失败的,则开放复位,以螺丝钉或克氏针固定。术后用前臂石膏托进行保护。

4.预后

此种损伤的预后一般良好。因属关节内骨折,有引起创伤性关节炎的可能,应注意预防。尤其注意解剖对位是获得优良疗效的关键。

(九)尺骨茎突骨折

尺骨茎突骨折多与科利斯骨折伴发,但少数情况下也可单发,多是由腕关节过度桡偏所致。常伴有三角软骨损伤,后期易残留腕痛及腕部无力等后遗症,应注意。

诊断多无困难,治疗可采用尺偏石膏托固定4～5周,拆石膏后再用护腕保护4～6周。尺骨茎突骨折与科利斯骨折伴发者,术中用克氏针复位固定。后期疼痛加剧及功能受限者,可将其切除。如果是三角软骨损伤(可用造影证实),仅将三角软骨切除即可。尺骨茎突骨折何时需要手术治疗目前存在争议,一般认为尺骨茎突的撕脱骨折及稳定的尺骨颈骨折预后较好,而当尺骨茎突基底部骨折伴 TFCC 和关节囊损伤导致下尺桡关节不稳,出现脱位或半脱位时,预后较差。术中固定桡骨远端之后,可以通过被动活动下尺桡关节来判断是否存在关节不稳,如有不稳则需固定尺骨茎突或在术后选择 4 周的石膏外固定制动。

(十)Chauffeur 骨折

1.概述

桡骨远侧关节面的桡侧或尺侧斜形骨折,并伴有尺桡下关节分离的(主要为尺侧型)为 Chauffeur 骨折。多由掌部着地、暴力沿腕骨传导所致,根据骨折部位不同分为尺侧型及桡侧型。

2.诊断与治疗

诊断及鉴别诊断主要依据 X 线片。以非手术疗法为主,牵引下用双手掌部对患腕的尺侧与桡侧同时加压,即可获得复位。手法复位失败者可行开放复位＋克氏针内固定术。

四、前臂开放性骨折

前臂开放骨折发病率较高,处理困难,若处理不当,常引起不良后果。

随着内固定技术水平的提高及人们对开放骨折的进一步认识,对开放骨折通常不做内固定的观点逐渐改变,治疗方法应根据损伤机制,软组织及骨损伤的程度。

临床实践经验是:在认清伤口特点的基础上彻底清创;使用坚强的内固定;无张力的闭合伤口;合理的使用抗生素。

由于受伤机制不同,前臂开放骨折的软组织损伤特点也不相同。前臂开放骨折以内源性开放骨折为多见,伤口较小。此种伤口污染较轻,清创后多能一期闭合伤口。外源性前臂开放骨折如系锐器砍伤,其伤口较清洁整齐,易于清创缝合;如系绞压致伤,多有严重的皮肤捻挫、撕脱,甚至脱套,骨折亦较为严重,常为粉碎性或多段骨折。此类损伤要慎重对待,清创不易充分。清创不足的结果是无生机组织坏死、液化，细菌繁殖而致感染。

伤口的闭合方法，视清创后的情况而定。直接缝合当然是最简便的方法，但必须没有张力。在张力很大情况下，勉强闭合伤口，等于没有闭合伤口，因为张力下缝合的皮肤边缘将发生坏死，继而绽开。前臂肌肉组织丰富，不能直接缝合的伤口多能二期以游离植皮敷盖。大面积皮肤脱套伤者，可利用脱套的皮肤将脂肪层切除后游离植皮。

开放性前臂骨折是否应用内固定，是有争论的。Cameron 等提出开放骨折时不应用内固定物；而内源性前臂开放骨折时先行清创闭合伤口，2～3 周伤口愈合后再行手术切开复位内固定。Farragos 等报告的 28 例患者 38 个前臂骨折（开放性）均采用此种延迟内固定方法，结果无 1 例感染。他对严重的前臂开放骨折，采取在清创的同时使用内固定于尺骨，他认为这样便于软组织损伤的修复，待伤口愈合后再处理桡骨。我们主张清创同时使用坚强内固定。实践证明，开放骨折时使用坚强内固定不是增加了感染率而是降低了感染率。开放骨折时使用内固定物有以下好处：①稳定骨折端，消除了骨折再移位对伤口的内源性压迫的可能性，利于伤口愈合；②减少或不用外固定，便于对伤肢的观察处理。特别是一旦感染发生，伤口引流、换药无法应用外固定时，有个坚固的内固定物维持骨折的良好位置，更属必要；③严重开放骨折时使用内固定物，利于软组织损伤的修复（进行植皮、皮瓣等处理）。

开放骨折使用抗生素原则上宜早，甚至在急诊室时即应使用抗生素。在伤口培养结果未报告之前，可使用广谱抗生素。待有培养结果后，应更换有针对性的抗生素。开放骨折时应常规使用 TAT。

前臂开放骨折，使用外固定架时，外露的固定针也有将感染带入骨质的危险。使用时应保持警惕，经常消毒检查。

五、创伤后前臂旋转功能障碍

前臂骨折后旋转功能障碍是常见后遗症，也是造成前臂骨折治疗不满意的主要原因。

（一）发生原因

根据临床手术的观察和尸体试验所见，造成前臂旋转功能障碍的原因是复杂的。它们包括：①骨性阻挡；②骨间膜的紧张和挛缩；③上、下尺桡关节的紊乱；④关节囊及相关韧带的挛缩；⑤旋转肌的挛缩。

常易导致前臂旋转功能障碍的疾患是：①前臂骨折成角畸形愈合和旋转畸形愈合；②尺桡骨交叉愈合；③Volkmann 挛缩或前臂筋膜间室综合征；④长久的石膏固定或伤肢长期不运动造成的骨间膜、旋转肌、关节囊的粘连，挛缩。

引起前臂旋转功能障碍的原因是多方面的，治疗也非易事。因之，应重视前臂骨折的早期治疗，如行闭合复位外固定治疗应严格掌握复位标准，不应勉强接受一个不良的、可能造成前臂旋转功能障碍的位置。近年的趋势是，采用手术复位并应用坚强内固定，以期能获得良好的解剖复位和早期活动肢体，这是恢复前臂旋转功能的重要基础。

一旦发生前臂旋转功能障碍，应首先分析造成功能障碍的主要原因是什么，次要原因是什么，然后分别加以解决。因此前臂旋转功能障碍的手术治疗，绝非单一手术，常常是双重手术或多重手术。

（二）手术治疗

目前常采用的手术如下：

1.截骨复位内固定术

即在畸形部位截断，按照其解剖关系复位，并加以固定，截骨复位矫正畸形的同时，也必然对骨折局部的骨间膜进行了松解。因此，无论是因成角畸形造成的骨性阻挡或是局部骨间膜的挛缩所造成的旋转障碍，都可以通过截骨复位获得部分改进。但多数骨折往往存在复合畸形，而且有些骨间膜挛缩较广泛或兼有其他软组织挛缩因素，即使畸形纠正后仍然存在某些张力，影响前臂的旋转，此时必须采取其他补充手术，以获得满意效果。

2.截骨旋转对位内固定术

即在畸形部位截断，而将上下段置于某一度数的旋转关系上固定。由于尺桡骨长期的畸形，其相关的肌肉、关节囊等也可能发生挛缩。虽然旋转畸形得到了纠正，消除了骨间膜张力所造成的限制因素，仍有可能改善不了旋转功能。尤其是桡骨上段的旋转畸形，常继发旋后肌的挛缩或上尺桡关节的紊乱，致使畸形矫正后旋前仍然受限。因此当将骨折畸形部截断后应以持骨器夹住桡骨上段，检视其旋转活动范围，然后根据此一范围，以及患者在生活、劳动中对旋前旋后位置上的需用要求，将骨折下段放在特定的旋转位置上，与上段对合，在此旋转畸形位以钢板固定。如此所获得的旋转范围才是最有用的功能。

某些情况下，因骨间膜紧张影响前臂的旋前运动时，可做尺骨的截骨旋转对位（远段旋前）内固定术。此时会放松骨间膜而改善旋前功能。

3.骨端切除术

有时，骨折畸形不甚严重，而脱位或半脱位的上、下尺桡关节成为主要障碍时，单纯切除桡骨头或尺骨小头也可以达到改善旋转功能的目的；骨折处冗赘的骨痂形成的阻挡同时也可以适当清除。骨端切除后如旋转功能改进不大，则多系骨间膜挛缩紧张之故，应同时做较广泛的骨间膜松解术，将会得到良好的结果。

4.骨间膜松解术

上述手术在矫正骨折畸形的同时，局部挛缩的骨间膜也必然得到一定程度的松解。有些骨折按照形成旋转障碍的因素分析，如主要是骨间膜紧张，则可以只做较广泛的骨间膜松解。为避免松解后粘连，应早期活动肢体或放置阔筋膜作间隔。

第五节　腕关节骨折与脱位

腕关节是一个结构复杂的关节，也是人体中易于损伤的关节之一。对于腕部损伤，应力争及早诊断，避免延误，以求其灵活性和稳定性能有最大程度的保留和恢复。

一、桡骨远端骨折

（一）概述

桡骨远端骨折是上肢最常见的骨折，占每年治疗的所有骨折的17%。尽管它们被认为最常见于老年妇女(年龄 60～70 岁),但年轻人也明显占有一定的比率。对于年龄＞60 岁的患者中,近 70％有明显的髋关节或脊柱骨质疏松。高能量损伤导致的复杂骨折类型催生新的治疗方式的发展。大部分患者的创伤性关节炎是由残余关节面移位＞2 mm 导致的,对于高能量损伤的治疗,传统的非手术疗法已被摒弃,取而代之的是恢复关节解剖结构的外科技术。

(二)损伤机制

约 90％的桡骨远端骨折是通过压缩力加载在背伸的腕关节造成的。粉碎的程度与传递到骨的能量大小成正比,高能量损伤导致更加粉碎以及日益复杂的骨折形态。

(三)解剖

1.骨的解剖

(1)桡骨远端:桡骨远端是由 3 个凹状关节面,即手舟骨窝、月骨窝和乙状切迹组成。

(2)桡骨远端和尺骨的连接:桡骨远端与尺骨之间的关节衔接出现在乙状切迹,形成下尺桡关节(DRUJ),并允许前臂旋转。

(3)三角纤维软骨复合体(TFCC):三角纤维软骨复合体与尺骨和腕骨有多个附件连接,可在桡骨远端骨折时联合损伤。

(4)生物力学:桡骨通常承受 80％穿过腕关节的轴向载荷。骨折后,如果有桡骨短缩或桡骨远端关节面背倾,这个比例可能会改变。随着骨折畸形的增加,更大的负荷被转移到手腕尺侧。桡骨远端关节面背倾 30°,将有 50％的负载传递到尺骨。

(5)腕关节活动度:腕关节的正常活动范围为背伸达 80°;掌屈达 85°;桡偏达 25°;尺偏达 35°;旋前或旋后可达 90°。损伤后骨折的畸形、长时间固定,会使腕关节的活动范围减少。

2.韧带的解剖

手腕的外在韧带将腕骨稳定于桡骨与尺骨的远端。

(1)掌侧韧带:掌侧外在韧带更坚强,在临床上显得更为重要。它们包括桡舟头韧带(RSC)、桡月长韧带(LRL)、桡月短韧带(SRL)、尺月韧带(UL)和尺三角韧带(UT)。现在认为桡舟尺韧带(Testut 韧带)是神经血管蒂,不提供韧带支持。

(2)背侧韧带:背侧外在韧带的作用不太明确,包括背侧桡腕韧带(DRC)和背侧腕骨间韧带(DIC)。正因为它们的作用不太明确,所以在骨折复位中,韧带整复并不能起到有效的作用。

(3)三角纤维软骨(TFC):三角纤维软骨通过掌侧的尺月韧带和尺三角韧带与腕骨相连。三角纤维软骨和与它相连的附件一起被称为三角纤维软骨复合体。

3.X 线测量

X 线测量在评估骨折复位和残留移位中很重要。

(1)尺偏角:正常范围是 15°～30°,平均为 23°(正位 X 线片)。

(2)桡骨高度:正常范围是 11～12 mm,平均为 12 mm(正位 X 线片)。

(3)掌倾角:正常范围可达 20°,平均为 11°(侧位 X 线片)。

(四)骨折的分类

1.通常以人名命名

虽然以人名命名不甚严谨,但骨科医师们仍继续用它们来描述桡骨远端骨折。

（1）Colles 骨折（Colles）：典型的 Colles 骨折通常是指关节外骨折，背侧粉碎，向背侧移位，并桡侧短缩。

（2）Smith 骨折：Smith 骨折是一种"反 Colles 骨折"，远端向掌侧移位。Smith 骨折分为Ⅰ型、Ⅱ型和Ⅲ型 3 种类型。

（3）Barton 骨折：Barton 骨折是关节内骨折（一种腕部的骨折脱位）。这些骨折可以是掌侧骨折或背侧骨折，且通常不稳定（Ⅱ型的 Smith 骨折与掌侧 Barton 骨折是一样的）。

（4）Chauffeur 骨折：Chauffeur 骨折是桡骨茎突的关节内骨折。这可能与舟尺韧带的断裂有关。

（5）Die-Punch（月骨负载）骨折：Die-Punch 骨折是桡骨远端的月骨窝关节内的凹陷性骨折。

2.现代分类系统

现代分类系统更重视治疗，且更加具体。

（1）Frykman 分型：根据骨折形态分为Ⅰ～Ⅷ型。

（2）Melone 分型：Melone 根据 4 个关节内主骨块将桡骨远端骨折分为Ⅰ～Ⅴ型。

（3）AO/ASIF 分类：AO/ASIF 系统是分类系统的综合系统。骨折可被分为以下 3 种类型之一：A 型，关节外骨折；B 型，部分关节内骨折；C 型，完全关节内骨折。

（五）评估

1.X 线片

标准的 X 线片是正位和侧位，且能显示大部分骨折。放射测量（见前面的部分）可以用来计算初始移位、评估复位效果。标准 X 线片也有利于骨折的分型和治疗方法的选择。斜位 X 线片可显示隐匿的腕骨骨折（发生率 12%），而尺偏正位能更清晰地显示手舟骨。关节面侧位 X 线片拍摄时近端 20°倾斜，给关节面更好的视野。

2.特殊检查

复杂的骨折类型必须评估或怀疑有相关软组织损伤，特殊检查有助于诊断。

（1）计算机断层扫描（CT）：矢状面的 1～2 mm 扫描能显示关节内凹陷性骨折。轴位 X 线片能最好地评估下尺桡关节，并应包括健侧手腕进行比较。三维重建可提供解剖图像，可用于术前计划。

（2）磁共振成像（MRI）：MRI 应用于可疑的软组织损伤检查（三角纤维软骨复合体或舟尺韧带撕裂）。

（3）放射性核素骨显像：放射性核素骨显像用于发现可疑的隐匿性骨折或作为评估晚期并发症之一的反射性交感神经萎缩症（RSD）。

（六）联合软组织损伤

在高能量骨折中常联合软组织损伤。

1.开放性骨折

处理方法包括急诊冲洗和清创、静脉使用抗生素和早期骨折固定（外固定）。创面可能需植皮或局部皮瓣转移来覆盖。

2.正中神经损伤

正中神经损伤通常是神经失用性损伤,骨折复位后一般能恢复。如果观察 48 小时后没有恢复迹象,表明需行神经探查和腕管松解术治疗。

3.TFCC 损伤

三角软骨复合体损伤已多达桡骨远端骨折合并尺骨茎突骨折病例的 50%。往往会造成后期腕关节尺侧疼痛。当尺骨茎突骨折发生在基底部并移位时,下尺桡关节很可能不稳定,应进行治疗。

4.腕关节韧带损伤

舟月韧带的完全撕裂(最常见)可导致手舟骨不稳定,如果不及时治疗,可出现腕骨滑脱和创伤性关节炎。

5.肌腱损伤

急性肌腱撕裂伤是罕见的,但在骨折严重移位时可能合并发生。拇长伸肌腱(EPL)慢性摩擦断裂是一种晚期的后遗症。

6.动脉损伤

动脉损伤(桡动脉或尺动脉)是一种罕见但严重的并发症,需要急诊评估和修复。

7.骨筋膜隔室综合征

骨筋膜隔室综合征在桡骨远端骨折中发生率约为 1%。主要体征有疼痛(手指被动牵拉痛)、麻痹、感觉异常,当出现这些体征时医师应警惕骨筋膜隔室综合征的发生。早期将涉及的筋膜隔室切开减压(前臂掌侧最常见)是必需的,效果也最好。

(七)治疗

1.治疗原则

(1)骨折的稳定性:稳定性评估是确定治疗方案时要考虑的最重要的一点。不稳定骨折包括关节面压缩>2 mm,桡侧短缩>5 mm,桡骨远端背倾>20°。干骺端粉碎性骨折,同时涉及掌侧和背侧皮质也是一种不稳定的骨折。一般情况下,稳定骨折可通过闭合复位和石膏固定术处理,而不稳定骨折,需要某种形式的内固定或外固定。某些骨折类型被认为是不稳定骨折,所以需要外科处理。这些骨折包括关节缘的移位骨折,如 Barton 骨折和 Chauffeur 骨折(AO 分型中的 B1~B3 型)。在伤处 X 线片上对下尺桡关节的稳定性也需要评估。下尺桡关节增宽或尺骨茎突骨折移位,说明下尺桡关节不稳定。

(2)复位的评估:在治疗年轻患者的桡骨远端骨折时,最近的研究凸显了将骨折达到并维持接近解剖复位的重要性。指南中可接受的复位如下(按重要性排序):关节面台阶<2 mm,桡侧短缩<5 mm,背倾<10°。未能实现和维持足够的复位将导致可预测的后遗症,并可致长期残疾。

2.复位方法

(1)闭合复位:闭合复位依赖于韧带整复来恢复力线和纠正骨折畸形。使用牵引/对抗牵引,并与改变骨折远端掌屈、尺偏、旋前的角度相结合。由于桡腕韧带的存在,掌倾不能单独靠纵向牵引来可靠地恢复(掌侧韧带首先紧绷)。利用背侧骨膜铰链使手腕掌侧位移可改善掌倾角。然而,此方法要求有完整的掌侧皮质支撑,无粉碎性骨折。复位后 X 线检查应仔细,以识别任何残余的关节不平或压缩骨折块(Die-Punch 骨块)。

(2)切开复位:需要切开复位,说明闭合复位未能达到可接受的结果。关节面压缩和 Die-Punch 骨折通常需要切开复位,通过有限的背侧入路和手法撬拨复位骨折块。以下还有其他的手术方式推荐给不同的骨折类型。

①有限背侧入路(Lister 结节近端):单纯的压缩骨块能在透视监控下复位的,可采用有限切开的背侧入路。经皮克氏针(斜向或横向)即可实现固定,并且可以植骨填充缺损。

②正式背侧入路(通过第三背侧间隔联合背侧关节切开术):正式背侧入路用于复杂的关节内骨折,要求直视下复位关节面。固定可用克氏针或背侧钢板来实现。几种解剖板已经开发用于此特定需求。骨移植物或骨移植替代品通常是撬起的骨折块必要的支撑。SL 韧带损伤也可以通过背侧入路修复。

③标准掌侧入路(桡侧腕屈肌腱与桡动脉之间):标准掌侧入路的适应证为向掌侧移位的关节缘骨折(Barton 骨折)。固定通常可用 T 形钢板来实现。这种方法现在也常用来固定背侧移位的骨折。固定角度的锁定板可被用来固定这些骨折。

④掌侧延长入路(间隔在尺动脉、尺神经和腕管之间):掌侧延长入路用于治疗复杂的关节内骨折累及下尺桡关节和月骨窝。这种方法还可行腕管松解术。

⑤背桡侧入路(此间隔为第一背侧间隔入路和第二背侧间隔入路之间):背桡侧入路用于桡骨茎突骨折。固定可用针或螺钉实现。

⑥掌背侧联合入路:掌背侧联合入路用于最严重的高能量骨折,既有掌侧关节内骨折,又有背侧关节面骨折。

(3)植骨:采用植骨或骨移植替代物,表明出现了纵向的关节面明显塌陷。骨折块抬高后,用骨移植物填充干骺端缺损。这种技术可以防止晚期塌陷,可允许桡腕关节早期活动。传统上使用自体骨松质(髂嵴)植骨,但在某些情况下可通过使用同种异体骨或骨移植替代物来代替自体骨松质。植骨可以用针或钢板固定。除了同种异体骨松质(骨传导效应),脱钙骨基质(DBM)也有骨诱导性。移植替代物由各种陶瓷制品组成,包括硫酸钙、磷酸钙、羟基磷灰石和二氧化硅(生物活性玻璃)。可使用重组技术来制作骨形态发生蛋白(BMPs),其具有诱导骨形成细胞(成骨潜力的能力)的新一代产品已经投入生产。

3.固定方法

固定技术可单独使用或组合使用,需按骨折类型来决定。

(1)管形石膏或夹板:石膏或夹板是治疗骨折的传统方法,用于无移位骨折或经闭合复位后稳定的移位骨折。不同的病例选用夹板、长臂和短臂石膏,这取决于骨折的类型和移位程度。不管具体选择什么固定,连续的 X 线片(间隔 1~2 周的时间)则是必需的,以检查是否有后续的移位。石膏固定后再移位的骨折被认为是不稳定的,应通过其他方式进行处理。

(2)针加石膏:随着外固定架的出现,穿针加石膏的固定方式已逐渐减少。其并发症的发生率可高达 50%。

(3)经皮穿针:经皮穿针固定适用于成功闭合复位后不稳定的关节外骨折。某些关节内骨折也可以适用这种处理方式,尤其是那些没有明显粉碎的骨折。各种克氏针技术已经描述过,并且经常结合外固定架使用。克氏针技术包括桡骨茎突穿针固定、组合桡骨茎突及桡骨远端背侧克氏针固定(通常是交叉),克氏针应通过骨折部位。

(4)外固定架:当治疗不稳定、粉碎性桡骨远端骨折时,随着固定角度锁定钢板的出现,外固定架已经变得不那么受欢迎了。较新的外固定器的设计允许多平面骨折复位,包括掌侧移位,可用于恢复掌倾角。外固定架往往与针固定相结合,以提高骨折稳定性,减少整个腕骨牵引力量。过度牵引可导致手指僵硬和骨折延迟愈合,则应避免。压缩的关节内骨折通常要求有限切开复位、植骨,并且除了外固定,还需补充克氏针固定。当两者组合时,外固定架可以较早去除(4~6周或6~8周),以减少腕关节僵硬。开放置针技术可降低偏针、松针、桡神经感觉支损伤的发生率。其他的并发症包括针道感染、断针、术区疼痛综合征。当手腕固定在极度掌屈(腕管充满的位置)时可出现正中神经受压症状,所以固定架应锁定在一个中立位或略背伸位。在罕见的合并掌侧和背侧关节面受累的情况下,外固定架必须与关节面骨折块的切开复位内固定(ORIF)组合应用。板通常需要放在掌侧(作为最初步骤),随后利用韧带整复技术复位背侧骨折块。

(5)内固定:随着掌侧锁定板的发展,切开复位内固定已显得更受欢迎。这些板利用固定角度的螺钉或钉柱支撑桡骨远端完整的软骨下骨。即使在严重粉碎的病例中,锁定螺钉也能防止塌陷并把持住骨折块维持长度。该板通常适用于桡骨远端掌侧,具有很好的容纳空间,肌腱问题也最少。在骨折端将近端骨折块旋前,可抬高塌陷的关节面骨块和植骨。利用钢板固定可允许腕关节早期活动,比外固定架产生更好的效果。虽然大多数桡骨远端骨折易于通过掌侧复位固定,但某些骨折仍需要背侧或桡侧入路。

①桡骨茎突骨折(Chauffeur 骨折,AO 分型 B1 型):桡骨茎突骨折移位时,必须经背桡侧入路来解剖复位。骨折固定可用经皮克氏针或拉力螺钉。

②关节缘骨折(Barton 骨折,AO 分型 B2 和 B3 型):根据骨折移位的方向放置 AO 的 T 形板于掌侧或背侧。这些骨折本身不稳定,并要求跨斜形骨折线用支撑钢板内固定。

③复杂关节内骨折(AO 分型 C1~C3 型):通常,复杂的关节内骨折无法通过其他方式复位,因此需要切开复位内固定。该手术方法根据骨折部位决定。对于关节掌侧的骨折块,推荐方式是用掌侧延长入路,然后用支撑钢板固定。特别值得关注的是桡骨远端掌尺侧骨折块,通过一个标准的掌侧入路可能很难复位及固定。此骨块固定失败可能导致持续的掌侧塌陷。这种类型的月骨窝骨折块应通过延长腕管隧道切口显露。背侧骨折块需要一个标准的背侧入路并用一个专门为这个位置设计的低切迹板固定。背侧钢板腱鞘炎的风险仍较掌侧板高许多(30%~50%),骨折完全愈合需要拆除内固定。复杂关节内骨折的治疗是最具挑战性的,偶尔需要内固定和外固定架结合、掌侧入路和背侧入路联合治疗。

(6)关节镜评估治疗:腕关节镜技术近期已被应用于桡骨远端骨折的治疗。关节镜治疗的适应证尚未完全覆盖。关节镜提供了桡骨远端关节面良好的视野,在复位过程中,关节面可以直接可视化,避免了残留的关节面台阶。相关腕关节韧带撕裂和 TFCC 撕裂可以很容易地识别和处理。关节镜评估不是没有风险,其风险包括液体渗漏和神经、血管损伤。

(7)尺骨茎突骨折的治疗:这些相关骨折的治疗历来很少受到关注。然而,如果是尺骨茎突基底部骨折的患者,特别是移位严重时,就会存在下尺桡关节不稳定的情况。在这些情况下,推荐行尺骨茎突骨折的切开复位内固定:用钢丝张力带固定或通过微型螺钉固定。由于三角韧带复合体附着于尺骨茎突,故骨折固定后一般也会稳定三角韧带复合体。

(八)晚期并发症

1.畸形愈合

关节外畸形愈合通常涉及背倾和桡侧长度的丢失。这些畸形进而导致尺腕撞击、下尺桡关节不匹配和腕骨间的不稳。慢性症状包括疼痛、乏力和活动度丢失。功能受限可致残,特别是年轻患者。这些患者的矫形手术是桡骨开放楔形(三平面)截骨、骨皮质骨松质植骨。关节内畸形愈合则更为严重,>2 mm的关节面台阶有90%的患者出现早期的腕关节炎表现。手术治疗通常是一些姑息的办法,如关节融合术或关节成形术。

2.骨不连

桡骨远端骨折的骨不连只是偶见报道,为外固定架过度牵引的结果,是一种罕见的并发症。

3.肌腱的问题

肌腱的问题在桡骨远端骨折后相对常见,包括肌腱粘连、肌腱炎(背侧板固定时)和肌腱断裂。拇长伸肌腱最常累及并可能断裂,是第三背侧间隔变窄后机械磨损的结果。在无移位骨折中肌腱断裂的发生率更高,这提醒我们需要注意保护条带状的骨膜,即使在骨折移位的情况下,仍能保护拇长伸肌腱。直接修复拇长伸肌腱通常是不可能的,因此,治疗需用示指固有伸肌腱转位修复。

4.复杂区域疼痛综合征(CRPS)

也称为RSD,据报道,桡骨远端骨折后这种并发症的发生率各有不同(2%～20%)。有些研究涉及由外固定架过度牵引的问题。失用性疼痛、肿胀、手指僵硬,可能发展为骨质疏松并需要长期治疗。要想避免这个问题的发生,可通过积极的手法治疗,控制水肿和去除外固定(尽可能早),可帮助避免永久性的后遗症。当出现CRPS时,可通过药物和局部封闭进行联合治疗。

(九)康复

骨折后康复治疗应尽早开始,石膏固定或内固定后应尽快手指屈伸功能锻炼。固定器的过度牵引可能会限制肌腱滑移,应避免。同样,石膏固定阻碍手指运动,可能会导致永久性的僵硬。当石膏或外固定架去除后,功能锻炼可随着患者耐受力推进。可拆卸夹板允许腕关节间歇活动,对骨折的愈合有帮助。有些患者可能需要由职业或物理治疗师的监督,做一些更正式的练习。钢板内固定术可允许患肢早期活动,改善腕关节功能。

二、腕骨骨折

(一)手舟骨骨折

1.概述

手舟骨骨折是最常见的腕骨骨折,最典型见于年轻人。当手背伸时倒地,桡偏和腕关节背伸>90°可能导致手舟骨骨折。手舟骨腰部骨折是最常见的。早期评估和适当的治疗在避免骨不连、缺血性坏死(AVN)和晚期腕骨塌陷中起重要作用。

2.解剖学基础

舟骨通过诸多韧带与桡骨远端、月骨、头骨以及大小多角骨构成关节,是远近腕骨之间的桥梁,在维持腕关节稳定性和力量传导方面起着极为重要的作用。当腕部完全伸直时,舟骨伸展,其长轴接近与桡骨长轴平行,其远近极被各腕骨及周围韧带牢牢固定于一个位置。跌倒下坠的压应力集中于舟骨狭窄的非关节面的腰部。大多数舟骨骨折都发生在腰部,随着腕部背伸增加,骨折部位向近端靠近。

3.评估

"鼻咽窝压痛"是一个典型症状,并应提醒医师有手舟骨骨折的可能性。诊断用标准的后前位、侧位和手腕斜位 X 线片来证实。当最初的 X 线片看起来模棱两可时,需摄正位与尺偏位(手舟骨位) X 线片以显示手舟骨。相关韧带损伤,必须通过仔细影像学检查或造影排除。如果最初没有看到骨折,应用夹板固定腕关节 1~2 周,待骨折线局部吸收后再摄一次 X 线片。隐匿性骨折可能以这种方式发现或使用骨核素扫描或 MRI 来检查。已证实 CT 扫描在建立对骨折不愈合、腕骨塌陷的评估是有用的。

4.分类系统

大多数系统强调骨折部位关乎治疗和后期并发症的重要性。腰部骨折是最常见的(65%),其次是近极(25%)和远端(10%)的骨折。

(1)Russe 分型:Russe 分型系统把手舟骨骨折分为横断型、水平型、斜型和垂直斜型。垂直斜型骨折被认为是不稳定的。

(2)Herbert 分型:Herbert 分型系统更全面,还包括延迟愈合和不愈合。

5.治疗

治疗方式由骨折部位和移位的程度来确定。

(1)无移位骨折:无移位骨折通常稳定的,可以通过闭合的方法进行治疗。采用短臂拇人字石膏是标准的方法,通常会在治疗 6~12 周后愈合。近极骨折愈合更慢(12~24 周)。长臂石膏固定(用于初始 6 周)已被推荐为治疗近极骨折和腰部骨折的垂直斜型。

(2)移位骨折:骨折移位>1 mm 或任何成角移位都被认为是不稳定的,要求手术治疗。切开复位内固定是通过桡侧腕屈肌腱与桡动脉之间的掌侧入路(Russe)执行。这种做法使掌侧血供受到损害,但不是至关重要的背侧动脉分支,背侧动脉分支供应 80% 的手舟骨。骨折复位应该是解剖复位,固定用任何克氏针或螺钉实现。Herbert 螺钉无头,中间无螺纹(提供骨折压缩),非常适合用于此骨折。新版螺钉包括空心和锥形螺杆设计。当刚性固定实现,立即的运动范围是可能的。如果有显著的粉碎性骨折,克氏针可以指示需不需要补充骨移植物。当用克氏针时,建议短周期固定(2~3 周)。

(3)特殊情况:在移位的近极骨折情况下,背侧入路的办法是必要的。这是通过背侧第三间隔室显露,谨慎操作来保护背侧动脉分支。固定采用克氏针或螺钉。

6.并发症

(1)骨不连:对于无移位手舟骨骨折,骨不连的发病率是 5%~10%。移位近极骨折骨不连的发病率增加至 90% 以上。其他风险因素包括初始的延迟诊断、固定不牢靠和相关的韧带不稳定。6 个月后骨折未愈合可诊断骨不连。最近的研究表明,几乎所有的骨不连可导致腕骨塌陷和创伤后关节炎。出于这个原因，即使无症状，也建议对所有的手舟骨骨不连进行治疗。

①影像学检查：薄层 CT 扫描（1～2 mm）比常规的 X 线断层更详细地显示骨折。矢状位对确定腕骨塌陷和"驼背畸形"的程度有所帮助。

②骨移植：手舟骨骨不连有两种类型的骨移植术选择，即嵌入植骨和换位植骨。嵌入植骨技术（Russe 技术）用于稳定的骨不连，是用骨皮质骨松质柱跨越骨折线放置。一般情况下，加用克氏针固定比较安全。据报道，用这种方法的愈合率为 85%～90%。驼背成角畸形不愈合需要换位植骨治疗。Fernandez 描述了使用梯形髂骨移植来纠正角度和腕骨塌陷。固定用螺钉或克氏针可实现。在这两种类型的植骨过程中，掌侧入路常被使用，并应小心地保留局部的营养血管。

③补救措施：当骨不连造成腕骨塌陷和二期退行性改变时应启用补救程序。近排腕骨切除术、腕骨间融合术或患者有慢性腕关节疼痛和僵硬时，建议行腕关节融合术。当年轻患者症状较轻时，推荐桡骨茎突切除术和手舟骨插入关节成形术单独施行或结合其他方式治疗。以前还使用硅胶种植体，因会发生硅氧烷滑膜炎，现在应避免使用。较新的技术包括使用胶原移植物（肌腱或筋膜）、同种异体移植物或钛衬垫。

④近端切除术：小的近端骨折块不适合骨移植，建议行近端切除和筋膜半关节成形术。

⑤电刺激：据调查，脉冲电磁场刺激已被作为一种非侵入性的手舟骨骨不连的治疗方法。尽管有争议，电刺激与骨移植手术联合使用时似乎有一些益处（缩短骨愈合时间）。

（2）畸形愈合：当移位或成角骨折未经解剖复位而愈合时，即可发生手舟骨畸形愈合。在大多数情况下，存在顶点向背侧成角形成一个固定的驼背畸形。腕骨塌陷的背嵌节段性不稳（DISI）的情况随之而来，可造成疼痛、活动度丢失、握力下降。年轻患者的治疗包括截骨术、楔形掌侧植骨、内固定术。一旦退行性关节炎出现，补救方式有近排腕骨切除术、腕骨间关节融合或全腕关节融合术。

（3）创伤性关节炎：如前所述，关节变性时正常腕关节运动学受到干扰。手舟骨骨不连、骨折畸形愈合，可导致整个桡腕关节异常应力，导致腕关节炎。手舟骨骨不连早期塌陷类似于舟月骨早期塌陷（SLAC）。补救方式适用于腕部疼痛合并腕舟骨骨不连或早期塌陷。

（4）缺血性坏死（AVN）

①发病：手舟骨缺血性坏死的发生率取决于骨折的位置，那些近端 1/5 的骨折，90%～100% 的患者将导致骨坏死。手舟骨腰部骨折有 30%～50% 的缺血性坏死发生率。之所以出现这种现象，是因为骨折破坏了手舟骨进入远端脆弱的血液供应。骨折块的位移＞1 mm 将增加 50% 的缺血性坏死的概率。

②评估：当 X 线片中可见手舟骨近侧骨折块有相对高密度影时可诊断为缺血性坏死。MRI 是最敏感和最具体的检查，当 X 线片表现模棱两可时建议使用。T_1 加权像通常显示对应骨髓的低信号。手术活检中骨折端不存在点状出血，是诊断 AVN 最权威的方法。

③治疗：当 AVN 发生在无移位骨折或经手术内固定的移位骨折之后，血供重建可通过爬行替代。这个过程是缓慢的，可能需要更长的时间甚至超过 1 年才能完成。在大多数情况下，

AVN与手舟骨骨折不愈合有关。当AVN和骨不连一起出现,治疗则比较困难,结果也不那么令人鼓舞。通常,植骨(镶嵌或换位)结合内固定治疗。在近侧骨折块的血供如有点状出血变化,骨折愈合率介于50%～90%。其他治疗方法包括带血管蒂的骨移植、近极切除以及脉冲电磁场刺激。当带血管蒂的骨移植用于近极缺血性坏死时,背蒂从1、2间隔动脉(1、2ICSRA)切取。掌侧血管蒂从旋前方肌和下面骨质获取,可用于远端AVN和骨不连。一旦退变过程持续进展,即可启动补救程序。

(5)腕关节不稳:腕关节不稳可能是手舟骨骨折并发韧带破裂的结果。通常也作为一个月骨周围损伤的结果。这些损伤须及早发现并行修复手术。

(二)单独的腕骨骨折(不包括手舟骨)

腕骨骨折往往与被称为大弧损伤脱位方式有关。在这些情况下,腕骨骨折并撕脱伤表示有更严重的腕骨脱位。主治医师必须了解这些损伤,当X线片可见单独的骨折应怀疑是否存在韧带受累。这些组合骨折脱位将进一步在腕关节脱位和不稳定的部分讨论。

1.月骨骨折

单纯月骨骨折罕见,必须与Kienbock病相区别。掌极骨折是最常见的,若骨折移位则可能需要切开复位内固定。边缘片状骨折可非手术治疗。

2.三角骨骨折

三角骨骨折最常见的是近极的压缩骨折。强迫背伸和尺偏时,尺骨茎突可能折断一小骨块成为凿子。凿状骨折可以闭合治疗,而移位的体部骨折需要切开复位内固定。

3.头状骨骨折

头状骨骨折可能在手腕极度背伸过程中合并手舟骨骨折(舟头综合征)。这是一个严重的损伤,其中头状骨的近端杆可以旋转移位达180°。如果骨折碎片残留共线,该骨折的诊断则很困难,可能漏诊。治疗包括手舟骨和头状骨骨折切开复位内固定。由于头状骨近端血供中断,不愈合和AVN的并发症可能会发生。

4.钩骨骨折

钩骨骨折可分为钩骨钩(钩突)骨折和钩骨体骨折。钩骨钩骨折是由手的直接打击引起,常见于棒球运动员或高尔夫球运动员。最初可能漏诊,并可能导致慢性症状和骨不连。这些骨折偶尔可能会影响屈肌腱的走行或小指肌腱炎,从而引起肌腱断裂。

当有症状时,骨折块应被切除。腕隧道摄X线片或CT扫描可证实急性骨折或不愈合。钩骨体骨折往往与第四掌骨和第五掌骨基底部脱位相关联。这些损伤需要切开复位、克氏针固定骨折以及所涉及的腕掌关节。

5.大多角骨骨折

大多角骨骨折类似于钩骨钩骨折,如果发展为骨不连,处理方法(切除术)也类似。正如其他腕骨骨折一样,移位的体部骨折需切开复位内固定,而无移位骨折可非手术治疗。

6.小多角骨骨折

单独的小多角骨骨折罕见,但可伴随着掌骨脱位发生。常规X线片的判读困难,体层摄影或CT扫描才能确诊。合并掌骨基底部骨折脱位常需切开复位内固定。无移位的体部骨折可非手术治疗。

(三)腕骨的缺血性坏死

1.手舟骨

手舟骨缺血性坏死作为创伤后的并发症在之前已讨论过。当无明显外伤时发生骨坏死,可诊断为 Preiser 病。其病因一直争论不休,可能包括使用类固醇、微型创伤或相连软组织紊乱。由于这种情况的罕见性,无正规的治疗指南。一般来说,所有的非手术措施用尽之后才能积极的手术植骨或切除手舟骨。

2.头状骨

移位的头状骨骨折会导致脆弱的近极的 AVN。这是类似于手舟骨的 AVN。治疗是对症治疗,除非退行性变化进展和涉及腕关节。此时推荐舟头关节融合或近端切除术,非手术治疗无效。

3.月骨

月骨坏死或 Kienbock 病,在矫形外科文献中有很好的描述。关于病因的理论各不相同,包括血管和创伤的因素。目前的共识是:微型创伤可能会导致月骨缺血性坏死。诱发因素包括手腕的负尺骨变异和单血供月骨。负尺变异可增加月骨窝负载。负尺骨变异只占正常人的23%,但在那些月骨无菌性坏死的患者中占近 80%。与月骨血供有关,单血供月骨(占人口的20%)比双血供月骨(占人口的 80%)的坏死风险更高。

(1)月骨无菌性坏死的诊断:诊断是 X 线片中有硬化、粉碎性骨折的表现。随之为该疾病的退化阶段,总结于表 3-4。

(2)治疗(见表 3-4):初始治疗可非手术治疗,50% 的患者用夹板固定和休息对治疗有帮助。早期(Ⅰ期或Ⅱ期)的外科干预包括尺骨延长或桡骨缩短。Ⅲ期有手月骨塌陷,采用手舟骨大多角骨融合术、月骨切除成形术或结合各方法进行处理。若已达Ⅳ期的广泛退行性改变,治疗仅限于近排腕骨切除术或完全融合腕关节。

表 3-4 Kienbock 病的分期

分期	影像学表现	治疗方案
Ⅰ期	硬化	非手术治疗或夹板固定
Ⅱ期	破碎	关节均衡术(桡骨短缩或尺骨延长)
Ⅲ期	塌陷	有争议[大多数治疗像Ⅱ期±舟头关节融合或手舟骨周围(STT)融合和头状骨钩骨融合]
Ⅳ期	桡腕关节和腕骨间 DJD	补救措施(腕关节融合或近排腕骨切除术)

三、腕关节脱位与不稳

(一)概述

手腕的韧带和骨形成一个复杂的结构,该结构允许对力的传递和一个稳定的运动范围。当损伤发生时,微平衡被打破,导致功能的丢失和不稳。要想成功地治疗腕骨损伤,需要对腕关节的复杂解剖结构和运动学有充分的理解。

(二)一般概念

7个腕骨(不包括豌豆骨,这是一个籽骨)的几何形状被描述为理想模式。尽管学说众多,但腕骨成排被普遍接受,也能解释腕骨动力学。

1.成排理论

成排理论是手腕的传统模式,把腕骨由腕中关节分隔为近排腕骨和远排腕骨。近排腕骨包括手舟骨、月骨、三角骨和由内在的骨间韧带一起组成。远排腕骨有大多角骨、小多角骨、头状骨和钩骨,也通过内在韧带连接。腕中关节由外在韧带连接并提供占手腕总运动度50%～60%的活动范围。一些运动发生在近排腕骨内,但远排腕骨都相对固定。手舟骨用作两排腕骨之间的纽带,整合运动和提供稳定性。近排腕骨中无腱性连接,远端力作用在近排为中间部分,它们的运动是通过其独特的骨骼解剖结构和韧带来维持。

2.韧带解剖

手腕韧带分为固有韧带和非固有韧带。

(1)固有韧带:腕关节固有韧带走行于同一排腕骨之间的近端。最重要的固有韧带是舟月韧带和月三角骨间韧带。它们位于月骨的两侧,并维持月骨在一个平衡位置。舟月韧带增强背侧,月三角韧带加强掌侧。

(2)非固有韧带:腕关节外在韧带分别跨越近排腕骨和远排腕骨,并附着于尺骨和桡骨的远端。掌侧外在韧带更厚,其功能比背侧外在韧带更重要。这些掌韧带形成双 V 形(顶点在远端),与在头月关节上的薄弱区域联合称为 Poirier 区。在 RSC 韧带(也称为桡头韧带)跨越桡腕关节和腕中关节,是手舟骨的重要稳定结构。桡舟月韧带主要作为血管的隔膜,具有很小的机械性能。在背侧,非固有韧带附着于三角骨形成"Z"形。其中最重要的是 DRC 韧带和 DIC 韧带。

3.运动学

腕骨运动很复杂,它发生在 3 个平面,并同时在桡腕关节和腕中关节进行。由于其独特的结构,使近排腕骨可桡偏掌屈,也可尺偏背伸。通常是同步运动,但可能在某些不稳定情况下受到损伤(见后面的部分)。

(三)损伤模式

没有哪一个分类系统可以轻易地描述所有腕部损伤。但是,一些广为人知的特殊分类系统可以用来指导治疗和判断预后。

1.进行性月骨周围损伤

作为序贯的韧带损伤,可分 4 个阶段进行描述:第一阶段,舟月韧带撕裂(舟月骨分离);第二阶段,头月韧带撕裂;第三阶段,月三角韧带撕裂(月骨半脱位);第四阶段,背侧的桡月韧带撕裂(月骨脱位)。该系统解释了作为月骨周围损伤的结果及月骨脱位是如何发生的。

2.小弧损伤和大弧损伤

月骨周围损伤可涉及韧带破坏、腕骨骨折或者是两者联合发生。当受伤纯粹是韧带,它被称为小弧损伤。另一方面,当发生腕骨骨折时则称为大弧损伤。最常见的这类损伤是经舟骨-月骨周围骨折-脱位。这两种损伤的各种组合可以同时存在。

3.轴向破坏

轴向或纵向损伤最近才被归类,根据通过腕骨骨折线来进行,这些罕见的损伤通常由爆炸伤或手和手腕的严重挤压伤导致。

(四)不稳定

不稳定在伤后可能会进展,也可能从病因学上说是非创伤性的(比如风湿性关节炎)。通常,腕部损伤可能发生且不被重视,直到它进展到更严重且出现不稳的症状(如舟月韧带撕裂进展至晚期塌陷)。因此,在急性损伤和慢性创伤后不稳定之间存在相当大的重叠。

1.背侧和掌侧不稳定

(1)DISI:是指手舟骨骨折或舟月韧带撕裂造成手舟骨与月骨分离或脱位。因为月骨是从手舟骨的附件分离,它在三角骨的影响下向背侧旋转(通过月三角韧带)。同样,手舟骨是不受支持并旋转至掌屈(塌陷)。这也被称为手舟骨旋转半脱位。在放射学上,该类型导致在侧位X线片中所测量的舟月角增大(>60°)。正常舟月角的范围为30°～60°(平均值47°)。此外,头月角(正常最大为15°)和桡月角(正常最大为15°地增加。后前位X线片显示舟月间隙增宽(>3 mm)或可见手舟骨骨折。其他所见包括手舟骨的"皮质环"征,月骨呈现三角形外观随着时间的推移,在DISI类型导致头状骨向近端移位,因为它在旋转的月骨上向背侧半脱位。这导致退行性磨损和关节炎。最终,SLAC出现渐进式的关节炎改变。

(2)掌骨间节段性不稳(VISI):VISI比DISI更罕见,了解较少。在VISI模式中,有月三角韧带的破坏,以及可能还有DRC韧带的破坏。其结果是月骨的掌屈和腕骨的掌侧移位。侧位X线片表现出舟月角减小(<30°),以及头月角和桡月角的增加。

2.分离和非分离,复合型和自适应性不稳定

(1)分离型腕不稳定(CID):是指同一行的腕骨间发生的固有韧带断裂。包括舟月韧带撕裂导致舟月骨分离、月三角韧带撕裂造成月骨与三角骨分离。

(2)非分离性腕不稳定(CIND):是指发生在远、近排腕骨间的,涉及非固有韧带的断裂。腕中关节不稳定就是一个例子,其中有连接近排腕骨和远排腕骨的非固有韧带断裂(或松弛)。因为从X线片上看通常是正常的,所以诊断必须通过查体或在透视仪的帮助下完成。

(3)复合型腕不稳定(CIC):是分离型腕不稳定和非分离型腕不稳定的组合,它还包括所有类型的月骨半脱位。

(4)腕关节自适应性不稳(CIA):是指发展于早期腕骨排列紊乱的适应性反应的腕关节不稳。最常见的例子是桡骨远端骨折背倾畸形愈合导致的腕中关节不稳定。

3.静态不稳定和动态不稳定

目前,静态和动态这两个词已用于区分不稳定的类型。

(1)静态不稳定:静态不稳定是固定的,可在普通X线片上确诊。例子包括大多数的DISI和VISI,它们有特有的角度测量。

(2)动态不稳定:是指功能性不稳定,是短暂出现的,时有时无。这些异常很难在常规X线片中发现,但可以用应力位X线片来鉴别诊断(例如,握紧拳头后前位X线片,可显示动态舟月骨不稳定)或在X线透视下鉴别(例如,腕中关节不稳定)。病史和体格检查在诊断动态不稳定中也很重要,手腕桡骨与尺骨分离时可能会出现一个疼痛的"弹响"。

（五）评估

如前所述，腕关节损伤可以是急性的或慢性的。在急性情况下，伴随肿胀和畸形，诊断可能显而易见。但是，慢性损伤可能只有轻微的症状出现，并且有可能漏诊。虽然急性和慢性的不稳定可能有类似的影像学表现，但它们的治疗和预后则大相径庭。

1.急性损伤

有急性手腕受伤的病史，加上体格检查可直接诊断。最常见受伤机制是腕关节背伸尺偏位摔倒受伤。对于这些损伤，彻底的检查很重要，以排除神经、血管损伤或手的骨筋膜隔室综合征。X线片（正位、侧位和斜位）显示腕骨移位（如月骨半脱位）或排列不齐（如舟月骨分离、DISI）。很少情况需要加做检查来验证一个隐匿的损伤。紧握拳头的正位X线片可突出显示微小的舟月骨分离。

2.慢性损伤

通常需要通过额外的检查来评估慢性或亚急性损伤。造影已被广泛用于诊断舟月韧带和月三角韧带撕裂。三重注射技术在评估造影剂在桡腕关节、腕中关节和下尺桡关节之间的流动很重要。当有异常的流动存在，则显示一个韧带撕裂。不幸的是，关节造影摄片只是在评估固有韧带损伤中有帮助，但非固有韧带断裂可能会漏诊。此外，多达70%的无症状的腕关节可能在造影摄片中出现异常信号。随着技术和图像细节的改善，MRI在评估腕关节损伤中已变得越来越受欢迎。X线电视摄影和X线透视摄影可明确动态不稳定的诊断。在很多情况下，所有其他的检查结果正常，但X线透视能证实腕中关节的移位，与在查体中得到的痛的弹响相符。腕关节镜检查是用于诊断腕关节韧带损伤的最广泛和直接的方式。韧带损伤的确切类型和程度可以在关节镜下明确，有些病例甚至可在关节镜下直接治疗。此外，关节镜下还可以提供关节磨损、软骨骨折、关节积液的有关信息。

3.特殊试验

许多试验已经被研发，以帮助诊断特殊类型的不稳定。Watson试验是指腕关节处于背伸位桡偏和尺偏运动时，拇指直接按压掌侧的舟骨结节。若可触及弹响并可引出疼痛即可诊断为舟月骨分离。另一个试验是漂浮试验或Shuck试验，是将三角骨和月骨移至掌侧和背侧，试图引出任何不稳定或疼痛。漂浮试验阳性表明月三角骨分离。这两个试验都应该在健侧手腕以及受伤手腕进行，以排除正常变异。

（六）治疗

1.小弧损伤

小弧损伤是纯粹的韧带伤，可能涉及固有韧带损伤或非固有韧带损伤。

（1）舟月骨分离：舟月骨间韧带撕裂导致的舟月骨分离是最常见的腕部损伤。早期诊断和适当的治疗在预防腕中关节病变（DISI）和晚期塌陷（SLAC关节病）中非常重要。

①急性损伤的治疗：急性损伤的治疗包括切开复位内固定与韧带修复。手术入路选背侧入路，在第三和第四背侧间隔室之间。用拇指从掌侧按压并用克氏针撬拨手舟骨，可在直视下达到手舟骨的复位。骨针用于维持复位，并且通常从手舟骨穿入月骨和头状骨。韧带应修复至骨上的止点（通常是手舟骨），用锚钉线固定或通过钻孔固定。当没有足够的韧带时，需行扩大修复，利用背侧的关节囊来稳定和悬吊舟骨（Blatt关节囊修复术）。其他的韧带重建术已经

描述过,大多数使用肌腱移植物或骨韧带结构来修复。术后康复方案有所不同,但保护性运动可在一段时间固定后开始进行。骨针通常在8~12周后拔除。

②慢性损伤的治疗:慢性舟月骨分离(8周后)不伴有关节炎可行手术治疗,行软组织修复或有限的关节融合术。手舟骨复位后,韧带修复并关节囊增强即可实现。克氏针再次用于维持复位并保留8~12周。在没有足够的软组织或软组织不可回纳的情况下,建议行有限的关节融合术。不同的融合方式包括手舟骨、大多角骨、小多角骨梯形融合,舟月骨融合或舟头骨融合。

③SLAC联合关节炎的治疗:SLAC与关节炎的治疗类似于某种类型的抢救过程。最受欢迎的技术是手舟骨切除联合腕中关节四角融合术。其他的手术方式包括近排腕骨切除术、腕关节成形术和全腕关节融合术。

(2)月三角骨分离:月三角骨分离是月三角韧带断裂的结果。不像舟月骨分离,月三角骨分离很罕见,且对它的了解还不清楚。已有分期系统来指导治疗这些损伤。第一期是单纯的月三角骨间韧带撕裂,不涉及腕中韧带(VISI)损伤。这些损伤适于非手术治疗,用夹板固定,抗感染药物局部注射。第二期指月三角韧带的断裂联合动态腕骨间不稳。第三期损伤更严重,其具特征性静态腕骨间不稳定。第二期和第三期损伤的治疗有争议,包括软组织重建(使用背侧关节囊或肌腱移植物)和有限的关节融合(月三角融合术或四角融合术)。

(3)月骨周围脱位:月骨周围损伤分期(如前面对进行性月骨周围损伤的部分所述)包括Ⅰ~Ⅳ期,Ⅲ期表示月骨周围脱位,Ⅳ期代表月骨脱位。这两种损伤密切相关,被大多数学者视为同一个疾病治疗。例如,月骨周围背侧脱位和月骨掌侧脱位视为一体,月骨周围掌侧脱位与月骨背侧脱位视为一体。

①月骨周围背侧脱位与月骨掌侧脱位:月骨周围背侧脱位与月骨掌侧脱位是最常见的损伤类型。当这类损伤发生时,月骨周围韧带完全中断,但SRL韧带仍附着于月骨的掌侧。月骨可仍在月骨窝(第Ⅲ期,月骨周围脱位)或向掌侧移位到腕管(第Ⅳ期,真正的月骨脱位)。这些移位可见于侧位X线片中,作为损伤模式的一个连续。治疗包括急诊闭合手法复位、夹板固定,随后确切的切开复位内固定。部分患者可出现由月骨移位造成的急性腕管综合征。这些情况下需急诊行腕管松解术和固定。虽然一些学者推荐闭合复位经皮克氏针固定,但开放的方法可获得更多可靠的结果,通常是通过掌侧和背侧联合入路实现。背侧入路是在第三和第四背侧间隔室之间,而掌侧入路则通过腕管。在一个月骨完全脱位的病例中,发现月骨在腕管内,可以用一个小的复位器复位。在月骨脱位和月骨周围脱位中,通过掌侧关节囊及韧带的"隧道"均应修复。在背侧,手舟骨、月骨和头状骨的正常序列已恢复,并用克氏针将骨固定在原位。背侧韧带修复不像掌侧那么简单,但应尝试修复,如有必要还可应用关节囊增强。术后处理有一共识,即克氏针应至少保留8周。由于广泛受损,最终的运动范围有限,在许多情况下达不到正常的50%。陈旧性月骨周围脱位(>8周)可能不可修复,通常通过近排腕骨切除术治疗。

②月骨周围掌侧脱位和月骨背侧脱位:月骨周围掌侧脱位和月骨背侧脱位很少见,但可用一个类似的方式进行处理。同样,结合掌侧入路和背侧入路用于恢复正常的解剖关系,同时需兼顾韧带修复。

2.大弧损伤

大弧损伤是以并发腕骨骨折为特征。治疗上直接恢复正常的腕骨排列,加上复位和固定骨折。大弧损伤可单独发生或联合其他损伤同时出现。

(1)经手舟骨月骨周围骨折脱位:经手舟骨月骨周围骨折脱位是手舟骨骨折和月骨周围脱位的结合,是最常见的大弧损伤。初步治疗类似于小弧损伤,急诊闭合复位、夹板固定,以避免神经、血管的压迫损伤。确定性治疗应包括手舟骨骨折切开复位内固定,通常通过掌侧入路(Russe入路)实现。骨折固定用1枚螺钉或克氏针即可,注意力需集中在月骨和头状骨的排列上。如果月三角韧带断裂导致VISI畸形,需加做背侧切口来复位和固定腕骨。在掌侧和背侧两个骨折脱位中,掌侧脱位更严重,可能需要通过掌侧和背侧联合入路治疗。术后护理与韧带损伤类似,因为有手舟骨骨折,术后并发症会增加一些。包括骨不连和手舟骨缺血性坏死,当有月骨周围脱位时,这两者出现的可能性增加。

(2)经桡骨茎突月骨周围骨折脱位:治疗包括桡骨茎突骨折切开复位内固定、复位月骨周围关节并用针固定。当骨折粉碎妨碍充分固定时,需将骨折块切除并将软组织重新附着于骨面。否则,可能会产生桡腕关节不稳定的后遗症。

(3)舟头综合征:舟头综合征是联合头状骨骨折和月骨周围脱位,伴或不伴手舟骨骨折。通常,头状骨的近端旋转90°～180°,并且在正位X线片中是一个方形的骨折块。切开复位内固定适用于所有骨折,同时复位腕骨的正常排列。AVN可能发生在头状骨的近端骨折块。

(4)经三角骨月骨周围骨折脱位:当骨折线延伸到三角骨,留下其近极连接到月骨即为经三角骨月骨周围骨折脱位。治疗和术后护理与其他大弧损伤相似。

3.轴向损伤

轴向损伤罕见,通常是由高能量创伤传导至手和手腕造成的。损伤和脱位沿月骨周围损伤的矢状面发生。根据损伤的位置分型,具体的分类分型前面已描述。轴向桡侧损伤涉及第一掌骨和第二掌骨以及大多角骨和小多角骨。轴向尺侧损伤通常造成头状骨和钩骨、第三掌骨和第四掌骨之间的分离。通过背侧入路来切开复位内固定治疗。许多这样的损伤都合并广泛的软组织损伤。

4.腕骨间不稳

定不同类型的腕骨间不稳定已被区分开来。这些不稳定被认为未分离,因为它们涉及的是非固有韧带(腕骨远、近排之间),而不是固有韧带(同一排腕骨内)。通常情况下,不稳随着时间不知不觉地发展,并且患者出现广泛的韧带松弛。偶尔,不稳可能因月骨周围的损伤所致。在临床上,腕骨间不稳定可能有痛性弹响,表现为在近排腕骨和远排腕骨突然移动时产生。不稳的治疗存在争议,但可能包括软组织重建术或最终的腕骨间关节融合术。

四、下尺桡关节损伤

(一)概述

随着对下尺桡关节的重要性认识的逐步深入,该关节的骨折、脱位、软组织损伤近期得到更多的关注。如果不恰当地治疗这些损伤可导致致残性的疼痛、不稳定或活动受限。治疗应包括恢复正常的关节对合和修复可能会导致后期不稳定的软组织损伤。全面理解这一关节的解剖是评估和治疗这一损伤的关键。

(二)解剖

DRUJ 为咬合的车轴关节,由桡骨远端凹的乙状切迹和尺骨远端突出的尺骨小头组成。2/3 的尺骨远端被关节软骨覆盖,但其背侧非关节表面区被开槽,以容纳尺侧腕伸肌腱(ECU)(第六背间室)。旋前和旋后活动度达 180°,其中约 30° 为平移运动。由于桡骨远端乙状切迹的开口曲率大于与之相对应尺骨基底部,当完全旋前时桡骨滑向掌侧,完全旋后时桡骨滑向背侧。在旋转的这两个极端,只有 10% 的关节表面之间接触,其稳定必须由软组织(韧带)的限制来提供。其中最重要的韧带稳定物是 TFCC。TFCC 包含下列结构:TFC、尺腕韧带(包括 UL、UT 和尺头韧带)、掌侧和背侧桡尺韧带、半月板类似体、ECU 肌腱鞘和尺侧副韧带。

TFC 在这个复杂结构的中心,并形成传输腕骨和尺骨之间的压缩承重构件。它附着于桡骨远端乙状切迹,并运行于尺骨茎突的基底部。TFC 的厚度为中心区 2 mm,逐步变厚至边缘 5 mm。通常情况下,尺骨和 TFC 厚度之间成反比关系。负尺骨手腕具有更厚的 TFC,而正尺骨性手腕具有较薄的 TFC。该 TFC 的脉管由骨间前动脉的掌侧和背侧支供应,其中灌注到外侧 20%,中央区仍然无血管。掌侧和背侧桡尺韧带与 TFC 紧密相连,并且是 DRUJ 最主要的稳定装置。在完全旋前和旋后时这些韧带提供全过程支持。尺腕韧带中最重要的是 UL 和 UT,其连接 TFC 到腕骨并支持下尺桡关节的掌侧面。尺侧副韧带从中心凹到第五掌骨的基底部走行,并包含有退化的半月板类似体,它可以随它的位置改变而变化。当完全发育后,关节盘可以包含一小骨片,存在于 4% 的手腕中。TFCC 主要的背侧支撑是 ECU 腱鞘。其由一个分离于伸肌支持带的纤维骨管组成。虽然没有包含在 TFCC 内,旋前方肌被认为是 DRUJ 的重要动态稳定结构。在旋前、旋后时,靠旋前方肌收缩来提供胯关节压缩力。小窝被描述为前臂的旋转轴线。它位于尺骨茎突的基部,并形成掌侧和背侧桡韧带的重要附着点。尺骨茎突基底部骨折时将破坏这些附件,并导致 DRUJ 不稳定。当这类骨折有移位时,则要求切开复位内固定,以防止慢性的不稳定。

(三)诊断

1.体格检查

下尺桡关节急性损伤可能单独发生或与手腕和前臂骨折联合发生。因此,检查必须包括肘关节、前臂及手腕。肿胀、压痛、活动受限可能伴随着这些损伤,并与畸形相关联。当尺骨于背侧脱位,可见尺骨头突起畸形。相反,尺骨向掌侧脱位时可看到和触到凹陷。旋前和旋后也可能受限或障碍,这取决于损伤的程度。与 DRUJ 相关的慢性损伤可能会更难以诊断。在这些情况下,仔细检查每个结构很有必要。触诊可引起压痛,刺激手法能够鉴别 DRUJ 的不稳定。弹响并伴有疼痛被认为是特征性表现。琴键征阳性提示尺骨远端突起且极不稳定,它预示着背侧的不稳定。

2.影像学检查

(1)X 线片:X 线片应包括腕关节正位和前臂旋转至中立位时的腕关节侧位。正位片应显示桡骨、尺骨茎突,并允许尺骨变异的计算(请注意分离与前臂旋转的变化)。正位 X 线片显示桡骨和尺骨的分离,表明下尺桡关节脱位。一个真正的侧位 X 线片显示 DRUJ 脱位是尺骨明显的向掌侧和背侧移位。前臂和肘部的 X 线片也应该拍摄,以确认桡骨干和桡骨小头是否存在骨折。

（2）CT 扫描：CT 扫描，尤其是三维重建，为复杂骨折类型提供了有用的信息。轴向扫描可识别细微的关节破坏，并应包括双侧腕关节以用于比较。

（3）MRI 检查：MRI 已经被用于诊断手腕的软组织损伤，其中包括韧带破裂和 TFC 的撕裂。受伤的区域通常是在 T_1 加权像上呈现低信号，而在 T_2 加权像撕裂的周围会显示变亮。用专用腕线圈的机器，已经将磁共振检查的准确度提高到＞90％。

（4）放射性核素骨显像：放射性核素骨显像在不明原因的手腕疼痛中是评估的重要工具。它是一个敏感的测试，可以用来检测隐性骨折、感染、肿瘤或 CRPS。

（5）关节造影：关节造影已被广泛用于 DRUJ 的评估。三重注射技术注射造影剂进入 DRUJ 以及腕关节和腕中关节。当与连续 X 线片或透视相结合，造影剂的流动可以证明韧带和 TFC 撕裂。造影的缺点是无症状的"沟通的缺损"，这可以证明和混淆病理撕裂的存在。DRUJ 注射后正常的结果包括茎突周围凹槽与三角骨周边关节相交通。

3.关节镜检查

在诊断和治疗腕关节疾病中应用关节镜技术已发展迅猛。它现在被认为是评估 TFC 和腕关节韧带的金标准。关节镜评估已发展成一个关于 TFCC 异常的分类系统（表 3-5）。Ⅰ类病变为创伤性，而Ⅱ类病变是退行性。许多这类问题现在可以在关节镜下治疗或与最小开放技术相结合治疗。评估 DRUJ 本身则比较困难，但关节镜可以提供有关关节软骨的诊断信息。

表 3-5　TFCC 异常

第Ⅰ类:创伤性	A	中央穿孔
	B	尺侧撕裂（伴或不伴尺骨远端骨折）
	C	远端撕裂
	D	桡侧撕裂（伴或不伴乙状切迹骨折）
第Ⅱ类:退变性（尺腕连接综合征）	A	TFCC 磨损
	B	TFCC 磨损＋月骨和（或）尺骨的软骨软化
	C	TFCC 穿孔＋月骨和（或）尺骨的软骨软化
	D	TFCC 穿孔＋月骨和（或）尺骨的软骨软化＋月三角韧带穿孔
	E	TFCC 穿孔＋月骨和（或）尺骨的软骨软化＋月三角韧带穿孔＋尺腕关节炎

（四）治疗

DRUJ 的问题包括单纯脱位、合并骨折脱位、软组织损伤及慢性关节紊乱。每个问题的治疗是不同的，因此需要分别论述。

1.单纯下尺桡关节脱位

极度旋前可导致尺骨背侧脱位（多见），而极度旋后可导致尺骨掌侧脱位。损伤发生后，序贯发生桡尺韧带、TFCC、DRUJ 关节囊破裂。单纯脱位是指可闭合复位，并且通常是复位后能保持稳定。治疗包括长臂管形石膏固定 4~6 周，背侧脱位固定于旋后位，掌侧脱位固定于旋前位。复杂的脱位特指不可复位或闭合复位后不稳定。这是由于软组织嵌入，通常是 ECU 的肌腱和腱鞘。这些损伤必须切开治疗。背侧入路用于释放被困的 ECU 肌腱和复位 DRUJ。复位后是修复 TFC 至尺骨并用针固定 DRUJ。若有尺骨茎突骨折存在，则用克氏针、张力带固定或骨间线缝合。术后处理应包括长臂管形石膏固定 6 周，接着拔针和关节康复训练。

2.尺骨骨折合并 DRUJ 损伤

尺骨茎突骨折需要对 DRUJ 稳定性方面进行评估。因为是 TFCC 附件,骨折位于尺骨茎突基底部(凹)比在尖端更能导致不稳定。这些损伤通常与桡骨远端移位的骨折合并出现。在这种情况下,桡骨远端骨折需要先复位和固定,然后才能评估 DRUJ 的稳定性。如果手法按压或随着前臂旋转出现关节不稳定,尺骨茎突骨折应考虑切开复位内固定。另外,尺骨茎突骨折也可闭合复位,DRUJ 用针固定或使用外固定架。尺骨小头骨折也可造成 DRUJ 不稳定。这些关节内骨折如果移位,需要手术治疗以恢复关节匹配和稳定性。在极少数情况下,尺骨小头的严重粉碎性骨折可以考虑部分或全部切除。

3.桡骨远端骨折合并 DRUJ 损伤

桡骨远端骨折合并 DRUJ 损伤见于桡骨远端骨折线延伸进入 DRUJ 或合并 TFCC 破裂或有尺骨茎突骨折。在每一种情况下,治疗 DRUJ 损伤不应被忽略。最近的研究表明,桡骨远端骨折畸形愈合和晚期腕关节尺侧疼痛之间有关。骨折在背倾>25°愈合或短缩>5 mm 可导致 DRUJ 破坏,并导致前臂旋转减少和尺腕嵌顿。同样,月骨窝涉及乙状切迹的骨折也应解剖复位,以避免关节内畸形愈合和 DRUJ 创伤后关节炎。这可以通过使用有限切开复位钢针固定或正式切开复位内固定来进行。另一个问题是由于 TFCC 破裂或尺骨茎突基底部骨折导致后期的不稳定。如前面所述,当 DRUJ 不稳定时,这些损伤需要进行手术治疗(切开复位内固定)。Fernandez 将尺侧损伤分为 A 型(稳定)、B 型(不稳定)和 C 型(潜在不稳定)。A 型损伤可闭合复位治疗,而 B 型和 C 型损伤通常需要手术固定。

4.桡骨干骨折合并 DRUJ 损伤

也称盖氏骨折,桡骨干骨折合并 DRUJ 损伤占前臂骨折的 5%～7%。由于与 DRUJ 损伤有关,桡骨干骨折应总是对远端的问题提高警惕。仔细的手腕临床查体和影像学检查可提示 DRUJ 的半脱位或脱位。在一般情况下,距腕关节 7.5 cm 内的桡骨干骨折更可能要与 DRUJ 脱位联系在一起。治疗包括桡骨干骨折切开复位内固定,接着复位和评估 DRUJ。当简单的脱位或半脱位存在时,DRUJ 损伤可闭合复位和固定 6 周,背侧脱位的固定在旋后位,掌侧脱位的固定在旋前位。在少数不稳定的简单脱位中,用一枚骨针贯穿关节并于 6 周后取出。复杂的脱位不能闭合复位,需切开复位并修复 TFCC 至尺骨上。骨针通常用于保护 DRUJ 的修复和稳定 4～6 周。

5.桡骨小头骨折合并 DRUJ 损伤

又称为 Essex-Lopresti 损伤,当轴向负载施加于前臂,引起 DRUJ 的破坏、骨间膜断裂和桡骨小头骨折。再次强调,应对每一位桡骨小头骨折患者的手腕进行仔细检查。这种损伤的意义是整个桡侧的不稳定。未能鉴别和治疗这个问题可能会导致不稳定、疼痛、前臂功能丢失等晚期并发症。此外,桡骨小头粉碎性骨折存在桡骨向近端移位的风险,故不应被切除。切开复位内固定是首选的治疗方法,并结合尺骨和桡骨远端穿针固定。倘若桡骨小头切除不可避免,用一个硅橡胶或钛的假体置入应能防止桡骨向近端迁移。由于骨间膜愈合得很慢,这些患者应随访至少 2 年。如果要取出置入物,应延迟至相同的时间周期。

6.TFC 损伤

TFC 急性撕裂可由作用在手腕或从轴向载荷的下降过程中持续旋转外力造成。如果没有相关的骨折或脱位,初始治疗包括夹板固定,接着逐渐活动。若症状持续存在,则需更远期的随访。若患者有痛性弹响,MRI 或关节造影有 TFC 撕裂的证据,则可选择关节镜治疗。TFC 的创伤性撕裂被分为基于其解剖位置的 4 个分组。1A 级损伤指关节盘的中央撕裂和有症状,治疗通常是关节镜下清理术。因为它们均发生在缺血中心区域,不适合于修补。1B 类损伤是 DRUJ 脱位合并从小窝中完全撕裂或尺骨茎突基底部骨折。这些撕裂的处理通常包括 TFC 缝合修复(用缝线锚或钻孔)或尺骨茎突骨的切开复位内固定。1C 类撕裂位于远侧并且包括所述 UL 韧带、UT 韧带断裂或两者兼而有之。1D 类损伤表示来自其径向附着于切迹的 TFC 的撕脱。这些损伤往往合并桡骨远端月骨窝的骨折,并需解剖复位及内固定。对这些撕裂的治疗仍存在争议。无论是利用关节镜或开放手术进行,大多数都能治疗。不管选择什么方式治疗,通常需要固定 6～8 周,以使已修复结构的愈合。

(五)并发症

1.晚期不稳定

慢性不稳定可见于 DRUJ 及其稳定结构损伤后。在轻度半脱位的情况下,TFC 再附着到尺骨可通过钻孔或使用缝合锚来实现。若尺骨茎突骨不连存在时,则可以用克氏针、螺钉或张力带钢丝复位并固定于尺骨。对于小的骨不连,推荐切除小骨片、修复软组织。在明显不稳定的情况下,可用肌腱移植物重建和修复 TFC。根据不稳定的位置,各种方式均可用于重建桡尺韧带或尺腕韧带。

2.创伤后关节炎

创伤后关节炎可能由 DRUJ 关节内畸形愈合或慢性不稳定造成。最初的治疗是长臂夹板非手术治疗(防止前臂旋转),口服消炎药和皮质类固醇局部注射。许多患者对这些治疗有反应。非手术治疗失败的患者选择手术治疗。手术的选择包括尺骨远端切除术(Darrach法)、半关节切除成形术和下尺桡关节融合术。这些手术中,尺骨半关节切除成形术最受欢迎。它已经从比较激进的 Darrach 法演变成保留了 TFC 和有限的骨切除(只在关节边缘)技术。用游离的肌腱移植物置于残留的尺桡骨远端之间作为隔离物,以防止剩余的远端尺骨和桡骨之间的接触。Darrach 法仍适用于 DRUJ 关节炎合并不可重建的 TFC 病例。下尺桡关节远端融合结合近端骨假关节是有症状关节炎的另一种选择。

3.尺腕桥接

尺腕桥接的特征在于尺骨正变异过度导致有症状的尺腕关节。最终导致 TFC 的逐步退化。桡骨远端骨折畸形愈合后,这种情况可能进一步发展。治疗包括打开桡骨楔形截骨术(延长)或尺骨缩短术(视骨折畸形愈合的程度)。其他的治疗方法包括"wafer"法切除尺骨下极(切开或关节镜下)和 Darrach 切除术。

4.创伤后 DRUJ 挛缩

DRUJ 创伤后关节囊的纤维化和挛缩,导致前臂旋转受限。更具体地说,掌侧关节囊挛缩限制前臂旋后,而背侧关节囊挛缩限制前臂旋前。治疗包括保留 TFC 的部分或全部关节囊切除术。

5.尺侧腕伸肌腱脱位

肌腱半脱位或脱位可发生在 TFC 损伤中。另外,这种情况可能会与单纯的 TFC 撕裂混淆,因为这两种情况可能都会有痛性弹响或瓣啪声。急性 ECU 脱位治疗是固定前臂在旋前位 3～4 周。若非手术治疗失败,可使用一小条伸肌支持带来重建腱鞘。

第六节　手部关节损伤

一、概述

(一)解剖

手的小关节均为屈戌关节。掌指关节(MCP)具有杵臼结构,而近侧指间关节(PIP)和远侧指间关节(DIP)具有球窝形状。其稳定性取决于关节的轮廓、侧副韧带和掌板。掌板在侧面有坚强的附着,但远端菲薄。

(二)小关节损伤

侧副韧带、掌板、伸肌腱的部分或完全撕裂可导致手指关节半脱位或完全脱位。这些损伤可并发关节内骨折,包括撕脱性骨折和骨折脱位。

(三)评估

手指的肿胀、压痛、瘀斑应高度怀疑关节损伤。应力试验可揭示由潜在的骨折或韧带损伤造成的不稳定。在韧带松弛的病例中,健侧对照查应力试验有助于诊断。关节活动度受限可因关节半脱位或移位的关节内骨折块造成。评估这些损伤需优质的 X 线片,包括前后位(AP)X 线片、以受伤关节为中心的侧位 X 线片,以及一两张斜位 X 线片。必要时行断层扫描能更好地显示中央凹陷性骨折。

(四)治疗和预后

无痛性自由活动和关节稳定是这类损伤的治疗目标。治疗时必须纠正半脱位和恢复可接受的关节面。研究表明,手的小关节损伤后 1 年,关节的疼痛和活动度仍可能改善。

二、远侧指间关节(DIP)损伤

(一)锤状指

突然的屈曲暴力作用于 DIP 关节,可将伸肌腱从远节指骨撕裂,伴或不伴骨折片。大的骨折块若涉及关节面>30%,远节指骨有向掌侧半脱位的风险。

1.评估

检查可见疼痛、肿胀和远侧指间关节下垂指。X 线片提示 DIP 关节屈曲畸形,可能有附着于伸肌腱止点的骨折块。远端指骨的掌侧半脱位可伴随骨折,尤其是骨折片很大时。

2.锤状指的分型

(1)Ⅰ型:包括闭合损伤或钝性损伤,肌腱的连续性损伤,伴或不伴小的骨折片。

（2）Ⅱ型：涉及在 DIP 关节平面或其近端的撕裂，肌腱的连续性损伤。

（3）Ⅲ型：涉及深部磨损，有皮肤、皮下组织、腱性组织缺损。

（4）Ⅳ型：涉及儿童的骨骺骨折，过度屈曲损伤涉及 $20\%\sim50\%$ 的关节面骨折或过伸损伤并涉及关节面通常 $>50\%$ 的骨折，并末节指骨早期或后期向掌侧半脱位。

3.治疗

（1）非手术治疗：锤状指损伤的小骨折片涉及关节面 $<30\%$ 或移位 $\geqslant2$ mm 时，推荐用夹板或石膏固定。将锤状指全天固定于伸直位 6 周，接着仅夜间固定 4 周。

（2）手术治疗：锤状指畸形且骨折片涉及关节面 $>30\%$，移位 >2 mm 或合并远节指骨掌侧半脱位时需手术治疗。DIP 关节掌侧半脱位是绝对的手术指征。建议骨折切开复位内固定（ORIF）纠正 DIP 关节的掌侧半脱位，并用纵行克氏针固定远侧指间关节于过伸位。根据需要进行肌腱的修复。使用拉出纽扣技术可能导致皮肤腐烂（纽扣的下方）。用缝合锚固定可能更可取。

4.并发症

并发症包括永久性的锤状指畸形、继发鹅颈畸形，以及关节不匹配或掌侧半脱位导致的远侧指间关节创伤性关节炎。

（二）远侧指间关节背侧脱位

过度暴力作用于指尖可导致掌板和侧副韧带断裂，而深部的肌腱保持完整。由于皮肤被牢固地约束于下面的骨骼，这些损伤经常合并掌侧软组织的撕裂（64% 的病例）。

1.评估

（1）临床检查：远侧指间关节可有压痛及畸形。患者不能弯曲或伸直关节。

（2）影像学检查：在手法复位前需摄正位和侧位 X 线片。脱位通常是向背侧，很少向侧面脱位；是否合并撕脱骨折应明确。

2.分型

包括闭合脱位、开放脱位、骨折脱位。

3.治疗

（1）闭合复位：轻柔的闭合复位术应在掌部阻滞麻醉下进行。末节指骨牵引后越过指骨髁复位；虽然再脱位的趋势很小，但复位后其稳定性需再评估。复位后 X 线片可证实关节复位、无合并骨折。短期固定（10～14 天）通常就足够了。对开放伤在复位前应进行彻底的冲洗和清创。

（2）手术治疗：掌板的嵌入、指深屈肌腱的嵌入、移位的骨软骨骨折块可导致远侧指间关节不可复性脱位。在这些情况下，有必要行切开复位提出卡入的掌板、籽骨或骨折块。深肌腱的嵌入意味着至少有一条侧副韧带破裂，并且在这种情况下，固定应持续 3 周。

4.并发症

包括创伤后僵硬、复发性不稳定、创伤性关节炎、感染（化脓性关节炎和骨髓炎）。

三、近侧指间关节（PIP）关节损伤

（一）近侧指间关节侧副韧带扭伤

外展或内收暴力施加于伸直的手指，可导致 PIP 关节桡侧副韧带或尺侧副韧带的撕裂。

桡侧副韧带比尺侧副韧带损伤更常见。

1.诊断

临床检查可触及损伤部位的明确压痛点。韧带断裂通常发生在近节指骨平面,相对少见于韧带的中部。应力试验应在关节伸直或屈曲20°进行。缺乏坚强的止点可诊断完全撕裂。正位应力X线片见成角＞20°也可诊断完全撕裂。小的骨折片可见于侧副韧带起点。数码照片可以更容易检查。

2.治疗

(1)非手术治疗:部分撕裂和大多数的完全撕裂可以用静态夹板固定7～14天,随后用胶带固定到邻指3周。主动运动从一开始就鼓励进行:深层瘢痕组织形成常会后遗关节不适和侧副韧带增厚,可持续3～6个月。

(2)手术治疗:手术适应证包括软组织嵌入的影像学证据、移位的指骨髁骨折、3周静态夹板固定后的持续不稳定。对示指的桡侧副韧带手术则很必要,以恢复侧副韧带的强度。

(二)PIP 关节掌板损伤

PIP 关节过伸位损伤可能导致掌板从中间指骨撕裂,伴或不伴骨折块:

1.诊断

(1)临床检查:近侧指间关节梭形肿胀,伴掌板体表的明显压痛点。

(2)影像学检查:侧位X线片上可显示位于中间指骨基底部的小撕脱骨折片,通常小于关节面的10%。近侧指间关节通常是复位的,没有半脱位。

2.治疗

闭合治疗是有指征的。稳定的损伤用背侧夹板固定于屈曲20°位1周,随后在胶布保护下关节主动活动。

3.并发症

包括创伤后屈曲挛缩、疼痛与运动范围受限,后期鹅颈畸形。

(三)PIP 关节背侧脱位

PIP 关节背侧脱位是手部最常发生的关节损伤之一。PIP 关节过伸,暴力使手指反向移位,导致中节指骨背侧脱位,累及近节指骨,撕裂掌板。

1.诊断

(1)临床检查:脱位通常导致手指具有明显的畸形,除非它已经被教练或旁观者复位。过伸应力试验用来确定剩余不稳定。单纯的背侧脱位可能预示侧副韧带的稳定。

(2)影像学检查:X线片表明近侧指间关节脱位。可见从中间指骨撕下的一个小的撕脱骨折块,可分辨掌板的远端位置。

2.治疗

纵向牵引闭合复位在掌部神经阻滞麻醉下进行。大多数背侧脱位可较容易复位。对稳定的复位,胶带保护下屈伸活动可早期开始,持续3～6周。不太稳定的损伤可能需要延长阻挡夹板固定3周,防止最后20°的伸直。如果掌侧骨折片含有掌侧关节面的15%以上,手术干预是必要的。开放性脱位应在手术室彻底冲洗,如果有必要可延长皮肤原伤口:手指的旋转畸形可能表明中节指骨髁滞留侧索和中央束之间。这种情况往往是闭合牵引不可复位的,并且需要切开复位、修复伸肌结构。

3.并发症

包括创伤后屈曲挛缩、间隙太宽畸形和过伸不稳定。

(四)PIP 关节掌侧脱位

中央束损伤后卡压于近节指骨。

1.诊断

(1)临床检查:畸形和活动受限通常是显而易见的。如果关节已经自发地复位,中节指骨抗阻力主动伸直障碍提示中央束破裂。若侧索或中央束滞留于近节指骨头下方,则可能发生不可复性脱位。

(2)影像学检查:X 线片可显示近侧指间关节掌侧脱位。可见一个小的撕脱骨折在中间指骨的背侧,由中央束撕裂卡压所致。

2.治疗

可纵向牵引和屈曲 MCP 及 PIP 关节试行闭合复位。复位后测试中央束的稳定性和强度。如果中央束是完整的,短时间固定之后可以进行有限运动范围的功能锻炼。中央束破裂必须用静力夹板固定伸直位 6 周或开放手术修复破坏的中央束装置。

3.并发症

包括伸直挛缩、PIP 或 DIP 关节僵硬、进展性 Boutonnière 畸形。中央束断裂漏诊可致进行性伸直结构损伤掌侧半脱位,结果导致 Boutonnière 畸形。整体不稳定是另一种并发症。

(五)PIP 关节骨折脱位

过伸、压缩、剪切暴力可能发生 Pilon 骨折脱位。这些损伤是最易致残的 PIP 关节损伤。

1.诊断

(1)临床检查:可见肿胀、疼痛、活动受限,常无严重畸形。这种损伤通常误诊为扭伤。

(2)影像学检查:X 线评估势在必行。在以损伤关节为中心的侧位 X 线片中,可见关节内骨折片。随着中间指骨背侧半脱位的严重程度,骨块大小从一小片至占关节表面达 50% 变化。近侧指间关节屈曲位的侧位 X 线片有助于评估是否会再脱位。

2.治疗

有效的治疗方式包括背伸位夹板固定、骨牵引、切开复位内固定术和掌板成形术。

(1)闭合复位治疗:屈曲稳定的 PIP 关节可用背侧伸直位夹板进行处理:允许自主屈曲,4周后方允许逐步伸直活动。骨折块占关节面 <30% 的也非常适合这种方法。

(2)手术治疗

a.切开复位内固定:大骨折块累及关节面 50% 以上可予以外科手术修复,用拔出钢丝、克氏针或加压螺钉固定。Pilon 骨折合并关节面压缩需抬高、植骨克氏针固定。

b.掌板成形术:粉碎性骨折需要切除掌侧骨片,掌板前移至中节指骨来重获稳定,重塑破坏的关节面。

c.骨牵引:对极度粉碎的骨折,可能没有别的选择,只能持续纵向牵引直到骨折成形。

d.并发症:包括复发性脱位、关节活动受限(在半脱位的近侧指间关节的铰链运动)和创伤后关节炎。

四、掌指关节(MCP)关节损伤

(一)拇指掌指关节尺侧副韧带损伤

拇指掌指关节尺侧副韧带损伤也被称为猎场看守人拇指或滑雪杖拇指。掌指关节强有力的尺侧副韧带对有效地侧捏关节至关重要。

1.评估

(1)临床检查:在 MCP 关节尺侧面可及压痛。若明显的发胀可提示 Stener 损伤(拇内收肌腱膜卡压于尺侧副韧带撕裂端和近节指骨之间)。尺侧副韧带桡侧应力试验应与健侧拇指进行比较。稍屈曲时测试的是固有侧副韧带,伸直时测试的是掌侧副韧带。在屈曲和伸直位同时测得止点松弛,则可确认韧带完全撕裂并关节不稳定。临床检查前需先行数码摄片检查。

(2)影像学检查:应力试验前应进行拇指摄 X 线片检查看是否伴随骨折。应力位 X 线片见掌指关节张开>35°表示韧带完全撕裂。

2.治疗

(1)非手术治疗:尺侧副韧带部分撕裂、止点完整、应力试验中张开<35°的可以用石膏固定或用功能支具维持掌指关节轻度屈曲位 3~4 周。

(2)手术治疗:尺侧副韧带完全撕裂联合 MCP 关节不稳定(应力试验张开>35°)或有移位的骨折块,需要手术来重新使尺侧副韧带附着。在这些情况下,通常存在 Stener 损伤,非手术治疗不会愈合至近节指骨。手术修复韧带可通过缝合锚或拔出钢丝来实现。尺侧副韧带慢性损伤需要韧带重建或将拇收肌腱前移至近节指骨。

3.并发症

包括伴随疼痛的残余不稳定、侧捏力量减弱、MCP 关节掌侧半脱位和晚期关节炎的变化。

(二)拇指掌指关节桡侧副韧带损伤

拇指掌指关节桡侧副韧带损伤不太常见。但经常会漏诊,所以治疗可能会延误。

1.评估

(1)临床检查:可触及拇指 MCP 关节的桡侧肿胀和压痛。应力试验可引出疼痛或证实关节的桡侧张开。掌侧半脱位通常并发于拇指 MCP 关节桡侧副韧带损伤。

(2)影像学检查:拇指两个位置的 X 线片被用来评估相关骨折。来自掌骨的小骨软骨骨折块通常能显示出来。

2.治疗

(1)石膏固定:几乎所有的桡侧副韧带损伤一旦确诊,都需用管形石膏或拇指人字夹板固定 4~6 周。管形石膏需预防 MCP 关节掌侧半脱位。

(2)手术治疗:若 MCP 关节不稳定或有掌侧半脱位,则需手术修复桡侧副韧带。韧带通常从掌骨头撕裂,需要用缝合锚或拔出钢丝修复。

3.并发症

与拇指 MCP 尺侧副韧带损伤所列的相同。

(三)手指 MCP 侧副韧带损伤

暴力作用于指璞,可导致手指掌指关节桡侧副韧带或尺侧副韧带损伤。掌指关节侧副韧带通常在近节指骨附着处断裂,有时包含一撕脱骨片。

1.诊断

(1)临床检查:在两掌骨头之间的指璞可见轻微肿胀。局部压痛可证实损伤的部位。掌指关节轻柔的应力试验,在伸直或屈曲位时可诱发疼痛或表现出不稳。

(2)影像学检查:X线片可显示从掌骨头部撕脱的小骨块。

2.治疗

(1)非手术治疗:大多数手指侧副韧带损伤可用非手术治疗处理。推荐使用手指粘贴胶带保护 MCP 关节的副韧带,对不稳定损伤可间断使用夹板固定掌指关节在屈曲 50°以上位置。预期 3 个月以上可以缓慢改善症状。

(2)手术治疗:手术治疗适用于撕脱骨折涉及关节面的 20%或移位>2 mm 的患者。手术修复的相对适应证包括示指或小指的桡侧副韧带损伤。

3.并发症

包括不稳、松弛、无力或疼痛。比起不稳定,慢性疼痛和继发粘连是更常见的后遗症,因此建议应用静态夹板固定应不超过 3 周。伸直挛缩也可发生。

(四)MCP 关节背侧脱位

MCP 关节脱位最常发生向背侧脱位,最常见于示指、拇指和小指;背侧脱位可能简单(可复位)或复杂(不可复位)。

1.评估

(1)单纯脱位:可见掌指关节处于过伸位且有明显畸形。X线片显示近端指骨位于掌骨头的背侧过伸 60°~90°位置。

(2)复杂脱位:畸形并不明显,关节仅稍微过伸。一个常见的发现是在远端掌横纹处有皮肤凹陷(皱褶)。X线片显示出近节指骨和掌骨近平行排列。若在增宽的掌指关节间隙中出现籽骨表明卡入其中。

2.治疗

(1)简单脱位:应进行轻柔闭合复位,先过伸掌指关节,然后将近节指骨推入掌骨头前方。应避免直接纵向牵引,因为这样可能会使简单脱位变成复杂脱位。

(2)复杂脱位:闭合复位可以尝试一次,但最复杂的脱位需要在手术室切开复位。开放复位可以通过背侧入路或掌侧入路来实现,并且需要拉出嵌入的掌板。掌侧入路时可见桡侧指神经跨在示指掌骨头上或尺侧指神经跨在小指掌骨头上。如有需要,可将掌板纵行劈开来协助关节复位。背侧入路可免除损伤指神经的风险,并可处理任何相关的掌骨头骨折。复位后,该 MCP 关节通常是稳定的,并允许在粘贴胶带保护下主动屈伸锻炼。

3.并发症

可包括指神经损伤、关节僵硬和关节炎(如果合并掌骨头骨折)。

五、腕掌关节脱位

(一)应用解剖及发病机制

腕掌关节由第 1~5 掌骨基底与远侧列腕骨构成。由于掌骨是 5 个,远侧列腕骨是 4 块,因此腕掌关节的构成不像掌指关节那样是一对一的结构。第 1 掌骨底为前后凹面的关节面，在桡侧方向是一个凸面。与其相对应的大多角骨关节面为前后凸的关节面，而桡侧方向为凹面，形成鞍状关节。第二腕掌关节由第 2 掌骨底与相对应的大、小多角骨构成，第 2 掌骨底尺侧还与第 3 掌骨桡侧相关节。第三腕掌关节由第 3 掌骨底与相对应的头状骨构成。第四腕掌关节由第 4 掌骨底与相对应的头状骨尺侧及钩骨桡侧构成。第五腕掌关节由第 5 掌骨底与钩骨桡侧构成，亦为鞍状关节。

第一腕掌关节囊肥厚，较松弛，包绕关节骨结构周围。关节周围有韧带附着，以增加关节的稳定性。位于关节前、后方有掌、背侧韧带；位于桡侧方有桡侧腕掌韧带；位于第 1、第 2 掌骨间有骨间前、后韧带。有松弛的关节囊及坚强的韧带保证了第一腕掌关节的灵活性及稳定性。

第二至第四腕掌关节囊较紧张，第五腕掌关节囊较松弛。各腕掌关节均有腕掌侧及背侧韧带增强。掌骨间有骨间韧带连接，使各腕掌关节稳定。

第一腕掌关节为鞍状关节，可做屈、伸、收、展及旋转运动。第二至第四腕掌关节为微动关节。第五腕掌关节为鞍状关节，关节囊较为松弛，可有 25°～30° 的屈伸活动范围。

由于腕掌关节较为稳定，所以只有较强大的暴力才能使其发生脱位及韧带损伤。腕掌关节处的直接暴力损伤常导致关节外的骨折，较少出现关节囊破裂，且关节稳定。间接暴力可引起关节内骨折脱位，且关节不稳定。沿第五掌骨纵轴的纵向暴力，可导致第五腕掌关节的不稳定骨折脱位，可发生第二至第五单个腕掌关节脱位，也可发生 4 个关节同时脱位，还可同时发生多处骨折及手部软组织损伤。

(二)临床表现及诊断

由于导致腕掌关节脱位的暴力常较强大，经常合并多处骨折，从而容易遗漏腕掌关节脱位的诊断，应引起广大骨科医生的注意。

临床上常有外伤病史，表现为腕部肿胀明显，而手的畸形不明显。腕背有明确的局限性的压痛点。X 线检查有助诊断，后前位片上腕掌关节面平行排列关系的丧失提示存在这种损伤。必要时行 CT 检查。

腕掌关节脱位可合并指伸肌腱损伤、正中神经损伤，第五腕掌关节脱位可合并尺神经损伤，并有可能出现血循环障碍，在进行诊断时应特别注意。

(三)治疗

腕掌关节脱位如能早期发现，手法复位比较容易；为防止出现再脱位，常需要克氏针固定。对闭合复位失败者，Lawlis 与 Gunther 提倡的切开复位与克氏针固定十分有用，他们报道了 15 例切开复位内固定的患者，平均随访 6.5 年，13 例疗效佳；他们认为这种方法优于闭合复位和经皮穿针固定，因为它既可以获得较好的复位，又避免了钉住肌腱。如脱位发现较晚，则需要切开复位，有时必须切除掌骨近端，融合腕掌关节。

第七节　手部骨折

一、舟骨骨折

（一）结构特点

舟骨形态不规则，因形态像船而得名，其远端凹面与头状骨、近端凸面与桡骨、尺侧与月骨、远侧与大小多角骨分别形成关节。因此，其表面大部分为关节软骨，仅于腰部和结节部有来自背侧和掌侧桡腕韧带的小血管。当腰部骨折时，可能导致近侧骨块缺血性坏死。舟骨跨越腕中关节，是近、远两排腕骨活动的杠杆，对腕关节的稳定具有重要作用。

（二）致伤机制

腕部骨折中，舟骨骨折最多见，常是由间接暴力所致，即跌倒时手掌于旋前、背伸和桡偏位着地，舟骨近极被桡骨远端和桡舟头韧带固定，远极被大、小多角骨及头状骨向背侧推挤而发生骨折。其骨折线可为斜形、横形和竖直形。骨折可发生在不同的部位，但以腰部骨折最多。

（三）临床表现与影像学特点

舟骨骨折多见于青壮年男性，出现腕部肿胀，特别是腕背桡侧。鼻烟窝变浅，舟骨结节处及鼻咽窝有明显压痛，纵向推压拇指可引起疼痛。怀疑骨折时应拍摄正位、侧位、舟骨位、前后和后前斜位 X 线片，大多数骨折可以显示出来。不完全骨折时骨折线可能显示不清或不显示，容易造成漏诊。对于局部症状明显者，应先按骨折处理，用石膏固定 2 周后再拍片复查，可能会因骨折处骨质吸收，能显示出骨折线。也可及早行 CT 扫描检查。

（四）分类

舟骨骨折分类方式较多，依据骨折部位可分为舟骨远端骨折、舟骨腰部骨折、舟骨近端骨折；依据骨折线走行（Russe 分型）可分为水平型、横型、垂直型骨折；依据骨块稳定性分为稳定性骨折及不稳定性骨折。目前对舟骨骨折类型的界定，多从临床治疗及预后角度出发，综合判断。Herbert 将舟骨骨折分为 A、B、C、D 四型，其中 A 型为稳定性骨折，B 型为不稳定性骨折，C 型为舟骨骨折延迟愈合，D 型为舟骨骨折不愈合。根据具体骨折部位、骨折线情况及其他腕骨结构稳定性，又细分为 A_1、A_2 型、B_1、B_2、B_3、B_4 型、D_1、D_2 型。另外，Cooney 通过骨折移位程度、成角情况、骨质粉碎或缺损、月骨周围脱位等因素，针对不稳定性骨折进一步分型。Herbert 及 Cooney 分型对临床诊疗、预后判断的指导意义较显著。

（五）治疗

以往针对稳定性舟骨骨折，可采用石膏外固定方式治疗。对不稳定性骨折，因较易发生骨折不愈合，多主张手术处理。近些年来对各种类型舟骨骨折，临床研究结果更倾向于手术治疗，提倡早诊断、早治疗、早锻炼，以期尽量缩短骨折愈合时间，尽早恢复腕关节活动，尽快返回工作岗位，减少并发症发生。随着手术技术的发展、内固定器械的升级、内镜设备的应用，舟骨骨折治疗正向微创化方向发展。

1.舟骨骨折切开复位 Herbert 螺钉内固定术

（1）适应证

①舟骨骨折发生移位或者成角。

②舟骨骨缺损或粉碎性骨折。

③月骨周围骨折脱位,背侧嵌入体不稳定(DISI)。

④舟骨近端 1/3 骨折。

⑤稳定型舟骨骨折,但患者倾向早期活动、重返工作岗位,如运动员、特殊职业等。

(2)禁忌证

①患者因全身疾病或年龄较大而一般情况较差。

②手术部位局部存在感染病灶,如蜂窝织炎、脓肿等。

③严重骨质疏松。

④腕关节僵硬。

(3)术前准备

①血常规、凝血功能、肝肾功能、电解质、血糖、心电图和胸部 X 线检查。

②腕关节标准后前位、侧位及舟骨尺偏位(Stecher 位)X 线拍片,CT 扫描或使用 MRI 判断舟骨近端血运。

③心电监护。

④可透视手术桌,C 形臂 X 线机。

⑤麻醉:臂丛神经阻滞麻醉。

(4)手术治疗

①体位:患者取仰卧位,上肢外展 90°置于手术台旁的手术桌上。

②掌侧入路

a.切口:以舟骨结节为中心做折线或纵行切口,切口远侧折向拇指,近侧沿桡侧腕屈肌腱桡侧缘延长。

b.切开皮肤及皮下组织,显露桡侧腕屈肌腱并将其向桡侧牵开肌腱,显露桡舟关节囊及舟大多角骨关节囊。沿舟骨长轴位切开桡舟关节囊,横行切开舟大多角骨关节囊。使用小型牵开器显露术野,锐性分离,即可显露舟骨掌侧面及骨折端。仔细清除嵌入骨折缝隙内的软组织。复位骨折块时,可借助剥离子撬拨复位,纠正移位、成角及旋转畸形。此时应注意保护舟骨的血运,保护腕骨间韧带。如舟骨为粉碎性骨折或骨质塌陷缺损,可行松质骨移植术,显微外科技术熟练者建议行带血管的骨移植。

c.Herbert 螺钉加压固定:使用一枚 1.0 mm 或 0.8 mm 克氏针,自舟骨结节远端偏尺侧钻入,临时固定,维持复位;另取克氏针沿舟骨长轴方向向近侧、背侧钻入,术中透视查看并调整骨折对位对线及克氏针进针位置、角度、进针距离,确保该克氏针位于舟骨近端和远端的中心;测量进针深度,选用相应的 Herbert 螺钉套入导向针,下压拧入螺钉,直至充分加压,且钉尾完全埋入舟骨骨质内,透视检查骨折复位及 Herbert 螺钉位置情况后,拔除克氏针、导向针;被动屈伸、桡偏、尺偏、旋转活动腕关节,检查关节活动有无摩擦或顿挫感,确认关节活动顺滑。

d.克氏针固定术:如无 Herbert 螺钉,亦可在舟骨骨折复位后,采用 2～3 根克氏针固定,注意克氏针的方向和位置。

e.舟骨骨折伴有骨缺损者,学者曾采用股骨内侧髁游离骨瓣移植取得良好效果。

f.使用可吸收合成线,依次缝合修补舟大多角骨关节囊及桡舟关节囊,逐层缝合伤口,无菌敷料包扎。

③背侧入路:适用于舟骨近端骨折。

a.切口:于 Lister 结节远端 1 cm 处做横向"S"形切口,切口远侧指向舟骨投影区,近侧可向桡骨远端尺侧缘适当延长,以方便显露术野,此时应注意保护桡神经浅支。

b.纵向切开第 2、3 伸肌间室,将拇长伸肌腱及桡侧腕长伸肌腱、腕短伸肌腱向桡侧牵拉。

c.纵向切开舟月关节囊,保护舟月韧带及舟骨背侧嵴附着的软组织,保护舟骨近端血运。

d.充分屈曲腕关节,显露舟骨近端骨折,清除骨折端血肿后,小心复位骨块,以 0.8 mm 克氏针自近端中心向远端中心穿入,维持复位,C 形臂透视确认后,通过 Herbert 螺钉加压固定。

e.术中也可使克氏针沿舟骨长轴偏尺侧进入,进行临时固定,再借助导向器,使用 Herbert 螺钉内固定。

f.术中透视查看后,修补腕掌侧关节囊及伸肌支持带,缝合伤口。

(5)术后监测与处理

①无菌敷料包扎稳妥后,无须石膏外固定。如患者确需早期施力,可佩带相应支具进行辅助保护。

②术后第 2 天起鼓励逐步进行腕关节康复活动,主动锻炼。应避免剧烈屈伸、扭转、牵拉或挤压腕关节。

③术后 2 周拆线,6 周、12 周复查 X 线,查看骨痂生长情况,如难以判断愈合情况,可进行 CT 扫描。完全愈合后可进行腕关节正常活动,并取出克氏针,螺钉可留置体内。

(6)常见并发症的预防与处理

①正中神经掌皮支或桡神经浅支损伤:术中可能因为切割或长时间牵拉造成上述感觉神经损伤,形成神经瘤,患者感觉麻木或疼痛过敏。手术中切开皮肤后应小心解剖,轻柔牵拉,避免盲目、过深的切割皮肤,避免对神经的过度牵拉。

②螺钉头或钉尾突出:多由于术中深度测量不准确所致。突出的金属部分可能磨损腕骨间关节或造成撞击综合征表现。术中应仔细透视,并被动活动腕关节,检查有无螺钉过长或未完全拧入的情况。

③内固定不稳:如螺钉长度过短未能充分跨越骨折线或者内固定物位置不良、角度有误,则无法起到坚强内固定效果。手术时应通过 X 线检查监视、熟练操作导向器及术者娴熟技巧,可避免发生此类并发症。

④内固定物断裂:多发生于骨折愈合前的过度活动。舟骨骨折复位内固定术后宜早期活动腕关节,但如缺乏指导:运动力度或幅度过大,则可能使螺钉或克氏针应力集中发生断裂。术后手术医师或康复医师需要积极指导患者,告知正确的活动方式或采用专用支具进行保护。

⑤肌腱粘连:掌侧及背侧入路均需切开肌腱鞘管、牵拉肌腱、切开关节囊,骨折固定后均需修补上述结构,术后瘢痕增生,如患者康复锻炼不得体,则可能继发肌腱粘连、关节僵硬。术中修复肌腱时应确保缝合平整、张力适中,术后应早期开展主动、被动活动训练,可避免出现术后活动障碍。

⑥血肿:术中须严密止血后方可闭合切口,适度加压包扎,必要时可放置引流。

⑦骨折延迟愈合、不愈合、缺血坏死:舟骨血供脆弱,滋养血管主要来源于背外侧及掌侧舟

骨结节,其中约83％的血管滋养孔位于背侧,掌背侧血管相互吻合成网。舟骨腰部或近端骨折对血管网损伤较明显,容易导致骨块缺血,舟骨延迟愈合,甚至不愈合、骨坏死。因此手术中应重点保护舟骨血运,减少韧带、关节囊等软组织的剥离,尤其在背侧切口下,避免切除或剥离背侧嵴的软组织,保护骨间后血管分支。对于舟骨骨缺损的病例,选用带血管蒂游离骨瓣移植,将极大增加舟骨成活、愈合概率。

⑧创伤性关节炎:舟骨表面约80％被软骨覆盖,因而舟骨缺血、骨折损伤、磨损、术中撬拨均容易造成关节软骨损害。解剖复位、仔细轻柔操作、血运保护及恰当的韧带修复能够较好地恢复关节功能,减少创伤性关节炎发生。

2.舟骨骨折经皮Herbert螺钉内固定术

(1)适应证

①舟骨骨折无明显成角或旋转,可通过经皮穿针内固定技术进行微创治疗。

②舟骨骨折已形成无法接受的移位,也可在舟骨远端、近端先分别穿入1.5 mm克氏针辅助闭合复位后,再行经皮内固定治疗。

(2)禁忌证:禁忌证详见"舟骨骨折切开复位Herbert螺钉内固定术"。

(3)术前准备:术前准备见"舟骨骨折切开复位Herbert螺钉内固定术"。

(4)手术治疗

①体位:患者取仰卧位,上肢外展90°置于手术台旁的手术桌上,手掌向上。

②取掌侧入路体位,腕背伸尺偏,透视确定舟骨大多角骨关节平面后,选取该平面远侧5 mm处为进针点,将注射器针头刺入皮肤直至舟骨远端骨质中央,针尖指向舟骨近端中央。

③C形臂前后位及侧位分别透视,根据图像微调进针点或轴向,使该注射器针头恰位于舟骨长轴延长线上。左手扶针头保持固定,右手持电钻钻入导针,透视确定导针位置良好后,拔除针头。

④测量导针长度,测得长度减3～4 mm即为螺钉所需长度。于进针点作3～4 mm皮肤切口,将直径3.0 mm Herbert螺钉顺导针用力旋入,加压固定。

⑤再次行前后位及侧位透视,确认螺钉未穿出舟骨近端软骨。取出导针,切口缝合一针或使用免缝胶布粘贴。

经皮穿针可通过专用导向器精确定位,也可简单取材,使用50 mL或20 mL注射器针头进行定位,方便各级医院开展此类术式。

另外,通过腕关节镜辅助技术,能够直观放大舟骨骨折在关节内的画面,有助于发现和复位关节内阶梯样骨折,探查骨折端血运,对舟骨解剖复位、良好愈合及预防创伤性关节炎的发生均具有良好效果。

(5)术后监测与处理

①无菌敷料包扎,无须石膏外固定,如患者确需早期施力,可佩带相应支具进行辅助保护。

②术后第2天起鼓励逐步进行腕关节康复活动,主动锻炼。应避免剧烈屈伸、扭转、牵拉或挤压腕关节。

③术后2周拆线,6周、12周复查X线片,查看骨折愈合情况,如X线片难以判断,可进行CT扫描。完全愈合后可进行腕关节正常活动。钛合金螺钉无须取出。

(6)术后常见并发症的预防与处理:术后常见并发症的预防与处理见"舟骨骨折切开复位Herbert螺钉内固定术"。

二、掌骨骨折

(一)结构特点及发病机制

掌骨为小管状骨,有5块,每块分底、体、头3部分。

1.底

为近侧端的膨大,其近侧面与远侧列腕骨相关节,构成腕掌关节,但关节面不相一致,第1、第3、第5掌骨仅与一个腕骨相接,第2掌骨与大、小多角骨和头状骨相接,第4掌骨与头状骨和钩骨相接,因此,头状骨有与2~4掌骨相接的关节面。第1掌骨底呈鞍状,与大多角骨形成拇指腕掌关节。掌骨底两侧则与相邻掌骨底相接,形成掌骨间关节,但第1掌骨除外。

2.体

横断面呈三角形,前缘分前内侧面和前外侧面,第2、第4、第5掌骨前缘有骨间掌侧肌附着,第3掌骨前缘有拇收肌横头附着,5个掌骨体的毗邻缘有骨间背侧肌附着。掌骨体较细,受到剧烈冲击后有时可引起骨折,由于屈肌力量强大,骨折片常向背侧成角。

3.头

圆形,其球形关节面与近节指骨底相接,成掌指关节。关节面大部分位于掌侧,小部分位于背侧,关节面前后方向的凸度较横向方向凸度为大。当掌指关节屈曲时,近节指骨底滑向前方,掌骨头则露于外方,于体表可触及。

5个掌骨形状大小稍有差异。第1掌骨最短最粗,掌面凹陷,由一嵴分内外两面。外侧面较大,有拇指对掌肌附着;内侧面较小,可见滋养孔。背面宽广平滑。底为鞍状关节,外侧有小结节,有拇长展肌附着,内侧粗糙,有拇短屈肌附着。头的曲度较其他掌骨小,但横径最大,头掌面两侧,各有一隆起的关节面,与拇指的2个籽骨相接。

第2掌骨最长,底有3个关节面,分别与大、小多角骨和头状骨相接。底背侧面粗糙,有桡侧腕长、短伸肌附着;掌侧面有结节或嵴,有桡侧腕屈肌附着。体呈三棱柱状,稍弯向背侧。第3掌骨稍短于第2掌骨,底与头状骨相接,掌侧面粗糙,有拇收肌斜头和桡侧腕屈肌附着,背侧面有桡侧腕短伸肌附着。第4掌骨较短而细,底较窄,有二关节面与头状骨和钩骨相接。体较细,有3个骨间肌附着,外侧面有滋养孔。第5掌骨细而短,底关节面呈鞍状,与钩骨相接,掌面粗糙,有豆掌韧带附着,底的内面有一结节,有尺侧腕伸肌附着。

手的活动,作用力多集中在第1~3掌骨,第2掌骨的力量可经大多角骨、舟骨传递至桡骨,第3掌骨的力量可经头状骨、月骨传递至桡骨,而第4、第5掌骨的力量仅借头状骨经月骨间接传递至桡骨。掌骨的发育与上述功能有关。

掌骨骨折,可分掌骨头骨折、掌骨颈骨折、掌骨干骨折和基底骨折。其中,掌骨颈、掌骨干骨折最多见。

4.掌骨头骨折

多为直接暴力所致,如握掌时掌骨头与物体的直接撞击等。但也有一部分骨折源于挤压伤、切割伤和扭转暴力。第2、第5掌骨头骨折发生率远远高于第3、第4掌骨,原因可能是它们位于手的边缘更容易遭受暴力作用。

5.掌骨颈骨折

多发生在第5掌骨,其次是第2掌骨。多为作用于掌骨头的纵向暴力所致。掌骨头通常有近节指骨遮掩和保护,很少承受纵向暴力,但在手指屈曲呈握拳状后掌骨头凸出成为手的最远端,则易于遭受纵向暴力,导致颈部骨折。掌骨颈骨折很少出现侧方移位,但多有背向成角移位-掌侧皮质嵌插,远侧骨折段向掌侧弯曲。背向成角移位,若未矫正,凸向掌侧的掌骨头日后会在手握物时产生明显的不适感,握拳时手背侧掌骨头的隆凸也会因此而减小或消失。成角移位越大,不适症状越突出。

6.掌骨干骨折

多发生于第3、第4掌骨,有横形、斜形、螺旋和粉碎骨折之分,可呈现短缩、背向成角和旋转移位。严重的短缩畸形可使手指屈、伸肌和骨间肌张力失调,影响手指伸直。背向成角畸形虽然对手功能影响不大,但有碍手背外观,有时也可引发肌腱自发性断裂,往往需要二次手术修整。旋转畸形可变更手指运动方向,妨碍手指屈曲握拳。

横形骨折:多为直接暴力所致。因骨间肌作用,骨折通常呈现背向成角移位;斜形、螺旋形骨折:多为扭转暴力所致。短缩、旋转与成角移位并存,但前二种移位更显著。第3、第4掌骨干的斜形骨折,由于掌骨头深横韧带的牵制,短缩移位相对较轻。而第2、第5掌骨的短缩则相对较重,并常有明显的旋转移位。粉碎性骨折:常发生于挤压伤或贯通伤之后,多并发严重的软组织损伤。

7.掌骨基底骨折

多由挤压等直接暴力所致。很少有侧方和短缩移位,但可有旋转移位发生。

（二）临床表现及诊断

局部可有肿胀、疼痛、压痛或畸形,关节运动受限。正、侧、斜位平片摄影检查通常可显示骨折线的走行,但对于隐匿性骨折还需行体层摄影或 CT 检查。

（三）治疗

第4、第5掌骨与头状骨、钩骨的连接较松弛,腕掌关节屈-伸运动幅度可达 15°～30°,对颈部背向成角畸形所造成的手握物功能障碍有缓解作用。所以,小于 40°的第5、第4掌骨颈背向成角对手握物功能常无明显妨碍。骨折如果稳定,可无需复位,仅予以无名指、小指及腕掌侧石膏托固定:取腕关节功能位、掌指关节 50°～60°屈曲位、指间关节功能位即可。4 周后,去除外固定物开始功能锻炼。第2、第3掌骨颈的背向成角移位应及时矫正,因为它们与远排腕骨连接紧密、彼此间无运动存在,无法缓解由成角畸形所引发的不适症状。

掌骨干骨折通常最好采用闭合方法治疗,如有多个掌骨骨折且伴有开放性软组织创伤时,则有内固定指征。复位时,矫正旋转移位最为重要。在骨折处穿入克氏针;从掌骨底的皮肤钻出;钻孔时将克氏针压成凸向掌侧的弓形,保持腕关节屈曲位,以便克氏针从腕背侧穿出。然后,将骨折复位,克氏针逆向钻入骨折远侧段,针尖在掌指关节近端停止。在皮下剪断克氏针近端。用夹板将腕关节固定于伸直位。掌骨颈骨折如果需要切开复位,也可采用类似的治疗方法。

适用于少数掌骨干骨折的另一个方法是经皮穿针。将掌指关节极度屈曲,用一根 1.5 mm 克氏针穿入掌骨头,达到骨折处。在 C 型臂机的协助下,通过手压和手法调整克氏针,将骨折复位,如刚才所述将克氏针从腕背侧穿出。回抽克氏针,使其远端恰好位于掌指关节近侧。

掌骨干斜行骨折,如果骨折长度相对于掌骨干直径的 2 倍,可采用骨折块间螺钉固定。其优点包括剥离骨膜少和内固定凸起减少。建议保护骨折处 6 周。由于骨折达到解剖复位,X 线片上通常看不到骨折愈合的征象。

许多掌骨头关节内骨折需要切开复位与内固定,特别是在关节面移位、产生关节不匹配时。这些情况应该采用克氏针固定。有时,这些骨折可导致移位骨折块的缺血性坏死。在急性掌骨骨折中,钢板与螺丝钉的使用虽然有限,为了对每个具体患者的治疗做出合理的判断,医生应熟悉该项技术,并有相应的器械。然而,据报道这种治疗方法的并发症发生率高达 42%。

1.切开复位与钢板固定

根据 Hastings 的观点,掌骨钢板固定的指征为:①多发性骨折,可见到明显移位或伴有软组织损伤;②移位的横形、短斜形或短螺旋形骨折;③关节内和关节周围粉碎性骨折;④粉碎性骨折伴有缩短和(或)旋转畸形;⑤伴有骨质丢失或节段性骨缺损的骨折。

钢板固定需要复位,用克氏针或复位钳临时固定后,再使用钢板。暴露骨折面,以便解剖复位。与较易显露边缘的第 2、第 5 掌骨相比,在第 3、第 4 掌骨用复位钳临时固定则比较困难。在大多数情况下,现有的复位钳不适合将钢板夹持至骨折近端与远端进行临时固定。可由一位助手维持复位,选好的钢板根据掌骨背侧塑型。通过靠近骨折部的一个螺丝孔固定钢板,维持复位,再在骨折对侧第一个螺丝孔固定。

对横形骨折来说,当掌侧皮质支撑恢复后,将钢板用作背侧张力带钢板较为理想。采用 2.7 mm 的动力性加压钢板(DCP)可达到良好的胯骨折线的加压效果;在稳定性骨折中,常用不太大的 1/4 管状钢板,也可通过偏心放置螺丝钉获得一定的加压。用 3 个手指的力量转动螺丝刀,最终拧紧这 2 个螺丝钉。拧入剩余的螺丝钉。

若要发挥张力带的作用,钢板必须准确地与掌骨背侧弓相匹配或者稍超过,以便恢复前皮质支撑。如果没有前部皮质的支撑,钢板将会变弯和疲劳。有效地恢复前皮质支撑后,可保护钢板避免承受弯应力,而主要承受拉应力。短斜形和螺旋形骨折可使用骨折断端间的螺丝钉予以稳定,然后使用一个背侧钢板中和旋转应力。在使用"T"形或斜"L"形钢板时,应先固定钢板的侧臂或双臂,因为在侧臂(或双臂)中的螺丝钉将其下的骨折片向上牵拉至钢板时,可出现旋转畸形。对于关节内骨折,用 1 枚与钢板分开且垂直于骨折面的螺丝钉把 2 个关节骨块拉到一起。可替代的方法是,在钢板的"T"形或"L"形部分的 2 枚螺钉可远离骨折部偏心置入,通过最终拧紧螺丝钉令两个骨折端加压。对于掌骨远端干骺端骨折,背侧钢板可能影响伸肌装置,使用 2 mm 髁钢板,放置于桡背侧或尺背侧,穿过副韧带起点的背侧结节,可有效地避免这种影响。

使用钢板固定掌骨骨折时,在骨折的远侧和近侧,螺丝钉都应至少穿过 4 层骨皮质。钢板的选择必须根据具体情况而定。需要使用中和钢板固定的短斜形或螺旋形骨折,可用 1 个 1/4

管状钢板和 2.7 mm 动力性加压钢板或 1 个 1/3 管状钢板固定,后者需要使用 3.5 mm 螺丝钉,这种支撑钢板需要避免载荷并进行早期骨移植。

2.切开复位与螺丝钉固定

在长斜形或螺旋形骨折以及移位的关节内骨折累及 25% 以上关节面者,可行单纯螺丝钉固定。

在局部血肿和软组织清创后,进行骨折复位。局限性骨膜剥离 1 mm 或 2 mm,足以保证解剖复位。用复位钳或克氏针临时固定,根据骨折的解剖特点决定螺丝钉放置的位置。只有当螺丝钉与骨长轴成 90° 时才能最好地对抗使掌骨变形和缩短的轴向压力。与骨折面成 90° 置放的螺丝钉可良好地对抗扭应力。抵抗轴向及扭转载荷的最佳折中方法是将螺丝钉置于一个角的平分线上,该角的一条边与骨折面成 90°,另一条边与骨长轴成 90°。骨折尖端附近的螺丝钉放置必须准确,以确保螺纹固定于皮质并避免皮质裂开。

2 mm 螺丝钉适用于掌骨干骨折,而 2.7 mm 螺丝钉对干骺端骨折更好。将螺丝钉头沉入骨质不仅能更好地分布载荷,还可消除螺丝钉头的突起。利用螺纹合适地抓持住远侧骨皮质,并可在近侧骨皮质的扩大钻孔内滑动,螺丝钉的扭转载荷可转化成轴向载荷,从而将 2 个骨折面加压在一起。掌骨头骨折通常可用 1 枚螺丝钉固定,而干骺端和骨干的骨折至少需要 2 枚螺丝钉固定。当骨折线长度是骨干直径的 2 倍时,单纯使用 2 枚或多枚螺丝钉即可达到稳固的固定。由于单纯螺丝钉固定不能提供足够的跨过短骨折线的旋转稳定性,所以应加用中和钢板或外固定。

3.微型髁钢板固定

Buchler 与 Fischer 建议采用微型髁钢板治疗掌骨和指骨的关节周围损伤。手术指征有 5 个:①急性骨折伴有部分或完全性屈肌腱断裂,需要一期肌腱缝合和术后早期活动者;伴有部分或完全性伸肌腱损伤,这些肌腱的功能尚好或需要修复,以承受早期张力性载荷者;伴有关节周围的损伤,由于其伴随软组织损伤的严重性和损伤部位,很可能发生关节僵硬者;②断指再植;③指骨或掌骨的干骺端截骨,特别是伴有关节囊切开或肌腱松解术时;④手指重建(骨成形、带蒂移植、游离复合组织转移)需要稳定的骨骼固定时;⑤关节融合术。禁忌证有 3 个:①未闭合的骺板附近;②关节骨折块窄于 6 mm 时禁用 2 mm 钢板,窄于 5 mm 时禁用 1.5 mm 钢板;③髁刃及螺丝钉将进入关节内,但进入掌骨头的背侧隐窝除外。

三、指骨骨折

(一)概况

指骨骨折在手部最为常见,多为开放性骨折。多由直接暴力所致,可在手指的任何部位发生各种不同类型的骨折。指骨骨折由于部位不同,受到来自不同方向的肌腱的牵拉作用,产生不同方向的移位,如近节指骨中段骨折是受骨间肌和蚓状肌的牵拉,而致向掌侧成角;中节指骨在指浅屈肌腱止点远侧骨折,由于其牵拉也产生向掌侧成角;如在指浅屈肌腱止点近端骨折,则受伸肌腱牵拉造成向背侧成角。近节指骨基底部关节内骨折可分为副韧带撕裂、压缩性骨折及纵形劈裂骨折 3 类。远节指骨骨折多为粉碎性骨折,常无明显移位,而远节指骨基底部背侧的撕脱骨折,通常形成锤状指畸形。

(二)临床表现

指骨位置表浅,伤后除明显疼痛、肿胀、压痛和活动功能受限外,有明显畸形可见。对于怀疑骨折者,X线片即可确诊。指骨骨折的治疗常未能引起高度重视,常因对位不佳或固定不牢固而产生畸形愈合或不愈合,也常因固定不当或固定时间过长而致关节囊和侧副韧带挛缩,导致关节僵硬;特别是关节附近或经关节的骨折,常导致关节强直,严重影响手指的功能。

(三)治疗

指骨骨折的治疗,首先要重视。

1.指骨骨折切开复位克氏针固定术

(1)适应证

①指骨骨折复位后较为稳定,使用克氏针即可取得良好的固定效果。

②指骨骨折,周围软组织条件不佳,污染较为严重者。

③患者全身情况不允许进行较长时间的手术操作,需要缩短手术时间者。

④骨折经过关节,且骨折块较小不适合使用钢板螺钉系统固定者。

(2)禁忌证

软组织损伤明显,伴有血管严重损伤,固定操作后可能影响血运,导致手指发生坏死等情况者。

(3)术前准备

①血常规、心电图、胸部X线片、肝肾功能检查。

②老年患者特别应注意是否合并有高血压和糖尿病。

③老年患者或儿童予以心电监护。

④麻醉:近侧指间关节以远采用指神经阻滞麻醉,近侧指间关节以近采用臂丛神经阻滞麻醉。

(4)手术要点、难点及对策

指骨骨折可根据骨折部位,大致分为头、颈、干及基底骨折四类,其中手术关键点各有不同,应予以注意。

①体位与切口

a.体位:患者取仰卧位,患肢外展置于手术台旁的手术桌上。

b.切口:手术切口与固定的要求根据指骨骨折的部位不同而异。

②指骨头部骨折

a.根据骨折的部位,在手指背侧或侧正中做切口。

b.单侧髁骨折:单侧髁骨折的治疗方案可首选闭合复位经皮穿针内固定,此法需首先适度牵拉受损关节,通过推捏、挤压等手法使骨折块复位。判断骨折块基本复位后,取一枚0.8 mm克氏针垂直于骨折面固定骨折块。经透视后确认骨折复位后,取第二枚0.8 mm克氏针固定骨折块防止骨折块旋转,穿针角度以与第一枚克氏针形成一定交角为宜。切忌反复使用克氏针穿针固定,可能造成骨折块碎裂而导致较难固定。

单侧髁骨折通过撬拨复位髁部骨折,直视下检查骨折对位对线情况。确认其对位对线良好后,使用巾钳固定后,亦可取一枚 0.8 mm 克氏针贯穿固定骨折。

c.双髁骨折及无法闭合复位之单侧髁骨折:手术可选择背侧弧形切口切开复位内固定。切开皮肤分别显露骨折远端、近端。注意保护肌腱或韧带断裂后的残端,以备修复时用。

双髁骨折可采用两枚克氏针分别将各个骨折的髁部与骨干固定,可从远端髁部进针,穿过骨折远端、近端以后,在 C 形臂透视下从近端将克氏针继续导出,直至克氏针针尾刚埋入髁部关节面。

活动指间关节,确认所有克氏针均未影响关节活动,则修复损伤的肌腱及韧带,缝合手术切口。

③指骨颈、干部骨折

a.切口:根据骨折的部位,在手指背侧做切口。

b.切开皮肤及皮下组织后,显露指骨横行、斜行或者螺旋形骨折,显露骨折端后注意不要过多剥离骨膜,并注意保留肌腱、韧带的断端,以备修复时使用。

c.通过牵拉、撬拨或者推托纠正指骨的旋转、成角各类畸形。指骨颈、干部骨折成角畸形多向掌侧成角,牵拉后由掌侧向背侧推顶骨折端即可达到复位的目的。

d.采用1～2枚 0.8 mm 克氏针交叉固定骨折端,克氏针置于皮下或一端留于皮外,另一端置于皮下,用两枚克氏针固定时,其交叉处应在骨折端,使骨折达到稳定的固定。固定的克氏针应以不影响相邻关节的活动为原则。固定完成后,必须通过屈曲手指检查是否存在骨折复位后的轻度旋转畸形和侧偏畸形,如果发现存在上述问题,必须立即纠正。必要时修复损伤的肌腱及韧带,缝合手术切口。

④指骨基底部骨折

a.切口:指骨基底部骨折,通常可选择手指侧方切口。

b.切开皮肤皮下组织以后,对关节囊和周围韧带结构做有限切开,尽可能不做广泛剥离。

c.纵向牵拉患指,使用血管钳或骨膜剥离子将骨折块向骨干部挤压复位。如骨折块较大,可使用一枚 0.8 mm 克氏针由骨折块皮质侧进入,穿过骨干皮质后,在 C 形臂透视下从骨干侧将克氏针继续导出,直至克氏针针尾刚埋入骨折块皮质。透视确认骨折块复位后,使用第二枚克氏针如上述过程固定骨折块,两枚克氏针以成一定交角为宜。如骨折块较小,取一枚 0.8 mm 克氏针如上法固定。复位确切后,可辅以迷你外固定架维持复位。

d.修复关节囊及周围韧带组织,缝合手术切口。

⑤末节指骨基底部撕脱骨折

a.切口:远侧指间关节背侧做"S"形切口。

b.切开皮肤掀起皮瓣,显露骨折块及与其相连的伸肌腱。

c.Bunnell 钢丝抽出缝合法:骨折块较小时,可采用 Bunnell 钢丝抽出缝合法予以固定,即用细钢丝用褥式缝合法,将其经指骨钻孔于手指末节掌面穿出,在指骨对合良好的情况下,在指掌部垫一纱布卷抽紧打结,使骨折处紧密对合。

d.锚钉固定法:骨折块较小时,亦可采用骨锚钉固定法,即在骨折块准确对合后,于远侧指间关节轻度伸直位用锚钉予以固定。锚钉术后无须取出。

e.微型螺钉固定法：骨折块较大时,亦可采用微型螺钉固定法,即在骨折块准确对合后,于远侧指间关节轻度伸直位用一枚微型螺钉予以固定,亦可加用一枚克氏针固定。

f.仔细止血后缝合手术切口。

（5）术后监测与处理：术后塑料或铝托板固定患指指间或掌指关节于功能位。4周后拍摄X线片复查,如骨折稳定无移位,则去除外固定,开始手指活动功能锻炼。

（6）术后常见并发症的预防与处理

①关节僵硬：关节附近的骨折复位不准确,固定方法不当,均可致使固定时间过长,导致关节僵硬而使手指的活动功能障碍。

②骨折延迟愈合或骨折不愈合：骨折复位不良,术中骨膜剥离过多、过于广泛,易导致骨折端愈合不佳。为避免此类情况发生,切勿为更好地显露骨折端而轻易进行过多剥离骨膜,在骨折固定过程中,尽可能减少克氏针穿针次数,避免反复穿针导致骨折块碎裂或血运破坏,同时应达到固定可靠。

③肌腱、韧带损伤：尤其是伸肌腱中央腱束止点易在骨折端分离过程中被损伤,如未注意,术后会发生扣眼畸形。为预防类似的问题发生,须在手术切开过程中注意保护相关结构,一旦发现,应一期修复,并需术后确切固定。

④术后肌腱粘连、手指运动功能不佳：如肌腱损伤较为严重或者为追求骨折良好愈合而固定时间过长,易并发肌腱粘连,关节僵硬。因此,要求术后在确认内固定稳定的前提下按计划进行功能锻炼,一般术后4周即可开始。功能锻炼的步骤和要求须向患者明确说明,必要时可嘱患者在康复医师指导下锻炼1～2周,掌握康复锻炼的过程后再自行练习。期间,患者每2周复查1次,了解骨折愈合情况。

⑤内固定物的滑脱或断裂：此类并发症容易在术后康复过程中出现,因此须提醒患者及康复医师注意。如发生内固定物滑出脱落,立刻复查X线片,了解骨折复位是否丢失,同时根据实际情况决定是否给予辅助铝板外固定。

2.指骨骨折切开复位钢板固定术

（1）适应证

①骨折复位后不稳定,单纯使用克氏针无法取得良好的固定效果者。

②骨折周围软组织条件良好,闭合骨折或软组织污染较轻者。

③患者一般情况良好,允许进行较长时间的手术操学者。

④患者对手部功能要求较高,期望术后尽快重返工作岗位者。

（2）禁忌证

①软组织损伤明显,伴有血管严重损伤,固定操作后可能影响血运,导致手指发生坏死等情况。

②污染较为严重,内植物可能导致感染发生者。

（3）术前准备

①血常规、出凝血时间、心电图、胸部X线片、肝肾功能检查。

②老年患者特别应注意是否合并有高血压和糖尿病。

③麻醉：近侧指间关节以远采用指神经阻滞麻醉，近侧指间关节以近采用臂丛神经阻滞麻醉。

④心电监护。

（4）手术要点、难点及对策

钢板固定对于指骨颈、干部骨折较为适宜，其手术关键点如下所述。

①体位与切口

a.体位：患者取仰卧位，患肢外展置于手术台旁的手术桌上。

b.切口：根据骨折的部位，在手指背侧做"S"形或弧形切口。

②横行、斜行或者螺旋形的非粉碎性骨折，骨折端暴露后无须过多剥离骨膜。通过牵拉、撬拨或推托达到复位后，可使用一枚0.88 mm克氏针临时固定骨折两端。

③选择合适的直形、Y形或T形钢板用于固定骨折两端。首先使用一枚螺钉将钢板固定于骨折近端，此螺钉位置选择时勿距离骨折端过近或过远。随后在骨折远端固定第2枚螺钉，完成后行C形臂透视检查骨折复位固定后对位对线情况。屈曲手指检查是否有手指旋转交叠等畸形存在，如对位对线均可，无旋转畸形，则继续完成剩余螺钉固定工作。

④在长斜形或者长螺旋形骨折的复位过程中，需注意斜形骨折块尖端的复位情况，可使用一枚螺钉垂直于骨折线对骨折块远、近端进行牵拉。

⑤指骨粉碎性骨折，如骨折块较多并且较小，尽量保留一部分骨膜对骨折处的碎骨进行包裹，在复位及固定过程中要依靠透视确认对位对线情况。如有可能，可以首先采用外固定架进行复位后维持及支撑，在使用钢板完成内固定后，再拆除外固定架。

⑥上述钢板固定完成后，即可修复损伤的肌腱及韧带，缝合手术切口。

（5）术后监测与处理：术后塑料/铝托固定指间或掌指关节于功能位。两周后透视复查，如骨折稳定无移位，则可去除外固定，逐渐开始功能运动。

（6）术后常见并发症的预防与处理

①肌腱、韧带损伤的并发症：可参考克氏针方法中的描述。同时，如果钢板的材料较厚，边缘较为尖锐，可能对肌腱有一定的激惹及磨损，因此在选择材料及安置过程中需充分考虑这一因素，预防或减少此类并发症的发生。

②骨折延迟愈合或骨折不愈合：如术中骨膜剥离过多、过于广泛，可导致骨折端延迟愈合或不愈合。为避免此类情况发生，尽可能不过多剥离骨膜。在固定过程中，需减少钻孔、螺钉固定的次数，避免对骨块的血运产生影响。

③术后肌腱粘连、手指运动功能不佳：其预防、处理方法见克氏针固定。

④内固定钢板断裂：可能因钢板固定不当或在术后康复过程中会出现，因此需提醒患者及康复医师注意。如在锻炼过程中突发异响或疼痛，需立刻复查X线，了解内固定物的完好程度及骨折复位是否丢失，同时根据实际情况决定是否给予辅助铝板外固定。

第八节　手部肌腱损伤

手部外伤时,常伴有肌腱损伤,可与手部多种组织损伤同时存在。有时仅有很小的皮肤伤口,也有肌腱损伤的潜在可能性。肌腱是关节活动的传动装置,是手部功能正常发挥的重要环节。即使手部各关节的功能均正常,肌腱损伤后,手部功能也会完全丧失。因此,肌腱损伤的治疗十分重要。然而,手部肌腱的结构复杂,其修复方法多样,治疗效果有时也难以令人满意,必须予以高度重视。

一、肌腱修复的前提条件

(1)手部任何部位的肌腱损伤,只要局部条件良好,如切割伤或伤口清洁,清创后估计伤口不会发生感染或肌腱损伤范围较小,肌腱残端容易寻找或肌腱无缺损和张力,均应在清创后立即行肌腱一期修复。

(2)为保证肌腱愈合和防止术后粘连,肌腱修复对无创技术和显微外科技术要求很高。因此,肌腱修复手术最好由专职手外科医师进行,即使是兼职手外科医师,也应经过适当训练,熟练掌握肌腱外科的基本技术。

(3)肌腱正常功能的发挥特别需要良好的滑动功能。因此,肌腱修复处应有完整、柔软而健康的皮肤覆盖。

(4)肌腱修复的最终目的是恢复手部各个关节的正常功能,如有关节活动障碍,术前必须经过适当的功能锻炼,使关节的被动活动达到正常范围。

(5)肌腱修复时,近端的动力肌必须具有正常的神经支配,并且具有足够的肌力。

(6)要求患者具有功能锻炼的能力,并适当考虑年龄对功能锻炼的影响,以便术后能更好地恢复手的功能。

二、肌腱修复的方法及其选择的原则

肌腱损伤修复的方法有多种,应根据其损伤的情况和程度而适当加以选择。

(一)不予治疗

肌腱部分损伤,损伤范围小于肌腱的 50%,修复后由于固定而可能发生的粘连影响功能者;损伤肌腱的功能可被其他肌腱所替代者,如单纯指浅屈肌腱损伤,其功能可被指深屈肌腱所替代,均可不予以修复。

(二)肌腱端端缝合

肌腱损伤时断端比较整齐,又无明显缺损,可行端端缝合。这是肌腱修复最常用的方法,也是用得最多的方法。

(三)肌腱前移

肌腱损伤的部位位于距止点 1.0～1.5 cm 处,可将近端的肌腱残端向远端牵拉,将其重新固定于肌腱止点,称为肌腱前移。主要用于近止点处的指深屈肌腱损伤。

（四）肌腱移植

肌腱损伤伴有一定的肌腱缺损，不能直接缝合者，以及陈旧性屈肌腱鞘内的指深、浅屈肌腱损伤者，常需行游离肌腱移植予修复。通常采用来源于掌长肌、跖肌和趾长伸肌的自体肌腱移植，也有应用异体肌腱移植或人工肌腱者。

（五）肌腱移位

肌腱损伤的范围较大，不宜进行肌腱移植者，以及肌腹完全破坏或麻痹而无法进行自身修复者，可将邻近功能正常的肌腱移位于损伤的肌腱，与损伤的肌腱远端缝接予以修复。此时，除了上述肌腱修复的前提条件外，还要求移位的肌腱是损伤肌腱的功能相同或功能协同肌，而且移位后该肌原有的功能能被其他肌肉所替代或对其原有功能无明显影响。

（六）肌腱固定或关节固定

肌腱损伤难以采用上述各种肌腱修复方法予以治疗者，可采用简单的肌腱固定或关节固定，以改善手指的功能。如单纯的指深屈肌腱损伤，可采用远端肌腱固定或远侧指间关节固定，以改善远侧指间关节在用力捏物时的稳定性。

（七）截指

手指的肌腱、神经、血管、骨与关节和皮肤等组织中，已有多种组织损伤无法修复者；手指严重损伤，即使肌腱修复也难以恢复功能，而且患者付出极大的生理、心理和经济代价而又效果不佳者，可考虑截指。

三、肌腱的缝合方法

（一）基本要求和修复原则

1.牢固

肌腱修复基本要求为牢固可靠，因此要选用强而牢固的方法，使用的缝线也应该牢固，应为不吸收的缝线。为了修复牢固，缝线在肌腱断端的抓持长度也要足够，一般来说应该不少于1 cm，太短则由于肌腱断端软化缝线容易撕脱。

2.肌腱表面应相对平滑

肌腱缝合后表面不可能十分平滑，但要做到尽量比较光滑，因为肌腱的基本功能为滑动，表面不平则滑动时阻力大。对于在腱鞘外的肌腱缝合，平滑度差对滑动阻力影响比较少，但在腱鞘内，则要求肌腱滑动面相当平滑。在腱鞘内的肌腱表面不平整时，则容易拉断肌腱或致缝合处卡压。因此，在腱鞘内不能进行肌腱编织缝合，只能作端端缝合。

3.滑动床要平整

有充分的脂肪组织作为肌腱的滑动床垫，则肌腱滑动好，粘连少而轻。若将肌腱紧贴骨面或肌腱周围有很多瘢痕，则肌腱粘连形成机会大，修复效果差。这时要注意保护肌腱床，避免骨面和肌腱直接接触，可将周围皮下组织游离作为分隔和床垫或移植一个组织（如脂肪或腱鞘床垫在骨面上）起分隔作用。如果有粘连或瘢痕，则要切除清理。

4.保持较为良好的手指滑车系统

在手指上做肌腱修复，滑车一定要保护好，但又不是一点不可以切开，在其他滑车完整情况下,A4 滑车可以完全切开或 A2 滑车可切开 $1/2\sim2/3$ 长度,这样既有利于手术暴露,又利于手术后肌腱滑动。当然手术中要尽量保留多的滑车和腱鞘完整,能连续切开的腱鞘和滑车的总长度为 2 cm 之内;损伤或切开的腱鞘如果在 2 cm 之内,不需要做腱鞘修复。现在并不主张做腱鞘完全关闭修复,关闭不关闭腱鞘对修复肌腱的滑动是一样的,并不明显增强肌腱愈合。紧紧地关闭腱鞘,压迫肌腱反而不利于肌腱滑动及肌腱愈合。屈肌腱滑车系统复杂,功能重要,在手指屈肌腱滑车的大多数结构都破坏的情况下,则要重建重要的滑车,即 A2 和 A4 滑车,这两个滑车功能最为重要,要首先考虑重建。重建方法有伸肌腱支持带移植或用残留的一束浅腱包绕,缝到对侧 A2 滑车残端上等方法。在重建滑车时,一般不同时做自体肌腱移植,方法是首先在滑车重建同时植入硅胶棒,3 个月后再取出硅胶棒,代之以自体移植肌腱。

(二)肌腱端端缝合法

1.肌腱 2 束中心缝合方法

适用于指屈肌腱 4 区、5 区的肌腱缝合和伸肌腱缝合。一般采用 4-0 或 3-0 缝线。这些方法不适用于 1 区、2 区屈肌腱修复,因为这些方法缝合的肌腱强度较弱,不宜进行早期主动活动功能锻炼。

在儿童(12~15 岁以下)进行 2 区屈肌腱修复后,并不一定要进行早期主动锻炼,故可以采用 2 束缝合方法。在 2 束缝合方法中,屈肌腱缝合可用改良 Kessler 法、津下方法,基本上不用 8 字缝合方法。但在伸肌腱修复时,则用 8 字缝合、改良 Kessler 法,很少用津下方法。

2.肌腱多束中心缝合方法

常用的肌腱多束缝合方法有多种。这些方法从 4 束到 8 束不等,是目前推荐使用的修复成人 1 区和 2 区屈指肌腱损伤的方法。这些方法尤以 4 束和 6 束使用者为多,有学者主张 1 区和 2 区肌腱修复应至少用 4 束的中心缝合,有学者常用的是 6 束缝合。临床上,4 束缝合法基本上能满足术后主动活动的需要,但 6 束缝合法的牢固度和抗断端间间隙形成能力强。临床上,采用的方法因熟练程度而异,但采用这些方法时,重要的是应遵从共同原则。这些原则有:①在肌腱断端保持足够的抓持长度,即为 1 cm 左右,至少不少于 7 mm;②做锁式缝合时,锁圈应不小于 2 mm,如太小则不能锁住肌腱组织;③应采用 4-0 或 3-0 缝线,缝线太细则不牢固,太粗则不易打结;④缝合打结应为 3 个结;⑤保持缝线上有一定张力,缝合肌腱时应稍拉紧,拉紧后肌腱段缩短 10% 左右。如果仅松松地将肌腱两断端拉到一起,则没有足够的抗间隙形成张力。是否做锁式缝合,需要视实际情况而定。肌腱缝合时遵从上述几点原则,比是否做锁式缝合更为重要。做锁式缝合不一定增加多少抗张力,可能仅增加几个牛顿,重要的是无论锁式或抓式缝合都要遵从上述原则,才能牢固,并能抗间隙形成。

3.肌腱周边缝合方法

肌腱周边缝合法亦有多种方法,这几种方法中以简单周边缝合最常用,尤其在使用 4~8 束中心缝合后,周边缝合仅需十分简单的单纯连续缝合,用 6-0 缝线完成,抓握长度 1~ 2 mm,其作用仅仅是帮助断端对合良好。伸肌腱修复时,常仅可做周边缝合,尤其是交锁周边或褥式周边缝合方法,使其抓握长度为 5 mm。伸肌腱的这几种周边缝合一般用 5-0 缝线,有时可用 4-0 缝线缝合,伸肌腱在做了周边缝合,则不需要再做中心缝合。伸肌腱很少用 6-0 缝线做周边缝合,因为 6-0 缝线不能抗张力,因而不能单独使用。

（三）腱骨交接处的修复方法

手指末端肌骨交接处的修复,传统的方法是在骨上凿洞,用针带钢丝穿入,在指甲上打结。这种方法有时损伤指甲,现在已经很少采用。近年来多采用将残端肌腱和断裂肌腱牢固缝合或用锚钉将肌腱牢固固定两种方法,目前我们也主张采用后两方法中的任何一种方法予以修复。

（四）肌腱编织缝合法

肌腱的编织缝合法用于肌腱和移植肌腱的连接,编织缝合处必须位于手掌或前臂。在手指部位不能做肌腱编织缝合。编织缝合时肌腱穿入另一肌腱,以 4-0 或 3-0 尼龙缝线做缝合固定。肌腱和肌腱再连续相互交织 2~3 次。这种编织缝合一般都很牢固,因此,肌腱可以做早期主动活动。在编织缝合时,缝合张力很重要,一般在手的功能位置,稍微拉紧一点儿,但不能过紧或过松。肌腱编织缝合也用于神经功能不能恢复时的肌腱转位手术。肌腱转位或二期肌腱移植都不采用肌腱端端直接缝合,而是做编织缝合。

四、屈肌腱损伤

（一）概述

手部屈指肌腱损伤多因锐器伤所致,如玻璃割伤、刀刺伤。多位于手指和手掌部,伤口比较整齐,一般污染也不严重。严重的手外伤,肌腱损伤常合并其他组织如神经、血管以及骨关节损伤,可能有肌腱或皮肤缺损。

手部屈肌腱损伤致使手指屈曲功能障碍,即当手处于休息位时,伤指呈伸直状态,但是其各关节被动屈曲功能正常。如为单纯指浅屈肌腱损伤,伤指屈曲功能无明显影响。单纯指深屈肌腱损伤,则仅表现为手指远侧指间关节屈曲障碍。指深、浅屈肌腱同时损伤,表现为近侧指间关节和远侧指间关节屈曲功能障碍,然而,由于骨间肌和蚓状肌的作用,掌指关节的屈曲功能仍然存在。

屈肌腱损伤时,肌腱断端的位置与受伤时手指所处的位置有关。如受伤时手指处于伸直位,伤后手指呈伸直位,肌腱远侧残端即位于伤口处;手指于屈曲位受伤时,伤后手指呈伸直位,则肌腱远侧残端移向手指远端。而肌腱的近侧残端由于肌肉的牵拉,则向近端移位至手掌部,手术寻找肌腱断端时应予注意。

（二）不同分区损伤的处理原则

屈指肌腱损伤的治疗和损伤的情况与部位有关。以往认为腱鞘内屈肌腱损伤,由于一期直接修复后常引起肌腱粘连,而仅行伤口闭合,肌腱行二期游离肌腱移植修复,故将此区称为"无人区"。随着显微外科技术的发展,以及对肌腱愈合机制的进一步认识,目前认为,损伤的肌腱只要具有修复的前提条件,即使是"无人区"的肌腱损伤,也均应进行一期修复。损伤部位与肌腱损伤的修复密切相关,根据解剖部位,屈指肌腱的分区及其损伤的处理原则如下。

1. Ⅰ区

远节指骨基底部指深屈肌腱止点至中节指骨中部,此区内仅有指深屈肌腱,损伤后仅产生手指末节屈曲功能障碍。如未行一期修复,二期可行肌腱前移术或肌腱固定或远侧指间关节固定术。如行肌腱移植,可能因术后粘连而影响指浅屈肌腱的功能,因此不宜采用。

2.Ⅱ区

中节指骨中部至掌横纹,即指浅屈肌腱中节指骨的止点到掌指关节平面屈肌腱鞘的起点,也即所谓的"无人区"。该区内指深屈肌腱于近端位于深面,随后通过指浅屈肌腱的分叉后,走向指浅屈肌腱的浅面。在该区,单纯指浅屈肌腱损伤,其功能可由指深屈肌腱所替代,无需修复(单纯指深屈肌腱损伤,晚期可行远侧指间关节固定术);指深、浅屈肌腱均损伤,只要局部条件允许,并有一定的技术条件,均应尽可能行一期修复;如果受条件限制而丧失了一期修复的机会,应争取在伤后 1 个月内行延迟的一期修复,即切除指浅屈肌腱,直接缝合修复指深屈肌腱,其腱鞘则根据其完整性予以修复或切除,但一定要保留 A_2、A_4 滑车。晚期肌腱不能直接缝合或有肌腱缺损者,可行游离肌腱移植予以修复。

有学者根据Ⅱ区屈肌腱系统的解剖和功能特点将此区分为 4 个亚区:Ⅱa,从指浅屈肌腱止点终末处到止点近侧缘;Ⅱb,指浅屈肌腱止点近侧缘到 A_2 滑车的远侧缘,应争取同时修复该亚区内指浅屈肌腱;Ⅱc,A_2 滑车覆盖的区域,该亚区内可不缝合或切除指浅屈肌腱;Ⅱd,A_2 滑车近侧缘至滑膜鞘近端反折处,对于该亚区内的切割伤,指浅屈肌腱可予缝合,损伤严重者,则不缝合指浅屈肌腱,以免指深、浅屈肌腱发生粘连。

3.Ⅲ区

掌横纹至腕横韧带远侧缘,即屈指肌腱掌中部。该区皮下脂肪丰富,指浅屈肌腱位于指深屈肌腱浅面,其近端掌腱膜下即为掌浅弓。肌腱与神经、血管关系密切,肌腱损伤时常伴有神经、血管损伤。此区内指深、浅屈肌腱损伤时,可分别予以修复或仅修复指深屈肌腱,伴随的神经损伤应同时进行修复。

4.Ⅳ区

即腕管区。此区内有指深、浅屈肌腱和拇长屈肌腱共 9 条肌腱以及正中神经通过,其肌腱损伤常伴有正中神经损伤。腕管内多条肌腱损伤时,应主要修复指深屈肌腱和拇长屈肌腱,其伴随的正中神经损伤应同时予以修复。

5.Ⅴ区

即前臂区,位于腕管近端。此区组织较多,除 9 条屈指肌腱外,还有 3 条屈腕肌腱、正中神经、尺神经、尺动脉和桡动脉。该区内,特别是前臂远端的腕部,其肌腱损伤伴神经、血管损伤多见。损伤的肌腱可分别予以修复,但应优先修复指深屈肌腱和拇长屈肌腱。有肌腱缺损时可行肌腱移植或肌腱移位进行修复。应特别注意对损伤神经的修复。尺、桡动脉损伤,虽然不一定影响手的血液供应,有条件者仍应尽可能修复。

(三)修复方法

屈指肌腱损伤的修复方法有:肌腱一期修复、肌腱固定术、游离肌腱移植术和肌腱粘连松解术。

1.肌腱一期修复

特别是鞘内屈指肌腱损伤的一期修复,打破了以往"无人区"的概念。即在伤口较整齐、清洁,肌腱和腱鞘损伤较轻,如切割伤,可在清创后立即采用"Z"字形扩大伤口,分别于腱鞘内找出肌腱的近、远两断端,将其从伤口中拉出,然后将其两断端用 Kessler 缝合法直接予以缝合,如腱鞘较完整也应予以修复。闭合切口,行伤指动力性夹板固定,即用石膏托将伤手于腕关节屈曲30°、掌指关节屈曲50°～60°位固定,指甲尖部用橡皮筋牵引患指于屈曲位。术后在医师指导下,进行主动伸指、被动屈指的早期活动功能锻炼。

2.肌腱固定术

即采用手指侧正中切口,显露中节指骨及其腱鞘,切开腱鞘,找到指深屈肌腱远端,用Bunnell钢丝抽出缝合法,将其固定于中节指骨远段的粗糙面上,使远侧指间关节处于屈曲15°～20°位,可用一枚克氏针将远侧指间关节暂时固定或用外固定维持。采用克氏针临时固定者,伤口愈合后即可带针进行功能锻炼。4周后在拆除钢丝的同时拆除外固定。

3.游离肌腱移植术

移植肌腱最常取自掌长肌腱、跖肌腱,同时需要多根移植肌腱时可切取趾长伸肌腱,也有采用异体肌腱移植者。通常是采用手指侧正中切口和手掌部与掌横纹平行的横形或弧形切口,显露屈肌腱鞘和屈肌腱。切除腱鞘,仅于中节指骨中部保留约0.5 cm和近节指骨近端1/2处约1 cm宽的腱鞘作为滑车,若该处腱鞘损伤而无法保留滑车时,也应取一段肌腱在以上部位重建两个滑车。然后在远侧指间关节远端切除指深屈肌腱,近侧指间关节的关节囊近端切除指浅屈肌腱。指浅屈肌腱远侧残端既不能过长,也不能太短。若残端过长,术后屈指位固定时,其残端与近节指骨粘连,影响近侧指间关节伸直,出现近侧指间关节屈曲畸形;若残端太短,则容易引起近侧指间关节过伸畸形。再将移植的肌腱用Bunnell钢丝抽出缝合法于劈开的指深屈肌腱止点间,固定在末节指骨凿开的粗糙面上。将移植肌腱近端穿过滑车引入手掌的切口内,调整张力,伤指在手的休息位时略屈于其他手指,将其与指深屈肌腱近端在蚓状肌附着处行编织缝合,缝合处用蚓状肌覆盖以减少粘连。缝合伤口,石膏托将患手于腕关节屈曲和手指半屈位固定。

(四)术后处理

术后10天拆除缝线,3～4周后拆除石膏托及缝合钢丝,积极进行功能锻炼,并辅以物理治疗和中药熏洗。一般需3～6个月的功能锻炼,以恢复屈指功能。术后半年屈指功能不满意者,应考虑行肌腱松解术,以改善手指屈曲功能。

方法:手指侧正中或指掌侧"Z"字形切口,显露肌腱及其周围的瘢痕。锐性分离和切除瘢痕,将肌腱从粘连中分离出来。应特别注意肌腱背侧的粘连,并注意保留其滑车,最好是保留中节指骨中部、近节指骨中部及掌指关节近侧的三个滑车。注意保证肌腱完全游离,为进一步证实粘连已彻底松解,可在前臂远端做一个小切口,找到相应的肌腱并向近端牵拉,如伤指各关节能完全屈曲,被动牵伸能完全伸直,则表明肌腱松解已经完全,即可闭合伤口。术后第1天即应在医师的指导下开始功能锻炼。一般来说,从功能锻炼开始,即应达到手术中所能达到的最好效果,并通过继续的功能锻炼维持其效果。

五、伸肌腱损伤

(一)伸指肌腱的分区

手部伸肌腱结构较为复杂,不同部位损伤出现不同的典型畸形。根据其解剖结构,伸指肌腱的分区有两种,即 8 区分区法和 5 区分区法。

1.伸指肌腱 8 区分区法

(1)Ⅰ区:位于远侧指间关节背侧。此区内两侧腱束融合成一薄的终末腱,其活动范围仅 5 mm 或更小。闭合性损伤可致肌腱从止点处撕裂或伴止点处撕脱骨折,可导致远侧指间关节伸展功能障碍,即锤状指畸形。开放性损伤可伤及皮肤、肌腱和关节。

(2)Ⅱ区:位于中节指骨背侧。侧腱束融合成终末伸肌腱,斜支持带在侧腱束的外侧融合,该区内伸肌腱损伤或粘连固定,可致锤状指畸形或远侧指间关节屈曲障碍。由于远侧指间关节的关节囊完整,远侧指间关节的屈曲畸形较不明显。

(3)Ⅲ区:位于近侧指间关节背侧。中央腱束和来自内在肌肌腱的侧腱束通过伸肌腱帽的交叉连接,共同伸近侧指间关节。该区损伤,中央腱束断裂或变薄,侧腱束向掌侧移位,近节指骨头向背侧突出,形成扣眼状畸形,侧腱束变成屈近侧指间关节,并使远侧指间关节过伸。

(4)Ⅳ区:位于近节指骨背侧。此区中央腱束损伤,可引起近侧指间关节屈曲畸形,但较易修复。

(5)Ⅴ区:位于掌指关节背侧。伸肌腱帽将伸指肌腱保持在掌指关节背侧中央,伸掌指关节。该区损伤可导致:

①伸肌腱损伤,使掌指关节伸展受限而呈屈曲畸形。其特点是伸肌腱由于腱帽的连接而较少回缩,易于修复。

②腱帽近端一侧横形纤维损伤,致使伸指肌腱向掌指关节的另一侧脱位,也导致掌指关节伸展受限。只有将伸指肌腱用手法复位,掌指关节才能伸直;一旦屈曲手指,伸指肌腱又将立即再次滑向一侧,严重影响手的功能。

(6)Ⅵ区:位于手背部和掌骨背侧。此区内示指和小指各有两条伸肌腱,其中一条损伤,则不表现出症状。如指总伸肌腱在联合腱近端损伤,则伤指的伸展功能仅部分受限。

(7)Ⅶ区:位于腕部伸肌支持带下。闭合性损伤可见于 Lister 结节处的拇长伸肌腱断裂。该区开放性损伤,修复的肌腱易于滑膜鞘内产生粘连,肌腱修复处最好不位于腱鞘内或将其鞘管切开。

(8)Ⅷ区:位于前臂远端。该区内有 13 条伸肌腱,拇指伸肌的肌腱最短,指总伸肌的肌腱可在前臂中 1/3 内予以修复,伸腕肌的肌腱最长。

2.伸指肌腱 5 区分区法

(1)Ⅰ区:末节指骨基底部背侧至中央腱束止点之间。

(2)Ⅱ区:中央腱束止点至近节指骨近端伸肌腱帽。远端此区伸肌腱分为 3 束,即中央腱束和两侧腱束。若中央腱束断裂,近节指骨头向背侧突出,侧腱束向掌侧移位,起屈近侧指间关节的作用,形成扣眼状畸形,即近侧指间关节屈曲和远侧指间关节过伸。

(3)Ⅲ区:伸肌腱帽至腕背侧韧带(伸肌支持带)远侧缘。

(4)Ⅳ区:腕背侧韧带下,腕背纤维鞘管内。

(5)Ⅴ区:腕背侧韧带近侧缘至前臂伸肌腱起始部。

(二)拇指伸肌腱的分区法

1.Ⅰ区

位于拇指指间关节背侧。该区闭合性损伤引起锤状拇指少见,开放性损伤致指间关节屈曲畸形。由于是拇长伸肌腱止点,肌腱较粗大,易于缝合。

2.Ⅱ区

位于拇指近节指骨背侧。该区拇长伸肌腱若断裂,其近端回缩少,较易修复。

3.Ⅲ区

位于拇指掌指关节背侧。该区损伤可能同时伤及拇长、短伸肌腱引起拇指指间关节和掌指关节伸展受限。单纯拇短伸肌腱损伤类似于近侧指间关节背侧的中央腱束损伤,出现掌指关节屈曲畸形。

4.Ⅳ区

位于第一掌骨背侧。该区有两条伸肌,特别是拇长伸肌腱损伤,近端常会回缩至前臂,直接修复应尽早进行,否则应采用示指固有伸肌腱移位来修复。

5.Ⅴ区

即拇指腕区。损伤及修复原则同上。

(三)治疗

1.Ⅰ区

伸肌腱末端在 DIP 关节平面撕裂,可造成锤状指畸形。虽然可被动活动,但主动伸直消失。由于没有中央束的拉伸对抗、PIP 掌板松弛,可观察到近侧指间关节处于过伸位。开放性肌腱撕裂伤应使用未染色缝线修复,并用克氏针贯穿固定远侧指间关节于伸直位,再加夹板外固定保护。有限的运动可开始于伤后 6 周,单用夜间夹板固定仍需 2 个月。深部损伤有皮肤、皮下组织或肌腱组织的缺损,需行肌腱移植或 DIP 关节融合术。

2.Ⅱ区

伸肌装置在中节指骨平面损伤,通常是由于撕裂而不是撕脱造成的。因为肌腱在中节指骨展开较宽且为弯曲形状,所以肌腱部分撕裂很常见。部分撕裂伤(<50%的肌腱)可给予创口贴治疗,随后7～10 天可轻柔主动运动。完全撕裂伤需手术缝合修复,并用静态夹板保持完全伸直 6 周,可能需用克氏针固定 DIP 关节于伸直位。

3.Ⅲ区

伸肌腱的中央束在 PIP 关节断裂可导致横向韧带向掌侧移位,形成 Boutonnière 畸形。DIP 关节可发生代偿性过伸。开放性肌腱撕裂伤应缝合修复,用克氏针贯穿固定 PIP 关节于伸直位但不过伸,并加用夹板固定 6 周以上。DIP 关节任由其屈曲以保持侧带的偏移。先拔除克氏针,然后去除夹板开始屈伸功能锻炼。使用部分侧带来加强修复中央束的技术前面已有描述。

4.Ⅳ区

这类伸肌腱撕裂类似于Ⅱ区的撕裂,由于肌腱的宽度以及弯曲覆盖于指骨上,所以它们通常是部分撕裂伤。单纯的侧带撕裂伤可以手术修复,随后在保护下立即活动。完全撕裂伤需要直接修复,PIP 关节用静态夹板或克氏针固定在伸直位 6 周。有的患者也可使用动态牵引。

5.Ⅴ区

在 MCP 关节的伸肌腱撕裂伤需切开修复伸指装置,接着用动态夹板保护。必须将矢状带修复缝合至伸肌腱,否则,肌腱可以从掌指关节背侧半脱位且手指仍然会出现伸指障碍。在

MCP 关节,伸指装置损伤往往可能继发于人咬伤。检查这一区域的撕裂伤时应高度怀疑。人咬伤的伤口存在感染、化脓性关节炎和伸肌腱裂伤等高风险。这种伤口必须进行冲洗和清创、伸肌腱修复,并使用适当的抗生素治疗。如果污染严重,肌腱撕裂可能不得不推至 5～7 天后行二期修复。动态夹板在处理 MCP 关节平面的撕裂时特别有效。

6. Ⅵ 区

手背的伸肌腱撕裂伤比手指的预后更好。在 Ⅵ 区肌腱位于皮下组织而不贴近掌骨,有足够的横向空间来埋入肌腱缝合口。因为有更大的肌腱移动空间,所以用动态夹板可达到有效地康复。动态夹板可在手术修复后 3～5 天开始使用。

7. Ⅶ 区

在腕关节平面的伸肌装置损伤与伸肌支持带损伤有关。需将支持带部分切除,以助于肌腱显露和防止机械卡压或修复术后粘连。保留一部分支持带以预防腕关节活动时出现弓弦状。此外,早期使用动态夹板已被证实有很好的疗效。

8. Ⅷ 区

修复前臂远端的伸肌腱撕裂,需将远端向近端肌腹逼近。将纤维组织缝在肌腹,应用多组缝线且不能勒住肌肉。有效的肌腹修复术后处理需将手腕静态固定在背伸 45° 4～5 周。

9. Ⅸ 区

前臂近端的伸肌腱撕裂可并发桡神经损伤。如果受伤只涉及肌腹,应仔细修复肌腹,用掌长肌编织修复是一种有效的技术,可修复 50% 以上肌肉撕裂的损伤。需探查桡神经,若有损伤即需修复。术后将腕关节固定在背伸 45°位,如果受伤的肌肉起点在肱骨外上髁以上,则还需将肘关节固定在屈曲 90°位。固定需持续 4 周,随后保护下功能锻炼 4 周。

六、肌腱损伤的术后处理

(一)固定

将患肢固定是肌腱损伤术后处理的重要措施,原则是将已缝合的肌腱于松弛状态用石膏托将患肢予以固定,即屈肌腱修复后固定于腕关节屈曲、掌指关节屈曲和指间关节轻度屈曲位,其屈曲程度视肌腱缝合是否有张力而定。伸肌腱于掌指关节近端以上修复后,患肢应固定于腕关节背伸、掌指关节伸直位。中央腱束修复后则近侧指间关节也应于伸直位固定;侧腱束终末腱修复后应于近侧指间关节屈曲、远侧指间关节过伸位固定。固定时间根据肌腱缝合的情况而定,一般为 4～5 周。

(二)应用抗菌药物

适当应用抗菌药物以预防感染,特别是在新发外伤时,应在彻底清创的前提下,应用抗菌药物以保证伤口一期愈合,避免因感染而致肌腱粘连或坏死。

(三)功能锻炼

功能锻炼是手部功能恢复的重要保证,拆除固定后即应在医师指导下进行正确的功能锻炼,并辅以适当的物理治疗。功能锻炼的好坏,直接决定功能恢复的程度。

第九节　手部神经损伤

一、手部神经损伤的解剖学基础

手部神经支配来自正中神经、尺神经和桡神经。

正中神经于肘窝部，穿过旋前圆肌两头，行走在指浅屈肌和指深屈肌之间。在前臂近端发出分支至旋前圆肌、桡侧腕屈肌、掌长肌、指浅屈肌；穿过旋前圆肌时发出骨间前神经，与骨间前动脉伴行于指深屈肌和拇长屈肌之间，分支支配拇长屈肌腱和指深屈肌。腕上部在桡侧腕屈肌和掌长肌之间行走，经腕管至手掌，在腕横韧带远侧缘从其桡侧发出返支，进入鱼际肌支配拇短展肌、拇对掌肌、拇短屈肌外侧头和第一、第二蚓状肌。另分成三条指掌侧总神经，支配桡侧三个半手指掌面和近侧指间关节以远指背的皮肤。

尺神经经肱骨内上髁后方的尺神经沟穿经尺侧腕屈肌至前臂，发出分支支配尺侧腕屈肌和指深屈肌尺侧半。主干在指浅屈肌和尺侧腕屈肌之间下行，经腕部尺神经管（Guyon 管）分为深、浅两支，浅支发出一个分支到掌短肌，两条感觉支中一条为小指尺侧指固有神经，另一条为指掌侧总神经，到小指和环指的相对缘。深支与尺动脉深支伴行经小指展肌和小指短屈肌之间，穿过小指对掌肌至深部，沿途发出分支支配上述三肌，另有分支到第三蚓状肌、第四蚓状肌、全部骨间肌、拇收肌、拇短屈肌内侧头。尺神经背支在腕上约 5 cm 处从尺神经分出后，经尺侧腕屈肌深面至腕背及手背，与尺神经浅支一起，支配手背和手掌尺侧及尺侧一个半手指掌面和背面的感觉。

桡神经与肱深动脉伴行，经肱三头肌长头与内侧头之间至上臂后侧，发出分支支配肱三头肌，继而在其内、外侧头之间沿肱骨桡神经沟下行，穿外侧肌间隔，在肱桡肌和肱肌之间下行，于肱骨小头平面发出分支支配肱桡肌和桡侧腕长伸肌。在肱桡关节近侧约 3 cm 处分为深、浅支。深支穿经旋后肌浅头形成的 Frohse 弓，在旋后肌两头之间，发出分支支配该肌。于旋后肌远侧缘，立即分为数个肌支分别支配小指固有伸肌、指总伸肌、尺侧腕伸肌、拇长展肌、拇长伸肌、拇短伸肌及示指固有伸肌。浅支在桡侧腕伸肌之上，被肱桡肌所覆盖，发出一支至桡侧腕短伸肌，继而在前臂远端桡侧经鼻咽壶进入手背，支配手背桡侧和桡侧三个半手指背侧（除外示指、中指近侧指间关节以远）的感觉。

二、周围神经损伤的分型、诊断和治疗

（一）周围神经损伤的分型

周围神经多为混合性神经，损伤后将造成肢体相应部位运动和感觉功能障碍。周围神经损伤最常用的分型为 Seddon 分型和 Sunderland 分型。Seddon 将周围神经损伤分为 3 型：神经失用、轴突断裂和神经断裂。Sunderland 将 Seddon 分型中的轴突断裂细化，共分五型：Ⅰ型即神经失用，Ⅱ～Ⅳ型为轴突断裂，Ⅴ型为神经断裂。

神经失用，即 Sunderland Ⅰ型，在损伤的部位有传导中断，但不发生 Wallerian 变性，神经功能在数小时到数周内可以自发恢复。轴突断裂，即 Sunderland Ⅱ～Ⅳ型，神经轴突断裂，神

经纤维远端发生 Wallerian 变性,但神经(神经外膜)的连续性存在。具体而言,Sunderland Ⅱ型为轴突断裂,但神经内膜、神经束膜和神经外膜均完整;Sunderland Ⅲ型为轴突和神经内膜断裂,但神经束膜和神经外膜完整;Sunderland Ⅳ型为轴突、神经内膜和神经束膜断裂,但神经外膜完整。Sunderland Ⅱ型损伤时,可能出现神经再生和神经功能的自发恢复,但需要数月甚至数年时间。Sunderland Ⅲ或Ⅳ型损伤时,神经可能有不同程度的恢复,但这种情况需要手术治疗。神经断裂,即 Sunderland Ⅴ型,神经完全断裂,该型损伤不可能自发恢复,需要手术治疗。

(二)周围神经损伤的诊断

周围神经损伤后,将出现该神经支配区域运动和感觉的功能障碍。在急诊,感觉功能检查使用较多的是轻触觉检查,即用棉签在皮肤上轻轻滑动,检查患者相关区域是否能够感知。运动功能主要是分别对各块肌肉进行肌力的检查。

对于闭合性损伤,可以通过 B 超检查神经的形态改变,外伤超过 3 周患者可以进行电生理检查以明确损伤的部位和程度。

(三)周围神经探查修复的适应证

1.开放性损伤

出现肢体远端的感觉和运动功能障碍。

2.闭合损伤

保守治疗 3～4 个月,无任何神经功能恢复。

(四)手术修复的方法

手术修复包括神经的直接缝合修复、神经移植修复和神经移位修复。神经直接缝合修复多用于开放性神经切割伤,在这种情况下,周围神经断裂或部分束支断裂,但无神经缺损,因此通过对两断端的游离,可以进行神经的直接缝合修复。神经直接修复时,多采用神经外膜缝合,注意神经缝合的无张力原则和神经束的精确对位原则。神经移植修复主要用于陈旧性神经损伤或神经病灶切除后,神经缺损,断端间无法直接修复。常用的移植神经包括不带血管蒂的供体神经(如腓肠神经)和带血管蒂的供体神经(如带有尺侧上副动脉的尺神经)。对于神经缺损较短(小于 10 cm)的病例,多采用腓肠神经移植。当需要修复的神经直径粗大时,可以进行多股腓肠神经的编织。对于神经缺损较长的病例,建议使用带血管蒂的神经移植,以避免移植神经发生缺血性坏死,影响神经的修复效果。神经移位主要用于神经近端损伤严重,无法使用(例如,臂丛神经的根性损伤)或神经损伤平面过于靠近近端,直接修复后靶器官预期无恢复(例如,尺神经高位损伤)。供体神经选择时需要遵循以下原则:①神经吻合部位尽可能接近靶肌肉;②供体神经支配广泛或过剩;③供体神经轴突数量充足,为单纯的运动或感觉轴突;④供体神经支配肌肉功能与靶肌肉协同;⑤供体神经与受体神经直径匹配。

1.神经外膜缝合

神经外膜缝合是最常用的神经修复方法,其操作相对简单,并且不累及神经内部结构。适于周围神经的近端部分,如臂丛及腰骶丛等部位神经损伤的修复。神经外膜修复前首先要进行神经的准确对合。可以利用的解剖标记包括神经外膜表面的血管走行和神经束断面的形态和排列等。当神经断端在无张力条件下对合后,使用 8-0～10-0 的无创伤缝合线进行神经外膜的缝合。缝合的针数根据神经的直径决定。缝合后,要求吻合口平滑,无神经束外露。

外膜缝合最大的缺点是神经束很难达到精确的对合。尽管神经外膜吻合后外观平滑,但内部的神经束仍不可避免存在间隙、重叠,以及扭曲等现象,进而影响神经的修复效果。

2.神经束膜缝合

对于周围神经的远端部分,即接近靶器官的部分,神经已经明确的分出功能束。此时应当进行神经束膜的修复,使运动束和感觉束分别得到准确地对合。神经束膜缝合中最关键的步骤是远、近端神经束的准确对接。尽管有学者应用神经电刺激仪、组化染色,以及免疫组化等方法进行神经束的对位,但上述方法均存在步骤复杂和术中耗时过长等缺点。因此,目前临床上最常用的定位方法仍然是在显微镜下,根据神经束的直径和分布进行准确对接。神经束吻合需在无张力条件下,使用 10-0～11-0 的无创伤缝合线进行缝合。神经束膜缝合时,需要切除部分神经外膜,使神经束凸出,将神经束的远、近端准确对合后,逐束缝合。

神经束膜缝合的缺点是时间较长,例如正中神经在腕部约有 20～30 束;此外,广泛的神经束间解剖游离和大量缝线可能导致局部形成明显的瘢痕,上述缺点将影响神经束膜修复的效果。

3.神经端侧缝合

神经端侧吻合是指将受损神经的远断端,缝合至正常神经干的侧壁上。缝合时,在正常的神经干外膜开窗,并以 45°夹角将受区神经的断端缝合至正常的神经干侧壁的开窗处。由于周围神经端侧吻合的疗效在临床上仍存在争议,因此多数情况下,神经端侧吻合的方法仅用于肢体感觉功能的修复。

三、神经移植

神经修复时要求无张力缝合,然而在临床实践中,无论是新鲜还是陈旧损伤,经常会遇到神经缺损的情况。当出现神经缺损时,常用的解决方式包括:神经远近端的适度游离、神经改道和关节位置的调整;神经缺损长度小于 3 cm 的病例,自体静脉套接修复;以及神经移植修复。其中,长段的神经缺损需要进行神经移植修复。

当选择不带血管蒂的神经移植时,术后早期主要依赖周围组织提供营养。因此,最理想的移植神经供体应当为直径细小,并且切取后对供区影响较小的神经。常用的移植神经包括腓肠神经、前臂内侧皮神经和桡神经浅支等。其中腓肠神经最为常用。当修复直径粗大的神经缺损时,有两种选择:一种是将数股腓肠神经编成束状进行移植修复;另一种是选择带血管蒂的粗大神经进行移植。

腓肠神经是最常用于移植的供体神经。腓肠神经位于小腿后侧,由来自胫神经的内侧支和腓总神经的外侧支汇合而成,两者在小腿后正中线中点处汇合。腓肠神经与小隐静脉全程伴行,切取长度35～40 cm。

四、神经移位

神经移位主要用于臂丛的根性损伤和周围神经的高位损伤。此外,患者年龄较大或受伤时间较、长的患者,也适于行神经移位术。臂丛神经根性损伤时,神经移位的方式分为丛内神经移位和丛外神经移位,常用的臂丛内神经移位包括:同侧 C_7 移位、胸内侧神经移位、胸背神经移位、肱三头肌长头肌支移位,以及尺神经和正中神经的神经束移位。臂丛外神经移位的供体包括:副神经、膈神经、肋间神经,以及健侧 C_7 等。高位神经损伤具有代表性的神经移位方案为尺神经高位损伤时,前臂骨间前神经移位修复尺神经深支。

神经移位的优点包括:供体神经接近靶器官,使得靶器官能够获得更快的神经支配;多数情况下无须神经移植;根性损伤时,可能是唯一的神经修复方式。但神经移位也存在缺点,如供体神经支配肌肉功能的丧失;需要进行大脑对获得的功能进行转换;与神经修复比较,很难恢复肢体的整体功能;以及放弃了具备修复潜力的近端神经干等。

五、臂丛神经损伤

(一)臂丛神经的解剖特点

臂丛由 $C_5 \sim C_8$ 前支和大部分 T_1 前支构成。臂丛神经可以分为 5 个节段,分别是根、干、股、束、支。脊髓的腹侧根丝和背侧根丝在椎间孔处汇合成为神经根。背根神经节在椎管和椎间孔交界处,容纳感觉神经的胞体。每个神经根都发出一个很小的背侧支,支配椎旁肌。剩余的均为粗大的腹侧支(前支),在穿出椎间孔之后形成臂丛神经根的部分。

C_5 和 C_6 神经根组成上干,C_8 和 T_1 神经根组成下干。C_7 神经根延续为中干,C_7 和中干两者间没有明确的界限。C_5 和 C_6 神经根的汇合点即 Erb 点,是肩胛上神经发出点的标志。每个神经干在锁骨水平又分别分为前股和后股。三个干的后股组成后侧束,上干和中干的前股组成外侧束,下干的前股延续为内侧束。外侧束有两个终支,即肌皮神经和正中神经外侧头;后侧束发出腋神经和桡神经;内侧束发出正中神经内侧头和尺神经。

臂丛神经根部的重要分支为 C_5 发出的参与组成膈神经的分支、肩胛背神经(C_5)和胸长神经($C_5 \sim C_7$);干部的重要分支为肩胛上神经和锁骨下肌肌支,两者都从上干发出;束部的重要分支包括外侧束发出胸前外侧神经,后侧束由近及远发出上肩胛下神经、胸背神经和下肩胛下神经,以及内侧束发出胸前内侧神经、前臂内侧皮神经和臂内侧皮神经。

(二)臂丛神经的损伤机制

臂丛神经损伤的机制包括牵拉伤、锐器切割伤或刺伤、火器伤,以及医源性损伤等,其中大多数臂丛神经损伤是由于牵拉伤造成。臂丛神经受到牵拉后,会产生不同范围和程度的损伤,从轻度牵拉伤至断裂伤和撕脱伤。低能量创伤不足以形成断裂伤或撕脱伤,常引起神经失用(Sunderland I 型)或轴突断裂伤(Sunderland II 型和 III 型),这类损伤有自发恢复的可能。高能量创伤可以对神经造成更严重的伤害,即神经断裂伤(Sunderland V 型),甚至神经根从脊髓上撕脱。臂丛神经可能同时存在不同程度的损伤,即同时存在神经撕脱伤和不完全的神经断裂伤,此时可能出现一定程度的自发恢复,但总体而言,早期神经修复手术仍然能够改善预后。

颈肩分离型损伤,应力将造成肩颈夹角增大,损伤首先发生于上干(C_5、C_6)和(或)中干(C_7)。若为自下而上的上肢牵拉伤,将造成肩胛骨和肱骨的夹角增大,损伤则首先发生于下干(C_8、T_1)。若暴力严重,则可导致全臂丛神经损伤。解剖研究显示 C_5 和 C_6 神经根在椎间孔处的支持结构明显强于 C_8 和 T_1。这提示下干神经根（C_8 和 T_1）容易从脊髓上撕脱，造成根性损伤，而上干神经根（如 C_5、C_6）则容易发生椎孔外损伤。近 2/3 的臂丛神经损伤发生在锁骨上区域，1/3 发生于锁骨后和锁骨下区域。部分病例存在双平面损伤，即锁骨上区和锁骨下区同时损伤。决定神经损伤范围的主导因素是暴力的强度，其次是暴力作用的方向和受伤时颈肩的相对位置。

暴力造成臂丛神经损伤的同时，也可能造成其他损伤。近 75% 的臂丛神经损伤合并有头部外伤、胸部创伤、颈椎或肢体的骨折和脱位，20% 的患者合并有血管损伤。这些合并的损伤，如骨折、脱位、血管损伤（血肿、假性动脉瘤、动静脉瘘），可以进一步加重臂丛神经的损伤。

（三）臂丛神经损伤的诊断

结合外伤史和查体结果，可以初步做出臂丛神经损伤的诊断，肌电图和影像学检查可以进一步明确诊断。

查体时，需要明确下述问题：①判断是否为根性损伤；②明确损伤的具体部位；③明确损伤平面；④是否合并血管损伤。若为根性损伤，可以出现耸肩的肌力下降，以及 Honer 综合征阳性。不同部位的臂丛神经损伤对应不同的功能障碍，如 C_5 对应肩关节外展外旋、C_6 对应肘关节屈曲，C_7 对应腕关节背伸，C_8 和 T_1 对应手部功能。臂丛损伤平面分为锁骨上的根干部损伤和锁骨下的束支部损伤，检查胸大肌和背阔肌的肌力有助于判断损伤平面。颈肩部血管造影和 B 超有助于明确是否合并血管损伤。

高能量臂丛神经损伤需要拍片检查颈椎、肩关节和肱骨，以明确是否合并骨折脱位。拍呼气和吸气相的正位胸片，检查有无肋骨骨折，评估膈肌的活动度。膈肌麻痹（抬高）提示臂丛近端损伤（可能是节前），因为膈神经是由 $C_{3\sim5}$ 神经根的近端发出。颈椎横突骨折与根性撕脱伤常常相关。如果考虑采用肋间神经移位的时候，就需要注意肋骨是否合并骨折，肋骨骨折的患者中，大约 10% 肋间神经存在损伤。

臂丛 MRI、CT 脊髓造影（CTM）和 B 超是诊断臂丛神经损伤的重要影像学手段。臂丛 MRI 为无创检查，可以清楚显示臂丛全程的形态学改变。CTM 是有创检查，但目前仍然是诊断根性撕脱伤的最可靠的方法之一。CTM 一般在伤后 3~4 周进行，此时撕脱部位的血肿吸收，假性硬膜囊肿形成，便于显影。B 超则有助于诊断臂丛的束支部损伤。

电生理检查也是创伤性臂丛神经损伤的不可或缺的诊断手段。通过电生理检查可以明确损伤部位和损伤的特点，还可以观察亚临床阶段的神经恢复。通常在伤后 3~4 周进行第一次电生理检查，此时神经远断端已发生沃勒变性，电生理检查能够真实地反映损伤状况。电生理检查的内容包括肌电图（EMG）和神经传导检查（NCS）两部分。EMG 记录肌肉在静息和活动状态下的电活动。失神经的征象包括休息时的纤颤电位，主动用力收缩时的电位消失（完全性损伤）和电位波幅降低（部分损伤）。随着时间推移，当出现运动单位新生电位（波幅低，多相波形，时限多变），提示出现再神经化。有些肌肉查体困难，可以通过电生理检查了解肌肉的情况，帮助神经损伤的诊断和定位。例如菱形肌、前锯肌、椎旁肌，如果 EMG 出现异常，提示损伤很靠近端，有可能是根性损伤。神经传导检查（NCS），特别是感觉神经动作电位（SNAPs）的检查有助于判断神经损伤的部位。根性损伤时，背根神经节未受损，感觉神经胞体完好，远侧的轴突仍与胞体相连，不发生 Wallerian 变性，因此 SNAPs 仍然存在。但由于感觉神经元和中枢的连接中断,患肢感觉丧失。感觉丧失而 SNAPs 存在是根性撕脱伤的特征。节后损伤时,感觉神经纤维轴突退变,SNAPs 消失。但有时损伤范围较广,出现节前伴节后损伤,该类神经根性撕脱伤时,SNAPs 也消失。运动神经胞体位于脊髓前角,无论节前损伤还是节后损伤,运动神经的轴突都会发生 Wallerian 变性,所以运动传导均丧失。常规每个月复查 1 次肌电图,评估神经恢复的情况。

术中检测:术中直视或触摸均不能准确地判断神经损伤为节前或节后,也无法判断节后损伤时传导性神经瘤的功能。如一些节前损伤的患者,椎孔外臂丛神经也会存在瘢痕,容易误诊为椎孔外轻度损伤,而实际为椎管内根性损伤。此外,传导性神经瘤可能会有很好的恢复,但由于神经还没有长入肌肉终板,手术前肌电图可能显示并没有恢复。因此,应常规进行术中电生理检测。术中检测的内容包括体感诱发电位(SSEPs)、运动诱发电位(MEPs)和神经动作电位(NAPs)。手术中通过 SSEPs 和 MEPs 检测可以判断损伤是否为根性撕脱伤。NAPs 用于检测节后连续性神经瘤,若神经瘤的 NAPs 波形良好,最终功能恢复结果就可能比较乐观,可以只做神经松解手术,而不用切除神经瘤。胆碱乙酰转移酶(ChAT)的活性检测可用以区分运动或感觉神经束,也可以利用 ChAT 的活性来判断近侧的神经残端是否适合作为动力神经。ChAT 的活性在运动神经中的活性要高于感觉神经,可以利用该特点来辨别运动神经束的质量。

(四)臂丛神经损伤的手术指征及手术时机

1.臂丛神经开放性损伤

急诊手术探查修复。

2.臂丛神经根性损伤

尽早探查修复。

3.臂丛神经节后损伤

保守治疗 3 个月,无恢复即可探查修复。

(五)臂丛神经损伤的手术方法

1.神经松解

神经松解术适用于神经连续性存在或出现连续性神经瘤但术中 NAP 存在的情况。此时,大多数病例通过术中 SSEPs 和 MEPs 检测可以证实神经的近侧尚完整。松解时需要将神经从周围的瘢痕中完全游离。

2.神经直接吻合

适于锐性切割伤早期修复的患者。术中充分地游离神经断端有助于直接缝合。

3.神经移植

适用于残存近侧神经断端,并且神经质量较好的病例。切取腓肠神经,根据缺损长度和神经断端直径,将多股腓肠神经行电缆状移植修复神经缺损。

4.神经移位

当臂丛神经为根性损伤或近端无法进行吻合时,适合进行神经移位修复。此外,若患者年龄较大或伤后时间较长时,也适合进行神经移位。神经移位分为臂丛内神经移位和臂丛外神经移位。臂丛内神经移位包括:同侧 C_7 移位、胸内侧神经移位、胸背神经移位、肱三头肌长头肌支移位,以及尺神经和正中神经的神经束移位。臂丛外神经移位包括:膈神经移位、副神经移位、肋间神经移位、健侧 C_7 移位、舌下神经移位、颈阔肌肌支移位、颈丛移位等。

(六)臂丛神经手术入路

1.锁骨上区

(1)切口:锁骨上一横指切口,从胸锁乳突肌外侧缘内侧至斜方肌前缘。

(2)显露臂丛根干部:切开皮肤和颈阔肌,在颈阔肌深面剥离,并向两端掀起。充分游离并牵开胸锁乳突肌外侧缘的颈外静脉。辨认锁骨上方的肩胛舌骨肌,游离并牵开或切断。掀起三角形脂肪瓣,显露颈横动脉,结扎切断,向两侧牵开,显露臂丛的根干部。

(3)探查臂丛根干部:C_5 和 C_6 神经根的汇合点即 Erb 点,是肩胛上神经的发出部位。上干前股、后股和肩胛上神经也是辨别臂丛神经根干部结构的重要标记,即锁骨上区"三件套"。前、中斜角肌间隙中,C_7 神经根和中干更靠后下侧,比 C_6 的角度水平些。更靠后下侧是 C_8 和 T_1 神经根(下干),下干前方紧邻锁骨下动脉,牵开锁骨有助于显露下干。

2.锁骨下区探查

(1)切口:锁骨中点经喙突内侧,沿三角肌胸大肌间隙至腋部,弧向腋窝,之后沿上臂内侧正中线向远端延伸至上臂中上 1/3 水平。

(2)显露臂丛束支部:三角肌胸大肌间隙显露头静脉,头静脉游离后向外侧牵开。胸大肌近止点部位切断胸大肌腱板,牵开后显露其深面的喙突和胸小肌。从喙突上切断胸小肌止点,牵开胸小肌,显露锁骨下臂丛神经的束支部和腋动脉。

(3)探查臂丛神经束支部:显露腋动脉外侧的外侧束,腋动脉外侧深层是后侧束,内侧深层是内侧束。保护胸前内侧神经和胸前外侧神经。沿正中神经外侧头向近侧游离至外侧束,肌皮神经从外侧束外侧发出,并穿过喙肱肌。沿正中神经内侧头向近侧游离至内侧束,内侧束还发出尺神经、臂内侧皮神经和前臂内侧皮神经。桡神经在腋动脉深层由内向外走行,沿桡神经可以找到后侧束,后侧束还发出腋神经。束支交界部位可见典型的 M 形结构,由肌皮神经、正中神经内侧头、正中神经外侧头和尺神经构成。

(4)探查臂丛神经股部:锁骨上区和锁骨下区都显露之后,可以显露锁骨后区。用手指在锁骨后从颈部向胸三角区域游离通道。剥离胸大肌在锁骨上最外侧的起点,切断锁骨下肌,结扎穿过术区的血管。用拉钩或绷带提起锁骨,显露臂丛神经股部。若需要锁骨截骨,可以在截断锁骨之前预先在锁骨上钻孔,方便放置钢板。当患者有锁骨骨折史时,锁骨后的分离非常困难,有损伤血管和胸膜的可能。

第十节　手部感染

手与外界接触的机会多,受伤的机会也较多,而且手部外伤后,如清创不彻底,伤口常易发生感染。由于手的皮纹内常有病菌存在,手部轻微的损伤即可引起感染。人和动物的咬伤,也是引起手部感染的原因之一。手部感染有化脓性感染和特殊感染(如气性坏疽、结核性感染)。

一、手部感染的特点

手部化脓性感染常见,如未能及时诊断并给予及时治疗,将会导致不同程度的手部功能障碍。由于手部的解剖特点,手部感染具有一些特殊性。因此,了解手部结构的特点,对于手部感染的正确诊断和治疗具有重要意义。

(1)手部掌侧的皮肤角化层及真皮层较厚,手掌部的皮下脓肿常难以从厚韧的掌侧皮肤表面破溃,而可能向深部穿破形成哑铃状脓肿。

(2)手部感染大多发生在手的掌侧,但由于手掌的组织较致密,而手背部皮下组织疏松,且手部的淋巴引流大多是从手掌至手背。因此,手掌部感染时,常在手背部出现明显肿胀,易误诊为手背感染。

(3)手部掌侧有致密的纤维组织,垂直地将皮肤与掌腱膜、屈肌腱鞘和骨膜相连,而形成一个个封闭的间隙。手部感染时,感染常因难以向周围播散而向深部组织蔓延,导致腱鞘炎乃至骨髓炎。

(4)手指的指腹部由很多致密的纤维组织与指骨相连,形成含有脂肪团的网状间隔。指腹部感染时,局部组织内压力迅速增高,压迫其内行走的血管和末梢神经,引起剧烈疼痛,甚至手指末节坏死。

(5)手部的腱鞘和滑囊与其周围的一些特殊的筋膜间隙相通,手部感染时,炎症易于通过其间隙迅速向全手及前臂蔓延。

二、手部感染的治疗原则

手部感染的治疗应遵循外科感染的一般治疗原则,即消除感染的病因、清除感染的毒性物质(脓液、坏死组织等)、增强机体的抗感染能力和修复能力。

(一)全身治疗

即通过支持疗法以提高机体的抵抗力,应用抗生素,促使炎症得到控制和消退。抗菌药物的应用在早期炎症浸润期,可使炎症消退,一旦脓肿形成,抗菌药物则不能通过血液到达脓腔。但是,在手术切开引流的同时,还需继续应用抗生素以控制残余的炎症。

(二)局部治疗

1.炎症早期

局部治疗包括外固定、局部外用药物及物理治疗。即将患手用夹板或石膏托固定于功能位,使其处于休息状态,以防炎症扩散,并达到止痛和防止畸形发生。外用药物和物理治疗可促使炎症消散或局限。

2.脓肿形成

一旦脓肿形成,即应立即行手术切开引流。由于手部的结构特点,手术治疗时应特别注意以下几点:

(1)对于腱鞘炎、滑囊炎和脓性指头炎,炎症虽还处于浸润期,由于局部组织内压力增高,常引起剧烈疼痛,甚至出现组织缺血性坏死。此时,即使局部脓肿尚未形成,也应尽早切开减压,可迅速减轻症状和控制炎症扩散。

(2)准确定位脓肿,按手外科原则正确地选择手术切口,避免发生疼痛性瘢痕或瘢痕牵缩影响手的功能。

(3)手术应在止血带下进行,以便清楚地辨认手部的精细结构,避免重要的血管、神经和肌腱损伤。

(4)保持引流通畅,引流物不宜填塞过紧,以免妨碍肉芽组织生长。

(5)感染基本控制后,应尽早拆除固定,进行手部主动活动功能锻炼,以防手部关节僵硬。

三、常见的手部感染

(一)表皮下脓肿

又称脓性水疱或皮内脓肿,是由手部轻微损伤刺破皮肤或水疱、血泡继发感染所致。特点是脓肿位于皮肤的表皮与真皮之间,表面发白,周围的组织炎症反应不明显,无明显疼痛和全身症状。表皮下脓肿治疗简单,用刀或剪刀将脓肿的表皮层切除,清除脓液即可。值得注意的是,手术中应仔细检查是否有窦道通向深部组织,以排除哑铃状脓肿存在的可能。

(二)甲沟炎

甲沟即为指甲侧皱襞和甲后皱襞与指甲之间的空隙。局部轻微的创伤容易引起甲沟炎,出现局部红、肿、热、痛。早期炎症多位于一侧,如未能得到控制,除在局部形成脓肿或导致全甲沟炎外,炎症还可向甲下蔓延而形成甲下脓肿,甚至可向远侧指间关节、远节指骨和指腹部扩散。

甲沟炎出现局部跳动性疼痛或有脓液出现时,即应手术切开引流。手术可在指神经阻滞麻醉和指根部止血带下进行。于患侧指甲皱襞近侧与其游离缘平形处做手术切口,也可于甲沟一侧向近端做纵形切口,将指甲皱襞游离掀起或向一侧翻开,清除脓液和坏死组织,放置引流条。单侧的甲沟炎可将甲侧皱襞予以分离,切除部分指甲利于脓液引流。当炎症扩散至甲下时,可在一侧甲沟向近端做纵形切口,将一侧甲后皱襞翻开,排出脓液后再将指甲掀起并切除部分指甲。必要时可将整个指甲拔除,即先用尖刀的刀背将两侧的甲侧皱襞和甲后皱襞从指甲剥离,再从指甲游离缘掌侧,紧贴指甲将指甲与其下的甲床分离,然后用止血钳从远端夹住指甲,纵向向远端牵拉将指甲拔除。分离指甲时,避免损伤甲床及甲后皱襞下的指甲基质,以免影响指甲生长和出现指甲畸形。

(三)脓性指头炎

又称瘭疽,即拇指或手指指腹的皮下脓肿,是最为多见的手部感染。特点为脓肿位于指腹部被许多纤维组织隔分成的多个小的间隙内,炎症的发展迅速使其出现剧烈疼痛和肿胀。若脓肿不能从掌侧皮肤穿破,则会向深部组织蔓延,波及指骨、关节、腱鞘,甚至手指背侧。如未能及时切开减压,可能导致末节手指坏死。当手指肿胀明显,局部出现跳动性疼痛时应立即切开引流。手术的关键是正确的切口选择,脓性指头炎切开引流的手术切口很多,各有其优缺点。选择切口时应注意以下几点:

(1)避免损伤手指的血管神经。

（2）切口不遗留残疾性瘢痕。

（3）足以探查远端而不侵及腱鞘。

（4）引流充分。

（5）采用手指侧方切口时，示、中、环指以尺侧为宜，拇指和小指应位于桡侧。

通常是在脓肿较为表浅的一侧，在指掌侧平行于指甲做一个纵形切口，用止血钳分离进入脓腔，打开所有充满脓液的腔隙，然后放置橡皮条引流。

（四）手指近、中节皮下脓肿

手指近、中节皮下的结缔组织不像手指末节那样致密，发生感染时，疼痛出现较晚而且较轻，因而患者常延迟就诊。局部常出现肿胀，根据其严重程度，炎症可扩散至手指掌侧皮下、骨、关节、腱鞘及指背皮下。通常采用手指侧正中切口切开引流，从血管神经束背侧进入脓腔，切勿损伤屈肌腱鞘，以免感染沿腱鞘扩散。

（五）化脓性腱鞘炎

1.传播途径

化脓性腱鞘炎可由 3 种途径所致：

（1）腱鞘的直接损伤，特别是指横纹处，腱鞘直接位于皮下。

（2）邻近组织的炎症。如脓性指头炎、手指皮下感染和指蹼间隙感染经淋巴或血液扩散波及腱鞘。

（3）在个别病例，由全身脓毒感染转移而来。

2.临床特点

腱鞘炎的局部症状较重，腱鞘组织坚硬，感染后其内张力增高，手指迅速出现高度肿胀、剧烈疼痛。整个腱鞘明显压痛，尤以腱鞘近端为甚。患指主动活动和被动活动功能受限，被动活动手指可引起剧烈疼痛。严重者可导致腱鞘和屈肌腱坏死，造成手指功能严重障碍。一般炎症沿腱鞘向近端扩散，并可至邻近的软组织、骨和关节，拇指和小指的腱鞘炎可迅速蔓延至手掌部的桡侧和尺侧滑液囊。

3.治疗

化脓性腱鞘炎的治疗为一经确诊即应尽早切开引流。即在良好的麻醉下，在手指中节一侧做侧正中切口，显露并切开腱鞘。再在相应手指的掌横纹处做一小横切口，显露并切开腱鞘，放出脓液并用无菌生理盐水将腱鞘内的炎性渗出物冲洗干净，两个切口内各放 1 根硅胶管于腱鞘内，缝合伤口。如发现肌腱坏死，则应将其与腱鞘一起予以切除，如有可能应保留滑车，以利肌腱重建。术后用石膏托或夹板固定患肢并予以抬高，每天 2 次定时用生理盐水冲洗后注入抗菌药物。待炎症控制后，拔除硅胶管。

（六）尺侧和桡侧滑囊炎

1.概述

滑囊炎大多继发于化脓性腱鞘炎，拇指和小指的腱鞘炎分别扩散至桡侧滑囊和尺侧滑囊。桡、尺侧滑囊相交通或感染穿破两个滑囊间的薄壁，使两个滑囊同时发生感染时，则将形成一个"V"形或马蹄形脓肿。

2.临床表现

除化脓性腱鞘炎的表现外,受累的滑囊区也出现炎症表现。即感的手指腱鞘处明显红、肿、疼痛及局部压痛,手指处于屈曲位,被动牵伸患指可引起剧烈疼痛。同时肿胀和压痛可达腕横纹及手背,甚至可迅速向前臂蔓延。桡侧滑囊炎累及拇指和鱼际部,尺侧滑囊炎累及小指、手掌及小鱼际部。

3.治疗

由于尺侧和桡侧滑囊炎多由化脓性腱鞘炎扩散而来,其治疗也应与化脓性腱鞘炎相关,也采用冲洗疗法,其方法为:

(1)尺侧滑囊炎的手术:在小指中节桡侧做一小的侧正中切口,显露并切开腱鞘,打开尺侧滑囊的远端,将一硅胶管插入滑囊内。于腕部尺侧腕屈肌腱桡侧做一纵切口,将尺神经和尺动脉拉向内侧,指深、浅屈肌腱拉向外侧,显露并切开滑囊,清除脓液。用生理盐水从远端向近端冲洗,再将一硅胶管置入滑囊近端,形成一个冲洗装置,缝合伤口。

(2)桡侧滑囊炎的手术:在拇指尺侧放一硅胶管于滑囊远端。于腕部桡侧腕屈肌腱尺侧做纵切口,将指深、浅屈肌腱牵至尺侧,于腕部桡侧深面显露拇长屈肌腱及桡侧滑囊的近端,切开滑囊,清除脓液和冲洗后,放入硅胶管形成冲洗装置,缝合伤口。

术后用石膏托或夹板固定患手,全身应用抗菌药物,局部抗菌药物冲洗2~3天,拔除硅胶管后,立即开始手和手指活动,以利功能恢复。

(七)手部间隙感染

与感染关系密切的手部潜在间隙主要是手掌的4个间隙,即指蹼间隙、掌中间隙、鱼际间隙和小鱼际间隙。

1.指蹼间隙感染

指蹼间隙为手指根部之间的疏松结缔组织区,因此,指蹼间隙感染又称指间间隙感染。由局部轻微创伤所致,也可能是手指皮下感染或化脓性腱鞘炎蔓延而来,有时其也是掌深间隙感染的表现之一。主要临床表现是指蹼处红、肿、热、痛,患部相邻的手指呈分开状,被动并拢分开的手指时可引起疼痛。炎症可沿掌侧的血管神经束蔓延至掌中间隙或向背侧至背侧筋膜下。

一旦脓肿形成,即应立即切开引流。于手掌远侧相邻两掌骨头之间、脓肿之上做横切口,切口距指蹼边缘应有一定距离,以免伤口瘢痕牵缩影响手指分开。切开皮肤后,应用止血钳钝性分离,逐渐扩大至脓腔并达到充分引流、清除脓液和坏死组织,注意勿损伤其旁的血管神经。如背侧肿胀明显,有哑铃状脓肿的可能,可在背侧相应部位加一切口,行暂时性对穿引流。

2.鱼际间隙感染

鱼际间隙感染可由局部创伤和周围的感染扩散所致,如拇、示指皮下脓肿和化脓性腱鞘炎,桡侧滑囊炎,掌中间隙感染等。出现鱼际部和虎口部红肿、压痛,拇指处于外展位且内收受限,被动活动拇、示指产生剧烈疼痛。

鱼际间隙感染切开引流有两种切口:

(1)鱼际纹入路:即在手掌邻近鱼际纹与之平行做切口,在其近端注意保护正中神经的掌皮支和鱼际支。于朝向拇收肌方向钝性分离直达脓腔,在拇收肌远侧缘打开第一背侧骨间肌间隙,清除脓液,冲洗后放置引流。

(2)背侧纵切口入路:即在虎口背侧,沿第一背侧骨间肌桡侧缘做纵切口,于第一背侧骨间肌与拇收肌之间向深部直达脓腔,清除脓液,冲洗后放置引流。

3.小鱼际间隙感染

小鱼际间隙感染十分罕见,可由刺伤或邻近的皮下脓肿穿破所致。表现为小鱼际部肿胀、压痛。通过位于手掌尺侧、小鱼际桡侧缘,从近侧掌横纹平面至腕横纹近端 3 cm 处做一切口,切开皮肤及小鱼际筋膜,打开脓腔,清除脓液并放置引流。

4.掌中间隙感染

掌中间隙包括掌腱膜与屈指肌腱之间的掌中浅间隙和屈指肌腱与骨间肌之间的掌中深间隙。其范围为:从第 3 掌骨至第 5 掌骨,远侧经蚓状肌管至指蹼间隙和第 3～5 掌指关节背侧;近侧经腕管与前臂掌侧间隙相通。该间隙感染已少见,可由化脓性腱鞘炎扩散而来。表现为手掌肿胀,掌心凹陷消失,皮肤紧张、苍白、压痛明显。手背皮下也可明显肿胀。

掌中间隙感染可通过指蹼间隙或手掌入路引流,后者即在手掌沿远侧掌横纹于掌心向近端做一弧形切口,切开皮肤及掌腱膜,保护血管神经,从环指屈肌腱桡侧或尺侧进入掌深间隙,到达并清洁脓腔后放置引流。术后用石膏托或夹板将患手固定于功能位,2～3 天后拔除引流条,更换敷料至伤口愈合。

5.骨髓炎

手部的骨髓炎多见于手指末节,多为手指末节创伤感染或脓性指头炎和严重的甲沟炎侵及指骨所致。手指化脓性感染经治疗难以消退或伤口长时间不愈应疑有指骨骨髓炎的可能。血源性骨髓炎在指骨罕见。除局部的炎症表现外,早期出现骨质疏松,晚期出现死骨形成。其治疗与其他部位的骨髓炎治疗原则一样,早期应用大量抗菌药物,如仍无好转,应切除损伤和坏死的组织,刮除感染的骨组织。晚期为了达到根治,有时需切除感染的指骨,必要时可能截指以控制炎症蔓延和尽快恢复手的功能。

第十一节　腕管综合征

一、概述

腕管综合征在临床中较为多见,是正中神经在腕管内被卡压而产生正中神经的感觉或运动功能障碍的一组症状与体征。该征起病缓慢,也有急性发病。早在 1893 年,国外学者 Schultze 对该症的发生就有了认识。1853 年,Paget 首先描述腕管综合征,1913 年,Marie 和 Foix 通过尸体解剖进一步描述了神经的改变,1946 年,Cannon 和 Love 报道了 9 例腕横韧带切除术。

二、结构特点

腕管是腕掌侧的一个骨纤维性管道,其桡侧为舟骨及大多角骨,尺侧为豌豆骨及钩骨,背侧为月骨、头状骨、小多角骨及覆盖其上的韧带,掌侧为腕横韧带。腕横韧带尺侧附着于豌豆骨及钩骨钩,桡侧附着于手舟骨结节和大多角骨顶。指深浅屈肌腱及正中神经、拇长屈肌腱从腕管内通过。在此硬韧的骨性纤维管道内,通过的组织排列十分紧密。任何增加腕管内压的因素都将使正中神经受到压迫。

三、病因

(一)外伤性因素

腕骨或掌骨骨折、脱位、Colles 骨折、掌屈尺偏位固定、小板外固定直接压迫、腕部直接外伤等均能造成腕管急性软组织水肿。同时腕部软组织损伤时使局部出血,血肿积存于腕管内可改变腕管的形状,使腕管原有的容积缩小,压力增高,压迫正中神经。

(二)慢性损伤

因长期而反复用手活动可使手和腕发生慢性损伤,这里本病常见的原因。在手指和腕部活动中,指屈肌腱和正中神经长期与腕横韧带来回摩擦,引起肌腱、滑膜和神经慢性损伤,导致大量肌腱、滑膜的损伤性水肿,腕横韧带增厚而使腕管内容物体积增大,管腔狭窄,压迫正中神经。

(三)内分泌障碍或代谢紊乱

少数患者症状出现于妇女闭经期前后、妊娠后期、哺乳期或继发于甲状腺功能低下、巨人症、糖尿病以及胶原性疾病等,从中暗示了某些生理变化而起的作用,可使肌腱、滑膜、韧带、神经等结构发炎和水肿致使腕管内容物体积增大,腕管内压力增高,压迫正中神经。

(四)腕管内占位性病变

如脂肪瘤、血管瘤、神经瘤、腱鞘囊肿、痛风石、淀粉样变、结核等使腕管的内容物增多,从而卡压正中神经。

(五)炎症

非特异性屈肌腱滑膜炎,类风湿关节炎或肌腱滑膜炎,痛风性关节炎,急性钙化性肌炎等,由于长期炎性刺激可累及正中神经,也可使腕管内压力增高。

(六)解剖异常

如指浅屈肌肌腹过低、蚓状肌肌腹过高、掌深肌腱通过腕管、正中神经本身的变异,正中动脉变异等使腕管内容物增加,腕管狭小,导致卡压正中神经。

四、诊断

腕管综合征好发于中年人,女性多见,男女之比1∶4。患者主诉桡侧3或4个手指麻木、疼痛,夜间或清晨较明显。疼痛有时放射到肘部,甩手、按摩、挤压手及腕部可使症状减轻。有时拇指外展无力,动作不灵活。正中神经皮肤分布区感觉迟钝。严重者可有大鱼际萎缩。少数患者有拇指和示指的严重发绀,指尖出现营养性溃疡,患者有拇、示、中指指髓的萎缩。

(一)屈腕试验(Phalen 试验)

腕关节极度掌屈,1分钟后,自觉正中神经单一分布区手指皮肤麻木加重者为阳性。可双侧同时对比做。也可在屈腕时检查者用拇指压迫腕部正中神经部位,1分钟手指麻痛加重者为阳性。

(二)叩击试验(Tinel 征)

用手指轻叩腕掌部,如出现正中神经分布区异常感者为阳性。

(三)肌电图检查

对早期病例可做肌电图检查,以帮助确定诊断。神经传导速度可减慢,拇短展肌收缩力减弱。

(四)其他

MRI 以其软组织分辨力强、三维成像、无创伤等优点,正逐渐应用于腕管综合征的检查。X 线检查有可能发现一些意外的损害。腕管内压力测定是目前较为准确的检查方法。

五、治疗

(一)非手术疗法

早期可采用非手术疗法,主要适用于症状轻、病程短、全身情况不允许或不愿接受手术者。治疗方法包括休息、制动、抗炎等,如在腕管内注射类固醇,用石膏托或夹板固定腕关节于中立位或轻度背伸位,纠正内分泌或代谢异常,给予理疗以及神经营养药物,中医中药小针刀松解腕横韧带治疗等,可减轻腕管内水肿,改善腕管内的血运,使肌腱滑膜变薄,神经充血水肿减轻及减少正中神经的粘连和变性,以缓解症状。一般需要 1~2 周,有 22%~33%患者经保守治疗后能治愈。腕管内注射多采用康宁克通,维生素 B_6、维生素 B_{12},泼尼松龙注射液,均有较好效果。而封闭治疗的关键是要排除腕管内骨肿瘤、囊肿、血管瘤以及所有占位性病变。

(二)手术治疗

对严重腕管综合征患者(中度、重度)或经保守治疗无效的腕管综合征患者,应选用手术治疗。手术治疗方案分为常规手术治疗和内镜下微创治疗腕管综合征(ECTR)。手术的最终目的是切断腕管横韧带,开放腕管,解除对正中神经的压迫。

1.腕管切开神经松解术

(1)适应证

①经保守治疗无效者。

②腕管综合征临床分型为中度、重度患者。

③出现鱼际肌萎缩或对掌功能受限者。

④继发性病例:如类风湿关节炎引起的腕管内滑膜肿胀、增生;腕骨骨折后畸形;腕管内存在的囊肿、肿瘤等造成的腕管内容积变小者。

(2)禁忌证:患者年迈、基础疾病复杂、晚期病例术后症状改善有限者。

(3)术前准备

①血常规、心电图、胸部 X 线片、肝肾功能检查、肌电图检查。

②老年患者特别应注意是否合并有高血压和糖尿病。

③心电监护。

④麻醉:臂丛神经阻滞麻醉。

（4）手术要点、难点及对策

①体位与切口

a.体位:患者取仰卧位,患肢外展置于手术台旁的手术桌上。

b.切口:根据病变的情况,自鱼际纹的近端部分至腕横纹尺侧做一个 5 cm 的小"S"形切口。

②切开皮肤、皮下组织并向两侧牵开直达腕横韧带。找出腕横韧带近端用钳子伸向腕管内挑起腕横韧带,用手术刀或手术剪由近端向远端,靠近腕横韧带尺侧将其完全切开。并将与腕横韧带远端相连的掌侧支持带亦切开1～2 cm。此时应注意正中神经的掌皮支和返支存在的变异,避免造成损伤。并可将腕横韧带部分切除,以完全显露出腕管内的肌腱和正中神经。

③充分显露正中神经并寻找受压原因,如正中神经质地变硬或存在明显压迹,应在放大镜下做切开神经外膜的神经松解术。若有增厚的滑膜或新生物如囊肿等则需予以切除。增厚的滑膜多包绕于肌腱周围,切除应尽量彻底,但不要伤及肌腱。将肌腱、神经牵向桡侧并探查腕管深面,若有骨突出亦应切除。正中神经若受压增厚,可用显微操作方法切除增厚的神经外膜,如有必要并适当行束间松解。此时应特别注意勿损伤神经束。

④放松止血带止血后,清洗伤口,分层缝合皮下、皮肤,包扎伤口。

（5）术后监测与处理:术后用支具或石膏托将腕关节固定 2～3 周。抬高患肢,并鼓励患者进行手指活动。

（6）术后常见并发症的预防与处理

①正中神经损伤:行松解神经时勿损伤神经束。

②正中神经掌皮支及返支损伤:应熟悉正中神经掌支及返支的解剖位置及其变异,术中注意保护正中神经及其分支。

③掌浅动脉弓损伤:应熟悉手掌部动脉的解剖位置,特别是在切开腕横韧带远端的掌侧支持带时,术中注意保护掌浅弓及其他动脉。

④腕管内血肿形成:注意止血彻底,避免血肿形成再次压迫正中神经。

⑤瘢痕压痛、小鱼际疼痛、握力降低、罕见的反射性交感性营养不良和屈肌腱弓弦样畸形等偶有发生。

（7）临床效果评价:常规手术入路是将皮肤与腕横韧带之间的组织完全切断,然后切断腕横韧带,行正中神经松解。手术的最终目的是切断腕管的腕横韧带,开放腕管,解除对正中神经的压迫。大多数病例术后效果良好。

2.内镜下腕管切开神经松解术

目前内镜下微创治疗腕管综合征在国内外开展的手术方法主要包括:Okutsu 为代表的单切口法、以 Chow 为代表的双切口法及手掌侧入路单点法。

（1）适应证

①经保守治疗无效者。

②临床分型为中度、重度患者。

③出现肌萎缩或对掌受限者。

（2）禁忌证

患者年迈、基础疾病复杂、术后症状改善有限者。继发性病例，如类风湿关节炎引起的腕管内滑膜肿胀、增生，腕骨骨折后畸形，腕管内存在的囊肿、肿瘤等造成的腕管内容积变小者。

（3）术前准备

①血常规、心电图、胸部 X 线片、肝肾功能检查。

②老年患者特别应注意是否合并有高血压和糖尿病。

③麻醉：臂丛神经阻滞麻醉。

④心电监护。

（4）手术要点

①单切口法

a.体位：患者取仰卧位，患肢外展置于手术台旁的手术桌上。

b.切口：根据病变的情况，在前臂掌侧，距远端腕横纹 3 cm 的近侧，沿掌长肌腱尺侧做 1 cm 皮肤横切口。

c.套管插入：切开皮肤，钝性分离皮下组织至前臂筋膜层，尺侧可见到掌长肌腱，扩张导管从小号到大号按顺序插入，屈伸手指的同时随屈肌腱一同进入腕管内，然后换插外套管，一般从皮肤切口到腕管的出口处需插入 7 cm。

d.内镜镜视下插入外套管，从皮肤切口的皮下组织到腕管出口处，能清楚地观察到皮下脂肪组织、前臂筋膜、屈肌腱、腕横韧带为确定插入的位置，被动屈曲中指、环指，可见到位于尺侧的环指指浅屈肌腱和位于桡侧的中指指浅屈肌腱，有时可观察到位于桡侧的正中神经，向远侧进入观察，可见与纵行的屈肌腱垂直横行的腕横韧带的纤维，如腕横韧带难以确认，通常是因为外套管插入过深，此时可将外套管向近端退出少许，前端向上抬高使之接近腕管横韧带。若仍观察不清，可拔出外套管调整方向后重新插入，避免外套管向远端插入过深而损伤掌浅动脉弓。内镜在外套管内活动时，纵轴需与外套管保持一致。

e.腕横韧带的切断：镜视下钩刀沿外套管壁的尺侧，刀刃垂直向上慢慢向远位推进，若少许偏离外套管壁，钩刀常可被筋膜或屈指总腱鞘缠阻而难以向前进入。所以，钩刀紧贴外套管壁是顺利插入腕管内的关键。正中神经位于外套管壁的桡侧受到保护。当钩刀行至腕管横韧带的入口处时，前端可稍向一侧偏斜即能顺利地进入腕管内。通过腕管出口后，可观察到腕横韧带的远侧缘，刀刃向上抬起确认勾住腕横韧带后向近端用力牵拉的同时即可切断腕横韧带，腕横韧带的远侧缘较厚，完全切断需重复切割数次。腕管完全开放，需同时切断掌腱膜和前臂筋膜层。

f.松止血带止血后，清洗伤口，分层缝合皮下、皮肤，包扎伤口。

②双切口法

a.体位：患者取仰卧位，患肢外展置于手术台旁的手术桌上。

b.切口：根据病变的情况，该双切口法手术入路选择为近侧腕横纹水平沿掌长肌腱尺侧 1 cm 处，手术出口的选择为患者拇指呈最大桡侧外展位，沿其掌指关节尺侧取一平行线，于中指、环指间的长轴线交叉点处向尺侧 1 cm 成 45°做切口。

c.外套管插入，钝性分离皮下组织切开筋膜层，微型拉钩牵开以显露腕横韧带近端，并剪开腕横韧带近端以近的全部腱性组织,由其下方插入半开放式套管及锥形头管芯制作隧道。对准中环指间隙进入腕管,然后外套管芯从腕管出口处插出,向上顶起皮肤,用刀片将出口处皮肤切开约 1 cm。钝性分开皮下组织,即可看到管芯的头端。向远端继续将套管插出约 2 cm 后拔出管芯。

d.内镜镜视下插入外套管,从皮肤切口的皮下组织到腕管出口处,能清楚地观察到皮下脂肪组织、前臂筋膜、屈肌腱、腕横韧带。为确定插入的位置,被动屈曲中指、环指,可见到位于尺侧的环指指浅屈肌腱和位于桡侧的中指指浅屈肌腱,有时可观察到位于桡侧的正中神经,向远侧进入观察,可见与纵行的屈肌腱垂直横行的腕横韧带的纤维,如腕横韧带难以确认,通常是因为外套管插入过深,此时可将外套管向近端退出少许,前端向上抬高使之接近腕管横韧带。若仍观察不清,可拔出外套管调整方向后重新插入,避免外套管向远端插入过深而损伤掌浅动脉弓。内镜在外套管内活动时,纵轴需与外套管保持一致。

e.切断腕横韧带:采用的是两点钩切法,直接用钩刀或推刀切开腕横韧带。由近端切口置入内镜镜头,由远端切口内插入钩刀。内镜视下将钩刀钩到腕横韧带近端,保持刀刃向上垂直于套管壁,然后逐渐向远端钩切腕横韧带,内镜随之前行至全程切开。使用推刀时,内镜头由远端切口置入,近端切口插入推刀。在内镜镜视下用推刀将腕横韧带由近端至远端全程切开。切开后可见淡黄色脂肪组织突入套管,再次用探针确认腕横韧带是否切开完全。

f.松止血带止血后,清洗伤口,分层缝合皮下、皮肤,包扎伤口。

③手掌侧入路单点法

a.体位:患者取仰卧位,患肢外展置于手术台旁的手术桌上。

b.切口:根据病变的情况,拇指呈最大外展位,沿其掌指关节尺侧取一平行线,与中环指间的长轴线交叉点处向尺侧 1 cm 成 45°行纵切口约 1 cm。

手术操作标志线:标记掌长肌腱与远侧腕横纹的交点,将手术入路点与该交点用直线连接,作为内镜下手术操作的标志线。

c.隧道撑开器插入:切开皮肤,钝性分离皮下组织至手掌部掌腱膜后,钝性分离手掌浅筋膜层和掌腱膜之间的组织,沿手掌浅筋膜层和掌腱膜之间的腔隙置入隧道撑开器,一般从皮肤切口到腕管需插入 4 cm。

d.内镜沿隧道撑开器腔隙进入,从皮肤切口的皮下组织到腕管处,能清楚地观察到皮下脂肪组织、掌腱膜及腕横韧带为确定插入的位置。如腕横韧带难以确认,通常是因为外套管插入过深或过浅,此时可将隧道撑开器向远端退出少许,调整位置使之接近腕管横韧带。若仍观察不清,可拔出隧道撑开器调整方向后重新插入。

e.腕横韧带的切断:镜视下钩刀沿外套管壁的尺侧。刀刃垂直向上慢慢向近侧推进。当钩刀行至腕管横韧带的入口处时,前端可稍向一侧偏斜即能顺利地进入腕管内。钩刀通过腕管出口后,可观察到腕横韧带的远侧缘,刀刃向上抬起确认勾住腕横韧带后向近端用力牵拉的同时即可切断腕横韧带,腕横韧带的远侧缘较厚,完全切断需重复切割数次。腕管完全开放,需同时切断掌腱膜和前臂筋膜层。

f.松解正中神经:腕管完全开放后,可观察到正中神经。并可在镜视下,使用生理盐水或 2%利多卡因注入神经束内,使神经外膜隆起,使用显微器械松解神经外膜。

g.松止血带止血后,清洗伤口,分层缝合皮下、皮肤,包扎伤口。

(5)术后监测与处理

肢体抬高 24 小时,并鼓励患者进行手指活动。

(6)常见并发症的预防与处理

①正中神经损伤:应熟悉正中神经掌皮支及返支的解剖位置,术中注意保护正中神经及其分支,松解神经时勿直接损伤神经束。

②手掌部动脉弓损伤:应熟悉手掌部动脉的解剖位置,术中注意保护掌浅弓及其他动脉。

③腕管内血肿形成:注意止血彻底,避免血肿形成再次压迫正中神经。

3.内镜治疗

关节镜内视镜下腕管松解术治疗 CTS 是近年来发展起来的新疗法,可以达到和常规手术同样的目的,又具有许多优点,如创伤小、出血少、手术时间短、恢复快,不仅能用于治疗,还能进行诊断等,并具有较好的社会效益和经济效益。但其有一定的适应证,主要是治疗特发性的病例,而对继发性病例不能选用,并需要一定的设备,技术要求也很高,目前在国内还不能完全推广应用。

第四章　下肢损伤

第一节　股骨干骨折

股骨干骨折是临床上常见骨折之一，约占全身骨折的 3%，男多于女，呈 2.8∶1。多发生于 20～40 岁的青壮年，其次为 10 岁以下的儿童。股骨是体内最长、最大的骨骼，且是下肢主要负重骨之一，如果治疗不当，骨折可引起长期的功能障碍及严重的残疾。股骨骨折治疗必须遵循恢复肢体的力线及长度，无旋转，尽量保护骨折局部血运，促进愈合；采用生物学固定方法及早期进行康复的原则。目前有多种治疗股骨干骨折的方法，骨科医师必须了解每一种方法的优缺点及适应证，为每位患者选择恰当的治疗方法。骨折的部位和类型、骨折粉碎的程度、患者的年龄、患者的社会和经济要求以及其他因素均可影响治疗方法的选择。

股骨干骨折应包括小转子下 5 cm 的转子下骨折、骨干骨折及股骨髁上部位的骨折，此 3 个组成部分的解剖及生物力学特点各有不同，诊断治疗前，应考虑到各个部位的解剖特点。股骨是人体中最长的管状骨。骨干由骨皮质构成，表面光滑，后方有一股骨粗线，是骨折切开复位对位的标志。股骨干呈轻度向前外侧突的弧形弯曲，其髓腔略呈圆形，上、中 1/3 的内径大体一致，以中上 1/3 交界处最窄。股骨干为三组肌肉所包围，其中伸肌群最大，由股神经支配；屈肌群次之，由坐骨神经支配；内收肌群最小，由闭孔神经支配。由于大腿的肌肉发达，股骨干直径相对较小，故除不完全性骨折外，骨折后多有错位及重叠。股骨干周围的外展肌群，与其他肌群相比其肌力稍弱，外展肌群位于臀部附着在大转子上，由于内收肌的作用，骨折远端常有向内收移位的倾向，已对位的骨折，常有向外弓的倾向，这种移位和成角倾向，在骨折治疗中应注意纠正和防止。否则内固定的髓内钉、钢板可以被折弯、折断，螺丝钉可以被拔出。股动、静脉在股骨上、中 1/3 骨折时，由于有肌肉相隔不易被损伤。而在其下 1/3 骨折时，由于血管位于骨折的后方，而且骨折断端常向后成角，故易刺伤该处的动、静脉。

一、致伤机制

（一）概述

股骨干骨折的发生率略低于粗隆部骨折和股骨颈骨折，约占全身骨折的 3%，但其伤情严重，好发于 20～40 岁的青壮年，对社会造成的影响较大。10 岁以下的儿童及老年人也时有发生。

（二）致伤因素

由于股骨被丰富的大腿肌肉包绕，健康成人股骨干骨折通常由高强度的直接暴力所致，例如机动车辆的直接碾压或撞击、机械挤压、重物打击及火器伤等均可引起。高处坠落到不平地面所产生的杠杆及扭曲传导暴力也可导致股骨干骨折。儿童股骨干骨折通常由直接暴力引起且多为闭合性损伤,也包括产伤。暴力不大而出现的股骨干骨折者除老年骨质疏松外,应警惕病理性因素。

(三)骨折移位

股骨周围肌群丰富,且大多较厚,力量强大,以致股骨干完全骨折时断端移位距离较大,尤其是横形骨折更明显。骨折后断端移位的方向部分取决于肌肉收缩的合力方向,另外则根据外力的强度与方向以及骨折线所处的位置而定。整个股骨干可以被看成1个坚固的弓弦,正常情况下受内收肌群、伸膝肌群及股后肌群强力牵引固定。股骨干骨折后该3组肌肉强力牵引使弓弦两端接近,使得骨折端向上、向后移位,结果造成重叠畸形或成角畸形,其顶端常朝前方或前外方。具体按照骨折不同部位,其移位的规律如下:

1.股骨干上1/3骨折

近侧断端因髂腰肌及耻骨肌的收缩向前屈曲,同时受附着于股骨大转子的肌肉,如阔筋膜张肌、臀中肌及臀小肌的影响而外展外旋;近侧骨折断端越短,移位越明显;远侧断端因股后肌及内收肌群的收缩向上,并在近侧断端的后侧。由于远侧断端将近侧断端推向前,使后者更朝前移位。

2.股骨干中1/3骨折

骨折断端移位情况大致与上部骨折相似,只是重叠现象较轻。远侧断端受内收肌及股后肌收缩的作用向上向后内移位,在骨折断端之间形成向外的成角畸形,但如骨折位于内收肌下方,则成角畸形较轻。除此以外,成角或移位的方向还取决于暴力的作用方向。这一部位骨折还常常由于起自髋部止于小腿的长肌的作用而将股骨远断端和小腿一起牵向上方,导致肢体短缩,Nelaton线变形,大粗隆的最高点在股骨颈骨折的髂前上棘与坐骨结节连线的上方。其另一个特点是,足的位置由于重力的作用呈外旋位。

3.股骨干下1/3骨折

除纵向短缩移位外,腓肠肌的作用可使骨折远端向后移位,其危险是锐利的骨折端易伤及腘后部的血管和神经。

二、临床表现

股骨干骨折多因强暴力所致,因此应注意全身情况及相邻部位的损伤。

(一)全身表现

股骨干骨折多由于严重的外伤引起,出血量可达1000~1500 mL。如果是开放性或粉碎性骨折,出血量可能更多,患者可伴有血压下降、面色苍白等出血性休克的表现;如合并其他部位脏器的损伤,休克的表现可能更明显。因此,对于此类情况,应首先测量血压并严密动态观察,并注意末梢血液循环。

(二)局部表现

可具有一般骨折的共性症状,包括疼痛、局部肿胀、成角畸形、异常活动、肢体功能受限及纵向叩击痛或骨擦音。除此以外,应根据肢体的外部畸形情况初步判断骨折的部位,特别是下肢远端外旋位时,注意勿与粗隆间骨折等髋部损伤的表现相混淆,有时可能是 2 种损伤同时存在。如合并有神经血管损伤,足背动脉可无搏动或搏动轻微,伤肢有循环异常的表现,可有浅感觉异常或远端被支配肌肉肌力异常。

(三)X 线片表现

一般在 X 线正侧位片上能够显示骨折的类型、特点及骨折移位方向,值得注意的是,如果导致骨折的力量不是十分剧烈,而骨折情况严重,应注意骨质有无病理改变的 X 线片征象。

三、诊断

根据受伤史再结合临床表现及 X 线片显示,诊断一般并不复杂。但对于股骨干骨折诊断的第一步,应是有无休克和休克趋势的判断;其次还应注意对合并伤的诊断。对于股骨干骨折本身的诊断应做出对临床处理有意义的分类。传统的分类包括开放性或闭合性骨折和稳定型或不稳定型骨折,其中横形、嵌入型及不全性骨折属于稳定型骨折。国际内固定研究协会(AO/ASIF)对于长管状骨骨折进行了综合分类,并以代码表示,用来表示骨骼损伤的严重程度并作为治疗及疗效评价的基础。AO 代码分类的基础是解剖部位和骨折类型,解剖部位以阿拉伯数字表示,股骨为 3、骨干部为 2,股骨干即为 32,骨干骨折类型分为"简单"(A 型)及"多段",多段骨折既有"楔形"(B 型)又有"复杂"(C 型),再进一步分亚组。其英文字母序列数及阿拉伯数字越大,骨折也越复杂,治疗上的难度也越高。

四、治疗

股骨干骨折的治疗方法有很多,现代生物医用材料、生物力学及医疗工程学的发展,为股骨干骨折的治疗提供了许多方便和选择。在做出合适的治疗决策前,必须综合考虑到骨折的类型、部位、粉碎程度和患者的年龄、职业要求、经济状况及其他因素后,再酌情选择最佳疗法。保守治疗的方法包括闭合复位及髋"人"字石膏固定、骨骼持续牵引、股骨石膏支架等。近十年来,手术疗法随着内交锁髓内钉的发展和应用,取得了令人鼓舞的进步。但总的来说,不外乎以下方法:首先是内固定装置系统,包括传统髓内钉,又可分为开放性插钉和闭合性插钉、内交锁髓内钉和加压钢板固定等。其次是外固定装置系统,此系统仍在不断改进及完善中。现从临床治疗角度进行分述。

(一)非手术治疗

以下病例选择非手术疗法已达成共识。

1.新生儿股骨干骨折

常因产伤导致,可采用患肢前屈用绷带固定至腹部的方法,一般愈合较快,即使有轻度的畸形愈合也不会造成明显的不良后果。

2.4 岁以下小儿股骨干骨折

不论何种类型的股骨干骨折均可采用 Bryant 悬吊牵引,牵引重量以使臀部抬高离床一拳为度,两腿相距应大于两肩的距离,以防骨折端内收成角畸形,一般 3～4 周可获骨性连接。

3.5～12 岁的患儿股骨干骨折

按以下步骤处理：

(1)骨牵引：Kirshner 针胫骨结节牵引，用张力牵引弓，置于儿童用 Braunes 架或 Thomas 架上牵引，重量 3～4 kg，时间 10～14 天。

(2)髋"人"字石膏固定：牵引中床边摄片，骨折对位满意有纤维连接后，可在牵引下行髋"人"字石膏固定。再摄片示骨折对位满意即可拔除克氏针。

(3)复查：石膏固定期间应定时摄片观察，发现成角畸形时应及时采取石膏楔形切开的方法纠正。

(4)拆除石膏：一般 4～6 周可拆除石膏，如愈合欠佳可改用超髋关节的下肢石膏固定。

(5)功能锻炼，拆除石膏后积极进行下肢功能训练，尽快恢复肌力及膝关节的功能。

4.13～18 岁的青少年及成人股骨干骨折

方法与前述基本相似，多采用胫骨结节持续骨牵引，初期(1～3 天)牵引重量可采用体重的 1/8～1/7，摄片显示骨折复位后可改用体重的 1/10～1/9；在牵引过程中应训练患者每日 3 次引体向上活动，每次不少于 50 下。牵引维持 4～6 周，再换髋人字石膏固定 3 个月，摄片证明骨折牢固愈合后方能下地负重。

(二)手术治疗

保守疗法对儿童骨折的治疗比较满意。因为股骨周围骨膜较厚，血供丰富，且有强大的肌肉包绕；成人股骨干骨折极少能被手法整复和石膏维持对位的。持续牵引由于需要长期卧床易导致严重的并发症，加重经济负担，目前已成为不切实际的做法。现代骨科对股骨干骨折的治疗，在无禁忌证的情况下，多主张积极手术处理。

1.髓内钉固定术

(1)概述：1940 年，Kuntscher 将髓内钉固定用于股骨干骨折，创立了髓内夹板的生物力学原则。目前，关于股骨髓内钉的设计和改进的种类很多，但最主要集中在以下几方面。

①开放复位髓内钉固定或闭合插钉髓内钉固定。

②扩大髓腔或不扩髓穿钉。

③是否应用交锁。

④动力或静力型交锁髓内钉。

为了便于权衡考虑和适当选择，有必要对这几方面进行阐述。

(2)与闭合插钉比较，开放插钉的优点：

①不需要特殊的设备和手术器械。

②不需要骨科专用手术床及影像增强透视机。

③不需早期牵引使断端初步分离对位。

④直视下复位，易发现影像上所不能显示的骨折块及无移位的粉碎性骨折，更易于达到解剖复位及改善旋转的稳定性。

⑤易于观察处理陈旧性骨折及可能的病理因素。

(3)与闭合复位相比不足之处

①骨折部位的皮肤表面留有瘢痕，影响外观。

②术中失血相对较多。

③对骨折愈合有用的局部血肿被清除。

④由于复位时的操作破坏了血供等骨折愈合条件,增加了感染的可能性。

(4)扩髓与否:一般认为,扩髓后髓内钉与骨接触点的增加提高了骨折固定的稳定性,髓腔的增大便于采用直径较大的髓内钉,钉的强度增大自然提高了骨折的固定强度。扩髓可引起髓内血液循环的破坏,但由于骨膜周围未受到破坏,骨痂生长迅速,骨折愈合可能较快。因此对于股骨干骨折,多数学者主张扩髓,扩髓后的骨碎屑可以诱导新骨的形成,有利于骨折的愈合。对于开放骨折,由于有感染的危险性,应慎用或不用。有文献报道,由于扩髓及髓内压力的增加,可导致肺栓塞或成人呼吸窘迫综合征,因此对多发损伤或肺挫伤的患者不宜采用。

(5)内交锁髓内钉:内交锁髓内钉是通过交锁的螺钉横形穿过髓内钉而固定于两侧皮质上,目的是防止骨折旋转、短缩及成角等畸形的发生。但是髓内钉上的内锁孔是应力集中且薄弱的部分,易因强度减弱而发生折断。因此,应采用直径较大的髓内钉,螺钉尽可能远离骨折部位,螺钉充满螺孔,延迟负重时间。不带锁髓内钉以 Ender 钉、Rush 钉及膨胀髓内钉为代表,临床上也有一定的适应证。内交锁髓内钉通过安置锁钉防止了骨折的短缩和旋转,分别形成静力型固定和动力型固定;由于静力型固定的髓内钉可使远、近端均用锁钉锁住,适宜于粉碎、有短缩倾向及旋转移位的骨折。静力型固定要求术后不宜早期负重,以免引起髓内钉或锁钉的折断导致内固定失败。动力型固定是将髓内钉的远端或近端一端用锁钉锁住,适用于横形、短斜形骨折及骨折不愈合者,方法为一端锁定,骨折沿髓内钉纵向移动使骨折端产生压力,因而称为动力型固定。静力型固定可在术后 6~8 周短缩及旋转趋势消除后拔除一端的锁钉,改为动力型固定,利于骨折愈合。总之,由于影像增强设备、弹性扩髓器等的应用,扩大了内交锁髓内钉的应用范围。股骨内交锁髓内钉的设计较多,比较多见的有 Grosse-Kempf 交锁髓内钉、Russell-Taylor 交锁髓内钉及 AO 通用股骨交锁髓内钉,这几种髓内钉的基本原理及手术应用是相似的。

①手术适应证:

a.一般病例:股骨干部小粗隆以下距膝关节间隙 9 cm 以上之间的各种类型的骨折,包括单纯骨折、粉碎性骨折、多段骨折及含有骨缺损的骨折。但 16 岁以下儿童的股骨干骨折原则上不宜施术。

b.同侧损伤:包含有股骨干骨折的同侧肢体的多段骨折,如浮膝(股骨远端骨折合并同侧胫骨近端骨折)。

c.多发骨折:包括单侧或双侧股骨干骨折或合并其他部位骨折,在纠正休克,等呼吸循环稳定后应积极创造条件手术,可减少并发症,便于护理及早期的康复治疗。

d.多发损伤:指股骨干骨折合并其他脏器损伤,在积极治疗危及生命的器官损伤之同时,尽早选用手术创伤小、失血少的髓内钉固定。

e.开放骨折:对一般类型损伤,大多无需选择髓内钉固定;粉碎型者,可酌情延期施行髓内钉固定或采用骨外固定方法。

f.其他:对病理骨折、骨折不愈合、畸形愈合及股骨延长等情况也可采用髓内钉固定。

②术前准备：

a.拍片：拍股骨全长正侧位 X 线片（各含一侧关节），必要时拍摄髋关节及膝关节的 X 线片，以免遗漏相关部位。

b.判定：仔细研究 X 线片，分析骨折类型，初步判断骨折片再移位及复位的可能性和趋势，估计髓内钉固定后的稳定程度，决定采用静力型固定或动力型固定。同时应了解患者患侧髋关节及膝关节的活动度，有无影响手术操作的骨性关节病变，尤其是髋关节的僵硬会影响手术的进行。

c.选钉：根据术前患肢 X 线片，必要时拍摄健侧照片，初步选择长度及直径合适的髓内钉及螺钉，一般而言，中国人男性成年患者常用钉的长度为 38～42 cm，直径 11～13 mm；女性常用钉的长度为 36～38 cm，直径 10～12 mm。在预备不同规格的髓内钉及锁钉的同时，尚需准备拔钉器械及不同规格的髓腔锉等。此外，必须具备骨科手术床及 X 线片影像增强设备。

d.术前预防性抗生素：术前 1 天开始应用，并于手术当日再给 1 次剂量。

③麻醉方法：常用连续硬膜外麻醉，也可采用气管插管全身麻醉。

④手术体位：一般采取患侧略垫高的仰卧位或将其固定于"铁马"（骨科手术床）上，后者的优点包括：

a.为麻醉师提供合适的位置，特别是对严重损伤的患者，巡回护士、器械护士及 X 线片技术员也满意用此位置。

b.对患者呼吸及循环系统的影响较小。

c.复位对线便于掌握，特别是易于纠正旋转移位及侧方成角畸形。

d.便于导针的插入及髓内钉的打入，尤其适用于股骨中下段骨折。

仰卧位的缺点是，对于近端股骨要取得正确进路比较困难，尤其是对于一些肥胖患者。此时为了使大粗隆的突出易于显露，需将患肢尽量内收，健髋外展。

侧卧位的优点是，容易取得手术进路，多用于肥胖患者及股骨近端骨折。缺点是放置体位比较困难，对麻醉师、巡回护士、器械护士及 X 线片技术员都不适用；术中骨折对线不易控制，远端锁钉的置入也比较困难。

无论是采用哪种体位，均应将患者妥善安置在骨科专用手术床上，防止会阴部压伤及坐骨神经等的牵拉伤等。

⑤手术操作步骤：

a.手术切口及导针入点：在大粗隆顶点近侧做一个 2 cm 长的切口，再沿此切口向近侧、内侧延长 8～10 cm，按皮肤切口切开臀大肌筋膜，再沿肌纤维方向做钝性分离；识别臀大肌筋膜下组织，触诊确定大粗隆顶点，在其稍偏内后侧为梨状窝，此即为进针点，选好后用骨锥钻透骨皮质。

正确选择进针点非常重要，太靠内侧易导致医源性股骨颈骨折或股骨头坏死，甚至引起髋关节感染；此外可造成钉的打入困难，引起骨折近端外侧皮质骨折。进针点太靠外，则可能导致髓内钉打入受阻或引起内侧骨皮质粉碎性骨折。

b.骨折的复位：骨折初步满意的复位是手术顺利完成的重要步骤，手术开始前即通过牵引手法复位；一般多采用轻度过牵的方法，便于复位和导针的插入。应根据不同节段骨折移位成角的机制来行闭合复位,特别是近端骨折仰卧位复位困难时,可采取在近端先插入一根细钢钉作杠杆复位,复位后再打入导针。非不得已,一般不应作骨折部位切开复位。

对于粉碎性骨折,无需强求粉碎性骨块的复位,只要通过牵引,恢复肢体长度,纠正旋转及成角,采用静力型固定是可以取得骨折的功能愈合的。

c.放置导针、扩大髓腔:通过进针点插入圆头导针,不断旋转进入,并保持导针位于髓腔的中央部分,确定其已达骨折远端后,以直径 8 mm 弹性髓腔锉开始扩髓,每次增加 1 mm,扩大的髓腔应比插入的髓内钉粗 1 mm。扩髓过程中遇到阻力可能是将通过髓腔的狭窄部,通过困难时可改用小一号的髓腔锉,直到顺利完成为止。要防止扩髓过程中对一侧皮质锉得过多引起骨皮质劈裂造成骨折。

d.髓内钉的选择和置入:合适的髓内钉的长度应是钉的近端与大粗隆顶点平齐远端距股骨髁 2~4 cm,直径应比最终用的髓腔锉直径小 1 mm。此时,将选择好的髓内钉与打入器牢固连接,钉的弧度向前,沿导针打入髓腔;当钉尾距大粗隆 5 cm 时,需更换导向器,继续打入直至与大粗隆顶平齐。打入过程应注意不能旋转髓内钉,以免此后锁钉放置困难,遇打入困难时不能强行,必要时重新扩髓或改小一号髓内钉。

e.锁钉的置入:近端锁钉在导向器的引导下一般比较容易,只要按照操作步骤进行即可,所要注意的是导向器与髓内钉的连接必须牢固,松动将会影响近端钉的置入位置。远端锁钉的置入也可采用定位器,临床实际中依靠定位器往往效果并不理想,这可能是由于髓内钉在打入后的轻微变形影响了其准确性,一般采用影像增强透视结合徒手技术置入远端锁钉,为减少放射线的照射,需要训练熟练的操作技巧。

(6)Kuntscher 钉:Kuntscher 钉是标准的动力髓内钉,其稳定性取决于骨折的完整程度及钉和骨内膜间的阻力,但适应证有所限制。一般只适宜于股骨干中1/3、中上 1/3 及中下 1/3 的横断或短斜形骨折。此项技术的有效性和实用性已被数以万计的病例证实。一方面,其具有动力压缩作用,有利于骨折早日愈合;另一方面,由于交锁髓内钉需要在 C 形臂 X 线机透视下进行,部分医院仍不具备该设备,加上锁定孔处易引起金属疲劳断裂及操作复杂等问题,因此传统的 Kuntscher 钉技术仍为大众所选用。现将这项技术简述如下:

①适应证:适用于成年人,骨折线位于中 1/3、中上 1/3 及中下 1/3 的横断形、闭合性骨折,微斜形、螺旋形者属相对适应证,开放性者只要能控制感染也可考虑。该术式的优点是操作简便,疗效确实,患者可以早日下地。

②操作步骤:

a.先行胫骨结节史氏钉骨牵:持续 3~5 天,以缓解及消除早期的创伤反应,并使骨折复位。

b.选择长短、粗细相适合的髓内钉:梅花形髓内钉最好,一般在术前根据 X 线片显示的股骨长度及髓内腔直径选择相应长短与粗细的髓内钉,并用胶布固定于大腿中部再拍 X 线片,以观察其实际直径与长度是否合适,并及时加以修正。

c.闭合插钉:骨折端复位良好的,可在大粗隆顶部将皮肤做一个 2 cm 长切口,使髓内钉由大粗隆内侧凹处直接打入,并在 C 形臂 X 线机透视下进行。

d.开放复位及引导逆行插钉:牵引后未获理想对位者,可自大腿外侧切口暴露骨折端,在直视下开放复位及酌情扩大髓腔;然后将导针自近折端髓腔逆行插入,直达大粗隆内侧穿出骨皮质、皮下及皮肤,再扩大开口,将所选髓内钉顺着导针尾部引入髓腔并穿过两处断端,使钉头部达股骨干的下 1/3 处为止。中下 1/3 骨折患者,应超过骨折线 10 cm。钉尾部留置于大粗隆外方不可太长,一般为 1.5 cm 左右,否则易使髋关节外展活动受阻。一般在 1 年后将钉子拔出,操作一般无困难,原则上由施术打钉者负责拔钉为妥。

e.扩大髓腔插钉术:有条件的也可选用髓腔钻,将髓腔内径扩大,然后插入直径较粗的髓内钉以引起确实固定和早期下地负重。但有学者认为如此操作会对骨组织的正常结构破坏太多,拔钉后所带来的问题也多。因此在选择时应慎重,既要考虑到内固定后的早期效果,又要考虑到拔除髓内钉后的远期问题。

f.术后:可以下肢石膏托保护 2～3 周,并鼓励早期下地负重,尤其是对于中 1/3 的横形骨折;但对中下 1/3 者或是斜度较大者则不宜过早下地,以防变位。

有资料显示,欧美等发达国家近年对长管状骨骨折,又重新恢复了以髓内钉治疗为主流的趋势,其中包括交锁髓内钉等也日益受到重视。但就股骨干骨折而言,还有其他的一些可选用的手术方法。

2.接骨板螺钉内固定术

既往认为接骨板螺钉内固定术的适应证为手术复位髓内钉固定不适合的患者,如股骨上 1/3 或下 1/3 骨折者,最近对股骨干骨折切开复位接骨板螺钉固定的观点已有所不同。由于传统髓内钉满意的疗效,以及当前闭合性髓内钉手术,特别是交锁髓内钉技术的发展,人们看到更多的是接骨板螺钉内固定的缺点。没有经验的骨科医师可能会造成一些力学上的错误,如钢板选择不当:太薄或太短、操作中螺钉仅穿过一层皮质,骨片的分离等,尤其是当固定失败、发生感染时,重建就成了大问题,并且接骨板的强度不足以允许患者早期活动。此外,由于钢板的应力遮挡导致的骨质疏松,使得在拆除内固定后仍应注意保护骨组织,逐步增加应力才能避免再骨折。这些方面严重地影响了接骨板螺钉内固定术在股骨干骨折中的应用和推广,有学者建议应慎重选择。

3.Ender 钉技术

Ender 钉治疗股骨干骨折曾风行多年,操作简便,颇受患者欢迎。但其易引起膝关节病废而不如选用髓内钉。因此,近年来已较少采用。

4.外固定支架固定术

关于外固定支架,国内外有多种设计,其应用的范围适用于股骨干各段、各种类型的骨折,对开放性骨折、伤口感染需定期换药者尤其适用。应用外固定支架患者可早期下地活动,有益于关节功能的恢复。应注意防止穿针孔的感染和手术操作中误伤血管神经。由于大腿部肌肉力量强大,宜选用环型或半环型的支架,单侧支架很难维持对位对线,除非伴有其他损伤需卧床休养的病例。

第二节 膝关节创伤

膝关节创伤是运动医学、战伤外科和平时的骨科临床中最常见的关节损伤之一。由于膝关节在功能解剖和生物力学方面的复杂性,使得膝关节在二维运动中关节内、外诸结构在各种不同应力作用下造成的损伤具有其特殊性。对膝关节创伤全面、准确的诊断与合理、完善的处理是提高膝关节创伤治疗水平、降低膝关节伤残率的关键。在膝关节创伤领域,每年都有相当数量的文献报道新的研究结果和手术方式。近20年来,随着关节镜技术在膝关节外科中的广泛应用,使得膝关节创伤的诊疗水平得到了进一步的提高,尤其是半月板撕裂的缝合和处理、交叉韧带重建、关节软骨面缺损的修复、关节粘连松解等已成为典型规范的关节镜手术。关节镜手术不仅能全面地进行关节内检查与诊断,更可通过镜下手术完成复杂精细的操作。因此,关节镜诊断与治疗技术应该是处理膝关节创伤的医师必须具备的手段之一。此外,任何将膝关节创伤的处理看作是单纯的手术技术的观点都是片面和危险的。对膝关节创伤的处理应该将膝关节局部与下肢的功能,甚至整个人体的运动功能联系起来,才能从诊断、治疗、康复等方面全面提高膝关节创伤的治疗水平。

一、股骨远端髁部骨折

随着交通及高速公路的发展,股骨远端髁部骨折已非少见,约占大腿骨折的8%,其在治疗方面的复杂性仅次于股骨颈骨折,易引起残疾,在处理上仍应小心谨慎。依据治疗上的特点不同而分为股骨髁上骨折和股骨髁部骨折两大类加以讨论。

(一)股骨髁上骨折

股骨髁上骨折较为多见,且因易引起腘动脉的刺伤而为大家所重视和警惕。该血管一旦受损,肢体的坏死率在全身大血管损伤中占首位,因此在处理时务必小心谨慎。

1.致伤机制

多为以下两种暴力所致。

(1)直接暴力:来自横向的外力直接作用与股骨髁上部,即可引起髁上骨折。

(2)间接暴力:多是在高处坠落时,如膝关节处于屈曲位,可引起髁上骨折,但这种暴力更易引起髁部骨折。

该处骨折以横形或微斜形为多,螺旋形及长斜形者少见,也可呈粉碎性或与髁部骨折伴发。因骨折远侧端受强而有力的腓肠肌作用而向后方屈曲移位,易引起腘动脉损伤。

2.诊断

此处骨折在诊断上多无困难,除外伤史及症状外,要特别注意足背动脉有无搏动及搏动强度,并与健侧对比。同时注意足趾的活动与感觉,以确定腘部的血管及神经有无被累及。X线片即可显示骨折的类型及移位情况。

3.治疗

以非手术疗法为主。复位不佳、有软组织嵌顿或血管神经损伤者,则需开放复位及内固定

（或复位后采用外固定）。

（1）非手术疗法：一般采用骨牵引及石膏固定。

①骨牵引：与股骨干骨折牵引方法相似，只是需将牵引力线偏低以放松腓肠肌以便有利复位。如胫骨结节牵引未达到理想对位，则改用股骨髁部牵引，使作用力直接作用到骨折端。如有手术可能的，则不宜在髁部牵引，以防引起感染。

②下肢石膏固定：牵引 2～3 周后改用下肢石膏固定，膝关节屈曲 120°～150°为宜；2 周后换功能位石膏。拆石膏后加强膝关节功能锻炼，并可辅以理疗。

（2）手术疗法

①手术适应证：凡有下列情况之一的，即考虑及早施术探查与复位。

a.对位未达功能要求。

b.骨折端有软组织嵌顿者。

c.有血管神经刺激、压迫损伤症状者。

②开放复位：根据手术目的不同可采取侧方或其他入路显示骨折断端，并对需要处理及观察的问题加以解决，包括血管神经伤的处理、嵌顿肌肉的松解等，而后将骨折断端在直视下加以对位及内固定。复位后呈稳定型的，一般无需再行内固定术。

③固定：单纯复位的，仍按前法行屈曲位下肢石膏固定，2～3 周后更换功能位石膏。需内固定的可酌情选用"L"型钢板螺丝钉、Ender 钉或其他内固定物，然后外加石膏托保护 2～3 周。

（二）股骨髁部骨折

股骨髁部骨折包括股骨髁间骨折、内髁或外髁骨折、内外髁双骨折及粉碎性骨折等，在处理上根据骨折部位及类型不同而难易不一，预后也相差较大。

1.致伤机制

与股骨髁上骨折基本相似。其中直接暴力多引起髁部粉碎性骨折，而间接暴力则易招致"V"形、"Y"形或"T"形骨折。同时易合并膝关节内韧带及半月板损伤。

2.诊断及分型

依据外伤史、临床特点及 X 线片，股骨髁部骨折的诊断均无困难，应注意有无血管神经损伤伴发。临床上一般将其分为以下 4 型：

（1）单髁骨折：单髁骨折指内髁或外髁仅一侧骨折，其又可分为以下两型：

①无移位型：指无移位之裂缝骨折或纵向移位不超过 3 mm，旋转不超过 5°。

②移位型：指超过前述标准的位移。

（2）双髁骨折：髁骨折指内外髁同时骨折，形状似"V"形或"Y"形，也可称为"V"形骨折或"Y"形骨折。一般多伴有程度不同的位移。

（3）粉碎型：一般除股骨髁间骨折外，多伴有髁上或临近部位骨折，其中似"T"形者，称为"T"形骨折。粉碎性骨折端移位多较明显，治疗上也较复杂。

（4）复杂型：指伴有血管神经损伤的髁部骨折，各型有移位的骨折均有可能发生。

3.治疗

根据骨折类型、移位程度、可否复位及每位医师的临床经验等不同，在处理上差别较大，但仍应采取较为稳妥的方式。

（1）对位满意者：包括无移位的骨折及虽有移位但通过手法复位已还纳原位、基本上达到解剖对位的，可采取非手术疗法。患肢以下肢石膏固定，但应注意避免内外翻及旋转移位。

（2）对位不佳者：应及早行开放复位＋内固定术，其内固定方式根据骨折类型不同而具体掌握。常用的方式包括：

①拉力螺丝固定：用于单髁骨折。

②单纯骨栓固定：适用于单髁骨折。

③骨栓＋钢板螺丝钉固定：多用于"T"形"Y"形"V"形及粉碎性骨折。

④"L"形（Moore 式）钢板：使用范围同前，但固定牢度不如前者，可加用拉力螺钉。

⑤其他内固定：根据骨折的类型、移位情况、施术条件及个人习惯等不同可酌情选用长螺丝钉、钢丝及其他内固定物，以求恢复关节面之完整而有利于下肢功能的康复。

（3）合并其他损伤：应酌情加以处理。

①血管伤：多因骨折端刺激腘动脉引起血管痉挛所致，破裂者较少见。先予以牵引下手法复位，如足背动脉恢复或好转，可继续观察，择期行探查术（可与开放复位及内固定同时进行）；如复位后足背动脉仍未改善，且疑有动脉损伤的，则应立即手术探查。

②神经损伤：以观察为主，除非完全断裂的，一般多留待后期处理。

③合并膝关节韧带伤：原则上应早期处理，尤其是侧副韧带及交叉韧带完全断裂的。对半月板破裂，不宜过多切除，仅将破裂的边缘或前角、后角部分切除即可。

二、膝关节骨软骨损伤

膝关节损伤大都会造成不同程度的关节软骨损害。软骨的创伤可以是软骨的直接损伤，如手术操作中器械对软骨的创伤，但更多见的是间接损伤所致，关节内骨折、半月板损伤和交叉韧带损伤等大多伴有关节软骨面的损伤。由于关节透明软骨在结构与功能上的特殊性，使得关节软骨面的修复成为近年来活跃的研究课题。关节镜对关节面损伤的直接观察可以比包括 X 线片、CT、MRI 等任何其他的检查手段更明确地评价关节面损伤的程度，并可以在关节镜下直接进行必要的手术处理或是在关节镜辅助下进行切开手术，以更小的创伤修复关节软骨。

（一）诊断与处理原则

关节镜检查是关节面损伤最好的诊断方法。通过关节镜术不仅可以对损伤或病灶的部位、大小、骨软骨块的形态和是否已发生坏死等情况做出准确的评价，还可以将正常的骨软骨块在局部清创后复位并进行镜下内固定或将游离体和已坏死的骨软骨块去除并进行病灶基底的清创，以促进关节软骨面的修复。

此外，高分辨率的 MRI 也可获得准确的诊断信息。对伴有软骨下骨的损伤或骨折的病例，X 线片、CT 有明确的诊断价值。

骨软骨骨折的整复要通过手术治疗。如果是儿童骨折且没有移位，可试用保守疗法。如为成人，游离骨片通常要切除。骨软骨骨折的骨片通常来自股骨外髁或髌骨内侧面，手术目的是为了防止由于内部紊乱而致关节进一步损伤。若骨片很大,应尽可能地修复。一般骨软骨骨片很小,无法将其固定在原位,当骨软骨骨片较大时,可使用沉头螺丝钉固定,固定时不要使钉头突出关节面而进入关节内再造成损伤。如果诊断和手术都被延误,骨片的边缘和缺损已成为钝圆形,则不可能达到恢复原位的要求。骨片切除时,切除处的松质骨面应该是光滑的。锐性切除、分离磨损的软骨边缘,以斜形削除为佳,不要影响负重面。

对于关节软骨面的划伤、割伤和轻度挫伤一般不需特殊处理。通过减少负重和使用 CPM 训练,以及适当的对症处理可获得满意疗效。

(二)不同类型关节骨软骨损伤的评价与治疗

对临床骨科医师而言,许多软骨损伤在没有关节镜的观察和诸如 MRI 等高分辨率辅助诊断结果的帮助下是难以获得准确诊断的。在关节镜下对关节软骨损伤的描述可按照软骨划伤和挫伤、软骨裂伤或骨折、软骨缺损及关节内骨折的分类进行。

1.软骨挫伤

软骨挫伤是关节软骨损伤最常见的类型。在急性或亚急性的关节损伤中,膝关节镜下可发现损伤的软骨出现表浅的缺损和明显的摩擦痕迹,较长时间后可以发现局部的软骨发生纤维化或瘢痕软骨修复。在半月板破裂的病例中,几乎均可以观察到在与半月板破裂的部位相应的股骨和胫骨的关节面有程度不等的软骨挫伤与磨损。同样,在交叉韧带断裂或慢性膝关节不稳定的病例中,也都有类似的表现。

对未达全层的软骨挫伤和划伤,可在关节镜下进行局部的修整使其成为光滑的表面,去除可能成为游离体的软骨片,并处理同时存在的膝关节内其他病损。

2.软骨划伤(割伤)

软骨的划伤经常由膝关节的开放或关节镜下手术操作所致。在关节镜操作过程中,使用任何金属器械的粗暴动作,包括镜头移动不慎均可造成关节软骨面的划伤,轻微的划伤在关节镜下可以见到表浅的划痕和 1 条被掀起的较薄的膜状软骨,关节镜下将其去除后一般不致引起症状。而较深的划伤则可导致术后恢复期延长和损伤软骨的瘢痕化。

3.软骨裂伤(骨折)与软骨缺损

软骨裂伤或软骨骨折以及由其引起的关节软骨面的缺损是较严重的关节软骨损伤,通常由较大的直接或间接暴力造成。关节镜观察可发现关节软骨裂伤、掀起、软骨下出血,有时软骨骨折片脱落成为关节内游离体,而关节面出现软骨缺损。值得注意的是,对关节损伤的病例,当关节镜下发现有较大的软骨缺损时,一定存在软骨的游离体,而软骨片在 X 线片上并不显影,术前难以定位,一定要仔细寻找软骨的骨折片,并将其形态、大小与关节面缺损区加以对照,因为 1 个较大的关节面缺损可能存在数个软骨的骨折碎片。对新鲜的软骨骨折可考虑在开放或镜下复位与固定,而对后期的软骨缺损则需要通过局部清创、磨削或以骨软骨、骨膜或软骨膜进行二期修复。

4.关节内骨折

关节内的骨折不可避免地影响到关节软骨,部分闭合性的关节内骨折如交叉韧带的胫骨止点的撕脱骨折、胫骨平台骨折或陈旧性关节内骨折都伴有关节软骨的损伤。在处理骨折和韧带撕裂时需考虑到关节面的重建。对已通过 X 线片明确了关节面骨软骨骨折的病例,如果骨折块直径大于 10 mm,且位于功能区,则可以通过切开手术的方法进行内固定。通常采用前内侧切口获得良好的显露,将骨折基底清除后,将带有软骨面的骨软骨块复位,以沉头螺钉固定,注意使螺钉尾部沉入关节软骨平面以下。将复位后的软骨面与正常软骨面的结合缘修整光滑。早期病例采用克氏针固定常见并发症是克氏针断裂,即使用石膏固定也可发生克氏针断裂。此外,皮肤上克氏针针眼的感染也十分常见,目前普遍提倡用沉头空心螺丝钉后手术并发症日趋减少。术后患者须扶拐避免完全负重 8 周,以防止损伤胫骨关节面,并结合 CPM操练及相应的康复训练。

5.关节面软骨骨折性游离体

关节面软骨的剥脱可导致关节内游离体的产生。而较大的软骨性游离体将产生诸如交锁等体征。游离体可能存在于髌上囊、髁间窝、内外侧沟甚至滞留在腘窝内。

(三)关节面缺损的修复手术

如关节软骨面较大和较深的创伤未获得及时处理,脱落的骨软骨块已坏死,关节面可能残留缺损,并将因此出现明显的临床症状和体征。时间久后必然将导致创伤性骨关节炎的结果。近年来,相继有学者报道了各种不同的手术方法修复关节软骨面负重的缺损。

1.关节内自体骨-软骨移植

Muller、Yamashita 等采用取自同侧膝关节带正常关节软骨的自体骨-软骨移植修复膝关节负重面缺损的方法已经被膝关节外科医师广泛接受。Matsusue 等报道了使用关节镜进行移植手术的技术。目前被认为是解决膝关节负重区中等范围缺损的较理想的方案。应该注意的是,大块的骨软骨移植,其软骨面将发生退变。

手术方法:无论是开放手术或关节镜手术,其移植物获取和植入方法均相同。以特制的直径 5～7 mm 的环形取骨器获取外侧髁前外侧缘或髁间凹前上缘带软骨面的圆柱状自体骨软骨块;在缺损区用相对应直径的打孔器打孔,使与移植物相匹配。将移植物紧密嵌入使移植的软骨面于关节面相平或稍低。对较大的缺损,可使用几个移植物充填。

2.自体骨-骨膜移植

骨膜移植诱导透明软骨再生已经动物实验和临床实践所证实。问题是骨膜移植在修复膝关节骨软骨缺损时存在的技术上的问题如缺损深度的充填和骨膜的固定等尚难以解决,有学者报道采用取自胫骨上端的自体骨-骨膜移植修复膝关节骨软骨缺损的技术也获得了满意的疗效。

手术方法:

(1)前内侧入路显露膝关节,取出游离体,暴露缺损区。

(2)将缺损区清创并修凿成标准的几何形状,精确测量其大小与深度。

(3)在切口远端的胫骨干骺端凿取带骨膜的骨块,并精确修整使其与缺损区相匹配。

(4)以紧密嵌入法将骨膜-骨移植物植入缺损区,使骨膜面稍低于正常关节软骨面,也可采用环锯法和矩形凿法准备手区和获取移植物,以得到更紧密的固定。

三、半月板与盘状软骨损伤

半月板损伤是非常多见的膝关节损伤,尤其是在膝关节的运动损伤中半月板撕裂占据了相当的比例。随着对半月板功能及损伤与修复机制研究的深入,尤其是关节镜技术在半月板外科领域的发展,以及对传统方法切除半月板出现的膝关节晚期退变等一系列问题的重新审视,使得半月板外科成为了膝关节外科中的重要内容。

(一)半月板的功能解剖与创伤机制

1.半月板的功能

膝关节正常功能的发挥依赖于正常半月板的参与。半月板有吸收纵向冲击和振荡的功能,半月板的形态对关节活动时胫股关节面的匹配也具有重要的生物力学意义。此外,半月板在关节活动和负荷时还具有交流滑液、使其均匀分布以润滑和营养关节软骨的作用。因此,传统的对损伤半月板的全切除几乎不可避免地会导致关节的退变。半月板的损伤与其本身的结构与外伤的力学因素有关,并常因退变使半月板易受损伤。

2.半月板撕裂的创伤机制

膝关节由屈曲向伸直运动时,同时伴有旋转,最易产生半月板损伤。内侧半月板在胫骨上很少移动,很易挤压在两髁之间,导致损伤。最常见的是半月板后角的损伤,而且最多见的是纵形破裂。撕裂的长度、深度和位置取决于后角在股骨与胫骨髁之间的关系。在半月板周围囊肿形成或者原先就有半月板损伤或者半月板疾病存在,则轻微损伤即可使半月板撕裂。半月板的先天性异常,特别是外侧盘状软骨可能倾向于退变或损伤而撕裂。这是亚洲人种外侧半月板撕裂病例较多的原因之一。先天性关节松弛和其他内部紊乱一样,很可能会大大增加半月板损伤的风险。

因为半月板的形状、弹性和附着特点倾向于保持它们向关节中心运动,当半月板在膝关节部分屈曲的同时遭受旋转的力量时,改变了股骨髁和与半月板之间的关系,限制了两髁之间的半月板的运动。因此,股骨髁能伤及向关节中心运动的半月板。由于内侧半月板的边缘与关节囊完全固着,且膝关节的旋转是以内侧髁为中心的活动方式,因此真正的运动伤造成的半月板撕裂以内侧为多。在我国的资料统计中,外侧半月板损伤的概率大于内侧,但根据有学者的资料,除去外侧盘状软骨,在有明确外伤病史的病例中,仍以内侧半月板撕裂多见,尤其是内侧半月板后角的纵形撕裂。

另一方面,半月板的胶原纤维的特殊排列方式也与半月板的损伤类型有关。半月板由水平向、纵向及放射状3种纤维结构交织而成,这种特殊的纤维结构使得半月板具有极好的弹性、韧性和对抗各种方向应力的能力,但同时也是半月板水平状撕裂、纵向和放射状撕裂的结构基础。

根据Smillie同样的机制,内侧半月板前、中1/3连接部很少有不完全横形撕裂。因为半月板的弹性允许半月板的边缘有某种程度的伸直,从而也可发生边缘的撕裂。同样,也可能产生外侧半月板后边缘纵形撕裂。膝关节部分屈曲时,股骨在胫骨上强力的旋转,也可能损伤外侧半月板。因外侧半月板的易移动性和结构特点,不易产生篮柄状撕裂。由于有明显的弯曲,完全不受腓侧副韧带的牵制,外侧半月板比内侧半月板更易遭受不完全的横形撕裂。

(二)半月板损伤的分类

半月板撕裂的分类对医师在检查过程中做出半月板损伤的书面性诊断和对选择合理的半月板手术治疗方法,包括全切除、次全切除、部分切除以及清创缝合等,具有指导意义。

半月板撕裂有许多不同的分类方法，O'Connor 分类法是较合理明确的分类方法。

(三)半月板损伤的诊断

对半月板撕裂引起的膝关节内紊乱的诊断并非十分简单。仔细地询问病史，详尽准确的物理检查，结合站立位 X 线片，特别是 MR 和关节镜检查，可以使半月板撕裂的误诊率可能保持在 5% 以下。

1.病史与临床表现

年轻患者较正常的半月板产生撕裂通常伴有明显的创伤，屈膝时半月板陷入股骨和胫骨髁之间，膝关节伸直后发生撕裂。而本身已有退变的半月板撕裂，则可能完全无法获得外伤史的主述，此类患者总是因为关节交锁或疼痛就诊。交锁通常仅发生在纵形撕裂，在内侧半月板的篮柄状撕裂中也较常见。关节内游离体和其他的一些原因也可能引起交锁。当患者无交锁症状，诊断半月板撕裂可能是困难的。

半月板损伤后的常见临床表现包括局限性的疼痛、关节肿胀、弹响和交锁、股四头肌萎缩、打软腿，以及在关节间隙或半月板部位有明确的压痛。

弹响、交锁和关节间隙的压痛是半月板损伤的重要体征，关于膝关节周围肌肉的萎缩，特别是股内侧肌萎缩，提示膝关节有复发的病废，但不能提示是何原因。

2.物理检查

(1)压痛：最重要的物理检查是沿关节的内侧、外侧间隙或半月板周围有局限性压痛。除了边缘部分，半月板本身没有神经纤维，所以压痛或疼痛是与邻近关节囊和滑膜组织的牵拉痛或局部的创伤反应。

(2)操作检查：McMarray 试验和 Apley 研磨试验是最常用的操作检查方法。在做 McMarray 试验时，患者处于仰卧位，使膝关节剧烈地、强有力地屈曲，检查者用一手摸到关节的内侧缘，控制内侧半月板；另一手握足，保持膝关节完全屈曲，小腿外旋内翻，缓慢地伸展膝关节，可能听到或感觉到弹响或弹跳；再用手摸到关节的外侧缘，控制外侧半月板，小腿内旋外翻，缓慢伸展膝关节，听到或感觉弹响或弹跳。McMurray 试验产生的弹响或患者在检查时主诉突然疼痛，常对半月板撕裂的定位有一定意义。膝关节完全屈曲到 90。之间弹响，常见的原因是半月板后面边缘撕裂；当膝关节在较大的伸直位时，关节间隙有明确的弹响提示半月板中部或前部撕裂。但 McMarray 试验阴性，不能排除半月板撕裂。做 Apley 的研磨试验时，患者俯卧位，屈膝 90°，大腿前面固定在检查台上，足和小腿向上提，使关节分离并做旋转动作，旋转时拉紧的力量在韧带上，当韧带撕裂，试验时有显著的疼痛。此后，膝关节在同样位置，足和小腿向下压并旋转关节，缓慢屈曲和伸展，当半月板撕裂时，膝关节间隙可能有明显的弹响和疼痛。其他有用的试验包括"下蹲试验"：以重复完全的下蹲动作，同时足和小腿交替地充分内旋和外旋诱发弹响和疼痛，疼痛局限于关节内侧或外侧间隙。内旋位疼痛提示外侧半月板损伤，外旋位疼痛提示内侧半月板损伤。此外，侧卧位利用小腿的重力挤压关节间隙，反复伸屈膝关节动作能"重力实验"对判断膝关节盘状软骨也有一定帮助。

膝关节的操作检查必须是双膝关节对照检查，以避免将膝关节生理性的弹响误作为半月板损伤。

3.X 线片检查

前后位、侧位以及髌骨切线位的 X 线片,应作为常规检查。摄片不是为了诊断半月板撕裂,而是排除骨软骨游离体、剥脱性骨软骨炎和可能类似于半月板撕裂的其他膝关节紊乱。站立位的膝关节前后位片可提示关节间隙情况,在层次清晰的 X 线片上有时能反应盘状软骨的轮廓。关节造影术是提供分析膝关节疾病的有价值的辅助措施。常用气碘双重造影技术。对有经验的医师来说,在各种应力位拍摄的造影片可以获得半月板撕裂、交叉韧带断裂等较准确的信息。但由于现代 MR 等非侵入性和高准确性的检查手段,造影技术目前已较少应用。

4.MR 和其他影像学诊断

MR 是迄今为止阳性敏感率和准确率最高的影像学检查手段。在使用 1.5T 的 MR 机并使用肢体线圈的条件下,适当地控制检查条件,可使其对半月板、交叉韧带等结构病损的诊断准确率达 98%。对半月板撕裂的 MR 诊断根据 Lotysch-Crues 分级的 Ⅲ 度标准,即低信号的半月板内线状或复杂形状的高信号贯穿半月板的表面。其他的影像学诊断方法如膝关节高分辨率超声、高分辨率 CT 等对膝关节内紊乱的诊断也有一定帮助。

5.关节镜技术

关节镜技术已被公认为最理想的半月板损伤的诊断与外科处理手段。对半月板撕裂诊断不明的膝关节紊乱,关节镜是最后的确诊方法。但关节镜不应成为半月板撕裂的常规检查手段。只有在临床得出半月板撕裂的初步诊断之后,关节镜检查作为证实诊断并同时进行关节镜手术处理时,关节镜术才能显示其优越性。

(四)半月板撕裂的处理

1.非手术治疗

在半月板的周围血供区(红区)发生急性撕裂是非手术治疗的指征。对于急性损伤同时伴有慢性或反复出现的症状,以及既往有半月板损伤体征者,非手术治疗往往无效。在血管供应区内 1 个小的无移位或不完全撕裂,在损伤初期适当处理是能够愈合的;通过 MR 或应用关节镜观察到血管区内小的、稳定的急性撕裂,石膏固定 3~6 周后,大多数在这个固定期内能够愈合。慢性撕裂即使在血管区,不应用手术清创缝合也将不能愈合。非手术治疗对于篮柄状半月板撕裂引起的膝关节交锁的患者是不适当的。因为这种撕裂发生在半月板的无血管部位,将不可能愈合,必须手术治疗。

但临床上医师多数无法对半月板是在"红区"或"白区"的撕裂做出定位诊断,因此,即使是急性撕裂,保守治疗是否能获得愈合仍然是不可知的。但不应放弃愈合的机会。

非手术治疗的措施包括长腿石膏固定 4~8 周,允许患者用拐杖带石膏负重。在石膏固定中,进行股四头肌的等长训练,并在石膏去除后继续膝关节康复训练。假如非手术治疗症状复发,则说明半月板未获得愈合。

非手术治疗最重要的是治疗过程中的康复训练,避免膝关节肌群的萎缩。

鉴于半月板在膝关节中的重要功能和半月板切除后对关节退变进程的显著影响,对半月板损伤的处理原则应该是尽可能地保留正常、稳定的半月板组织。因此针对半月板损伤的类型,采用个体化的手术方案包括半月板缝合、半月板部分切除、半月板次全切除和半月板全切除。此外,近年来,半月板移植术也已经在临床开展并取得了短期随访的成功。

2.关节镜下半月板手术

为了在对半月板损伤进行有效治疗时将创伤控制到最小,关节镜技术无疑是最好的选择。关节镜下可以完成半月板的所有术式。

3.半月板切除术

(1)注意事项:正常半月板是膝关节重要的结构,虽然患者切除了半月板仍然可以正常活动,但常发生关节内晚期退行性改变。另外,半月板的许多其他作用的丧失可影响到膝关节长期的功能。因此,半月板的切除手术方案的确定应该是慎重的。

半月板切除术的成功与否取决于许多因素,包括适当的操作器械、熟练的手术技巧、针对性的术后护理及康复训练。

半月板切除术应该在止血带下操作,尽量清晰地显露半月板,避免盲目地切除可能是正常的半月板和损伤关节面。为更好地完成开放的半月板手术,需要的特殊器械包括叶状半月板拉钩、Kocher 钳、半月板刀、脑膜剪、髓核钳等。关节镜专用的手工操作工具和电动刨削器等同样适用于切开手术操作,并且更有益于开放手术中进行半月板部分切除和次全切除的操作。

做内侧半月板切除术切口时,要保护隐神经的髌下支。隐神经由后经过缝匠肌,在缝匠肌肌腱与股薄肌之间穿出筋膜,位于小腿内侧皮下;切断隐神经的髌下支将产生膝关节前方的知觉迟钝或者疼痛的神经瘤。

(2)内侧半月板切除术:髌骨内侧做 1 个前内侧切口,与髌骨和髌腱平行,约 5 cm 长,到达关节线下方,再延伸易导致隐神经髌下支损伤的危险。但过小的切口是得不偿失的,因为小切口可能使重要的关节内损伤遗漏。切开关节囊与滑膜,分别延伸两端滑膜切口,吸出关节液。当切开前内侧关节囊和滑膜时,小心保护半月板前角,用探针系统地检查关节结构:内侧半月板、髌骨关节面、内侧股骨和胫骨的关节面、交叉韧带、胫骨前棘。最好使用专门的光源,以获得清晰的观察。用探针触摸半月板下面,暴露半月板下面的撕裂及后角。然后充分伸膝检查髌上囊,因切口小,仅能看到内侧部分,轻微屈曲并用力外翻膝关节,牵开胫侧副韧带,检查内侧半月板的前 2/3 部。确定有撕裂时,切除半月板,篮柄状撕裂的内侧部分半月板可仅切除篮柄部分,而不必全切除。

直视下显露半月板前角附着部,用 Kocher 钳抓住前部分向关节中央维持轻微的牵引,助手用叶状牵开器小心牵开胫侧副韧带,直视下游离半月板中部。用半月板刀的凹面,切开半月板周围附着部向后推进。后角部分可能向后回缩,在膝关节屈曲胫骨外旋位,牵拉半月板后部向前,以弧形半月板刀将整个后附着部分离,牵拉半月板进入髁间凹,剩余的后角附着部能够在直视下,用半月板刀,通过髁间凹完整地切除。

当关节间隙狭窄,半月板刀通过胫骨髁的内侧缘困难时,加用辅助的后内侧切口,允许更完全和更容易分离后角,同时可收紧或恢复关节囊结构,特别是后斜韧带和半膜肌的关节囊延伸部。通过这个切口可暴露半月板的后部分,并经前切口牵开、游离半月板前 2/3,用止血钳将游离的半月板拉向后内侧切口。在直视下切开后角周围附着部,以完成内侧半月板的完整切除。或在经前内切口切除内侧半月板大部后,再经此辅助切口将半月板后角碎片切除。

彻底冲洗并检查关节,切除残余的半月板,取出关节内切削碎片。逐层缝合。

(3)内侧半月板篮柄状撕裂的部分切除术:如半月板的撕裂的"篮柄"进入髁间凹,则横形切断中央部与周围部分前面的连接处,用 Kocher 钳抓住"篮柄",拖向前面,用半月板切除刀在直视下向后切断"篮柄"的后附着。"篮柄"通常少于半月板宽度的 1/2,保留周围部分,将继续保持部分功能。注意检查有无其他的撕裂,并用探针检查残余的半月板周围缘。保证留下稳定平衡的半月板边缘以保持其在关节稳定中的作用。

(4)外侧半月板切除术:患者仰卧并悬垂小腿,膝关节充分屈曲,做前外侧切口。切口线自髌骨外侧中点,向远端伸延,与髌骨和髌韧带平行,到胫骨面上方。切开股四头肌腱膜,前外侧关节囊,沿皮肤切口线切开滑膜,避免切断外侧半月板的前周围附着部,用叶状拉钩牵开髌下脂肪垫和黏膜韧带,另 1 把叶状拉钩保护外侧关节囊和腓侧副韧带。用尖刀片游离外侧半月板的前 1/3 并用 Kocher 钳夹住,维持牵引,用半月板刀游离外侧半月板体部,在体部和后角的交界处小心地从关节囊分离半月板,避免切断该处的肌腱,肌腱切断可能导致膝关节旋转不稳定。内旋足和小腿能清楚看到胫骨外侧平台的前面,继续轻柔地牵引,游离前部,以弧形半月板刀切开外侧半月板的后角附着部,完整切除外侧半月板。

(5)半月板切除术后并发症的预防与处理:半月板切除后,术后的关节血肿和慢性滑膜炎是最常见的两个并发症。其次,由于操作的不当,半月板残留、关节面及关节内结构的损伤等也可以导致术后症状的不缓解。预防措施包括手术结束时,放松止血带,结扎膝下外动脉的出血,使关节血肿减少到最小程度,再缝合伤口。慢性滑膜炎可能是膝关节术后患者很快下地活动,下肢肌肉还未恢复足够的肌张力前过早地负重,以及关节内血肿的结果。膝关节穿刺、减少负重,加强肌肉等张性操练,半月板碎片的残留,特别是后角的残留或者血管的损伤通常是可以通过后侧的辅助切口或手术中仔细的操作而避免的。隐神经髌下支神经瘤,可能是在做前内侧切口时,忽视了局部解剖和过度牵拉神经分支所致,早期的关节不稳也可以是半月板切除术后的并发症。半月板目前被认为是膝关节重要的稳定结构,因此,术前无症状,而一旦切除半月板后,半月板膝关节内的重要结构,在术中没有发现病理改变,就不应该切除半月板。术前评价包括特殊的诊断性检查,可避免切除正常的半月板。

4.半月板缝合术

(1)半月板缝合的适应证:半月板周围约 1/3 的区域(红区)有血液供应,该区域内的撕裂在得到稳定的缝合后可以愈合。因此,对于红区的撕裂,在技术条件允许的情况下应争取缝合以保留半月板。由于半月板周缘的撕裂几乎可以发生在任何部位,而每一不同部位的缝合在技术上都有区别。

对新鲜的半月板撕裂的缝合(3 周以内)是没有争议的。但对于陈旧的半月板撕裂是否属于缝合的适应证则存在争论。目前多数学者认为,即使是陈旧的撕裂,在对撕裂边缘进行彻底的清创之后,仍然有愈合的机会,只是愈合的概率将比新鲜撕裂小。

为半月板缝合设计的特制缝合工具,如各种不同弧度的单套管系统或双套管系统等,可以在关节镜下完成大多数的半月板边缘撕裂的缝合。相反,开放手术缝合半月板往往比关节镜下缝合更加困难。只有在缺乏关节镜设备和技术的情况下或是对某些镜下缝合困难的区域的撕裂如前角撕裂才采用开放手术缝合。但另一方面,因为半月板内胶原的排列方向决定了垂直缝合比水平位缝合更牢固,经关节切开,多根垂直缝线缝合半月板撕裂的周围缘比用关节镜技术更容易。

（2）切口选择：根据术前的半月板撕裂的定位诊断和关节镜检查结果选择与上述半月板切除相应的切口。

（3）手术方法：（以内侧半月板后角边缘撕裂的缝合为例）膝关节屈曲，做后内侧切口，切口自股骨内上髁向远端沿着后斜韧带方向垂直地向半膜肌腱的方向延伸。应用叶状拉钩向后牵开后关节囊，探查撕裂的半月板，撕裂通常位于半月板周围 2～3 mm，完全在血管区内。缝合前用小锉刀做撕裂边缘的修整与清创，以促进半月板及滑膜组织的愈合反应。识别后关节囊和腓肠肌内侧头之间的间隔，将内侧头向后牵开。暴露半月板及撕裂区域，用 3-0 无创尼龙线间隔 3～4 mm 缝合。缝合时从关节囊后侧面开始，缝线经过关节囊，垂直地从下到上经过半月板，再经关节囊返出，留置缝线不结扎，每根缝线的方向保持垂直。关节切口缝合前，聚集半月板缝线的两端，施加张力，看到半月板撕裂部准确地接近，维持缝线的张力，缓慢伸膝，注意观察撕裂部稳妥地接近而不分离开。在关节囊外逐根结扎半月板缝线。

（4）术后处理：膝关节屈曲 15°～20°，长腿石膏或支具固定 4～6 周，8 周内不负重，患者在石膏固定中即开始肌肉的等长训练。当石膏或支架去除后，根据患者各自情况，进行渐进抗阻训练。

5.半月板移植术

鉴于半月板的重要功能，对半月板缺失的病例采用半月板移植重建新的半月板是一种较新的方案。近年来，同种异体半月板移植已经从动物实验过渡到临床试验，并获得了良好的短期疗效。但长期疗效以及移植半月板的转归等还有待长期随访研究。

（五）盘状软骨损伤

膝关节盘状软骨可能是先天性或半月板发育过程中的异常结果。由于盘状软骨往往并不具备典型半月板的半月状形态，因而将其称为盘状软骨更为确切。在东方人群中盘状软骨的出现率远较西方人群高。盘状软骨以外侧多见，而内侧盘状软骨则少见报道。在解剖学统计中，西方文献报道为 1.4%～5%，而 Ikeuchi 报道的盘状软骨的出现率可高达 16.6%。我国的统计资料显示为 8.2%～12%。而在半月板手术的病例中，有学者的统计是 27%，许多学者的统计数字则更高。因此，膝关节盘状软骨及其损伤是膝关节创伤中的重要课题。

1.盘状软骨的创伤机制

由于盘状软骨在形态上与胫骨-股骨关节不相匹配，而容易导致退变和损伤。盘状软骨的撕裂多数以水平撕裂和复合型撕裂为主。而在许多"症状性盘状软骨"的病例中，关节镜检查并不能够发现撕裂，而当使用探针对盘状软骨进行探查时会发现盘状软骨有"分层"的感觉，即所谓"波浪征"。用香蕉刀将其中央部切开可发现明显的水平撕裂。这是因为盘状软骨的水平撕裂位于半月板组织中央未达游离缘。在对 400 例开放或关节镜下半月板手术的资料统计中发现，儿童的"半月板问题"以盘状软骨居多，而且出现盘状软骨严重撕裂的病例并不多见，且有时并无明确的外伤史。主要表现为半月板的软化、中央部的水平撕裂和盘状软骨的过度活动。

2.诊断和治疗方案的选择

对"症状性盘状软骨"的诊断和评价应该是仔细和慎重的。过度活动的盘状软骨在做 McMarry 试验时可以表现出半月板"跳出"关节间隙。重力试验可以呈现阳性。但对少年的盘状软骨,如果仅仅是有弹响,并不能作为手术的明确指征。只有患者主诉反复的外侧间隙弹响并伴有疼痛、打软腿、出现股四头肌萎缩等症状和体征时,才考虑手术治疗。因为,并非所有的盘状软骨都导致关节功能的障碍。

MR 可以明确诊断盘状软骨,并可以对撕裂或退变情况做出评价。关节镜检查可以对盘状软骨的形态、厚度、撕裂的分类、活动度等进行仔细的观察,并可对关节的稳定性和对应关节面的损伤情况做出综合判断。因为对盘状软骨的处理,尤其是儿童病例的处理有赖于准确的评价。任何无谓地切除都可能导致比正常形态的半月板切除更严重的关节不稳和软骨退变的后果。

对于完全型和不完全型盘状软骨,可以在条件许可的情况下施行盘状软骨的改型手术,即将盘状软骨修整成较正常的半月板形态;而 Wrisberg 型需要做半月板全切除术,除非先将其后角重新附着于后关节囊,而这个操作是较困难的。对青少年患者而言,盘状软骨的改型手术可允许较正常的半月板组织存留并继续生长发育,其生物力学能力将得到保留。

3.手术方法

(1)盘状软骨改型术:该术式可以在关节镜下完成。如具备必要的手术器械,开放手术也同样可以完成。

①切口:前外侧切口。

②探查外侧间室,确认盘状软骨分型及其损伤类型。

③在髁间盘状软骨游离缘的底部伸入刀具将中央部分切除,注意勿将其前角在髁间附着的蒂部完全切断。探查其周源有无撕裂或后角是否过度松动而能够轻易拉向髁间,如果有上述情况,则须施行切除术。

④借助弧形香蕉刀、髓核钳或其他特制刀具如关节镜篮钳等,将切割缘修整,使其具备正常的半月状雏形。注意勿使半月板保留过多,一般以周缘 5 mm 即可。

⑤用电动刨削器进行刨削,使切割缘整齐,并将游离缘削薄,使其冠状面成楔形。

⑥再以探针探查保留的半月板组织是否平衡稳定和有无遗漏的撕裂,清除关节腔内组织碎片。台上重复 McMany 试验,如仍有屈伸时的弹响,可能说明前角或后角切除量不够,再行修整后重复试验,直至阴性。逐层缝合切口。

(2)盘状软骨切除术:盘状软骨的切除手术与前述的外侧半月板切除术相同。但应该注意的是,盘状软骨往往较厚,如果连同冠状韧带切除将使外侧关节间隙的失去支撑,而导致外侧明显的松弛,因此,施行盘状软骨切除时,保持半月板刀在边缘的斜形切割,保留其极外侧缘和半月板胫骨韧带,将有助于关节的稳定和半月板的再生。

四、膝关节脱位与髌骨脱位

(一)膝关节脱位、骨折-脱位与胫股关节半脱位

1.创伤机制

由于膝关节周围及关节内的特殊韧带结构维持着关节的稳定性,因此膝关节创伤性脱位并不多见。而在胫骨上端遭受强大的直接暴力下,如车祸、剧烈对抗的运动等,可造成某些韧

带结构的严重撕裂伤,当暴力超出稳定结构提供的保护力量时,膝关节将发生脱位。因此,可以认为膝关节脱位一定伴有膝关节稳定结构的创伤。在某些情况下,暴力还可能在造成韧带结构损伤的同时,造成胫骨髁的骨折,导致膝关节骨折-脱位。但膝关节稳定损伤尚不致引起膝关节完全脱位时,可发生股骨在胫骨上的异常移动而导致所谓的半脱位。而胫股关节半脱位严格来说只是膝关节不稳的表现。

2.分类

按照脱位的程度和是否伴有骨折,膝关节脱位分为以下几类。

(1)膝关节脱位:按照脱位时胫骨髁的相对位置分为:

①前脱位。

②后脱位。

③外侧脱位。

④内侧脱位。

膝关节脱位的移位方向发生频率以下列次序排列:前脱位、后脱位、外侧脱位、旋转脱位和向内侧脱位。前脱位的发病率是后脱位的 2 倍,但后脱位更易伤及腘动脉;向内侧脱位的发病率约是前脱位的 1/8。

(2)膝关节骨折脱位:通常是脱位过程中股骨髁对胫骨髁的撞击导致胫骨髁的骨折。韧带附着点的骨块撕脱也可看作伴有关节骨折的脱位。膝关节半脱位通常是膝关节相应的韧带结构断裂导致的胫骨前移、后移或旋转。有些学者不主张将半脱位作为膝关节脱位的分类而作为膝关节不稳分类。

3.创伤性膝关节脱位

创伤性膝关节脱位较少见。但脱位一旦发生,则是一种极为紧急和严重损伤的脱位。不仅要尽早地立即复位,还必须对损伤的韧带进行修复。膝关节脱位对于韧带损伤是严重的,可伴有交叉韧带和内侧副韧带损伤或外侧副韧带损伤。交叉韧带损伤可以是胫骨棘部的撕脱、单纯的前交叉韧带撕裂、单纯的后交叉韧带撕裂或后关节囊撕裂。

膝关节脱位往往还并发血管神经损伤。其发病率可高达 50%。血管损伤在后脱位中更为多见。足背动脉的扪触和对远端血运的观察可以获得对血管损伤的印象。此时应进一步探查,包括动脉造影或手术探查。血管的栓塞可能导致肢体的坏死,必须提高警惕。神经损伤占16%~43%,以坐骨神经损伤最常见。

膝关节脱位后常可用手法闭合复位取得满意的整复。对关节内的血肿应以无菌操作吸出。然后,用大腿石膏固定于膝关节屈曲 15°~20°位。这是一种临时的、良好的治疗措施,可避免膝关节不再受到其他的损伤。大腿石膏临时固定 5~7 天,这段时间以利于组织肿胀消退、观察血运情况,并针对韧带损伤情况选择合适的韧带修复或重建手术方案。如手法复位后膝关节不稳定,特别是膝关节向后外侧脱位,若膝关节显示整复后不稳定,则往往可能是有其他组织嵌入在关节中间。被撕裂的侧副韧带和鹅足肌腱也可以阻挡膝关节的整复。若遇到难以整复的膝关节脱位,通常可做 1 个前内侧切口进行切开整复。手术进路的选择决定于膝关节脱位的移位方向类型。在手术过程中,对部分损伤的组织是修复还是切除后重建,仍有争议。有些病例虽经手术修复,但仍有关节不稳等类似韧带损伤的表现。对于韧带损伤的修复,尽可能要早期修复。Sisk 和 King 报道,早期行韧带修复的病例,经长期随访,达到满意结果的占 88%,而单纯做石膏固定的仅达 64%。因此,尽可能地做手术修复,手术效果远比非手术方法好。非手术方法是先做大腿石膏观察 5～7 天,如无特殊情况发生,则维持 6 周。总之,若选用手术疗法治疗膝关节脱位,手术时必须修复因脱位后造成的膝关节内侧结构、外侧结构、前或后侧结构损伤的各种撕裂组织。

对膝关节骨折-脱位则必须在复位脱位的同时复位骨折并进行适当的内固定或外固定。

(二)上胫腓关节脱位与半脱位

1.创伤机制与分类

上胫腓关节常因扭转暴力引起脱位,并常合并其他损伤。虽然少见,但常可漏诊。根据 Ogden 分类,胫腓上关节存在两种基本类型:倾斜型和水平型。大多数的胫腓上关节是水平位活动,因此倾斜型的关节面水平活动相对地受到限制。所以大多数的损伤是倾斜型的上胫腓关节,约占 70%。Ogden 把胫腓上关节损伤引起的半脱位和脱位分为 4 类:

(1)半脱位。

(2)前外脱位。

(3)后内脱位。

(4)向近端脱位。

2.处理

有半脱位的患者常引起局部疼痛,后期可有腓总神经麻痹症状。如症状始终无改善,则须要用石膏制动,后期须做腓骨头切除术。但不主张做关节融合术,因为可影响膝关节活动,并产生膝关节疼痛。脱位类型中以前外脱位最常见,常可用手法整复。

后内脱位较少见,一旦发生,因常同时伴有胫腓上关节囊和腓侧副韧带损伤,手法整复困难。对急性脱位,可采用手术切开整复,并同时修补损伤的关节韧带,在关节之间要用克氏针固定。向上脱位也少见,常合并腓骨骨折或胫腓上关节的内外侧脱位。如应用切开整复,术后应用大腿石膏固定,防止膝关节及胫腓上关节活动,以稳定内固定钉。石膏固定 3 周,固定 6 周取出。

(三)髌骨脱位

1.创伤机制

髌脱位和半脱位在成人和青少年中有较高的发病率,特别是在女性青少年。髌骨脱位的绝大多数是向外侧脱位,极少有因髌骨重排手术导致的医源性内侧脱位的报道。但真正的创伤性髌骨脱位并不常见,发生脱位或半脱位的病例多数伴有股骨髁的发育不良、髌骨位置不称或存在异常的 Q 角。造成脱位的暴力往往是伸直位的胫骨突然的外旋,导致不稳定的髌骨向髌骨外侧移位。髌骨内侧的由内向外的直接暴力也可以造成髌骨的脱位。髌骨脱位时髌骨关节面和股骨外髁关节面的撞击可能导致骨软骨骨折。

2.分类

髌骨脱位通常可分为急性创伤性髌骨脱位、复发性髌骨脱位和髌骨半脱位。复发性髌骨脱位可由于急性髌骨脱位后未获得正确处理和没有纠正先天性的髌骨不稳定因素造成。而髌骨半脱位可以是创伤性脱位的结果,也可能并无创伤因素,而仅由发育异常导致。

3.急性髌骨脱位

(1)非手术处理:髌骨脱位一旦发生常常可用手法整复,通过膝关节过伸位时,在髌骨外侧边缘挤压即能把脱位的髌骨复位。然后给予大腿石膏固定4~6周。并须经X线片仔细地检查排除有无骨软骨碎片残留在关节内。尽可能避免以后发生复发性髌骨半脱位或者全脱位。但应该注意的是,保守的治疗方法往往忽视了髌骨内侧支持带的损伤,也无法纠正发育性的髌骨位置不称或髌股对线不良。

(2)手术处理:如果在膝关节内有骨软骨碎片,则应该手术切除或修复,并对被撕裂的膝内侧的软组织,包括股四头肌的内侧扩张部,均须在手术时给予修复。必要时可以做外侧支持带松解和内侧支持带紧缩,以降低对髌骨向外侧的牵张力。如果髌骨脱位未能用手法整复,也应施行手术切开整复,同时修复被撕裂的软组织。对创伤后复发性的髌股脱位,只有手术才可能有效。通过外侧松解、内侧紧缩以及髌骨重排手术以纠正髌股关节的关系。髌骨不稳定需要手术的指征有:

①急性脱位合并内侧支持带撕裂或股骨或髌骨的骨软骨骨折。

②复发性脱位或半脱位或合并关节内损伤,包括半月板损伤及骨软骨骨折。

(3)手术方法:如患者的膝关节骨性结构及Q角发育正常,通过简单的内侧修复或紧缩,加上外侧支持带切开松解即可获得理想的效果。而对于有先天性Q角异常等情况的病例,应按照复发性髌骨脱位处理,以避免术后再发髌骨脱位。

4.复发性髌骨脱位

(1)原因与脱位机制:髌骨复发性脱位常由急性脱位后一个或几个因素共同导致。这些因素包括:髌骨内侧支持带松弛或无力;髌骨外侧支持带挛缩;膝外翻畸形;膝反屈畸形;股骨颈前倾增大或股骨内旋;胫骨外旋;髌腱在胫骨结节部向外嵌入;以及翼状髌骨或高位——骑跨式髌骨。附加因素包括股内侧肌萎缩,以及全关节松弛等。

(2)临床和X线片表现:患者常有膝关节不稳定症状,偶可见膝关节呈摇摆步态。体检可有下述现象:髌后内侧疼痛、髌骨有摩擦音、膝关节肿胀。患者在运动时很容易发现髌骨有半脱位现象发生,在膝关节部能触及渗液感及摩擦音,还可发现膝关节内其他损伤的症状。

股四头肌角(Q角)的测量对复发性髌骨脱位的评价具有重要意义。理论上是股四头肌的轴线和髌骨中心到髌腱中线的交角。临床上测量这个角度是从髂前上棘到胫骨结节的连线与髌骨-髌腱正中线的交角。

男性Q角正常是8°~10°,女性是15°±5°。Insali等认为超过20°时为不正常。胫骨结节内移可使Q角减小,因此可利用移位胫骨结节来调整Q角的大小。另外还须拍摄双膝关节的正位片、侧位片和30°位髌骨轴位X线片,有利于显露髌骨和股骨滑车之间的半脱位倾向。

(3)手术治疗:手术方法分为软组织手术与胫骨结节移位手术两大类。软组织手术的目的是通过改变对髌骨两侧牵拉力的平衡,而胫骨结节移位则是力线的重排手术。但胫骨结节移位术要在胫骨近端骨骺完全停止生长后才能进行。选择手术方案的原则应根据术前对髌股对应关系的准确评价做出。软组织手术虽可纠正髌骨外侧倾斜或外侧移位,但不能真正改变髌骨的对线。因此,对于有明显Q角异常的病例,可能需要采取髌骨的重排手术。

①髌骨内侧紧缩术及外侧松解术:前内侧入路,向外侧掀开皮瓣,切开髌骨内/外侧支持

带,外侧松解的范围应包括上、中、下 3 部分。对关节内无特殊病变的病例,可仅切开支持带和关节囊,不必切开滑膜进入关节腔,可减少对关节的干扰。内侧支持带紧缩缝合,外侧不予缝合。

②Campbell 髌骨内侧紧缩术:沿股四头肌、髌骨和髌腱的前内侧做一个切口,长 12 cm,分别向内、外侧牵开皮肤,至深部组织,显露关节囊。由胫骨近端前内侧起向上,在关节囊上切 1 条与切口等长,宽 13 mm 的关节囊组织条,并在其远端切断,将关节囊游离向近端翻上。然后切开滑膜,检查膝关节各个部位,关节软骨面磨损的,用手术刀修平,如有游离体,将其摘除,缝合滑膜。内侧关节囊紧缩缝合。在髌骨上方用手术刀将股四头肌腱由额状面一侧刺破到对面,用止血钳将肌腱张开,随后将准备好的关节囊条束的游离端经股四头肌腱的通道自外侧切口拉出,再由股四头肌腱前面返折到内侧,在适当的紧张度情况下,将其缝合在内收肌腱止点处。分层缝合伤口。术后石膏托固定,2 周后去除石膏托。锻炼股四头肌,3~4 周可做伸屈活动,并可开始负重但需扶拐。6~8 周可去拐充分活动。

③半髌腱移位术:从髌骨下缘到胫骨结节下做一个 2.5 cm 的正中切口,纵形切开髌腱,分成两半,于胫骨结节处的外侧一半切断,将其从内侧一半的后方拉紧,与内侧软组织及缝匠肌止点拉紧缝合。

④胫骨结节移位手术:对于胫骨结节移位手术,不同的学者曾经报道了不同的方法。

a.Hauser 手术:在较年轻的成人,当他们的股四头肌起外翻作用时,Hauser 或改良的 Hauser 手术是合适的手术方法,特别在还未有明显退行性变化的病例。

手术方法(改良 Hauser):膝关节前内侧切口,起于髌骨近侧,止于胫骨结节中线的远侧 13 mm。游离髌腱内外侧,自胫骨结节髌腱附着处,切除 1 片正方形骨片,其边长 13 mm,然后切开髌骨外侧关节囊深达滑膜,解剖分离股四头肌肌腱外侧及股直肌外侧。切开滑膜,探查关节,特别是髌骨和股骨关节面。缝合滑膜,将髌腱向下向内移位,使髌骨位于股骨髁间的正常位置,并使伸膝装置与股骨长轴一致。注意避免髌腱移位太远,造成股四头肌紧张,否则可导致严重的髌骨软化症。髌骨向下移位的最合适水平是:当膝关节伸直和股四头肌放松时,髌骨下极位于胫骨棘尖端水平。选择 1 个新的位置作"H"形切开,向胫骨内外掀起筋膜和骨膜,将髌腱缝至该处,然后将股内侧肌止点移向外侧及远侧,并缝合。把膝关节屈曲到 90°,核实伸膝装置的排列,此时屈曲应不损坏髌腱和内侧肌的缝合部。如果发生缝线断裂,说明移植太远。若已确定韧带的附着点,用"U"形钉固定,用筋膜和骨膜瓣覆盖"U"形钉,并进行缝合。

如果需要,可把与髌腱止点相连的胫骨结节骨片一起移位。

术后治疗:长腿石膏固定,自腹股沟至足趾。术后 4 周开始轻微活动,做股四头肌锻炼,膝关节伸直位行走,术后 6 周去除石膏并允许膝关节开始自由活动。加强股四头肌和绳肌操练,有助于功能恢复。

b.Hughston 手术

手术方法:屈膝位时做平行于髌骨的外侧切口,伸直膝关节拉开皮瓣,显露髌前囊,解剖内侧皮瓣,注意不要损伤髌前腱性组织。保持伸膝位,用测角仪测定 Q 角。如 Q 角在 10°以内,髌腱不必移位,假使 Q 角异常(通常大于 20°),则常需移位髌腱。

屈曲膝关节,松解髌骨外侧、髌腱外侧和股四头肌腱外侧的支持组织。应避免损伤髂胫束。一般松解到髌骨上端近侧 3.5～5 cm。外侧支持组织不应修补。反转内侧皮瓣,在髌骨内侧,切开关节囊,沿髌骨内侧缘和髌腱内侧解剖,直至髌腱在胫骨结节止点。彻底探查膝关节,摘除骨软骨游离体,若有指征时,摘除破裂的半月软骨,修复髌骨关节面的软骨软化部分。如果髌骨和股骨髁的软骨下骨暴露,可钻数个小孔,直达软骨下骨。用锐利的骨凿掀起 1 条胫骨,并连同髌腱止点,操作时最好把骨凿置于胫骨结节近端,髌腱深面,由近向远侧撬起胫骨结节。再剥离在结节内侧的胫骨内髁骨膜,内移胫骨结节。附着于扁平的骨面,用粗缝线固定胫骨结节在新的位置上。屈伸膝关节,估计新附着点是否适当,然后用“U”形钉固定。被动屈伸膝关节,确定髌骨是否在股骨滑车内,且无向外侧移位。假使髌骨滑动轨迹未纠正,拔出“U”形钉,重新选择位置固定胫骨结节。一般新的止点位置极少向内移位大于 1 cm。偶然需同时向近侧移位,但极少需要向远侧移位。再次屈伸膝关节,观察髌骨和股骨外髁的关系,髌骨外侧缘应与股骨外髁的外缘一致。假使股骨外髁关节面暴露,说明髌腱止点过分向内,应修改固定位置。如果髌骨向外倾斜,应纠正股内侧肌止点。屈曲膝关节,核实髌骨向远侧移位程度,髌骨下极此时至少距胫骨平台 2～3 cm。将股内侧肌下端缝回髌骨、屈伸膝关节,核实缝线张力。将股内侧肌缝到髌骨和股四头肌肌腱处,不一定缝合内侧支持组织。放松空气止血带,彻底止血。

术后治疗:术后用后侧石膏或金属夹板固定 5～7 天,以后改用长腿石膏。术后第 1 天即可开始股四头肌操练,并可持拐行走。6 周去除石膏。拐杖使用到患者有控制力量为止。

改良 Elmslie-Trillat 手术:Elmslie-Trillat 手术也是一种经典的胫骨结节移位手术。与其他手术有以下几点区别:近侧为外侧切口,远端为内侧切口,在髌骨远端两切口相连;Cox 改良切口为外侧切口;不常规切开滑膜;移位的胫骨结节的远侧有骨膜骨桥相连,而且移植骨片用螺丝钉固定。

五、髌骨骨折

(一)结构特点

髌骨是人体中最大的籽骨,位于皮下,易受直接撞击(如跌落伤、仪表盘伤)的伤害。髌骨近端背侧面的 3/4 覆盖着人体中最厚的关节软骨,其关节面被中央隆起的嵴分为内侧面和外侧面。大部分股四头肌肌腱直接止于髌骨上极,通过髌骨内、外侧延伸至胫骨前面。剩余的小部分在髌骨前与髌腱融合,还有一部分连接股骨上髁与髌骨形成髌股韧带。

(二)生物力学

膝关节的初级伸膝装置包括股四头肌的肌肉和肌腱、髌骨和髌腱,次级伸膝装置包括髂胫束和髌内、外侧支持带。髌骨相当于膝关节伸膝装置的杠杆支点,可增加近 30% 的力量。通过髌骨,股四头肌对胫骨施加了前向的转化力,胫骨承受了包括拉伸、屈曲和压缩等负荷。这些力的大小随膝关节屈曲的角度而变化,在屈曲 45°～60° 时张力达到最大值。上下楼梯时,髌股关节的接触力达到人体重量的 3.3 倍,下蹲时达到 7.6 倍。在膝关节的大部分运动范围里,髌股关节接触面积为 2～4 cm²,相当于关节面大小的13%～38%。

(三)分型

髌骨骨折最常见的是根据骨折形态分类。最常见的损伤机制包括直接撞击(如仪表盘伤)、间接创伤(如膝关节在股四头肌处于极大收缩状态时突然、快速屈曲)或者两者皆有。直接撞击通常导致轻度移位的粉碎性骨折,而间接创伤通常会导致横形骨折。软骨损伤多见于髌骨脱位时,常累及髌骨内侧关节面,南关节面和股骨外侧髁的外侧嵴碰撞造成,有时也见外侧髁嵴软骨撕脱。

(四)评估

1.病史

有膝前部直接外伤或股四头肌收缩时被动快速屈膝史,表现为膝前疼痛,无法主动伸膝。

2.体格检查

应检查患者是否伸膝力量减弱或不能伸膝。膝前软组织由于常在膝关节直接损伤中累及,也应当检查。还需要检查膝部和下肢有无合并伤。

3.影像学检查

在前后位 X 线片中难以辨别髌骨骨折,在侧位 X 线片中髌骨骨折容易辨别,而且还可以评估关节面塌陷和分离的程度。轴位 X 线片可以用来评估微小的骨折或少见的垂直骨折。当怀疑是二分髌骨时,应拍摄双侧 X 线片,因为二分髌骨一般都是双侧。一般不需要 CT 检查,MRI 可用于判断软骨损伤情况,骨显像对诊断隐匿性骨折很有帮助。

(五)治疗

尽管大多数髌骨骨折的非手术治疗和手术治疗都有良好的效果,但经常会有膝关节屈曲受限及髌股关节病等后遗症。

1.非手术治疗

非手术治疗适用于无移位的骨折(分离<3 mm;关节面不平<2 mm)。治疗方法包括长腿管型石膏固定患肢4~6周,然后进行股四头肌力量训练。几乎 90% 的患者会恢复至正常或接近正常的功能。

2.手术治疗

手术治疗适用于移位骨折。手术目标是保留髌骨功能和解剖复位关节面。推荐使用膝正中纵切口,因为纵切口可用于其他膝部手术。膝内、外侧韧带的损伤通常可以一并处理。关节面的复位不能靠髌骨前皮质来判断,相反,可以通过内侧髌旁小切口或关节镜辅助检查关节面复位情况。应当减少对软组织的再次损伤,如果髌前血肿导致皮肤张力大,手术应当延迟进行。内固定方法有以下几种。

(1)改良张力带钢丝内固定:经国际内固定研究学会(AOIASIF)推广,改良张力带钢丝内固定适用于上下极骨折、横形骨折和部分粉碎性骨折。用两根 2.0 mm 克氏针固定骨折,然后用 18G 钢丝绕过克氏针经髌骨前面充当张力带加强固定。钢丝可以采取"8"字形或环形固定。张力带可以将前方的分离力转化为向髌骨关节面的压力。这种方法可以早期运动以发挥张力带作用。最常见的手术失败的原因是张力带没有与髌骨两极直接接触,导致骨折移位。

(2)拉力螺钉内固定:拉力螺钉可用于稳定粉碎性髌骨骨折的骨碎片,从而使骨折适用于张力带钢丝固定。有研究报道,拉力螺钉可以用来替代张力带钢丝。但它属于"相对稳定"固定,单独使用这种方法,必须用于骨质良好的骨折。有研究表示,单独使用拉力螺钉内固定早期不能承受弯曲应力。

（3）张力带钢丝联合拉力螺钉内固定：近来，有报道采用张力带钢丝联合拉力螺钉固定髌骨骨折的新技术。先将骨折处用 2 枚 4.0～4.5 mm 的空心拉力螺钉固定，再将一条 18G 钢丝穿过空心螺钉中心作为张力带固定于髌骨前部。该技术比单独使用拉力螺钉或张力带更稳固。

（4）髌骨部分切除术：髌骨部分切除术适用于无法进行内固定的骨折，通常指远端粉碎性而近端完好的骨折。切除无法修复的碎片，将髌腱缝合于骨折近端。髌腱应固定于紧靠关节表面处，以防止术后髌骨倾斜。可用钢丝穿过髌骨与胫骨结节之间拉紧以减少髌腱的张力。这个手术的缺点是术后低位髌骨、股四头肌力减弱、患者满意度不高。

（5）全髌骨切除术：当发生严重的粉碎性髌骨骨折，甚至没有一块较大的骨折块时，全髌骨切除可能是唯一的选择。切除后遗留的缺损可通过荷包缝合纵向或横向闭合。此外，还可通过股四头肌皮瓣加强修复。术后常见并发症包括活动度受限、伸膝迟缓、股四头肌无力及术后不适等。

（六）术后管理

术后管理包括早期制动及随后的负重训练。研究表明，当患者行走中抬腿离地时，张力带发挥作用。因此，建议在固定允许的范围内早期行走。张力带固定的一个重要原则是早期进行活动，对减少术后僵硬很重要。可采用膝关节支具进行保护，每 2 周根据患者耐受性、活动度及股四头肌肌力的恢复情况调整支具的角度。

（七）并发症

1.感染

感染很少见，软组织损伤及患者个人因素会增加感染的风险。

2.固定失稳

固定失稳多发生于远端粉碎性骨折的病例。如早期发现，可通过制动改善。若已发生明显移位，必要时可行部分髌骨切除术。

3.关节活动度受限

轻度活动受限很常见，可靠的内固定后早期活动可减少这一并发症的发生率。

4.创伤性关节炎

创伤性关节炎比较常见。一项长期的研究显示，髌骨骨折后患侧关节炎的发生率为 70%，而健侧关节病的发生率仅为 31%。

5.骨不连

骨不连多见于非手术治疗的髌骨骨折（高达 55%）。而手术治疗的髌骨骨折术后骨不连发生率<1%。

6.症状性障碍症状性障碍多继发于髌骨皮下位置不当

六、髌腱断裂

（一）概述

髌腱断裂较为少见。其高发人群为年龄<40 岁的年轻人，这点与股四头肌肌腱断裂相

反。髌腱断裂与跳跃运动(如篮球)有关,可能是由反复劳损或慢性髌腱退化导致。一项大型的研究显示,97%的髌腱断裂患者病变组织活检结果发现退行性变,如黏蛋白退化等。断裂常见于髌腱近端,多为单膝,但有时也可发生双膝髌腱断裂,多见于伴有胶原强度异常的患者(如风湿性关节炎、系统性红斑狼疮、糖尿病、慢性肾功能不全等)以及接受全身糖皮质激素治疗的患者,也可见于接受过局部封闭治疗的患者。髌腱断裂的另一个常见原因是直接创伤,如发生摩托车车祸时。此外,髌腱断裂也可见于全膝关节置换术后,由于韧带松解后缺血或锻炼不当导致髌腱断裂。

(二)结构特点

髌腱中部厚约 4 mm,其在胫骨结节处的止点厚 5~6 mm。从近端到远端逐渐变窄。股内侧肌、股外侧肌的远端膨大形成了内、外侧副韧带。髌腱 70%~80%由胶原组成,其中 90%为Ⅰ型胶原,10%为Ⅲ型胶原。其血供源于内、外侧膝动脉及胫动脉的返支,穿过脂肪垫进入髌腱的近端和中部。髌腱近端和远端的止点血供相对较差,最容易断裂。

(三)生物力学

上楼梯时当膝关节屈曲 60°时髌腱承受的张力最大,约为体重的 3.2 倍。髌腱止点的张力是其中部的 3~4 倍。

(四)分型

髌腱断裂可按撕裂的形态、位置及时间进行分型。基于撕裂时间的分型有助于判断预后及选择治疗方案。2 周内的急性撕裂可即时修复且预后很好。相反,2 周以上的陈旧性撕裂则手术难度较大且预后较差。

(五)评估

1.病史

急性期,大多数患者有膝关节最大限度屈曲史,可有锐痛感或听到响声,随即不能负重。慢性期,患者多有乏力、膝关节不稳及不能完全伸直膝关节等症状。

2.体格检查

急性期可发现关节腔积液、高位髌骨、伸膝障碍。慢性期,可出现显著的股四头肌萎缩及患肢异常步态。

3.影像学检查

侧位 X 线片对诊断很有帮助。也有学者通过超声影像诊断髌腱撕裂,但准确性与操学者的经验有很大关系。如考虑合并其他关节内损伤或诊断困难时可行 MRI 检查。

七、创伤后膝关节功能障碍

(一)创伤后膝关节功能障碍的分类

膝关节功能障碍主要分为伸膝及屈膝功能障碍两大类。

1.伸膝功能障碍

其常见的病因和病理特点,可见有下列几种:

(1)伸膝装置的陈旧性损伤:早期未能得到及时修复,表现为伸膝无力,常见有股四头肌腱和髌腱的陈旧性损伤和缺损;髌骨陈旧性骨折不愈合,骨折断端分离等。此类损伤常使股四头肌不能发挥正常的伸膝功能,虽伸膝无力,而被动活动常可达正常。重者常在步行中,为维持膝关节在伸直时的稳定性,常呈轻度过伸状态。

(2)膝关节恫曲挛缩:膝关节屈曲挛缩比伸膝挛缩更常见,常伴有胫骨相对于股骨的半脱位和外旋,其原因是由于腘绳肌的牵拉胫骨向后和股二头肌及髂胫束使胫骨向外旋转,并所有在腘窝处的软组织挛缩。另外由于膝关节损伤或疾病在治疗过程中,长期制动于屈膝位,造成屈肌挛缩和关节内的粘连也是造成屈曲挛缩的重要因素。除此之外,目前认为屈曲挛缩也可由于是髌腱后脂肪垫及有关结构的纤维化和挛缩,而阻止髌骨的正常上下运动常常是膝关节不能伸直的原因。在此情况下,如果患者曾做过前路手术,而最后 $15°\sim30°$ 伸膝不能,应做髌骨上下运动的手法检查,如果髌骨向近侧运动减少,髌骨由于受纤维化的脂肪垫牵拉,而影响膝关节伸直,如单纯做后方结构的松解将不能改善伸膝,在保守治疗无效的情况下,应切除纤维化的脂肪垫,改善髌骨向上活动,使膝关节伸直。

以上原因造成的伸膝功能障碍常常是固定的,被动伸膝也常达不到正常位置。

(3)关节内的骨性阻挡:在外伤后由于骨折块嵌挤在胫股骨髁间而不能使膝达到伸直位,常见有交叉韧带造成的大块撕脱骨块,早期治疗未达到良好复位,成为骨性阻挡,造成伸膝功能障碍。其他如关节内游离体,半月板尤其是盘状软骨合并撕裂,也常可作为伸膝障碍的原因,但游离体及半月板交锁常可解锁,因而伸膝障碍不是固定性的。

2.屈膝功能障碍

除某些疾病造成的骨性僵直外如类风湿等,由于创伤所致的原因,屈膝功能障碍大多是纤维僵直,一般伸膝功能多无障碍,而表现为不同程度的屈膝功能受限,它的主要创伤病理特点如下:

(1)股中间肌的纤维粘连:尤其在股骨干中下 1/3 或股骨髁上骨折后,骨折的血肿及股中间肌本身的创伤,如早期治疗不能做到早期功能活动。骨折血肿机化形成的纤维瘢痕与股中间损伤后形成的纤维瘢痕粘着一起并固定于股骨干前方,这些粘连的纤维在伸膝时可表现松弛,而在屈膝时则显示紧张,常常瘢痕化的股中间肌和股直肌常紧密相连,以致不能分离。

(2)关节内的粘连:关节内的损伤,由于早期治疗过程中长期制动,可发生关节内粘连。而在股骨干骨折,早期采用牵引、石膏制动,不稳定的内固定,不能早期进行功能活动,由于浆液纤维素性的渗出,在髌上囊、髌股关节间和关节内形成牢固的纤维粘连,常是影响膝关节活动的因素。

(3)股直肌及扩张部的挛缩:由于患者膝关节长期处于伸直位制动,必然导致股直肌及扩张部的挛缩。严重的挛缩即使在粘连松解后,有时也是影响屈膝的因素。

(4)骨性阻挡造成的屈膝功能障碍:少数病例由于关节内骨折,尤为粉碎性,胫股骨髁后侧骨折块的畸形愈合,即可造成骨性阻挡而影响膝关节屈曲。

(二)治疗

膝关节功能障碍的治疗,必须根据其病因及创伤病理特点来决定治疗方法。

1.伸膝功能障碍的治疗

(1)伸膝无力:往往是主动伸膝不能,其原因可以是废用性的,由于膝关节病变,长期被废用,导致肌肉萎缩,表现伸膝无力及不能完全伸膝,可在原发病治疗过程中或治愈后加强伸膝肌力的锻炼,往往功能即可恢复正常。可以建议患者做直腿抬高的主动练习,也可辅以康复治疗器械进行。

(2)膝关节屈曲挛缩所致的伸膝功能障碍:经常发生在膝关节损伤后,长期处于屈膝位制动,造成后侧肌肉挛缩和关节内的粘连。大部分病例通过功能训练,得到伸膝功能的恢复。少数病例,膝关节严重屈曲挛缩,可行手术予以松解。不论采用保守或手术方式来改善膝关节功能,必须注意腓总神经牵拉损伤,甚至比腘动脉和其分支更易损伤。因而在出现神经刺激症状时要格外小心。

(3)关节内骨性阻挡所致的伸膝功能障碍:常见于髁间隆起骨折块未完全复位,成为骨挡而阻碍伸膝。在此种情况下,强调早期骨折块完全解剖复位极其重要,晚期病例行关节镜探查后松解、复位、固定或交叉韧带功能重建。

(4)半月板和游离体所致的关节交锁而影响伸膝:常不是固定性的,当关节交锁时,先用手法解锁,以暂时缓解症状,然后择期关节镜手术来处理关节内游离体及半月板损伤。

2.屈膝功能障碍的治疗

由创伤所致的屈膝功能障碍,大多是由于纤维粘连所致的僵直。一般来说,屈膝功能达到70°,患者常可满足,若双踝僵直,则需达105°～110°。但患者对屈膝功能的要求,是依据每个人生活和工作要求来决定。由于纤维粘连的病变,除关节内的因素外,同样有骨折部位所致的粘连。手术松解的范围通常较广泛,术后早期功能锻炼必不可少,因此患者应对手术目的及术后康复的要求有充分理解,以能配合在理疗和体疗师指导下进行康复训练。

一般来说手术应选择在原始损伤后1年为宜,此时骨折愈合已较牢固。现有的膝关节功能是否满足需要,患者也已有较深刻的体验,膝关节功能再经保守治疗也常无改进的可能。在此情况下,手术时机也较成熟。改善膝关节屈曲功能障碍的手术方式为既往 Thompeson 描述的股四头肌成形术。单纯关节内粘连的病例,可在关节镜下进行,但关节镜手术时机的掌握非常重要,否则可能无法取得好的疗效。

(三)术后康复

术后的康复与手术的松解具有同样的重要性,甚至超过松解本身。康复的重点是恢复伸膝肌力和重建伸膝装置在股骨前面形成的滑动机制。康复的训练既要尽早,又要按步骤进行。

(四)影响手术效果的因素

伸膝装置粘连松解术后,有少数病例并未达到预期效果,往往与下列因素有关:

(1)原始创伤的严重性,尤其是关节内,如胫股骨髁粉碎骨折后。

(2)关节已发生退行性变的病例,多数年龄在40岁以上,疗效较差。

(3)术中松解不彻底未能达到预期目的,Judet 等认为手术治疗术中应达到屈曲110°～120°。

(4)术后缺乏正确康复训练的指导,患者在出院后,仅依靠自己理解来做康复训练,患者或因疼痛或因训练不当,而影响疗效。

(5)术后出现并发症,如髌前皮肤坏死、伸膝装置损伤等影响术后早期功能锻炼,而形成再粘连。

第三节　胫腓骨骨折

一、胫骨平台骨折

（一）概述

1.损伤机制

此类骨折通常由压缩暴力所导致:包括直接轴向的压缩力和间接的冠状压缩力或者是合并轴向和冠状方向的合力。常见于摔倒或车祸。

2.影响骨折类型的因素

(1)暴力作用于小腿的位置以及暴力发生时膝关节的弯曲程度。

①内侧平台骨折:是由压缩和内翻应力联合造成的。

②外侧平台骨折:是外翻应力和来自关节外侧的力联合造成的。

(2)骨质量和患者年龄。

①年轻患者:由于年轻患者骨质致密,常出现合并韧带损伤的简单劈裂骨折。

②老年患者:老年患者常产生单纯塌陷或劈裂-塌陷型骨折,且不存在合并的韧带损伤。

（二）评估

1.病史

(1)膝关节疼痛:对于主诉为持续性膝关节疼痛的患者,都应高度怀疑胫骨平台骨折。

(2)膝关节积血及膝关节周围软组织血肿:当出现膝关节积血及膝关节周围软组织血肿,特别是出现韧带部位的血肿时,需要高度怀疑胫骨平台骨折。

(3)损伤机制:损伤机制和任何其他的影响因素,可通过询问病史得到确认。

2.体格检查

(1)视诊:应注意下肢的皮肤情况,特别应注意是否存在闭合性的脱套伤和开放性伤口。所有的开放性伤口都要确认是否和膝关节相通,具体方法为:在消毒条件下,往膝关节腔内注入 50 mL 的无菌生理盐水,来确定开放性伤口是否与膝关节腔相通。

(2)触诊:评估肢体的神经、血管情况。

①骨筋膜隔室综合征:虽然胫骨平台骨折合并骨筋膜隔室综合征较为少见,但在临床也应常规排查。如果临床症状、体征不能确认是否存在骨筋膜隔室综合征,应直接测量骨筋膜隔室的压力。

②血管搏动:应记录腘动脉、足背动脉、胫后动脉的搏动情况。如不能触及搏动,应行超声或血管造影检查。

③韧带损伤:约 30% 的胫骨平台骨折合并有韧带损伤,因此,对于胫骨平台骨折患者应注意检查是否合并韧带损伤。例如,有移位的外侧胫骨平台骨折患者,出现内侧副韧带的疼痛和肿胀,应高度怀疑是否合并内侧副韧带撕裂。

④半月板损伤:约50％的胫骨平台骨折合并有半月板损伤。诊断胫骨平台骨折是否合并半月板损伤,早期临床检查可靠性较低。

3.影像学检查

(1)初步影像学检查:对于膝关节创伤(图4-1),X线检查包括膝关节前后位、侧位、膝关节双斜位以及向尾侧倾斜15°膝关节X线片。这些X线片可评估胫骨干轴线、关节凹陷、撕脱骨折,以及关节间隙增宽的情况。由于胫骨平台向后倾斜,向尾侧倾斜15°膝关节X线片可较前后位X线片更准确地评估关节凹陷程度。

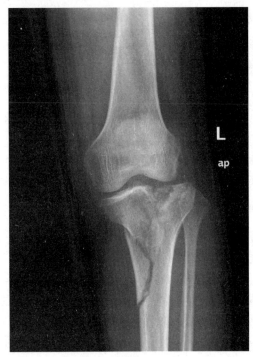

图4-1　胫骨平台骨折

(2)内翻(外翻)应力位片:内翻(外翻)应力位片可作为膝关节常规X线片的补充,同时可用来判断有无合并韧带损伤。当内侧或外侧关节间隙较对侧肢体增宽超过1 cm,提示侧副韧带受损。

(3)CT扫描:CT扫描可较好地辅助术前手术计划的制订。矢状面和冠状面的CT扫描重建是评估关节内骨折移位程度的最佳检查方法。

(4)MRI:虽然MRI可以辅助膝关节X线片判断是否合并半月板和韧带损伤,但磁共振成像在胫骨平台骨折的评价中无明确的作用。

(三)分类

1.Schatzker分型

Schatzker分型是胫骨平台骨折分型中应用最广和最被接受的分类方法。

(1)Ⅰ型骨折是外侧平台的劈裂骨折。主要发生于骨质致密的年轻患者,半月板常嵌入骨折端。此类骨折韧带损伤风险大。

（2）Ⅱ型骨折是外侧平台骨劈裂-塌陷骨折。股骨髁轴向应力首先导致平台劈裂,然后导致平台边缘的塌陷。

（3）Ⅲ型骨折是单纯的外侧平台塌陷骨折。它们很有可能是低能量损伤所致,常发生于老年患者。韧带损伤风险比较低。

（4）Ⅳ型骨折是内侧胫骨平台骨折,常为高能量损伤。有可能合并腓神经的损伤。

（5）Ⅴ型骨折是双髁骨折。典型的此类骨折为内侧平台和外侧平台的劈裂骨折,但没有关节面的塌陷。

（6）Ⅵ型骨折的特征是合并胫骨干(如干骺端分离)的骨折。常为高能量损伤,骨折块粉碎,有可能合并腘动脉的损伤。

2.AO/OTA 分型

（1）优点和不足之处:AO/OTA 分型的优点是由于其有统一的标准、一致的治疗方法,使其在处理不同患者时有较好的一致性。不足之处在于其分型过于繁杂,不利于临床应用。AO 分型系统把不同骨折通过分型、分组、亚组的方法进行区分。

（2）与 Schatzker 分型相同之处:AO/OTA 分类 B 型骨折相当于 Schatzker 分类的Ⅰ～Ⅳ型骨折,AO/OTA 分类 C 型骨折相当于 Schatzker 分型的Ⅴ型和Ⅵ型骨折。

（四）合并伤

1.半月板撕裂

多达 50% 的胫骨平台骨折会出现半月板撕裂。不能修复的半月板撕裂必须要及时手术治疗予以切除。在进行骨折切开复位时,发现半月板周缘撕裂应在关闭伤口前将其缝合修复。

2.韧带损伤

多达 30% 的胫骨平台骨折会出现与韧带相关的损伤。治疗需要根据损伤的特点来具体决定。不同韧带损伤合并不同类型的骨折对膝关节稳定性有何影响,现有的研究尚未明了,因此对韧带损伤是否需要修复仍有争议。

（1）内侧副韧带的修复:急性期内侧副韧带的修复需要剥离大量软组织。据文献证据表明,非手术治疗内侧副韧带损伤愈合良好。

（2）髁间嵴撕脱的修复:髁间嵴撕脱需要修复,使交叉韧带和撕脱下的骨块复位。

（五）治疗方法和治疗原则

1.适应证

手术治疗和非手术治疗的具体指征仍有争议。

（1）关节面移位:有些学者建议关节表面塌陷＜1 cm 的骨折行非手术治疗。但手术治疗的倡导者建议关节面移位(≤2 mm),应行手术治疗。

（2）内翻(外翻)不稳:如果膝关节在伸直位存在不稳定,一致认为内翻(外翻)较对侧膝关节＞10°,是手术指征。

①劈裂骨折:劈裂骨折因累及胫骨平台边缘,很可能不稳定。

②劈裂-塌陷骨折:劈裂-塌陷骨折不稳定的风险更高。

③单纯塌陷骨折:单纯塌陷骨折通常很稳定,因为完整的胫骨平台边缘皮质保证了内翻(外翻)稳定性。

④胫骨平台骨折合并胫骨干骨折:由于胫骨平台骨折合并胫骨干骨折不稳定,不能行非手术治疗。

(3)需要急诊手术治疗的损伤:关于开放性骨折、伴有血管损伤的骨折或合并有骨筋膜隔室综合征的骨折,需要急诊手术进行治疗。

2.非手术治疗

非手术治疗可用来治疗稳定的、移位小的胫骨平台骨折。

(1)支具保护下下床活动:推荐铰链式石膏支具保护下肢部分负重8~12周。如患者可忍受,可以进行全负重。16~26周可开始自由运动。

(2)锻炼:可在保护承重期就开始循序渐进的膝关节活动锻炼、股四头肌和腘绳肌等长收缩锻炼。

3.手术治疗

(1)术前计划:术前计划使外科医师深刻洞察骨折的"个性化"。对侧下肢的X线片可作为模板。牵引状态下摄X线片可更好地评估骨折片的大小、移位情况。

(2)手术时机:手术时机受软组织的影响。软组织在损伤后8~12小时会出现水肿,可使用一个大的Jones夹板或跨膝关节临时外固定器来固定膝关节,以促进肿胀消退。在高能量损伤中,可能需要2周来使软组织消肿。

(六)解剖因素和手术技巧

1.透视下有限切开复位技术、间接复位方法

对于劈裂骨折(SchatzkerⅠ型、Ⅳ型、Ⅴ型),建议透视下有限切开复位技术、间接复位方法而不是直接暴露膝关节来评估关节面是否平整。对于塌陷骨折,由于剩余平台骨质的影响,会使透视显影不理想。

2.关节镜

关节镜可作为一种评估关节面复位的微创方法。一些学者提倡用于膝关节劈裂骨折,因为从理论上劈裂骨折在复位的过程中可能出现半月板卡压。关节镜非常适合治疗中心塌陷性骨折,即(SchatzkerⅢ型)。当然,液体外渗也存在导致骨筋膜隔室综合征的风险,应避免灌注液体的压力过高。在关节镜治疗胫骨平台骨折手术过程中,应时常测量骨筋膜隔室压力。

3.劈裂骨折的手术治疗(SchatzkerⅠ型、Ⅳ型和Ⅴ型骨折)

(1)碎骨块的复位:点状复位钳可用于内、外侧胫骨平台骨折块的复位。

(2)通过韧带复位:分离骨折中,在骨折块同侧使用股骨牵引器,可以辅助骨折复位(此项技术的应用要求有软组织附着)。

(3)骨移植:此类骨折不需要植骨,而且植骨会妨碍骨折的复位。

(4)固定:根据患者骨质量,选择螺钉或钢板固定(图4-2)。

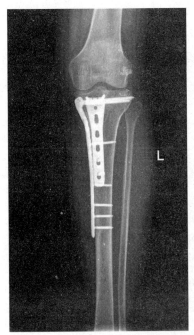
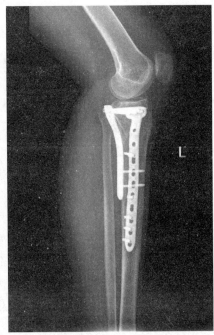

图 4-2 胫骨平台骨折固定

4.塌陷骨折的手术治疗(SchatzkerⅢ型骨折)

(1)塌陷骨折块的抬高:塌陷的骨折块可通过骨皮质开窗,而后顶起塌陷骨折部位。

(2)骨移植:干骺端的骨缺失,需要使用植骨材料填充,以防止关节面的进一步塌陷。

(3)固定:经皮螺钉固定大块碎骨片,应使螺钉与关节面平行,且刚好位于移植骨的下面,以确保其支撑性。

5.塌陷性碎裂骨折和伴有干骺端分离的骨折的手术治疗(SchatzkerⅡ型和Ⅵ型骨折)

(1)切开复位内固定技术:切开复位内固定因能使关节面骨折解剖复位,恢复骨折块轴线,所以允许膝关节早期进行功能活动。

(2)股骨牵引:在这种骨折类型中,股骨牵引器可作为骨折复位的辅助方法。股骨牵引器放在骨折块同侧。在 SchatzkerⅥ型骨折中,可能需要使用两个股骨牵引器。

(3)手术路径

①切口

a.正中切口:正中切口便于行远期的膝关节置换术或膝关节融合术。

b.双侧切口:部分学者提倡前外侧或后内侧切口,尤其是在治疗 SchatzkerⅥ型骨折时。

②冠状韧带:若要暴露膝关节腔,需水平切开冠状韧带。

③扩大显露关节:切开部分髂胫束可扩大显露关节。

④"Z"字成形:如果仍需进一步扩大术野,可考虑"Z"字形切开髌韧带(髌韧带缝合后需使用张力带保护)

(4)Schatzker Ⅱ型:骨折的特殊手术技巧如下。

①碎骨块:碎骨块应该铰链在一起,以保护其软组织附着。关节面的塌陷骨折,需要使用大块骨松质予以抬起。

②骨移植:干骺端骨缺失的骨移植,是在复位和固定骨折之后还是之前,需要外科医师自己去权衡。

③稳定性:骨折的稳定性取决于平行于关节线、直径较大的拉力螺钉和合适长度的支撑钢板。

(5)Schatzker Ⅵ型:骨折的特殊手术技巧如下。

①内侧平台骨折块:内侧平台骨折通常是两个较大的骨块,并与外侧平台骨折块和胫骨干相连。

②干骺端骨折块:干骺端骨折块应首先复位,然后与干骺端或骨干固定在一起,两者皆可。

a.双钢板:首选小切口置入低切迹钢板。

b.单钢板:对于横形骨折的患者,用单钢板固定就已经足够。

c.单钢板和对侧外固定支架:对于斜形骨折,可采用单钢板固定,同时放置对侧外固定支架以中和剪切力。

d.环形外固定支架:Ilizarov外固定支架推荐使用在骨折水平与胫骨干和骨骺端很近的骨折。Ilizarov外固定支架作为开放性骨折的终末固定。已有报道称环形外固定支架具有ORIF相似的临床疗效,且严重并发症更少。

e.环形线缆外固定联合有限内固定:有相关的文献报道,在高能量、严重的粉碎性骨折中提倡采用微创的有限内固定来固定关节面的骨折,使用环形线缆固定余下的其他骨折块。

(七)损伤并发症

1.创伤性关节炎

创伤性关节炎既可能发生在损伤后关节的不平整,也可能是损伤后关节软骨的持续损伤。

2.半月板组织缺失

半月板组织缺失可导致关节软骨直接承重,同时也可能导致早期骨关节炎。

3.关节运动的丧失

关节运动的丧失归因于关节周围的软组织损伤,往往随着关节制动时间的延长而加重。

4.其他罕见并发症

罕见并发症包括骨筋膜隔室综合征、腓总神经损伤、腘动脉损伤、深静脉血栓形成、缺血性坏死等。

(八)并发症的治疗

1.感染

感染是一种严重的并发症,在胫骨平台骨折中发生率高达12%。感染与骨折的初始条件有关,同时也与外科干预相关联。

2.皮肤缺失

骨折部位的皮肤缺失,可能是由于不恰当的手术时机、不恰当的软组织处理或使用双髁钢板。皮肤缺失是后期感染的主要危险因素。

3.腓总神经损伤

腓总神经损伤可能是由于手术或石膏固定而发生的医源性损伤。

4.畸形愈合和骨不连

畸形愈合和骨不连是比较少见的并发症。但使用"混合"外固定治疗的 Schatzker Ⅵ型骨折,越来越多的患者发生畸形愈合和骨不连。

二、胫骨干骨折

(一)概述

胫骨干骨折是骨外科医师临床最常见的骨干骨折之一。大多数胫骨干骨折能得到痊愈,愈合后能达到受伤前的功能水平且很少有严重的并发症。而特殊类型的胫骨干骨折易出现严重并发症,因而需要有经验、训练有素的骨外科医师来处理,以避免并发症的发生,同时保留满意的运动功能。

(二)评估

1.病史与体格检查

(1)病史:腿部受到低能量或高能量的创伤以后,胫骨干骨折患者都会出现不同程度的疼痛不适。应询问患者受伤的环境、时间,受伤后是否进行骨折复位和其他治疗,同时也应询问患者的既往病史。

(2)视诊:脱去受伤肢体所有衣物,能完整看到受伤肢体,观察有无开放伤、畸形、挫伤、肿胀以及肢体颜色。观察伤口的大小、部位,创口的污染程度,并对组织的创伤严重程度做好评估。

①畸形:畸形是骨折的特征性表现。挫伤或青肿的部位提示导致骨折的外力的作用方向或提示为附带损伤。严重挫伤的位置很重要,因为它可以提示医师改变治疗计划,来避免手术切口通过严重创伤的软组织。

②与正常对侧肢体对比:与对侧正常肢体做对比,能够很好地评估伤肢的肿胀程度。随着时间进展,肿胀的严重程度可作为评估创伤严重程度的初步指标。

③颜色:肢体末端颜色是肢体末端血液灌注的重要信息。粉红色提示肢端毛细血管血氧良好,但不能提示深部血氧循环情况。发暗或灰暗,提示如果不给予及时、有效的处治,很有可能导致肢体的坏死。

④运动:在视诊患肢后,在触诊和治疗之前,接诊医师应观察患肢主动运动情况。重点观察膝关节、踝关节及足趾的屈伸运动情况。患者常会因为不舒服而不能完成上述部分的检查。

(3)触诊

①血管搏动:尽可能去检查腘动脉、胫后动脉及足背动脉的搏动。如强有力的动脉搏动没有触及,应使用多普勒超声去评估足背动脉及胫后动脉的血流情况。如果多普勒超声没有检测到三处动脉的搏动,且患肢存在畸形,应充分牵引患肢,而后再次使用超声检测动脉的血流。若这样仍无法检测到动脉搏动,则应紧急行血管造影或请血管外科的医师会诊。

②直接触诊:有时受伤的肢体外观看起来和正常肢体并没有太大区别,神经、血管检查也未见明显异常。如直接触诊骨折部位,引发疼痛和扪及骨擦音,通常提示胫骨干骨折。

(4)骨筋膜隔室综合征:在评估完血管损伤情况之后,医师应对骨筋膜隔室综合征进行评估。若患者能主动屈伸踝关节及足趾而不出现明显的疼痛,则此时发生骨筋膜隔室综合征的可能性比较小。然而,骨筋膜隔室综合征会随着时间的进展而发生。因此,有必要对患者的症状进行持续检查和观察。

①体征与症状:骨折处常疼痛剧烈,因此排除骨筋膜隔室综合征变得更加困难。与受伤程度不等比例的疼痛应引起注意。体格检查时被动牵引引起疼痛加重是最为重要的体征。其他不常见的体征包括骨筋膜室张力增高、感觉减退、肌肉无力。根据血管搏动来判断是否存在骨筋膜隔室综合征并不可靠,因为有时发生了骨筋膜隔室综合征,仍能非常明显地触及动脉搏动。

②隔室压力:对意识丧失、中毒昏迷或其他意识障碍的患者,对隔室压力进行相关评估则较为困难,因为这类患者对疼痛的反应不敏感。对于此类患者,如果怀疑有存在骨筋膜隔室综合征的可能,应直接测量 4 个隔室的压力,以确诊或排除诊断。确诊骨筋膜隔室综合征的具体隔室压力尚无统一的标准,但舒张期隔室间的压力差<30 mmHg,是紧急四隔室切开减压的指征。

(5)开放骨折:如果胫骨干骨折有开放性伤口,需按开放性伤口与骨折部位相通来处理,应急诊行冲洗和清创术清创。远离骨折端的开放性伤口也可能与骨折端相连通。如有远离骨折端的开放性伤口,应在手术室消毒、铺巾后进行探查。

2.影像学检查

影像学检查胫骨干骨折(图 4-3)需要摄胫骨前后位和侧位 X 线片,同时摄片范围还应包括股骨远端和踝关节。如存在股骨远端和踝关节的合并骨折,需改变治疗方案。

对于靠近胫骨远端和干骺端骨折的评估,CT 扫描非常有必要。胫骨干应力性骨折通常在 X 线片上显影不明显,MRI 检查或三维骨扫描可帮助确诊。

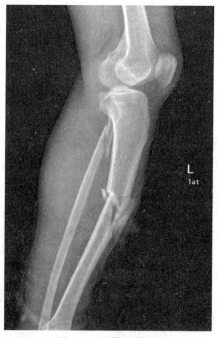

图 4-3 胫骨干骨折

（三）分型

1.骨折

胫骨干骨折有几种常见的分型方法。分型系统应能区分骨折及采用的治疗方法,并判断其预后。对于闭合性胫骨干骨折,Johner-Wmhs 分型系统较为简明,此分型系统基于骨折位置、受伤机制、暴力能量作用范围(如骨折块的粉碎程度)来分型。AO 和 OTA 分型系统在使用范围上有些类似,只是更加的详细和复杂。在科研中,采用 AO 和 OTA 分型可能是最佳选择,因为其可以更好地评价和比较不同研究中患者治疗的效果。

2.开放性骨折

开放性骨折最好用 Ciistilo 评分系统。Ⅰ型开放性骨折创口小(<1 cm),伤口无污染,肌肉组织有轻微损伤,没有明显的骨膜剥离。Ⅱ型开放性骨折有创口较大(>1 cm),但没有明显的软组织毁损、皮瓣形成和撕脱伤。Ⅲ型开放性骨折创口更大,伴有广泛的皮肤、肌肉、骨膜和骨的损伤。枪击伤和碾压伤是Ⅲ型开放性骨折的特殊类型,因为这两种高能量损伤出现并发症的风险更大,尤其是感染的风险。ⅢA 型损伤存在广泛的污染和(或)深部软组织的损伤,但骨折端和神经、血管有充足的软组织覆盖,不需要行肌瓣转移。ⅢB 型损伤存在广泛的污染或深部软组织的损伤,需要行肌瓣转移或游离肌瓣移植才能对骨折端和神经、血管进行覆盖。此类型的损伤常伴有大范围的污染。ⅢC 型损伤伴有需行血管修复的动脉损伤。临床上常会遇到在急诊室初步检查判断为Ⅰ型或Ⅱ型的开放性损伤,但在手术室清创后,发现有明显的骨膜剥离和肌肉损伤,需多次清创后行肌瓣转移覆盖。因此,开放性骨折可随时间的推移,导致其 Gustilo 分型增高。

3.软组织损伤

Tscherne 根据软组织损伤的严重程度把闭合性胫骨干骨折进行了分类。0 级损伤基本没有软组织损伤。1 级损伤为闭合骨折合并表皮或软组织挫伤。2 级损伤,闭合骨折合并明显的肌肉损伤或深部皮肤挫伤,骨折较软组织损伤为重。3 级损伤,伴有严重的软组织损伤,可合并严重的脱套伤、碾压伤、骨筋膜隔室综合征或血管损伤。

（四）合并损伤

1.骨折

绝大部分胫骨干骨折为低能量创伤,通常无严重的合并伤。而严重的胫骨干骨折,合并伤的发生率>50%。合并同侧肢体的膝关节韧带损伤、股骨骨折、踝关节骨折是最为常见的合并伤。因此,在治疗胫骨干骨折的前后均应排除这些部位的合并伤。

胫骨干骨折时,常合并患肢腓骨骨折。腓骨骨折能提示踝关节或上胫腓联合损伤。因此,腓骨骨折的重要性不容忽视。

2.神经、血管损伤

损伤血管、神经组织也很常见。因此,对患肢的循环、感觉及运动功能进行相关检查是必需的,以早期发现神经、血管损伤并及时给予恰当的处理。

3.其他损伤

高能量导致的胫骨干骨折患者,也常合并有头、胸、腹部的损伤。对于此类患者,需根据 ATLS 指南做一个彻底的、系统的评估,以便能及时发现和尽可能进行恰当地处理。

（五）治疗和治疗原则

治疗和治疗原则见表4-1。

表4-1　胫骨干骨折的治疗选择

治疗方法	优点	缺点	最佳适应证
石膏	无创	很难维持力线	最小移位的闭合骨折
	便宜	活动受限	少动的患者
标准外固定架	创伤小	时间长后骨针易松动	严重的污染伤口
	过程短	很难维持力线	全身或肢体情况较差
	避免损失软组织	患者不满意（外观）	需要快速固定
环形外固定架	创伤小	技术要求高	高能量骨折
	钢丝不易松动	患者不满意（外观）	关节附近的胫骨骨折
	能够固定关节附近的骨折	钉道感染风险高	
切开复位内固定	满意的可靠固定	对受伤区域的切开	干骺端胫骨干骨折
	早期关节活动	固定的强度不如髓内钉	
髓内钉	很好的对线	干骺端骨折固定的可靠性	移位的胫骨干骨折（开放或闭合）
	可靠的固定	有限	
	软组织创伤少		

1.非手术治疗

大多数胫骨干骨折患者行非手术治疗可达到很好的疗效。由于非手术治疗费用低、易于施行，且发生并发症的风险低，对于稳定的闭合性胫骨干骨折，首选非手术治疗。

（1）复位：如果需要，在镇静或麻醉下行骨折的闭合复位。悬吊小腿、纵向牵引可使胫骨干骨折复位。复位需要达到良好的对线。为了确认是否达到良好的复位，需复查X线片。

（2）固定：采用长腿石膏固定胫骨干骨折。由于石膏管型不能根据肢体的肿胀情况进行调节，可导致疼痛加剧，并使肢体麻痹加重。如果采用石膏固定胫骨干骨折，考虑到随后的软组织肿胀，应采用前后石膏托来进行固定。当骨折部位骨痂形成后，骨折部位软组织对压力的敏感性已经降低，可改长腿夹板或长腿石膏托为PTB石膏进行固定。这个过程需要8～10天，对一些特殊骨折，可能需要3～4周。在用PTB石膏固定时，X线评估至关重要，以确保良好的对位对线。改用PTB石膏后，患者的患肢可以开始负重。

（3）对位对线：关于胫骨干骨折对线达到一个什么样的程度才算合适，临床上有很多争论。在前后位和侧位X线片上没有成角是解剖对线追求的目标，但在临床上常达不到此标准。在矢状面上的成角比在冠状面上的成角容易让人接受。矢状面上的成角会被膝关节和踝关节在矢状面上的运动所代偿。然而，冠状面上的成角，常导致足内、外翻畸形，最终导致膝关节和踝关节不均匀受力。

①成角：因骨关节炎的发生发展进程受多重因素（包括骨折的位置、患者的年龄等）的影响，现有研究对多大度数的成角畸形会导致骨关节炎尚无定论。总的来说，成角在矢状面＞

10°、在冠状面＞5°时,有必要重新复位骨折端或采用石膏楔形固定。也有一些外科医师认为,对大部分患者来说,胫骨干骨折存在 20°成角畸形愈合是可以接受的。

②短缩:短缩 1 cm 或 1 cm 以内都无症状。如果短缩 2～3 cm,可通过 1.25 cm 的增高鞋垫予以纠正。

③旋转对线不正:旋转对线不正对患者的影响因人而异。总的来说,如果旋转对位不正患者出现膝关节或踝关节症状,就需要考虑手术矫正。

(4)预后评估:应用 PTB 石膏固定的患者需要每 6～8 周进行一次放射性评估。当 X 线片显示骨折完全愈合,且患者达到临床愈合标准(骨折部位无疼痛或异常运动),则不再需要应用石膏固定。这最早也要到伤后 8 周,通常需要 12～16 周。患者去除石膏后,进行步态训练、踝关节功能锻炼、股四头肌及腓肠肌肌力训练,可以使患者更快恢复到正常的运动功能。

2.手术治疗

(1)适应证

①绝对适应证:胫骨干骨折手术固定有几种绝对适应证。开放性骨折需要对骨折进行稳定的固定,从而为软组织修复提供一个稳定的环境,且方便伤口的护理。骨折合并血管损伤需要将骨折固定,给血管的修复提供保护;骨折合并骨筋膜隔室综合征,需要骨折牢固固定,为损伤组织提供一个稳定的环境;胫骨干骨折合并全身多发伤的患者,胫骨需固定,有利于患者移动,减少疼痛,还可能减少炎症介质的释放。

②相对适应证:手术固定的相对适应证包括:X 线片示骨折端短缩、严重的粉碎性胫骨骨折、胫骨骨折而腓骨正常、胫骨骨折伴同一水平的腓骨骨折。以上骨折非手术治疗,则骨不连或骨不愈合的风险大。

(2)外固定

①标准:外固定治疗胫骨干骨折,能快速达到骨折稳定,技术难度小。正因为如此,可应用于血流动力学不稳(损伤控制)的多发伤患者或者有动脉损伤而未行急诊修复且需要快速提供骨折暂时稳定性的患者;外固定治疗也常用于开放性骨折合并伤口严重污染而暂时不适合行内固定治疗的患者。通过小切口实施外固定,可避免软组织的再次受损而导致的愈合能力的缺乏。

②环形外固定支架:环形外固定支架包括 Ilizarov 外固定支架和 Hyhrid 外固定支架(后者采用半针固定在骨折的一端,骨折另一端采用针环固定),两者都具有传统外固定支架的优点。外固定支架是通过穿过骨质的针起固定作用。穿过骨质的针通过拉紧线缆连接在环上。而环连接在由单根或多根连接杆组成的外固定支架上。连接杆与穿过骨质的固定针紧密相连。环形外固定支架的优势在于能提供一个相对无创的骨折固定,同时还能起到良好的固定作用,特别是针对干骺端的复杂骨折和胫骨远端的骨折。环形外固定支架需要比传统外固定支架更多的手术经验,但能用于固定更为复杂的骨折和关节内的骨折而且不必跨过关节。另外,环形固定的针较传统外固定相比,更加牢固而不易松动,因此环形外固定支架也用于固定愈合较慢的骨折。

(3)切开复位内固定(ORIF):ORIF 提供胫骨骨折的即时稳定,允许患者术后的早期活动,且骨折愈合率高,是治疗胫骨干骨折非常好的方法。对伴有严重软组织损伤的小腿骨折,不宜采用钢板螺钉内固定进行治疗,因为手术的主要风险是伤口愈合问题。严重小腿损伤伴胫骨干骨折(GustiloⅢ型)的患者,若采用 ORIF 治疗,则伤口愈合相关并发症和深部感染的发生率更高。

①骨折块的处理:用 ORIF 治疗胫骨干骨折的患者时,所有的操作都必须考虑组织的生物特性和生理状态。固定每一块碎骨块是不明智也是不需要的,因为这样做往往需要大量地解剖和剥离骨膜,虽然 X 线片上看上去很完美,但骨折部位愈合能力差。胫骨干骨折应对线良好,近端和远端的胫骨主要骨折块牢固固定,中间的碎骨块使用刮勺逐渐复位。在此过程中,应保证中间碎骨块和周围软组织的连续性,以保持骨块的愈合能力。

②术后治疗:ORIF 治疗胫骨干骨折后,应关闭切口并放置引流管,并保持患肢固定在功能位,以利于软组织的早期修复。术后 3～5 天,应开始主动活动膝关节和踝关节。骨折愈合到一定程度、骨内固定结构能承受足够的支撑力之前,禁止负重。ORIF 治疗的胫骨干骨折愈合骨痂较少(主要为骨皮质愈合),如 X 线片示骨折线模糊或消失,提示骨折开始愈合。可以在支具保护下部分负重,这样患者会觉得骨折即将愈合,其心情也更加愉悦。

③MIPO:随着设备和技术的进步,允许胫骨骨折钢板螺钉内固定手术采用更小的切口和切开更少的组织。MIPO 技术具有对骨周围血管破坏少、减少组织愈合并发症等优点。应用 MIPO 技术治疗胫骨干骨折要求骨折复位良好,同时固定稳定。

(4)髓内钉(图 4-4)

①优点:采用髓内钉治疗移位的胫骨干骨折是最普遍的选择。髓内钉固定的优势在于较易使骨折对线良好,同时髓内钉固定的失败率低。髓内钉通过靠近膝关节的切口插入,避免损伤小腿中部严重受损的软组织。锁定螺钉可以经皮小切口置入。通过近端和远端螺钉可维持适当的长度,可对抗旋转不稳及粉碎性骨折直至骨愈合。

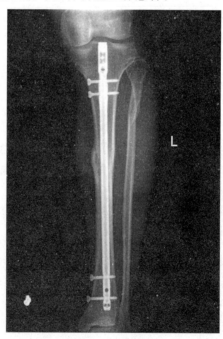

图 4-4　髓内钉

②不足：主要的不足在于髓内钉需置入髓腔，在置入过程中会破坏骨皮质的骨内膜。对骨内膜的损伤不可避免，但影响较为短暂（2～3周），且常无明显的临床表现。

③扩髓

a.优势：通过骨髓锉扩大骨髓腔，可以置入直径更粗的髓内钉，从而达到更坚强的固定，也可拧入直径更大的锁定螺钉，使锁定螺钉和髓内钉连接更牢固。置入髓内钉前进行扩髓，减少了闭合性胫骨干骨折的不愈合率。

b.不足：扩髓需要注意以下两个方面的问题。

破坏骨内膜的循环：扩髓较不扩髓破坏更多的骨内膜循环。在ⅢB开放性胫骨骨折中，骨膜（髓外）的血供受损严重，如再行扩髓，骨折端血供完全中断的风险更大。有动物实验证实，扩髓髓内钉（50%～80%的中心皮质坏死）与未扩髓髓内钉（30%～50%的中心皮质坏死）相比，会导致更多骨皮质血供的破坏。临床应用髓内钉治疗胫骨干骨折时，在坚强固定和尽量保留骨皮质之间做了一个折中的选择——进行有限扩髓，即扩髓至坚硬的骨皮质（扩髓器出现连续震颤）时，及时停止扩髓，这样既允许置入直径稍大的髓内钉，又保留了足够的骨皮质。

骨筋膜隔室综合征：一般发生在扩髓后的2～3天，扩髓增加发生骨筋膜隔室综合征的风险。已经有一些相关病例报道，但还不清楚骨筋膜隔室综合征是否由于术中牵引或扩髓导致的（也有可能是这两种因素共同所致）。这些报道提醒应在髓内钉内固定术后对下肢进行体格检查，以便能及时发现和尽可能恰当地处理并发的骨筋膜隔室综合征。

（5）截肢：合并非常严重的神经、血管、软组织损伤的胫骨骨折才会考虑截肢术。LEAP通过大样本、多中心前瞻性队列研究来研究小腿截肢对患者活动功能和心理的影响。

LEAP研究的结果见表4-2。进行肢体重建和截肢的患者，治疗后2年和7年的疗效是类似的。无论选择保肢还是截肢手术，大多数的神经、血管、软组织严重损伤的患者都会遗留肢体的残疾。对损伤的下肢进行早期截肢能否更好地保留患者的运动功能，LEAP的研究无明确结论。除非患者损伤的肢体血流动力学不稳定或为了挽救患者的生命，才应行截肢手术。应尽量避免仓促做出截肢的决定，只有与患者及其家属反复沟通，征得同意后才能进行截肢。

表 4-2　LEAP 研究结果

与正常的人群相比，在Ⅰ级创伤中心治疗过下肢损伤的患者更外向、不太容易相处，更多人嗜烟酒，且蓝领、无保险人员、精神病患者和低收入者占更多比例
创伤严重程度评分系统不能预测患者是否需要截肢
在2年的随访中，足底感觉的存在与否不影响患者的下肢功能
在2年的随访中，下肢毁损伤的患者疗效差
在2～7年随访中，老年人、女性、非白种人、教育程度低、有吸烟史、家境贫穷、自信心差、受伤前身体状况差、进行残疾方面法律诉讼的患者疗效差
膝下截肢包括截肢时采用游离皮瓣覆盖残端的患者，较膝上截肢患者的功能更好。膝关节离断患者的功能最差，运动更费力
毁损伤行保肢和截肢疗效相当

（6）皮瓣修复：如果骨、肌腱、神经、血管和内置物没有足够的软组织覆盖时，有必要行皮瓣

修复。皮瓣的类型需根据具体受伤部位来选择:胫骨近端 1/3 的软组织缺损可以用腓肠肌内侧头皮瓣予以修复;胫骨中段 1/3 的软组织缺损可以使用比目鱼肌皮瓣予以修复;胫骨远端 1/3 的软组织缺损,则需要使用带血管蒂的游离皮瓣来修复。若比目鱼肌或腓肠肌损伤而不适合做转移皮瓣,则选择游离皮瓣治疗胫骨近端 1/3 和中段 1/3 的软组织缺损。腓肠神经营养皮瓣可通过皮下隧道的方式来修复小腿远端小的或中等大小的组织缺损,且无须吻合血管,还可避免皮瓣供区的严重并发症。首次清创时不宜行皮瓣修复,但应在伤后 1 周内完成。

(7)负压引流(NPWT):使用 VAC 或其他负压引流装置临时覆盖损伤的创面,可使巨大的创面保持负压(一般较大气压低 125 mmHg),负压起到清除组织瘀血和渗出、减轻组织水肿、促进肉芽组织形成的作用;NPWT 还被用作早期的组织覆盖,以减少感染和减少使用游离皮瓣修复创面。

3.抗生素治疗

手术治疗闭合性胫骨干骨折时,需要应用抗生素预防感染,术前自静脉给予 1 次第一代头孢菌素,术后应用至术后 24~48 小时。

(1)Gustilo Ⅰ型和Ⅱ型开放性骨折:对于 Gustilo Ⅰ型和Ⅱ型开放性胫骨干骨折,同样可以使用第一代头孢菌素静脉滴注以预防感染,但要尽可能早的在急诊室就预防性使用抗生素。

(2)Custilo Ⅲ型开放性骨折:Gustilo Ⅲ型开放性骨折应尽早地使用抗革兰氏阳性菌的第一代头孢菌素和抗革兰氏阴性菌的氨基糖苷类抗生素或喹诺酮类抗生素。应严格控制清创术后抗生素的使用,推荐使用至术后 24~72 小时。清创术前、术后各使用一次抗生素。

(3)污染伤口:如果开放性骨折发生在田野或骨折受到泥土污染,需静脉使用青霉素类抗生素来预防厌氧菌感染。如果患者开放性骨折发生于沼泽或大型水域,需静脉使用第三代头孢菌素来预防产气杆菌感染。

(4)抗生素 PMMA 链珠:据报道,初次清创后放置抗生素 PMMA 链珠,末次清创去除,可达到极好的抗感染效果。抗生素 PMMA 链珠可以使创伤局部抗生素(妥布霉素或万古霉素)浓度比全身用药(静脉使用抗生素)后创伤局部抗生素浓度更高,从而降低开放性骨折的感染率。在开放性骨折中抗生素浸泡 PMMA 链珠不可单独使用,静脉预防性使用抗生素仍是金标准。

4.生物制剂

在过去的几年里,对促进胫骨骨折愈合生物制剂的研究呈爆发式的增长。成骨制剂和骨诱导剂均有应用于治疗胫骨缺损的报道:有报道称在治疗胫骨骨不连中 BMP-7 具有与自体骨移植同等的疗效;但市面上尚没有哪一种产品在治疗骨不连的疗效能超过自体骨移植。在一个大规模的临床试验中,应用 BMP-2 治疗开放性胫骨骨折,证明 BMP-2 可以减少非扩髓髓内钉治疗开放性胫骨骨折的再手术率。而另一项研究结合之前的研究数据,发现在扩髓髓内钉治疗胫骨骨折时使用 BMP-2 无明显效果。

(六)解剖要点和手术技巧

1.外固定

(1)标准:置外固定针时应垂直于胫骨前内侧骨皮质(如与矢状面成 45°),这样可以获得双皮质固定,可避免钻孔时损伤更多的胫骨皮质。应切开皮肤,用小钳子钝性分开皮下组织,避免损伤浅表组织,尤其是在胫骨远端置针时,可能会损伤大隐静脉。故强烈推荐置外固定针之前预钻孔。

(2)稳定:以下措施可以增加外固定支架的强度:①骨折两端的相互接触(影响稳定性的主要因素);②增加外固定针的直径(次要因素,外固定的强度与外固定针直径的 4 次方成正比);③减小连杆到胫骨的距离(每个外固定针的强度与连杆到胫骨距离的 3 次方成反比);④增加每块骨折块与外固定针的距离;⑤增加外固定针的数量。

拉力螺钉:应用外固定时不应使用拉力螺钉,因为此时应用拉力螺钉会增加骨不连和二次骨折的风险,这可能与采用螺钉固定和复位时会导致骨活力的丧失有关。

(3)混合固定:环形外固定支架允许在靠近胫骨平台和胫骨下关节面的干骺端进行穿针固定。为了避免损伤血管、神经组织,应熟练掌握横断面解剖。

(4)愈合:应用外固定治疗骨折时,评估患者的愈合能力较为困难。骨折愈合的临床标志就是负重时骨折部位无疼痛,但这个标志常有误导作用。当怀疑患者存在骨愈合方面的问题时,可以动力化外固定支架,增加骨折端的轴线应力,从而促进骨折愈合。但也有学者认为这种处理方法可能会导致外固定支架失效,而且在骨折未开始愈合前应禁止负重。

2.切开复位内固定

(1)手术时机:当采用切开复位内固定来治疗胫骨干骨折时,应避免手术切口通过严重创伤的软组织。在伤后的 2~3 天小腿肿胀加剧,所以选择手术时机非常重要。如果不能在伤后 6~8 小时进行切开复位内固定,最好等到消肿后进行手术。肿胀和炎症通常需要 7~10 天才能消退。

(2)手术路径:切口应与纵轴平行,且位于胫骨嵴外侧 1 cm。对于肿胀严重的患者,可将内侧皮肤无张力地缝合于胫前肌上,从而覆盖钢板、神经血管结构和骨质。

①放置钢板:如果术者选择在胫骨外侧放置钢板,也应在胫骨嵴外侧 1 cm 处切开前侧筋膜,从而使胫前肌覆盖于胫骨外侧。钢板也可放置在胫骨前内侧,但常在骨折愈合后导致患者许多不适。同时因为胫骨前内侧皮下组织非常薄,伤口愈合的风险大。

②切口的延伸:切口向近端可延伸到胫骨结节,更远可延伸至股骨外侧髁;向远端可延伸到踝关节前内侧,同时可沿内踝弧形拐向踝关节后正中,这样可暴露胫骨下关节面和内踝。显露伸肌肌腱,但不应损伤其腱鞘。若损伤伸肌腱腱鞘,则应尽量进行修复,否则伤口裂开后,伸肌肌腱直接暴露于外部环境,可引起细菌污染和抗感染能力下降。

(3)技术细节

①折弯:钢板应适度折弯,使其形状与胫骨干相一致。胫骨外侧表面的大部分是直的,但其远端旋向前方。因此,可能需要将钢板的远端折弯以与胫骨表面相匹配,同时应注意避开远端的胫腓关节。胫骨内侧面的近端和远端都呈外倾,如钢板不适当折弯,钢板固定后胫骨会产生外翻畸形。

②大直径螺钉和钢板:胫骨干骨折切开复位内固定应使用大直径的螺钉(4.5 mm 骨皮质螺钉和6.5 mm骨松质螺钉)和钢板来固定。窄的钢板有足够的强度来支撑胫骨。每侧骨折端应采用螺钉行 6 层皮质固定,这样才能牢固固定,并允许膝关节、踝关节的早期活动。

③拉力螺钉:拉力螺钉可以对简单骨折的骨折块进行加压,且不会干扰骨膜。粉碎性骨折不应使用拉力螺钉,因为拉力螺钉会影响成骨,使患者负重时间延后;切开复位内固定治疗胫骨干粉碎性骨折,应牵引使主要骨折块复位,然后用刮勺轻柔复位粉碎的骨折块。在此过程中,应避免剥离骨折块上的软组织。钢板在上端和下端必须牢固固定,虽然粉碎的骨折块保持游离和"松散"状态,但其愈合能力最佳。

④锁定钢板:解剖型锁定钢板可以较好地治疗靠近干骺端的胫骨骨折。钢板和锁定螺钉的固定力,可以保证其应用于骨质疏松患者时也能牢固固定。锁定的钢板在治疗粉碎性骨折时可起到桥接钢板的作用。

3.髓内钉

(1)入路:髓内钉可以通过髌韧带内侧或外侧的切口置入,也可劈开髌韧带置入。劈开髌韧带置入髓内钉更简单易行,但由于此入路会引起髌腱部位的疼痛,临床应用时应尽量不选择劈开髌韧带入路。无论选择哪个入路,切口应与小腿正中线平行。分离皮下组织,找到髌韧带的边缘,切开其支持带。开口锥或导针经胫骨和胫骨平台移行处置入,插入胫骨近端的中心。正、侧位透视以确认开口锥或导针位置和方向正确。开口锥、电钻、软组织保护套在胫骨近端开孔。通过软垫+金属三脚架或骨科牵引床,使膝关节保持屈曲角度>90°,可使胫骨近端开孔更易完成。

(2)扩髓:如需扩髓,可先将末端呈球形的导针穿过骨折端,这样可较容易地复位骨折。如不能闭合复位,可将导针的头部折弯,使导针更容易通过骨折端。然后透视以确认导针位于胫骨远端干骺端的中央。扩髓时不要使止血带充气,以避免扩髓时骨质的热损伤。增大扩髓直径,直至骨皮质,此时会出现"叽叽喳喳"的声音。此时无须进一步扩髓,可避免骨质的热损伤。髓内钉的直径应较扩髓的最后直径小 1.5~2 mm。髓内钉的长度可通过术前测量对侧下肢或通过测量髓腔内导针的长度而获得。如骨折粉碎或存在短缩畸形,则后一种测量方法易导致误差。

(3)非扩髓髓内钉:术者也可选择使用非扩髓髓内钉进行固定。如选用空心髓内钉,可先将一光滑导针置入,确保导针位于胫骨远端干骺端的中央,然后在导针导引下置入髓内钉。如果髓内钉已插入骨折远端,则较易施行手法复位。非空心髓内钉(不常见)须在透视监视下插入骨折远端,穿钉时容易出现钉隧道位置不良,导致固定不牢固。

(4)锁定螺钉:最好在髓内钉导向器辅助下使用电钻钻孔,然后置入锁定螺钉。可通过多种方法置入远端锁定螺钉。徒手置入远端锁定螺钉的技术需电钻钻头锋利,且术者双手稳定。在置入前需调整患侧小腿和透视机的位置,使透视机与髓内钉垂直且射线透过锁定孔的中心,即髓内钉锁定螺钉孔在显示屏上显示为一"完美的圆圈"。在胫骨内侧做一与纵轴平行的小切口,小直钳分离皮下组织。如果损伤大隐静脉,需行修复或结扎。然后在透视监视下调整钻头位置,直到其位于圆圈的中心,在透视监视下将钻头穿过同侧皮质、髓内钉锁定孔,一直钻穿对侧骨皮质。退出钻头、测深度、置入合适长度的螺钉。置入螺钉前,需在透视下确认测深器通过髓内钉锁定孔,然后同法置入第 2 枚锁定钉。

(5)近端骨折和远端骨折:近关节面的骨折处理起来难度较大。胫骨近端骨折以复位的难度大而出名。此类骨折存在向前和向上的成角,前方皮质呈台阶样改变(水平移位所导致)。

可以用多种方法来矫正此畸形,比如将髓内钉进针点向外移(髌韧带外侧)以防止扩髓时外翻;使小腿处于半伸展位以保证髓内钉的轨迹正确。胫骨干骺端骨折采用髓内钉固定时强度较差,因为干骺端骨松质导致髓内钉活动度过大,髓内钉受剪力较大。有报道在髓内钉固定后,附加一块小钢板固定,可以达到良好的复位和固定。

如果胫骨近端骨折已置入髓内钉,但复位不可接受,可去除近端瞄准系统,伸小腿的同时给予内翻应力,可以改善骨折的对线不良。然后徒手置入近端的锁定螺钉。

也有报道采用阻挡钉来改善髓内钉的隧道。此种技术要求仔细考虑阻挡钉的置入位置来起到改善髓内钉隧道的作用。辅助复位的方法包括经皮置入斯氏针来控制干骺端骨折块的位置。如切开的作用有限,则可采用股骨牵引器来维持骨折块的位置。

胫骨近端骨折采用髓内钉固定时强度较差,因为干骺端骨松质导致髓内钉的活动度过大,髓内钉受剪力较大。这时最好采用膝关节铰链支具来保护;对于无须行膝关节康复训练的患者,可使用膝关节固定器来保护。

(七)损伤的并发症

1.骨筋膜隔室综合征

胫骨干骨折最严重的并发症是骨筋膜隔室综合征。如前文所述,有必要进行相关的体格检查,以排除骨筋膜隔室综合征;如果骨筋膜隔室综合征的诊断确立,应急诊行小腿四间隔筋膜切开术,伤口二期闭合。小腿四间隔筋膜切开术的手术方式有多种。双切口技术具体为:内侧切口位于胫骨后缘的后方 1.5 cm,切口与胫骨纵轴平行,通过此切口可以切开深、浅后隔室;外侧切口位于腓骨干前方 1.5 cm,切口与腓骨纵轴平行,通过此切口可以切开前隔室和外侧隔室。有些外科医师青睐选择通过单外侧切口切开所有 4 个隔室,此种方法技术难度更大,但可以较好地保留小腿内侧皮肤。

2.深部感染

闭合骨折深部感染的发生率<1%,而开放性骨折深部感染的发生率较高。在 Gustilo ⅢB 型开放性胫骨骨折中,深部感染的发生率高达 25%～50%。胫骨干骨折合并深部感染的治疗极其复杂和耗时。治疗方法包括清除坏死骨和组织、连续灌洗降低局部细菌浓度、手术室条件下清创、维持骨折的稳定性、长时间静脉滴注敏感抗生素。二期闭合的伤口,采用健康组织覆盖骨质、金属置入物和神经血管结构。如果有必要,可采用旋转皮瓣或带血管的蒂皮瓣移植进行覆盖。若感染控制,可以重建骨的结构。

3.血管损伤

胫骨干骨折合并血管损伤,可导致肢体组织广泛性坏死。胫骨干骨折合并血管损伤应早期诊断、早期治疗,否则需行小腿截肢。

4.复位不良

一般来说,胫骨骨折后 X 线片可以预测采用非手术治疗会不会存在复位不良。如果胫骨骨折移位明显、骨折粉碎程度重或胫骨骨折合并同侧腓骨骨折时,采用非手术治疗易导致复位不良,此类骨折采用手术治疗可以减少畸形愈合的风险。胫骨合并同一水平腓骨的骨折,非常不稳定,采用非手术治疗则很难维持患肢力线。因此,有必要全面评估患者的需要,同时考虑骨折的特点,以确定可以接受的成角畸形,同时可以确定哪些骨折需行手术治疗。

（八）并发症的治疗

1.膝关节疼痛

带锁髓内钉治疗胫骨骨折最常见的并发症是膝前痛。长期随访置入胫骨髓内钉的患者，约57%的患者存在膝关节不适。在置入胫骨髓内钉时，应选准进针点，同时在扩髓时应注意保护髌韧带和膝关节脂肪垫。在髓内钉置入后应行膝关节透视，确保髓内钉未突出于骨质。

2.伤口愈合不佳

伤口愈合不佳在胫骨干骨折治疗中可导致破坏性后果。在做切口前全面评估皮肤和软组织条件，可避免此类并发症的发生。如果出现严重挫伤、皮肤水疱破裂、末梢循环障碍，应避免在这些部位做切口，且最好改用外固定支架进行固定。伤口愈合不佳可采用局部清创和换药的方法，直至伤口痊愈。如果骨质、金属置入物和神经血管结构缺少软组织覆盖，可采用皮瓣转移或移植的办法进行覆盖。肌腱外露的伤口可采取负压封闭引流的方法来治疗，若外露肌腱的腱鞘完整，则进行伤口换药即可。

3.骨髓炎

骨髓炎是少见而严重的并发症，一般发生于采用手术治疗的胫骨骨折患者。闭合性骨折骨髓炎的发生率约为1%，而Gustilo ⅢB型开放性胫骨骨折中，骨髓炎的发生率高达25%~50%。治疗方法包括彻底清除坏死骨和软组织、内固定或外固定维持骨折的稳定性、软组织覆盖伤口、长时间（4~8周）静脉滴注抗生素。

4.骨筋膜隔室综合征

有报道称长时间应用牵引床牵引复位也会导致骨筋膜隔室综合征。如果患者有全身的创伤，病情不稳定，仍进行手术治疗，也可能导致骨筋膜隔室综合征。术后应常规检查，以便能及时发现和尽早处理并发的骨筋膜隔室综合征。硬膜外麻醉可能使术后发现骨筋膜隔室综合征更为困难，但同样可通过患者的症状和临床体格检查来诊断骨筋膜隔室综合征。

（九）骨不连

与其他胫骨干骨折并发症一样，胫骨损伤程度越严重，骨不连的发生率越高。横形骨折、开放性骨折、行髓内钉固定后骨折块分离移位＞3 mm或骨折块骨皮质接触＜50%，需再次手术的可能性大。

对骨不连的定义尚有不同意见。较易施行的标准是骨折未愈合，且术者认为若不经处理骨折愈合的可能性小。有多种原因可以引起胫骨骨不连，临床应分析骨不连的原因，针对病因选择合适的治疗方法。

1.感染性骨不连

在行手术治疗胫骨骨不连前，应先排除感染。术前检查应包括白细胞计数、红细胞沉降率、C反应蛋白，这些实验室检查对骨质感染敏感性高，应综合考虑这些检验结果，判断是否存在骨质感染。如果患者感染未控制，不能行植骨治疗或置入骨替代物。

2.骨折稳定性差

如果骨折块间活动度过大，骨折很难愈合，且常导致肥大性骨不连，即骨折端骨痂生长明显，但互不相连。对于此类骨不连，应在感染控制后，手术重建骨折稳定性，同时在手术时不要清除增生的骨痂。肥大性骨不连一般无须植骨，倘若有大段的骨缺损，应行植骨，以减少愈合时间。

3.骨愈合能力差

骨折端变细或萎缩性骨不连，可由组织受损严重（如高度粉碎性骨折）、组织灌注差（如周围血管疾病）或患者愈合能力差所导致。此类骨不连需行植骨以增加患者骨折愈合的能力，同时应将骨折牢固固定。若患者骨折愈合的能力差，应尽早处理。对于复杂骨折，其骨不连可能性大，应早期行预防性植骨。对于高能量胫骨干骨折，大多数外科医师于伤后6周行预防性植骨。

4.外固定支架固定后的骨不连

应用外固定支架固定胫骨干骨折后出现的不愈合，治疗非常棘手。对于此类骨不连，用髓内钉固定最为牢固，但其感染率太高，特别是外固定支架放置时间超过2周或外固定支架针道存在感染时。必要时，一个更好的方法是切开复位内固定（钢板螺钉固定）与骨移植，治疗此类骨不连的愈合率高（90%），感染率低（3%～6%）。其最严重的并发症为钢板断裂。

5.髓内钉固定后的骨不连

髓内钉固定后的骨不连有多种治疗方法。最常用的方法为去除远端或近端的锁钉进行动力化（对骨折部位加压）。此种治疗方法风险低，但研究表明此种处理无明显疗效。如果用髓内钉固定胫骨后出现肥大性骨不连，最佳治疗为去除髓内钉，扩髓，更换直径更大、强度更大的髓内钉。这样，骨折部位稳定性更好，扩髓也可起到植骨和刺激骨折生长的作用。

（十）畸形愈合

畸形愈合指骨折对位对线不可接受，但骨折已愈合。胫骨畸形愈合指以下方面：冠状面（内翻或外翻）、矢状面（向前或向后成角）、轴线长度（短缩或分离），轴向旋转（内旋或外旋）或者以上畸形联合出现。不同患者能耐受畸形的程度不同，取决于患者活动水平、是否存在联合畸形、代偿能力和期望值。有症状的畸形愈合会影响患者的行走能力，导致相邻关节的疼痛。冠状面、矢状面、轴向长度的畸形愈合需行截骨矫形，同时采用钢板螺钉、髓内钉或外固定进行固定。轴向短缩畸形可以在截骨矫正畸形后，使用外固定支架牵引行骨延长。轴向短缩畸形也可以通过短缩对侧肢体来矫正，其愈合会更好，但对一些患者来说，此种治疗方式难以接受。

（十一）注意事项

1.假体周围骨折

膝关节置换后假体远端的胫骨骨折，既可行非手术治疗也可行切开复位内固定，具体根据患者的需要和骨折的特点来决定。此类骨折一般应避免采用外固定支架来治疗，因为外固定支架合并针道感染的可能性大，理论上有使感染扩散到膝关节假体的风险。靠近膝关节假体的胫骨干骨折，可采用长胫骨托假体进行翻修，长的胫骨假体可以固定胫骨干骨折块。此种治疗方法对治疗膝关节置换后合并干骺端骨折更为合适。

2.漂浮膝

同侧股骨和胫骨骨折通常称为漂浮膝。漂浮膝如采用非手术治疗，常导致畸形愈合和膝关节僵直。此类骨折的股骨骨折应手术进行固定。虽然漂浮膝的胫骨干骨折采用非手术治疗也可较好愈合，倘若患者的身体条件好、能耐受手术，最好在行股骨手术的同时手术固定胫骨骨干：如果患者的身体条件仅能耐受一处手术，应先行股骨侧手术（术者行股骨侧手术后，常因患者身体耐受的原因，提前终止手术）。股骨和胫骨都手术治疗进行固定，可使患者舒适度更佳，也避免了下肢的长时间固定，更好地进行膝关节康复，较好地改善患者的活动功能。

3.病理性骨折

胫骨病理性骨折较少见。病理检查后若术者认为无必要行截肢术，应对病理性骨折进行固定。髓内钉是治疗胫骨病理性骨折最坚强且最常用的方法，在临床上应尽量选用此种治疗方法。若患者的皮肤已开始愈合，可以开始化学治疗；皮肤一般在术后 5 天开始愈合。

三、腓骨骨折

（一）结构特点

腓骨也呈三棱柱形，腓骨上中段四周均有肌肉保护，虽不负重，但有支持胫骨的作用和增强踝关节的稳定性。骨折后移位不大，易愈合腓骨头上端外侧有腓总神经绕过，如该处骨折，要注意腓总神经有无损伤；腓骨体有支持胫骨的作用，但无明显负重作用。其下端与胫骨下端一起参与构成踝关节，为踝关节的重要组成部分。一般认为，腓骨的上、中部切除后对小腿的负重无明显影响，但下端必须保留，以保持踝关节的稳定。腓骨的滋养血管多在腓骨中上 1/3 的后内侧及内侧，大多数只有 1 条。临床上常用带血管的腓骨作移植骨用。

（二）致伤原因

单纯腓骨骨折较少见，常发生于与胫骨骨折的混合性骨折中。

1.直接暴力

腓骨干骨折以重物打击、踢伤、撞击伤或车轮碾扎伤等多见，暴力多来自小腿的前外侧。骨折线多呈横断形或短斜形。巨大暴力或交通事故多为粉碎性骨折。骨折端多有重叠、成角、旋转移位等。因腓骨位于皮下，所以骨折端穿破皮肤的可能性极大，肌肉被挫伤的机会也较多。如果暴力轻微，皮肤虽未穿破，如挫伤严重，血运不良，亦可发生皮肤坏死，骨外露发生感染。较大暴力的碾挫、绞扎伤可有大面积剥脱皮肤，肌肉撕裂和骨折端裸露。

骨折部位以中、下 1/3 较多见，由于营养血管损伤、软组织覆盖少、血运较差等特点，延迟愈合及不愈合的发生率较高。

2.间接暴力

为由高处坠下、旋转扭伤或滑倒等所致的骨折，骨折线多呈斜行或螺旋形；腓骨骨折线较胫骨骨折线高，软组织损伤小，但骨折移位，骨折尖端穿破皮肤形成穿刺性开放伤的机会较多。

骨折移位取决于外力作用的大小、方向。小腿外侧受暴力的机会较多，肌肉收缩和伤肢远端重量等因素，因此可使骨折端向内成角，小腿重力可使骨折端向后侧倾斜成角，足的重量可使骨折远端向外旋转，肌肉收缩又可使骨折端重叠移位。

儿童腓骨骨折遭受外力一般较小，加上儿童骨皮质韧性较大，多为青枝骨折。

（三）类型

1.单纯腓骨骨折

单纯腓骨干骨折较少见，多由直接暴力打击小腿外侧所致。在骨折外力作用的部位，骨折线呈横行或粉碎。因有完整的胫骨作为支柱,骨折很少移位。但腓骨头下骨折时,应注意有无腓总神经损伤。一般腓骨骨折如不影响踝关节的稳定性,均不需复位,用石膏托或夹板固定4~6周可;如骨折轻微,只用弹力绷带缠紧,手杖保护行走,骨折即可愈合。

2.腓骨应力性骨折

(1)病因:腓骨应力性骨折多见于运动员、战士或长途行走者,多位于踝关节上部。

(2)发病机制:为多次重复的较小暴力作用于骨折部位,使骨小梁不断发生断裂,但局部修复作用速度较慢,最终导致骨折。

(3)临床症状与诊断:运动或长途行走之后,局部出现酸痛感,休息后好转,运动、长途行走或工作后则加剧。局部可有肿胀、压痛,有时可出现硬性隆起。X线片上的改变出现较晚,一般在2周后可出现不太清晰的骨折线,呈一骨质疏松带或骨质致密带,继而陆续出现骨膜性新骨形成和骨痂生长。

(四)治疗方法

根据骨折类型和软组织损伤程度选择外固定或开放复位内固定。

1.手法复位外固定

适用于单纯的腓骨中上段骨折或无移位的腓骨下段骨折。应力性骨折多无移位,确诊后停止运动、患肢休息即可。症状明显时,可用石膏托固定。

2.开放复位内固定

腓骨骨折是踝关节骨折的一部分,通常在固定内、后、前踝之前,先将外踝或腓骨整复和内固定。做踝关节、前外侧纵形切口,显露外踝和腓骨远端,保护隐神经,如骨折线呈斜形,可用1~2枚拉力螺丝钉由前向后打入骨折部位,使骨片间产生压缩力,螺丝钉的长度必须能钉穿后侧皮质,但不要向外伸出太多以致影响腓骨肌腱鞘。如果为横行骨折或远侧骨片较小,可纵行分开跟腓韧带纤维,显露外踝尖端,打入长螺丝钉,也可用其他形式的髓内钉经过骨折线打入近侧骨片髓腔中。手术必须要达到解剖整复,保持腓骨的长度。如果骨折位于胫腓下关节之上,整复后可用一块小型半管状压缩接骨板做内固定。如果用髓内钉则应小心,不要使外踝引向距骨,髓内钉的插入部位应相当于踝部尖端的外侧面。如果髓内钉是直线插入,外踝就能被引向距骨,这样就会造成踝穴狭窄,踝关节的活动度减小,因此应事先将髓内钉弯成一定的弧度以避免发生这种错误。

3.开放性腓骨骨折的处理

小腿开放性骨折的软组织伤轻重不等,可发生大面积皮肤剥脱伤、组织缺损、肌肉绞轧挫灭伤、粉碎性骨折和严重污染等。早期处理时,创口开放或是闭合,采用什么固定方法均必须根据不同伤因和损伤程度做出正确的判断。小腿的特点是前侧皮肤紧贴胫骨,清创后勉强缝合,常因牵拉过紧造成缺血、坏死或感染。因此,对 Gustilo Ⅰ型或较清洁的Ⅱ型伤口,预计清创后一期愈合无大张力者可行一期愈合;对污染严重,皮肤缺损或缝合后张力较大者,均应清创后开放创面。如果骨折需要内固定,也可在内固定后用健康肌肉覆盖骨折部,开放皮肤创口,等炎症局限后,延迟一期闭合创面或二期处理。大量临床资料证实,延迟一期闭合创口较一期缝合的成功率高。

（五）常见并发症

筋膜间室综合征,感染,延迟愈合,不愈合或畸形愈合。

四、小腿应力性骨折

胫骨应力骨折多发生于新兵军事训练和运动员体育运动中,约占所有应力骨折的半数以上。

（一）发病机制

骨组织如同任何物质一样,有一定的内在特性,当力作用于骨组织时,不论是压力还是张力,骨内均受到应力作用。骨的形状因应力作用产生的变化称为应变。在一定的范围内应力越大则应变越大,当应力去除后,由于骨组织的弹性特点而恢复原来的长度或形状;当应力过大即可使骨组织发生不可逆形变,在压力作用下骨产生塌陷,在张力作用下骨产生裂开。反复作用的、较小的外力与一次大的外力同样会引起骨折,并随着负荷次数增加、显微骨折逐渐明显而出现症状或骨折裂开。

应力骨折的发生与骨所受的应力,与产生的应变,以及骨的几何形状等有关。胫骨为支撑负重骨,行走时两腿交替单独承受全身的重量,加上落地时的冲击力和肌肉的收缩力,其承负应力可达体重的数倍。在长时间反复进行某一项运动时(如负重行军、长跑等),过多应力首先引起小腿肌肉疲劳,使其失去吸收应力的作用,使应力直接作用于胫骨。胫骨在受到应力性损伤后,可通过其内部结构的改建逐步适应应力的变化,多数情况下并不会导致骨折。因此,也将仅出现骨膜下骨增生而无明显骨折线的一类称作应力性骨膜炎。除骨的应力反应外,应力性骨膜炎也可能与肌肉和骨间膜的牵拉有关,实际上这也是应力骨折的一种类型。但损伤若得不到休息而继续训练,局部的成骨过程远远跟不上破骨过程,就会发生不同程度的应力骨折。

（二）分类

应力骨折有 2 种类型:一种是疲劳性骨折,原因是具有正常弹性和抵抗力的骨质受到异常应力或扭力的作用;另一种是功能不全性骨折,为正常的应力作用于弹性和抵抗力均有缺陷的骨质所致。胫骨应力骨折的发病部位因运动项目的不同而各异,如行军训练的新兵群体多发生在近段胫骨的后内侧,中长跑运动员则好发于胫骨中下段的后侧,而体操运动员及舞蹈演员则易所生在胫骨中段前侧。

（三）临床表现及诊断

有长跑、竞走、行军等过度使用性操作史。起始症状隐匿,仅在下肢负重时有局部疼痛,以后疼痛逐渐加重,休息后亦不能完全消失。可伴有逐步加重的局部肿胀及压痛。除个别造成完全性骨折外,肢体活动往往不会受限。检查可见局部肿胀,有明显的压痛点和骨干纵向叩击痛,晚期可触及梭形骨质增厚。如已出现明显的骨皮质断裂或已发展为完全骨折,则表现为一般骨折的症状和体征。由于应力骨折是反复微小损伤积累所致,早期 X 线无阳性表现,加之基层医务人员对其缺乏认识,故早期常被诊断为一般软组织损伤,其中一部分经休息后好转而漏诊,另一部分骨损伤继续加重、病程较长后才得以确诊。应力骨折诊断的最终确立应符合以下 3 点：一是有过度使用性损伤病史；二是有较典型的临床表现；三是后期 X 线片出现阳性征象或其他辅助检查提供诊断依据。

（四）鉴别诊断

1.暴力所致的不完全骨折

除与应力骨折的病史不同外，一般多合并较明显的软组织损伤。X 线表现主要为不全骨折线，而不同时出现骨痂等骨修复征象。

2.骨髓炎

应力骨折虽然也可有局部肿胀、发热等表现，但一般程度较轻，亦无全身中毒症状。虽 X 线表现两者均有骨膜反应，但骨髓炎同时可有局灶性骨破坏，而应力骨折为不全骨折线。

3.骨肿瘤

应力骨折误诊为骨肿瘤、甚至行手术治疗者屡见不鲜，主要原因是对病史缺乏详尽的了解，对体征、X 线表现未做连续的比较分析所致。

（五）治疗

骨折多为不完全性骨折，且骨破坏与骨修复同时进行，故一般只须休息 3～6 周即可痊愈，期间可配合局部热敷和理疗。有主张局部行普鲁卡因加泼尼松龙封闭治疗，可起到止痛及消肿作用。对局部体征较重，X 线表现骨折线明显者，可行石膏外固定，这样有利于局部制动修复，并可防止再损伤而发展为完全性骨折。对已发展为完全骨折并有移位者，应按一般骨折治疗，必要时行骨折内固定。

五、小腿开放性骨折

胫腓骨由于部位的关系，遭受直接暴力打击、压轧的机会较多。又因为胫骨前内侧紧贴皮肤，所以开放性骨折比较多见。严重外伤、创口面积大，骨折粉碎，污染严重，组织遭受挫灭伤为本症的特点。因此，控制感染，使创口顺利愈合，并使骨折愈合不受影响，恢复小腿功能，是处理小腿开放性损伤的关键所在。

（一）发病机制

1.直接暴力

胫腓骨干骨折以重物打击、撞击伤或车轮碾扎伤等多见，暴力多来自小腿的前外侧，因胫骨前面位于皮下，所以骨折端穿破皮肤，导致小腿开放性损伤的可能性极大，肌肉被挫伤的机会比较多。较大暴力的碾挫、绞轧伤可有大面积皮肤剥脱，肌肉撕裂和骨折端裸露。

骨折部位以中、下 1/3 较多见，由于营养血管损伤，软组织覆盖少、血运差等特点，延迟愈合及不愈合的发生率比较高。

2.间接暴力

为由高处坠下、旋转暴力扭伤或滑倒所致的骨折，特别是骨折线多呈斜形或螺旋形，骨折移位后，骨折尖端穿破皮肤形成穿刺性开放伤的机会比较多。

（二）分类

为了提示预后和进行比较研究，已经发展出许多以损伤的严重性为依据的分类方法。

Gustilo 和 Anderson 根据皮肤软组织损伤，以及骨折的类型，把开放性骨折按严重性递增的次序分成 3 型：

Ⅰ型：①皮肤创口小于 1 cm；②清洁创口；③骨折不粉碎。

Ⅱ型：①皮肤创口大于 1 cm；②软组织损伤不广泛；③没有皮肤撕脱。

Ⅲ型：①高能量损伤累及广泛软组织损伤；②严重的挤压伤；③有需要修复的血管损伤；④严重污染，包括在农田的损伤；⑤骨折粉碎、节段性骨折或骨缺损而不管皮肤创口大小。并根据污染程度，骨膜剥离和骨骼暴露的范围，以及有无血管损伤增添了 3 个亚型：Ⅲa 型，尽管软组织损伤广泛，但骨骼仍有足够的软组织覆盖。Ⅲb 型，软组织广泛损伤合并骨膜剥离、骨暴露创口污染严重。Ⅲc 型，开放性骨折合并需要修复的血管损伤。

（三）治疗

1.处理原则

小腿开放性损伤的处理的最终目的是使伤肢早期恢复正常的功能，这取决于软组织完全康复及创口早期愈合，骨折在解剖位置上愈合，以及避免发生并发症。处理原则有以下几条：①预防感染；②软组织愈合和骨连接；③解剖恢复；④功能恢复。

2.治疗措施

达到上述目的需要一个规范、符合逻辑、连续的治疗过程。

（1）清创术：清创的目的是使开放污染的伤口通过外科手术转变为接近无菌创面，从而为组织修复和骨折治疗创造条件。因此，正确掌握清创技术是开放性骨折早期处理的关键。

手术清创要求仔细切除所有坏死和失活的组织。清创从外开始，逐渐向内进行，明显坏死和碾挫的皮肤应当切除。有存活可疑的皮肤可以安全的留待第二次检查。损伤的皮下脂肪应当切除，并做充分的筋膜切开术。失去活力的肌肉如不彻底清除，极易发生感染，在很短的时间内，就能导致灾难性后果。但清创时对肌肉失活情况不易正确判断，Sally 提出对肌肉颜色、循环情况、收缩力和肌肉韧性等方面的观察，为我们提供了重要的方法，即色泽鲜红，切割时切面渗血，钳夹时有收缩力，肌肉有一定韧性，是肌肉保持活力的良好标志。如色泽暗红无张力，切时不出血，钳夹不收缩，表示无生机，应予以清除。但如有外伤性休克和局部组织严重挫伤时，往往只有肌肉颜色是较为可靠的指标，其他三项并不绝对可靠，术时应仔细辨认。肌肉清创要较其他组织更加彻底，撕裂端的肌腹，更应注意中心部位的清创，直至有活动性出血为止，以防发生厌氧菌感染。污染严重失去生机的肌腱，应给予切除，如为整齐的切割伤，应一期缝合，因为肌腱断裂后如不缝合，肌肉可因回缩丧失功能。主要的血管、神经结构应予保留，必要时加以修复。骨折端应刷净，并清除髓腔内任何异物和骨碎片。应舍弃已完全剥离、没有血供的碎骨片。一般认为，按 Gustilo 分类法的Ⅰ型及较清洁的Ⅱ型创口可一期缝合，污染及损伤严重的Ⅱ型和Ⅲ型创口均应留待二期处理。

（2）抗生素的应用：早期合理应用抗生素对防止感染十分重要。如在急诊输液时即输入大量广谱抗生素，清创术时仍持续静脉滴注，可使用药时间比手术后用药至少提早 3～5 小时，并能在药物有效控制下清创，以提高抗生素效果。抗生素的选择取决于潜在的细菌污染。第一或第二代头孢菌素类药有很广的抗菌谱，适用于大多数创口。大的创口，还应加用氨基糖苷类抗生素。

（3）小腿骨折的固定：小腿开放性Ⅰ型损伤的骨折可以用类似闭合骨折的同样方法来治疗。Ⅱ型和Ⅲ型开放性骨折，移位和不稳定几乎是不可避免的，这些特征往往要求手术固定。简单稳定的固定可以在创口内顺利进行软组织手术，并且有利于伤肢的生理活动。总之，骨折的解剖学复位和固定，为软组织的修复和康复提供最有利的环境和条件。理论上，这些因素可改善宿主对抗细菌的防御机制，从而减少感染的危险。

小腿开放性骨折时，骨折固定的价值毋庸置疑，但是，方法的选用仍有争论。有效的方法包括：用接骨板、髓内钉内固定和外固定或者这些方法的联合使用。必须权衡稳定固定与进一步损伤局部血液供应和发生并发症的风险之间的利弊。实践中，每一个病例都必须分别评估。考虑的因素包括骨折的解剖部位和特点、周围皮肤和软组织的情况、创口位置大小、污染程度、合并的其他损伤，以及患者的全身情况。胫骨干骺端骨折常常能通过创口放置的接骨板加以固定。胫骨干骨折应根据部位、骨膜剥离的程度和软组织的状况，采用髓内钉、接骨板和外固定器固定。外固定既能提供相对稳定的骨折固定，又不扰乱创伤的范围，直接对骨折进行手术处理时，外固定器显得特别有用，当创口很脏且污染严重时，外固定器往往是首选的器械，可用作初期和暂时的固定方法，待以后再更换。

（4）小腿开放性创口的关闭：对于不能一期关闭创口的小腿开放性损伤，应当早期进行皮肤覆盖和软组织重建，创口开放超过7天，感染的危险增加，软组织的修复是一个从最简单到最复杂，逐级上升的重建手术阶梯，可以用局部皮瓣成形、植皮、带蒂肌皮瓣来覆盖创口。

腓肠肌的两个头适合于覆盖小腿的近侧1/3。由腓肠肌内侧头的远侧部携带的球拍样皮肤可以覆盖小腿近中1/3交界处的缺损。顺行比目鱼肌肌瓣用于修复小腿中1/3处宽而短的软组织缺损。胫骨内侧或前侧长而窄的缺损只需基底在近侧的内侧半比目鱼肌肌瓣。小腿远侧1/4的小腿缺损用足趾的屈肌来修复，基底在近侧的比目鱼肌肌瓣一般用于覆盖远侧小腿1/3的近侧部分。基底在远侧的比目鱼肌内侧半的带蒂肌瓣，能够覆盖除踝上区域以外整个小腿的远侧1/3。踝上皮瓣是修复小腿远侧1/4的一个既快又可靠的手术方法。

（5）骨重建：开放性骨折比闭合性骨折更经常发生骨延迟连接和不连接，而且和创伤的严重性成正比。骨重建可与软组织重建一起做，也可待软组织愈合后再做。大多数情况下植松质骨，但大的特别是超过6 cm的节段性骨缺损，可能需要游离腓骨移植、游离复合组织移植或者应用骨转移技术。此时可以根据骨缺损修复的方法，对骨骼的临时固定进行调整。

（6）功能恢复：早期进行骨折固定和软组织重建手术，其优越性在于避免关节和软组织的制动，便于早期活动，以达到功能恢复的目的。

（四）并发症

1.感染

胫骨开放骨折，清创后行钢板内固定者，感染率最高，其原因是开放骨折，软组织已有损伤，再行6孔以上钢板固定。剥离骨膜软组织太多，又破坏了供养胫骨骨折处血供，因而感染率高。因此，对于胫骨开放性骨折，Ⅰ度者可行髓内钉固定；Ⅱ度者清创闭合创口，伤口愈合后再行髓内钉固定；Ⅲ度者视软组织修复情况，先用外固定器固定，伤口闭合后，换髓内钉固定。

2.筋膜间室综合征

骨折延迟愈合，不愈合，畸形愈合等详见胫腓骨骨折愈后。

第四节 踝关节损伤

一、踝关节的骨性损伤

(一)踝关节功能解剖

踝关节的结构比较复杂,发生骨折脱位后,解剖关系紊乱,治疗不当容易造成创伤性关节炎,因此治疗要求高,必须恢复正常的解剖关系。人体在站立、行走、下蹲等动作中,踝关节的稳定性与灵活性十分重要,其功能上的特点是由踝关节的骨性结构、韧带与关节囊以及通过踝关节的肌肉的动力作用共同完成的。

1.骨性结构

踝关节由胫骨远端、腓骨远端和距骨体构成。胫骨远端内侧突出部分为内踝,后缘呈唇状突起为后踝,腓骨远端突起部分为外踝。踝穴由胫、腓骨下端构成,外踝较内踝低 1 cm,并偏后 1 cm 左右。内踝顶端分成两个钝性突起即前丘与后丘,有内踝韧带附着。内、外踝与侧副韧带一起共同维持踝关节侧方的稳定。在矢状面,胫骨下端后缘比前缘更向下方延伸形成后踝,下胫腓横韧带又加深了这个延伸,可以防止距骨在踝穴内的后移。距骨体滑车关节面在前后方向上凹陷,滑车在矢状面向前外侧斜行,而距骨颈则斜向前内侧,因此,距骨本身是扭转的,胫骨下端关节面与距骨体滑车关节面相适应,在矢状面胫骨下端关节面前后方向上有一隆起的嵴适应距骨体滑车。距骨体前宽后窄,其横径之差为 0~6 mm,平均为 2.4 mm,并形成向前开方的 24°~25°角。踝关节背屈时,距骨体与踝穴适应性好,踝关节较稳定;跖屈时,距骨体与踝穴的间隙增大,踝关节相对不稳定,这是踝关节在跖屈位容易发生骨折的原因。过去曾认为当踝关节屈伸运动时,踝穴可以适应距骨体前宽后窄的解剖特点,通过下胫腓联合而增宽 2~3 mm(Arshurst1922 年),但是近年来一些学者的研究改变了这种看法 Grath(1960 年)在活体上直接测量显示踝穴宽度的增加仅为 0~1.6 mm,这一数值小于距骨体前后横径之差。Morris(1977 年)指出下胫腓联合正常情况下可增宽 0.13~1.8 mm。Lindsjq(1979 年)用断层 X 线摄影从横断面上观察踝关节屈伸活动时距骨体与踝穴的接触完全适合,上述研究均表明下胫腓联合仅有轻微的增宽。

腓骨与外踝的重要性日益受到更多的重视,腓骨可以传导 1/6 的体重。外踝构成踝穴的外侧壁,其本身的轴线与腓骨干纵轴之间相交成向外的 10°~15°角以适应距骨外侧突。当对外踝骨折做内固定时,不应使此角度变小,以防踝穴变窄。Scanton 等(1976 年)指出当踝关节跖屈位以前足负重站立时,由于腓骨肌、踇长屈肌和胫后肌的收缩,腓骨平均下移 2.4 mm,这种移动增强了踝关节跖屈位时的稳定性。在踝关节屈伸运动中,腓骨下端有轻微的内外、前后、上下移动和沿纵轴的旋转活动。在治疗踝关节骨折脱位合并下胫腓分离时,应该恢复下胫腓联合的完整与稳定。为此还必须重视外踝或腓骨中下 1/3 骨折的正确复位,防止发生侧方、前后、旋转或重叠移位。

2.韧带与关节囊

内踝韧带又称三角韧带,自前向后又分胫距前韧带、胫跟韧带和胫距后韧带,其中胫距前韧带向足部的延续为胫舟韧带。三角韧带又可分为深、浅两部分,浅层靠前起自内踝之前丘部止于载距突的上部;深层靠后主要由胫距后韧带组成,起于内踝的后丘止于距骨内结节及其前方。三角韧带限制距骨向外侧移动,当三角韧带完整时距骨向外移位不超过 2 mm。三角韧带十分坚固并与关节囊紧密相连,当踝关节受到外翻,外旋应力时,常发生内踝骨折而不发生三角韧带断裂。

外踝韧带自前向后又分为腓距前韧带、腓跟韧带和腓距后韧带。腓距前韧带薄弱,在踝关节跖屈位有限制足内翻活动的作用,而在踝关节中立位时,有对抗距骨向前移位的作用。当切断胫腓前韧带以后,可以出现踝关节前抽屉试验阳性。腓跟韧带较坚强,在踝关节 90°位限制足内翻活动,腓跟韧带断裂后,当被动使足内翻时,距骨在踝穴内发生倾斜,外侧降低,内侧升高。腓距后韧带最强,可限制踝关节过度背伸活动,Leonard 指出当切断腓距后韧带以后可以增加踝关节背伸活动的范围。腓距前、后韧带加强关节囊,而腓跟韧带与关节囊之间相互分开。

下胫腓韧带又分为下胫腓前韧带、骨间韧带、下胫腓后韧带,其中骨间韧带是骨间膜的延续,最坚固。骨间膜由胫骨斜向外下止于腓骨。当踝关节背伸活动时,腓骨轻微上移,并向外后方旋转,骨间膜由斜行走向变得较为水平。

踝关节关节囊前侧由胫骨下端前缘至距骨颈,后侧由胫骨下端后缘至距骨后结节。前、后关节囊松弛、薄弱,两侧关节囊由侧副韧带加强。

3.肌肉

踝关节的运动主要是屈伸运动,使踝关节跖屈的肌肉主要是腓肠肌和比目鱼肌,其次是胫后肌、屈蹈长肌和腓骨长肌。踝关节背伸肌有胫前肌、伸趾长肌、伸蹈长肌和第三腓骨肌,它们所做的功只相当于跖屈肌的 1/5～1/4。当以全足放平站立时(负重期的中期),在矢状面身体的重力线经过踝关节的前方,足有外翻趋势,由于踝关节跖屈肌与足的内翻肌肌力强于踝背伸肌与足外翻肌,可以达到踝与足的稳定与平衡,对抗踝背伸与足外翻的活动。

4.踝关节运动

踝关节运动的方式是由距骨体滑车关节面的形状所决定的,从侧方观察距骨体滑车并不是圆柱体的一部分,而是圆锥体的一部分,圆锥体的基底在腓侧,腓侧的曲率半径大于胫侧。

因此,当踝关节屈伸运动时,腓侧运动的范围较胫侧长,而发生水平方向上的旋转运动。踝关节也不是真正的铰链关节,当跖屈时伴有水平方向的内旋,当背伸时伴有水平方向的外旋。踝关节在矢状面屈伸运动的运动轴不是水平的,内侧恰通过内踝前丘之稍下方与稍后方,外侧通过外踝的顶端,运动轴与胫骨干纵轴相交成 68°～88°(平均 79°)。

踝关节屈伸运动轴自内上向外下倾斜,并且也不是恒定不变的,但是在正常步态中,踝关节屈伸运动的瞬时转动中心均位于距骨体内而且十分靠近,以至于可以认为是一个点。

踝关节的屈伸运动与距下关节和足的运动是联合的,当踝跖屈时足内翻、内旋;踝背伸时足外翻、外旋。踝跖屈时足内侧缘抬高,外侧缘降低,足尖朝内称之为旋后。踝背伸时足外侧缘抬高,内侧缘降低,足尖朝外称之为旋前。踝关节屈伸运动轴在水平面(横断面)与膝关节屈伸运动轴相交成 20°～30°角。

以足外缘与小腿垂直为中立位 0°,正常踝关节屈伸运动范围约为 65°～80°,其中背屈活动约为 20°～30°，跖屈活动约为 45°～50°。踝关节内、外翻活动主要发生在距下关节，内翻 30°，外翻 30°～35°。正常步态时踝关节背伸 10°左右，跖屈 15°～20°左右，共约 30°活动范围。负重期的抑制期（足跟触地），踝关节轻微跖屈；中期（全足放平）的开始为跖屈，当重心超越负重足以后立即转为背伸；推进期（从足跟离地到球部着地，进而足趾离地）跖屈。

摆动期的加速期（足趾离地）踝关节跖屈；中期（对侧足处于负重期中期）踝关节背伸；减速期（足跟触地之前）轻微跖屈。在足跟触地时踝关节跖屈的程度与穿鞋足跟的高度有关，足跟离地越高，触地时踝关节跖屈越多。但是在整个步态周期中，足跟越高，则全部周期中踝关节屈伸运动的范围越小。在步态周期中，踝关节屈伸运动的范围平均为 24.4°（20°～31°），年龄越大，屈伸运动范围越小。不同速度下的步态，踝关节屈伸运动的范围也不相同，在快速的步态中，负重期的抑制期踝关节跖屈的程度变少，而背伸不变，但在负重期中期由背伸转为跖屈的时间提前。

一般来讲，患病的踝关节（如创伤性关节炎等）在步态周期中全部踝关节运动范围都减少，其中以背伸运动减少最显著。

5.踝关节的载荷

完全负重时距骨滑车关节面的大约 2/3 与胫骨下端关节面接触。静止情况下以全足放平站立负重时，踝关节承受的压缩应力相当于体重的 2 倍（Weber 1972 年），以前足站立时相当于体重的 3 倍，而在负重期的推进期，关节面受到的应力相当于体重的 5 倍左右。如果距骨在踝穴内有轻度倾斜，关节面所受到的应力由于承重面积变小而明显增加，所示为距骨没有倾斜情况下，主要接触面位于外侧以及距骨倾斜时（外侧降低 2 mm）则全部接触面减少，并且主要接触面改在内侧，接触面减少，局部应力增加，是导致踝关节创伤性关节炎的原因。

（二）骨折分型

踝关节骨折可以被分成若干亚型：有的涉及踝的突起，有的涉及胫骨"天花板"结构。

1.踝的骨折

包括双踝骨折、三踝骨折或单纯的内踝骨折、外踝骨折。

（1）体格检查：有受扭转外伤或低能量跌倒的病史，局部肿胀，瘀斑，偶尔有畸形或罕见血管、神经损伤（随着损伤能量的增加，风险也相应增加）。

（2）分类：根据影像学检查结果进行骨折分类。有两个主流的分类法：Danis-Weber（AO/ASIF）分型依据的是腓骨骨折水平。Lauge-Hansen 分型（更古老、更复杂）则依据损伤时足的位置，结合了足所受应力；它描述了损伤的起始点及损伤路径。虽然上述两种分型方法都得到广泛的应用，但未曾被普遍接受，并且它们之间还存在部分的重叠。Damis-Weber A 型骨折对应 Lauge-Hansen 旋后-内收型损伤，Danis-Weher B 型则相当于 Lauge-Hansen 旋后-外旋型或旋前-外展型损伤。Danis-Weber C 型骨折对应 Lauge-Hansen 旋前-外旋型损伤。

（3）治疗：治疗取决于解剖结构的扭曲程度及关节的不协调程度。目标包括恢复解剖结构、关节协调性及生物力学功能。

①单纯外踝骨折：没有内踝的损伤，外踝的损伤不影响胫距关节的力学。因此，一旦症状允许，可以使用行走石膏或在支具保护下负重。韧带结构和内侧的稳定性阻止骨折移位，更重要的是阻止踝穴向外侧平移。必须小心排除内侧韧带或下胫腓联合韧带的损伤。

②单纯内踝骨折:单纯的内踝骨折,若移位超过 2 mm 则存在(5%～15%)骨不愈合的风险。因此所有移位的骨折均应行开放复位内固定术(ORIF)。垂直方向的骨折线提示骨折更加不稳定,往往和应力骨折有关(考虑骨折线呈垂直方向为应力骨折,用支具固定易出现内翻畸形,强烈建议手术治疗。使用 2 枚骨松质螺钉或 1 枚螺钉、1 根克氏针固定,除了跨越骨折部位产生加压外还能控制旋转)。

③双踝骨折:双踝骨折导致内侧和外侧支持的丧失(腓骨远端骨折伴内踝骨折或三角韧带断裂)。这些是不稳定骨折,因此若不手术固定将难以控制复位。双踝切开复位内固定术是治疗的选择。双踝骨折同等情况指 Weber B 型骨折(又称 SER-Ⅳ骨折)合并三角韧带损伤。发现双踝损伤的"线索"是,后足内侧瘀斑、踝关节内侧压痛、内踝尖撕脱骨折以及踝穴内侧增宽。通过摄应力位 X 线片来评估踝穴内侧宽度,超过 4 mm 便有手术的指征。如果应力位 X 线片不够清楚,MRI 检查将有助于分析三角韧带受损情况。在双踝骨折中,没有必要修复三角韧带损伤;约 90%的患者通过腓骨的解剖复位能恢复踝穴。剩余 10%的患者需要行内侧关节切开术切除嵌顿的三角韧带。偶有胫后肌腱卡在内侧碎骨块中,此时在 X 线片上踝关节内后侧可见小薄片骨块。若无三角韧带损伤,没有距骨的平移时可以采取非手术治疗(可接受的腓骨最大移位为 2 mm)。高位腓骨骨折提示下胫腓联合韧带的损伤,在修复双踝后可重获稳定性。然而,在双踝骨折的治疗中,当腓骨骨折线高于关节水平 4.5 cm 且未修复三角韧带时,应对下胫腓联合进行固定。最新研究表明,骨折分型并不能可靠地预见下胫腓联合的损伤。术中骨折固定后应做应力试验。术中摄 X 线片将有助于评估腓骨固定后内侧的稳定性,以及有无下胫腓螺钉固定的必要。但最可靠的指征是直视下手动发现腓骨相对于胫骨存在移位。当使用下胫腓螺钉固定时,应注意将腓骨从后方向中线完全复位至胫骨凹槽内以避免复位不良。可能需要加摄对侧的踝关节 X 线片及直视下切开复位下胫腓联合。因为距骨的形状不规则,在置入下胫腓联合螺钉前,踝关节宜保持在最大背伸位,否则将导致踝关节背伸受限。下胫腓联合螺钉改变胫腓关节远端的力学特性(特别是外旋),宜在术后 8～12 周移除下胫腓螺钉,以利于韧带愈合。如果螺钉固定了 3 层皮质,6 周后踝关节应开始承重。

④三踝骨折:指的是双踝骨折再加胫后"天花板"的骨性损伤(后踝)。因为这些损伤很不稳定,所以需要行切开复位内固定术。与双踝骨折的治疗原则相同,后部骨折块通常附着于后下胫腓联合韧带(PITFL),因此外踝修复后就能达到复位。如果在侧位 X 线片上胫骨远端后侧关节面受累超过 25%且后踝骨折块移位超过 2 mm,应固定后踝。在后踝关节面被移除25%～40%以后,接触应力开始增加。采取前路或后路手术都是可行的。

2.Pilon 骨折

高能量损伤,累及胫骨"天花板"。

3.踝关节开放骨折

治疗取决于软组织损伤情况。只要清创仔细彻底,范围足够大,GustiloⅠ型、Ⅱ型及部分ⅢA 型开放损伤可按照闭合损伤的原则进行处理。最好在伤后 5 天内闭合或覆盖创面。通常,软组织损伤越严重则骨的破坏越重。这种骨折的治疗通常需要行内、外联合固定,并且需多次清创,二期用肌皮瓣等覆盖软组织缺损。在闭合创面后至少使用抗生素 48 小时。

（三）踝关节骨折的固定技术

踝关节骨折采用的固定技术取决于骨折的类型。通常先行外侧的固定,因为这样相对简单且能够提供足够的固定来使踝穴的榫眼状结构复位。应注意避免损伤腓浅神经及偶尔可见的腓肠神经。若有可能,以拉力螺钉固定腓骨骨折。必要时术中透视以证实是否达到满意的复位。

骨折脱位后应得到及时的复位。即刻的内固定、夹板固定后应密切随访或行跨关节的外固定。脱位或半脱位的骨折将导致皮肤的坏死和(或)进一步的软骨损伤。

1.骨质疏松腓骨的修复

骨质疏松的腓骨修复具有一定的难度,有时可通过选择后方入路防滑接骨板加以解决。这样可避免在骨折远端置钉以支撑及预防腓骨近端的移位。锁定钢板至少能提供和普通板一样的生物力学强度。

2.严重的腓骨粉碎性骨折

对于严重的腓骨粉碎性骨折,使用克氏针-钢丝、接骨板固定将骨折远端复位至距骨,使用骨移植物填充骨缺损。摄对侧踝关节片及术前制作模板能够预防复位不良,最常见的是腓骨短缩。

3.罹患严重疾病

患有严重疾病的患者单纯的腓骨骨折可使用髓内针(如 Rush 棒)。其明显的不足是缺乏抗旋转的能力。

4.内踝的小骨折块

内踝的小骨折块可能很难用螺钉固定,张力带是非常有用的选择。

5.下胫腓联合固定

下胫腓联合的固定使用前倾30°骨皮质螺钉(位置螺钉,不是拉力螺钉)。踝关节应保持最大程度的背伸并夹紧,然后置入螺钉。不应使用拉力螺钉。最优的置钉位置应位于关节近端2 cm,选用直径 3.5 mm 或 4.5 mm 的螺钉都可以,双皮质或单皮质的形式均可。

（四）伴随损伤

由于骨软骨的损伤很常见,因此,关节的任何开放复位均应在直视下进行。同样,如果发现关节的"天花板"扩大或外侧韧带断裂应予以处理。

（五）并发症

1.软组织问题

骨折伴有水疱生成时应推迟治疗,直至能合理、安全地手术。有时,气囊压缩可减轻水肿和缩短术前时间。骨折后清亮的水疱相对安全,并且可于手术时再行清创术。应避开充血的水疱,因为其坏死和腐烂的风险很高。若踝关节脱位,延迟闭合复位,则腐烂的风险将增加10%～20%。如果骨折后水疱存在或维持复位存在困难,需要使用临时的外固定。

开放骨折伴软组织缺损行伤口闭合会面临困难。冲洗和清创后,行 VAC 治疗较立即行软组织覆盖要好。VAC 治疗应持续至游离皮瓣的成活概率较高时为止。在伤后 5～7 天,行确定的软组织覆盖可将感染率降至最低。

2.糖尿病患者的踝关节骨折

临床医师必须先排除夏-科关节,对夏-科关节患者应考虑使用全接触支具。如果失败,应考虑行关节融合术。糖尿病患者的骨及软组织较正常患者的愈合时间要长 2～3 倍。

3.畸形愈合

通常表现为外踝的旋转畸形(这种畸形通常很微小,可导致关节受力的异常)。这种畸形可通过腓骨的去旋转截骨修复,有时需要在断端插入移植骨以恢复长度。

4.创伤后关节炎

治疗创伤后疼痛性关节炎的最佳方式是在踝背伸中立位的基础上行关节融合术。后足呈外翻 5°,且与健侧足保持相同的旋转角度。

5.神经损伤

(1)外踝:直接外侧入路损伤腓浅神经的风险很高。腓浅神经存在于外踝尖上方 9 cm 的筋膜间隙中,其位置可能存在 4～13 cm 的变异。后外侧入路能减少损伤腓浅神经的风险,却增加了损伤腓肠神经的风险。

(2)内踝:隐神经恒定地与大隐静脉伴行,常出现在内踝前方 1 cm 处。直接内侧入路能减少对该神经的损伤。

6.功能恢复

切开复位内固定,术后恢复到能自然踩刹车的时间约需 9 周。

二、踝关节的软组织损伤

(一)踝扭伤

人体中最常见的韧带损伤就是踝关节的扭伤;它占所有运动损伤的 15%。20%～40%的踝关节扭伤可进展为慢性踝关节失稳。腓骨肌腱力量差是芭蕾舞演员踝关节扭伤反复发作的首要原因。

1.结构特点

踝关节在负载时稳定,在去载时失稳。踝关节的韧带包括内侧的三角韧带和外侧的距腓前韧带(位于关节囊内)、跟腓韧带和距腓后韧带。距下韧带包括外侧的距跟韧带、颈韧带、距跟骨间韧带(位于中、后跟骨关节面之间)、跟腓韧带(跨越踝关节及距下关节)、下伸肌支持带。下胫腓联合韧带包括骨间膜、胫腓前下韧带、胫腓后下韧带、小腿骨间韧带和下横韧带。

2.外侧韧带扭伤

距腓前韧带是踝外侧韧带中最易受伤的韧带(约占 70%)。其损伤机制通常为足处于跖屈位时发生翻转;距骨处于最易受伤的位置,因此距腓前韧带具有受伤的风险。

(1)物理检查:踝外侧压痛且有瘀斑。前抽屉试验用于诊断 ATFL 损伤。距骨倾斜征阳性(最好于足的中立位进行试验)提示跟腓韧带损伤。

(2)影像学检查:文献中尚未就何种影像学表现最重要达成一致。应力位 X 线片研究只有和对侧对比才有意义。距骨倾斜角如果较健侧>10°或更大,则被认为是畸形。前抽屉试验摄 X 线片与健侧相比>3 mm 的差异便是异常。偶尔,从 X 线片上可见韧带带着一小片的骨片从腓骨尖撕脱。

（3）分级

①Ⅰ级：距腓前韧带扭伤。

②Ⅱ级：距腓前韧带破裂和部分跟腓韧带撕裂。

③Ⅲ级：完全的距腓前韧带和跟腓韧带撕裂。

（4）治疗：95%的急性踝关节扭伤经正确的治疗能收到满意的效果。

①Ⅰ级损伤采用休息、冰敷、压迫、抬高的（RICE）办法。早期负重及康复训练，应关注本体感觉及增加腓侧的强度。

②Ⅱ、Ⅲ级损伤需要功能性支具或是在于背伸位短期制动（2～6周），然后逐渐活动。康复训练与前相似。

3.三角韧带扭伤

单纯的三角韧带扭伤非常少见。常见于伴有下胫腓联合损伤的患者。单纯的损伤使用支具保护6～8周，逐渐恢复到正常活动。

4.下胫腓联合韧带扭伤

下胫腓联合韧带扭伤占所有踝关节韧带损伤的10%。

（1）病史和体格检查：有扭伤病史；在踝背伸和外翻时出现疼痛；挤压试验（同时压胫骨和腓骨的中段时踝关节疼痛）阳性。通过腓骨颈触诊和摄胫骨、腓骨近侧X线检查Maisonneuve损伤。对没有下胫腓分离的患者在受伤当时不能单腿跳跃是诊断下胫腓联合损伤的最佳体征。其他的阳性体征只有在伤后次日才能表现出来。

（2）下胫腓联合韧带损伤包含4种韧带。

①胫腓前下韧带（AITFL）：该韧带是下胫腓联合外旋损伤时最常累及的韧带。

②胫腓后下韧带（PITFL）。

③小腿骨间韧带（IOL）。

④骨间横韧带（TOL）。

（3）影像学检查：X线片可能显示正常，但也经常有些微小的异常。下胫腓间隙＞5 mm属于异常，内侧关节间隙＞4 mm属于异常。远期的调查发现，90%的患者存在骨间膜钙化。

（4）分型

①Ⅰ型：指的是直接距骨外侧半脱位。

②Ⅱ型：包括Ⅰ型加上腓骨的塑性变形。

③Ⅲ型：包括腓骨、距骨后侧旋转脱位。

④Ⅳ型：包括距骨完全脱位，游离于胫骨和腓骨之外。

（5）治疗

①稳定的损伤：稳定的损伤（内踝间隙＜5 mm）采用RICE法治疗，随着活动量调整能够耐受时即可承重。

②不稳定的无移位损伤：在X线片上见到的伴有自发复位的不稳定损伤使用支具固定4～6周，然后保护性负重。这种损伤较之典型的外踝扭伤的患者康复时间要长1倍。

③不稳定的移位损伤：不稳定的移位损伤需要复位下胫腓联合、螺钉固定，然后支具制动

4～6 周。对不能复位的损伤可能需要在关节内侧做一切口,将嵌顿的三角韧带移除。对Ⅱ型损伤,腓骨截骨是必要的,因为塑性变形的腓骨使踝穴不能复位。ORIF 可能于损伤后 1 年才进行,前提是没有关节炎的影像学证据。

5.慢性的踝关节外侧不稳

慢性踝关节外侧不稳的特点是踝关节外侧部的持续性疼痛、发软、虚弱,反复性扭伤。

(1)诊断:需要经过病史、体格检查、影像学检查(MRI 和超声)来做出诊断。50％的患者使用支具行非手术治疗有效。

(2)治疗:当非手术治疗失败时可行外科手术。有必要排除后足内翻畸形和高弓内翻畸形。如果存在这些疾病,在软组织重建时需同时行截骨术以防止复发。

①解剖术式

a.改良 Brostrom 术式:该术式是最符合解剖的术式,直接修复距腓前韧带和跟腓韧带,包括使用下方伸肌支持带加强和控制距下关节。该方法的成功率高达 90％以上。

b.游离组织移植:对于韧带变弱或行 Brostrom 术式失败的患者,异体或自体半腱肌移植或许适用。

②非解剖术式

"牺牲"腓骨肌术式:包括 Larsen 术、Watson-Jones 术、Chrisman-Snook 术和 Evans 手术。这些术式需要牺牲半条或整条的腓骨短肌腱以重建外侧韧带(提供一条"缰绳")。此种修复的局限性是易被过度收紧且是非解剖的。Evans 术有时用于对因运动竞技致伤需摆"不熟悉"的体位或体重非常重的运动员进行强化。

6.踝关节内翻损伤致胫腓前下韧带增厚(伴软组织撞击)

增厚的胫腓前下韧带在胫骨前外侧形成摩擦。

(1)诊断:踝关节线持续疼痛(特别在外侧关节线),但没有失稳。疼痛通常在注射激素后减轻。在影像学上不易观察到。

(2)治疗:注射激素只可偶尔使用。且需进行关节镜清理。

(二)腓骨肌腱脱位

1.结构特点

正常的腓骨肌肌腱走行在腓骨后方的凹槽中;腓骨短肌位于腓骨长肌的前方。肌腱被固定在腓骨上支持带中。它起于腓骨后外侧缘,止于跟骨的外侧。

2.损伤的机制

过度背伸和外翻时发生;75％的患者为滑雪损伤。

3.体格检查

查体时发现腓骨肌肌腱脱位不同于踝关节扭伤,因为疼痛更偏后侧。偶尔将处于跖屈、内翻位的足抗阻力背伸、外翻运动时可诱发脱位:15％～50％的患者摄 X 线片时见到在骨的侧方存在薄片(腓骨的边缘骨折)。MRI 有助于确认肌腱的病理学变化。

4.治疗

(1)非手术治疗:对大多数患者是正确的选择,但只有 50％的成功率。

(2)手术治疗:对于需要尽早恢复活动的患者可以选择手术,包括腓骨上支持带的急性修复,也可能包括腓骨凹槽的加深。

5.慢性脱位

慢性脱位需要手术治疗:现已存在多种术式。采用腓骨凹槽加深并行韧带修复的手术方式成功率最高,且并发症最少。

(三)距下关节损伤

距下关节损伤与踝关节扭伤相似。可以通过体格检查加以诊断。对持续外踝疼痛和跗骨窦压痛的患者应高度怀疑距下关节损伤。治疗原则同踝关节扭伤。

(四)跟腱断裂

在最常见的主要肌腱损伤中,跟腱断裂居第三位。

1.损伤机制

损伤机制是严重的暴力及踝关节由跖屈位强力背伸时伴有的加速(或减速)损伤。断裂通常发生在跟腱止点近端 2～6 cm。有时跟腱断裂前便已经存在跟腱变性,可能的原因包括过度使用、长期应用类固醇激素、痛风和使用氟喹诺酮类药物。

2.诊断

(1)病史:患者能讲述一系列病史,如听到"砰"的一声、噼啪声及感觉足跟遭打击等。青少年和年轻人如果服用喹诺酮类药物则跟腱自发断裂的风险增加,相对风险指数达 3.7。

(2)体格检查:存在跟腱压痛和触诊空虚;Thompson 试验(患者俯卧位时挤压腓肠肌缺乏反应,踝关节不能完全跖屈)阳性。

(3)影像学检查:如果诊断尚存疑问,可行超声及 MRI 检查。

3.治疗

(1)非手术治疗:非手术治疗盛行于欧洲。这种技术包括通过跖屈踝关节逐渐地使跟腱断端相靠近,用 2～3 个月逐渐将足恢复至中立位。愈合的进程可以通过超声检查来随访观察。该治疗方法适用于活动量较小、年龄较大以及皮肤条件不好、伤口愈合能力差的患者(如存在周围血管性疾病或糖尿病)或是需要接受激素治疗或化学治疗的患者。非手术治疗存在较高的再断裂率(18%)。

(2)手术治疗:美国医师通常认为手术治疗会更加有效。手术治疗对于活动量较大的运动员是更好的选择。手术治疗的感染发生率较高,但跟腱再断裂率却较低(2%)。

①治疗目标:治疗目标是恢复跟腱的解剖结构。

②伤口坏死与神经损伤:精细的软组织操作能避免伤口坏死及腓肠神经损伤的风险。在经皮修复跟腱手术中损伤风险最大的是腓肠神经。支具固定踝关节在跖屈 20°时组织灌注最大。皮肤的组织灌注随着踝背伸或跖屈角度的增加而减少。

③缝合技术:端对端使用锁边缝合技术(Krakow 法)的修复比其他的缝合法(Bunnel,法、Kessler 法)更加牢固。

④跖肌腱:若存在跖肌肌腱,则能加强修复效果。70%～80%的患者存在跖肌肌腱。

⑤急性修复:急性修复可在伤后 3 个月进行并能取得良好的效果。

(3)慢性撕裂:被忽视的且超过 3～6 个月的创伤通常需要进行重建(而不仅限于直接修复)。

①治疗选择:慢性撕裂伤的重建包括选择使用踇长屈肌肌腱(最强壮)、趾长屈肌肌腱、腓骨短肌,游离移植物或行翻转手术。

a.＜4 cm 的间隙可以用 V-Y 法处理。

b.＞5 cm 的间隙的重建,需要进行翻转和踇长屈肌肌腱转位进行加强。

②皮肤坏死:后侧软组织回缩和局部缺少血供(应考虑术前使用皮肤扩张器)导致皮肤坏死率相对较高。

(4)切割伤:患者应进行冲洗、清创(伤后 8 小时之内)。跟腱的修复应按照前述的原则进行。

三、踝关节的脱位和骨折脱位

(一)损伤机制
踝关节的脱位和骨折脱位通常继发于高能量创伤。

(二)诊断
通常有明显的外观畸形。可能是开放伤或骨折块表面皮肤隆起。因为距骨毗邻胫骨远端边缘形成局灶性压力点,所以有损伤关节面的风险。

(三)治疗
首要目标是通过闭合复位、重建踝关节的正常结构。通过减轻皮肤张力,降低皮肤全层坏死的风险并减轻关节面的压力。必须立即复位(不应拖到第 2 天)。事实上,在急诊科局部麻醉下就能进行。

1.开放性脱位或骨折脱位

如果脱位或骨折脱位是开放性的,最好在手术室先行冲洗和清创,然后再进行关节的复位(如果存在延迟处置,应彻底清洗关节后在急诊科复位,随后应在手术室将踝关节再次脱位后再进行正规的冲洗和清创)。

2.骨折-脱位

骨折-脱位中骨折部分的治疗与踝关节骨折相似。

四、踝关节陈旧性骨折治疗

踝关节骨折脱位,超过 3 周以上的,属于陈旧性损伤。因此时已失去了闭合复位的最佳时间,手术切开复位是唯一可行的途径。

(一)陈旧性踝关节骨折或骨折脱位
1.手术指征

损伤超过 3 周,但关节软骨无明显破坏者,均可做切开复位。

2.手术方法

(1)双踝骨折:可采用内侧和外侧切口,分离骨折线及切除骨断端间的瘢痕组织,同时需清除踝关节内的瘢痕组织,这时即能直视下复位。首先固定外踝,距骨及内踝移位也往往随之纠正。外踝及内踝分别用螺丝钉固定。当然也可用张力带钢丝固定。

(2)陈旧性三踝骨折(内翻外旋骨折):关键在于恢复胫腓联合的解剖关系,外踝也必须尽力解剖复位。对伴有胫骨后唇骨折者,宜采取后外侧手术进路。此切口特别适宜用于胫骨后唇的后外部分骨折。若是伴内踝骨折,则另做不同的切口。术中:暴露内踝、胫骨后唇骨片及外踝骨片后,切除各骨折断间及胫腓下联合间瘢痕组织,清楚地显示胫骨的腓骨切迹。切除距骨体与胫骨下关节面间的瘢痕,以便恢复容纳距骨体的踝穴。在新发的三踝骨折中,首先固定胫骨后唇骨折。在陈旧性损伤中,胫骨后唇骨片的胫腓后韧带与外踝相连,外踝未复位前,胫骨后唇无从复位。先将外踝置于胫骨的腓骨切迹内,用钢板螺丝钉先固定腓骨,由于腓骨受周围挛缩软组织的牵拉,此时胫腓下联合必须仍分离。因此,用螺丝钉固定胫腓下联合成为陈旧性踝关节脱位手术中的重要步骤。用2枚螺丝钉固定胫腓下联合,再复位固定胫骨后唇就比较容易。胫骨后唇骨片与距骨间存在瘢痕,妨碍骨片复位,常需将瘢痕切除。

(3)外翻外旋型陈旧性损伤:内侧为内踝骨折或三角韧带断裂,外侧为腓骨中下1/3骨折、胫腓下联合分离、腓骨骨折线以下骨间膜破裂。

经内侧和外侧进路,在内侧暴露内踝骨折,外侧暴露腓骨干及胫腓联合。切除骨端和瘢痕,显露胫骨远端的腓骨切迹,然后将腓骨用钢板螺丝钉固定,胫腓下联合也用螺丝钉固定,即将外踝及腓骨远端固定于胫骨的腓骨切迹内。此时距骨及内踝即已复位,内踝即可用螺丝钉固定。固定内踝时,踝关节置于90°位,固定胫腓下联合时,踝背屈20°位,防止下联合狭窄及踝穴缩小。

若内踝无骨折,而踝关节内侧间隙增宽大于3 mm,则在做钢板螺丝钉固定腓骨及胫腓下联合前,要先切除内踝与距骨关节面间的瘢痕,避免距骨难以复位。同时探查三角韧带深层。如发现三角韧带断裂,应先缝合三角韧带,但陈旧性损伤病例,其三角韧带的断端常挛缩,通常不能直接修补,需要用胫后肌腱替代。

(4)内踝及外踝骨折畸形愈合:根据畸形不同,可行外踝斜形截骨,纠正外踝与距骨向外脱位。用2枚克氏针暂行固定胫骨和腓骨。切除距骨与内踝间瘢痕酌情内踝截骨,同时修补三角韧带。然后固定内踝及外踝。如果胫腓下联合不稳,则螺丝钉经外踝穿过胫腓下联合至胫骨,以固定胫腓联合。

(5)内踝骨折不连接:若内踝假关节伴有疼痛和压痛,则需手术治疗。在伴有外踝骨折时,则应先固定外踝。如果内踝骨折骨片较大,可以修整两骨面,去除硬化骨,螺丝钉固定即可。植骨有利于内踝的愈合。考虑到内踝部位皮肤及软组织紧张,植骨片绝对不应置于骨折的表面,而用骨栓植入骨皮质深面。

(二)踝关节融合术

1.腓骨截骨融合术

采用经腓骨切口。切除胫骨及距骨软骨,切除胫骨外侧皮质骨及距骨外侧面,切除腓骨远端的内侧面,然后切取腓骨置于踝关节外侧,胫腓骨间两枚螺丝钉固定,外踝与距骨用1枚螺丝钉固定。

2.腓骨截骨加压融合术

位于胫腓下联合前纵形切口,切开皮下组织及深筋膜,游离腓浅神经的外侧支。切断并结扎腓动脉穿支。距外踝尖端 6 cm 处切断腓骨。游离腓骨软组织附着,自近侧向远侧,腓骨远端内侧皮质及外踝关节面切除,切除胫骨远端关节面,切除距骨的关节面,用粗纹螺丝钉固定胫距关节。然后切除距骨外侧关节面及胫骨的腓骨切迹,远端腓骨复位后用螺丝钉固定胫腓骨,另 1 枚螺丝钉固定外踝及距骨,此融合术方法简便,融合接触面广,骨片间有一定压力,有利骨愈合。

3.前滑槽植骨踝关节融合术

采用踝关节前路,暴露关节囊,进入踝关节。自胫骨远端前面,截取 2 cm×6 cm 长方形骨片。切除胫骨与距骨间软骨,同时纠正踝关节畸形,用粗克氏钢针或斯氏钉暂时固定踝关节,然后于距骨颈及体部位开槽,以接纳胫骨骨块。将胫骨片下端插入距骨槽内,近端骨片嵌于胫骨槽内。骨块与胫骨和距骨分别用螺丝钉固定。自胫骨槽内取松质骨,填塞在踝关节前间隙,缝合伤口,石膏固定。

(三)踝关节成形术

1.手术指征

(1)踝关节骨关节炎关节周围韧带完整,距骨无明显内翻或外翻畸形。

(2)类风湿踝关节炎未长期用激素,无明显骨破坏。

2.禁忌证

(1)踝关节损伤性关节炎伴韧带损伤,距骨有 20°以上内外翻畸形,解剖结构破坏,近期感染等。

(2)类风湿踝关节炎,经长期激素治疗,明显骨破坏。

(3)踝关节融合失败。

(4)距骨无菌性坏死。

3.踝关节手术效果评定标准

(1)轻度或无疼痛。

(2)假体无移动及位置不良。

(3)不需要进一步手术。

4.踝关节成形术后步态改变

(1)术后踝关节活动范围可在正常限度内,但是在步行周期中的某些阶段活动模式异常。正常人足着地时,仅足跟先着地,踝关节处中和位。当该足负重结束,足趾离地时,踝关节由背屈转为明显跖屈位。而踝关节假体置换术后,行走开始时整个足着地,即足跟及足趾与地面接触踝,关节处在最大被动的跖屈位,而足趾离地时,踝关节无跖屈或轻度跖屈,因此缺乏推进力。步态的改变与关节稳定性相关,踝关节及足部的疼痛或僵硬无关,与跗中关节疼痛无关。

(2)文献报道认为步态的改变,由于关节囊内接受本体感受的神经遭到破坏。如同小腿三头肌瘫痪,造成踝关节不稳,影响患者步行速度、步距及行走节律。小腿肌力减退后,患者采取 2 个代偿机制。

①对侧踝关节采用不同于正常的踝关节活动模式,而类似置换术侧踝关节活动。

②第二个代偿机制是近侧肌肉发挥更大作用,肌电图示臀大肌、股四头肌和腘绳肌的肌电活动延长。

由于小腿三头肌肌力减退,行走时缺乏推进力,而依赖腘绳肌的收缩而屈曲膝关节,便于足趾离地。导致肢体的向前能力减退,步距、节律和速度等的减退。因此如果近侧关节不能很好代偿的患者,踝关节置换术不能取得满意结果。踝关节异常活动模式可引起后期假体松动。随时间延长,并发症也增加。因此踝关节置换术,目前很少有指征,一般主张做踝关节融合术。

<h1 style="text-align:center">第五节　足部损伤</h1>

一、概述

随着高层建筑的增多,足部骨折的发病率逐年增高,并与手部骨折的发病率相似,占全身骨折的 10% 左右,其中以距骨、趾骨及跟骨为多见,三者相加达足部骨折的 90% 以上。足部的重要性在于其为人体站立及行走提供必要的接触面;在各种复杂的地面情况下,通过足部肌肉及 26 个骨骼之间的协调完成步行、跳跃和跑步等各种动作,以及单足站立和双足站立的平衡与稳定。现将临床上常见的足部损伤,由近及远按节分述于后。

二、距骨骨折脱位

(一)解剖

1.分部

距骨分为头部、颈部和体部 3 个部分:头部,与足舟骨相关节;颈部,不与其他骨形成关节;体部,与上面的胫骨和下面的跟骨形成关节。距骨表面约 50% 被软骨覆盖。距骨无肌肉或肌腱附着。距骨顶前部较宽。距骨后部包括内侧结节和外侧结节,姆长屈肌腱在两者之间穿过。外侧结节较大,可能存在一单独的小骨块(距后三角骨),仅靠韧带结构附着。

2.血供

距骨血供主要有两个来源:骨外和骨内。

(1)骨外的血供

①胫后动脉

a.跗骨管动脉:跗骨管动脉发出三角支,绕经三角韧带供应距骨体内侧。

b.跟骨支。

②胫前动脉(足背动脉)

a.跗骨中间支。

b.踝前外侧动脉:供应跗骨窦。

c.腓动脉:供应跗骨窦。

(2)骨内的血供

①距骨头

a.上内侧半:由胫前动脉(足背动脉)分支供应。

b.下侧半:下侧半的血供来自跗骨悬带动脉(跗骨窦动脉和跗骨管动脉)。

②距骨体:主要由跗骨管动脉和跗骨窦动脉的吻合支供应。

(二)损伤类型

1.距骨头骨折

占距骨骨折的5%～10%。

(1)损伤机制

①踝关节跖屈位轴向载荷或踝关节背伸位时将距骨头向胫骨远端压缩。

②距骨头内侧脱位时足舟骨受剪切力而骨折,致距骨头损伤。

(2)相关损伤:跖骨骨折是常见的合并损伤,中足不稳也常见。

(3)治疗

①无移位骨折:由于坚强的关节囊和韧带附着,大多数骨折不发生移位。治疗用短腿石膏固定免负重4～8周。

②移位骨折:没有证据表明骨碎片切除或开放复位内固定哪种治疗更好。如果骨折块足够大,标准的治疗是内固定,并切除小的骨折块。

(4)并发症:包括由骨折对位不良导致的关节炎、骨坏死(发生率约为10%)、骨软骨骨折。

2.距骨颈骨折

又称飞行员距骨。

(1)概述:距骨颈骨折是高能量损伤,通常是在足过度背屈位与胫骨远端撞击所致。15%～20%是开放性骨折。经常伴有踝关节骨折(25%),内踝损伤更常见。发生软组织损伤和骨筋膜隔室综合征的风险很高。

(2)分型:根据Hawkins分类法,距骨颈骨折分为4型。

①1型为无移位骨折。

②2型为移位的距骨颈骨折,伴距下关节半脱位或脱位。

③3型为移位的距骨颈骨折,伴踝关节和距下关节脱位。

④4型为移位的距骨颈骨折,伴踝关节、距下关节和距舟关节脱位。

(3)影像学检查:需要摄足和踝部系列X线片。距骨颈的轮廓在Canale位显示最清楚(踝关节处于最大跖屈位,足旋前15°,球管投射方向指向头侧并与水平面成75°)。

(4)治疗:治疗取决于Hawkins分型,目标是达到解剖复位,以往认为早期解剖复位可减少距骨坏死的风险。近来,有研究显示,约60%的矫形外科专家发现8小时后手术可以接受,46%的矫形外科专家则认为24小时后进行手术可以接受。

①Hawkins 1型:1型骨折以免负重短腿石膏固定4～6周,然后更换行走石膏固定1～2个月。如果担心关节僵硬或后期发生骨折移位,可以考虑经皮固定。

②Hawkins 2型:2型骨折应当急诊处理。立即通过牵引并跖屈,重新对齐距骨头骨折块与距骨体以整复骨折。如果达到解剖复位(据报道约50%可手法解剖复位),可按1型骨折处

理。剩余的畸形必须矫正,移位≤5 mm、成角≤5°才是可接受的。Sangeorzan 的一项研究提示,距骨颈骨折仅 2 mm 的移位就会显著影响关节压力。大多数学者主张 2 型骨折应当行内固定以避免后期发生骨折移位。开放复位可通过前外侧(血管损伤风险最小)或前内侧或后外侧切口。固定常使用经距骨颈的螺钉。手术入路取决于骨折块的位置、开放伤口、皮肤挫伤情况及相邻的骨折。前内侧入路最常用,但损伤跗骨管动脉的风险最高。有时需要联合使用前内侧和前外侧切口以进行交叉螺钉固定。后内侧入路应当避免,因为此入路发生疼痛后遗症的风险很高。术中透视是必需的,可以保证精确的骨折复位并避免对位不齐(尤其是距骨颈内翻畸形必须避免)。自后向前的螺钉固定能达到最大固定强度,优于克氏针或自前向后的螺钉固定。

③Hawkins 3 型:3 型骨折的治疗与 2 型相似。但 3 型骨折软组织问题更常见,治疗结果也普遍较差。手法复位很难得到满意的复位,因此 ORIF 更常用。有时需要通过跟骨牵引以复位距骨体。如果距骨体被挤出,可能需一期行 Blair 融合术,因为直接复位可导致极高的感染发生率。胫后动脉三角支可能是距骨仅存的血供来源,注意必须尽量少剥离三角韧带。距骨可能在三角韧带处发生旋转,必须将骨折块扭转回来以保持血供。

④Hawkins 4 型:4 型是非常罕见的损伤。

(5)并发症:由于各种后遗症很常见,患者的不满意率较高。

①皮肤坏死及感染:背侧的皮肤坏死和感染的风险特别高。骨折延迟复位导致皮肤受压,加重局部缺血。开放性损伤中骨髓炎多发,需要切除感染的骨块并行关节融合术。

②延迟愈合或不愈合

a.延迟愈合:是指骨折愈合于 6 个月以后,其发生率约为 10%。继发于距骨稀少的血供且血管重建缓慢。必须限制负重直到可以看到桥接骨痂。

b.不愈合:完全的不愈合很罕见。即刻行内固定可以减少不愈合及延迟愈合的发生率。骨折超过 1 年仍不愈合,应行 ORIF 及骨移植。

③畸形愈合:内翻畸形是最常见的畸形,通常发生于闭合复位且未使用内固定的情况下。这种畸形最终导致距下关节退行性关节炎,常发生于 2 型损伤(高达 50%)。临床上,患者表现为距下关节活动度下降,依靠足的外侧缘站立。手法复位后应仔细观察 X 线片或行 ORIF可降低发生内翻畸形的风险。手术中仅采用内侧切口可能增加发生内翻畸形的风险,因为此入路限制了整体观察骨折复位情况。

④创伤性关节炎:创伤性关节炎发生于距下关节(50%)、胫距关节(33%)或两个关节均受累(25%)。起因于受伤时关节受损,后期骨坏死伴随部分塌陷、畸形愈合或制动时间过长导致纤维化。可能需要局部封闭以鉴定受累的关节。非手术治疗通常有效,倘若无效,就只能行关节融合术。

⑤距骨坏死:发生率与损伤类型有关(表 4-3)。如果伤后 6～8 周的 X 线片上可见"Hawkins 征",表示距骨体血管再生和骨质萎缩。Hawkins 征表现为前后位 X 线片上距骨穹顶软骨下的透亮带,存在 Hawkins 征表示不会发生距骨坏死,缺失则不能肯定一定会发生距骨坏死。MRI 或核医学检查有时有助于判断可疑坏死的病例是否真的发生了坏死。在距骨坏死的病例中,X 线片上距骨骨密度超过 3 个月以上并不增高。

表 4-3 距骨颈骨折后距骨坏死的发生率

Hawkins 分型	发生率
1 型	高达 13%
2 型	20%~50%
3 型	几乎 100%
4 型	几乎 100%

如果发生距骨坏死,是否负重存在争议。骨折的骨性愈合似乎并没有被骨坏死延迟。然而,负重应当推迟至距骨颈骨折愈合以后。一些病例记录显示,尽管发生距骨坏死,只要避免骨质塌陷,骨折仍愈合良好。可使用免负荷髌韧带承重支具,直到距骨血管重建完成(血管爬行替代长达 36 个月)。迟发的骨质部分塌陷处理起来很困难,治疗可选择胫跟融合、Blair 融合和改良 Blair 融合(保留距骨头和颈)。

⑥神经损伤

a.后外侧入路:最常损伤腓肠神经。

b.前内侧入路:最常损伤隐神经。

c.前外侧入路:最常损伤腓浅神经的背侧中间皮支。

3.距骨体骨折

距骨体骨折包括涉及距骨上关节面或滑车区的骨折。这些骨折可能发生在任何平面,且预后较距骨颈骨折差得多。分型是基于骨折平面和骨折块移位做出的。治疗除了移位极少的骨折,其余均需进行手术。行内踝截骨的内侧入路能提供广泛的显露。外侧入路损伤血管的风险较小。固定骨折可使用骨皮质螺钉、克氏针、Herbert 钉。总的距骨坏死发生率约为50%,通常与骨折类型无关(距骨坏死发生率与距骨体骨折类型有关)。距骨体骨折后距骨坏死的治疗与距骨颈部骨折所致的距骨坏死相似。

4.距骨突骨折

(1)外侧突骨折(滑雪板骨折):受伤机制是踝关节背屈、内翻、外旋加以轴向载荷。距骨外侧突为颈韧带、分歧韧带、距腓前韧带及跟距外侧韧带提供附着。

①检查:理学检查结果与踝关节外侧扭伤相似。内翻损伤病史是其特征,应高度怀疑并做出诊断。X 线片常能显示细微或明显的改变,CT 有助于进一步评估。

②影像学检查

a.X 线片:踝关节前后位 X 线片和小腿内旋 20°位片最能清楚地显示外侧突骨折。

b.CT:冠状位片。

③治疗:治疗取决于骨折片的大小、移位和粉碎程度。

a.无移位骨折:可用短腿石膏(免负重)固定 4 周,然后用可负重石膏再固定 2 周。

b.移位、非粉碎性骨折:以小的骨折片或 Herbert 钉行 ORIF。

c.粉碎性骨折:最好切除碎骨片,早期免负重活动距下关节。

④并发症:延误诊断可能带来最严重的问题。移位的骨折块愈合后可导致距下关节炎。如果单纯切除骨折块不能解决问题,可考虑行距下关节融合。

（2）后突骨折（Shepherd 骨折）

①诊断：可能有外伤史或隐匿疼痛的病史。疼痛可能很模糊，非特异性，可能集中于后踝。疼痛常于踝关节强制马蹄位时加重。跗趾活动可引发疼痛，因为跗长屈肌腱走行毗邻距骨结节，然后进入载距突下的凹槽中。

②损伤机制：两种机制与损伤有关——过度背屈和（或）内翻，导致距腓后韧带紧张撕裂外侧结节；强制跖屈导致外侧结节于胫骨和跟骨受压。

③应力骨折：应力骨折可能因踝关节反复活动引发，可导致外侧小骨块与距骨分离。

④影像学检查：踝关节侧位片上显示最清楚。区分三角形突起的急性骨折（边缘毛糙）与距后三角骨（边缘光滑）比较困难，骨扫描可能有帮助。

⑤治疗：治疗包括免负重石膏固定 4 周，然后行走石膏固定 2 周。持续疼痛的话可以延长石膏固定时间。症状持续超过 6 个月提示骨折不愈合。骨扫描可显示局部代谢活跃。若骨折不愈合，推荐经后外侧入路（跗长屈肌与腓骨间）切除骨折块。关节镜下骨块切除也有报道。

5.距骨的骨软骨缺损

这是距骨穹顶关节表面的关节内骨折。撞击损伤可能破坏软骨的完整性，剪切损伤可能导致软骨瓣状撕裂。在所有踝关节扭伤的患者中，距骨的骨软骨缺损发生率为6.5%。55%的损伤发生于距骨内侧部分，45%在外侧。

（1）损伤机制

①外侧：背屈并内翻踝关节导致撞击和前外侧剪切。

②内侧：跖屈并内翻踝关节导致距骨内上嵴刮擦胫骨远端关节面，从而损伤距骨内侧。

（2）诊断：症状与踝关节扭伤相似，可能有异物感。

（3）影像学检查：外侧损伤通常较平、呈浅碟状，而内侧损伤较深、呈杯状。CT 扫描有助于显示损伤的深度和大小。MRI 能更精确地显示软骨缺损区的表面覆盖及碎片自软骨下移位情况。MRI 还能鉴别相关的软组织损伤。

（4）分类

①Berndt 和 Harty 分类法：最经典、应用最广泛的分类方法（表 4-4）。

②Ferkel CT 分类法。

③Anderson MR 分类法。

表 4-4　**距骨骨软骨损伤的 Berndt 和 Harty 分类法**

分期	表现
Ⅰ	小块软骨下骨压缩
Ⅱ	骨软骨块部分分离
Ⅲ	骨软骨块完全分离，但无移位
Ⅳ	骨软骨块完全分离，并移位

（5）治疗（基于 Berndt 和 Harty 分类法）

①Ⅰ期、Ⅱ期损伤和内侧Ⅲ期损伤：用石膏固定 6～12 周。如果症状超过 4～6 个月，可按下文所述行手术治疗。

②Ⅳ期和外侧Ⅲ期损伤:手术治疗。小的损伤可手术切除并在基底部钻孔,可开放或在关节镜下进行。大的损伤超过关节表面 1/3,则应手术复位并固定骨折块。是否行骨移植仍有争议。内侧或外侧关节入路均可取得满意效果,但大的后内侧损伤可能要求踝关节截骨。免负重的积极全方位功能锻炼应持续8～12周。

(6)慢性损伤:踝关节扭伤后接受正规非手术治疗仍持续疼痛的患者应怀疑慢性损伤。症状多为活动相关的疼痛、交锁和肿胀。这些损伤在 X 线片上不可见,骨扫描、MRI 或两者联合有助于确诊。MRI 能评估骨折块的稳定性,通过骨折片基底部或骨折块有无纤维附着或液体来进行判断。对不稳定慢性损伤的治疗与急性外侧Ⅲ期和Ⅳ期损伤的治疗相似。慢性损伤常伴随踝关节僵硬和关节炎。

6.涉及距骨的关节脱位

距骨脱位属高能量损伤,10％～15％为开放伤。

(1)距下关节脱位:较少见,约占足部损伤的 1％。距下关节脱位常伴随距舟关节脱位。通常为高能量损伤,但也可能发生于小的损伤。区分距下关节脱位是高能量或低能量造成及脱位方向很重要,这决定治疗和预后。

(2)解剖分类

①内侧距下关节脱位发生于足跖屈位强制内翻时,最常见,40％为开放伤。

②外侧距下关节脱位发生于足跖屈位强制外翻时,通常为高能量损伤,超过 50％为开放伤。

③后脱位可能发生于过度跖屈位。

④前脱位非常罕见,可能由牵拉伤引起。

(3)影像学检查:要求摄包括足和踝 3 个位置的 X 线片以全面评估。复位后,应当重复摄一组 X 线片以确认距下关节和距舟关节轴线复位情况。Broden 位 X 线片能显示距下关节复位。后前位 X 线片和 CT 扫描能进一步评估相关的距舟关节或距下关节嵌插骨折或骨软骨骨折,也可评估嵌顿的骨折块。

(4)治疗

①复位前和复位后神经、血管检查的资料很重要。

②复位时应屈膝,牵引或对抗牵引足,重现损伤时的暴力,直接压迫距骨头和跟骨使其回复原位。复位应尽早进行,以减少皮肤的隆起及可能的坏死。

③开放损伤

a.冲洗和清创。

b.由于外侧脱位多为高能量损伤,许多患者需要二期植皮或皮瓣移植。

④关节无法复位:如果关节不能闭合复位,就要通过距骨前内侧或前外侧切口开放复位。

a.内侧脱位:距骨头扣锁在伸肌支持带;缠绕趾短伸肌;缠绕腓深神经外侧支;足舟骨与距骨头撞击。

b.外侧脱位:足舟骨与距骨头撞击;距骨头缠绕胫后肌肌腱或趾长屈肌。

⑤复位后

a.若关节稳定且对位满意,用石膏固定至少 1 个月,早期全范围功能锻炼。

b.若关节对位不佳,再次检查阻碍复位的因素,如关节内嵌压骨折碎片,需要正规的开放复位。

c.关节不稳定常见于高能量损伤,可能需要行踝关节和(或)距下关节外固定4周。也可选择斯氏针固定距下关节加石膏固定6周。

⑥并发症:皮肤坏死、距下关节炎、持续不稳、缺血性坏死、感染、神经血管伤常发生于高能量损伤(常涉及胫后动脉或胫神经)、胫后肌肌腱损伤。

7.距骨全脱位

距骨全脱位是一种罕见损伤,多为开放伤。可能的话,在冲洗和清创后予以复位。有时距骨完全脱位且严重污染,需切除距骨(此类患者需一期行胫跟融合术)。

三、跟骨骨折和距下关节脱位

(一)结构特点

跟骨呈不规则的长方形,是人体最大的跗骨。前方为跟骰关节面,上方是跟距关节面,后方是跟腱附着的跟骨结节。其内侧面呈中凹状,与1个宽厚的突起相连(即载距突,是跖腱膜和足底小肌肉的起点)。在跟骨中偏后有向上隆起的跟骨角,大约38°。其下方骨较疏松,当骨折时易被压缩、断裂而导致此角角度的减小,甚至为负角;这不仅易引起跟距关节炎,而且使跟腱松弛而影响小腿的肌力及步态。

跟骨对足部的整体功能具有重要作用,其不仅承受来自距骨传导的载荷,并且因其突向踝关节的后方,从而为小腿三头肌延长力臂,以满足人体向前推进的需要。同时跟骨也是足弓构成的主要成分,使足部富有弹性,以缓解震荡。因此,当跟骨发生骨折后,应充分恢复其本身的正常位置和距下关节的关系,以免影响上述功能。

(二)骨折分类

不存在公认的最佳分类法。

1.Essex-Lopresti分型

最常用的分类法。将跟骨骨折分为关节内骨折(75%)和关节外骨折(25%)。

2.Sanders分型

Sanders分型系统基于CT所见,应用非常广泛,并能预测预后。

(三)合并伤

跟骨骨折常由高处坠落或其他高能量创伤所致。约10%的患者合并腰椎骨折,尤其是第1腰椎骨折。约10%的患者为双侧跟骨骨折。

(四)特殊类型损伤

1.关节内骨折

两种常见的关节内骨折(关节面压缩和舌形骨折)前面已经描述。

(1)损伤机制:最常见的损伤机制为轴向载荷。距骨外侧突像一个楔子,造成原始骨折线(垂直)、继发骨折线(多向后方),确定骨折类型。

(2)诊断:足跟部压痛,高度肿胀,伴瘀斑形成,也可能出现神经受损的表现(跗骨管部)。

(3)影像学检查:足的侧位和跟骨轴位X线片通常显示跟骨短缩、变宽,跟骨结节多内翻。

Bohler角和Gissane角的改变也有诊断意义。原始骨折线和继发骨折线有时非常直观。Broden位X线片能显示距下关节,可用于术中评估后关节面复位情况。

CT扫描:CT帮助评价后关节面和骨折粉碎程度,也有助于评估跟骰关节。正如上文所指,Sanders基于CT建立了分型系统。CT扫描层面应垂直于后关节面,矢状层面应平行于足的距面,层厚为3 mm。CT有助于显示典型的短缩、变宽、内翻及内侧移位情况。

(4)软组织处理:跟骨的关节内骨折均伴随着软组织极度肿胀。手术最好在伤后12小时内或1～2周消肿后进行。持续加压装置有助于减轻水肿。脂肪垫爆裂或萎缩可带来长期的问题。肌腱(𧿹长屈肌,腓骨长肌)可能嵌压于骨折块或移位的关节内。骨筋膜隔室综合征经常发生,必须通过筋膜隔室压力监测和筋膜切开术加以处理。若发生于深部中央隔室,其内容纳足底外侧神经和跖方肌。依据临床检查发现疼痛与创伤不成比例以判断骨筋膜隔室综合征并不可靠,推荐监测筋膜室内压力。在"皱纹试验"中,皮肤出现皱纹表示肿胀已消退,可用于决定软组织适合手术的时机。可能的话,骨折应在3周内复位,3周后骨折块固化,使复位和固定等操作变得极其困难。

(5)合并伤:约10%的患者合并腰椎损伤,25%的患者合并其他下肢损伤。

(6)治疗:治疗取决于骨折的严重程度和关节面粉碎程度。

①无移位关节骨折:无移位的关节骨折以庞大的敷料包扎。一旦踝关节恢复控制且肿胀减轻,即可开始主动距下关节全方位活动,但仍禁止负重。通常伤后8～12周可开始行走,这取决于骨折粉碎情况。

②移位的关节内骨折:骨折块较大,软组织条件许可时应当行ORIF。手术入路根据医师的偏好和熟练程度来选择。

经皮固定可用于某些患者,尤其是有舌形骨折块的患者。患者置于俯卧位,应用Essex-Lopresti法可以帮助解锁并复位结节骨折块。

外侧扩大入路最常用,但也有学者使用改良的距下入路、内侧入路、联合入路。若采用外侧入路,必须全层切开软组织皮瓣,并避免损伤腓肠神经。外侧入路的直切口位于跟腱前方0.5 cm,向远端至足外侧和足底皮肤相连处。水平切口延足外侧和足底皮肤交界延伸。足跟外侧动脉对维持皮瓣血供非常重要,它位于跟腱前方1.5 cm垂直走行。"恒定骨块"被强大的距跟韧带所束缚,关节可通过皮质下骨松质螺钉加以重建。下一步是矫正跟骨的形态,以恢复其长度和宽度。在跟骨结节穿入斯氏针进行牵引,有时能提供帮助。前外侧骨块通常向上方移位,需要旋转并复回原位,就恢复了Gissane角,用克氏针临时固定前外侧骨块。外侧支撑接骨板固定于结节关节骨块及前突,常能维持跟骨于合适的位置。骨移植可以选用,但并不能加速愈合或改善治疗结果。

内侧入路能更好地显露载距突。关节面可在直视下以支撑骨块为关键进行复位操作。内侧切口的难点在于如何显露后关节面。可以选择有限切开,潜行经皮抬高骨折块。为了通过内侧切口成功复位及固定骨折,手术应在伤后1周内进行。

对复位困难或开放性骨折可采用环形外固定系统。McGarvey等近期报道了使用Ilizarov架联合小切口治疗移位跟骨骨折,包括SandersⅡ～Ⅳ型骨折(开放或闭合)。33例患者接受治疗和评估,仅1例患者深部伤口感染。在开放骨折组通过早期处理伤口,必要时皮瓣移植等措施后,未发生深部感染或伤口并发症。平均随访 2 年,患者均未接受其他后续治疗。

③移位关节内骨折并严重粉碎:关节粉碎程度增加导致治疗满意度下降。因此,虽然可以尝试早期行 ORIF,倘若无法重建关节面,创伤性关节炎的可能性非常高,推荐一期行关节融合术。应注意保留足跟的宽度和高度。

④开放骨折:通常由高能量损伤所致,问题特别多。据报道,伤口并发症率高达 70%,远超过骨髓炎 50% 的发病率。有报道早期冲洗、应用第四代头孢类抗生素清创、临时固定及后期重建的治疗方法效果更佳,感染、伤口并发症或骨髓炎的发生率为 10%～20%。

(7)并发症

①软组织问题:软组织问题,是一种最常见且非常严重的并发症,尤其是与外侧扩大入路相关的问题。通常出现在切口的顶点,可能在伤后长达 4 周才出现。全身因素,如糖尿病、周围血管疾病、酗酒、吸烟都能增加伤口并发症的发生率。

②局部感染:局部感染很常见,需行早期清创和抗生素治疗。如果伤口发生葡萄球菌感染并早期愈合,则需拆除固定物加以冲洗和清创。

③距下关节炎:即使关节复位良好,也可能发生距下关节炎。加利福尼亚大学伯克利实验室型矫正装置可能有效。影响后期行距下关节融合的因素有工伤、Sanders Ⅳ 型骨折、原始 Bohler 角 <0° 和非手术治疗。

④前踝撞击:如果骨折未复位,距骨下沉则可能发生前踝撞击。在这些患者中,行距下关节骨阻挡切除关节融合术可能有效。

⑤外侧撞击:腓骨与腓骨肌腱在外侧撞击是骨折复位不足所致,负重时邻近腓骨的跟骨外侧壁突出,导致腓骨肌腱在通过腱鞘时受压。在这些患者中,外侧壁切除,肌腱松解并修复或切除腓骨肌腱撕裂部有效。

⑥皮神经瘤:皮神经瘤,尤其是腓肠神经瘤,可能在用外侧切口显露跟骨时发生。治疗包括神经瘤切除术,并将神经埋入腓骨肌腹内。

⑦足跟垫疼痛:非常多见,与足跟脂肪垫瘢痕形成或纤维化有关。没有好的解决办法,目前多主张用缓冲垫治疗。

(8)手术治疗跟骨骨折的结果:即使遇到最好的医师,其结果也很令人失望。跟骨骨折导致长期不能工作并需要长时间的康复。即使后关节面达到解剖复位,距下关节僵硬仍是棘手的问题。保留足跟的高度和宽度对预后最有好处。在一项随机前瞻性多中心研究中,去除劳动者报酬后,发现接受手术治疗的患者结果比非手术治疗者更好。跟骨骨折手术治疗与非手术治疗患者随访 2 年的结果如下。

①非手术治疗

a.创伤性关节炎(占 16%)。

b.外侧壁切除(占 0.8%)。

c.骨筋膜隔室综合征(占 0.8%)。

②手术治疗

a.伤口坏死(占 16%)。

b.错位(占 6%)。

c.深静脉血栓(DVT)(占 1.2%)。

2.关节外骨折

多为跟骨突起的撕脱骨折。

(1)前突骨折:损伤机制是跖屈并内翻。分歧韧带附着于跟骨前突。此类损伤经常与外踝扭伤混淆,但压痛点更靠跗骨窦远端。影像学表现可能很轻微。若骨折块很小,治疗采用短腿石膏固定 4~6 周,在身体能忍受时可以负重。若骨折块很大,移位或骨折涉及跟骰关节则需要行 ORIF。如果经非手术治疗骨折不愈合,且疼痛症状持续,可以行骨块切除术。

(2)跟骨结节骨折:当跟腱拉伸强度超过肌腱载荷时,可发生跟骨结节附着部撕脱骨折。有时撕脱骨块较大,可能影响后关节面。治疗取决于移位程度。无移位或轻微移位骨折可于跖屈位制动约 3 周。移位骨折需行 ORIF 以保留跟腱的完整性和减轻隆起的骨折块挤压后方薄弱的软组织可能造成的损伤。修复不佳可能导致跖屈无力。

四、中足损伤

(一)足舟骨骨折

足舟骨骨折分为 4 型:背侧唇(皮质撕脱)骨折、结节部骨折、体部骨折、应力骨折。

1.背侧唇骨折

这是最常见的类型,从力学角度看无关紧要。其发生与足扭转及内翻损伤有关。如果有症状,可石膏固定。如果骨折愈合后在背侧形成突起,可能刺激行经其上方的腓深神经。对引起疼痛症状的骨突的治疗需穿矫正鞋或手术切除突起。

2.结节部骨折

多由于胫后肌腱突然收缩导致足舟骨结节骨折。因为胫后肌腱附着部很宽阔,所以骨折移位通常较小。治疗包括足弓塑形的石膏固定。此类骨折不应与足副舟骨(人群中发生率为12%)混淆。痛性不愈合很少见,一旦发生,切除小的骨折块,胫后肌止点重建通常可成功。提升胫后肌腱联合骨块切除(改良 Kidner 手术)通常是不必要的。

3.体部骨折

通常在跖屈位轴向加载所致。可累及距舟和舟楔关节。处理不当可导致足舟骨塌陷和关节炎。

(1)Sangeorzan 分型

①Ⅰ型:为横向的冠状面骨折(<体部的 50%)。

②Ⅱ型:最常见。骨折自背外侧向跖内侧移位。跖内侧骨折块通常较小且粉碎。

③Ⅲ型:为足舟骨中间和外侧粉碎性骨折,常伴有前足向外侧移位导致外展畸形。有时发生跟骰关节半脱位。

(2)治疗

①无移位骨折可短腿石膏固定免负重 6 周。

②移位骨折,需要行 ORIF。应严格注意保留内侧柱长度,避免前足外展畸形,这可导致远期发生关节炎。通常需要切开复位,用骨皮质螺钉固定大的骨折块。严重粉碎性骨折需行

嵌入性骨移植,可能需要外固定以维持长度。

③如果软组织肿胀太严重,不能行 ORIF 或需要额外的固定以增加内固定强度或粉碎性骨折需要行韧带整复术时,外固定也是一个不错的选择。

④过于粉碎的骨折可行一期融合术。

⑤通常后期发生舟楔关节和距舟关节疼痛时,需行关节融合术。

4.应力骨折

多发生于反复加压活动的运动员,他们通常对此损伤没有认识。影像学表现不明显常导致漏诊(平均在有症状 4 个月后才得以确诊)。

(1)诊断:有反复加压活动病史的运动员(如跳高、跑步运动员),局部压痛。如果 X 线片表现不明显或不能确诊,MRI 或骨扫描可帮助诊断。X 线片特征性表现为足舟骨中 1/3 垂直的骨折透亮线,应进行 CT 扫描以进一步明确骨折类型。

(2)治疗:治疗基于移位程度和 CT 所见。

①无移位骨折可短腿石膏免负重固定 6～8 周。

②移位骨折要求行 ORIF 及骨折部位植骨,最好做外侧切口,自外向内置入螺钉固定,因为通常外侧骨折块较小。

(二)骰骨骨折

1.骰骨轻微移位的撕脱骨折

大多数骰骨骨折很少移位且无关紧要,常由内翻位扭伤引起。骨折在前后位 X 线片上查看足的外侧缘最直观。非手术治疗包括穿可负重硬底鞋 4 周。

2."胡桃夹子骨折"

容易漏诊。其损伤机制多为高能量外展暴力导致骰骨被压碎,骰骨被压向跖侧,由于外侧柱短缩则前足发生外侧半脱位。其治疗通常需要切开复位及骨移植以维持长度。有时可用 H 形接骨板固定以保持长度,但由于骨折粉碎经常难以固定。因此,外固定对恢复外侧柱长度更加可靠。远期结果关节炎很常见,可行跟骰关节融合。不应融合距骰关节,因为其结果很差。作为补救措施,关节成形术可能有效。

3.跟骰关节半脱位

主要发生于舞蹈者,由于过度使用所致。该损伤为自限性,对有症状者可行物理治疗及穿戴矫形器。

(三)楔骨骨折

单独的楔骨骨折很罕见。通常合并其他高能量损伤,如跖跗关节骨折脱位。楔骨骨折因被相邻结构明显的病理变化所掩盖,故常被忽视。骨扫描有助于诊断。围绕这一区域的损伤本质上是韧带的损伤,因此要求延长制动时间。移位骨折和脱位应当行 ORIF。

(四)跗骨间关节损伤

(1)这类损伤发生在距舟关节和跟骰关节,早期漏诊率高达 30%。

(2)通常根据解剖部位和暴力方向来判断分型。

①纵向暴力:常为高能量损伤,足在跖屈位轴向暴力作用于距骨头。暴力撞击距舟关节和跟骰关节导致此类损伤。骨折线常基于内侧柱或中间柱的力线方向垂直延伸经过足舟骨。

②内侧暴力:可导致一系列损伤类型,可引起距下关节完全脱位。"内侧转环"损伤发生于旋转暴力作用于跟距骨间韧带时,导致距舟关节脱位,跟骰关节完整,距下关节半脱位。

③外侧暴力:中足的外展损伤引发上文所述典型的"胡桃夹子"损伤。另一种变化是"外侧转环"损伤,导致距舟关节脱位,跟骰关节完整,距下关节半脱位。足舟骨结节撕脱是找寻此类损伤的线索。

④跖侧暴力:过度跖屈可引起背侧距舟关节复合体损伤。X线片显示距舟关节囊背侧斑点。

(3)治疗:早发现是获得良好疗效的关键。如果关节的同心性降低,需要早期石膏固定6周。若关节脱位不能整复,要求切开复位,骨折块可切除或内固定。持续疼痛或不稳预示着将发生关节炎。

(五)跖跗关节(Lisfranc 关节)骨折-脱位

1.跖跗关节解剖

跖跗关节的构成包括第1～5跖骨基底部,内侧、中间和外侧楔骨,以及骰骨。关节的稳定性来源于第2跖骨基底的"基石效应",第2跖骨基底嵌入内侧和外侧楔骨之间。第2～5跖骨基底间通过密集的骨间韧带相连接(跖间横韧带),跖侧韧带较背侧坚强。内侧楔骨通过跖侧粗大倾斜的韧带与第2跖骨基底连接,此即 Lisfranc 韧带。足横弓由跖骨基底的骨性构型以及支撑结构维持稳定,如跖腱膜、足内在肌、足外在肌腱。

2.损伤机制

有两种损伤机制:直接暴力和间接暴力。

(1)直接暴力:较少见。

(2)间接暴力

①轴向载荷作用于跖屈位的足,引起可预测的损伤模式。持续加载导致纵弓抬高,破坏薄弱的背侧跖跗骨间韧带,引起脱位或跖骨基底部撕脱骨折。

②一种新的损伤机制正在大学生和专业运动员中发生,可能是由于鞋子和草坪的改变。足在跖屈位时施加旋转暴力,内侧楔骨和第2跖骨发生分离。能量传导至内侧楔骨和中间楔骨之间。这是重要的区别,因为螺钉应当置于 Lisfranc 韧带方向和在楔骨之间。

3.合并损伤

由于足所处的位置,在间接损伤中常见的合并伤为跖骨颈骨折或跖趾关节脱位。血管损伤很普遍,可累及足背动脉穿支,可能引起骨筋膜隔室综合征。

4.诊断

体格检查发现中足高度肿胀、压痛及瘀斑。在轻微的损伤中,对前足施加外展和旋前应力可引发疼痛。活动第2跖骨头可引发中足疼痛。可能发生骨筋膜隔室综合征。

5.影像学检查

高能量 Lisfranc 损伤在 X 线片上就能清楚显示。但也可能是隐匿性损伤(据回顾报道足的 X 线片漏诊率达 20%)。应当注意第2跖骨基底的撕脱骨片,即"斑点征",提示 Lisfranc 韧带的破坏。而且在前后位 X 线片上第2跖骨内侧缘应与中间楔骨内侧缘对齐,斜位 X 线片显示第4跖骨内侧缘与骰骨内侧缘对齐,侧位 X 线片上沿第1跖骨和第2跖骨与相应楔骨的背侧连线是连续的,而且要找到第 1 跖跗关节跖侧的开口。负重前后位 X 线片与相应对侧足的 X 线片进行比较,通常表明有自发性不稳定的关节移位。在这种情况下摄应力位 X 线片可能有帮助(应给予适当的镇痛)。

6.治疗

因为这类损伤预后较差,即使早期得到合适的固定,也需要积极治疗。

(1)无移位、稳定的骨折:脱位可给予短腿石膏固定免负重治疗。若移位超过 1～2 mm,ORIF 仍是治疗的金标准。

(2)闭合复位内固定是一种选择,争议在于这种方式能否精确恢复跖跗关节的排列。只有在不超过 1 周的低能量损伤治疗中考虑这种方法。

(3)开放复位用实心或空心螺钉内固定是治疗的金标准。复位第 2 跖骨基底,有时需要清除碎骨片,抽出嵌压的胫前肌腱(背侧)、腓骨长肌腱(跖侧)、Lisfranc 韧带等。一旦 Lisfranc 关节复位,由于骨间韧带的牵拉,其余部分通常跟着得以复位(第 1 跖骨与第 2 跖骨间无骨间韧带,必须单独复位)。推荐螺钉(3.5 mm 或 4.0 mm)固定优于克氏针,以维持精确的位置防止复位丢失。尤其在单纯韧带损伤的患者,由于所需的愈合时间更长,螺钉固定更牢靠。外侧关节复合体(第 4 跖骨和第 5 跖骨)除外,由于需要保留活动度,用克氏针固定更好。螺钉在移除前至少要在体内放置 16 周。

(4)早期关节融合可用于老年患者,高能量损伤致关节面严重破坏及潜在的单纯韧带受损。而且,近期一项随机前瞻性研究发现,早期 ORIF 与早期关节融合相比,2 年时后者的效果更令人满意。早期关节融合组 92% 的患者功能恢复,ORIF 组仅有 65%。的患者功能恢复。

7.延迟诊断

由于有其他明显的肢体创伤,Lisfranc 损伤常被误诊或漏诊。只有在患者开始负重才出现症状(有时在伤后 7～8 周)。对这些患者,即使得到治疗,预后也普遍较差。治疗考虑早期行内侧柱融合(第 1～3 跖跗关节)。

8.后遗症

解剖复位是得到良好效果的最好保证。即使得到适当且及时的治疗,Lisfranc 损伤的治疗结果仍比较差,退行性关节炎(约 25%)和固定畸形的发生率很高。单纯韧带损伤似乎结果更差。移除固定物后,这些损伤可能"弹簧样张开"。关节融合是有效而可靠的治疗手段,应当融合所有受损的跖跗关节,但应除外第 4 跖骨和第 5 跖骨,因这一部分难以融合且可引起长期疼痛。

创伤性关节炎的发生率为 25%。解剖复位与更好的影像学检查和功能预后有关;单纯韧带损伤预后有更差的趋势。

五、前足损伤

(一)跖骨骨折

大多数跖骨骨折是低能量损伤,因此,矫形外科医师经常没有加以注意。

1.跖骨颈和跖骨干骨折

通常为直接创伤所致,少部分为应力骨折。

(1)诊断:有直接创伤或反复使用病史,创伤引起局部肿胀、压痛。多根跖骨骨折时症状加重,可导致骨筋膜隔室综合征。

(2)影像学检查:足的侧位 X 线片对发现矢状面畸形最重要,这是最主要的表现。

(3)治疗

①无移位骨折:大多数无移位骨折可以采取非手术治疗,包括更换鞋子、石膏固定、穿硬底鞋,在可耐受范围内积极活动以达到负重的要求。应避免过度治疗。保护性制动或免负重可引起晚期后遗症,诸如骨质疏松、萎缩、反射性交感神经营养不良(RSD)。

②移位骨折:不是手术的绝对适应证。只有在任何平面成角＞10°或移位超过 3～4 mm 才考虑手术矫正。足部对矢状面移位耐受很差。跖侧移位可引起跖骨过载,出现痛性胼胝;跖侧成角过大可导致骨性突出,引发鸡眼和穿鞋问题。水平面移位耐受较好,但是过大的移位可导致跖骨撞击或神经瘤形成。移位的跖骨颈或跖骨干可开放复位或闭合复位,纵向牵引(中国指套)可用于复位。如果骨折稳定,可用石膏固定,处理方法与无移位骨折相同。不稳定骨折行手术治疗。

③不能复位的骨折:手术治疗。直视下复位骨折,用交叉钢钉或小的骨片螺钉固定。

④多根跖骨骨折:常由高能量损伤造成的不稳定骨折(可发生软组织并发症)。尝试闭合复位可能成功,随后以克氏针固定。如果闭合复位失败,行 ORIF,以克氏针、小的骨片螺钉或接骨板固定。

⑤跖骨骨折伴骨缺损:维持长度很重要,尤其对多根跖骨骨折。以钢针贯穿受累的跖骨头固定至邻近稳定的跖骨头或外固定是有效的。如果软组织条件允许,可行开放手术骨移植。如果不能维持跖骨长度,将引起载荷分布异常,并发展为痛性胼胝。

⑥不愈合:常发生于跖骨近端骨折。一般表现为骨肥大,无临床症状,因此不需要治疗。对有症状的骨折不愈合,开放骨移植都能成功。

⑦第 1 跖骨骨折:第 1 跖骨保持内侧柱的完整性,承受前足 1/3 的压力。如果畸形愈合,将发生转移性跖骨痛和内侧柱塌陷。因此,移位的第 1 跖骨骨折应当行 ORIF。

⑧开放性跖骨干骨折:应当行 ORIF,以克氏针固定,保持稳定以利于软组织愈合。

2.跖骨头骨折

少见,一般为直接暴力损伤。通常向跖外侧移位。

(1)合并伤:临床医师应当排除跖跗关节损伤及跖骨近端骨折。

(2)暴力作用:移位通常发生在背侧肌外侧。

(3)治疗:手法牵引多能成功复位,如果骨折不稳定,可能需要骨间钢针固定。骨折若缺乏软组织附着可行 ORIF。有症状的骨软骨损伤要求开放清创。

(4)并发症和后遗症:可发生僵硬和关节炎,未见骨坏死的报道。

3.第 5 跖骨近端骨折

(1)Ⅰ区:当腓骨短肌收缩以对抗突发的内翻应力时可发生撕脱骨折。另一种理论认为,当韧带嵌入第 5 跖骨基底时像一个绳栓。骨折邻近跖骨结节,包含在腓骨短肌附着部内。

治疗上可穿硬底鞋,可以耐受时即负重。典型的临床愈合时间为 3～4 周。不愈合者少见,如果有症状,可切除碎骨片。

(2)Ⅱ区:干骺端和骨干连接部骨折(Jones 骨折),可发生于急性创伤或慢性应力骨折(更多见)。骨折发生于交界区,容易延迟愈合或不愈合。重要的是区别急性或慢性 Jones 骨折。X 线片可显示骨折。骨扫描对预测即将发生的应力骨折很重要。延迟愈合及不愈合的发病率相对较高。肥大性骨不连可用髓内螺钉固定。如果骨髓腔硬化或萎缩性骨不连,需要切开行嵌入性植骨。治疗结果一般很好。

①非手术治疗急性骨折:短腿免负重石膏固定 6～8 周,更换为骨折靴。一般骨折愈合时间达 3 个月或更长。

②手术治疗急性骨折:大运动量的运动员用 1 枚髓内螺钉固定,因为制动将削弱其运动能力,而且再骨折的发生率很高。

(3)Ⅲ区:骨干骨折(舞蹈者骨折)由旋转损伤引起。宜穿改良的鞋或负重石膏固定。愈合时间达 20 周。

(二)足趾损伤

1.趾骨骨折

多发生于近节趾骨,且最多见于第 5 趾。最常见的受伤机制是直接暴力(碰踢)。

①无移位骨折:治疗包括对症治疗、镇痛、消肿,通常需穿改良的鞋子。

②移位骨折:有向跖侧成角的趋势。可在神经阻滞下行手法复位。骨折一旦对齐可行邻趾固定,穿硬底鞋或拖鞋直到症状减轻。

③开放骨折:局部切开引流,早期闭合伤口,其余同前。

④关节内骨折:常发生于趾骨基底的突起部,要求切开复位克氏针固定。治疗不当可导致关节半脱位或痛性关节炎,需要行关节成形术。

2.外侧足趾脱位

(1)机制:碰踢损伤导致过度背屈,足趾呈背外侧畸形。跖板损伤,并向足趾近端移位。

(2)治疗:单纯脱位行手法复位通常有效。邻趾绑扎固定 1～2 周。当跖侧关节囊(和跖板)及跖间深横韧带移位至跖骨头上方并嵌顿在外侧的屈肌腱和内侧蚓状肌之间时,将发生跖趾关节复合体脱位。这类损伤要求切开复位,分开跖间深横韧带和跖板。

(3)特殊损伤

①跖趾关节脱位:是外侧足趾最多见的关节脱位。

②复发的慢性跖趾关节脱位:切除跖趾关节背侧关节囊,结合屈趾肌腱转位至伸趾肌腱。如果发生关节炎或跖侧瘢痕,需要行切除跖骨头或近节趾骨基底的关节成形术。

③趾间关节脱位:少见,闭合复位邻趾固定通常可治愈。慢性脱位需行关节成形术,可能需要结合并趾术。

3.姆趾趾间关节脱位

由直接暴力或蹬踏所致,多不能自动复位。治疗需要开放复位,去除嵌顿的跖板或可能存在的趾间籽骨。关节僵硬是常见的长期后遗症。

4.草皮趾损伤

损伤跖板和籽骨复合体。

(1)机制:见于需过伸第1跖趾关节(MTP)的蹬踏运动中,也可见于对足跟施加轴向暴力致跖趾关节过伸引起损伤。

(2)临床表现:第1跖趾关节疼痛、肿胀,被动过伸时可引发疼痛,前抽屉试验也可加重疼痛。

(3)X线检查:X线片示关节的同心性下降。近端籽骨移位明显,常可见双侧籽骨分离或籽骨骨折。应力位X线片显示足趾伸展时籽骨活动滞后。

(4)治疗

①非手术治疗包括跖屈位绑扎,严格整复,休息。

②手术治疗主要是切除籽骨或植骨,修复跖板复合体。

(三)除草机损伤

常发生于儿童玩耍时太靠近除草机或成年人试图在倾斜潮湿的草地上除草时,造成大量组织毁损。

1.治疗

因为这类损伤污染很严重,积极清创非常重要。通常需要多次进手术室接受多种治疗。骨骼情况稳定后早期行皮肤移植常有助于愈合。

2.抗生素

应使用第一代头孢菌素和氨基糖苷类抗生素,如果伤口被污染(或有其他污染),需加用青霉素类。

第五章　骨盆及髋部损伤

第一节　骨盆骨折

一、概述

骨盆位于躯干与下肢之间，是负重的主要结构；同时盆腔内有许多重要脏器，骨盆对之起保护作用。骨盆骨折可造成躯干与下肢的桥梁失去作用，同时可造成盆腔内脏器的损伤。随着现代工农业的发展和交通的发达，各种意外事故和交通事故迅猛增加，骨盆骨折的发生率也迅速增高，在所有骨折中，骨盆骨折占 1%～3%，其病死率在 10% 以上，是目前造成交通事故死亡的主要因素之一。

二、应用解剖

（一）骨盆的构成

骨盆环由 2 块髋骨和 1 块骶骨组成。后方由左右骶髂关节连接，前方由耻骨联合连接。骨盆借界线分为大骨盆和小骨盆 2 部分。界线呈环形，由岬及其两侧的骶骨、弓状线、耻骨梳和耻骨嵴以及耻骨联合上缘构成。大骨盆位于界线的前上方，较宽大；小骨盆位于界线的后下方。小骨盆具有上、下 2 口，骨盆上口由界线围成；骨盆下口高低不齐，由尾骨、骶结节韧带、坐骨结节、耻骨下支和耻骨联合下缘围成。

  1.骶骨

正位观，上宽下窄，呈倒三角形；侧位观，向后隆突，呈弧形。中上部两侧各有宽大的关节软骨面，为"耳状"关节面。骶骨上面，中央为一平坦卵圆形骨面。借纤维软骨与腰椎体相连，构成腰骶关节。骶骨前面，光滑略凹，其上缘中份隆凸，称为岬。其有 4 对骶前孔与椎管相连，骶神经前支由此穿入骨盆。骶骨后面，粗糙隆突，有 4 对骶后孔，骶神经后支由此穿出。骶骨尖，前后扁平，借骶尾联合与尾骨相连。

  2.髋骨

为大而不规则之扁骨。由 3 个基本部分——髂骨、坐骨和耻骨组成。在幼年时期，此三骨各为独立骨。16 岁以后，三骨逐渐融合为一体。在三骨融合处之外侧面，即髋臼，与股骨头共同构成髋关节。在髂骨后端有一耳状关节软骨面，与骶骨耳状关节面相连接构成骶髂关节。在耻骨上下支移行处的内侧有一粗糙骨面，名为耻骨联合面。借纤维软骨板与对侧同名面构成耻骨联合。

3.骶髂关节

由骶骨与髂骨之耳状面连接而成。此关节具有一般关节结构,但较特殊,不是一个运动关节,其关节面方向是由后内侧斜向前外侧;而且在髂骨侧关节面上有一纵行曲嵴;骶骨侧关节面上有一对应的曲沟。关节面凹凸不平,但彼此嵌合紧密。关节囊紧贴关节面,极为坚韧。关节韧带也很坚强。关节周围共有6条韧带纵横交错、坚韧有力的韧带加固,使关节更加稳定。前侧有扁平坚韧的骶髂前韧带,横越骶骨与髂骨前面,并将其紧密地连接在一起,以阻挡髂骨外旋和垂直式应力;在关节的后面,有骶髂后长韧带、后短韧带,其主要作用是阻挡剪应力及髂骨内旋;关节的后上方,骶骨粗隆间的大骨缝内有骶髂间韧带。此韧带为许多短而极为坚韧的纤维,将骶骨与髂骨紧密地连接一起,形成关节后侧主要的力学稳定结构。人体除卧位状态外,所承受的大部分体重不单纯靠滑膜关节本身,而主要靠骶髂关节的纤维部分,即骶髂间韧带。因此,骶髂关节是一个双重结构,即由滑膜关节部分及纤维连接(骶髂间韧带)2部分组成。在骶髂关节下部两侧还有2条重要的辅助韧带,即骶棘韧带及骶结节韧带。前者从骶骨外侧至坐骨棘,为一条坚韧纤维带,其作用是限制髂骨内旋;后者从骶髂关节后面至坐骨结节垂直于骶棘韧带,其主要作用是限制垂直剪力作用于半侧骨盆。在骶髂关节上部被后上方的骶髂间韧带稳定后,此二韧带的共同作用可防止负重时骶骨下端向后翘起,有助于骶髂关节稳定,对抗骶骨在矢状面上向前旋转。而负重越大,越保持紧张,使关节形成一个自锁系统。另外,骶髂关节的骨性结构也很特殊,骶骨上宽下窄,犹如一个楔子,负重越大越保持紧密。总之,骶髂关节由于结构上的特殊,非常稳固,活动范围极微,仅有很小的旋转活动,以缓冲由脊柱到下肢或由下肢至脊柱的冲击力及震荡。由于关节韧带极为坚强有力,故临床上单纯骶髂关节脱位极为少见。

4.耻骨联合

耻骨联合由两侧耻骨之联合面借纤维骨板连接而成,形似关节,并非关节,其结构如同一个椎间关节。两侧耻骨联合面表面粗糙,被覆一薄层透明软骨。其间由纤维软骨板将两骨紧密连接在一起。在纤维软骨板之内部,有一矢状位狭窄的腔,称为耻骨联合腔,但无关节滑膜衬于其内。除纤维软骨外,其周围还有坚强的弓状韧带连接,将耻骨联合上、下方及两侧的耻骨紧密地连接在一起。使耻骨联合更加坚强,以适应负重时承受之张力、压力及剪式应力,除女性分娩过程外中可有轻微的分离外,一般没有活动。故当遭受外力作用时,常可引起耻骨支骨折,而不易发生耻骨联合分离。

(二)盆腔及其脏器

盆腔系小骨盆上下口之间的腔隙。前壁为耻骨联合及邻近的耻骨部分;后壁为骶、尾骨及梨状肌,两侧壁为髋臼、坐骨上支与骶棘韧带、骶结节韧带。腔的骨部有成对有肛提肌及尾骨肌及其上下筋膜,形如吊床横越盆腔,张于盆腔之间,向下形成漏斗状腔。而此肌及其上下筋膜层,即盆膈;盆膈封闭骨盆下口,形成盆底。盆膈前方并不完全合拢,有一三角形盆膈裂孔,另由会阴部尿生殖膈将其封闭加固。盆膈的功能是在直立位时承托与固定其上方之盆内脏器,并与腹内压、排便等功能动作有密切关系。穿过盆膈至会阴开口于外界的结构为直肠。穿过尿生殖膈的结构,男性为尿道,女性为尿道和阴道。

1.盆腔内脏器

由盆腹膜腔、盆腹膜卜腔和盆皮下腔 3 层组成。

(1)盆腹膜腔:是腹膜腔向下延续,下突至小骨盆内部分。容纳腹膜内直肠和进入盆腔内的一部分小肠、结肠等。女性还有子宫颈及附件和阴道的最上部。

(2)盆腹膜下腔:是腹膜以下,盆膈筋膜以上的腔隙。内纳膀胱与直肠的腹膜外部分,有前列腺、精囊、输精管、输尿管的盆部。女性还有子宫颈和阴道的上部。此外,还有血管、神经、淋巴管、淋巴结等。

(3)盆皮下腔:在盆膈筋膜以下和皮肤之间,相当于会阴部。前为尿生殖器官,男性为尿道,女性为尿道及阴道。后部为直肠末端。

2.盆腔内血管

主要为髂内动静脉及其分支。

(1)动脉:髂内动脉在骶髂关节处自髂总动脉分出后,循骨盆内向下入骨盆腔,在坐骨大孔(或梨状肌)上缘先分成前、后 2 干。后干为壁支,前干除分出壁支外,还有供应盆内脏器及外生殖器的脏支。

①后干:较短,分支有髂腰动脉、骶外侧动脉和臀上动脉。

a.髂腰动脉:从后干发出后朝外上方行走,经闭孔神经与髂腰干之间,穿行于腰大肌内侧缘至该肌深面分支。分支供应腰方肌、髂腰肌、髋骨和脊髓等。

b.骶外侧动脉:从髂内动脉后干发出后,沿骶骨盆面经骶前孔的骨侧下降,分布于梨状肌、肛提肌、臀肌和脊髓等。

c.臀上动脉:为后干最大的分支,该动脉经腰骶干第一骶神经之间,穿梨状肌上孔进入臀部。臀上动脉分浅深 2 支,浅支分布至臀大肌;深支伴臀上神经走行于臀中肌、臀小肌之间,分布至臀中肌、臀小肌。

②前干:在骶丛及梨状肌前方向梨状肌下缘发出若干分支。

a.脐动脉:发自髂内动脉前干,走向下内方,其内段闭锁延续为脐内侧韧带,其近段发出数条小支,称为膀胱上动脉,分布于膀胱尖及膀胱体。

b.闭孔动脉:沿骨盆侧壁向前下行走,在行径中与闭孔神经伴行,穿闭膜管出盆腔,至股内侧部。分支营养内收肌群、股方肌和髋关节等。闭孔动脉在穿闭膜管之前可发出一耻骨支,可与腹壁下动脉的闭孔吻合,形成异常的闭孔动脉。

c.膀胱下动脉:分支分布于膀胱底、精囊腺、前列腺和输尿管下段,在女性有分支至阴道壁。

d.直肠下动脉:主要分布于直肠下部,在男性还发出分支至精囊腺和前列腺,在女性则有分支至阴道。

e.子宫动脉:沿盆腔侧壁向下方行走,进入子宫阔韧带两层之间,跨过输尿管的前上方,近子宫颈处发出阴道支分布于阴道,其本干沿子宫侧缘向上行至子宫底,分支分布于子宫、输卵管和卵巢,并与卵巢动脉吻合。

f.阴部内动脉:从前干发出后,朝向后下方沿臀下动脉的前方下降,穿梨状肌下孔出盆腔,又经坐骨小孔入坐骨直肠窝。在坐骨直肠窝的侧壁发出分支至肛门、会阴和外生殖器。

g.臀下动脉:是前于发出的最大分支。沿梨状肌下方和坐骨神经骨侧下行,其分支除了发出分支供应臀大肌外,还发出分支与股深动脉的旋股骨侧动脉、旋股外侧动脉及股深动脉的第1穿支构成"十"字吻合。

盆部的动脉除髂内动脉各分支外,尚有来自腹主动脉末端的骶中动脉、肠系膜下动脉的终末支——直肠上动脉以及来自腹主动脉的精索内动脉,女性为卵巢动脉。

(2)静脉:盆腔静脉在坐骨大孔的稍上方汇合成髂内静脉。伴随同名动脉的后内侧上行至骶髂关节的前面与髂外静脉汇合成髂总静脉。髂内静脉的属支分为壁支和脏支。

①壁支:包括臀上静脉、臀下静脉、骶外侧静脉和骶正中静脉,主要收集同名动脉分布区的静脉血。

②脏支:多在内脏周围形成静脉丛,包括膀胱静脉丛、子宫阴道静脉丛、阴部内静脉丛和直肠静脉丛。各静脉丛间互相交通,但丛内缺乏静脉。

(3)盆腔的神经:包括骶丛、腰丛的分支闭孔神经以及盆部的自主神经。

①骶丛:是人体最大的神经丛,位于骨盆后壁、盆筋膜后面、梨状肌的前方。由第4腰神经前支一部分与第5腰神经前支合成腰骶干,腰骶干再与第1至第5骶神经前支和尾神经的前支在梨状肌前方合成。骶丛略呈三角形,尖向坐骨大孔下部集中形成2条终末支——坐骨神经及阴部神经,它们穿出孔后支配会阴及下肢。

由骶丛根发出的分支:

a.肌支:支配梨状肌、肛提肌、尾骨肌。

b.盆内脏神经:由随第2至第4骶神经前支出来的副交感神经纤维参加盆丛,支配盆腔脏器。

由骶丛盆面发出的分支:

a.闭孔内肌神经:在坐骨神经与阴部神经之间经梨状肌下孔出盆。

b.股方肌神经:先行于坐骨神经的盆面,然后随坐骨神经出盆。

由骶丛向背面发出的分支:

a.臀上神经(L_5 至 S_1):从梨状肌上孔出盆后支配臀中肌、臀小肌和阔筋膜张肌。

b.臀下神经(L_5 至 S_2):从梨状肌下孔出盆,主要支配臀大肌。

c.股后皮神经(S_1 至 S_2):与臀下神经共同经坐骨神经后方出盆,主要支配股后区皮肤和臀区皮肤。

d.坐骨神经(L_4 至 S_3):自梨状肌下方出盆。

骶丛由于位置关系,损伤机会较少,但可能由于脊髓及马尾的病变、骨盆骨折、骶髂关节脱位、骨盆肿瘤等因素可引起骶丛损伤。

②闭孔神经:盆腔躯体神经除骶、尾丛外,还有来自腰丛的闭孔神经。该神经起自第2至第4腰神经的前支,自腰大肌内缘下行入盆,沿盆壁在闭孔血管的上方向前,穿闭膜管至股部,支配股内收肌群及股内侧的皮肤。闭孔神经可因脊髓和腰丛的病变、盆腔肿瘤等原因而损伤。该神经损伤可引起内收肌群瘫痪、大腿不能内收、外旋无力等症状。

③自主神经:盆腔交感干位于骶前孔内侧,每侧有3~4个骶交感干神经节。左右交感干在尾椎前方相互汇合终于奇神经节。骶交感神经节后纤维加入盆丛,伴随髂内动脉的分支形

成许多小丛,分布至盆腔脏器。盆腔的副交感神经位于脊髓的第 2 至第 4 骶节内,发出的节前纤维伴随相应的骶神经前孔,然后离开骶神经构成盆内脏神经。

三、骨盆生物力学

骨盆上与腰椎相连,下借髋臼与下肢骨骼相连,是躯干与下肢间的桥梁。其功能除作为骨盆内外诸肌的起点和保护盆腔外,主要是借其弓形结构,在站立或坐位时支持重量。我们把骨性骨盆结构设想为拱顶结构,此拱顶由骶骨与双侧髂骨形成,而股骨及坐骨在地上作为拱脚,两脚在耻骨联合处相连接。以髋臼为界可将骨盆环分为前后 2 部。

(一)骨盆前部

两侧耻骨上下支与耻骨联合构成联结弓,与两侧承重之主弓相联结。其主要作用是稳定和加强承重主弓,防止人体负重时承重的主弓的中线靠拢和向两侧分离。

(二)骨盆后部

承重弓是支持体重的主要部分。其通过 2 个负重的主弓来完成。骶骨是 2 个主弓的汇合点。立位时,来自躯干的重力,向下传递等量分布至两侧骶髂关节、髂骨后部增厚部分,再向下传递至髋臼及股骨形成立位时的股骶弓。

(三)坐骶弓

坐位时重力由骶骨经骶髂关节,向下传递至髂骨后部,再向下经坐骨上支,抵坐骨结节形成坐位时负重的坐骶弓。

骨盆骨骼的分布与排列适应其生物力学特点。骨盆后侧,骨质增厚坚强,不易骨折;而前侧弓比较薄弱,远不如承重弓坚强,因此,当遭受外力作用时,前面的联合副弓先骨折,然后波及主弓。主弓骨折时,副弓多同时骨折。

骨盆环的稳定除依赖于骨结构外,同时也依赖于坚强的韧带结构。

四、骨盆影像学检查和骨折分型

(一)影像学检查

骨盆前后位和 Pennel 等描述的 40°尾端入口位和 40°头端出口位是标准 X 线投照位置。入口位像主要显示半侧骨盆有无旋转畸形或前后移位。出口位像主要显示半侧骨盆有无垂直移位,骶骨骨折和骨盆前环有无移位或骨折。有学者报告,骨盆骨折或移位的 90%可通过单纯的前后位 X 线平片确诊,若再行骨盆入口位和出口位像,则 94%的患者可获确诊。

在骨盆创伤检查中观察骨盆骨折、移位的全貌是重要的,故 X 线平片仍是不可缺少的。但因骨盆各骨结构的重叠使有些骨折、移位不易显示,CT 扫描是检查骨盆损伤的一种重要方法,可显示普通 X 片不能显示或显示不清的骨盆后环骨折或脱位。在 CT 广泛应用之前,大多数骨盆骨折被考虑为单纯骨盆前环损伤,而事实上单纯的前环损伤极为少见。CT 在显示旋转和前后移位方面优于 X 线片,但在垂直移位的诊断上,X 线片要优于断层 CT 扫描,而 CT 扫描三维重建在判断垂直移位更佳。另外,CT 还可显示涉及髋臼微小移位的骨折线。一般认为 CT 扫描对于显示骨折、观察碎骨片以及了解骨折的解剖关系等方面优于平片,CT 检查发现骨折、脱位的数量明显多于 X 线平片。临床上骨盆骨折的分类常按平片观察区别,但由于骨盆复杂的解剖结构,X 线片上骨骼重叠影、软组织阴影以及肠道粪便的干扰均可影响摄片质量,致平片观察常低估损伤程度。Gill 等对 25 例由平片诊断并分类的骨盆骨折进行 CT 扫描,其中 8 例修改了原分类。

CT 扫描可明确骨盆损伤情况,为临床诊断和处理提供重要信息:

①可清楚显示骶髂关节分离程度,间接估计后环韧带复合结构的完整性,以评价骨盆的稳定性。如骶髂关节髂骨侧或骶骨侧唇样骨折常提示后环骨间韧带损伤。②骶骨骨折:骨盆环骨折合并骶尾部骨折,由于肠道粪便干扰及复杂的解剖结构以至于平片常会漏诊,CT 可明确骨折是否累及骶孔及其严重程度。③CT 可清楚显示关节内游离骨块大小、形态、数目、位置及其来源。④观察是否合并盆腔内软组织损伤,有否膀胱破裂、尿道断裂、直肠破裂、盆壁血肿等。

不同 X 线征像可作为骨折稳定性判断的重要指征,耻骨联合分离大于 2.5 cm,说明骶棘韧带断裂和骨盆旋转不稳定。骶骨外侧和坐骨棘的撕脱骨折同样为旋转不稳定的征象。前骨盆环增宽易引起前骶髂韧带断裂,在前后位 X 线片上可见骶髂关节间隙增宽。在骨盆断层 CT 扫描可得到更清楚显示,骶髂后方韧带可保持完整,骨盆环仍可保持其垂直稳定性。骶骨前侧皮质的压缩骨折常发生于侧方应力骨折,一般属于稳定型,但骶骨骨折伴有裂隙通常表示垂直不稳定。第 5 腰椎横突的髂腰韧带附着点的撕脱骨折为垂直不稳定的又一表现。有些骨盆损伤,垂直不稳定表现明显,但在一些 B 型和 C 型骨盆骨折,是否存在骨盆环垂直不稳定判断困难,应力试验将会有所帮助,但我们不推荐使用。

(二)骨折分型

骨盆骨折的正确分型对骨盆骨折的治疗起着关键作用。国内外学者对骨盆骨折分型进行深入研究,近年来,随着大宗临床资料的总结、体外骨折模型的建立以及 CT、MRI 等影像技术的引入,骨盆损伤的研究工作取得了一定的进展。骨盆骨折正确分型目的在于指导临床治疗、评价伤情特征、了解损伤机制、判断病程转归及推测预后等。然而,目前各种分型方法都难以同时满足上述要求。相比之下,Tile 根据骨折的稳定程度及其移位方向所提出的分类标准得到了学术界较广泛的认可,Tile 参照 AO 分型提出更为完善的损伤分型,具有明显的优点。

(1)有助于制定个体化治疗方案。对稳定型骨折($A_1 \sim A_3$)一般采取保守疗法。对分离性旋转不稳定型骨折(B_1)可使用外固定支架或前方钢板固定。对压缩性旋转不稳定型骨折(B_2、B_3)应视伤情而定:其中骨折相对稳定者只需卧床休息,而骨折失稳者应同时对前后环施行手术固定。对旋转及垂直均不稳定型骨折($C_1 \sim C_3$),前环损伤可使用外固定支架或前路钢板固定;后环骨折通常有 3 种处理方法:骶骨骨折可采用骶骨棒或骶髂螺钉固定,骶髂关节脱位可选择骨盆后环前路钢板固定或后路骶髂螺钉固定,复位满意病例也可应用骶髂螺钉固定。髂骨翼骨折可采用切开复位重建钢板和(或)拉力螺钉固定。

(2)与损伤严重度评分(ISS)有一定的相关性。

(3)强调骨折的移位方向和稳定性。

(4)可间接反映软组织的损伤情况。

(5)能在一定程度上提示远期疗效。

据文献报道,骨盆骨折常继发于直接暴力,其侧方压缩型损伤(LC)占41%～72%,前后挤压型损伤(APC)占15%～25%,垂直剪力型损伤(VS)占6%,复合应力型损伤(CMI)占14%。Young和Burgess等在总结Pennal和Tile原分型的基础上,以损伤机制为重点,提出了新的修订方法。他们认为,该分类方法可作为判断骨盆损伤严重程度的预警性标准。其临床意义为:①注重暴力的传递途径及骨折发生的先后顺序,旨在减少对后环损伤的遗漏;②注意骨折局部及其伴发损伤的存在,并预见性地采取相应的复苏手段;③根据患者的全身情况结合骨折的具体表现选择恰当的治疗方法。

a.侧方暴力。Ⅰ型:侧后方直接暴力所致骶骨压缩骨折及同侧耻骨支骨折。这种损伤是稳定的。Ⅱ型:侧方直接暴力所致骶骨骨折及耻骨支骨折,以及同侧骶髂关节损伤或髂骨翼骨折。这种损伤是同侧的。Ⅲ型:侧前方直接暴力,继续作用导致Ⅰ型或Ⅱ型的同侧的骨折及对侧的外旋损伤;骶髂关节对侧分开,骶结节韧带及骶棘韧带断裂。

b.前方暴力(AP)骨折。Ⅰ型:AP直接暴力打开骨盆但后方韧带结构完整,此型稳定。Ⅱ型:Ⅰ型损伤继续作用导致骶结节、骶棘韧带断裂,并且骶髂关节前方打开,这种骨折旋转不稳定。Ⅲ型:完全不稳定或垂直不稳定,伴所有支持韧带结构完全断裂。

c.垂直直接暴力或暴力作用在骨盆支持结构的角度上,导致骨盆支的垂直骨折及所有韧带结构的断裂。这种损伤等同于APⅢ型或完全不稳定,旋转不稳定骨折。

见表5-1。

表5-1　Young-Burgess骨折分类系统的损伤特点

分型	共同点	特异点
侧方压缩型(LC)		
LCⅠ	耻骨支横形骨折	侧方骶骨压缩骨折
LCⅡ	耻骨支横形骨折	髂骨翼新月样骨折
LCⅢ	耻骨支横形骨折	对侧开书样损伤
前后挤压型(APC)		
APCⅠ	耻骨联合分离小于2.5 cm	耻骨联合分离小于2.5 cm和(或)骶髂关节轻度分离,前后韧带拉长但结构完整
APCⅡ	耻骨联合分离大于2.5 cm或耻骨支纵形骨折	骶髂关节分离,其前部韧带断裂、后部韧带完整
APCⅢ	耻骨联合分离或耻骨支纵形骨折	半侧骨盆完全性分离,但无纵向移位,前后方韧带同时断裂,骶髂关节完全性分离
垂直剪力型(VS)	耻骨联合分离或耻骨支纵形骨折	骶髂关节分离并纵向移位,偶有骨折线通过髂骨翼或(和)骶骨
复合应力型(CMD)	前和(或)后部纵和(或)横形骨折	各类骨折的组合形式 LC-VS,LC-APC等

五、骨盆骨折的急救及合并伤的处理

骨盆骨折常为高能量损伤,可伴有严重的合并伤,死亡率相当高。对患者的急诊评估必须包括可能即刻威胁生命的并发症。例如患者合并脑外伤、胸部外伤、腹部外伤以及更加严重的腹膜后血管损伤。询问受伤史可了解能量来源和强度以及可能存在的并发症,低能量损伤并发症少见,但高能量损伤常合并严重并发症。有学者报道:75%的患者出血,12%合并尿道损伤,8%合并腰骶丛损伤,高能量骨盆骨折合并其他部位骨折常见。严重骨盆骨折死亡率高达15%~25%。对于这类损伤,最好由多科医师进行抢救。骨科医师参与初次抢救并尽可能早期恢复骨盆骨折的稳定性,根据骨折不稳定类型,在急诊室以最快速度予以外固定支架固定。应立刻监测循环系统,对于低血容量休克马上进行抗休克治疗,应尽快选择上肢或颈外静脉穿刺(因为下肢静脉通路可能存在盆腔静脉损伤而造成输液无效),建立 2 条通畅静脉快速补液通道,扩容抗休克,首选平衡液。可根据失血 1 mL 补充 3 mL 晶体液的原则给予补液,20 分钟内至少补充 2 L 的晶体液,然后,立即输血。

抗休克过程中必须监测循环情况,可通过观测毛细血管充盈、脉搏、皮肤颜色、皮温和体温来评估血液灌注压。动脉插管监测动脉压和中心静脉压监测有助于确定血容量情况。大量低于体温的液体输入会增加低血容量休克反应,低体温也会导致凝血障碍、室颤、感染率增高以及电解质紊乱。因而,输入的液体和血液应至少加热至 32~35℃。

对于骨盆骨折给予快速输液和扩容后,患者仍无反应或只有暂时反应,说明患者存在活动性出血,需要进行紧急止血。对于腹腔内出血检查阳性的患者,立即进行腹腔手术处理腹腔内脏器损伤和止血。剖腹治疗腹腔、盆腔内脏器损伤后循环仍不稳定,可考虑行髂内动脉结扎止血。腹膜后血肿处理应十分慎重,不应贸然切开后腹膜探查止血,必须对腹膜后血肿进行评估,包膜完整、非扩散、非搏动性血肿不能打开,对于搏动性血肿可能伴有大血管损伤,有条件医院建议进行术中造影,对伴有大血管损伤患者,在补液输血准备充分后打开血肿、修复血管可以挽救生命。对于腹腔内出血检查阴性的患者,X 片显示骨盆环不稳定者,立即行骨盆环外固定支架固定,以有效固定骨盆环,减少骨折端移动和出血。在积极复苏补液同时行 DSA 检查以明确出血部位,对于盆腔静脉丛和髂内血管出血可同时行栓塞止血。若患者病情稳定可以接受 CT 检查,CT 增强扫描,对判断出血部位十分有价值。

腹腔器官损伤合并骨盆骨折病情严重,骨盆骨折时患者休克症状以及由于腹膜后大血肿引起腹膜刺激征,会掩盖某些脏器损伤征象。骨盆后环骨折患者 80%伴腹膜后血肿,部分血肿可高达肾区及膈肌,向下可达腹股沟处,血肿容量可达 2000~4000 mL,此时常出现严重失血性休克。由此可见,腹部体征明显并不意味一定存在腹腔内脏损伤。在急性损伤,腹部查体并不可靠,腹腔穿刺是简单、安全、有效的检查方法。然而,伴有腹膜后血肿时腹腔穿刺不宜过深,穿刺点应选择脐以上部位。B 超检查可明确实质性器官损伤的部位及程度,对发现腹膜后血肿的范围具有重要价值,同时也可避免腹腔穿刺抽出血液造成分析上的错误。若经上述初次检查无阳性结果,应在抗休克的情况下做动态观察,重复检查。

开腹手术探查应全面,循序渐进,防止遗漏隐蔽性损伤及小的肠破裂。遵循先止血、后修补,简单、有效为原则。在具体处理上,应尽量缩短手术及麻醉时间,对常见严重脾破裂毫不犹豫施行全脾切除,以拯救生命。

六、手术治疗

(一)外固定

(1)急诊稳定和复苏时临时使用。

(2)明确可用于"开书"损伤(Tile B1 型,Young-Brugess APCⅡ型,Bucholz Ⅱ型),后骶髂关节完好无损时。

(3)骨盆后环中断时,单一外固定不能提供足够的稳定。

(二)内固定

根据骨折类型,许多技术可应用。骨折致后方不稳定的需要稳定后方。如果髋骨是完整的,耻骨联合错位时应先用钢板完成复位,可以帮助复位骨盆后环;否则,后环须先复位。

(三)前路耻骨联合钢板

一个简单的耻骨联合分离>2.5 cm 时,复位和固定可以在急性腹部手术后延长切口完成或用 Pfannenstiel 切口延期进行。确定中线,分开腹直肌。股直肌止点可能已从耻骨支撕脱,不需要松解。

(1)用 Weber 钳复位"开书"型损伤:穿过腹直肌夹于前侧,夹在耻骨体同一水平。

(2)如果半骨盆向后移位,可以使用 Jungbluth 骨盆复位钳得到向前的复位力。锚定板和置于耻骨后的螺母可防止钳拔出。

(3)内置物:几种不同的钢板和螺钉可选用。Matta 推荐一种六孔 3.5 mm 预弯重建板。如果后路固定不能进行,有学者用双钢板提高稳定性。剩余的耻骨活动可能导致螺钉松动、钢板断裂。

(四)耻骨支骨折

多采用非手术治疗。不稳定骨折可经髂腹股沟入路用钢板固定,另一个办法是置入耻骨上支髓内螺钉。

(五)骨盆后环固定

(1)移位的骶髂关节骨折需要切开复位。非解剖复位将伴有长期疼痛。垂直移位时畸形愈合,可导致双下肢不等长,坐位不平衡。

①后路:患者取俯卧位,易于暴露和用骶髂螺钉安全固定。伤口愈合并发症在一些病倒报道达 25%,在另一些病例则<3%。

a.Matta 带角度爪钳可以用来复位,一尖放在坐骨切迹,另一尖放在髂骨外侧。

b.头侧移位:可用 Weber 钳复位或股骨牵开器,将 Shantz 钉放在髂嵴后侧。

②前路:患者取仰卧位,神经损伤的风险较高(L_5 神经根位于骶髂关节内侧 2 cm)。用两板平行或四孔方形钢板固定,可直接看到关节,但前方钢板可能引起关节后方张开,固定不如骶髂螺丝稳定,可能引起关节融合,推荐用于有后方软组织严重损伤时。

(2)骶髂螺钉:可在仰卧位或俯卧位进行。随闭合复位经皮放置或切开复位骶髂关节或骶骨骨折同时进行。需要 C 型臂良好的可视化。老年患者使用垫圈,防止螺钉穿透骨皮质,实心螺钉较空心螺钉坚强,允许使用振荡钻,获得更好的感觉反馈。放置 1 个或 2 个螺钉取决于解剖和稳定性。

(3)后路经骶骨钢板:用 4.5 mm 重建钢板经皮下隧道,安全固定到双侧髂后上棘。

(六)骶髂关节的新月体骨折和骨折脱位

可能涉及骶骨或髂骨的一部分。

(1)如果髂骨的完整部分足够大,且牢固固定于骶骨,用骨块间拉力螺钉固定(不需要用骶髂螺钉)。

(2)如果骨折片很小或骶髂关节后侧韧带损伤,选用骶髂螺钉。

(七)髂骨翼骨折

移位或不稳定的髂骨翼骨折可能需要经髂腹股沟入路固定。除在髂嵴或近髋臼处,髂骨翼很窄,沿髂嵴内、外侧放置钢板或用 3.5 mm 长螺钉固定。

七、非手术治疗

(1)稳定无移位或轻度移位的骨折可采用非手术治疗。外侧压缩损伤(Young-Brugess LC1 型,Tile B2 型)时骶骨压缩骨折通常稳定,治疗只是用健侧负重。

(2)简单的"开书"(Tile B1 型 1 期,Young-Brugess LPC 2 型,Bucholz Ⅱ 型)损伤,耻骨分离<2.5 cm,可非手术治疗。

(3)非手术治疗不稳定或严重移位的骨折,需要延长制动,产生不好的结果。

(4)早期活动可防止长期卧床休息的并发症。

(5)垂直不稳定型骨折有禁忌证时,可行骨牵引治疗。

八、损伤和治疗的并发症

(一)神经损伤

在初始损伤(如拉伸或压缩)时即可能发生。在手术操作、入路中和钻头螺钉方向不对时,可能出现医源性损伤,总发生率为 10%～15%。许多患者均有部分或完全恢复,永久性神经损伤是影响患者功能预后的主要因素。

(二)血栓栓塞

1.深静脉血栓形成

发生率为 35%～50%。可在盆腔或下肢静脉发生。

2.肺栓塞(PE)

有症状的 PE 发生率为 2%～10%,致死性 PE 发生率为 0.5%～2%。

3.多种预防和治疗可选

低剂量肝素、低分子肝素、香豆素、机械加压装置、下腔静脉过滤器。

4.诊断

静脉造影术、二维超声、磁共振静脉成像。

（三）封闭的内在套脱伤

由软组织剪切损伤引起,皮下组织从深层筋膜撕裂。最常见于大粗隆,也可见于侧腹和大腿。症状和体征包括肿胀、轮廓变形、皮肤过度活动和受累区域的感觉缺失。细菌可以定植。治疗:连续清创。

（四）固定物失效

耻骨疲劳失效常见,无症状的患者仅需观察。

九、骨折不愈合和畸形愈合

(1)最常见于初始复位不足的移位和不稳定骨盆环损伤。

(2)头侧位移,导致双腿不等长度、坐位不平衡。

(3)处理复杂:手术时间平均 7 小时(经验丰富的外科医师),平均出血量为 1977 mL,并发症发生率为 19%。风险有神经、血管损伤。

(4)重建往往需要三阶段:前路,松解结构或截骨;后路,松解结构或截骨,然后复位和内固定;再前路,复位和内固定。根据畸形或者先后路。

(5)往往由于软组织条件约束,骨折不愈合或畸形愈合妨碍畸形矫正。正常的内固定可能不足以防止复位丢失,手术矫正后需要限制活动长达 5 个月。

十、畸形等后遗症

(1)如果半骨盆垂直移位,可下肢不等长和坐位不平衡。

(2)耻骨骨炎:发生于膀胱颈悬吊手术后。可因运动员活动过度诱发损伤,如反复外展髋和腹直肌收缩引起,骨扫描显示双侧吸收,而肿瘤或应力骨折显示单侧吸收。体格检查发现耻骨联合上压痛、髋关节被动外展疼痛。红细胞沉降率正常。

第二节　髋臼骨折

髋臼骨折主要发生于年轻人,常常由高能量创伤引起,移位的髋臼骨折造成股骨头软骨和髋臼软骨非同心圆而导致不匹配,造成股骨头和髋臼接触面积显著减少,假如髋臼骨折在移位情况下愈合,负重造成关节软骨快速破坏而导致创伤性关节炎的发生,而股骨头快速磨损破坏往往被误诊为股骨头坏死。外科治疗髋臼骨折的目标为恢复髋臼解剖形状、接触面积和关节内压力分布。

一、髋臼解剖

髋臼形状犹如半球形窝,倒马蹄形的关节面围绕着无关节面的髋臼窝,作为无名骨的一部分,它位于髂骨、坐骨和耻骨三方软骨的交接点,这三块软骨融合最后形成无名骨,骨科医师根据这一特点将髋臼和无名骨分为髋臼前柱和后柱,髋臼前柱包括髂峰、髂棘、髋臼前半和耻骨上支。髋臼后柱由坐骨部分构成,包括坐骨大、小切迹,髋臼后半和四边形体的大部以及坐骨结节,髋臼前后柱的概念用于髋臼骨折分型,是讨论骨折类型、手术入路和内固定的核心,外科医师必须熟悉髋臼解剖骨性标志和无名骨轮廓。

髋臼顶系支持股骨头关节面负重部分,髋臼骨折治疗目的是恢复髋臼和股骨头的同心圆匹配,四边形面是髋臼的内侧壁组成真骨盆外侧面,髂耻隆起是直接位于股骨头上方的前柱部分。四边形面和髂耻隆起均较薄并邻近股骨头,限制了这一区域的内固定类型。

出入骨盆的所有神经和血管均可能发生于髋臼骨折原发性损伤及在手术治疗时发生医源性损伤。坐骨神经由梨状肌下方出骨盆,常在髋臼后壁、后柱骨折和股骨头后脱位时损伤;臀上动脉和神经经坐骨大切迹穿出,被各式筋膜固定于髂骨面,累及坐骨大切迹骨折可造成大出血,可能需行血管造影和栓塞。近年来位于髂腹股沟区的 Corona Mortis 血管逐渐引起骨科医师注意,该血管变异较大,Corona Mortis 血管行径于耻骨支或髂耻隆起上面,几乎垂直地下行于髋臼内壁或耻骨支后面,经闭膜管出盆腔。术中若发生 Corona Mortis 动脉或静脉损伤,断端吻合血管回缩至盆腔或闭膜管,其止血将非常困难。采用髂腹股沟手术入路治疗髋臼以及骨盆骨折应特别注意此血管存在的可能。

二、髋臼影像学检查

髋臼骨折初步诊断常由骨盆前后位 X 线平片做出。然后行 45°髂骨斜位和 45°闭孔斜位片检查(通常所说的 Judet 位),再行骨盆及髋臼 CT 扫描及三维重建。

正确读片取决于对正常髋臼 X 线片显示的各条放射学线的理解,髋臼各条放射学线的破坏代表髋臼骨折累及范围,髋臼骨折关节面的移位可由各条线的破坏推断出。

(一)前后位片

髂耻线下 3/4 代表骨盆缘及髋臼前柱,上 1/4 代表四边形体及坐骨大切迹。髂坐线代表四边形体后部因而是髋臼后柱放射学标志;泪珠线("U"形线)由内外支构成,外侧支代表髋臼前壁的上面,内支代表髋臼闭孔管及四边形体前下面。由于泪珠线和髂坐线均为四边形体的一部分投射形成,因此两者在正位片上相重叠的,该线中断代表半骨盆环旋转或四边形体骨折;髋臼顶线,代表髋臼负重区,为髋臼上缘软骨下骨投射形成,该线中断代表骨折累及髋臼负重区;髋臼前缘线,是髋臼前壁外侧缘和耻骨上支下缘邻近,该线中断提示髋臼前壁或前缘骨折;髋臼后缘线起自髋臼外上角,自下延伸续于坐骨外缘线,该线代表髋臼后缘,该线中断代表有后壁骨折。

(二)45°闭孔斜位片

患者仰卧,伤侧抬高 45°,X 线球管中线对准腹股沟区,该方法可最大程度显示闭孔、髋臼前柱、髋臼后缘及臼顶。髂耻线可得到显示并与骨盆缘一致,髋臼后缘也能得到最好显示,能较好显示髋臼后缘骨折,股骨头轻微的半脱位也能得到准确显示。

(三)45°髂骨斜位片

患者仰卧,健侧抬高 45°,X 线球管中线对准伤侧腹股沟区,该方法可最大程度显示髂骨最大尺寸,坐骨大、小切迹以及髋臼前缘轮廓,累及髋臼坐骨大、小切迹的后柱骨折在髂骨斜位片上能得到最好显示,前柱骨折伴髂骨翼横断同样显示明显。

髂骨斜位片和闭孔斜位片都能显示髋臼臼顶,臼顶为髋臼上缘软骨下骨投射形成,虽然这样,但骨盆是旋转的,因而髋臼臼顶在不同投射时显示不一样。

(四)髋臼骨折CT扫描

在大多患者可根据平片进行适当分类,平片常用于评价股骨头和髋臼的一致性,而CT扫描对评价不同区域的骨折较为有用,CT对轻微移位的髋臼骨折也能得到较好显示,而这类骨折在骨盆平片中极易漏诊,CT能显示在骨盆平片中不易显示的经过四边形面骨折。髋臼后缘压缩骨折以及关节内碎片在CT检查中得到良好显示。

CT对显示位于髋臼与股骨头之间游离骨碎片最佳,但由于CT扫描存在容积效应,仍可造成位于臼顶和股骨头之间的细微骨碎片不能显示,特别以大于5 mm每层扫描,目前常用的CT薄层或螺旋扫描可明显提高阳性率。

近年来CT技术得到了迅猛的发展,CT扫描及其三维重建在充分显示骨盆或髋臼骨折细节的基础上能够立体反映出骨盆的形态,指导手术方法的设计,内固定物的选择,并提供了非常有益的三维影像的判断。CT下动脉造影及其三维重建能准确评价骨折块与血管的关系,并能了解髂内动脉及其臀上动脉是否存在损伤或栓塞,指导手术方案设计。

(五)快速成型技术与CT结合在骨盆和髋臼骨折中的应用

快速成型技术是国外20世纪末期发展起来的一门新兴技术,是指在计算机的控制下,根据物体的CAD模型或CT等数据,通过材料的精确堆积,制造原型的数字化成型技术,集中体现了CT、CAD、激光加工和新材料开发等多学科、多技术的综合应用。

由于CT扫描的数据表示与快速成型数据格式的极其相似性,通过对CT数据转化,实现骨骼表面轮廓的反求,可以精确地复制骨盆模型。在CT扫描数据基础上运用快速成型(RP)技术制作三维骨盆模型能立体、详尽、精确地显示骨盆三维解剖结构及相互关系,为准确了解和掌握病情并制定合理的手术治疗计划提供了极为重要的依据。同时在三维实体模型上进行手术设计,术中有的放矢,大大缩短了手术时间,提高手术效果。快速成型制作的三维模型提供了可视化的患者骨盆结构,其骨折或畸形部位的所有细节多可以清晰的复制表现出来。利用三维模型,对患者完成精确的三维测量和准确的临床诊断,在此基础上,针对畸形或骨折及缺损的具体情况进行了不同的手术设计和模拟,包括骨块截断移动、固定部位的确定、钛合金固定钢板的预弯塑形等。

三、髋臼骨折创伤机制和内固定力学稳定性

(一)髋臼骨折创伤机制

髋臼骨折损伤类型取决于受伤时髋关节内股骨头相对位置以及暴力的大小、方向和作用速度,尤其是股骨头的位置最为重要,髋关节在屈伸、内收、外展、旋转等不同状态时,股骨头在髋臼内位置不同,受到暴力时造成髋臼骨折类型也不同。

1.膝关节前部暴力

常见于交通事故,高速行驶的汽车相撞或急刹车,膝关节和髋关节处于屈曲90°～100°,膝

关节前部撞击汽车的仪表盘或前排座椅，暴力通过股骨向后传到至股骨头，这就是所谓的"仪表板损伤"。根据下肢的不同收展位置，可产生不同形式髋臼损伤。当下肢内收位时，可仅造成股骨头脱位，而不损伤髋臼或仅髋臼后缘骨折；下肢轻度外展或处于中立位时，髋臼后壁可有骨折，并且可合并髋关节后脱位；下肢外展大于10°～15°时，常造成后柱骨折和股骨头后脱位。对于这类损伤，髌骨和后交叉韧带常同时伤及，在临床工作中应引起注意。

2.股骨大转子外侧部暴力

常见于侧方暴力损伤，暴力来源有2个：一是失足跌倒时髋关节外侧着地，暴力沿股骨头传到至髋臼；二是暴力直接作用于股骨大转子外侧部。作用于大转子外侧部的暴力几乎可产生所有类型的髋臼骨折。

3.腰骶区后部暴力

该型损伤比较少见，损伤时髋关节固定于屈曲位，股骨头作为一个铁砧，暴力从后方直接作用于腰骶部，该类型主要产生髋臼后部骨折。

（二）内固定力学稳定性

近来许多学者研究表明髋臼横形骨折同样改变髋关节内负荷分布，早期结果显示臼顶复位不良、台阶状移位将明显改变同心圆匹配和应力分布。Vrahas等报道72例髋臼横形骨折对关节负荷影响较少，这些研究提供髋臼机械性能新的信息。虽然这样，也仅能反映髋臼骨折以及内固定术后急性期情况，读者更应注意这些数据和患者的护理和康复有关，因为这些受内固定情况影响而不能准确反映愈合情况，同样髋关节在愈合时的改型能力仍然未知。

Goulet等比较不同方法重建髋臼后壁骨折，髋臼后壁骨折合并横形粉碎骨折以3.5 mm钢板固定明显较螺钉固定稳定，钢板结合骨折间螺钉固定稳定性高于单一钢板固定。后壁骨折合并同中心的粉碎性骨折以钢板固定或加用弹性钢板固定，加用弹性钢板固定并不能增加在初期负荷的修复强度，但是，钢板加用弹性钢板固定将明显增加内固定稳定性。

Sawaguchi等对髋臼横形骨折不同内固定方法进行比较，以髋臼前柱拉力螺钉固定结合后柱钢板固定最为坚强。对髋臼"T"形骨折不同内固定方法进行比较，在低负荷时各种内固定方法无明显差别。同样对髋臼后柱骨折不同内固定方法进行比较，各种内固定方法也无明显差别，而目前使用双钢板或一块钢板结合拉力螺钉固定髋臼后柱仍为最常用的方法。

四、髋臼骨折分类

（一）Judet-Letournel 髋臼骨折分类

Judet-Letournel按骨折解剖部位将髋臼骨折分为2种基本类型：简单型和复杂型，每个类型又包括5种亚型。这种分类方法在临床上应用最为广泛，但按解剖部位进行分类，不包括那些影响预后的重要因素，即骨折移位程度和方向、骨折粉碎程度、是否累及髋臼负重面及是否合并髋关节脱位等，而这些因素对骨折处理和判断预后均十分重要。在解剖分类中，任何类型都可以是简单的（如无移位），也可以是复杂的（骨折粉碎或移位）同一类型的骨折，损伤程度可以完全不同。因此，对分析同一组资料的不同调查者来说，这些信息的缺乏导致难以进行正确的比较。

1.简单型骨折

(1)后壁骨折:骨折仅涉及髋臼后缘及一部分髋臼的关节面,一个常见的表现是关节软骨可有压缩。容易合并坐骨神经的损伤以及股骨头后脱位,较大骨折块可以包括整个髋臼后壁,甚至涉及坐骨大、小切迹或坐骨结节。X线平片示:髋臼后缘线中断、不连续或明显分离,一般不能显示关节软骨压缩情况。CT扫描可清楚显示后壁骨折以及关节软骨压缩情况。

(2)后柱骨折:骨折仅包括坐骨部分,骨折线从坐骨大切迹起,经过髋臼,延伸至坐骨支和耻骨下支交界处,整个髋臼后关节面与后柱一起移位。X线平片示:髂坐线中断,髂骨斜位片显示最为清楚。

(3)前壁骨折:骨折仅涉及前柱的中间部分,而耻骨支没有骨折,单纯前壁骨折少见。前后位或闭孔斜位片可见髂耻线的完整性破坏。

(4)前柱骨折:前柱骨折的起点,可高可低,高至髂嵴,低可起于髂前下棘下部,累及髋臼前半,延伸至耻骨支。X线平片见:骨盆的边缘、髂耻线中断和移位。闭孔斜位显示最为清楚。

(5)横形骨折:骨折线通过髋臼窝上缘,有时候偏上或偏下,从而将半骨盆分为上、下两部分。X线平片示:髂耻线和髂坐线中断、移位,股骨头轻度内移或完全性中心脱位。

2.复杂型骨折

(1)后柱伴后壁骨折:由后柱骨折与后壁骨折组成。CT扫描可明确该类诊断。

(2)横形伴后壁骨折:在横形骨折基础上合并后壁骨折。

(3)前柱伴后半横形骨折:T形骨折的变异,CT或三维CT显示最为清楚,该型骨折与T型骨折的区别仅在于前者的前柱骨折线起点高,而后者前方骨折线近水平。

(4)T形骨折:T形骨折在横形骨折的基础上,髋臼下半部分被垂直骨折线分离。典型的T形骨折,垂直骨折线通过闭孔,合并耻骨下支骨折,有时候也可涉及闭膜管或坐骨。

(5)双柱骨折:双柱骨折是髋臼骨折类型中最为复杂的一种,主要特征是前柱上有一裂缝在冠状面上与其下方的髂骨分离;后柱在髂骨的骨折线上分离,其位置正好位于髋关节上方,经髂骨冠状面将两柱分开;骨折线的形态呈"T"形,横形骨折线在髋臼上水平的冠状面劈裂髂骨,垂直骨折线经过关节面。因为关节面不再与中轴骨相连续,有人称双柱骨折为"飘浮髋"。在所有的双柱骨折中,股骨头和前柱一起向前半脱位。在闭孔斜位片上可呈"马刺征"。即髂骨翼的后部与内移的髋臼相反,较为突出,是双柱骨折的特征表现。

(二)AO髋臼骨折分类

AO学派根据骨折的严重程度提出了髋臼骨折的字母与数字分型系统。从A、B到C,程度相应加重。Tile在AO分类的基础上,又将影响预后因素包括在内,形成了目前通用分类系统,与Judet-Letournel分类有一定的相通性。该分类最大缺点是复杂、烦琐、难以记忆。

1.A型骨折

A型骨折仅一柱和(或)相应的壁被累及,常合并股骨头向前或向后脱位,合并相应的壁或柱骨折。这一类型骨折中股骨头坏死相当常见。

A1型为后壁骨折:①通常为屈膝关节撞击所致;②髋关节后脱位常见,后壁骨折时,几乎都合并存在,股骨头坏死与坐骨神经损伤的发生率明显上升。分为3个亚型。

A1.1:单纯骨折-脱位型,一个骨折片。复位容易但不稳定,需要牵引来维持复位,手术相对简单。

A1.2:单纯骨折-脱位型,多个骨折片。后壁粉碎骨折-复位及固定难度加大。

A1.3:单纯骨折-脱位型合并臼缘压缩骨折。

A2 型为后柱骨折:该骨折在髋关节复位后 CT 扫描常存在明显台阶移位,往往需要手术治疗。

A2.1:骨折线通过坐骨。

A2.2:骨折线通过闭孔。

A2.3:后柱联合后壁骨折。

A3 前柱或(和)前壁骨折:

A3.1:前壁骨折。

A3.2:前柱骨折(高位型),前柱骨折线达髂嵴。

A3.3:前柱骨折(低位型),前柱骨折线低于髂前下棘。

2.B 型骨折

B1 型为横形骨折:

B1.1 型:臼顶下型,属低位横形骨折,可非手术处理,因骨折线低于负重的臼顶,负重面得以保存完整。

B1.2 型:臼顶下缘型,骨折线恰恰经过髋关节面与髋臼窝上缘的交界处。

B1.3 型:经臼顶型,属高位横形骨折,骨折线横过主要的负重的臼顶区,因此预后最差。

B1 型横形骨折+后壁骨折:在通用分型系统的 B 型中,后缀"a"表示联合后壁骨折。

a1:单纯横形骨折。

a2:后壁骨折,一个骨折片。

a3:后壁骨折,多个骨折片。

a4:后壁骨折,多个骨折片合并臼缘压缩骨折。

B2 型为"T"形骨折:在横形骨折基础上,髋臼垂直分裂。由于 T 形骨折通常由高能量创伤引起,股骨头中心脱位更常见。

B2.1 型:臼顶下型。①垂直骨折线位于闭孔后侧,不累及闭孔;②垂直骨折线经过闭孔;③垂直骨折线位于闭孔前侧,不累及闭孔。

B2.2 型:臼顶下缘型。①垂直骨折线位于闭孔后侧,不累及闭孔;②垂直骨折线经过闭孔;③垂直骨折线位于闭孔前侧,不累及闭孔。

B3.3 型:经臼顶型。①垂直骨折线位于闭孔后侧,不累及闭孔;②垂直骨折线经过闭孔;③垂直骨折线位于闭孔前侧,不累及闭孔。

B2 型 T 形骨折+后壁骨折:在通用分型系统的 B 型中,后缀"a"表示联合后壁骨折。

B3 型为前柱伴后半横形骨折-T 形骨折的变异,CT 或三维 CT 显示最为清楚。

B3 型可以根据前壁骨折的不同水平而分亚型。后缀"a"表示前柱骨折的粉碎程度。

B3.1 型:前壁骨折。

B3.2 型:前柱骨折(高位型)。

B3.2 型:前柱骨折(低位型)。

后缀"a"如下：

a1：前柱一处骨折。

a2：前柱两处骨折。

a3：前柱超过两处骨折。

3.C 型骨折

C 型骨折为髋臼双柱骨折、关节完全破坏，骨折线位于髋臼上的水平，髋关节不再与中轴骨相连，所以归属完全关节骨折。尽管 C 型骨折骨折十分严重，但一些患者前柱、后柱可以围绕股骨头继发二次匹配，使髋臼关节面得到较好复位。根据髂骨骨折水平，分型如下：

C1 型：双柱骨折，高位型。

C1.1：每柱均有一处骨折。

C1.2：后柱有一处骨折，前柱两处或多处骨折。

C1.3：后壁及后柱同时存在骨折。

C2 型：双柱骨折，低位型。前柱骨折线低于髂嵴，通常位于髂前下棘的上部或下部。

C2.1：每柱均有一处骨折。

C2.2：后柱有一处骨折，前柱两处或多处骨折。

C2.3：后壁及后柱同时存在骨折。

C_3 型：双柱骨折，累及骶髂关节。

C_3.1：后柱一处骨折。a1：高位前柱骨折一处；a2：低位前柱骨折一处；a3：高位，多处骨折；a4：低位，多处骨折。

C_3.2：后柱多处骨折，前柱高位骨折。

C_3.3：后柱多处骨折，前柱低位骨折。

五、髋臼骨折的治疗

髋臼骨折可供选择的治疗方案越来越多，从最初的非手术治疗、骨牵引到目前的切开复位内固定、c 形臂透视机或计算机导航监视下闭合复位螺钉内固定、Ⅰ期全髋关节置换术等，治疗效果也越来越好，病废率逐渐降低。由于髋臼骨折往往是高能量损伤，常伴有内脏损伤以及其他骨骼与关节损伤，因此，在治疗上首先处理危及生命的各种合并伤最为重要。除开放性损伤或难以闭合复位的髋脱位须立即手术外，髋臼骨折无急诊手术指征。对于病情稳定的髋臼骨折患者，治疗方案须根据损伤机制、骨折类型、合并损伤等情况综合决定，且须考虑患者的经济、社会因素，和对髋关节功能恢复的实际要求。

（一）非手术治疗

1.适应证

①无移位或移位＜3 mm 的髋臼骨折；②低位横形和低位前柱骨折，髋臼顶负重区完整（Matta 内顶弧角≥30°、前顶弧角≥40°、后顶弧角≥50°）；③后壁骨折缺损＜40％；④髋臼与股骨头仍保持良好匹配的双柱骨折；⑤关节内无游离骨块；⑥全身情况差不允许手术；⑦局部软组织开放伤继发感染；⑧严重骨质疏松者。

2.方法

主要采用股骨髁上牵引 4～8 周,定时 X 线复查调整牵引力和方向。

(二)开放复位内固定治疗

1.手术适应证

①骨折移位＞3 mm;②合并股骨头脱位或半脱位;③关节内游离骨块;④CT 片示后壁骨折缺损＞40％;⑤移位骨折累及白顶负重区(Matta 内顶弧角＜30°、前顶弧角＜40°、后顶弧角＜50°);⑥无明显骨质疏松。

2.手术时机

对于切开复位内固定手术的时机,意见并不完全一致。伤后一般不主张立即行髋臼骨折的手术治疗。大多数学者认为,手术应在伤后 2～3 天以后进行,以使患者的全身情况适当稳定,骨盆出血停止。理论上以伤后 5～7 天为最佳,此时,骨盆内的小静脉已栓塞,出血少,骨折线清晰易于复位。Matta 报告伤后手术时间＜7 天、8～14 天和 15～21 天解剖复位率分别为 74％、71％和 57％,其中伤后手术时间＜14 天与 15～21 天的解剖复位率比较,差异具有显著性意义。因此,未合并其他部位损伤且全身情况较好的患者,可在伤后 2～6 天手术。而多发伤患者在解除生命危险的基础上,伤后 6～10 天为切开复位的"有利时机"。持这种意见的学者认为,伤后 6 天之前应以处理更严重的合并伤、稳定全身情况为主,而伤后 11～21 天将进入免疫抑制期,机体抗感染和康复能力减弱。

在以下情况时,需考虑急诊手术:伴有不能闭合复位的髋脱位、进行性神经损害、合并重要血管损伤,以及开放性骨折。对于髋臼骨折脱位的患者,入院后应立即行闭合复位术,使股骨头还纳于髋臼中,延迟复位将会增加股骨头坏死率。Stewart 研究证实,超过 24 小时的骨折脱位,几乎 100％将发生股骨头坏死。Brav 报道,在 12 小时以内复位者,股骨头的坏死率为 17.6％,复位时间延迟者,坏死率可达 56.9％。

伤后超过 3～4 周的患者,手术难度随时间的延长而明显增加。由于髋臼及其周围血供丰富,并以松质骨为主,骨痂生长迅速,X 线片中仍相当"清晰"的骨折线,在术中已很难辨认,更难以判断骨折在三维方向上的旋转情况。如欲在直视下复位,需清除大部分骨痂,这将增加术中失血,且往往仍难以取得完善的复位。至于 3～4 个月以上未曾做过治疗或首次手术失败的陈旧性骨折,基本上已失去切开复位的机会,除少数患者仍可一试外,以选择其他治疗如全髋置换更为简便。对于骨折畸形愈合但无明显疼痛、且功能尚可的年轻患者,应以功能训练为主,不必急于进一步手术。

4.手术入路

手术治疗髋臼骨折的主要入路:Kocher-Langenbeck 入路、髂腹股沟入路和延长的髂股入路。

(1)Kocher-Langenbeck 入路:后壁、后柱骨折患者取侧卧位或俯卧位,横形或 T 形骨折时宜取俯卧位,因侧卧位时下肢的重量可加重远侧骨折段内移,从而增加术中复位的难度。切口的起始段为髂后上棘与股骨大转子顶点连线的外 2/3,经股骨大转子顶端转为沿大腿垂直向下 15～20 cm。依次切开皮肤、皮下组织及阔筋膜,顺切口将臀大肌钝性分开,注意保护臀大肌前方的臀下神经。显露并切断短外旋肌群和梨状肌止点，向内侧牵开找到坐骨神经予以保护，保持股方肌的完整性，以免损伤其下方的旋股内侧动脉的上升支。用骨膜剥离器将关节囊的浅层向髋臼的后柱和髋臼的上方剥离，在髋臼上方的髂骨上钉2根短斯氏针，将臀中肌牵向上方，以获得持续良好的显露。在坐骨结节的内侧安放 Blunt-Hohmann 拉钩(髋臼拉钩)将臀大肌、短旋外肌和坐骨神经牵向内侧，必要时可切断臀中肌止点的后 1/3 以扩大显露。如须更广泛的显露，可考虑行大转子截骨并自坐骨结节翻开腘绳肌的肌肉起点。手术完成后，大转子可用钢针行张力带或松质骨螺钉固定。术中保持膝关节屈曲 30°～40°，有利于坐骨神经松弛。

优点：能较充分的显露髋臼的后壁、后柱骨折，入路的解剖为多数医师所熟悉，相对简单、出血少。缺点：易损伤坐骨神经、旋股内动脉的上升支(造成股骨头的血供障碍)、臀上血管及神经；术后易发生异位骨化。

(2)髂腹股沟入路：患者仰卧位，切口起始段为髂嵴前 2/3，沿髂前上棘、腹股沟韧带止于耻骨联合上方 3 cm，如需要可沿髂嵴向后延长。自髂嵴向内侧切开并剥离腹肌和髂肌的附着点，显露髂窝、骶髂关节前方和真骨盆上缘。沿切口继续向前切开浅筋膜、腹外斜肌腱膜和腹直肌的前方筋膜，达腹股沟管外环上方 1 cm 处，解剖腹股沟管，游离出精索或圆韧带及腹股沟神经。分离腹内斜肌、腹横肌及腹横筋膜在腹股沟韧带的附着点，同时显露股外侧皮神经并加保护。在耻骨联合上方切断腹内斜肌和腹横肌的联合肌腱和腹直肌腱，进入 Reizius 耻骨后间隙。腹股沟韧带下方的结构被髂耻筋膜和髂腰肌鞘分隔为两个间室，即由髂腰肌、股神经和股外侧皮神经组成的外侧室和由髂外血管和淋巴管组成的内侧室。将内侧的髂外血管及淋巴管仔细地作钝性分离并拉向内侧，在分离牵拉时要注意血管的后方有闭孔动脉和神经，有时闭孔动脉不是起自髂内动脉，而由腹壁下动脉发出，可予结扎切断。沿髂耻嵴分离髂腰肌，在髂腰肌、股神经和股外侧皮神经下穿一橡皮条供牵引用。向内牵引可显露髂窝和髂耻嵴的上方，如向外侧牵引并同时将髂外血管及淋巴管拉向内侧，则可显露方形区、坐骨棘、坐骨大、小切迹和闭孔。将髂外血管及淋巴管拉向外侧、精索或圆韧带牵向内侧，可显露耻骨上方和耻骨后间隙(Reizius 耻骨后间隙)。手术完毕后应在耻骨后间隙和髂窝内放置引流管负压引流，然后修复各层组织。

优点：切口与皮纹平行，手术瘢痕小，且较美观；术中不损伤臀肌，术后功能恢复快；异位骨化的发生率极低，近于零，故关节活动度不受影响；手术创伤小，不需切开关节囊；有助于髋臼上方髂骨部骨折的显露与复位。

(3)延长的髂股入路：患者侧卧位，切口起自髂后上棘，沿髂嵴向前至髂前上棘，再沿大腿前外侧向下(指向髌骨外缘)，止于大腿中段。切开臀筋膜并于髂骨翼外侧面剥离臀肌至髂前上棘，注意勿损伤股外侧皮神经，然后纵行劈开阔筋膜，显露髋关节囊及股骨大转子，自大转子外侧剥离臀小肌和臀中肌。最终将包括臀肌、阔筋膜张肌以及神经血管束等在内的皮瓣牵向后方，切断髋外旋肌群，显露整个后柱直至坐骨结节。必要时，可剥离髂肌，切断股直肌在髂前下棘止点，以扩大显露前柱。这一入路可显露除髂耻隆起以上、前柱下部以外的整个髋骨的外侧面，并可在髂窝和髋关节前方剥离髂腰肌后有限地显露髋骨内板，如切开关节囊还可行关节内探查。手术中应注意防止坐骨神经及臀上神经损伤。

优点：易于显露髋臼的前柱、关节囊以及坐骨大切迹，且无股动静脉和股神经损害的危险。

缺点:手术时间、失血量及术后切口感染率较其他切口高;易发生异位骨化、外展肌肌力减弱、关节僵硬;股外侧皮神常易受伤。

5.内植物

根据骨折的类型及生物力学要求,合理地选择骨折内固定物,对维持骨折的复位及稳定极为重要。

目前常用的内植物有:

(1)髋臼重建接骨板:有直形和弧形两种,直形接骨板的厚度为 2.8 mm,宽度为 10 mm,螺钉孔的长径为 12 mm,根据钉孔的数目分为不同的规格,最长的有 22 孔。接骨板较前者厚,为 3.6 mm,其余相同。接骨板的螺孔可允许螺钉在孔内倾斜 15°～20°。接骨板可根据骨折局部的外表形态,做三维折弯塑形以取得良好匹配。

(2)螺钉系统:螺钉直径有 3.5 mm 和 4.5 mm 两种,并有不同长度,最长可达 14 cm,用于固定髋臼的前柱和后柱。6.5 mm 直径的松质骨螺钉,可提供有效的固定和强大的拉力。

(3)特殊类型的接骨板:用于一些特殊部位骨折的固定。

Spring 钢板:将 3～4 孔的 1/3 管状接骨板的最末端一孔剪切后,留下两个尖钉状部分,然后弯曲 90°,用于固定髋臼边缘骨折。

6.内固定技术

必须备有相应的专用复位器械,常用的手术复位器械有:顶棒、顶盘、Farabeuf 钳、Tenaculum 松质骨复位钳、球端复位钳(弯、直)以及螺钉复位钳等。他们在对不同部位不同类型骨折复位固定时,有着不同的作用。常用的复位技术有:①双螺钉复位技术常用于髋臼后柱骨折复位,在骨折线的远、近两端各拧入 1 枚直径为 3.5 mm 或 4.5 mm 的螺钉,用 Farabeuf-Lambotte 钳的远端分别套在两枚螺钉的螺帽上,当扣紧复位钳时,螺钉便可带动两端的骨折块向一起靠拢而达到复位的目的,然后用相应的接骨板予以固定;②拉力螺钉复位技术:常可使分离的骨块获得良好的复位,特别是前、后柱骨折,可利用松质骨螺钉的牵拉加压作用使骨块相互靠拢复位。

严重的髋臼联合骨折治疗比较困难,有时需采用两种入路完成手术,有人采用辐射状 Y 形切口显露,效果较满意。累及前柱和后柱的 T 形骨折和双柱骨折,在复位时应正确掌握复位固定的顺序,才能事半功倍。较合理的复位固定次序应由骶髂关节→髂骨→前柱→前壁→后柱→后壁。髂骨骨折的复位质量将直接影响髋关节面复位的满意度,所以,应注重髂骨骨折的解剖复位。根据骨折情况选用接骨板或松质骨螺钉固定。

(1)后壁骨折:一般可采用 Kocher-Langenbeck 入路,进行骨折复位固定。在骨折复位后要先用克氏钢针或固定钳临时固定,经 X 线检查证实复位满意后,骨块较大者可用几枚直径为 3.5 mm 或 4.5 mm 松质骨螺钉固定或用接骨板固定。如果骨块粉碎或较小常给固定带来困难,可先单用螺钉固定较大骨块,在骨折复位后将重建接骨板折弯塑型后,骑跨在骨折块上固定。单一的髋臼后壁边缘骨折,可用 Spring 接骨板固定。骨折部如伴有不同程度的松质骨压缩塌陷,需用骨刀或骨膜起子将塌陷的骨块抬起,缺损处植骨,再行钢板或螺钉固定。

(2)后柱、后壁骨折:单纯后柱骨折少见,常合并髋关节后脱位,并伴有后壁的不全骨折块。可采用俯卧位或健侧卧位,多选用 Kocker-Langenbeck 后入路,根据术中需要可行大转子截骨。如果伴有后壁的不全骨折,首先复位后壁的骨折块,然后纠正后柱骨折块的旋转移位。较简单的方法是在坐骨结节上插入一根带有 T 形手柄的 Schanz 螺钉或其他类似复位针,通过 T 形手柄利用杠杆原理纠正旋转移位,观察后柱上的关节面是否复位或利用手指触摸骨盆内壁的四方区检查复位情况。克氏针暂时固定,经透视证实复位完全后,选用拉力螺钉和支持钢板作为最终固定。

(3)前壁、前柱骨折:髋臼的前柱、前壁骨折一般采用髂腹股沟入路。如果骨折累及髂嵴前部或髂前上棘称为高位前柱骨折,仅累及髂前下棘者为低位前柱骨折。手术中应先对髂骨段的骨折进行复位固定,恢复髂窝的正常解剖轮廓。一般来说,由于髂骨为髋臼负重区的延伸,如髂骨内侧复位满意,则髂骨外侧以及髋臼面骨折也必然获得满意复位。前柱高位骨折多需两块接骨板固定,一块用于固定髂骨段骨折,一块在预弯塑形后沿骨盆边缘即髂耻嵴固定。低位骨折复位后,可用接骨板沿髂耻嵴固定,接骨板下端的螺钉应向内下方打入以避免进入关节腔。应用解剖型髋臼三维重建接骨板,无论是高位或低位,前柱骨折均有较好效果。

(4)横形骨折:髋臼横形骨折可选用 Kocher-Langenbeck 入路行复位内固定。骨折的远端多向内、后方向移位。可选用双螺钉复位技术,先用复位钳撑开骨折端,清除断端间的碎骨块和瘀血块,以近端螺钉为支点,用复位钳将骨折远端向远、外及前方牵开后复位,复位满意后将复位钳合拢临时固定,取长度适宜的接骨板塑形后进行固定。如果合并后壁骨折,在横断骨折复位固定后,可再用接骨板固定后壁。对一些远端向内侧移位的骨折,有时向外牵拉复位非常困难。接骨板的精确塑形特别重要,如塑形不当即用作固定时,前柱有张开分离的可能。

(5)T 形骨折:术前应仔细研究骨折类型,决定手术入路。理想的手术入路应能同时显露前、后柱和髋臼,可选用延长的髂股入路或单纯的前或后方入路,也可采用前后方联合入路。T 形骨折前后柱的前后骨折块是相对独立的,可根据手术入路的不同,对各个柱先后复位。复位后使用克氏针暂时固定,注意固定不要影响另一个柱的复位。在最终固定之前,通过透视确定复位是否充分。前面采用的固定方法都可使用。如用拉力螺钉固定前柱或后柱,必须再用支持钢板做加强固定。

(6)横形合并后壁骨折:多选用后侧入路,对较大的骨折或陈旧性骨折常需要大转子截骨、延长入路或联合入路。根据手术入路选择患者取俯卧位或侧卧位。行后侧入路时,复位类似于后柱骨折,通过术中牵引、坐骨结节 Schanz 螺钉或后柱双螺钉复位钳等技术进行复位。先复位、临时固定横形骨折,再整位后壁骨折。如后壁有多个骨折块,复位后做临时固定。在透视确定正确复位后,可选用下列最终内固定:横形骨折使用前柱逆行拉力螺钉固定,去掉复位钳,复位后的后壁骨折用拉力螺钉初步固定,然后使用钢板跨过横形骨折和后壁骨折固定。

(7)前壁或前柱骨折合并后半横形骨折:多采用髂腹股沟入路,患者仰卧位。复位技术类似于 T 形骨折中的前柱、前壁和后柱骨折的复位。由于关节囊不完整,前柱复位后后柱骨折常不能随之完全复位,应进一步复位。此类形骨折的固定技术也类似于 T 形骨折中的前柱、前壁或后柱的固定。经髂腹股沟入路,复位前柱骨折并临时固定。全部复位完成后,先用松质骨拉力螺钉固定前柱骨折,再使用前柱支持钢板固定。其中至少有一枚较长的拉力螺钉对后半横形骨折进行固定,并加用一枚拉力螺钉防止骨折块旋转。如后半横形骨折块移位较大,可经后路使用后柱支持钢板固定。

（8）双柱骨折：可采用前方入路，尤其是在无后壁骨折，而后柱骨折为一块较大的骨折块时。若后壁和后柱骨折比较复杂，则可选用延长的髂股入路或联合入路。根据不同入路选择患者体位。通常先复位和固定前柱，然后复位和固定后柱。复位从骨折上部开始，每个骨折块都应解剖复位，否则将影响关节部位的骨折复位。同样在复位后临时固定，X线透视检查复位满意后再行最终固定。固定方法根据不同骨折选择，前柱固定可用拉力螺钉经髂嵴或髂前下棘向后经骨折线固定。髂嵴前部的骨折可使用一块置于内板的支持钢板固定。后柱骨折可以使用盆面的逆行拉力螺钉固定。其他固定包括后柱支持钢板、盆面钢丝环扎等方法，可根据不同骨折类型和入路进行选择。

（三）X线监视下闭合复位内固定术

Paul J 曾对 8 例患者采用 X 线监视下闭合复位内固定，取得较好疗效。该方法的适应证是：①骨折较简单，移位小；②高龄，难以行切开复位内固定。优点是损伤小（平均失血量＜100 mL）、固定尚可靠、手术操作简单。缺点是需要反复的 X 线透视和一定的手术技巧，适应证较窄。这种方法不失为髋臼骨折微创手术治疗的有益尝试。

六、全髋关节置换术

一般来说，髋臼骨折后在骨折尚未愈合前行全髋关节置换术，因髋臼尚不稳定，术后髋臼假体易发生松动。有报道早期行全髋关节置换术髋臼松动率达 40％以上。且骨折后髋臼移位，解剖结构关系不清，行全髋关节置换术易发生神经血管损伤。目前，全髋关节置换术大多应用于陈旧性髋臼骨折、髋臼骨折术后并发创伤性骨关节炎、股骨头无菌性坏死伴头塌陷等。只有在下列情况下考虑行早期全髋关节置换术：①病理骨折；②外伤前已有明显的髋关节退变，已有全髋关节置换指征；③伴有股骨头骨折或股骨颈骨折的髋臼骨折；④老年人的髋臼骨折。原则上髋臼骨折患者伤后 2 个月内不做全髋关节置换。但近年来，随着人工假体的不断发展，全髋关节置换技术的不断提高，以及患者和医生对功能要求、生活质量以及缩短治疗时间等观念的转变，已有早期行全髋关节置换取得较好效果的报告。

施行全髋关节置换，需做好充分的术前准备，包括预防术后感染和下肢深静脉血栓等措施，器械准备包括髋臼骨折固定器械，并应通过骨盆和髋臼 X 线片、CT 或 CT 三维重建认真评估髋臼骨缺损、骨痂和异位骨化、骨盆解剖改变等情况，以做好相应的手术计划。

手术入路需综合考虑下列因素：①以前行髋臼内固定的入路；②是否取内固定物；③是否存在异位骨化，有无处理必要；④是否存在坐骨神经损伤。髋臼骨折后，即使施行了骨折复位内固定，髋臼缺损仍较常见，因此，术中应使用翻修技术，采用异体或自体植骨，尽量恢复髋臼前后柱和顶部。年龄小于 60 岁的患者尽量选择非骨水泥全髋，大于 60 岁患者可选用非骨水泥髋臼假体和骨水泥股骨假体。对存在有Ⅲ度以上髋臼骨缺损或髋臼结构改变较大时，可采用髋臼加强环加骨水泥臼假体或者采用计算机辅助定制型假体。

七、并发症

最常见的并发症包括伤口感染、医源性神经麻痹、异位骨化、创伤后关节炎和血栓栓塞性并发症。此外,大转子浅面皮下组织及深筋膜之间可发生血肿和脂肪液化,形成封闭的脱套伤(Morel-Lavallee 损伤)。这种病变可导致多达 30% 的患者发生感染,因此需要预先或术中进行引流和清理,以降低感染的风险。

(一)创伤后关节炎

假设骨折正确分类且入路适宜,复位精确度是影像临床效果和防止创伤后关节炎的最重要因素。

(二)切口感染

血性渗液可能会持续 1~2 天,清亮渗液可以持续长达 10 天。如果渗液增加或改变为混浊分泌物,即立即切开及清创可能出现的感染或血肿的指征。关节外感染的患者最终可能有一个良好的功能结果,但深部或关节内感染通常预后较差。

(三)医源性神经麻痹

医源性神经麻痹是暴力或长期牵引坐骨神经的结果,通常涉及腓神经。保持膝关节至少屈曲 60° 并后伸髋关节,可降低坐骨神经的紧张度。在一些治疗中心,应用术中监测体感诱发电位和运动诱发电位,观察变化幅度或延长时间,以防止医源性损伤。神经监测在急诊髋臼手术中的作用尚不确定。术后足下垂可能在手术后 3 年内消退,此前不应考虑肌腱转移手术。

(四)异位骨化

异位骨化通常是无痛的,行扩展髂股入路后最为常见,经髂腹股沟入路也较常见。已证实异位骨形成的危险因素包括 T 形骨折、伴股骨头或胸部外伤、男性患者。用吲哚美辛 25 mg,每天 3 次,口服,持续 8 周,可减少异位骨化的发生率。术后放射(700cGy,单次剂量),以及这两个方法联合,亦被证明是有效的。清理坏死肌肉,减少髂骨外侧面软组织剥离,可以帮助减少异位骨形成的风险。异位骨形成与运动范围显著相关,因为前后位 X 线片上可见明显骨桥接时,患者可有超过 110° 的髋关节屈曲。45° 斜位和 CT 扫描有助于评估异位骨形成的严重程度,可作为练习指征(屈髋<90°或固定的旋转移位)。如果可以,手术切除异位骨应推迟 6~12 个月,等待异位骨已经成熟。骨扫描可以判断骨的活跃度。

(五)深静脉血栓形成

深静脉血栓和肺栓塞可以发生。尽管有争议,有学者从患者入院时就采用充气加压靴,直到患者手术后不再卧床。一旦引流被去除,就开始应用药物预防(低分子量肝素)。药物预防的禁忌证是脾破裂和重型颅脑损伤。在这些情况或已有深静脉血栓形成的指征时,术前应使用过滤器。

第三节　髋关节脱位与股骨头骨折

髋关节属杵臼关节,股骨头大部分为骨性髋臼所覆盖,周围有宽厚的韧带、关节囊和肌肉包绕,结构稳定,能满足其负重功能的要求。因此,外伤性髋关节脱位需较大暴力,多发生于交通事故、建筑物倒塌等高能量损伤时,常伴有股骨头或者髋臼骨折。30%~40% 的患者伴有其他部位损伤。髋关节脱位诊断并不困难,但因周围软组织丰厚而容易漏诊。

股骨头坏死或者骨关节炎的发生往往同髋关节的原始损伤有关,因此,髋关节脱位即使及时准确地复位,亦难免有发生创伤性骨关节炎或者股骨头坏死的可能。最严重的并发症是股骨头坏死,髋关节脱位后的发生率约为 15%,晚期退行性骨关节炎的发生率约为 75%。

治疗包括早期解剖复位、重建髋关节的稳定性、去除关节内游离骨片、防止股骨头坏死和创伤性骨关节炎的发生。

一、结构特点

髋关节的骨性结构由髋臼和股骨头两部分组成,是典型的杵臼关节。股骨头呈约 2/3 圆球形,几乎全部包含在髋臼内,除股骨头凹外均为关节软骨所覆盖。髋臼关节面呈马蹄形,称月状面,覆以关节软骨。月状面之间为髋臼窝,为脂肪组织及股骨头韧带所占据。髋臼周围有纤维软骨构成的髋臼唇,更增加了髋臼的深度。

关节囊坚韧而紧张,其近侧附着于髋臼及盂唇周缘,远侧向前可达转子间线,而后面仅包绕股骨颈内侧 2/3。关节囊外面由多条韧带加强。前面为髂股韧带,呈倒 V 形,起于髂前下棘和附近的髋臼缘,向下分为两股,分别止于转子间线的上部和下部。两股之间较薄弱,仅有髂腰肌肌腱覆盖其上,髋关节前脱位易由此薄弱区脱出。耻股韧带位于髋关节前下方,由耻骨上支等处发出,向外下与关节囊前下壁融合。其主要作用是限制髋关节过度外展、外旋。坐股韧带较为薄弱,位于关节后方,起自髋臼的后下部,经股骨颈后方,止于大转子根部,可限制髋关节的内收、内旋。股骨头韧带连于髋臼横韧带与股骨头凹之间,外覆滑膜,内含营养股骨头的动脉。

髋关节周围肌肉粗大有力,增加了髋关节稳定性,可分为屈、伸、内收、外展、内旋和外旋等肌群。

髋关节主要由臀上、下动脉和旋股内、外侧动脉供血,股深动脉和阴部内动脉也有关节囊支分布至此。其中,股骨头颈的血供具有重要的临床意义,髋关节脱位或股骨颈骨折时,易发生股骨头缺血性坏死等并发症。股骨远端的血供以旋股内侧动脉为主,部分来自于旋股外侧动脉。两动脉在囊外形成动脉环,并发出颈升动脉分支,进入关节囊后形成囊内动脉环,最后进入骨质。旋股内侧动脉构成动脉环的内、后和外侧部分,旋股外侧动脉仅组成环的前部。股骨头圆韧带动脉来源于闭孔动脉的髋支,仅供应股骨头凹附近骨质的血运。股骨干滋养动脉供给部分股骨颈血供,多不与股骨头内动脉吻合。

髋关节前方有股神经和闭孔神经,后方有坐骨神经经过,其中以坐骨神经与髋关节的关系最为重要,髋关节脱位易损伤此神经。坐骨神经解剖具有一定变异,各文献报道不一。多数为一单干,经梨状肌下孔穿出,行走于上、下孖肌,闭孔内肌及股方肌后面。股骨头向后脱位时易使此神经受压迫或牵拉。若复位不及时,将造成坐骨神经永久性损伤。闭孔神经与其伴行的闭孔动脉经闭孔的前下方,髋关节前脱位有时可损伤此神经。

二、损伤机制

髋关节脱位多发于交通事故或高处坠落等高能量损伤,重物砸伤腰背部也可发生髋关节脱位。

髋关节后脱位常发生于髋关节屈曲、内收、内旋时。膝关节被撞击后,暴力经股骨传导到髋关节,股骨头经髋关节囊后方脱出。典型的损伤机制是司机或乘客屈髋屈膝坐位时,车辆突然减速使其膝部撞击于前方仪表盘或椅背,造成髋关节后脱位。髋关节屈曲及内收、内旋程度越大,越易发生单纯脱位,反之则易造成髋关节骨折脱位。股骨头前倾角度与脱位发生也有一定关系,前倾角度减小,如髋内旋,使头位置靠后,更易发生单纯脱位,而不易发生骨折。

髋关节前脱位发生于髋关节在外展外旋位遭受暴力时。髋关节屈曲程度决定了前脱位的类型,伸直位易发生耻骨上脱位,而屈曲时易发生闭孔前脱位。

三、分类

髋关节脱位的分类方法较多,多根据脱位的方向及伴随的损伤进行分类,但这些分类方法尚难以对预后做出准确的预测。

根据股骨头相对髋臼的位置,可分为后脱位、前脱位和中心性脱位。髋关节后脱位发生率最高,约为前脱位的 9 倍。前脱位和后脱位两者以 Neleton 线(髂前上棘与坐骨结节连线)为界。髋关节中心性脱位多伴有髋的中心骨折,向内脱至盆腔,较少发生。

一般来讲,前脱位预后较好,较少发生股骨头坏死,其次是后脱位,中心性脱位预后最差。

前脱位仅占所有创伤性髋关节脱位的 10%~15%。Epstein 将其分为向上脱位(Ⅰ型)与向下脱位(Ⅱ型)两种类型。每型根据是否伴有股骨头或髋臼的骨折再分为 A、B、C 三个亚型:

Ⅰ型:向上脱位(包括耻骨位及髂前下棘位)。

ⅠA 型:单纯脱位不伴骨折。

ⅠB 型:伴股骨头骨折(伴有或不伴有股骨颈骨折)。

ⅠC 型:髋臼骨折。

Ⅱ型:向下脱位(闭孔位)。

ⅡA 型:单纯脱位不伴骨折。

ⅡB 型:伴股骨头骨折(伴有或不伴有股骨颈骨折)。

ⅡC 型:髋臼骨折。

其中,伴有股骨头损伤者约占 85%。

前脱位较少发生股骨头坏死,但几乎所有患者最终都有退行性骨关节炎的发生。

后脱位是最常见的一种类型。Thompson 和 Epstein 将其分为五型:

Ⅰ型:脱位,伴或不伴微小骨折。

Ⅱ型:脱位,伴髋臼后缘的单一大骨折块。

Ⅲ型:脱位,伴髋臼后缘的粉碎性骨折,有(或无)一主要骨折块。

Ⅳ型:脱位,伴有髋臼壁的骨折。

Ⅴ型:脱位,伴股骨头的骨折。

Stewart 和 Milford 考虑复位后是否稳定这一因素,共分为四型:

Ⅰ型:单纯骨折脱位。

Ⅱ型:脱位伴髋臼缘骨折,复位后髋臼能提供确实的稳定。

Ⅲ型:脱位伴髋臼缘骨折,复位后臼不稳定。

Ⅳ型:脱位伴股骨头或颈骨折。

Levin 提出的分类方法,可同时适用于髋关节前或后脱位:

Ⅰ型:能够复位并稳定。

Ⅱ型:难复位,不伴骨折。

Ⅲ型:复位后不稳定。

Ⅳ型:伴髋臼骨折,须修复。

Ⅴ型:伴头或颈的骨折。

根据股骨头骨折有无伴髋关节脱位,将股骨头骨折分为两型:

Ⅰ型:无脱位。

ⅠA 型:头的压缩骨折。

ⅠB 型:多块或粉碎性骨折。

Ⅱ型:伴脱位。

ⅡA 型:前脱位。

ⅡB 型:后脱位(即 Pipkin Ⅰ~Ⅳ型)。

单纯股骨头骨折较少见,绝大多数均伴有髋关节脱位,因此,Pipkin 将髋关节脱位 Epstein 分型中的第Ⅴ型又进一步分为四类:

A 型:髋关节后脱位伴股骨头骨折,骨折线在卵圆窝远侧。

B 型:髋关节后脱位伴股骨头骨折,骨折线在卵圆窝近侧。

C 型:A 或 B 伴股骨颈骨折。

D 型:A 或 B 伴髋臼缘骨折。

中心性骨折脱位,多伴髋臼内侧壁或负重区骨折,股骨头向内侧脱位,预后差。

Rowe 和 Lowell 等根据骨折累及髋臼组成部分的不同,将其分为四型,较为复杂,后经 Carnesale 修改,分为三型:

Ⅰ型:中心性脱位,未累及髋臼负重区。

Ⅱ型:中心性脱位,累及髋臼负重区。

Ⅲ型:髋臼暴裂,多伴后方半脱位。

四、临床表现

(一)临床表现

伤后患髋明显疼痛,并伴有典型的体征:髋关节后脱位者,患髋呈内收、屈曲、内旋畸形;髋关节前脱位者患髋呈屈曲、外展、外旋畸形;而前上脱位者患髋呈伸直伴外旋或旋转中立位畸形。

脱位的股骨头可在臀部(后脱位时)或闭孔、耻骨处(前脱位时)触及。同时由于大转子内移,与健侧相比患侧大转子处有空虚感。脱位后患肢多伴有短缩畸形,但前上脱位(耻骨上型)可伴有患肢延长畸形。

患髋主动活动丧失,被动活动使患髋疼痛加重,由于关节脱位及保护性肌挛缩,活动度减小或消失。

髋关节后脱位诊断并不困难,但由于患者常伴有其他损伤,因患者意识丧失或其他部位疼痛掩盖了髋部损伤或者由于伴有同侧股骨干或股骨颈骨折,造成畸形,使髋关节脱位漏诊,应在检查诊断时加以注意。

(二)影像学检查

影像学检查的目的包括:①明确诊断,确定脱位类型和伴随损伤,尤其是头或臼的骨折;②了解复位情况,决定是否有手术指征;③根据检查确定手术方案;④估计预后。

X线平片是最常用和首选的检查方法,CT扫描及三维重建技术的应用,对于明确移位方向和所伴随的骨折情况具有重要意义。

摄片时,应将球管对准骨盆中心,以利于双侧对比。如有条件,应加摄股骨全长片和髋关节侧位片,排除同侧股骨颈和股骨干骨折。

骨盆正位片上,股骨头与髋臼失去正常对合关系。后脱位时,股骨头后移,影像较健侧为小,由于患肢内旋,使小转子影像也减小。典型的后脱位的X线表现是较健侧小的股骨头与髋臼重叠,偶尔后脱位的股骨头位于原位置的正后方,正位片可见头臼仍存在正常的对合关系,此时头影像变小可协助诊断,加摄侧位或CT扫描即可明确诊断。前脱位的股骨头可移至闭孔前方或耻骨上等处,股骨头影像较健侧增大,小转子也因外旋使影像较正常增大。

髋关节脱位复位后,应再行骨盆斜位或侧位以及CT扫描等检查,了解复位情况及详细的髋臼和股骨头骨折情况,指导治疗。由于患者常伴有多发性损伤,上述检查可能难以完成。当患者需要行头颅或腹部CT时,应借机同时进行髋部扫描。CT分辨率高,可观察到较小的关节内骨折碎片、股骨头及髋臼的微小骨折以及复位后头与臼的匹配程度等。正常双侧髋臼CT断层扫描具有典型的牛眼征,如头与前壁距离较健侧大0.5 mm,也说明有半脱位。Fairbairn发现,在16例髋关节复位患者中,13例(81%)CT扫描可见髋关节内有气泡,此气泡多由于髋关节受牵拉,髋关节内产生负压所形成。

进行髋关节CT扫描的另一重要作用是明确髋关节的稳定性。在后脱位中,后壁骨折块的大小及程度是影响髋关节复位后稳定的重要因素。Keith等通过尸体截骨试验证实,小于20%的后壁骨折髋关节相对稳定,而大于40%则失去稳定性。Calkins等引入髋臼骨折指数评价髋臼骨折的稳定性。其影像学评价与临床结果相符,具有较高的实用性。髋臼骨折指数是以患侧残留髋臼弧度与健侧正常的弧度比值的百分比来计算的,其中的髋臼弧度指髋臼的前缘与后缘到股骨头旋转中心的夹角。临床表明,髋臼骨折指数小于34%时,髋部不稳定,若髋臼指数大于55%时,髋关节则基本稳定。复位后的髋关节与健侧对比,股骨头与髋臼关节面平行,且关节间隙与健侧相等。

MRI对于股骨头坏死具有重要的诊断价值,但在急诊髋关节脱位中应用较少。股骨头坏死在损伤后6~8周方有明显的病理改变,因此,早期髋关节脱位中MRI诊断价值不大。

五、治疗

(一)治疗原则

早期复位,恢复关节面正常对合关系,重建髋关节稳定性,避免并发症的发生。

(二)早期复位

创伤性髋关节脱位是一种真正的骨科急症,早期复位能够减少股骨头缺血性坏死和神经不可逆损伤的发生率。但在复位前应做仔细全面检查,尤其是脊柱、骨盆及同侧股骨、膝关节有无合并损伤。并优先处理危及生命的创伤和并发症。伴全身多发性损伤者,待生命体征稳定后,再尽早处理髋关节损伤。

单纯髋关节脱位或稳定的臼壁骨折,以及 Pipkin Ⅰ 和 Ⅱ 型髋关节脱位伴股骨头骨折,可采用非手术治疗。如手法复位失败,应行切开复位和同时行骨折内固定治疗。复位应争取在伤后 12～24 小时内完成,也有学者认为应于 6 小时内完成,否则股骨头缺血性坏死发病率将大大增加。

复位需要在麻醉下进行,使肌肉完全松弛,并尽量在手术室内进行。复位前应仔细阅读 X 线片,认清脱位类型。复位时应注意其他损伤对体位选择的影响,如腹部脏器或头颅外伤患者不宜俯卧,而颈椎损伤不宜侧卧。髋关节复位需要较大力量并借助麻醉克服肌肉及软组织紧张形成的阻力,牵引应持续,缓慢,用力均匀。应避免使用突发的瞬间暴力,以防造成骨折或加重软组织损伤。

Allis 法:麻醉满意后,患者仰卧。一助手双手固定患者骨盆,术者于患者患侧双手握患膝,沿患肢畸形方向牵引,并逐渐屈膝屈髋至 90°,缓慢内旋外旋髋关节,多可感到有弹响感后患髋畸形消失,被动活动恢复,示复位成功。

Bigelow 法:麻醉后患者仰卧位,助手双手按压双侧髂前上棘固定骨盆作为反牵引,术者先沿患髋畸形方向牵引,并使髋内收、内旋屈曲,然后外展、外旋,并伸直髋关节,使股骨头利用杠杆作用撬入髋臼中。在左髋,复位时膝部运动轨迹如"?",而右髋相反,如反"?"。

Stimson 法:其机制类似于 Allis 法,患者俯卧于检查台上,患髋悬空,助手固定骨盆,患髋、膝各屈曲 90°,术者一手握患踝,一手向下推压膝部,并内外旋患髋,使髋关节复位。

以上三种复位方法最为常用,其余多由上述方法改进而来。Bassi 等采用固定骨盆后,屈曲内收并沿股骨长轴方向牵引复位。Heruig-Kempers 和 Veraart 介绍了一种简单的复位方法,由 Stimson 法演变而来,并不需麻醉就可进行。患者俯卧于检查台上,患者屈髋屈膝,术者一手持患踝,并将膝部置于患者伤膝的后方,借助体重逐渐加压,获得复位,但此法仅适用于无胸部等损伤的患者。

复位后,患髋保持伸直、外旋位,并行骨盆正位、侧位、斜位 X 线片及 CT 扫描检查,观察复位情况,以及股骨头、髋臼的骨折情况,关节内有无游离骨折块,并确定髋关节稳定性及是否需要手术治疗。Pipkin Ⅰ 型股骨头骨折及较小髋臼骨折块,不影响负重关节面,游离骨块多不影响关节对合关系,可同单纯关节脱位一样处理。也可在透视下,患髋呈屈曲、内旋内收位,沿股骨颈轴线向臼推压,摄 AP 片及斜位片,如头臼对合关系有所改变,说明髋关节半脱位,不稳定,应行手术切开复位内固定。CT 显示髋臼后壁骨折>35% 多为不稳定骨折,也应行手术切开复位内固定。

前脱位复位方法:Waler 描述了一种前下脱位的复位方法,由 Allis 法改进而来。沿股骨长轴牵引并轻度屈髋,一助手从股内侧向外推挤股骨头,同时内收内旋时髋关节可复位。如为前上脱位,则应先牵引股骨头至髋臼水平然后再轻度内旋,使之复位。复位成功时,多数可感到复位时的弹响,髋部畸形消失。术者经验不足时,不要盲目采用手法复位,切忌多次重复暴力复位。有报道不当的手法复位导致股骨颈骨折,甚至股骨头被挤压进入盆腔。手法复位失败或合并股动脉、股神经损伤,应早期切开复位。

(三)手术治疗

1.适应证

手法复位失败或复位后 X 线片、CT 显示头臼关系不完全匹配,未达到解剖复位;复位后髋关节存在不稳定;复位后骨折块移位大于 2 mm;复位后出现进行性坐骨神经症状;合并股骨颈骨折;股骨头负重区骨折。

2.术前准备

术前试行复位或患肢牵引,如果为陈旧性骨折、脱位,牵引持续 1～2 周,尽可能使脱位的股骨头下降至髋臼水平。

3.手术入路

后侧入路便于髋臼后壁骨折的处理,且不影响旋股外侧动脉升支的血供,如果骨折块较小仅须切除时,亦选用本切口。对于伴有股骨颈骨折须行空心钉内固定者,后外侧入路较方便。

4.手术方案的选择

约 2%～15% 的髋脱位由于梨状肌、关节囊、关节唇、较大骨块阻碍,难以闭合复位,须早期切开复位。术前行 CT 扫描可明确诊断,并制定详细的手术步骤。如果发现骨折块位于关节面间,影响对合,应行切开复位并同时清理关节囊内碎片。

股骨头骨折 I A 型如负重面累及小于 25%,可行松质骨植骨,如负重面受累大于 50%,则应行人工股骨头置换或全髋关节置换术。 I B 型多须行人工全髋关节置换术。 II A 型累及股骨头 >25% 须植骨,累及股骨头 >50% 则行全髋关节置换术。

对于 II B 型即股骨头骨折伴髋关节脱位,Pipkin I 型应行手术切开复位内固定,无法固定则去除骨折碎片。 II 型多须固定,伴骨缺损应植骨。对于 Pipkin III、IV 型骨折,年轻患者选择手术内固定,老年人则可选择全髋关节置换术。

如果骨折块在非负重区,即使骨折块较大,也应手术切除,避免骨折块发生缺血坏死。如果骨折块在负重区,应解剖复位,用松质骨螺钉或可吸收螺钉固定。

内固定术后早期即开始髋关节不负重功能锻炼,半年内禁止髋关节负重。半年后骨折愈合无股骨头坏死征象可开始负重行走。如果发生骨折不愈合、骨折块缺血坏死或股骨头缺血坏死,可行人工股骨头置换或全髋关节置换术。

六、并发症

(一)股骨头缺血性坏死

髋关节后脱位时股骨头坏死发生率文献报道不一,由于创伤程度不同,其发病率从 6%～40% 以上不等。髋关节前脱位引起股骨头坏死的发生率远较后脱位为低。是否发生坏死主要取决于损伤程度及复位时间,因此,早期复位是减少股骨头坏死发病率的重要因素之一。6 小时内复位者,股骨头缺血坏死的发病率为 0%～10%。一项研究显示,12 小时以后复位者,股骨头缺血性坏死发病率高达 52%，而 12 小时内复位者，发病率仅为 22%。Dreinhofer 等于 1994 年对 43 例单纯髋关节后脱位的患者在 3 小时内复位，并进行了长达 8 年的随访，仅有 2 例患者发生股骨头缺血坏死。尽管如此，仍有学者并不同意"6 小时内复位便有良好预后"这一看法。

对于复位后开始负重的时间尚有争议。一般认为，延期负重尽管对缺血坏死的发病率并无影响，但可减轻股骨头坏死发生后的塌陷程度。

（二）坐骨神经损伤

坐骨神经从坐骨大孔处出骨盆并经过髋关节后方下行，髋关节后脱位或大块的髋臼后唇骨折时，容易牵拉或压迫坐骨神经。坐骨神经损伤多影响其腓侧部分，可出现足下垂、趾背伸无力和足背外侧感觉障碍等征象。脱位和骨折整复后，即解除对坐骨神经的牵拉或压迫，神经功能有可能逐渐恢复。伴有坐骨神经损伤的脱位必须急诊复位，对神经的持久拉伸或压迫将影响神经功能恢复的程度。

（三）创伤性关节炎

创伤性关节炎是外伤性髋关节脱位或骨折脱位的晚期并发症。据统计，约 1/3～1/2 的髋关节前脱位患者可发生创伤性骨关节炎。单纯髋关节脱位者发生率约为 16%，而伴有严重髋臼或股骨头骨折的髋关节脱位患者，其发生率可高达 88%。

创伤性骨关节炎的发生主要与关节软骨损伤、股骨头或髋臼骨折、股骨头坏死等因素有关。上述因素使髋关节面失去平整、正常的对合关系，最终导致骨关节炎的发生。脱位时的初始损伤是决定晚期是否发生骨关节炎的重要因素，早期复位尽管重要，但并不能防止这一并发症的发生。

早期患者多进行保守治疗。髋关节镜可对关节内骨折碎片进行清理，修整软骨，但难度较大。年轻患者可考虑关节融合术及转子间截骨矫形等手术治疗。人工关节置换具有较好的疗效，但在中、青年患者中的应用受到较大的限制。

（四）同侧股骨干骨折

髋关节脱位合并同侧股骨干骨折主要见于后脱位，发病率较低，但漏诊率很高，常在 50% 以上，甚至可达 80%。漏诊原因主要是股骨干骨折的症状和体征非常明显，而掩盖了髋关节后脱位的症状和典型体征，X 线摄片又可能未包括髋关节。因此，对高能量所致的股骨干骨折，应特别注意髋关节的情况，检查时应充分暴露患髋及下肢，注意髋关节是否有屈曲内收内旋畸形、肿胀、瘀斑及叩压痛，腹股沟或臀部可否触及股骨头，髋关节被动活动是否受限，尤其在股骨髁上牵引后或股骨干骨折内固定术后，患肢仍有内收内旋畸形时，更应高度怀疑并立即摄片，以做出诊断。

对于髋关节脱位合并同侧股骨干骨折的处理顺序，一般以先处理髋关节脱位为宜。多数情况下徒手牵引、同时推挤股骨头可以获得复位。陈旧性脱位一般应行手术治疗。股骨干骨折多主张行内固定治疗。

第六章　脊柱脊髓损伤

第一节　上颈椎损伤

一、寰枕关节脱位

多为创伤导致。创伤性寰枕关节脱位是指寰椎和枕骨分离的病理状态,是一种并非罕见的致命性外伤,患者多在事故现场死于脑干横贯性损伤。Blackwood 在 1908 年首先报道了寰枕关节脱位的病例。以往寰枕关节脱位曾被认为是一种罕见的病例,Bucholz 等通过尸解发现,颈椎外伤致死的患者中约 33% 存在寰枕关节脱位,从而证明寰枕关节脱位并非罕见。随着时间的推移,越来越多的病例被报道,车祸伤增加是原因之一,而 CT、MRI 等设备的使用和对寰枕关节脱位认识水平的提高也是重要因素。

(一)损伤机制和分型

枕骨、寰椎和枢椎构成一个功能单元,有独特的胚胎学发生和解剖学构成。这个功能单元有最大的轴向活动范围。依枕骨髁的形状仅能对寰枕关节起有限的骨性稳定作用。枕寰之间的稳定性主要由复杂的韧带结构来保障。这些韧带可以分为两组:一组连接枕骨和寰椎,另一组连接枕骨和枢椎。连接枕骨和寰椎的韧带包括寰枕关节囊和前、后、侧寰枕膜。连接枕骨和枢椎的韧带包括覆膜、翼状韧带和齿突尖韧带。这后一组韧带对寰枕关节的稳定起更重要的作用。研究发现,当切断覆膜和翼状韧带后寰枕关节即失去稳定性。寰枕关节脱位通常是由暴力产生的极度过伸动作所致,有时在过屈动作下也可以发生,偶有在侧屈动作下发生的。在暴力作用下,覆膜和翼状韧带断裂,可以发生单纯的韧带损伤,也可以合并枕骨髁骨折。

Traynelis 报道了 1 例创伤性寰枕关节脱位的幸存者,并分析了以往文献报道的 17 例患者,依据侧位 X 线片提出以下分型:①Ⅰ型:前脱位,枕骨髁相对于寰椎侧块向前移位;②Ⅱ型:纵向脱位,枕骨髁相对于寰椎侧块垂直向上移位大于 2 mm;③Ⅲ型:后脱位,枕骨髁相对于寰椎侧块向后移位,此型相对少见。Jevtich 报道了 1 例寰枕关节侧方脱位的病例,还有一些病例的脱位情况比较复杂。在文献报道的 79 个病例中,Ⅰ型脱位的有 29 例,Ⅱ型的 32 例,Ⅲ型的 4 例,其他类型的 14 例。

(二)临床表现

寰枕关节脱位的临床表现差异很大,可以没有任何神经症状和体征,也可以表现为颈部疼痛、颈椎活动受限、低位颅神经麻痹(特别是展神经、迷走神经和舌下神经)、单肢瘫、半身瘫、四肢瘫和呼吸功能衰竭。据 Przybylski 等学者的文献综述统计,18％的患者没有神经损伤,10％存在颅神经损伤,34％表现为单侧肢体功能障碍,38％为四肢瘫。有学者认为颅椎区创伤引起的神经损害多是血管源性的,而非直接的机械性损伤,是椎基底动脉或其分支(如脊髓前动脉)供血不全所致。

(三)诊断

寰枕关节脱位靠平片诊断比较困难。大多数伴有完全性脊髓损伤的病例都可见到枕骨髁与寰椎侧块的分离。对于尚存在部分脊髓功能的病例,平片上均无明显异常,寰枕关节的对线尚可,也没有纵向分离,这是因为颈部肌肉痉挛的缘故。大多数寰枕关节脱位的患者都有严重的脑外伤,这使得诊断更加困难。平片诊断寰枕关节脱位的依据包括:严重的椎前软组织肿胀、颅底点与齿突尖的距离加大和枕骨髁与寰椎侧块的分离。

有几种用 X 线平片测量的方法可以检测寰枕关节脱位。这些方法都是利用侧位平片测量颅底与颈椎的关系。

Wackenheim 线是斜坡后表面的一条由头向尾侧的连线,这条线应与齿突尖的后部相切。如果枕骨向前脱位,这条线将与齿突交叉。如果枕骨向后脱位,这条线将与齿突分离。它可以对寰枕关节脱位有一个大概的评价。

Power'sratio 是两条线的长度比:颅底点与寰椎后弓间的连线为 BC 线,颅后点与寰椎前弓的连线为 OA 线。正常人 BC/OA＝0.77,如果比值大于 1.0 即可诊断前脱位。这种方法不能应用于儿童或颅椎区先天畸形的病例,当存在纵向及后脱位时可以表现为假阴性。另有研究证实,在重建 CT(矢状面)上测量该指标的准确性优于平片。

Basion-Dens 距是测量颅底点与齿突尖中点的间距。正常人平均是 9 mm,成人如大于 15 mm 或儿童大于 12 mm 应视为异常。

对各种原因造成的寰枕关节脱位,平片上的测量方法都不够敏感和精确。标准位置的侧位片是必需的,但在片子上不易得到可靠的标志点,乳突和乳突气室都会干扰对寰枕关节面的观察。有学者认为平片至多只能检测出 50％～70％的病例。虽然平片对寰枕关节脱位的直接检出率不高,但颈椎椎前软组织肿胀却很常见,文献报道在 41 个寰枕关节脱位的病例中 37 个有软组织肿胀(90％)。这个异常影像可以作为警示信号,提示有做进一步检查的必要。正常的情况下,观察椎前软组织对于诊断颅椎区的损伤相当重要。

对可疑病例行颅椎区行 CT 检查,薄层扫描的 CT 及三维影像重建对于确定诊断很有帮助。文献报道 25 个寰枕关节脱位的病例中 21 个经 CT 检查获得证实(84％)。颅椎区 CT 检查发现椎管内出血灶是诊断寰枕关节脱位的一个间接依据。在 29 个寰枕关节脱位病例中有 24 个 CT 检查发现了出血的影像(19 例蛛网膜下隙出血、1 例硬膜下出血、4 例神经组织挫伤)。在 9 个平片未发现寰枕关节脱位的病例中,8 个 CT 发现有蛛网膜下隙或合并其他部位出血。

MRI 虽然不能清楚显示骨的解剖结构,但它可以确定颅椎区广泛的韧带和软组织损伤,可以估计脊髓和脑干的完整性。文献报道在 14 个寰枕关节脱位病例中 12 个可以得到 MRI 的证实(86％)。

（四）治疗

寰枕关节脱位后由于韧带撕裂会出现非常严重的不稳定，有迟发性神经损伤的危险，现场救治时头颈部制动很重要。纠正脱位的尝试可能会造成进一步损伤，应在 X 线摄片或透视监测下小心施行。对于仅有纵向移位的 Ⅱ 型脱位，轴向的负荷或轻压头可以减轻分离，而颈椎牵引或颈围领都可以产生使寰枕关节分离的损伤应力，使神经症状加重。文献报道共有 21 例寰枕关节脱位病例经过牵引治疗，其中 2 例在牵引过程中加重，出现了四肢瘫和展神经麻痹，其中 1 例是 Ⅱ 型脱位，另 1 例是旋转脱位。就诊时没有神经症状的 4 例，牵引后没有出现神经症状。其余的 15 例神经功能均有改善。由于在牵引治疗寰枕关节脱位的过程中有 10% 的病例神经症状加重（而下颈椎损伤牵引治疗后神经症状加重的病例仅占 1%），所以牵引治疗必须小心谨慎地施行。

对于寰枕关节不稳定的治疗有外固定和内固定植骨融合两种方法可以选择。儿童的组织愈合能力强，在 Halo-vest 的制动下即可以达到坚强的纤维愈合，不必手术治疗；对成年病例保守治疗效果不好，枕颈内固定植骨融合术才是更好的选择。文献报道，在仅用外固定制动方法治疗的 11 个病例中，4 例症状加重，其余 7 例中的 3 例（2 例用围领固定，1 例用头环背心固定）在固定了 6～22 周后寰枕关节仍不稳定，又做了内固定植骨融合术，只有 4 例在外固定作用下达到了稳定。而在 19 例早期行枕颈内固定植骨融合术的病例中，只有 1 例术后神经症状加重，其余 18 例中有 15 例神经症状改善，没有因迟发性不稳定而需再次手术的。

二、寰椎横韧带损伤

（一）寰椎横韧带的结构与功能

寰椎横韧带位于枢椎齿突的后方，它的两端附着于寰椎侧块内结节上。横韧带将齿突束缚于寰椎前弓的后面。横韧带腹侧与齿突后面相接触的部位有纤维软骨，韧带在此处增厚，并与齿突构成寰齿后关节。横韧带的长度约为 20 mm，中间部比较宽阔，宽度大约为 10.7 mm，在接近两侧块的附着部最窄，宽度约为 6.6 mm，横韧带中点部位的厚度约为 2.1 mm。

寰椎横韧带几乎完全由胶原纤维构成，仅有少量的弹性纤维以疏松结缔组织的形式包绕在韧带表面，韧带的中部没有弹性纤维。总体来说，纤维组织的走行与韧带是一致的。横韧带由侧块内结节附着点走向齿突的过程中逐渐变宽，纤维束以约 30° 角互相交叉形成网状。这种组织结构使得以胶原纤维为主体的横韧带也具有了一定程度的弹性，在张力作用下横韧带可以拉长 3%。这样，屈颈动作时，由于横韧带被拉长，寰椎前弓与齿突间可以有 3 mm 的分离。

寰椎横韧带是维持寰枢关节稳定的最重要的韧带结构，它的作用是限制寰椎在枢椎上向前滑移？当头颅后部突然遭受暴力寰椎前移，横韧带受齿突切割可能发生断裂。生物力学实验发现，横韧带的载荷为 330N，超过这个量横韧带即可断裂。

（二）临床表现和诊断

寰椎横韧带断裂后寰椎前脱位，在枢椎齿突与寰椎后弓的钳夹下可能会出现脊髓损伤。由于呼吸肌麻痹，患者可以当场死亡。由于有脊髓损伤的病例多来不及抢救而死于呼吸衰竭，所以我们在临床上见到的因外伤导致横韧带断裂的病例多没有神经损伤。Dickman 对一组

39 个寰椎横韧带损伤的病例做了统计分析，其中 1 例因高位四肢瘫入院不久即死亡，另一例有轻微的四肢瘫，其余 37 例均无神经损伤。

普通 X 线片无法显示寰椎横韧带，但可以从寰枢椎之间的位置关系判断横韧带的完整性。最常用的方法是观察颈椎侧位 X 线片上的寰齿间距（ADI），当屈颈侧位 X 线片上由寰椎前弓后缘至齿突前缘的距离超过 3 mm（儿童超过 5 mm）即表明寰椎横韧带断裂，CT 也不能直接观察到韧带，但可以发现韧带在侧块内结节附着点的撕脱骨折，在这种情况下，虽然韧带是完整的，但已失去了它的功能。MRI 用梯度回波序列成像技术可以直接显示韧带并评价它的解剖完整性，在韧带内有高强度信号、解剖形态中断和韧带附着点的积血都是韧带断裂的表现。

Dickman 把寰椎横韧带损伤分为两种类型：Ⅰ型是横韧带实质部分的断裂；Ⅱ型是横韧带由寰椎侧块附着点的撕脱骨折。两种分型有不同的预后，需要不同的处理。

（三）治疗

Ⅰ型损伤在支具的保护下是不能愈合的，因为韧带无修复能力。这种损伤应尽早行寰枢关节融合术。Ⅱ型损伤应先行保守治疗，在头环背心固定下，Ⅱ型损伤的愈合率是 74%。如果固定了 3~4 个月韧带附着点仍未愈合，仍存在不稳定，则应手术治疗。

三、寰椎骨折

寰椎骨折各种各样，常伴发颈椎其他部位的骨折或韧带损伤。寰椎骨折占脊柱骨折的 1%~2%，占颈椎骨折的 2%~13%。Cooper 在 1822 年首次报道了在尸解时发现的寰椎骨折。1920 年，Jafferson 研究分析了以往文献报道过的 42 个病例以及他自己的 4 个病例，发现寰椎骨折可以是暴裂性的，在前后弓可以各有 2 个断点，整个寰椎断为 4 块，这种骨折以后被称为 Jefferson 骨折。但是，在临床实践中，典型的 Jefferson 骨折是很少见的，3 处以下的寰椎骨折比较多见。如果前后弓均有骨折，导致两侧块分离，我们称其为寰椎暴裂骨折。寰椎骨折后椎管变宽，一般不会出现脊髓损伤。

（一）损伤机制及骨折类型

最常见的致伤原因是高速车祸，其他如高处坠落、重物打击及与体育运动相关的损伤都可以造成寰椎骨折。Jefferson 推测，当暴力垂直作用于头顶将头颅压向脊椎时，作用力由枕骨髁传递到寰椎，寰椎在膨胀力的作用下分裂为 4 个部分。实际上，来自于头顶的外力在极特殊的方向作用于寰椎才可以造成典型的 Jefferson 骨折。Panjabi 等在生物力学实验中对处于中立位及后伸 30°位的尸体颈椎标本施加以垂直应力，结果在 10 个标本中只出现了 1 个典型 Jefferson 骨折。在 Hays 的实验中用 46 个标本模拟寰椎骨折，出现最多的是 2 处骨折，其次是 3 处骨折，没有出现 4 处骨折。Panjabi 等认为，当头颈侧屈时受到垂直应力容易出现前弓根部的骨折，而颈椎过伸时受力，颅底撞击寰椎后弓或寰枢椎后弓互相撞击容易导致寰椎后弓骨折。事实上，各种损伤机制可以单独或合并发生，形成各种类型的骨折。这取决于诸多因素，如作用于头颅的力的向量、受伤时头颈的位置、寰椎的几何形状以及伤者的体质。

寰椎骨折可以出现在前、后弓，也可以在寰椎侧块。Sherk 等认为后弓骨折占寰椎骨折的

67%,侧块的粉碎骨折占30%。当前后弓均断裂时,侧块将发生分离,寰椎韧带在过度的张力作用下断裂。韧带可以在其实质部断裂,也可以在其附着处发生撕脱骨折。横韧带撕脱骨折的发生率占寰椎骨折的35%。不论横韧带断裂或是撕脱骨折都会丧失韧带的功能,使寰椎向前失稳。如果前弓的两端均断裂,将会出现寰椎向后失稳。如果寰椎后弓的两端均断裂,对寰枢关节的稳定影响不大。

(二)影像学检查

1.X线表现

寰椎椎弓骨折的诊断主要依赖X线检查,普通的前后位和侧位X线片常因该部结构复杂造成阴影重叠,影响对损伤的判断。因此,寰枢区前后开口拍片能够集中显示该部解剖形态。X线检查是此类损伤诊断和鉴别诊断必不可少的手段。

X线特征性表现:①寰椎的两侧块移位,可以同时向外侧分离移位,也可能为不对称的移位,移位的范围可达2~11 mm;②判断侧块移位应参照颈2的棘突是否维持在中央,若棘突阴影在中央而有侧块移位,则表明并非因旋转所致侧块与齿突距离的差异;③断层拍片对了解细微结构的变化有帮助,可能发现寰椎侧块的内侧有一小游离骨片,系为横韧带撕脱所致,但这种小的撕脱骨片在普通X线片上无法显示出来;④咽后壁软组织肿胀阴影能在X线片上清晰显示出来,表示该部骨折出血的血肿。

正常人寰枢区开口拍片可因不同程度的旋转和侧屈引起寰枢椎间向内或外侧倾斜。因此两侧都偏斜时,应仔细观察颈2棘突的位置是否居中,对正常或异常的判断至关重要。如颈2棘突位置居中,侧块移位意味着既不是旋转也不是侧屈,而是由于损伤所引起的骨折移位。双侧寰椎侧块都发生偏斜,这是Jefferson骨折所特有的表现。但在没有旋转和侧屈异常条件下,发生偏屈也见于寰枢椎前脱位。应结合上颈椎的侧位X线片来判断。

2.CT

断层可以清楚地显示出骨折的具体情况,尤其三维重建以更清楚地将骨折的骨折块的大小、骨折块的具体移位,与重要组织的毗邻关系显示清楚。

3.MRI

可以显著地清楚了解骨折对脊髓的压迫程度及脊髓的损害程度,对于患者的愈后有一个明确的判断。但对于骨折块的显示,不如CT的三维重建。

(三)治疗

无论哪种寰椎骨折都应首选保守治疗。对于侧块没有分离的稳定性寰椎骨折,用软围领保护即可。如果寰椎侧块分离小于6.9 mm,应用涉及枕颈胸的支具3个月。侧块分离超过6.9 mm的病例应用头环背心固定。头环背心只能制动,而没有复位的作用。颅骨牵引可以使分离的侧块复位,但头环背心难以防止侧块再度分离,因为这套装置没有轴向牵引的作用。要想最终获得良好的对位,只有将牵引的时间延长至3周以上,以便侧块周围的软组织达到瘢痕愈合,有了一定的稳定性后再用头环背心固定。文献报道,寰椎骨折保守治疗的效果是很好的,横韧带撕脱骨折的骨性愈合率在80%以上。只有极个别的病例因迟发性的寰枢关节不稳定需要手术治疗。寰椎侧块粉碎骨折的病例后期颈椎运动功能的恢复较差。对于寰椎骨折伴有横韧带实质断裂的病例,尽管韧带不可能愈合,也不应急于做寰枢关节融合术,可以先用外固定保守治疗,待寰椎骨折愈合后再观察寰枢关节的稳定性,如果稳定性尚好就可以不做融合术。当轴向负荷作用于寰椎导致横韧带断裂的情况与屈曲暴力造成的情况不同,在前一种情况下,翼状韧带和关节囊韧带都是完好的,它们对寰枢关节的稳定能起一定的作用;在后一种情况下,横韧带断裂的同时翼状韧带和关节囊均已断裂,寰枢关节必然失稳。

若骨折愈合后确有寰枢关节不稳定,则应做寰枢关节融合术。枕颈融合术只有在寰椎侧块粉碎骨折不良愈合而产生顽固性疼痛时才有必要,对于伴有横韧带断裂或Ⅱ型齿突骨折的后弓骨折没有必要做枕颈融合术。

四、枢椎齿状突骨折

因为齿状突骨折常潜在神经损伤和骨不连的可能性,所以没有那种上颈椎损伤会像齿状突骨折这样引发诸多争议。在 20 世纪初,人们认为齿状突骨折患者几乎全部死亡。后来的评测把预计死亡率降低到 50% 左右,最近的数字则证明死亡率大约是 4%～11%。这些数字可能有误导性,因为一些患者可能在到达医院前就因为进展迅速的脑干或脊髓损伤而毙命。这一情形也仅仅是一种可能性而非事实,因为 Bohler 在一组尸检报告中称只发现 1 例齿状突骨折引发的致命性四肢瘫。齿状突骨折在所有颈椎骨折中的发生率为 7%～14%,像其他大多数上颈椎损伤一样,齿状突骨折基本上都是由坠落或机动车事故造成。

(一)发病机制

齿状突骨折主要源于创伤,Ossgood 及 Lung 报道,80% 的齿状突骨折是由于头颈部的过伸损伤或重物砸伤头部所致。在 20 世纪 50 年代,在齿状突骨折发生的原因中交通事故占57%。随后的数据显示交通事故致伤的比例逐年上升,从 57% 上升到近年的 81%。损伤机制与年龄相关,虽然大多数源于车祸,但年龄较小者可能源于坠落伤。

Doherty 和 Sasso 等用新鲜的枢椎标本进行实验。结果表明,纯伸展载荷可导致齿状突Ⅲ型骨折,斜向载荷加侧向屈曲运动则产生齿状突Ⅱ型骨折。Doherty 认为,由于载荷的差异及个体枢椎的变异,产生的齿状突骨折在 Anderson 分型中可出现若干亚型。不同方向的主要损伤向量将导致不同类型的齿状突骨折(Ⅰ型、Ⅱ型、Ⅲ型),任何方向的主要损伤向量均可导致齿状突骨折。

齿状突骨折显然涉及了多种不同的损伤机制,Althoff 对尸体颈椎标本进行生物力学研究,分别对寰枢椎施加过屈、过伸及水平剪切等载荷,均未造成齿状突骨折。因此他认为前后水平方向的外力主要引起韧带结构的破坏,而不引起齿状突的骨折;水平剪切结合轴向压缩的共同作用是造成齿状突骨折的主要机制。Mouradian 等在实验中也发现侧方载荷可引起齿状突骨折。

齿状突骨折也可发生在屈曲型损伤中。在这个类似铡刀的机制中,一个完整的横韧带足以传递足够的能量,引起齿状突骨折向前移位。在多种暴力的联合作用中,扭转暴力的存在,将使齿状突易于发生骨折。

(二)损伤类型及病理

Anderson 根据齿状突骨折的 X 线解剖部位分 3 种类型:

Ⅰ型:属于齿状突尖部斜行骨折,有时也表现为撕脱骨折。这是由于附着在其尖部的翼状韧带牵拉后引起的齿状突尖部一侧性骨折。

Ⅱ型:齿状突与枢椎椎体连接部骨折。

Ⅲ型:骨折线波及枢椎椎体的松质骨,是一种通过椎体的骨折。

齿状突骨折及其骨折后的病理变化与外力形式、大小和解剖结构有密切关系。横韧带和翼状韧带分别从齿状突的顶部和尾部的两侧呈扇形分散,前面与寰枕前膜混合一起,翼状韧带的后面附着在枕骨大孔的前缘及枕骨髁部;横韧带的两端附着在寰椎两侧块内侧缘并自齿状突后面绕过,二者被一个小滑液囊分开并形成关节。当齿状突根部骨折(Ⅱ型)时,这些韧带都附着或绕过近侧骨端上,如果采用颅骨牵引,将使寰椎和齿状突二者因韧带联结成一体,因寰枢关节囊和颈部肌肉方法限制,故可使枢椎椎体与寰椎和齿状突分离。翼状韧带主要是传导扭曲力并引起Ⅰ型头端骨片的旋转移位。Ⅲ型骨折后虽也有韧带牵拉作用,但骨折的接触面积较大,如果是屈曲外力引起损伤,骨折段具有相互嵌压作用,故认为它是稳定骨折。因此,这些韧带附着和牵引作用说明了Ⅰ型骨折具有内在稳定作用、Ⅱ型骨折是不稳定骨折。

寰枢椎管的前后径约30 mm,颈髓和齿状突的直径各约10 mm。因此,在寰枢椎的脊髓有一定自由活动的缓冲间隙,即寰枢椎管内有不超过10 mm的前后径移位变化范围,如果超过10 mm就有可能引起脊髓压迫。但对各病例也不都如此,寰枢不稳定时脊髓有潜在危险,但是若齿状突骨折与枢椎椎弓一并向前移位,则这种危险大为减少;相反,如齿状突没有骨折而寰椎向前移位,则齿状突或寰椎后弓可能对脊髓造成压迫。

(三)临床表现

临床上许多齿状突骨折被漏诊,尤其在昏迷、有严重的多发伤的情况下。有学者统计在严重的头面部外伤、四肢外伤中,并发齿状突骨折占50%左右。

临床表现可能是不典型和轻微的,许多患者主诉斜颈和枕颈部疼痛、痛觉过敏及活动受限。能够行走的患者常主诉头颈部不稳,在起床时常常需要用双手托住头部。在儿童,就更应强调详细体格检查的重要性,Seimon报道2例小儿齿突骨折,年龄分别为22个月和35个月,2个儿童在平躺或完全直立时无不适,而在体位变化时啼哭,家长扶持其头部时婴儿停止哭泣,后经详细体检发现齿状突骨折。

齿状突骨折的神经系统症状可能相差较大。当然其中大多数没有临床表现。实际上,鲜有齿状突骨折致脊髓损伤的患者现场存活。Clark及White等进行了一项比较全面的多中心研究,收集了一组48例Ⅲ型和96例Ⅱ型齿状突骨折患者的资料。他们发现在治疗前,5例Ⅲ型齿状突骨折的患者主诉枕颈部剧痛,2例合并单肢瘫,2例合并有Brown-Sequard综合征,3例偏瘫,4例四肢瘫。

陈旧性齿状突骨折出现脊髓病变相对较少,但越来越引起学者们的重视。最初认为脊髓病变与上颈椎不稳关系不大。Crockard回顾了16例延误诊断的齿状突骨折病例,其中5例发生畸形愈合,这5例并没有发生颈椎过伸、过屈位片上的不稳,但出现寰椎水平的脊髓病变。他们认为原因如下:①畸形的齿状突对脊髓累积刺激;②脊髓受压,表面存在高张力,影响局部血运。

（四）诊断

X 线检查是诊断齿状突骨折的主要依据和手段。最初的影像学检查应包括前后位、张口位以及侧位 X 片检查。临床上常因患者已有神经系统症状或其他严重的并发症，而使这些基本的检查不允许或无法施行。牵引位状态下较容易获得颈椎中立位片。张口位片对诊断上颈椎骨折、脱位非常重要。当齿状突骨折在张口位片上不能很好显示时常需摄颈椎 CT 片。有价值的颈椎 CT 片，可以显示寰枢椎、寰枕间的细微骨折。

当诊断有怀疑时，应反复摄片，加行 CT 检查、MRI 检查可提供脊髓损伤的情况。在横切面上，齿状突和脊髓各占椎管矢状径的 1/3，余 1/3 为缓冲间隙。成人寰椎前弓后缘与齿状突之间距离（AO 间距）为 2～3 mm，儿童略大，为 3～4 mm，超出这一范围即应考虑有齿状突骨折和（或）韧带结构断裂。开口位片上齿状突两侧间距不对称，亦应怀疑该部位的损伤。清晰的开口位片可以显示齿状突骨折及骨折类型；侧位片可显示骨折类型、前或后的移位和是否有寰枢椎脱位。另外，尚需注意有无合并枕颈部其他部位的畸形和骨折。

CT 平扫引起的漏诊也应引起重视，由于 CT 平扫时可能遗漏未明显移位的水平骨折线。建议在怀疑有齿状突骨折的患者中增加高质量的矢状位扫描，以期减少漏诊。

诊断需与寰椎横韧带断裂、横韧带撕脱及寰枢椎后脱位相鉴别。横韧带断裂时 AO 间距超过 5 mm，齿突完整。横韧带撕脱时可见开口位上寰椎侧块间出现不规则骨块，CT 横扫可明确诊断，显示寰椎侧块内面的小缺损及游离骨块。寰枢椎后脱位在侧位 X 线片显示前弓与齿突前方或顶端有时有小的骨片存在。

详尽、准确的受伤史和体格检查，常能使医师考虑到这种损伤的可能。摩托车事故是年轻人群中齿状突骨折的常见原因，在老年人群中这种损伤的最常见原因是坠落。枢椎齿状突骨折伴后脱位比伴前脱位的损伤更为严重，出现神经症状的概率也更大，在老年人群中更为常见。

一个齿状突骨折的诊断应包括以下 5 点：①齿状突骨折的类型；②有无移位及方向；③有无神经损伤；④有无伴随邻近骨骼和软组织损伤；⑤有无合并全身其他部位损伤。

（五）治疗

如何治疗这些损伤是个复杂的问题，何种方案最佳尚未有定论。因为所有治疗方法均有缺陷，没有一种方法被普遍接受；然而，某些原则是适用的。Ⅰ型骨折即是翼状韧带或齿状突尖韧带的撕脱骨折，它不破坏 $C_{1\sim2}$ 关节的完整性，没有重大的临床价值。但在损伤引起的肌痉挛解除后，必须通过动力位 X 片来排除枕寰区不易察觉的损伤。只需较短时间颈托制动，Ⅰ型骨折即可痊愈。对Ⅱ型骨折及Ⅲ型骨折，答案却并非如此清晰明了。手术疗法和保守疗法都有人大力提倡。但如果外科医师完全理解导致骨不连的危险因素，那么在低风险患者中采用非手术疗法的骨折骨愈率可达 90%。

与Ⅱ型骨折的骨不连或畸形愈合有关的因素包括移位>4～5 mm、制动的类型及成角>10°。不论治疗方法如何，在伴有移位>5 mm 的Ⅱ型骨折中，骨不连发生率约为 40%，另一些报道认为向后移位预后更差。骨折的复位及复位后的维持对骨质的愈合产生重要影响，如使用 Halo 支具制动，在Ⅱ型骨折及Ⅲ型骨折中愈合率分别是 66% 及 93%。Vieweg 及 Schulthesis 对 35 项研究进行分析，确定在不同类型上颈椎损伤中使用 Halo 支具制动的疗效。这项研究回顾了 312 名齿状突骨折患者的结果,在研究的病例中,Ⅰ型齿状突骨折只有 2 例,且都用 Halo 支具进行治疗;Ⅱ型骨折有 189 例(177 例单一骨折和 12 例 $C_{1\sim2}$ 联合损伤)。在患有联合伤的 12 名患者中,愈合率为 67%;在 123 例Ⅲ型齿突骨折患者中,愈合率为 96%。在文献中有关Ⅱ型齿状突骨折骨愈合率的报道差异很大,使用齿状突内固定的愈合率为 92%～100%,使用后路固定融合术的融合率为 96%～100%。

Seybold J 及 Bayley 在为期 10 年的研究中对采取手术和保守治疗的齿状突骨折(37 例Ⅱ型,20 例Ⅲ型)的功能预后进行了评估。在Ⅱ型骨折患者以及用 Halo 支具保守治疗的患者中(尤其是年龄大于 60 岁的患者),疼痛评分较高。对于老年患者,手术治疗较之保守治疗并不能获得更好的功能预后。不考虑骨折类型,Halo 支具治疗的愈合率为 80.9%,Ⅱ型骨折的愈合率为 65.3%。对有移位骨折的患者进行复位和 Halo 支具制动,他们没有发现骨不连组和愈合组在年龄、骨折类型、诊断的延迟时间、移位以及移位方向或损伤机制上有任何不同。但在Ⅱ型骨折中骨不连更多见。接受 Halo 支具固定的老年患者有更多的并发症:钉松动的比率增加,运动范围受损和肩部不适,以及吞咽困难。有人观察到,老年患者若接受手术治疗,则趋向于得到更好的预后评分,但此趋势并无统计学意义。

最近 Lennarson 和同事对 33 名接受支具制动治疗的单一Ⅱ型骨折患者进行了病例对照研究。Halo 支具制动后骨不连的患者被定义为病例组,反之则为对照组。两组具有相似的伴发医学病症、性别比例、骨折移位程度、骨折移位方向、住院时间以及随访时间。结果发现,年龄超过 50 岁是十分重要的导致 Halo 支具制动失败的危险因素。在 50 岁及以上的患者中,Halo 支具制动失败的发生率要高出 50 岁以下者 21 倍。

Julien 及同事回顾了美国医学协会数据分类概要的 95 篇文章,对齿状突骨折的处理进行了循证分析,只有 35 篇文章符合至少 3 级证据的选择标准(以回顾性采集的数据为基础,包括临床研究、数据单元回顾、病例回顾),1 级和 2 级(前瞻性研究或使用可信数据的回顾性研究)文章没有被选入,其余则归属 4 级数据,这项研究以骨融合作为唯一的预后标准。他们以治疗方法对研究进行分类:无治疗、Halo 支具、牵引、后路手术以及前路手术。他们的结论是,对于Ⅰ型和Ⅲ型骨折,84%～100% 的患者可通过制动得到满意的结果。Ⅲ型骨折采取前路固定可将愈合率提高到接近 100%。在Ⅱ型骨折中,Halo 支具和后路融合术有着相似的融合率,分别为 65%～84%,前路固定可以有 90% 的融合率,而单独的牵引则只能达到 57%。此项观察基于对 3 级数据的回顾,但 3 级数据不足以确立治疗标准和指南。因此上述所有的处理方法均可作为备选的治疗方案。

据文献报道Ⅱ型骨折骨不连发生率为 10%～60%。因为手术有可能造成灾难性后果,包括感染及瘫痪,对Ⅱ型骨折的移位最好先试行复位再使用 Halo 支具制动 12 周。在齿状突螺钉固定方法发明之前,Ⅱ型骨折可选择的手术方案是各种后路 $C_{1\sim2}$ 融合技术,大多数的研究报道成功率为 90%～100%。但是,患者不仅仅要面对手术潜在的危险,还损失了颈椎正常旋转度的 50%。齿状突螺钉固定的优势在于它既能保持寰枢椎活动度,也没有必要再使用 Halo 制动装置或后路融合术。但齿突螺钉固定技术上要求较高,有学者对齿突内外形态学的研究表明并非所有人的齿突都完全一致,因此在评估术前 CT 时必须格外小心,某些齿状突不适合螺钉固定。

Ⅱ型骨折如果复位不完全或者发现时间超过 2 周,应该考虑行手术固定。如果使用颈胸支具制动12~16 周后,动力位 X 片仍显示有不稳定,也应考虑手术。齿状突螺钉固定对骨不连有很好的疗效。Apfelbaum 及其同事发现如在 6 个月内行前路螺钉固定,愈合率达 88%,如果超过 18 个月,愈合率将下降至 25%。在齿状突骨折同时伴有横韧带损伤的患者,可能在后期出现不稳定。如前所述,后路的钢丝固定或者 $C_{1~2}$ 经关节螺钉融合对稳定 $C_{1~2}$ 有良好的效果。

如 Clark 及 White 所述,Ⅲ型骨折要比设想的更棘手。如果有显著的骨折移位或成角,骨畸形愈合甚或骨不连的发生率将大大增加。因此只使用颈胸支具对Ⅲ型骨折是远远不够的。移位和成角的骨折应使用 Halo 支具牵引复位,并以颈胸支具制动维持,直到骨折愈合。"浅"Ⅲ型骨折也可使用齿突螺钉技术,疗效也不错。

五、枢椎峡部骨折

枢椎峡部骨折也称 Hangman 骨折、枢椎椎弓骨折,是发生于枢椎椎弓峡部的垂直或斜行的骨折,它可使枢椎椎弓和椎体分离,进而引发枢椎体向前滑移,所以也称为创伤性枢椎滑脱。常由交通事故、跳水伤或坠落伤造成。由于出现骨折移位后,椎管是增宽的,所以很少合并神经损伤。有人顾名思义将 Hangman 骨折说成是绞刑骨折,这样的命名从骨折的发生机制上说是不确切的。实施绞刑时,受刑者的颈椎经受过伸和轴向牵拉力,可以造成枢椎与其下颈椎的分离。而我们见到的 Hangman 骨折,虽然也由颈椎过伸损伤造成,但是往往合并有垂直压缩力。发生 Hangman 骨折时可能合并有前、后纵韧带和颈 2、3 间盘纤维环的撕裂,可继发颈椎失稳。

Effendi 将该骨折分为三型,并结合其损伤机制提出了治疗方式。Levein 和 Edwards 改进了该分型。

绝大多数 Hangman 骨折都可以在支具的固定下得到良好愈合。对于没有移位的骨折(Ⅰ型),推荐用 Philadephia 围领和枕颏胸固定支具治疗。如果颈 2 相对于颈 3 前移 4 mm 或有 11°以上的成角(Ⅱ型),仅靠支具保护是不易自然愈合的,Halo-vest 头环背心效果较好。手术治疗仅仅适于那些用 Halo-vest 不能维持良好复位、骨折陈旧不愈合或合并颈 2、3 关节突关节脱位(Ⅲ型)的病例。

如果只有枢椎椎弓骨折分离而没有颈 2、3 椎间关节的损伤,而患者又无法接受外固定治疗,可以选用后路枢椎椎弓根(即椎弓峡部)螺钉固定。使用拉力螺钉可以将骨折端加压对合。这种固定方法更适合骨折接近枢椎下关节突的病例,这样的病例螺钉在骨折的远端有更长的固定长度,固定效果更好。如果枢椎椎弓骨折分离很严重,伴发枢椎体前滑移或成角移位,就需要对颈 2、3 椎间关节施以固定并植骨融合。前路颈 2、3 椎间关节植骨加椎体间钢板螺钉固定是比较可靠的方法。对于颈 2、3 脱位严重的病例,应在使用颅骨牵引将枢椎尽量复位后再做植骨、固定。也有从后路做颈 2、3 固定、植骨的方法:枢椎做椎弓根螺钉固定,技术难度并不高,利用拉力螺钉还可将枢椎椎弓的骨折分离加以复位。但如果颈 3 用关节突螺钉固定,则稳定性不可靠;如用椎弓根螺钉固定,在操作上有相当的难度,风险较大。

六、枢椎椎体骨折

枢椎椎体骨折即发生在齿突基底与椎弓峡部之间区域的骨折,这一定义将部分 Anderson 定义的Ⅲ型齿突骨折也收入枢椎椎体骨折的范畴。

枢椎椎体骨折占枢椎损伤的 11%～19.7%,占上颈椎损伤的 10%～12%,临床上并非罕见。枢椎椎体骨折的致伤原因多见于交通事故伤,占 71%～80%,其他原因见于坠落伤(13%～14%)、滑雪伤(6%)、跳水伤(4%),男性略多于女性。

Benzel 将该骨折分为三型:Ⅰ型骨折,侧位 X 线片可见类似于 Hangman 骨折的表现,即表面上看为双侧椎弓峡部骨折,同时伴有 C_2 相对 C_3 的前移,轴位 CT 可见冠状面骨折线位于 C_2 椎体后缘。鉴于损伤机制的不同,伸展型骨折可在椎体前下方看到泪滴样撕脱骨折片,这通常是由于 $C_{2\sim3}$ 水平过伸所致。一般 $C_{2\sim3}$ 水平椎间盘也有撕裂,$C_{2\sim3}$ 椎间隙前方增宽;而屈曲型损伤可看到 $C_{2\sim3}$ 背侧间隙增宽,同时可能在 C_2 椎体后下方看到泪滴样撕脱骨折片,轴位 CT 可能见到骨折线累及横突孔。Benzel Ⅱ型骨折,矢状位 CT 重建能更清楚显示骨折位置,冠状位 CT 重建可见到 C_2 椎体呈矢状位的骨折线,寰椎侧块向下压到枢椎椎体,这也印证了Ⅱ型骨折的损伤机制主要是轴向负荷。若轴向负荷的暴力稍偏外侧,可能造成Ⅱ型骨折的变异型,骨折线仍垂直,但可以累及横突孔及椎板。Benzel Ⅲ型即为 Anderson Ⅲ型齿突骨折,开口位 X 线片及 CT 矢状位重建可见骨折线位于齿突基底,呈水平位,而单纯轴位 CT 扫描有可能会漏诊骨折。

绝大多数枢椎椎体骨折均可行非手术治疗获得痊愈。若骨折存在较多的成角或移位,可以先行颅骨牵引复位,1～2 周后进行外固定。根据患者损伤的稳定性可选用颈部围领、枕颏胸支具或 Halovest 头环背心,固定时间 8～16 周。保守治疗骨折愈合率 90% 以上。由于该节段椎管储备间隙较大,该病合并神经损伤的概率相对下颈椎椎体骨折少,保守治疗后大多预后较好。

第二节　下颈椎损伤

下颈椎即指第 3～7 颈椎,下颈椎损伤较上颈椎多见。各种暴力,伸展、屈曲、旋转、压缩和剪切等都可能造成下颈椎各种类型的骨折与脱位。

下颈椎损伤 60%～70% 合并有不同程度的脊髓和神经根损伤,这主要与颈椎的稳定性较差有关,一旦骨关节损伤,易引起椎管的变形和狭窄,以至出现神经症状。下颈椎损伤的类型与脊髓损伤明显的相关。

一、下颈椎损伤的分类

良好的损伤的分类可以帮助判断损伤程度及预后,同时也可以指导治疗方式和手术入路的选择。目前常用的分类有 2 种:

（一）Ferguson & Allen 分类

（1）1984 年,由 Ferguson 和 Allen 提出。根据颈部受伤时的方向(屈曲或伸展)及损伤后解剖结构的改变(压缩或分离)分为 6 类:①屈曲压缩;②伸展压缩;③垂直压缩;④屈曲分离;⑤伸展分离;⑥侧方屈曲型损伤。

（2）根据损伤严重程度不同,各类骨折又分为不同级别:

①屈曲压缩损伤:常表现为椎体前方有泪滴样骨折,严重时椎体压缩,上位椎体后脱位。

a. Ⅰ度:椎体前缘变钝,上终板损伤,后方结构完整。

b. Ⅱ度:椎体前方高度丢失,上、下终板损伤。

c. Ⅲ度:椎体压缩骨折伴纵裂。

d. Ⅳ度:椎体压缩骨折并向后移位<3 mm。

e. Ⅴ度:椎体压缩骨折并向后移位>3 mm,后方韧带结构损伤。

②伸展压缩损伤:主要表现为后方结构损伤,严重时上位椎体前脱位。

a. Ⅰ度:单侧椎弓骨折。

b. Ⅱ度:双侧椎板骨折,无其他结构损伤。

c. Ⅲ度:双侧椎弓骨折伴单侧或双侧椎板、关节突骨折,椎体无移位。

d. Ⅳ度:Ⅲ+椎体部分前脱位。

e. Ⅴ度:Ⅲ+椎体完全脱位。

③垂直压缩损伤:主要表现为椎体暴散骨折。

a. Ⅰ度:上或下终板骨折。

b. Ⅱ度:上、下终板均骨折伴纵裂,无移位。

c. Ⅲ度:暴散骨折,向椎管内移位。

④屈曲分离损伤:主要表现为小关节脱位。

a. Ⅰ度:小关节半脱位,后方韧带结构损伤。

b. Ⅱ度:单侧小关节脱位,椎体脱位<50%。

c. Ⅲ度:双侧小关节脱位,关节对顶,椎体脱位≈50%。

d. Ⅳ度:双侧小关节脱位,椎体完全脱位。

⑤伸展分离损伤:主要表现为上位椎体后脱位。

a. Ⅰ度:前方韧带结构损伤或椎体横骨折,椎间隙增宽。

b. Ⅱ度:后方韧带结构损伤,椎体向后脱位。

⑥侧方屈曲型损伤:主要表现为椎体侧方结构损伤。

a. Ⅰ度:单侧椎体压缩骨折伴同侧椎弓骨折无移位。

b. Ⅱ度:单侧椎体压缩骨折伴同侧椎弓骨折有移位或对侧韧带断裂及关节突分离。

（二）AO 分类

主要用于胸腰椎骨折脱位的分类,也可用于下颈椎骨折脱位的分类,对于指导手术入路的选择有帮助。

二、单侧小关节脱位

单侧小关节脱位是由于颈椎屈曲和旋转双重暴力引起,当两种暴力同时作用于颈椎时,损伤节段形成向前下方扭转,以椎间盘偏后中央为轴心,导致一个小关节向上,对侧的向下运动,棘突间隙向曲线凸面增大,随着过度的外力,颈部一边移动得过低,另一边移动得过高从而导致小关节脱位,形成"交锁"现象。有时在上下关节突相互撞击时发生骨折。

(一)临床表现

颈椎前半脱位的症状比较轻,主要表现在局部。颈部疼痛,头颈伸屈和旋转功能受限;颈部肌肉痉挛,头颈呈前倾僵硬状;损伤节段的棘突和棘间隙压痛,椎前侧也有压痛。即使有神经症状也不严重,有时为神经根受刺激症状。严重者也会出现脊髓损伤的相应症状和体征。

(二)影像学表现

单侧小关节脱位常被忽略,因为在标准的正、侧位片常不能显示,仅少数的半脱位患者可能有所显示。单侧小关节脱位常常发生在 $C_{5\sim6}$、$C_{6\sim7}$ 节段,但该节段往往因为双肩阻挡而显示不清。

放射学特征为脱位椎体移位约 1/4,极少伴有椎体后部的微小压缩性骨折,棘突间宽度根据牵引量及最初头颈部的位置而不断变化。在侧位片上的一个重要表现为:上关节突不对称,下关节突损伤。斜位片可清楚显示小关节交锁现象,但必须避免患者头部旋转。CT 扫描,矢状面及冠状面的三维重建能清晰显示小关节交锁。MRI 对小关节交锁及椎间盘完整性较有意义,约有 15% 发现椎管内有压迫。

(三)治疗

单侧小关节脱位这类损伤经过急诊复位后一般能够保持稳定,因此复位后予以 Halo 支具固定能够获得满意的效果。保持伸直并轻度对侧旋转能减少再脱位的发生。一般患者需要多次随访以确保复位成功。3 个月后拆除 Halo 支具,并动力位 X 片检查,如有不稳存在,则需行后路融合手术。大多数单侧小关节脱位患者可以用 Rogers 或者 Bohlman 方法行棘突间钢丝固定技术来融合。

1.非手术治疗

牵引复位是最常用的方法,通常采用颅骨或枕颌带牵引,牵引时颈略屈曲,牵引重量从 5～6 kg 开始,逐渐增加,但不超过 10 kg,以免损伤或加重神经损伤。为便于复位,有时可在脱位侧的肩背略为垫高。在复位过程中,密切注意全身情况的变化,并每隔 30～60 分钟床边拍片复查。复位后改水平牵引,应用 1～2 kg 重量维持约 3～4 周,再用外固定 3 个月。

2.手术治疗

牵引复位失败的,可行手术治疗。单纯小关节突交锁的,手术取后路切口暴露交锁的小关节突,切除嵌入的关节囊和软组织,用骨膜剥离器撬拨复位,如不能复位,可切除阻碍复位的小关节突,调整牵引方向通常可复位。伴有脊髓损伤时,在复位时可行椎板切除减压术,其减压范围根据压迫情况决定,为保持损伤节段的稳定,术中可应用棘突间或小关节突内固定并取自体髂骨移植。当伴有椎间盘损伤者,颈前路手术治疗,切除损伤的椎间盘,试用椎体间牵开器通常可使关节突复位,椎间植入自体髂骨,应用前路钢板内固定保持复位和植骨块的稳定。如果术前发现椎间孔狭窄,即使复位成功,也须行后路椎间孔切开成形加后路融合术。

三、双侧小关节脱位

双侧小关节脱位,由不同的机制引起,最常见的是由过度屈曲同时伴一定的旋转。Roaf在尸体上制造各种脊柱损伤模式,发现单纯过度屈曲导致椎体的压缩性骨折,当伴有一定的旋转时较易使双侧小关节脱位。其他学者也利用在颈椎屈曲位,通过对颅骨施以一压负荷,制造了双侧小关节突脱位。这种机制常发生在年轻的运动员中。不管损伤的机制如何,双侧小关节突脱位属于高度不稳定损伤,不伴神经损伤者少见,仅为 16.67%。尸体解剖发现所有后部韧带结构和纤维环均有明显的损伤,前纵韧带经常保持完整。

(一)临床表现

颈部疼痛症状,颈部伸展、屈曲和旋转功能丧失,头部呈强迫性前倾畸形,颈部压痛广泛,以受伤处棘突为甚,前方也有压痛。多数有不同程度的神经症状,脊髓损伤表现为不同程度的瘫痪或伴有根性疼痛。

(二)影像学表现

侧位片上,双侧小关节脱位常伴有 1/2 的椎体移位,常伴有后部结构的骨折。不正常的椎板间隙狭窄被认为不良的信号,颈椎后凸、棘突间隙增宽也经常存在。前后位片显示小关节并不十分清晰,但钩椎关节关系紊乱或二椎体边缘重叠。

椎间盘损伤有特殊的重要性。纤维环从椎体后缘撕开,髓核突入椎管,进一步压迫神经组织。MRI 证证 10%~40%双侧小关节脱位的患者合并椎间盘突出,然而椎间盘突出明显压迫脊髓的较少见。

(三)治疗

急救治疗先保持呼吸道通畅,如出现呼吸功能障碍,需要紧急行气管插管或气管切开,必要时使用人工呼吸机行呼吸支持。双侧小关节脱位常常发生于剧烈的颈椎外伤,通常伴有严重的脊髓损伤。Beatson 等发现这类患者所有韧带结构破坏,前纵韧带也通常从椎体前缘的骨膜下剥离。虽然目前提倡长期卧床休息或者予以 Halo 支具固定,但是由于其高度不稳定和韧带结构的损伤,常常需要手术治疗。治疗此类双侧小关节脱位需要考虑许多重要因素,包括椎间盘的情况、与后柱骨折的关系、复位的时间和方法、椎动脉损伤的可能性和手术方式、手术时间等。

伴有严重脊髓损伤的双侧小关节脱位患者须立即进行牵引下闭合复位。患者须密切监护,任何神经症状,如感觉异常或者感觉、运动损伤加重,立即中断牵引,予以 MRI 检查。如果复位成功,患者须立即行 MRI 检查来评估椎间盘情况。如果发现椎间盘突出,压迫脊髓,则须行前路椎间盘切除、植骨融合钢板固定术。若椎间盘正常,则予以行后路融合手术。后路棘突间钢丝固定技术,如 Rogers 或 Bohlman 方法,对于无骨折患者已经足够。对于伴有小关节、椎板或者棘突骨折患者,可行后路侧块固定或者前路钢板固定。

双侧小关节脱位合并发生双侧椎弓根骨折非常罕见,这会增加椎管的损伤但减少神经损伤的机会,其可能受伤机制是由于过伸引起,这些骨折很难通过牵引来复位和维持,目前通常采用颈前路钢板内固定治疗。

1.非手术治疗

颅骨牵引为首选方法,牵引时颈略屈曲,牵引重量从 5～6 kg 开始,逐渐增加。每半小时拍 1 次床边片,观察复位情况。同时观察生命体征,在神经症状不加重的情况下,牵引重量可达 10～15 kg。待脱位复位后,牵引方向改为过伸位,并且牵引重量应立即改至 2～3 kg,维持牵引 3～4 周,改用头颈胸石膏固定或持续牵引 3 个月,直至骨折愈合。

2.手术治疗

牵引复位失败的,非手术治疗脊髓损伤症状加重,脊髓损伤症状恢复过程中出现明显的停顿,均可行手术治疗。手术方法根据病情需要分为后路和前路手术 2 种。

(1)后路切开复位、减压融合术:手术在颅骨牵引或石膏床下进行,手术取后路切口暴露棘突、椎板及交锁的小关节突,切除嵌入的关节囊和软组织,用骨膜剥离器撬拨复位,如不能复位,可切除阻碍复位的小关节突,调整牵引方向,通常可复位。复位后,将颈椎伸展并用侧块螺钉或钢丝环结扎固定,对于合并椎板和关节突骨折并陷入椎管的必须将其切除减压。伴有脊髓损伤时,在复位后可行椎管单开门扩大成形术,术中可应用小关节突或椎弓根内固定并取自体髂骨移植。

(2)前路复位、减压和融合术:处仰卧位,胸锁乳突肌和颈动脉鞘内缘入路,暴露损伤节段,根据病情需要行椎间盘切除或椎体次全切,应用椎体牵开器牵引复位,取自体髂骨植骨,颈前路钢板固定维持复位。外伤 1 周内进行手术,应用前路颈椎牵开器再配合术中调整体位,通常可达到复位。双侧关节突交锁常非常稳定,完全采用撑开器使之复位会有一定的困难,但如合并关节突骨折复位可能会容易得多。

四、颈椎前半脱位

颈部屈曲暴力较小,作用力尚不足引起双侧小关节突脱位,也不能导致椎体压缩性骨折。当颈部受到屈曲暴力的作用,受力作用节段前方为压应力,而后部结构为张应力。以椎间盘中央偏后为轴心,椎体前部为支点,张应力侧的关节囊、棘间韧带、黄韧带,甚至后纵韧带等撕裂。外力作用导致上位颈椎的两下关节突向前滑动并分离移位。外力中止后,使半脱位的关节又复回原位,但也有关节囊的嵌顿或小骨折的阻碍,而保持半脱位状态。

(一)临床表现

颈椎前半脱位的症状常比较轻,主要表现为颈部的疼痛、酸胀,颈部屈曲及旋转受限,颈部肌肉痉挛,头颈前倾僵硬;损伤节段的棘突及棘间隙肿胀并有压痛。神经症状较少见,即使有也比较轻,有时表现为神经根的压迫和刺激症状。但该损伤容易造成颈椎的不稳,致颈椎的退变加剧,可以发生"迟发性损害"。

(二)影像学表现

常规 X 线片可能无异常征象,如果小关节仍维持在半脱位,侧位片可显示关节突的排列异常和椎体的半脱位。常用颈椎的动力位片,可以显示颈椎的不稳定。颈间隙的 Cobb 角变化大于 11°,椎体位移距离大于 3.5 mm 表示不稳定。

(三)治疗

枕颌带牵引通常可以复位,不需要颅骨牵引。牵引时头颅处于中立位,牵引重量 2~3 kg,拍片证实复位后,减轻牵引重量至 1~1.5 kg,持续 3 周以头颈胸石膏固定,为期 2~3 月或直接用 Halo 支具固定 3 月,拆除外固定时做颈椎动力位片检查,如有不稳表现,仍需要作颈前路手术治疗。若有脊髓压迫,应施行颈前路手术治疗,减压范围根据压迫情况决定。如果后期仍然存在损伤节段不稳定或出现"迟发性的神经损害",应采取手术治疗,行颈前路椎间盘摘除、减压及自体髂骨植骨融合加内固定术。

五、椎体楔形压缩骨折

椎体压缩骨折发生于过度屈曲或轴向外力作用,上下颈椎的终板相互挤压,使压缩的椎体前缘皮质变薄,随之椎体的松质也同时被压缩,椎体的垂直高度将减小。除椎体受压外,后结构的小关节突也可能发生骨折。由于后方结构承受牵张力,后韧带复合也常发生撕裂。

若压缩骨折仅限于椎体前部,则椎管的形态常不会发生改变,脊髓也极少受到损伤;若合并椎间盘损伤向椎管方向突出,则导致脊髓受压,出现神经症状。

(一)临床表现

表现颈的局部疼痛症状,颈部活动疼痛性受限,棘突和棘间隙有压痛。合并神经根和(或)脊髓压迫出现相应的神经症状。

(二)影像学表现

影像学上椎体楔形变,但椎体后部皮质完整,有时可表现小关节突骨折。CT 扫描可见明显的骨折线。MRI 表现为椎体信号的异常。

(三)治疗

轻度压缩骨折,后部骨韧带复合体是完整的,可直接用头颈胸石膏或 Halo 支具固定,在支具治疗结束时,应进行颈椎的动力位片检查,以排除残留的韧带结构不稳定。楔形变明显的,采用枕颌带牵引,颈椎呈伸展位,约 20°~30°,尽量使压缩骨折复位,并可使后结构复位愈合。压缩骨折不容易复位,而后结构的修复对损伤节段的稳定具有十分重要的意义。牵引 3~4 周后,改用头颈胸石膏或 Halo 支具固定 2~3 个月,待骨愈合后再行颈部功能锻炼。

压缩骨折常合并后部韧带断裂,为不稳定骨折,不能保守治疗。若发生脊髓压迫,则需要做进一步检查以确定致压的原因,根据情况施行减压和稳定手术。通常采用颈前路伤椎次全切减压及自体髂骨植骨加颈前路钢板内固定术,以恢复颈椎生理弧度和高度。

六、椎体爆裂型骨折

颈椎在中立位时,突然受到来自垂直方向暴力打击,外力通常从头顶传递到枕寰部和下颈椎,可以造成寰椎爆裂性骨折(Jefferson 骨折),外力自上而下,通过椎间盘达椎体,可造成下颈椎爆裂性骨折。骨碎片从椎体中央向四周分离移位,前后纵韧带同时破裂。

(一)临床表现

表现颈部疼痛和运动功能丧失,压痛广泛,以损伤的棘突和棘间压痛最明显,颈前方也可触及压痛。损伤严重时可造成脊髓完全性损伤，损伤平面以下感觉、运动和括约肌功能障碍。有时可引起脊髓前动脉损伤或压迫，导致脊髓前侧损害的特殊临床表现。神经根刺激或压迫时表现为该神经分布区皮肤过敏、疼痛或感觉减退。

（二）影像学表现

X 线片的特征性表现是诊断的重要根据，颈椎的生理弧度消失，椎体前后柱高度变扁，骨折片向前突出颈椎前缘弧线，向后移位压迫脊髓，椎弓根间距离变宽。

CT 扫描的横断面，清晰可见椎体爆裂的形态和分离移位的特点，尤其能显示骨折片在椎管的大小和位置及其与脊髓之间的关系。

（三）治疗

这种损伤都比较严重，急救治疗先保持呼吸道通畅，紧急处理合并伤。

（1）颈椎爆裂性骨折与胸腰椎爆裂性骨折相类似，是否稳定或者说治疗方法的选择取决于后柱的稳定性。骨折常常发生在 C_6、C_7 椎体，因此常常会被 X 片检查所漏诊。CT 和 MRI 检查是必要的，以了解后柱韧带结构损伤情况。所有的爆裂性骨折经急救和对合并伤的处理后，都应行颅骨牵引治疗。大多数情况下，椎体爆裂骨折都是不稳定性骨折，都伴有前纵韧带和后纵韧带松弛，因此大重量的牵引常常是安全的。确切的治疗方法需依据骨折的稳定情况和是否伴有神经损伤而定。

（2）不稳定骨折患者和伴有后柱骨韧带结构损伤的患者最好选用手术治疗。在颈前路还没有安全有效的钢板前，这些损伤常常是通过后路钢丝固定结合或不结合 Halo 支具固定来治疗。在控制轴向稳定方面，侧块钢板固定比棘突间钢丝固定更加有效。伴有神经损伤的颈椎爆裂性骨折需要行前路减压融合内固定治疗，前路减压移除碎骨片和损伤的椎间盘可以促进有活力但无功能的神经组织恢复，同时能重新桥接固定损伤的节段。也有一些人认为可予以联合前后路固定一些高度不稳定的骨折。目前普遍认为很少需这样做，因为前路钢板固定已经相当稳定了。

七、颈椎后脱位

头部直接受到暴力打击和高处坠落是常见的原因。由于颈椎正常生理前凸，伸展暴力作用时，在前凸的顶部产生一个向后的水平的剪力，该力与伸展力共同作用致上位颈椎向后移位。轻度作用时，可不产生骨折，如果作用力持续存在，后结构的关节突和棘突相互挤压可引起后部结构的骨折，并以该部为支点，导致前纵韧带和椎间盘撕裂，并可累及后纵韧带，破裂的椎间盘向后突进椎管。

（一）临床表现

颈部疼痛、压痛广泛，前方有明显的压痛，大多数均有不同程度的神经症状，严重程度视脊髓和神经根的损伤程度，可表现为四肢瘫痪和部分瘫痪及神经根刺激征。

（二）影像学表现

颈椎侧位 X 线片可表现颈前软组织肿胀，受伤椎间隙表现为张口样，有时椎体前缘可见骨折片。轻度损伤时可无明显的骨折脱位征象，中重度损伤时，后结构出现不同程度的骨折。

颈椎动力位片时损伤节段显示明显的不稳定,尤其在过伸位,上位椎体明显的后移。伸展性颈椎损伤常常合并 2～4 mm 的椎体后滑脱。这种损伤通常被称作外伤性后滑脱,为中度不稳定性损伤。这种后滑脱与退行性后滑脱难以区别,在一些有疑问的患者中可以行脂肪抑制像 MRI 检查,这能清楚地区别是否为外伤性滑脱。

(三)治疗

治疗方面主要取决于是否伴有神经系统损伤,如无神经系统损伤,则可用头颈胸石膏或 Halo 支具固定,围领的高度须能够防止颈椎过伸。如果患者有一过性或者持续性神经损伤表现,须予以颅骨牵引及 MRI 检查。若神经损伤未缓解,则有前路椎间盘切除植骨融合指征。

颈椎伸展过度性损伤致椎体后移中有超过 50％的患者伴有脊髓损伤。由于损伤了前纵韧带和椎间盘纤维环,颅骨牵引常常难以复位和维持,并且常常伴有后柱多节段骨折,压迫椎管内脊髓。这些患者应该予以颅骨牵引,并尽早予以神经影像学检查。其最好的治疗方法是前路减压植骨融合内固定。

严重的外伤性后滑移治疗非常困难,首先须予以颅骨牵引,若复位成功,则予以行前路减压椎体间植骨融合内固定术。若复位失败或者难以维持,则是行前路切开复位指征。这些患者通常还需行后路侧块或椎弓根固定以维持脊椎稳定。如果伴有移位的椎板骨折压迫神经,则须行椎板切除减压。

八、后柱损伤

(一)单纯后部骨结构骨折

棘突、椎板、横突的单纯骨折并不多见,大多数由严重损伤引起。但只要小关节稳定,则不伴有椎体移位。单纯的椎板骨折较少见,骨折常发生在关节突后至棘突之间,骨折线呈斜形,多数伴有关节突和棘突骨折,当骨碎片陷入椎管压迫脊髓,可出现不同程度的症状。

(二)后部韧带损伤

颈部的快速过度屈曲对后部韧带产生巨大张力,引起各种项韧带的损伤。通常巨大的张力可产生一系列的损伤,一旦受损严重,椎体后方张开,从而导致脊柱后凸成角。

后部韧带断裂可分为轻度和重度。在轻度损伤时,导致Ⅰ度或Ⅱ度韧带损伤,但仍能维持颈椎的稳定性。临床上,患者局部压痛,但是没有神经症状及体征。影像学上可能棘突间距轻度增宽,没有脊柱后凸或向前移位,MRI 上没有出血或信号强度增强的改变。

由于过度屈曲,后部骨韧带复合体可能发生完全断裂。患者表现局部疼痛。在颈胸联合部经常出现这样一个损伤间隙,在颈椎损伤中较少出现。影像学可能只显示轻微异常,局部脊柱后凸、小关节分离、小关节旋转不良或棘突间增宽都可能发生。在颈椎 X 线上,如果患者处于过伸位,脊柱后凸成角变小,因此损伤不易发现。棘突间增宽是最可靠的测定,经常被忽略,在颈椎侧位上能清楚显示。应用颈椎动力位片来评估颈椎的稳定性及潜在韧带损伤尚有争议。使用 MRI 脂肪抑制成像技术可评估后部韧带损伤情况,如果影像学显示棘突间有高强度信号,该患者就应该考虑严重韧带损伤。同时还可用 White 和 Panjabi 评分标准评估,当总分大于 5 分时,可考虑不稳定型严重韧带损伤。

（三）治疗

1.单纯后部骨结构骨折

稳定伸展过度型损伤局限于一柱,不伴椎体的移位。单纯的棘突骨折、椎板骨折、横突骨折为稳定的后部损伤。单纯的横突骨折只要脊柱稳定性存在就无明显的临床意义,但可能伴随椎动脉的损伤。后部结构的稳定骨折可通过颈胸支具或颈托治疗6～8周,最长延至12周。制动后通过动力位片来评估。移位的棘突骨折可能发展为不连续状态,但很少出现症状。

2.后部韧带损伤

后部韧带损伤可通过 White 和 Panjabi 标准来评估。由于屈曲过度而至轻度韧带损伤或棘突骨折的患者是稳定的,评分少于4分。临床上,患者反复出现局部的颈痛,但脊柱后凸成角、棘突间宽度及椎体移位是最小的。这些损伤可通过颈托或支具制动6～8周治愈。

后部韧带损伤合并轻度压缩骨折预后不良,且较易忽略、延误治疗。该类损伤行保守治疗过程中,常逐渐演变成不稳定型骨折,其脊柱后凸角进行性增加,保守治疗失败。因此,这种损伤形式的患者应该用 Halo 支具固定或后部结构的融合术。非手术治疗对其预后是不利的,需要后期的融合术处理。

九、下颈椎外伤

脊髓损伤初始处理的错误可能是灾难性的,甚至会导致致命的后果。要提高脊柱脊髓损伤患者的存活率和神经功能的恢复程度,必需要有经验的脊柱创伤中心的医生来处理。在进行理想的初始治疗中,最初承担创伤患者处理的医生起着至关重要的作用。

颈椎损伤患者的治疗目的是避免脊髓进一步受损,骨折及脱位的复位、固定、充分减压,具有稳定、无痛的颈椎。最可能的神经恢复环境应该在伤后最初的几小时内。治疗的基本原则是早期首先抢救患者的生命,然后,确认骨折分类,评估骨折稳定性,尽可能的早期闭合复位,使用药物尽可能地减少脊髓的继发性损伤。脊柱脊髓损伤的决定性治疗分为手术治疗和非手术治疗。

（一）非手术治疗

绝大多数脊柱损伤均可采用非手术治疗。总结大量的临床观察报道及脊柱稳定性的生物力学研究和影像学测定,单一的非手术治疗或手术治疗,都不适用于某一特殊病例的决定性的治疗。手术治疗唯一公认的适应证是合并有神经功能障碍的脊柱骨折。保守治疗一个公认的禁忌证是骨骼发育成熟患者的韧带损伤合并不稳定性脊柱损伤。韧带损伤在仍有显著生长潜力的小儿患者可以充分地愈合,但在成年患者中,不管卧床或外固定的时间多长,韧带愈合不能足以提供脊柱稳定,不稳定的韧带损伤一般都需要融合手术治疗。骨性损伤会充分愈合,但需要治疗,以控制畸形的发生。

非手术治疗方法是卧床、Halo 支具、颈托或石膏固定。卧床可以适用于任何患者,而对那些原来存在严重畸形、病理性肥胖或其他疾病的患者的最终治疗可能只能采用卧床治疗。支具固定以前的最初几周卧床是严重不稳定损伤的一个选择,损伤的类型可作为选用支具种类的一个指导。石膏固定能用于过伸损伤患者,以改善后凸。头环背心固定比支具和石膏更稳定可靠,并具有一定的牵开和调整的作用,可作为最终的治疗,也可作为术前、术中、术后的辅助治疗。支具固定要持续到骨愈合能足够承载负荷时为止,承载负荷的时间指标是,颈椎损伤2个月,胸腰椎损伤3个月。

为了选择合适治疗方法,应采用 White 和 Panjabi 评价标准对这些损伤进行评价。稳定性损伤是指评分在 4 分及以下者,这些损伤的常见类型是椎体压缩性骨折、前纵韧带撕脱、过伸性泪滴样骨折、轻度后纵韧带损伤和孤立性后部结构骨折。

患者为稳定性骨折损伤时,患者可用硬质颈围领或颈-胸支具固定 6～8 周。选用支具之后,进行直立位和动力位 X 线检查,以检查颈椎的稳定性。每 2 周重复 1 次这些检查,直到痊愈,通常需要 6～8 周才能愈合。在固定期间,患者应该进行颈部的等长收缩锻炼和低强度活动。随访中,医生不能以他们的主观性来判断颈椎的稳定性,只有应用 X 线检查及仔细随访才能明确颈椎的愈合及其稳定性的变化。疼痛增加或出现新的神经功能障碍,可能提示骨折部位的活动或复位的丢失,强烈提示曾经被认为是稳定性的骨折实际上可能是不稳定的。

保守治疗还包括枕颌带牵引和颅骨牵引。枕颌带牵引可用于大多数的患者,使用方便,但其牵引的重量受到明显的限制,如做持续牵引,牵引重量超过 2 kg,患者就很难忍受。颅骨牵引,需要在颅骨上钻孔,有一定的创伤,允许 5～10 kg 重量牵引。如果不能复位,在严密的神经体征、生命体征及影像学的监测下,牵引重量可逐渐增加至 15 kg,甚至达到人体重约 70% 的牵引重量也可以比较安全。牵引中,仔细观察侧位 X 线,及时发现过牵征象,如椎间盘高度增加、小关节分离等。一旦复位完成,牵引重量需逐步减少至牵引的维持量。颅骨骨折或大块颅骨缺损是颅骨牵引的禁忌证,在完全韧带损伤的患者应该慎用。

(二)手术治疗

脊髓损伤患者的手术治疗是建立在与严格的临床实验相对照的临床经验和临床观察报道的基础之上。脊柱稳定的手术是一项极其重要的技术,因为其能够防止对受伤脊髓组织造成进一步的机械性损伤。去除脊髓的任何致压物,正如在对脱位的脊椎进行复位或去除压迫在脊髓上的骨折块一样,也可以使脊髓功能得到更好的恢复。没有复位的损伤行保守治疗有可能导致以后需要手术处理的慢性疼痛。

根据近来的研究,早期治疗的时间在脊髓功能恢复中起着潜在的关键性作用。脊髓损伤的早期干预不是用伤后几天来定义,而是以伤后几分钟和几小时来定义的。动物研究已经显示,脊髓损伤后"恢复机会可能的窗口期"是在受伤后的头 3～6 小时。正是在这段时间之内显著的脊髓功能恢复才是有可能的。

颈椎的手术方法分颈前路和颈后路手术。前路钢板固定和后路钢板固定同样能成功地治疗颈椎创伤。早期的研究报告称前路手术并发症的发生率高,然而,即便是合并有后部韧带损伤的患者,前路钢板固定也可提供即刻稳定,所固定脊柱的强度不会因椎体切除和前路植骨而改变。现已证实前路植骨可改善颈椎的序列,并能维持颈椎的序列,同时已证明,前路融合同样是一种很好的手术选择,因为它允许早期活动、缩短住院时间、减少经济负担,但颈前路手术对脊髓血流可能产生不利的影响。

1.颈前路减压和融合

适用于脊髓损伤伴有椎间盘突出或碎骨块突入椎管压迫脊髓前方导致运动、感觉功能障碍者。前路减压可以切除对脊髓压迫的碎骨片和椎间盘组织,不但可以解除脊髓前角细胞和神经根压迫,而且可以解除对脊髓轴突白质的压迫。大多数患者脊髓受压都来自腹侧,因此前路减压可以让患者得到充分恢复。颈前路减压的优点包括,前路减压手术入路简单、摆放体位容易、不用剥离脊旁肌,以及可以恢复椎体高度等。当后路多发骨折时,前路手术的融合节段最小。

前路减压融合由于切除了前纵韧带和残留的椎间盘组织,所以其主要缺点是失去稳定性。一些学者注意并报道了前路减压后因进行性不稳而重新出现神经症状,尤其好发于伴有后柱骨、韧带结构损伤的患者。另外,对于完全性四肢瘫患者,由于术后常常出现咽后壁软组织肿胀,压迫气道,可致通气困难。

当神经障碍不缓解或者遗留有前路脊髓或神经根受压症状时,就有前路减压植骨融合指征。在手术前需予以 MRI 检查,手术时间的选择仍有争议,目前没有报道支持早期积极手术与晚期手术有区别,预防性减压并不提倡。行前路植骨减压后,目前常规行前路钢板内固定。

麻醉采用气管插管全麻,患者取仰卧,肩后垫小枕,保持颈部轻度过伸位,并在左侧臀部稍垫高,有利于术中取髂骨。如果患者为过伸性损伤,伴有中央脊髓综合征时,必须避免颈椎过伸,最好予以持续颅骨牵引,使得术前能最大程度的复位。切口的选择为相应节段水平从中线开始横向胸锁乳突肌,切开皮肤、皮下组织、筋膜及颈阔肌,将胸锁乳突肌拉向外侧,沿着气管食管鞘与颈动脉鞘之间钝性分离至椎前筋膜,并做纵向分离,显露椎体、椎间盘及颈长肌。术中透视定位,确认手术节段。如果须切除椎间盘,可以用尖刀切除前纵韧带、椎间盘纤维环及髓核组织,用刮匙刮除上下软骨终板,直到后纵韧带。如果伴有小关节脱位,椎间盘和终板可能突向椎体后侧,因此常常需要切除部分椎体才能安全的将椎间盘组织切除。在一些创伤性颈椎损伤中,后纵韧带可能断裂,因此须切除断裂的后纵韧带才能完成彻底的神经减压。椎间孔部位有神经根通过,前路减压时必要时可以使用 1 mm 的咬骨钳或者磨钻扩大椎间孔减压。

行椎体次全切时,须将椎体两侧的椎间盘组织及终板切除。可以用咬骨钳或磨钻切除椎体,后侧的椎体可以用金刚磨钻磨除,直至剩下非常小的薄片骨,然后用刮匙小心刮除,直到后纵韧带。接着向椎体两侧清除,直至暴露硬脊膜或者后纵韧带的扩张部,通常宽度须达 12～14 mm。术中需仔细定位,确保方向位于颈椎中线,以防椎动脉损伤。利用椎体间 Caspar 撑开器可以更好地显露,并可以矫正前柱短缩。术中必须完全切除椎体软骨终板,然后用磨钻磨平,并尽量保存皮质骨终板。于皮质骨终板处用小型成角的刮匙戳孔,有利于移植骨再血管化,移植骨的长度和宽度需术中测量,用骨凿取出相应大小的植骨块,经过修整后,嵌入上下椎体之间,以维持间隙高度。在关闭切口前,需再次透视确认颈前路钢板位置,然后,于深筋膜层置入皮管引流 1 根,分别缝合颈阔肌和皮肤,术后 24 小时拔除引流管。术后常规心电监护1～2 天,并可以在术后清醒后立即起床活动,颈托保护 2～3 个月。

2.颈前路内固定

Bohler 于 1964 年首次采用颈前路钢板内固定术,目前在颈椎损伤中广泛应用。前路钢板的应用可以使颈椎节段间更加稳定,并促进植骨融合。第一代植入物是不锈钢板,其上的钉孔是圆形或斜形,通常选用直径 3.5 mm 的螺钉行椎体间固定,使用套环来预防螺钉松动,后来许多学者推荐双层皮质螺钉可以避免松动,但增加了神经损伤的危险性,并且需要术中反复透视。第二代钢板是采用坚固的锁定螺钉钢板,避免螺钉松动,不需要将螺钉打穿对侧皮质。Traynelis 等比较了使用单侧皮质固定和双侧皮质固定的差别,他们发现单侧皮质骨固定的锁定钢板与双侧皮质骨固定的非锁定钢板具有相同的强度。然而,临床上发现非坚强固定和坚强固定的效果均佳。在伸展位,前路钢板明显比后路固定要稳定。Newell 等报道了 37 例使用 AO 前路锁定钢板固定颈椎前后均不稳的骨折脱位患者,34 例融合成功,1 例为无症状性骨不连,1 例出现钢板断裂伴随有神经症状,另 1 例出现急性螺钉从椎体内拔出。这有力地支持了前路钢板内固定在颈椎创伤中的治疗应用价值。

(1)非刚性前路钢板:Orozco 颈前路钢板是四叶形的薄钢板,适合于各种长度。螺钉孔是圆形的,每个节段均有 2 个,螺钉的直径是 3.5 mm。该钢板采用双皮质螺钉,有损伤脊髓和神经根的可能性,同时缺乏锁定装置,存在螺钉松动、脱出的可能性,会导致椎前器官、血管、神经束的损伤。在置入螺钉前需要予以透视确认钢板的位置,理想的情况应该是螺钉刚好在椎体的中间位置。通常需要 C 臂机监视下进行,利用可限定长度的钻朝后内上方向进钻,初始长度一般选择为所测的被切除的椎间盘深度,对侧皮质需在透视监视下进行,必要的话,可以每次增加 1 mm 进入。钻的深度指导螺钉长度的选择,然后选择相应的直径为 3.5 mm 的螺钉固定。

(2)颈前路锁定钢板:目前国内市场上应用的均为锁定钢板,颈前路锁定钢板使螺钉与钢板达到坚强的固定。采用锁定型的颈椎前路钢板内固定具有以下优点:①融合节段即刻稳定。钢板内固定比传统的石膏外固定更易使融合节段稳定,尤其对 2 个节段以上同时受累行椎体开槽扩大减压者更可增加植骨块的稳定性,防止植骨块向后、向前滑动,避免植骨块对颈髓的压迫及食管、血管、神经损伤等并发症,并免除长期外固定给患者带来的痛苦。②植骨融合时间缩短,融合率高。Bose 等指出颈前路钢板内固定后可使颈椎获得即刻稳定,植骨块固定牢固,促进骨性融合,并可使减压更彻底,促进患者术后早期活动,缩短住院时间。③可维持术后颈椎的椎间高度和生理弧度,避免因椎间塌陷造成的后凸畸形或继发性神经损伤,降低再次手术率。

3.颈后路减压和融合

(1)椎板减压术:后路椎板切除减压曾经在颈髓损伤患者中常规进行,但少有好转。Morgen 和 Guttmann 等人极力反对后路椎板减压,他们认为这会加重患者的脊髓损伤。生物力学显示后路椎板切除减压对前方的神经组织压迫无作用。相反,椎板切除后常常导致畸形复发和遗留后突畸形,因而使它成为一个有附加危险的手术。在创伤病例中,如果必须实施全椎板切除,均需要行后路融合术。

椎板切除的指征是伴有神经症状的脊髓后路压迫性损伤;椎板切除术的另一指征是多节段前后受压和脊柱前突的中央脊髓损伤综合征患者。Epstein 等认为只有恢复颈椎中立位或前凸位序列时,脊髓才会由前向后漂移而达到效果。而后凸阻碍了脊髓自然向后移位,因此降低了神经损伤的恢复。

(2)颈后路椎板成形术:适应证是涉及 2 个节段以上,要求进行多节段减压的颈椎管内的病变。其优点是可以进行多节段的椎管减压,同时又不损害颈椎的活动性。另一方面,同椎板切除术相比较,椎板成形术保留了后方的组织,因此减少了对脊柱结构的破坏。后路椎板成形术不适合于颈椎后凸畸形和颈椎不稳定的病例,椎板成形术的主要原则是使脊髓向后方移位,从而使之得到减压。目前常用的方法有:单开门、双开门、Z 字开门术。

4.颈后路内固定

(1)颈椎棘突间钢丝捆绑后路融合:棘突间钢丝固定是维持颈椎长期稳定最常用的方法,已被证实安全有效。2 种常见的固定技术是:Rogers 棘突间钢丝和 Bohlman 三联钢丝技术。后部钢丝固定在带有完整后部结构的 1～2 个运动节段的稳定非常有效。如果小关节骨折存在,在钢丝固定之后畸形可能再次出现,旋转及椎体前移可能丢失。尽管 Bohlman 三联钢丝技术稳定性增加,但始终不能控制旋转力,Rogers 技术在棘突间使用单一的钢丝或编织钢丝套圈,恢复后柱的张力带。

Bohlman 三联钢丝技术:为了增加稳定性,尤其是抗旋转,Bohlman 发明了三联钢丝技术。力学上,该技术同时增加了屈曲及旋转的稳定性,超过了 Rogers 的固定技术。这种技术棘突间钢丝的固定类似于 Rogers 方法,第二及第三根钢丝通过棘突并在带有皮质骨的松质自体植骨块上收紧。该技术适合颈椎创伤性后部不稳定,尽管它增加了旋转的稳定性,但仍然可以发现如果小关节损伤时可再次脱位。

(2)侧块间固定:颈椎侧块间固定是由坎贝尔等在巴黎首次提出。他们应用钴铬合金钢板结合 14 mm 的螺钉固定,这项技术后来被 Grob 和 Magerl 等人改进,发展成 AO 钩形接骨板。由于其固定强度牢固,复位丢失率低,减少术后支具的使用等,使得这项技术获得较广泛的推广。侧块固定的其他优点包括适用于椎板或者棘突骨折或移位、多发性不稳以及控制旋转不稳。

螺钉的置入有多种方法,坎贝尔等推荐于侧块的顶点或者中央进钉,方向为向外约 10°。Grob 和 Magerl 等推荐于侧块中央外上 1～2 mm 处进钉,方向为向上和向外各 30°。Anderson 等改进了此项技术,并推荐螺钉的进钉点为侧块中央 1 mm 内,角度为向上 30°,向外 15～20°。An 等在尸体上作分析,他们发现神经根位于上关节面的前外侧椎间孔内。他们认为神经根的损伤随着向上及向外侧成角的增加而增加,然而,过小的向上及向外侧角度损伤椎动脉危险性更大,因此他们推荐 30°的外侧成角和 15°的向上成角。

Heller 等在尸体样本上分别用坎贝尔方法和 Magerl 技术行侧块螺钉固定。令人吃惊发现:临床经验是螺钉置入好坏的重要因素。有经验的外科医生使用 Magerl 技术置入螺钉时,神经根的损伤为 7.0%,而用坎贝尔方法置入螺钉时,其神经根损伤率为 5.4%。生物力学显示 Magerl 技术置入螺钉更长,其拉力强度也更强。

根据 Ulrich、Coe、Montesano、Campbell 等以及 Abitbol 等生物力学实验证实,侧块固定优于后路钢丝固定及前路钢板固定。但是,其神经根损伤、固定松动等并发症仍有发生。Heller 等报道 654 例侧块螺钉固定中,有 6% 的医源性神经根损伤和 0.2% 的关节突关节移位。超过 1% 的病例发生固定松动,内固定断裂的发生率在 0.5% 左右。

临床上,侧块固定被予以高度评价,效果较佳。Aderson 和 Grady 前瞻性报道了 120 例利用 AO 重建钢板侧块螺钉固定不稳定性颈椎损伤。经过 14 个月的随访,所有患者在所拍的动力位 X 线片上显示愈合良好,复位位置得以维持,只增加了 1.5°的后凸畸形及 0.1 mm 的滑脱;Heller 等认为颈 7 侧块螺钉的置入较难,而且 C_7 神经根最容易受损。这是因为,C_7 椎板较薄,很难确定此椎体侧块的位置。如果 C_7 侧块边缘的位置难以确定,应尽量避免在此侧块内置入螺钉,可以选用 C_7 椎弓根及 T_1 固定或者单独钢丝固定。

患者俯卧于翻身床上,保持颈部中立位。在切开皮肤之前,先用侧位 X 线片定位。然后做后正中切口,暴露脊突、椎板及两侧侧块外侧边缘。中线位置的软组织尽量保存,避免医源性不稳或者屈伸受限。

从生物力学、技术掌握难易程度和安全方面考虑,目前常使用 Magerl 技术置入侧块螺钉。进钉点建议选择在侧块中央内侧 1~2 mm 处,螺钉的方向向上平行于关节面,即大约 30°,向外 10°~20°。钻孔时选用直径 2 mm 的克氏针比可调节方向的电钻要好,克氏针的初始长度设定在 14 mm,向上、向外进针,不断测试是否达到对侧皮质,如果未到,逐渐加长克氏针 1~2 mm,直至到达对侧骨皮质或者深度达 18 mm,并决定所使用螺钉的长度,在所钻孔上置入直径 3.5 mm 的松质骨螺钉固定。

颈椎钢板内固定适用于多种下颈椎外伤,如泪滴样骨折、小关节骨折或脱位等。对于小关节脱位患者,如术前未达解剖复位,必须首先予以术中手法复位。对于单侧或者是双侧的小关节脱位,单侧钢板固定已经足够。使用以上方法在需要固定的侧块钻孔后,经过试模板测试,预弯重建钢板,恢复颈椎前凸角度,置入直径 3.5 mm 的螺钉完成固定。螺钉的长度必须通过测量,防止超过侧块前缘。在置入钢板前,将预先取出的髂骨松质骨植于去皮质的关节突关节内,并在固定完成后,于相应椎板、棘突去皮质,植入松质骨。术后患者需立即予以硬颈围或者颈胸支具固定 2~3 月。

(3)椎弓根固定:自 Abumi 等于 1994 年首先报道将经颈椎椎弓根螺钉固定技术应用于中下段颈椎外伤以来,颈椎椎弓根螺钉在临床已广泛应用。

手术适应证:①经椎弓根螺钉固定不需要椎板提供稳定性,尤其适用于同时做颈椎后路减压和融合的颈椎外伤的患者;②对于有严重的颈椎三柱不稳和(或)多节段不稳的颈椎骨折、脱位,经椎弓根螺钉固定系统能提供最佳的稳定性。

目前进针方法主要有 Abumi 法、解剖标志定位法、开窗椎弓根探查法等。Abumi 等最早报道了应用磨钻打磨穿椎板外侧块骨皮质后,X 线透视下将小探针经椎弓根髓腔插入椎体中,扩髓后,结合术前 CT 扫描可见经椎板外侧块骨皮质、椎弓根到椎体前沿的长度及椎弓根髓腔内径大小,再置入合适的椎弓根钉,此技术被一些学者接受并予以推广应用。开窗椎弓根探查法是先在准备置钉的椎体的椎板上行部分椎板切除开窗,探查椎弓根的上、下、内侧 3 个界,进钉点和进钉方向取决于椎弓根探查结果。Miller 等比较研究了 Abumi 法与解剖标志定位法的优缺点,认为 Abumi 方法明显优于解剖标志定位法,但此类手术操作难度较大,宜慎重选用。

经颈椎椎弓根螺钉行三维固定优于其他常规的颈椎单纯前路、后路固定及前后路结合固定方法,尤其在多节段固定时抗扭转和抗伸展稳定性佳。Jones 等及马迅等对比了颈椎椎弓根螺钉和颈椎关节突螺钉的拔出力,前者明显大于后者,同时经颈椎椎弓根螺钉固定的扭转破坏力矩和前屈破坏力矩最大,稳定性最强。

(二)并发症

下颈椎损伤的并发症主要指与脊髓损伤和骨折复位失败有关的伴发疾病。这些并发症好发于伴四肢轻瘫或者四肢瘫患者中,包括胃肠道出血、呼吸衰竭、深静脉血栓形成、尿路感染以及压疮等。在外伤性四肢瘫中,约有 4％的患者伴有隐蔽性腹腔脏器损伤,因此对怀疑有腹腔脏器损伤的患者,可常规予以腹腔穿刺检查,对于这些多发伤的处理,最好在脊髓损伤诊治中心进行。脊髓损伤后由于常规给予糖皮质激素治疗,其胃肠道出血的发生率在 6％左右,因此可予以常规监测胃酸及给予质子泵抑止剂或者 H_2 受体阻滞剂抗酸治疗。呼吸衰竭主要是由于肺水肿、肺不张或者肺部炎症等致肺通气不足引起,导致恢复时间延长,早期脊髓损伤后死亡通常与肺部并发症有关。急性脊髓损伤伴四肢瘫患者中约有 25％可出现深静脉血栓形成,脊柱固定后早期活动可以减少这类并发症的发生,必要时可予以抗凝治疗。尿路感染也非常常见,常常继发于留置导尿管后,在损伤后急性期可予以间歇性更换导尿管,以减少尿路感染发生。经常翻动患者及早期稳定脊柱可以减少压疮的发生,因此,脊柱损伤中心优质的护理可以明显减少压疮发生。

颈椎损伤后,约 1％～5％的患者可出现神经损伤加重,这些情况大约 50％是医师的行为所致,是可以预防的。最常见于强直性脊柱炎患者发生骨折后,原因是容易误诊、翻身时骨折位置易移动或者未给予 Halo 支具固定。其他的原因诸如待术的时间长短及伴有椎间盘突出等。为减少此类情况发生,所有患者均需颈部保护,直至排除颈椎外伤。除只有轻微神经症状及双侧小关节脱位患者外,建议早期牵引复位并固定,坚强固定对于强直性脊柱炎患者尤为重要。当患者出现神经损伤加重时,需立即行 X 片及 MRI 检查,如果有手术指征,可急诊减压固定。

脊髓损伤后常常伴有血流动力学不稳,其原因是损伤了下行的交感神经纤维,从而导致周围血管扩张、血压降低。迷走神经兴奋后可致心动过缓,心输出量减少,脉搏变慢,可以鉴别神经损伤引起的低血压和低血容量休克引起的低血压。因此,对于神经性休克,补液复苏还不如血管加压素或者血管加压剂有效。心动过缓可应用阿托品治疗,必要时,安装起搏器。由于失去自身调节,脊髓血供只有通过血压来调节,因此,需要快速纠正低血压情况。

第三节　胸腰椎损伤

一、胸腰椎及神经解剖特点

(一)T_1～T_{11}椎体

胸椎椎体呈心形,而椎管相对较小,呈圆形。由于胸椎两侧与肋骨相连,故椎体两侧的上下和横突末端均有小的关节面,分别称上肋凹、下肋凹和横突肋凹。胸椎棘突细长并向后下倾斜,关节突较长,排列较垂直而呈前后方向。胸椎除椎体、椎间盘、关节突关节连接外,还有肋骨组成的胸廓与其相连,从而大大增加了胸椎的稳定性。胸椎伸屈活动较小,但在下胸椎有一定的旋转活动。椎体的血供来自胸主动脉的肋间动脉分支,沿椎体前方及侧方,又分出小支即前外侧椎体动脉。肋间动脉的后支又进入椎间孔,分为前支、中支及后弓支,分别供应椎体及椎弓。

（二）胸腰段

胸腰段一般指 T_{11} 至 L_1 或 L_2 段脊柱。此段结构有 3 个特点：①胸腰段上端为较固定的胸椎，所以胸腰段成为活动腰椎与固定的胸椎之间的转换点，躯干活动应力易集中于此；②胸腰是生理后突，腰椎为生理前突，胸腰段为两生理性曲度的衔接点，肩背负重应力易集中于此；③关节突关节面的朝向在胸腰段移行。Singer 对 161 例胸腰椎损伤行 CT 检查，发现小关节的移行集中在 3 个层面，在 $T_{11\sim12}$ 者占 52％，$T_{12}L_1$ 占 24％，其余在 $T_{11\sim12}$ 与 $T_{12}L_1$ 之间。实验研究表明，小关节由冠状面转变为矢状面处，易遭受旋转负荷的破坏。胸腰段脊柱在解剖结构上的 3 个特点，构成胸腰段脊柱骨折发生率高的内在因素。

（三）腰椎

腰椎的椎体较颈椎和胸椎大而厚，主要由松质骨组成，外层的密质骨较薄。从侧面看，腰椎椎体略呈楔状，横径大于前后径，并从上到下逐渐增大。椎弓发达，位于椎体后方，包括椎弓根、椎板、上下关节突、棘突和横突。关节突较长，上下关节面基本呈矢状位。棘突宽大，呈矢状位后伸，末端圆钝，且棘突间隙较宽。棘突、横突及上下关节突都是肌肉、韧带的附着部位，并由此连接上下腰椎。椎间孔较大可为卵圆形、三角形或三叶草形。椎间孔内有脊神经通过。腰椎椎体厚而大，关节突较长，其组成椎间连接，既有较好的活动性，又有较好的稳定性，其生理前凸的存在，对人体适应站、坐、卧 3 种姿势甚为重要。因此对其骨折脱位复位、脊柱固定及融合，均需要注意维持腰椎的生理前凸姿势。

腰椎在胚胎生长、发育过程中较易形成一些先天性的解剖异常，如先天性的 6 个腰椎，L_5 与 S_1 融合形成腰椎骶化，T_{12} 发生移行形成腰化，L_5 棘突未融合而形成隐性脊柱裂，可造成晚期腰痛症状的 L_3 横突肥大等。所有这些先天性的畸形都有可能成为腰部疾患的病理基础，在一些诱发条件下则可能由此产生腰部疼痛、下肢疼痛、麻木等症状。

腰椎主要由腰动脉供血。腰动脉来自腹主动脉，髂腰动脉或骶中动脉，于椎间孔处分出脊柱前支、中间支和背侧支形成椎管内血管网。腰椎的营养动脉在后纵韧带深面与对侧同名动脉吻合形成动脉丛，椎体中央支数目较少，系由椎体前外侧面及背侧进入为主要营养血管，中央支在椎体中 1/3 平面发出一支向前直行至椎体中心，呈树枝状，伸向椎体上下端，周围支较短分布于椎体周围骨质。腰椎内静脉系统丰富，有椎管内前后 2 个静脉丛和椎管外前后 2 个静脉丛及体壁、肋间和腰静脉等相通，椎管内静脉尚能与盆腔腹腔血流相通，而回流至下腔静脉或髂总静脉。

（四）胸腰椎椎弓根解剖特点

椎弓根是连接椎体与其后面附件之间的桥梁，呈椭圆形，周围为坚强的骨皮质，为椎骨最坚固的部位。即使患者有骨质疏松，椎弓根仍有足够的强度提供固定。

上胸椎椎弓根短窄而薄，椎弓根的上缘与椎体上终板相平行，椎弓根的下缘位于椎体的上 2/3 处。椎弓根后部稍高，前部稍低，这一特点说明椎弓根的长轴中心线向下有一定的倾斜度，另外由于胸椎体积小，其椎弓根长轴中心线与椎体矢状面形成内倾角。临床进钉时应结合患者的手术节段及影像学资料注意这 2 个倾角。

国外资料的椎弓根高度从 $T_3 \sim T_5$ 逐个增加，为 $0.7 \sim 1.5$ cm，宽度是由 $0.7 \sim 1.6$ cm。国内资料椎弓根高度和宽度从 $T_1 \sim T_5$ 逐个增大，最小值分别是 5.4 mm 和 10 mm，因此应用椎弓根螺钉时，直径应在 4 mm 为佳，由后向前贯穿椎弓根时，由胸椎到腰椎螺钉也需逐渐加长，T_9 到 L_1 为 40 mm，$T_2 \sim T_5$ 是 45 mm。

因胸椎椎弓根的内侧为脊髓，相距 $0.2 \sim 0.3$ cm，由硬脊膜及脑脊液相隔，在 L_1 以下则为神经根和马尾。由于神经根位于椎弓根内下方，故椎弓根的内下部是最危险的部位，而椎弓根的外上部钻孔则很少有危险。

椎弓根的延长深度为椎弓根轴线长度（包括上关节突厚度，临床上可称为骨螺钉通道深度）。椎弓根螺钉进入脊椎的长度，因螺钉与脊椎矢状轴所成夹角的大小而不同，螺钉从椎弓根以 0°角进入者最短，而有向前、向内成角者则进入较长。椎弓根的方向在 $T_1 \sim T_3$ 很内斜，从 $T_4 \sim L_4$ 几乎是矢状面的，其角度不大于 10°；而 L_5 则为例外，向内的倾斜为 30°。Skillant 以 e 角和 f 角来表示椎弓根的方位，e 角为椎弓根纵轴与脊椎矢状轴所成的夹角，测量结果 L_1 为 5°，L_2 为 10°，L_3 为 10°，L_4 为 $10° \sim 15°$，L_5 为 15°，f 角为椎弓根纵轴与椎体水平所成的夹角，"+"表示椎弓根纵轴自后上向前下方，反之为"−"，根据 52 具干燥脊椎骨标本的测量结果，f 角在腰椎椎弓根基本为水平位。故螺钉钻入时应向内偏斜 $10° \sim 15°$，平行于椎体终板。

（五）脊髓

胸段脊髓较细，神经根离开脊髓椎间孔，自上而下，同序数脊髓节段约比同序数脊椎高 $2 \sim 3$ 节，脊髓圆锥的水平多位于 L_1 下缘。Reimann 与 Anson 收集各家报道的 692 例，结合自己的 129 例解剖观察，指出脊髓圆锥下极位于 L_1 椎体下缘者占 24%。胸腰段脊髓有 2 个特点：①以 $T_{12} \sim L_1$ 骨折脱位为例，脊髓圆锥终止于 $T_{12} \sim L_1$ 及 L_1 上 1/3 者，是下神经元损伤，表现为迟缓性截瘫。如圆锥终止于 $L_{1 \sim 2}$ 间者，在脱位间隙以下可有数节脊髓，系上神经元损伤，下肢特别是膝以下表现为痉挛性截瘫。所以同一水平的骨折脱位，由于圆锥的水平不同，而出现不同的截瘫。②由于圆锥多终止于 L_1 椎体中上部，如以 T_{10} 脊椎下缘相当于 L_1 脊髓节，则 $T_{11} \sim L_1$ 下缘处，就集中了 $L_2 \sim S_5$ 脊髓及其相应的神经根，即胸腰段为脊髓与神经根在所在部位，骨折脱位即损伤了脊髓，又损伤了神经根。脊髓对损伤的抵抗力低，而神经根则相对抵抗力强。脊髓损伤未恢复者，其神经根损伤可能恢复。所以胸腰段骨折脱位合并截瘫者，其神经根损伤常有一定恢复。

脊髓血供由脊髓前动脉、脊髓后动脉和根动脉供应，脊髓前动脉和后动脉均起于颅内，由枕骨大孔下行，脊髓前动脉为 1 条或 2 条走行于脊髓前正中裂，至脊髓圆锥为止，且不断与脊髓后动脉吻合，脊髓后动脉有 2 条走行于脊髓后外侧沟，至圆锥与前动脉支吻合。此 2 条动静脉均较细，走行距离又长，故需不断接受由颈动脉、肋间动脉和腰横动脉分出之根动脉补充血供，但不是每一椎间均有根动脉，颈段脊髓多由颈升动脉之分支成为根动脉，$T_{1 \sim 2}$ 节段的血供相对较小，是易发生缺血的部位，在下胸椎的根动脉中有一支较大者，称为根大动脉，起自左侧 $T_2 \sim T_{12}$ 水平，供应大半胸髓，也称大髓动脉，其出肋间动脉后沿椎体上升约 1 个或 2 个椎节段进入椎间孔，根动脉又分为上升支、下行支，并与脊髓前动脉和后动脉吻合，当由于脊椎骨折脱位遭受损伤时，如无其他动脉的分支与其吻合，易导致下胸椎脊髓缺血。

（六）马尾

L_2 以下神经为马尾，了解马尾的结构是修复马尾损伤必备的基础知识。马尾的解剖特点：马尾在硬膜囊中每个神经根由 1 条前根纤维束与 3 条后根纤维束组成，圆锥以下从 $L_2 \sim$

S_5 共 9 条神经根,即每侧有 36 条纤维束,双侧共 72 条加上终丝 1 条。下行时每下移一节便减少 8 条纤维束。至 L_5 以下则仅剩 40 条纤维束加一条终丝了,马尾在硬膜囊内的排列规律是 L_3 椎间孔以上,纤维束多集中一起,前后根分别位于前后、终丝居中,万一断裂缝合时只要选其中 1~2 束粗大纤维,分别前后对合缝合固定即可。L_3 椎间孔以下神经根逐渐分开,各相关神经根前后接近各相关椎间孔,终丝向后正中移位。腰椎者在两侧前部,骶椎者在后面近中线。横切面呈马蹄形。神经根的前根树在前内,后根树在后外,此可作为马尾部水平断裂缝合时的参考。马尾神经根的数量,后根神经纤维数:平均每一根神经根为 311 682 条,前根纤维为 94 983 条,前后根之比为 1:3.2。既往曾用肋间神经吻合修复马尾腰骶神经根损伤,因肋间神经纤维计数约在 10 000~35 000,相差约 10 余倍以上,似乎并不合理。

二、胸腰椎损伤病因

(一)交通意外

交通意外是现代脊髓外伤的首要原因。由于交通工具速度快,发生交通意外时,乘员常系安全带时,躯干固定,头颈随车速向前移动,碰在挡风玻璃或前座背时,常发生颈髓损伤,而未系安全带者,整个躯干随车速移动,发生胸腰椎损伤较多。伤者如在车外,可被车轮撞击躯干致脊髓损伤或被车碾压过躯干致脊髓损伤,常是无骨折脱位的脊髓损伤。

(二)工伤事故

高处坠落,例如在楼房建筑施工时不慎坠落等,是脊髓外伤的第二大原因,头向下落地可发生头颅外伤和颈椎脊髓损伤,足落地摔倒可发生跟骨骨折和脊柱脊髓损伤,臀部着地多发生胸腰椎脊髓损伤。夜间地震建筑物倒塌,砸伤躯干发生脊柱脊髓损伤,如唐山和邢台地震,发生大量脊髓损伤。

(三)运动失误

例如骑马摔倒,从马头处掉下,导致胸腰椎脊髓损伤。又如跳水,由于不知水深浅或头向下潜入后,来不及抬头,至头顶撞击水底致颈髓损伤。儿童和青年人的体操或舞蹈倒立训练,常是脊柱过伸训练,连续几个之月后,可发生无骨折脱位脊髓损伤,轻者不全截瘫,重者完全截瘫,应当引起训练时的注意。

(四)其他

生活中损伤,多见于老年人,例如天黑走路,不小心撞在木杆上。儿童玩耍,背后被撞击,可致无骨折脱位脊髓损伤。

火器伤,战争中脊柱受投射物损伤,为直接损伤或由于投射物高速冲击波致伤脊髓,在某些国家例如美国其平时火器性脊髓损伤,已升至交通意外之后的第二位原因,占 23%,我国平时也有一些发生。锐器伤近些年来屡有发生,主要是匕首类锐器,从椎间隙中刺入脊髓,可为完全脊髓横断,也可为脊髓半侧损伤。

三、胸腰椎损伤的分类

胸腰椎骨折的分类在过去 60 余年来不断发展演变。分类方法主要基于对损伤机制、影像

学资料的判断,并以此指导临床治疗和判断预后。主要的分类方法有以下几种:

(一)早期分类法

胸腰椎骨折的分类最早在 1938 年由 Watson-Jones 提出,对 252 例脊柱损伤进行分析后,他列出 7 种不同类型的骨折,并着重于主要的三种损伤分类:单纯楔形压缩骨折、粉碎性骨折、骨折脱位。而 1949 年 Nicoll 根据对英国矿工胸腰椎骨折的治疗效果提出的分类方法包含了 Watson-Jones 提出基本分类方法,但是增加了一种 Chance 描述的屈曲旋转损伤。Nicoll 根据骨折后畸形加重和脊髓损伤的风险,首先提出脊柱损伤分稳定性和不稳定性骨折两类。稳定性骨折不需要石膏制动,患者卧床 3～4 周,然后逐渐增加活动量。不稳定性骨折需要在石膏床中制动 4 个月以上。

1963 年 Holdsworth 改进并发展了 Nicoll 的分类法,并适用于整个脊柱,是后来各种分类方案的基础。Holdsworth 将 Watson-Jones 和 Nicoll 的粉碎性楔形骨折称为爆裂性骨折。并根据损伤的机制将胸腰椎骨折分成 5 组:

1.单纯屈曲性损伤

造成稳定的楔形压缩骨折。

2.屈曲和旋转性损伤

造成不稳定性骨折-脱位,伴有后方韧带复合结构的断裂、棘突的分离、下位椎体接近上边缘的片状骨折和上方椎体的下关节突脱位。

3.伸展性损伤

造成椎间盘和前纵韧带断裂和发生脱位椎体前缘小骨片的撕脱。这种脱位几乎总能自发性地复位,并且在屈曲时是稳定的。

4.椎体压缩损伤

使椎间盘髓核突入椎体造成终板骨折,也使椎体爆裂,椎体骨碎片向周围移位。因为韧带保持完整,所以这种粉碎性骨折是稳定的。

5.剪力损伤

造成整个椎体移位和关节突或椎弓根的不稳定骨折。

(二)Denis 分类法

1968 KeLLy 和 Whitesides 提出两柱理论,将胸腰椎描述成由 2 个负重柱组成:椎管的中空柱和椎体的实心柱。1983 年 Denis 提出的分类建立在 412 例胸腰椎损伤的 X 线回顾,以及 53 例患者的 CT 片和 120 例患者的手术记录的基础上,并提出了中柱或第三柱的概念。

脊柱的 3 柱包括前、中、后柱:前柱包括前纵韧带、椎体的前半部分和纤维环的前部分;中柱包括后纵韧带、椎体的后半部分和纤维环的后部分;后柱包括椎弓根、黄韧带、关节囊和棘间韧带 Denis 指出纵向压缩、纵向牵拉和不同平面力引起的平移等可以造成 3 柱中 1 个或几个柱的破坏。

根据 Denis 的分类,有 4 种基本的类型:

(1)前柱压缩引起的单纯稳定楔形压缩型骨折。

(2)爆裂性骨折伴前中柱压缩。

(3)牵张性损伤即安全带型损伤。

(4)骨折脱位型,通常不稳定并累及 3 柱。

(三)McAfee 分类法

McAfee 等在研究了 100 例有潜在不稳定性骨折或骨折-脱位患者的 CT 片后,确定了中部骨-韧带复合结构破坏的机制,在此基础上发展了一种新的分类系统。

楔形压缩型骨折:由向前的屈曲力引起,造成单纯前柱破坏。除非有多个相邻椎体节段受损,此型损伤一般很少引起神经损伤。

稳定爆裂性骨折:由压缩性负荷引起,造成前柱和中柱的破坏,后柱的完整性不破坏。

不稳定爆裂性骨折:压缩造成前柱和中柱破坏伴有后柱断裂。后柱可以因为压缩、侧方屈曲或旋转力量而造成破坏。因为不稳定,所以有创伤后脊柱后凸和引起进行性神经损伤症状的倾向。如果前柱和中柱是因为压缩引起的破坏,则后柱的破坏不可能是牵张性力量引起。

Chance 骨折:是由围绕前纵韧带前方的一个轴的屈曲力所造成椎体水平撕脱骨折,整个椎体被强大的张力拉裂开。

屈曲牵拉型损伤:屈曲轴位于前纵韧带后方,前柱被压缩力破坏,而中柱和后柱被牵张力破坏。因为黄韧带、棘间韧带和棘上韧带通常是断裂的,所以这种损伤是不稳定的。

平移型损伤:这种损伤是整个椎管断裂,表现为椎管排列紊乱。通常是剪切力造成了 3 柱均被破坏。在受累节段,椎管的一部分发生横向移位。

缺点:①CT 扫描和 X 线片只可以提供静止的图像,而不能显示最大的移位;②隐匿的韧带损伤在平片和 CT 扫描片上无法鉴别,而且拍摄胸腰椎屈伸位 X 线很危险。

(四)Mc Cormack 分类法

Mc Cormack 等报道一组 28 例胸腰椎骨折手术的患者,这些患者都通过短节段的后路内固定治疗:骨折椎体上下椎的椎弓根螺钉和钢板内固定。28 病例中有 10 例内固定失败。Mc Cormack 等发现损伤最严重的椎体其骨折的程度和性质与后路短节段内固定的成功有密切相关。根据此观察结果,他们提出了骨折分类新评分系统。

Mc Cormack 等强调了骨折的 3 种特性:椎体的粉碎程度,骨折块的贴合程度和术前术后 X 线上后凸畸形的纠正程度。每种特性的根据严重程度分为 3 级(轻度、中度、严重),并分别赋予 1 分、2 分、3 分。根据他们的研究成果,认为评分 7 分以上(包括 7 分)易导致后路短节段内固定的失败。这种分类方法特点在于对损伤的严重性进行量化,但是并没有考虑到韧带和神经组织的损伤,而且此分类的产生起源于回顾性的结果分析,缺乏可重复性。

骨折赋予 3 种特性:椎体的粉碎程度,骨折块的占位程度和术前、术后 X 线上后凸畸形的纠正程度。每一种特性根据严重程度赋予 1～3 分。粉碎程度:一级,矢状面粉碎程度≤30%;二级,30%～60%;三级,≥60%。骨碎片占位程度:一级,CT 横切面上轻微的骨折块移位<1 mm;二级,至少 2 mm 移位并<50%椎体横切面积;三级,>50%椎体横切面积。后凸畸形矫正程度:一级,侧位平片上后凸畸形矫正≤3°;二级,后凸畸形矫正 4°～9°;三级,后凸畸形矫正≥10°。

(五)Magerl/AO 分类法

Magerl 等的广泛合作和严谨组织下对 5 个医疗机构的 1445 连续病例进行分析,1994 年出版了 Magerl 脊柱损伤的分类法,并后由 Gertzbein 进行修正。他们的分类方法借鉴了 AO

四肢骨折的分类法。根据原始应力的类型,将损伤分为三大类:压缩、牵张、扭转。每一大类再分为三组,并可再分成三亚组。如果有必要,这些亚组可以再分出更小的损伤类型。其损伤分类的目的在于鉴别非常严重的损伤。其中 A1 是最轻微的损伤而 C_3 是最严重的损伤。

尽管 Megerl/AO 的分类满足了脊柱损伤分类的许多要求和标准,不过在区分损伤类型上仍存在问题。最初的报告列出了 53 种不同的损伤类型,但如此多的类型足以让研究者和医生生畏。最近的一项研究表明,即使仅对损伤进行 ABC 的分类,观察者之间仍然有很大的判断分歧(鉴别分类时仅有 67% 的一致性)。如果细分损伤类型到组和亚组,那么分类的可靠性也更随之降低,这表明过细的分类对临床无助。

1.A 型

压缩损伤 A1:嵌压骨折;A2:分离型骨折;A3:爆裂骨折。

2.B 型

牵张损伤 B1:主要韧带的后侧牵张;B2:主要骨性结构为主的后侧牵张;B3:前侧通过椎间盘的牵张损伤。

3.C 型

扭转损伤 C1:A 型伴扭转;C2:B 型伴扭转;C_3:扭转剪切损伤。

(六)其他

Kulkarni 等的报告和最近其他人的报告都认为,MRI 在查出隐匿的韧带损伤、进入周围软组织中的出血和判断神经损伤的程度和脊髓水肿的范围等方面很有帮助。他们还认为 MRI 对判断脊髓损伤后的预后也很有益。神经损伤的严重性和椎管受累的程度之间缺乏直接相关性。但很明显的骨和椎间盘的碎片向后突入胸腰段椎管要比突入腰段椎管能造成更严重的后果,因为脊髓和脊髓圆锥恢复的预后差,而马尾损伤与周围神经损伤的性质一样较容易恢复。所以,Kulkarni 主张在脊柱损伤分类时,应考虑到患者 MRI 的影像学表现。

四、胸腰椎损伤的临床表现

胸腰段损伤是发生脊柱脊髓损伤最常见的部位。这类损伤多见于男性(15~29 岁),多由较大的外力如交通伤和坠落伤所致。胸腰段损伤大多发生于 $T_{11\sim12}$ 节段(52%),其次是 L_1~L_5 节段(32%)和 T_1~T_{10} 节段(16%)。

(一)脊柱损伤、骨折或骨折脱位

表现为伤处疼痛,活动受限,伤椎的棘突常有压痛。如有明显的压缩骨折或骨折脱位,常见伤椎和上位椎的棘突后凸和压痛。有棘突间韧带撕裂和脱位者,该棘突间距增宽,严重者棘上韧带同平面腰背筋膜撕伤,可见皮下瘀血。确切的检查诊断,必须依靠 X 线等影像学检查。

(二)脊髓损伤

胸腰段脊髓伤表现为双下肢瘫痪,称截瘫。各类脊髓损伤和严重不全脊髓损伤病例,伤后可呈现一段脊髓休克期,即损伤节段和其以下脊髓功能暂时丧失,表现为感觉丧失,肌肉瘫痪,深浅反射消失等下神经单位损伤表现。待休克期过后,损伤平面以下脊髓功能恢复,则其支配的肌张力增加,腱反射亢进,出现病理反射。脊髓休克期的长短,依据损伤平面和损伤严重程度而定,肛门反射及阴茎球海绵体反射的出现,表示脊髓休克期将过。

1.脊髓震荡

为轻度脊髓损伤,开始即呈不完全截瘫,并且在 24 小时内开始恢复,至 6 周时,恢复完全,其与不完全脊髓损伤之区别在于前者可完全恢复,而后者恢复不全。脊髓震荡与脊髓休克的区别主要是组织病理学和预后不同。脊髓休克本身无明显病理改变,提出脊髓休克本身可能是接收器与突触传递的变化,所以是严重脊髓损伤的早期表现,而不是一种损伤类型。

2.脊髓挫伤

多为不完全性损伤,脊髓功能部分丧失,临床表现为不完全性截瘫,其程度可有轻重差别,根据脊髓内损伤部位的不同,尚有中央型脊髓损伤、前脊髓损伤、后脊髓损伤及脊髓半横贯损伤等类型。

3.脊髓横断损伤

这是脊髓损伤的最严重类型,脊髓功能完全消失,表现为完全性截瘫。

4.圆锥损伤

大多数人的圆锥位于 L_1 椎体平面,其上方为脊髓,周围则为腰骶神经根(马尾)。胸腰段损伤,L_1 爆裂性骨折可能造成圆锥损伤,也可造成脊髓和神经根损伤。因此,圆锥损伤可分为三类或三型:脊髓、圆锥、神经根损伤。单纯圆锥损伤,支配下肢的腰骶神经根无损伤,仅表现为圆锥损伤即肛门会阴区感觉障碍,球海绵体反射和肛门反射消失。

5.马尾损伤

L_2 以下骨折或骨折脱位,单纯损伤马尾,可为完全损伤或不完全损伤,双侧平面可以一致,也可不一致。完全损伤时,感觉丧失,运动瘫痪为迟缓性,腱反射消失,包括 $S_{2\sim4}$ 神经根损伤者,括约肌功能障碍,球海绵体反射和肛门反射消失。

6.无骨折脱位脊髓损伤

胸椎无骨折脱位脊髓损伤的发生率有日渐增多之趋势,胸椎无骨折脱位脊髓损伤主要发生在儿童和青壮年,儿童组的年龄在 1～11 岁,青壮年为 18～38 岁。致伤原因系车祸、轧压伤、碾轧伤等严重碾压伤。成人伤后立即瘫痪,儿童则半数有潜伏期,自伤后 2 小时～1 天才出现瘫痪,截瘫平面在上部胸椎者占 1/3,在下部胸椎者占 2/3,绝大多数为完全瘫痪,且系迟缓性软瘫,此因大段脊髓坏死所致。胸椎还有一个特点即胸部或腹部伴发伤较多,可达半数以上,胸部伤则主要为肝脾破裂出血,胸椎无骨折脱位脊髓损伤机制可能有大髓动脉损伤,由于胸腹腔压力剧增致椎管内高压,小动脉出血而致脊髓缺血损伤,部分病例表现为脑脊液中有出血。例如 18 岁女性,乘电梯发生故障,被电梯挤于顶壁之间达 4 小时,经救出后发现 T12 以下不全瘫痪,胸锁关节前脱位,右第 6、第 7、第 8 肋骨骨折,骨盆骨折,肉眼血尿,胸腰椎无骨折脱位,腰穿脑脊液中红细胞 150 个,说明胸腹腔被挤成高压状态,可致脊髓损伤。

腰椎无骨折脱位脊髓损伤少见,有报道 5 例青壮年男性患者,致伤原因有背部撞伤,冰上跌到等,伤后双下肢不全瘫,X 线检查,4 例有腰椎管狭窄,可能是发病的基础因素,而经非手术治疗,截瘫完全恢复。

7.创伤性上升性脊髓缺血损伤

多见于下胸椎损伤,伤后截瘫平面持续上升。某学者报道 5 例,2 例为 T_{10} 骨折脱位,3 例为胸腰段损伤。某学者报道 12 例,损伤部位是 $T_{8\sim9}$,T_{10},$T_{11\sim12}$ 各 1 例,$T_{12}\sim L_1$ 为 9 例。伤后 2～3 小时截瘫平面与骨折脱位一致,伤后 2～3 天截瘫平面开始上升,其中 3 例上升至 $C_{3\sim4}$ 平面,因呼吸衰竭而死,其余截瘫平面上升至 3～5 个节段,大多数在 $T_{7\sim8}$ 平面停止上升,停止时间最晚在伤后 23 天。死亡的 1 例尸检见整个脊髓自 $C_3\sim S$ 软化坏死,另 2 例于伤后 4 周～6 个月手术探查见胸椎自 T_4 以下坏死软化或呈半瘢痕化。患者下肢截瘫一直呈迟缓性而非痉挛性,其原因有二:1 例截瘫平面上升至颈髓致死者,系 T_{10} 伤段脊髓血管(前后动脉)血栓,逐渐扩大向上、向下蔓延至颈髓和骶髓,致整个脊髓缺血坏死;另一种为胸腰段的大髓动脉损伤,导致其供养之脊髓段缺血坏死。

8.截瘫平面与骨折平面的关系

截瘫平面高于骨折脱位平面,通常脊椎骨折或骨折脱位损伤其同平面的脊髓与神经根,截瘫平面与脊髓损伤平面是一致的。虽然在病理学上,损伤节段脊髓内出血可以向上下累及 1～2 个脊髓节,但因脊髓节段数比同序数脊椎的平面为高,例如对应 T_{12} 脊椎的脊髓节段为 $L_{2\sim3}$。所以其脊髓内出血一般不会高于 T_{12} 节段。

胸腰段脊髓损伤。在完全性脊髓损伤中约有 1/3 可出现截瘫平面高于脊柱损伤平面的表现,根据 45 例具备此特征的手术探查中,发现脱位上方脊髓发生缺血坏死占 33.3%,脊髓横断 29.3%,严重挫裂伤 27.3%,脊髓液化囊肿与硬膜外血肿各 6%,说明脱位上方的脊髓损害严重,缺血坏死的原因可能系位于胸腰段的根大动脉损伤所致,因其常供养下胸段脊髓。因此出现截瘫平面高于脊柱损伤平面,表示脊髓遭受严重损伤,恢复之可能性甚少。

腰段神经根损伤。腰椎侧方脱位,可牵拉损伤神经根,当上位腰椎向右脱位时,则牵拉对侧即左侧的神经根,可以是同一平面神经根,也可为上位神经根,则截瘫平面而高于脊椎损伤平面,神经根损伤较脊髓损伤恢复之机会为多,如有恢复则此体征消失。

五、胸腰椎损伤的诊断

(一)影像学评估

前后位和侧位 X 片是胸腰椎损伤后"标准"的影像学检查方法,由于可能出现多处脊柱损伤,对怀疑合并脊柱损伤的高能量伤的患者推荐行包括颈椎、胸椎、腰椎和骶椎的全面检查。一些特殊的损伤机制或骨折类型可提示脊柱外的损伤,如高处坠落后除脊柱爆裂骨折外,也可出现跟骨和胫骨平台骨折。Chance 骨折或类似的屈曲牵张型损伤应注意到潜在有生命威胁的腹腔内损伤。

CT 通常是平片后的进一步检查手段。薄层扫描和矢状位的三维重建有助于评估骨折的类型和椎管内占位情况。损伤节段椎管的前后径和横径可以通过 CT 测量并和伤椎上下椎的椎管大小进行比较,以判断椎管内的占位程度。

没有神经功能缺失的胸腰椎损伤通常不需要急诊 MRI 检查,MRI 有助于判断平片和 CT 扫描不能确定的韧带损伤。胸背部皮下和脊柱中的气体影像提示屈曲-牵张性损伤的可能。在有神经功能损害的胸腰椎损伤,MRI 可以显示脊髓压迫和排除硬膜外血肿。

(二)神经功能诊断

胸腰椎爆裂性骨折合并神经损伤的发生率为 30%～90%,神经学检查的目的在于判定是否合并神经损伤及其程度,从而为制定治疗方案提供依据。与颈椎损伤和下腰椎损伤不同的是,胸腰椎损伤可不仅合并脊髓、圆锥损伤,也可同时合并马尾、神经根损伤,而圆锥损伤同时伴有马尾损伤者也并非少见。根据神经学检查将神经损伤程度区分为完全性损伤、不完全性损伤和无损伤,但应注意将脊髓完全性损伤同脊髓休克相鉴别。实际上在脊髓休克期结束之前即准确判定脊髓损伤程度相当困难。不完全性脊髓损伤可表现为前脊髓综合征、后脊髓综合征或 Brown-Sequard 综合征,圆锥或马尾损伤则分别表现为圆锥或马尾综合征。其中当圆锥受损时腰神经根可不受累及,从而表现为肛门、膀胱功能障碍,但下肢肌力尚好。

1.脊髓神经功能评定标准

Frankel 标准:由 Frankel 等于 1969 年将神经损伤程度分为 5 个等级并得到广泛应用。这一标准的优点为简便易行,缺点为缺乏膀胱、直肠功能评定内容,对 D 级的损伤不能进一步鉴定,因而难以记录其功能改善程度。鉴于此,Bradford 和 McBride 将 Frankel 标准做了修订,其主要区别在于将 D 级定义具体化并进一步分成 3 个等级。美国脊柱损伤协会(ASIA)也对 Frankel 标准做了修订。

ASIA 标准:ASIA 标准主要包括脊髓损伤水平和程度的诊断,其中脊髓损伤程度的诊断依据为修订的 Frankel 标准。而对神经功能更为详细的评定则是从感觉和运动两方面来反映:对感觉的检查是在 28 个皮节,左、右两侧共 56 个主要感觉点分别测试痛觉和轻触觉,每个主要感觉点正常为 2 分,缺失为 0 分,分数合计最高为 112 分;运动功能则在左、右两侧检查 10 块主要肌肉,按 6 级肌力评定,分数合计最高为 100 分。

2.神经损伤程度的相关因素

骨折后神经损伤程度可相差甚远,对其相关因素的研究结果也不一致。一些学者试图寻找骨折后影像学异常与脊髓损伤程度之间的内在联系,胸腰椎爆裂骨折所造成的脊髓损伤严重程度主要取决于骨折瞬间所产生的能量,因此影像学检查所显示的形态学异常程度并不一定反映了脊髓损伤的严重程度。因此,对于胸腰椎爆裂性骨折的早期治疗选择,不仅要考虑到其局部形态学的异常改变,而且应重视对其合并脊髓损伤的严重程度做出准确评价。

神经功能的检查应包括了脊髓功能、神经根和周围神经功能完整性。成人脊髓通常终止于 L_1 椎体的下缘,也有延至 L_2 椎体。所以胸腰椎损伤神经损伤临床表现各有不同,可能损伤的结构有脊髓、圆锥、马尾、神经根。即使没有出现肌力减弱或反射下降,神经根损伤表现仍可表现为神经支配皮区感觉异常。下肢广泛的感觉异常、肌力减弱、反射缺失提示马尾、圆锥和脊髓的损伤。脊髓损伤后必须检查球海绵体反射,以评估脊髓休克的情况。如果球海绵体反射未恢复而感觉运动功能的丧失可能是脊髓休克引起,并不一定是完全性的脊髓损伤。出现球海绵体反射提示脊髓休克期结束,通常发生在损伤后 48 小时,可以准确评估患者的神经功能状况。

关于完全损伤与不完全损伤的区别,除前述以 S_4、S_5 支配区有无感觉和运动存在外,美国脊髓损伤学会还提出"部分保留带",指出此术语仅用于完全脊髓损伤,即在神经损伤平面以下,一些皮节和肌节保留部分神经支配,有部分感觉和运动功能的节段范围,称为部分保留带,他们还指出:"它们应按照身体两侧感觉和运动分别记录,例如感觉平面在 C_5 而右侧 $C_5 \sim C_8$ 存在部分感觉,那么 C_3 被记录为右侧部分保留区",此与不完全脊髓损伤的区别,在于 $S_4 \sim S_5$

的感觉和运动(肛门括约肌)完全丧失。另外 KitcheL 则认为完全脊髓损伤在损伤平面以下存在感觉或运动的节段不能超过 3 个,不完全脊髓损失在损伤平面以下有超过 3 个节段的感觉和运动存在。

六、治疗

(一)保守治疗

保守治疗是胸腰椎骨折的一种基本治疗方法,主要方法是支具外固定或者卧床休息治疗,包括一段时间的卧床休息,直到全身症状的缓解,接着应用支具固定 10~12 周,并逐步进行功能锻炼。

保守治疗适应证选择得当将会取得良好的治疗效果。Robert W.Bucholz 等认为稳定的没有神经损害的椎体压缩骨折和暴散骨折可以进行保守治疗。包括:①骨折椎体高度丢失少于 10% 的不需要外部支具;②骨折椎体高度丢失在 30%~40%,后凸角度在 20°~25°可以通过矫形支具固定。

胸腰椎的外固定支具的作用是限制脊柱的运动,减少肌肉组织的活动,增加腹部压力稳定脊柱,减少脊柱的承重负荷。最有效的胸腰支具是 Jewett 设计的三点固定支具,其前侧在胸骨和耻骨联合,后侧在胸腰段。其可将脊柱固定于伸直位。这种支具允许脊柱过伸,但限制屈曲,重量轻,易于调节。Jewett 外固定架适用于 $T_6 \sim L_3$ 节段的损伤。

Jewett 外固定架可以限制胸腰椎的屈伸活动,但不能控制侧屈及旋转活动,只有贴体管型支具可以在各个方面限制活动。全接触的胸腰骶矫形支具(TLSO)是目前胸腰椎骨折最稳定的外部支具。全接触的 TLSO 的优点包括:将身体受力分布于广泛的区域,骨盆和胸壁较好的接触,对侧屈和旋转较好的固定,不影响患者的影像学检查。支具应该全天佩戴,无论白天还是晚上。标准的支具在 L_4 以下和 T_8 以上作用将会减低,所以在 L_4 以下应该加长到髋部,T_8 以上应加长到颈部。

保守治疗的指征可简单归纳为:

(1)无神经病损者。

(2)脊柱三柱中至少两柱未受损。

(3)后凸角度小于 20°。

(4)椎管侵占小于 30%。

(5)椎体压缩不超过 50%。

(二)手术治疗

与支具外固定或者卧床治疗相比,手术治疗有几方面的优点。首先,对于那些不能耐受支具或者卧床的患者可以提供即刻的稳定。在一个多发创伤的患者,长期的卧床将可能会产生严重的危及生命的并发症。及时的外科手术稳定可以允许患者早期坐起和康复治疗;其次,外科手术可以很好地恢复脊柱的序列,纠正畸形;最后,解除对神经系统的压迫。一些文献报道手术减压稳定可以增加神经损害的恢复概率,减少康复所需时间。

外科手术的主要目的是神经减压,以利于神经功能的最大程度的恢复。减压可通过前路、后路、后外侧、经椎弓根入路、非直接方式或以上两种方式的结合。突入椎管的骨块对神经的压迫可以通过间接的方法,即通过后侧器械(哈氏棒、CD棒等椎弓根钉)来实现,这些技术使用器械的牵张力及完整的后纵韧带牵拉将突入椎管的骨折块复位达到减压目的。也可以通过直接的侧前方或前方入路切除骨块来解除压迫。

外科手术的另一个目的是要重建脊柱的稳定性,将脊柱曲线恢复到正常序列,任何脊柱内固定系统要实现这个目标都要能够对抗脊柱的移位和纠正不稳定,现代的内固定设计无论前路还是后路都可以在尽量短的内固定节段上提供脊柱强有力的稳定支持。

手术目的可简单归纳为:

(1)减压,为神经功能恢复创造最佳条件。

(2)恢复和维持脊柱的高度和曲线。

(3)减少脊柱活动度的丢失。

(4)保持脊柱的稳定性。

(5)坚强固定以利早期护理和康复。

(6)防止创伤后后凸畸形及神经病损。

(三)手术的时机

对脊髓或马尾损伤的患者进行手术干预(减压和稳定)的时机还不十分明确。尽管人体临床研究没有足够的证据,但是可能存在一个重要的时间窗(可能<3小时),在该时间窗内减压可能会促进脊髓神经功能的恢复,改善预后。在犬类动物身上,脊髓的早期减压形成再灌注对神经功能的恢复非常重要,在脊髓损伤的1~3小时内进行减压可以恢复神经电生理活动。多数学者同意当存在进行性神经损害加重是急诊手术的适应证。急性外伤导致脊柱畸形、脊髓损伤的患者应当急诊接受手术,以恢复脊柱序列,给脊髓恢复创造最大的可能性。在那些完全脊髓损伤或静止的不完全脊髓损伤,一些学者认为应当延迟几天手术以减轻脊髓的水肿,而另外一些学者支持早期手术稳定。然而,迄今为止唯一的一个脊髓损伤临床前瞻性随机对照研究发现,在损伤早期(3天内)或晚期(5天后)施行手术,神经功能的恢复并没有显著差别。有研究表明,如果胸腰段脊髓受压持续存在,即使是在损伤晚期才进行减压,也有利于改善神经功能。因后路手术是通过韧带整复缓解椎管压迫的一项间接减压方法,故在创伤早期能更顺利地进行。在伴有四肢长骨骨折的脊柱骨折患者早期手术可以避免患者卧床产生的并发症,如肺炎、压疮等。

(四)外科手术的适应证

1.手术指征

多数文献已普遍达成一致的观点,即胸腰椎骨折出现不完全性神经功能障碍且有明显神经受压的影像学表现时应选择手术治疗。Vaccaro等建立胸腰椎损伤分类与严重度(TLICS)评分,从创伤形态、神经功能、PLC完整性三个方面进行评估,建议TLICS评分≥5分宜采用手术治疗。

对于胸腰椎骨折,不同类型的骨折应当选择相适应的手术方式。

椎体压缩骨折:根据定义,椎体压缩骨折是指椎体前柱压缩,中柱结构保持完整。这种类型骨折的治疗决定于后侧结构的损伤程度。椎体前柱压缩超过40%或者后凸角度超过25°~

30°,则考虑后柱的韧带结构受到损害,很难恢复正常的结构功能。MRI 可以清楚地显示后侧韧带复合体的损伤情况。这种骨折被认为是极度不稳定的骨折,应当考虑手术治疗。对于椎体损伤处于临界状态的患者,如果是年轻人,高能量的损伤,首先选择手术治疗。严重的椎体压缩骨折可以选择后路椎弓根固定系统进行固定和融合。对于老年患者,低能量所造成的椎体压缩骨折,特别是伴有骨质疏松的椎体压缩骨折,后路固定的选择应当慎重,因为较差的骨质量会影响固定的强度。可考虑椎体成形术。前路手术对于此类患者一般来说是不需要的,因为中柱结构没有受到破坏。

2.暴散骨折

根据定义,暴散骨折包括前柱和中柱的破坏,伴有或不伴有后柱结构的损坏。有 3 个因素在选择治疗时应当考虑:椎管受侵占的比例、受伤区成角畸形的角度和神经损害的程度。

对于暴散骨折的最佳治疗手段没有一致的意见。James 和同事对 L_1 椎体暴散骨折的模型研究显示后柱结构的状态对于椎体暴散骨折的急性期稳定性至关重要。他们随后随访的一组病例证实后柱结构稳定的不同类型椎体暴散骨折的患者骨折愈合良好,没有出现畸形愈合。Willen 和同事的病例随访,患者的椎体高度丢失超过 50% 或者椎管侵占超过 50% 的患者在伤后的观察中出现明显的疼痛。Cantor 和同事强调对于后柱结构有损伤的椎体暴散骨折应该手术治疗。手术应当考虑三方面的因素:神经损伤程度、稳定程度和畸形程度。如果患者具有神经损害,同时伴有不稳定、脊髓压迫、明显的后凸畸形或者两种上述条件同时存在,这些都是手术治疗的指征。如果椎管侵占超过 50% 或者后凸角度大于 30°,不管是否伴有神经损害都具有手术的适应证。

3.屈曲分离损伤

屈曲分离损伤可以经过骨或者软组织结构,可累及一个或多个运动节段。韧带损伤愈合能力较差,常会导致局部不稳定和疼痛。累及三柱的屈曲分离损伤是极度不稳定的。脊髓损伤有较高的发生率。这种损伤最好的治疗手段是手术治疗。进行局部节段的固定和后侧融合。

4.骨折脱位

在骨折脱位,脊柱的三柱结构均遭到损伤。这种类型的损伤常伴有较高的神经病损率,多数患者需要进行手术治疗。如果出现骨折脱位的患者没有神经损害,手术的目的是稳定脊柱,恢复脊柱序列,防止继发神经损害,争取早日下床活动。如果骨折脱位伴有部分神经损害,亦应手术稳定脊柱和对神经进行减压。如果神经损害是完全的,亦应进行脊柱稳定,减少患者住院和卧床时间,给脊髓恢复创造最大的可能性。

手术指征可简单的归纳为:

(1)有神经损伤。

(2)所有 AOC 型骨折。

(3)AO A3 型及 B 型中成角超过 30°、椎体压缩超过 50%、椎管侵占超过 30%。

(4)MRI 证实有椎间盘损伤。

七、手术入路的选择

(一)前路手术

前路手术进行胸腰椎骨折减压稳定,无论单独使用还是与其他手术方式结合使用,在过去几十年来一直受到骨科医生的推崇。前路经胸腔减压和融合适用于胸椎和胸腰段骨折($T_2 \sim L_1$)。前路手术的指征是伴有神经损害的椎体暴散骨折,在急性期进行减压和稳定;纠正陈旧创伤所引起的畸形;重建脊柱前柱的支撑结构。随着内固定技术、植骨方式以及手术安全性的提高,前路手术越来越为外科医生所接受。

随着内固定技术的发展和自体骨植骨之外植骨方法的改进,前路手术治疗胸腰椎暴散骨折作为一种独特的技术手段获得了更多的接受。在20世纪80年代末期,随着前路钢板的日趋成熟,前路减压固定胸椎和胸腰椎骨折的手术治疗质量得到很大提高,现代的内固定技术多采用一个椎体两枚螺钉的固定技术,一枚螺钉靠后,平行于椎管后壁;另一枚螺钉靠前,自前侧向后侧斜行打入,两枚螺钉之间呈三角形,增加了抗拔出力。在邻近的两个椎体之间,可以完成撑开或加压的操作。

Kaneda等报道应用前路减压植骨、Kaneda内固定器械治疗胸腰椎暴散骨折患者150例,经过平均8年的随访之后,影像学显示93%的患者获得良好的植骨融合。10例患者形成假关节,在经过后路固定融合后,问题得到解决。Kaneda将其手术的成功归结于:在内固定的基础上,脊柱受力通过具有3层皮质的髂骨植骨块。椎管的狭窄由术前的47%到术后的2%,神经功能改善一级的达95%,96%的患者恢复了工作。Gardner等应用前路钢板治疗胸腰椎骨折获得100%的融合率。Okuyama等报道45例胸腰椎不稳定骨折应用前路减压和固定手术治疗,84%的患者术后没有疼痛,74%的患者术后恢复工作,后凸角度在骨融合之前丢失很少。

对于脊柱结构的两柱(前柱和中柱)损伤,Denis分类的椎体暴散骨折,AO分类的A型损伤,单纯前路固定获得了良好的疗效。对于不稳定的三柱损伤,即Denis分类的屈曲分离损伤,AO分型的B型或C型骨折,单纯前路手术能否解决这种损伤的稳定问题还有争议。

(二)后侧入路

后路治疗胸腰椎骨折主要应用内固定器械在损伤节段实施撑开和复位并间接减压。撑开力量被证明在使突入椎管的椎体后壁骨块复位方面有着明确的作用,特别是在伤后几天内更有效。

Harrington棒是最早的用以治疗胸椎和腰椎骨折后路棒钩系统之一。虽然其能够起到复位和稳定脊柱的作用,但因为其坚强和稳定程度不够,现在已很少使用。

节段间固定系统:使用节段间固定系统可以很好地纠正后凸和侧凸畸形。有多个连接的钩与椎弓根钉可以完成撑开和加压的作用,因此可以矫正复杂的畸形和提供脊柱强有力的稳定支持。在应用横向连接后,两侧的钉棒结构变为一个整体,更有效地提供稳定支持。固定节段长短有很多争议,有些学者认为固定臂的长度在伤椎上下应该等长。Shufflebarger认为,在胸椎骨折上方应固定3个椎体,下方应固定2个椎体;在胸腰段上方应当固定2个椎体,下方固定1个椎体。更短的固定节段应慎重使用,除非是前柱损伤较轻或前方进行植骨支撑。

如果要使用钩棒固定，每个连接棒上至少要有 3 个钩子，不管在胸椎还是在胸腰段。椎板钩应与椎弓根钩结合使用，在骨折椎体远侧应用椎板钩要至少 2 个椎板，否则单个椎板钩难以对抗张力。

节段间固定系统与单钩棒系统相比明显增加了对椎体的把持力，减少了内固定失败的概率，其另一个好处是可以实施单个节段间的加压和撑开。

在胸腰段，椎弓根有较大的直径，可以考虑全部采用椎弓根钉进行固定。椎弓根系统的优点是使得短节段固定成为可能，经常采用的固定方式是在伤椎上一个节段和下一个节段进行固定。这种固定方式在腰椎显得优点更为突出。

在完成后路椎弓根固定的同时，根据椎管侵占情况，可以完成椎管减压。单纯平片不能作为判断椎管减压与否的依据。术前的 CT 平扫与三维重建；MRI 检查可以提供关于椎体结构的破坏情况、椎管侵占情况的完整信息。后路减压的优点是不需要再次另外切口；缺点是减压需要切除椎管后壁结构或者后外侧结构，这将会影响脊柱的稳定性，并可能对植骨融合造成不利影响。另外一个缺点是此种减压不如前路减压直接，可能形成不彻底或减压失败。

（三）前路和后路联合手术

前路和后路手术方式可以同时应用来治疗胸腰椎骨折。很多医生认为后纵韧带断裂是其手术指征，骨质疏松症也是联合入路的指征。联合入路的优点是可以最大程度地进行椎管减压，提高术后的局部稳定性，增加脊柱融合概率。Been 等的报告认为前后联合入路与单纯后侧入路相比，对神经功能恢复方面没有明显帮助，但在保持后突畸形矫正方面优于单纯后路，虽然有不少文献报道增加的后突畸形与背痛之间没有明确的联系。

有学者认为，如果最初的手术入路是后路稳定，前路手术可以分步考虑，即如果出现新的神经损害或者持续的神经损害考虑与来自椎管前壁椎体骨折块后突压迫有关或者与骨折椎体持续的塌陷相关，这种情况下可以考虑再行前路手术。如果最初的手术为前侧入路，在有证据表明后侧附件结构间隙增大，在冠状面或者后突畸形的存在，对前柱内固定产生过大的压力，严重影响脊柱的稳定性，这种情况下可以考虑再行后侧入路。前后路手术同时进行适用于患者神经损害来源于后突的骨折块，且有椎板骨折产生神经根损害。环形减压适用于老年骨质疏松患者需要减压和稳定同时进行。

Praveen V 等人为前后路联合手术的指征是：①三柱损伤，包括骨折脱位、后侧韧带复合体损伤同时伴有前柱和中柱的损伤；②明显的前柱粉碎骨折和椎体高度丢失；③严重的后突畸形。

许多医生相信前路手术可以更充分地完成椎管减压。一些医生认为伴有神经损害的胸腰椎骨折是前路手术的适应证。Esses 等的研究认为各种手术入路方式在神经功能改善方面没有明显的区别。在那些具有明显的骨折块椎管侵入但没有神经损害的患者，许多医生更愿意通过后路固定技术，利用后侧韧带结构，对椎管进行牵引，以达到对骨折块间接复位。Wessberg 等对 115 例椎体暴散骨折的患者进行平均 7 年的随访发现，无论手术还是保守治疗，突入椎管的骨折块都有不同程度的吸收重建，椎管的直径有所增加，他们更支持在神经功能没有损害的患者不需要进行前路手术治疗。

（四）手术治疗

1.手术入路

胸腰段骨折的手术入路主要为侧前方入路及后侧入路。文献报道未证实哪种手术入路更有优势。前路减压固定的绝对指征是椎体暴散骨折，后壁骨块翻转向前，其特点是在 CT 横断面可见椎体后壁骨皮质位于椎体内并指向前方。而其他类型骨折的手术入路的选择除了根据术者的经验外主要取决于前柱的结构是否稳定。大部分胸腰椎骨折脱位可通过后方入路达到减压、复位及固定的目的；但如果出现根椎管侵占超过 50%、椎体高度丢失超过 70%，应选择前方入路。如何判断前柱的稳定性目前还存在争议，可以参考 Gamnes 载荷分享评分来指导入路的选择。如果小于 6 分可选择后路手术，如果大于等于 6 分可选择前路手术，而对于 B2、B3 及 C 型骨折同时 Gamnes 评分大于等于 6 分者可以选择前后联合入路。

（1）胸腹联合入路（显露 T_{10}～L_1）和腹膜后入路（显露 T_{12}～L_5）：患者右侧卧位，右侧腹跨过手术台腰桥处。切口沿肋骨（T_{10}、T_{11} 或 T_{12}），从肋横突关节直到腹直肌外侧缘。腹膜后分离可以在不影响胸膜腔的同时切除肋骨。在肋横突关节处或近端切断肋骨。注意保留横膈和腹壁肌肉止点；找到腹膜外脂肪后，钝性分离定位腹膜后间隙。

用"花生米"钝性分离腹膜，将外斜肌和内斜肌分开来。用"花生米"分离腹膜后脂肪和腹膜，辨认腰大肌。确定并没有进入胸膜腔；如果已进入，在最后需用胸管置入胸膜腔。辨认椎间盘（注意：椎间盘是突出来的部分而不是凹进去的部分）；男性患者的腰大肌常常跨过中线完全覆盖脊柱，这时，用"花生米"钝性分离直至看到椎间盘，然后拍片，确认手术节段。在 L_1 和 L_2 节段，为充分暴露要切断横膈脚并在最后修复。

侧前方椎体切除术减压的关键在处理椎间盘，要将切除的椎体上下的椎间盘在减压之前清除掉。干净地切除了椎体上下的椎间盘后，失血量将被控制在最少，而且术者可看到后纵韧带。下一步要去除一小部分后纵韧带以辨认硬脊膜。一旦硬脊膜显露清楚了，就可应用高速磨钻或咬骨钳进行椎体切除了，将椎体切除直至仅剩一薄壳附于后纵韧带上。

当从前外侧入路进行椎体切除时，用宽骨刀从椎弓根基部开始。薄壳和后纵韧带沿整个椎体长度一并切除。切除宽度是一侧椎弓根到另一侧椎弓根，要使椎管和神经根彻底减压。

自体的髂骨、肋骨、腓骨及钛网、人工椎体都是椎体切除术后的植骨替代材料。但独立应用的稳定性差，应联合应用后方椎弓根固定或前外侧钉板或钉棒固。

（2）腰段后路减压及椎弓根螺丝钉内固定术的技术要点全麻，患者俯卧于支架或枕垫上，腹部不施加压力，双臂置于头侧，双肩前倾。术前应确定 C 形臂透视是否能够在正、侧位方向均能拍摄到骨折固定节段。一般先放置椎弓根钉，再行减压、固定及植骨。

椎弓根钉向内侧偏移是最危险的并发症，可以伤及脊髓。正确地放置椎弓根螺钉应该遵循以下原则：①选择正确的椎弓根进钉点；②选择正确的进钉方向。椎弓根钉的方向取决于椎弓根的内倾角和下斜角。内倾角为椎弓根轴线在椎体横断面上的投影与椎体冠状面垂线的夹角，在胸腰段及腰椎为 5°～15°，下斜角为椎弓根轴线在矢状面上的投影与椎体水平面之成角，在胸腰段及腰椎一般 0°，但应参考侧位片；③进钉深度。一般认为深度达到椎弓根轴线长度的80%已获得足够的生物力学强度，但进钉越深，固定越牢固，最佳深度为进入椎体前侧但不穿透皮质，否则易损伤血管；④术中透视判断椎弓根螺钉位置。侧位片螺钉应于椎弓根内，钉尖不超过椎体前缘皮质,正位片顶尖向内不能超过棘突中线,否则可能进入椎管内。

确定进钉点后,先咬除进钉点处皮质骨,短骨锥开口,持稳长骨锥缓慢进入,如在松质骨内应阻力不大且均匀;如有大的阻力,可能遇到骨皮质,应拔出长骨锥,改变方向后再次进入,避免滑入原钉道。进钉前一定要用探针探测钉道四壁有明显骨性感,证实钉道在椎弓根内,方可缓慢拧入螺钉。

对于椎体有楔型变及椎体高度有丢失的骨折,术中要恢复椎体的形态及高度,主要依靠椎弓根钉对椎体间撑开,通过紧张后纵韧带将骨折推向前方,恢复椎体后壁的高度,再通过拉近椎弓根钉的延长杆或 Schanz 钉的尾端使前方展开达到恢复椎体前方高度的目的。

新鲜的胸腰椎骨折脱位复位并不困难,通过提拉复位装置均可达到满意复位。陈旧的脱位或难复性的脱位需要切除部分交锁的关节及瘢痕组织才能达到复位。

腰椎骨折和胸腰段骨折的手术方式略有不同。由于 L_2 以下没有脊髓结构而且椎管宽大,所以可以安全地采用后路减压方式,而 L_2 以下腰大肌的覆盖造成侧前方入路显露困难,因此后路减压固定的方式在腰椎骨折脱位的治疗上应用较多。

2.后路术后减压植骨与否、长节段与短节段探讨

(1)手术固定节段的长短是其中一个争议较多的问题。从生物力学上看,更长的纵向植入物(棒)通过增加与骨折部位的距离,可减少最终的植入物断裂或脱出的风险,因此能减少固定钩的作用力,尤其是钩棒系统,需要固定的运动节段常多达 5~6 个。长节段固定可以提供很好的固定强度,抗屈曲力和抗扭力方面力量可以明显提高,但是不可避免地要有运动节段的丧失。椎弓根螺钉系统的发展为不稳定三柱骨折提供了一种新的稳定方法,该方法可以实现三柱骨性内固定。在非骨质疏松的患者,椎弓根螺钉可以用更短的固定长度维持合适的脊柱稳定性。试验数据证明,与更长的钩棒系统相比,短节段螺钉内固定提供了扭转、屈曲和压缩刚度;此外,另外增加的补充性的、抵消性的椎板钩系统可以吸收部分的螺钉内固定的应力,因此可以减少椎弓根螺钉的屈曲力矩和植入物断裂的发生率。短节段固定的优点是固定节段少,可以保留更多的运动节段,手术时间短,出血量少。虽然椎弓根内固定系统增加了刚度,但是在控制脊柱的旋转和抗屈曲力量方面,则显得力量不足,在极度不稳定的胸腰椎骨折的后路短节段性内固定会导致较高的失效率。文献报道的短节段固定失败率较高,达到 9%~54%。如何选择合适的固定节段长度?通过随访 134 例胸腰段骨折后路椎弓根固定术患者,对比了短节段固定组和长节段固定组在邻近椎体上下终板夹角矫正与丢失、伤椎椎体上下终板夹角矫正与丢失及手术疗效,认为可以用 AO 分型来指导固定节段长短的选择。

A 型骨折,即仅涉及前柱椎体的骨折,后柱的韧带棘突、椎板结构没有受到破坏。国内外有很多文章讨论固定节段的长短,多数学者认为短节段固定即可获得良好的固定结果。因为短节段固定可以减少融合节段、缩短手术时间和减少术中出血。在复位方面,文献报道的短节段固定和长节段固定两者没有本质区别。一些文章谈到短节段固定治疗胸腰椎骨折的缺点时,部分学者认为矫正角度的丢失是短节段固定的缺点,内固定失败率较高;而长节段固定矫正角度丢失的程度要低。一些学者为了减少矫正后椎体高度的丢失,尝试经过椎弓根椎体内植骨,经伤椎椎弓根内固定,还有学者尝试椎体内注射骨水泥固定,其效果还需要进行长期随访。在治疗的患者中,所有 AO 分型中的 A 型骨折均采用短节段固定,在复位骨折时,使用

SCHANZ 螺钉,首先对椎体后缘进行撑开,恢复椎体高度,再利用螺母的旋转角度撑开椎体前缘,多可以获得良好的椎体复位。本组患者伤椎邻近椎体的夹角和伤椎上下终板的夹角分别纠正 51％和 64％,矫正角度丢失在 3°左右,椎管面积纠正更明显,在随后的随访中,椎管面积还有增加,说明短节段固定在 A 型骨折治疗可以获得满意的效果。

B1 型损伤主要是后方为韧带结构断裂,后方的关节突、椎板以及峡部是完整的,后柱结构还可以提供骨折复位时的支撑,所以短节段固定可以满足复位和固定的需要。B2 及 B3 型损伤,后方的关节突、椎板和峡部骨折,同时伴有前柱的间盘损伤或椎体骨折,前后两柱结构损伤明显,脊柱的稳定性极差。此类型的损伤,因为涉及两柱结构损伤,多选择长节段固定,以提供骨折端更为坚强的支撑。在此类型中的双柱横贯伤,前后柱是冠状位简单的横骨折,类似于 Chance 骨折,则可以进行短节段固定,类似于骨折复位固定。

C 型骨折的特点是脊柱前方和后方结构的损伤同时伴有旋转,所以脊柱除了在前后方出现骨折脱位外,还可能在侧方出现旋转和移位,脊柱的稳定性破坏最严重,在纠正此类骨折引起的脊柱畸形时,内固定系统要能很好地控制脊柱的旋转力,所以内固定节段应以长节段固定为主。

因此,AO A 型和 B1 型骨折可以选择短节段固定,AO B2 型、B3 型及 C 型骨折或 McCormack 载荷评分＞6 分的极度前柱不稳定的骨折,如果仅行后方固定则应考虑做长节段固定。

(2)减压的作用:手术减压对胸腰椎损伤所致的神经损害作用还不明确。尽管各家观点不一,但是影像学所见的椎管狭窄程度与暴裂骨折所致的神经功能损害的程度没有直接的关系。相反,开始时作用于脊髓或马尾的暴力与伴随的血肿、水肿及多种神经因子和血管活性因子所致的缺血可能是神经损伤的原因。大多数研究显示,随访中残余椎管狭窄或矢状位畸形与客观疼痛评分、工作能力及患者的功能状态无关。有研究证明,骨折经非手术治疗或手术治疗后椎管会随着时间的推移进行重构或增大。大量研究已经证明,单纯的椎板切除术对减轻脊髓腹侧的压力是无效的,还可能加重脊柱不稳定。

(3)植骨的必要性:大多数胸腰椎骨折后路内固定术都应当结合植骨,因为最终的稳定需要通过植骨融合来实现,而内固定的作用只是暂时的。经椎弓根行椎体内植骨术与短节段内固定技术的联合应用为前柱重建手术提供了一种方法,但有研究指出,与非植骨手术相比,通过经椎弓根植骨的短节段经内固定并不能降低内固定失败的发生率。对于后外侧植骨融合,也有文献认为不减压非融合治疗胸腰椎骨折的效果与植骨融合组无明显差异。植骨融合使得手术时间延长,失血量增多,存在取骨区的并发症,加速邻近节段退变。

通过对一组手术治疗的 AOA 型胸腰段骨折(T_{11}～L_2)患者进行了回顾性分析,发现椎板切除减压植骨组与不减压不植骨组相比,其术后后凸角的纠正和椎体高度的维持在两组间差异无统计学意义。因此,对于不同的患者还要根据患者的具体情况综合制定治疗方案,对于不稳定程度不严重的骨折(一些 AO A 型骨折),后路手术时如果未做椎板切除减压,可以考虑不做植骨融合。

对于神经损伤较轻(轻于 ASIA D 级)、不稳定程度不严重的骨折(一些 AO A 型骨折),后路手术时可以考虑只复位固定,不做椎板切除减压。具体指征是:①AO A 型胸腰椎骨折;

②神经损伤轻于 ASIA D 级；③椎体高度压缩＜50％；④局部后凸角度＜30°；⑤椎管侵占率＜50％。

八、手术并发症

胸腰椎骨折手术的常见并发症：①失血过量往往发生在前路手术中，平均失血量明显比后路手术多。术者必须熟练解剖，正确止血，特别对节段血管的结扎和椎管内静脉丛的压迫止血等方法要得当，可以减少出血。②感染感染的发病率虽然很低，如果说万一发生则可能导致内固定失效，骨不愈合等。术前 2 小时内预防性抗生素使用，术中严格无菌操作等均可以降低感染率。③神经根损伤，马尾综合征手术操作不当可能导致神经根或马尾损伤，特别当神经根嵌入椎板时，更易发生枪式样咬骨钳误伤神经根。④脑脊液漏创伤可致硬膜囊撕裂，椎弓根螺钉或减压均可能发生脑脊液漏，严密缝合软组织可以减少脑脊液漏的发生。⑤不融合吸烟可能延迟骨融合，植骨不当，固定不稳定等均可能导致骨不融合。⑥内固定失效内固定器械选择不当，植骨不融合、骨质疏松、感染等均可导致内固定失效。⑦肺炎、气胸、肺挫伤等在前路手术中时有发生，术中仔细解剖剥离胸膜，术后拍背、咳痰等可预防。⑧椎管内骨块残留原因有只做椎板减压，未做脊髓前方骨块减压。减压范围过小，椎管内骨块探查遗漏。只减一侧，另一侧未减压等。⑨骨折椎后凸畸形矫正不良未能正确掌握内固定器械的功能，前柱撑开不够，遗留后凸畸形或后路纠正后椎体"空壳"致迟发性后凸。

对胸腰椎骨折伴有脊髓损伤的患者初次术后存在明显缺陷：神经症状恢复停滞，椎管内遗留骨片压迫脊髓者；存在其他严重并发症者均应及时进行再手术。

第四节　骨质疏松性椎体骨折

骨质疏松是一种全身性疾病，它导致骨的矿物质丢失同时并发骨结构的变化，最终使骨骼容易骨折。随着人口老龄化的增长，骨质疏松的发生率逐渐增加，它发病隐匿，直到出现典型骨折才引起人们注意。典型骨质疏松性骨折经常是由于很小的创伤或者根本没有创伤，脊柱是最常见的骨质疏松性骨折的发生部位。在美国，80 岁以上妇女中椎体压缩性骨折的发生率高达 50％，在 70～79 岁的女性则达 25％。它不像髋部骨折那样容易检测。它仍然是急性和慢性疼痛最多见的原因，给患者带来痛苦，使医生产生混淆。它貌似良性病变，事实上，它引发各种并发症，并缩短寿命。

一、临床表现

(一)疼痛

在脊柱，正常的机体活动超过了疏松的骨组织所能承受的负荷，导致椎体骨折。近 50％的这种骨折患者可能没有症状，但通常局部会有较严重的疼痛，且可持续 3～4 周，并且认为椎体骨折的症状会在几周或几个月后随着骨折愈合而解决。然而，似乎慢性疼痛会持续几年，并且机体的损害随着椎体骨折的数量和严重程度而逐渐加重。每一次骨折同时表明再骨折发生概率的增加,这导致患者需经受较长时间的疼痛,功能降低,生活质量下降。

胸椎骨质疏松性骨折可以导致后凸畸形加重,其后可能由不断增加的腰椎前凸来补偿加重的胸椎后凸。这种改变可能会导致脊柱生物力学的改变,并且可能引起下腰痛。通常,骨质疏松椎体压缩骨折患者显现症状6～9个月后,如果没有再次骨折,症状可能会逐渐消失。同时,并不是所有的患者都能描述急性疼痛症状。通常,无症状胸椎或腰椎压缩骨折是在为其他目的实施影像学检查时被发现。这种可直视的骨折是由没有临床症状的微小骨折随时间发展而来。80岁以下的骨质疏松症本身并不一定引起下腰痛。然而,在身高丢失超过2 cm的女性下腰痛的概率(大约占50%)大于身高丢失少于2 cm的女性(大约占20%)。驼背,常常反映一个或多个椎体压缩骨折,与正常人相比,更易于出现下腰痛。

(二)身长缩短、驼背

骨质疏松时,椎体内部骨小梁破坏,数量减少,这种疏松而脆弱的椎体受压,导致椎体变形。有资料统计表明,妇女在60岁以后、男性在65岁以后逐渐出现身高缩短。女性到65岁时平均缩短4 cm,75岁时平均缩短9 cm。在一项前瞻性研究里,对504名绝经后的日裔美籍妇女进行平均7.7年的随访,至少有一处椎体发生骨折的女性平均身高丢失2.1 cm,而没有骨折的女性仅平均丢失0.4 cm。每一处楔形骨折和粉碎骨折将分别导致0.86 cm和1.08 cm身高丢失,而终板骨折对身高丢失没有明显影响。

24节椎体,每节前方压缩1 mm,即可导致脊柱前屈,特别是那些活动度大、负重量较大的椎体,如第11、12胸椎和第3腰椎。中、下胸段的椎体前部楔形骨折导致胸椎后凸增加。正常脊柱的胸椎后凸约40°,单一节的楔形骨折可增10°多一点的后凸角,多节段压缩骨折的老年人胸椎后凸角度可大于70°。Cortet等对98名绝经后女性进行研究,脊柱X线片检查表明,有骨质疏松性骨折者后凸角平均增加11°,没有骨折的胸椎后凸平均50°。而且,后凸角的增加严重程度随着BMD的减少而加重。进展的骨质疏松,压缩骨折引起椎体高度减少并形成后凸。变形显著或出现压缩性骨折,均可使脊柱后凸加重,形成驼背。畸形常常伴有严重的疼痛和活动减少。此外,除驼背外,有的患者还出现脊柱后侧凸、鸡胸等胸廓畸形。

(三)神经并发症

骨质疏松性椎体骨折神经并发症的发生率尚不清楚,不同学者的估计差别很大。例如,1989—1994年,497例在香港住院的中国人中有10例出现神经源性并发症;相反,在另一研究报道中,673例患者中只有2例出现神经源性并发症。人口的老龄化及影像技术进步在将来可能会使骨质疏松性骨折的神经源性并发症的发生率增加。

合并截瘫的骨折要么是暴散型,要么是楔形压缩型。暴散骨折使整个椎体破坏。脊髓压迫是突入到椎管内的骨块造成,楔形压缩骨折只累及椎体前部,脊髓压迫发生在椎体上方或下方成角或后凸的部位。其他造成压迫的因素包括椎间盘突出和椎管狭窄。患者多是老年女性合并严重老年性或绝经后骨质疏松。椎体塌陷可自发产生或继发于轻微外伤,通常是从站立位跌蹲到平地上。多数患者经历一段时间骨折部位的急性腰痛。疼痛经过止痛药和物理治疗可控制,数周或数月内消失。体格检查经常发现背侧后凸增加。极少数患者神经症状即刻出现或OVF后几天出现。

（四）其他功能障碍

骨质疏松症、椎体压缩性骨折导致脊柱后弯、胸廓畸形，可引起多个脏器的功能变化，其中呼吸系统的表现尤为突出。虽然临床患者出现胸闷、气短、呼吸困难及发绀等症状较为少见，但通过肺功能测定发现：胸椎压缩性骨折表现在上位胸椎时，肺活量和最大换气量均减少，患者最大肺活量的损失大约9%左右，一秒率和残气率（残气量/肺总量）无明显变化；表现在下位胸椎时，上述肺功能指标均正常。另外，随背屈胸廓畸形程度的加剧，上叶前区域小叶型肺气肿的发病率增加，在胸廓严重畸形的病例，上叶前区域小叶型肺气肿的发病率达40%。其他慢性的影响包括适应性丧失、畸形、失眠以及抑郁，并导致器质、功能和心理性的损害。

二、影像学表现

骨质疏松时，椎体骨组织的减少始于松质骨，逐渐向皮质扩展。横向张力性骨小梁最先被累及，严重时在普通X线片上可以显示，第一次在普通X线片上显现时大约有30%～80%的骨钙丢失。早期的骨密度变化很难可靠地显示出来。随着骨质疏松程度的增加，椎体中央与终板相比变得更透光。在严重骨质疏松，横向骨小梁广泛丢失和变细，纵向骨小梁明显，皮质逐渐变薄，在影像上表现为纵向层状结构，与椎体血管瘤相似。

当载荷超过了椎体结构的支持能力时就会发生椎体压缩骨折。椎体超载荷形成4种类型的骨折：中央终板骨折、Schmorl结节骨折、楔形骨折和暴裂骨折。椎体出现楔形变，提示椎体前面的骨折（前柱）已发生，而椎体后面（中柱）完好。整个椎体变扁（盘状椎体）提示前中柱均塌陷，通常后柱（关节突）也压缩。有时，终板因椎间盘压力而呈现气球样变，而椎体前后缘完好，由此产生所谓的鱼椎。更局限的终板断裂可造成软骨形成区或Schmorl结节。Hansson等在人体正常或低骨量腰椎活动节段压缩性疲劳载荷体外试验中观察到：终板中央骨折常常是衰竭的首现征象。该项研究还显示人脊柱的衰竭与重复加载密切相关，当重复加载时，压缩力低至椎体衰竭强度的50%时，仅仅循环加载不足1000次时就产生骨折。Hansson等也发现，Schmorl结节主要发生于年龄较小并伴椎间盘轻微退变的患者，而中央终板骨折主要发生于较老年、椎间盘退变更重的患者。在正常或低骨量的椎体中，由于疲劳损伤或低创伤力引起的压缩骨折，在普通X线片上一般难以察觉。然而，随着终板骨折和Schmorl结节严重程度的增加，终板的双凹曲线和椎体高度减少，在X线片上变得明显。其他放射学检查可见的骨折，包括高处坠落伤后暴力所致的椎体暴散性骨折。暴散性骨折包含了椎体前、中压缩衰竭，可能伴有前上较大的骨片和椎体高度明显丢失。

椎体骨折时可表现为楔形、双凹形或压缩形。正常人椎体前后高度不同，胸椎后缘可较前缘高1～3 mm，而腰椎（特别是腰3～5）前高大于后高。前后缘高度自上而下逐渐过渡。胸1～2前后缘高度比率为0.95～0.97，至胸6～7逐渐下降至0.91，以后又逐渐回升至0.95，胸腰段自胸11～12至腰1最低，只为0.88，但自此向下逐渐升高，腰5最大，达1.17。骨折主要发生在胸、腰椎移行处，以第12胸椎最多见；其次为第1腰椎和第11胸椎；再其次为以上椎体邻近的脊椎。上位胸椎和下位腰椎也可发生，颈椎骨折几乎没有。Genant等参照椎体正常解剖，根据与相邻椎体形态变化的比较，用目测法来确定椎体高度减低程度和椎体的形态改变，来判断骨折严重程度,将胸 4 到腰 4 椎体分为正常(0 度)、轻度骨折(1 度,椎体高度减少20%～25%,椎体面积减少10%～20%)、中度骨折(2 度,椎体高度减少26%～40%,椎体面积减少21%～40%)及重度骨折(3 度,椎体高度和面积均减少大于40%)。Genant 等(1996)为使观察标准一致,分别在椎体侧面 X 线片的前、后缘及椎体中线上下定立 6 个点,形成半定量标准目视评估方法,正确率达90%。

所有上述形态变化并非骨质疏松的特异改变。椎体楔形变和盘状椎体在创伤和椎体转移瘤也可见到。在骨质软化症、Pagets 病和甲状旁腺功能亢进症时也可见到鱼椎,在Scheuermann病、甲状旁腺功能亢进和骨软骨病时也可见到软骨结节。

压缩性骨折 CT 的表现为椎体内不规则密度增高,骨折线呈线状或不规则状低密度,可显示椎体暴散及后凸骨块对椎管的侵占。MRI 表现为椎体变形及信号异常,急性期呈长 T_1、T_2信号,骨髓水肿亦为长 T_1、T_2 信号;慢性期骨髓水肿消失(1～3 个月),信号恢复正常,骨折线T_1、T_2 均呈低信号。

脊柱骨质疏松性骨折常见的鉴别诊断包括肿瘤(如淋巴瘤、骨髓瘤和转移瘤)以及结核性椎体骨折。没有特异的标准影像特征,有必要在影像上寻找骨质破坏的区域如前后位 X 线片上椎弓根消失,这通常提示肿瘤存在;肿瘤发生时也可出现中央终板骨折和楔形压缩,椎体完全塌陷合并神经压迫体征时肿瘤的可能性更大。脊柱转移瘤早期表现为松质骨的稀疏,发生压缩性骨折后其上下椎间隙保持不变,可破坏椎弓根;CT 可见椎体溶骨性或成骨性病灶,肿瘤侵入硬膜外腔或椎旁软组织,肿瘤边缘多无硬化,基质钙化也不多见;MRI 可见多个椎体跳跃性受累,椎体骨折呈 T_1 弥散性低信号和 T_2 高信号或不均匀信号改变,椎体后缘骨皮质后凸,有椎间隙扩大征,可见硬膜外肿块和附件受累。骨质疏松症引起的脊椎压缩性骨折,其部位仅限于椎体,不影响椎弓,故导致脊髓损伤的情况罕见,椎体后缘相对较直,椎间隙一般不狭窄,但是若合并间盘病变,可引起椎间隙狭窄。椎体结核性骨折表现为椎体后缘后凸,成角畸形明显,椎间隙狭窄或消失,可见椎旁脓肿阴影,CT 扫描可见死骨,一般不累及附件。

三、非手术治疗

2/3 的急性疼痛性骨质疏松性椎体骨折患者未经治疗也会得到改善。传统的非手术治疗包括卧床休息、镇痛以及支具治疗。然而,这类治疗不能恢复脊柱的序列,同时因为其限制运动会导致骨质疏松的恶化、肺膨胀功能不全、深静脉血栓、压疮以及肺栓塞。其替代疗法是在理疗师的指导下进行行走运动,并辅以水疗与姿势性练习。另 1/3 的患者尽管得到合适的非手术治疗,但严重的疼痛、运动受限以及低生活质量仍旧持续。没有患者能够自发地恢复脊柱序列、纠正矢状位轮廓或者恢复椎体的高度。

腰支具能够减少躯干的前屈、背伸和侧屈,并且没有减少竖脊肌的肌电活动,也没有增加腹压。传统的胸腰部支具长期以来被用作治疗脊柱压缩性骨折的手段,提出的治疗原理有急性期减轻疼痛、预防后期的脊柱后凸等。Tanner 等报道,应用脊柱的支具最常见的原因是为减轻疼痛,尤其是在急性期。急性期的疼痛可以是锐痛,局限在病变的椎体,在脊柱负重和屈曲时加重,中立位减轻。在 2～3 个月后骨折一般愈合,不再是局部疼痛的原因。

骨质疏松性椎体压缩骨折继发的慢性疼痛是一种常见症状，但其经常是由一系列复杂因素相互作用所致的，并非一种疼痛病因所致。一旦成为慢性疼痛，一种治疗方法治愈的可能性就会大大降低，原因是出现了继发的心理和生理因素。疼痛门诊的目的是切实减轻患者症状，工作重点是疼痛缓解和功能恢复，并非针对疾病本身。治疗方法有：药物治疗，包括非甾体抗炎药物、镇痛剂、三环抗抑郁药和抗癫痫药；经皮电神经刺激和针灸；硬膜外注射或椎旁和椎间孔阻断。若这些治疗无效，心理学的疼痛控制治疗可能会有效。

四、抗骨质疏松的治疗

治疗骨质疏松的目的在于矫正被破骨细胞吸收遗留的侵蚀面，同时恢复小梁骨的厚度和矿盐密度；另外，修复缺损的小梁间连接，以恢复其微构筑及正常力学功能；同时刺激骨外膜叠加、增加骨皮质厚度以加大骨外径，取得更大生物力学效果。目前，治疗骨质疏松的药物分为三大类：第一类为基础治疗药物，包括钙剂、维生素 D 及其衍生物；第二类为抗骨吸收药物，包括雌激素、降钙素、二膦酸盐、选择性雌激素受体调节剂（SERMs）；第三类是促骨形成药物，包括甲状旁腺激素片段（PTH）、氟化物、生长激素。在骨质疏松性椎体骨折具体用药方面，应根据个体情况综合考虑。有证据表明，适当的饮食钙摄入或者规律的钙剂补充可以降低老年性造成的骨量丢失和骨质疏松性骨折的发生。推荐每天维生素 D 摄入量是 400IU。

妇女绝经后体内的雌激素水平急剧下降，破骨细胞的活性增强，从而骨量丢失加速。雌激素替代疗法多年来用于防治骨质疏松及绝经后妇女综合征，尽管有益于骨骼及心血管，但可增加乳腺癌、子宫内膜癌和静脉血栓的形成。妇女健康指南指出，由于雌激素弊大于利，雌激素替代疗法虽可预防脊椎及其他部位骨折，也可用于缓解症状明显的患者，但使用时应注意：时间宜最短；剂量最低；用药个体化，需要定期检测；雌孕激素联合应用以减少子宫出血；与其他骨吸收抑制剂合用，与骨形成刺激剂合用。雌激素替代疗法存在诸多争议，迫使人们去寻找新的性激素受体调节剂，理想的药物应具有更大的骨骼保护作用，同时避免对生殖组织和其他组织器官的不良作用，雷诺昔芬正好兼具此类多种优势。雷洛昔芬是第二代 SERMs，已被 FDA 批准用于防治骨质疏松。雷洛昔芬对骨骼、脂代谢有类雌激素作用，而对子宫、乳腺具拮抗雌激素作用。长期服用雷诺昔芬不具有诱发子宫内膜癌的危险性。在临床应用时需要注意雷诺昔芬有增加静脉血栓形成等不良反应，对有血栓倾向的患者需要谨慎使用。

降钙素由甲状腺滤泡旁细胞分泌，有降低骨吸收、改善骨质量和缓解止痛作用。降钙素虽增加 BMD 有限，但实验证明其在预防椎体压缩骨折上有明显疗效，BMD 改变对骨折降低并非绝对重要，在评估抗骨吸收制剂时，应同时考虑骨量与骨质。

二膦酸盐是骨吸收抑制剂，适用于以骨转换升高为特征的疾病。绝经后妇女经二膦酸盐治疗后，大大降低了骨单位激活频率，二膦酸盐的疗效并非成骨功能，而是骨重建空间的填充。

在促进骨形成制剂应用方面，以往有氟化物及雄性激素等，但均因存在较多不良反应已很少应用。目前，大量动物实验和临床研究表明间断低剂量给予 PTH 片段可以刺激全身骨小梁和皮质骨生长，能阻止卵巢切除所诱导的骨丢失、恢复丢失的骨量和提高骨小梁及皮质骨的机械强度到正常水平，这种作用与 PTH 血浆峰值持续时间有关，间断低剂量 PTH 促进骨合成;反之,大剂量 PTH 诱发骨吸收和高血钙。

应当提醒注意,不管采用何种药物,均不要忽视运动锻炼的作用。宜提高负载水平,否则将丧失锻炼所获得的正面作用。在评估锻炼效果时,骨密度监测绝非仅有指标,应考虑受试者的骨强度(包括综合肌力及关节活动度)。经常持久的锻炼包括行走、背伸肌锻炼,即使运动量轻微,但能增加反应灵敏度,对防止摔跌预防骨折发生有一定益处。

五、微创外科治疗

随着微创技术和手术器械的发展,对骨质疏松性脊椎压缩性骨折或引起明显后凸畸形者,如患者一般情况及各项检查良好,可考虑行椎体成形术。椎体成形术有 2 种方法:一种为经皮椎体成形术(PVP);另一种为后凸成形术,需严格掌握适应证。目前常用灌注剂有聚甲基丙烯酸甲酯(PMMA)、羟基磷灰石(HP)及钙磷骨水泥(CPC)。后者具有良好生物降解性,如在其中同时携带重组入骨形态形成蛋白(thBMP),同化后形成微孔样结构,可加快骨重建的速度或新骨长入,还可控制降解速度。

(一)经皮椎体成形术

经皮椎体成形术(PVP)是由 Calibert 等首先研制的,最初于 1984 年在一次开放的手术中为了能使内固定器械固定牢靠将 PMMA 注入椎体。1987 年,在一篇法文文献中最早提出PVP,但直到 1994 年才在美国应用。PVP 是一种微创的方法。PMMA 可采用经椎弓根入路或椎弓根旁入路,术中要持续在透视下进行,从而保证充填充分而且没有外泄。对于复杂或高危的病例,有时需透视和 CT 联合应用。在注射 PMMA 之前,经常进行骨内静脉造影术,以确定合适的注射方式,并发现潜在的外泄点。

PVP 最初用于骨转移、骨髓瘤、血管瘤,可以产生迅速的镇痛作用,而且并发症较少。现在也应用于治疗伴有慢性疼痛的骨质疏松性椎体骨折、无症状的椎体塌陷,甚至用于预防高危的椎体。椎体成形术的适应证是:①骨折相应水平的严重疼痛,活动困难;②骨折导致小于或等于 50% 的椎体高度丢失;③MRI 上可见水肿,提示急性骨折或骨折未愈合。椎体成形术的禁忌证有:凝血功能障碍;严重的椎体塌陷(椎体高度减少大于 65%～70%),而经验显示最后一条禁忌证是相对的。

PVP 缓解疼痛的机制还没有完全清楚。直觉上认为是骨折单纯的稳定所产生的作用;骨水泥加同了椎体,减轻了小关节的负重。另一种说法是 PMMA 对周围组织内神经末梢的化学性、血管性或热效应所产生的止痛作用。目前,尚缺乏疼痛缓解程度与骨水泥剂量的量效关系来支持这种观点。一些更新研究结果证明骨折的稳定不是止痛的唯一因素,因为有时 PVP并没有恢复椎体损失的高度,也没有改变椎体的生物力学,而疼痛却得到缓解。

临床研究(大部分是欧洲的)显示,90% 骨质疏松性骨折患者的疼痛得到缓解,只有很低的并发症,而且并发症都很轻微。但是,PVP 不能扩张塌陷的椎体,可能会使脊柱固定在后凸的状态。同时,PMMA 填充剂也有一定的问题(硬膜外外泄、热损伤、不能很好地与骨组织结合、操作困难、对患者以及术者的毒性)。PVP 主要的风险是在用力将较低黏稠度的 PMMA 注入塌陷椎体的封闭空间时出现骨水泥外泄。外泄的后果与泄漏的位置有关。若外泄发生在硬膜外或者椎间孔,神经根的压迫和神经根病变是主要的风险。若骨水泥泄漏进入椎体周围静脉则可能造成肺部栓塞。PMMA聚合时的高温(核心温度86~107℃)会损伤周围组织,包括脊髓和神经根。在PMMA单体注射时医生必须十分警惕和小心。注入过程中PMMA的心脏毒性和致心律失常作用会导致低血压。在骨质疏松性椎体骨折患者中实施PVP的并发症发生率为1%~3%,大多数的并发症可以通过精细操作避免。

(二)后凸成形术

后凸成形术是一种新的微创手术,将一个套管插入椎体,然后插入一个扩张器,使用这种扩张器使压缩的椎体复位并且恢复椎体原来的高度,在椎体内形成一个空腔可以填充骨水泥。因此,在注入骨水泥时因周围压力较低,使操作更加容易控制,也可注入较黏稠的半凝固的骨水泥。与PVP相比有很多优势:骨水泥外泄的风险低、更好地恢复椎体的高度。

(三)椎体成形术与后凸成形术的比较

虽然椎体成形术与后凸成形术在缓解疼痛方面都表现出色,但后凸成形术在改善椎体生物力学性能以及减少外泄风险方面具有潜在优势。PVP一般不能增加椎体高度或者恢复正常的椎体序列。初步的研究结果显示,后凸成形术能够恢复椎体高度,阻止可以导致呼吸和消化系统问题的脊柱后凸。恢复椎体高度和序列还可以通过减少应力转移来保护治疗节段上下易受损的椎体。PVP具有较高的外泄风险,因为PMMA要在液态下注射,它可以通过椎体的任何裂缝外泄。因此,在进行椎体成形术操作时,术者注射液态的黏合剂过程中一旦外泄经常会暂停或者终止手术。然而,在后凸成形术中,扩大的球囊形成一个空腔,压迫空腔边缘的骨组织,使潜在的骨缝隙被封闭。在后凸成形术中定位更易控制,术者可以使用黏稠度更高的骨水泥,而且可以与周围的骨组织产生更好的结合。

(四)存在的问题

作为骨质疏松性骨折的一种治疗方法,椎体成形术尚存争议。对受累及或者存在骨折的椎体单纯的强化是否足够,是否还需要更广泛的治疗,其中包括针对相邻椎体的治疗。应通过更大的样本量对骨折压缩程度、脊柱后凸程度、骨折部位、骨折年龄、性别等因素的作用进行研究。而且,处理后的椎体强度显著提高,会增加其下位椎体甚至上位椎体的压力。Grados等在4年的随访中发现,经过椎体成形术治疗的椎体的相邻节段骨折发生率会上升,未经治疗的骨折椎体的相邻节段发生骨折的风险是1.44,而经过PMMA处理的骨折椎体的相邻节段发生骨折的风险为2.27。Cvteval等在6个月的随访中发现25%发生了新的椎体骨折。另外,尚有一些问题有待解决:是否需要过度扩展以恢复椎体高度;是否需要对没有压缩骨折的严重骨质疏松患者进行预防性治疗;对于严重的多处椎体骨折的患者,应该对全部的压缩椎体还是只对其中一个节段采用成形术;如何对疼痛进行定位诊断。此外,若患者存在矢状面的失平衡,则提示疼痛与进行性的后凸畸形有关系,因此可能需要多节段的矫正和稳定,但是这种治疗并不能恢复脊柱高度,只是一种姑息的治疗方法。

六、开放性手术治疗

大多数骨质疏松性椎体骨折是稳定的、没有症状,而且不影响椎管,所以骨质疏松性骨折保守治疗还是最佳选择。历史地讲，有症状的骨质疏松性椎体骨折非手术治疗的唯一替代是外科开放性减压手术（前路或后路减压、内固定及植骨融合），而且此手术常常只用于那些严重的脊柱畸形或者有神经损伤的患者（<0.5%），但是老年人骨质较差，并且合并多种疾病，考虑到风险-效益比，外科上对此手术很慎重。目前，使用骨水泥或其他材料进行椎体骨折的成形加固治疗逐渐兴起。

骨质疏松性椎体骨折早期手术治疗的适应证包括非常不稳定或存在神经功能受损或者有出现神经功能受损的危险的骨折。屈曲压缩性骨折累及脊柱前柱，通常是过度屈曲或压缩外力的结果。按照治疗原则，前柱高度丢失超过50%的骨折是手术适应证，因为它们存在持续性后凸畸形失代偿的潜在风险。胸腰段椎体暴散性骨折通常是轴向压缩和屈曲外力联合作用的结果。暴散性骨折从力学角度来说是不稳定的，有20%会出现神经功能障碍。这些骨折必须进行手术干预。最好在受伤3天内进行减压和稳定手术。

出现进行性后凸畸形，引发逐渐加重的疼痛以及功能障碍，应该考虑后期手术治疗。通常推荐后路手术进行节段性固定和适度矫形。如果需要矫正的角度大，应该考虑进行截骨手术或者前后路联合手术。去皮质融合和植骨技术应该充分应用，因为骨质疏松患者假关节的发生率更高。

当脊柱内固定器械用在骨质疏松的患者身上时，术中或术后金属内固定物的拔出成为一个主要的关注点。因为固定节段的刚性增加，在固定节段的相邻节段和头尾侧节段逐渐出现后凸畸形的情况并非少见，经常导致进一步手术治疗。通过采用多点内固定、减少畸形矫正的角度以及重建冠状面和矢状面的平衡可以预防某些并发症的出现。采用脊柱前方植骨术提高了融合率，减少了内固定失败。在骨质疏松脊柱上应该使用直径大的椎弓根螺钉，更大的螺钉可能会获得更坚固的固定。也可以使用骨水泥或注射性碳酸化磷灰石来加固椎弓根固定。

当前，人们已经意识到对每一个患者都应该充分衡量手术的益处和弊病。对骨质疏松症患者进行手术治疗并发症如此之多，常常不是一种最好的治疗选择，尤其对于那些多节段压缩性骨折和后凸畸形的患者。制定这些病例的手术方案时，应该充分考虑在骨质疏松脊柱上进行内固定所面临的金属内固定物松动拔出的挑战。脊柱内固定失败可以通过以下几点避免：应用多点固定，减少畸形矫正的角度，固定范围超过后凸节段，联合使用前路重建和后路内固定手术。

第五节　脊髓损伤

脊髓损伤系指脊柱骨折或骨折-脱位造成的脊髓或马尾神经受压、毁损，可伴有或不伴有与外界相通的伤道。在脊柱骨折中约有14%合并脊髓损伤，但绝大多数为单节段损伤。

由于脊髓损伤主要发生在30~40岁的人群中，随着院前急救和急性期救治及护理技术的提高，死亡率由过去的4.42%下降至0.44%，明显地提高了患者的生存率，且大多数患者的寿命与正常人差不多。我国脊柱脊髓损伤人数每年以12万的速度剧增，脊髓损伤的人数已突破了100万，全球已突破了300万。因此脊髓损伤患者一般要承受近40年的残疾生涯，给社会增加了终生残疾者的人数,这无疑给社会和家庭带来了沉重的负担。

一、病因

脊髓损伤的原因随着时代和社会的发展而不同,过去以战伤、工矿事故为多,近年来则以交通事故、工农业劳动工伤事故急剧增加,而运动外伤及日常生活中的损伤也逐渐增加。据统计,致脊髓损伤的诸多原因中交通事故居于首位,其中,美国为56%,澳大利亚50%,中国台北45%,加拿大43%,日本42%。在体育事故中,澳大利亚为18%,加拿大17%,日本为4%,这些事故以跳水、游泳为多。

我国缺乏准确的脊髓损伤致伤原因的统计学数据,在交通事故中以自行车伤为主,随着私家汽车的逐年增多,交通事故伤亦相应增加。据上海市的报告,交通伤者占30.1%,建筑伤(高处坠落伤)居第2位,为18.3%;工厂事故为15%;农村事故为5.8%;而在北京及无锡市,高处坠落伤高达36.1%。我国高处坠落伤多为建筑行业,这与施工人员缺乏安全意识或违规操作有关。另外,电梯失控坠落伤,农村山区从果树、农用车、马车、牛车上坠下者常造成本类损伤。

我国的工矿灾害事故中,以开采小煤窑的倒塌砸伤致严重脊髓损伤,在某些地区尤为突出;在隧道施工中也常有坑道倒塌而致脊髓损伤者。

随着我国人口老龄化的增加,跌倒导致脊髓损伤也常有发生。全民体育运动的开展,使体育外伤增加,多发生于青少年,几乎均为颈髓损伤,后果十分严重。据新近统计,跳水事故伤者达21.6%;滑雪占13.4%;橄榄球为12.7%;跳伞、悬吊滑翔为7.0%;柔道、摔跤等6.5%;体操为5.9%;其他占32.8%。而刀砍伤、民用枪弹伤以及针灸等致脊髓损伤亦偶有发生。

二、发生率

依据脊髓损伤流行病学调查结果,按照各国国情、年代及调查方法的不同而存在明显的差异。据 Kurtyke、Leclair、Spencer 等报道,脊髓损伤每百万人口年发生率分别为13～17人或50～68人;某学者报道北京市脊髓损伤每百万人口年发生率为60人。

三、年龄、性别

多见于20～40岁;近年出现年龄增长倾向。本型伤可发生于轻度外伤性跌倒事故,且多为颈髓损伤。男性多于女性。据某学者统计,男性占76.47%,女性为23.53%。

四、损伤部位

影响脊髓损伤类型的因素有:外力的强度、方向;外力的作用点;受伤时身体的姿势;不同节段的解剖和生物力学特点。

(1)钝力所致的脊髓损伤多发生于下位颈髓及胸、腰髓移行部。

(2)下位颈髓伤可引起四肢瘫;胸髓以下的脊髓损伤则出现截瘫。

(3)重度外伤(交通伤、坠落伤、砸伤等)所致的脊髓损伤,多见于胸、腰髓移行部。

（4）轻度伤(跌倒等)多见于高龄者,可引起颈髓损伤而出现四肢瘫痪。

（5）体育运动所致的脊髓损伤多为青壮年,常为颈髓损伤性四肢瘫痪。

五、病理

脊髓损伤按发病机制可以分为原发性脊髓损伤、继发性脊髓损伤。

（一）原发性脊髓损伤

1.脊髓震荡

这是暂时(数小时内)的脊髓功能障碍,大体和镜下均无明显病理改变。

2.脊髓挫裂伤

这是由于神经元组分的机械性裂伤、挫伤(快速短暂性挤压)、横断伤或牵拉伤而引起。肉眼可见点、片状出血、水肿、碎裂、坏死;最显著部位是中央灰质,累及1～3个节段。镜下可见:微血管破裂,红细胞逸出,神经细胞肿胀、淡染、尼氏体消失、细胞呈空泡状或崩解;神经轴索与髓鞘之间间隙增大,髓鞘板层分离,髓鞘断裂,轴索裸露。完全性损伤与不完全性损伤的病理改变有质和量的不同,前者由中心区大片状出血扩展到白质,由中央灰质坏死发展为全脊髓坏死;后者主要为点状出血,少数神经细胞退变、崩解及少数轴索退变,不发生中央坏死。

3.脊髓压迫伤

常见的是移位的骨折片、椎间盘、韧带挤压或穿入脊髓。动物实验观察到脊髓长时间受压会导致灰质出现空泡与空腔。而出血不严重者,空洞周围有纤维组织形成和吞噬细胞浸润。脊髓轻度受压者,在病理形态学方面多无明显改变。

（二）继发性脊髓损伤

Toscano发现脊髓损伤患者中25％伤后症状逐渐加重,完全性损伤者,伤后1～2天之内也多见损伤平面上升1～2节段,提示有继发性损伤。脊髓继发性损伤是由于脊髓对原发性或缺血性损伤的反应而引起的,缺血或血流受阻也会导致脊髓损伤。缺血的原因可能是血管阻塞或者其他原因使动脉灌注受阻、脊髓压迫、水肿或其他原因增加了组织内压,从而抵消了脊髓的灌注压等导致的静脉压增高,导致进一步的组织损坏,包括炎症、缺血、水肿、自由基介导的细胞损坏、血-脑脊液屏障受损、脑脊液流动受阻等。这些因素能够继续引起组织损伤、坏死、致程序性细胞死亡(细胞凋亡)、脱髓鞘和变性。在慢性期脊髓损伤也会发生继发损伤,包括脊髓束缚以及由于脑脊液慢性分流至中央管而形成的脊髓空洞。

脊髓继发性损伤虽然发展很快,但并非伤后立即发生,可能会延迟至数分钟到数小时,因此,应设法尽早阻断并保护尚未受损的白质(传导束),进而保护残留的神经功能。

六、脊髓损伤的程度和评判标准

按脊髓损伤程度分为完全性损伤和不完全性损伤,这对于判断预后及指导对脊髓损伤本身和脊柱损伤的治疗较为重要,在诊断中必须做出正确的判断。

在脊髓损伤中,大约1/2为完全性脊髓损伤患者。是否导致完全性或不完全性脊髓损伤与致伤原因及早期的院前急救和转运的正确方式密切相关。

（一）完全性脊髓损伤的基本定义和判断

完全性 SCI 是脊髓实质完全性横贯性损害,损伤平面以下最低位骶段的感觉和运动功能完全丧失,包括肛门周围的感觉和肛门括约肌的收缩运动丧失,称为脊髓休克期。2～4 周后逐渐演变成痉挛性瘫痪,表现为肌张力增高,腱反射亢进,并出现病理性椎体束征。对脊髓损伤的程度判断,是完全性损伤还是不完全行损伤,需待脊髓休克期结束后才能进行。

关于脊髓损伤程度的判断,多年来用神经学检查及分级标准来判断描述脊髓损伤程度的方法和标准很多。1969 年,Frankel 等根据脊髓损伤患者损伤平面以下感觉和运动存留情况将脊髓损伤的程度分为 5 个级别,但其对脊髓损伤程度的观察缺乏敏感性,对感觉和括约肌功能状况的表达不详细,现在已应用较少。

目前应用较多的是美国脊柱损伤协会(ASIA)标准,由 ASIA 于 1982 年在 Frankel 分级基础上制定,并经过多次修订而成。当前使用的 ASIA2000 神经功能评定的国际标准是由 ASIA 于 2000 年修定并发布的第 5 版《脊髓损伤神经学分类国际标准》手册。

ASIA2000 关于脊髓损伤的神经学检查包括神经损伤水平、感觉损伤平面(右侧和左侧)、运动损伤平面(右侧和左侧)、感觉评分(针刺和轻触)、运动评分、部分保留带以及 ASIA 残损分级。

ASIA2000 标准对完全性脊髓损伤的定义:在脊髓损伤平面以下的最低位骶部($S_4 \sim S_5$)感觉(肛门皮肤黏膜交界处的感觉及肛门深感觉)、运动(肛门指检时,肛门括约肌的自主收缩)功能完全丧失。

ASIA2000 标准采用 10 组关键肌的运动能力来描述不完全性脊髓损伤的分级(表 6-1)。

表 6-1　ASIA2000 脊髓损伤肌力评估所用的关键肌群

神经平面	关键肌群
C_5	屈肘肌群(肱二头肌、肱肌)
C_6	伸腕肌群(桡侧腕长、短伸肌)
C_7	伸肘肌群(肱三头肌)
C_8	屈指肌群(中指的指深屈肌)
T_1	小指外展肌群(小指外展肌)
L_2	屈髋肌群(髂腰肌)
L_3	伸膝肌群(股四头肌)
L_4	踝关节背屈肌群(胫前肌)
L_5	足踇长伸肌群(足踇长伸肌)
$S_1 \sim S_2$	踝关节跖屈肌群(腓肠肌、比目鱼肌)

根据 ASIA2000 脊髓损伤神经功能评定标准(表 6-2),对脊髓损伤患者的神经功能检查和评定,除对损伤节段以下的感觉运动详细检查外,还重点应当对骶区($S_3 \sim S_5$)的感觉及运动功能进行认真仔细的检查。鞍区皮肤感觉的检查应环绕肛门皮肤黏膜交界区各个方向均仔细检查,任何触觉或痛觉的残存均应诊断为不完全性损伤。临床医生需行肛门指检后才能做出完全性脊髓损伤的诊断,肛门指检应注意肛门深感觉有无和外括约肌有无自主收缩。脊髓休克

期确定完全性脊髓损伤是不可能的。即使说脊髓休克期已结束,仍须对骶区功能仔细检查后才能确定脊髓损伤完全与否。

如前所述,鞍区皮肤任何触觉或痛觉的残留,均应诊断为不完全性脊髓损伤。不完全性脊髓损伤的程度可按 ASIA2000 标准来判断其脊髓损伤的分级程度。

表 6-2　ASIA2000 脊髓损伤神经功能评定标准

A	完全性损伤,骶段(S_4、S_5)无任何运动及感觉功能保留
B	不完全性损伤,在神经损伤平面以下,包括骶段(S_4、S_5)存在感觉功能,但无任何运动功能
C	不完全性损伤,在神经损伤平面以下有运动功能保留,1/2 以上的关键肌肌力小于 3 级
D	不完全性损伤,在神经损伤平面以下有运动功能保留,至少 1/2 的关键肌肌力大于或等于 3 级
E	正常,感觉和运动功能正常

(二)不完全性脊髓损伤

按 ASIA2000 脊髓损伤神经功能评定标准,除完全性脊髓损伤以外的脊髓损伤均为不完全性脊髓损伤。不完全性脊髓损伤包括中央脊髓综合征、Brown-Sequard 综合征、前脊髓综合征、后脊髓综合征及少见的单侧肢麻痹。在不完全性脊髓损伤中,往往同时合并几种损伤类型,90％的不完全性脊髓损伤产生中央脊髓综合征、Brown-Sequard 综合征或前颈髓综合征。

1.中央脊髓损伤

中央脊髓综合征,又称脊髓中央部损伤、脊髓中央损伤综合征。在不完全性颈髓损伤中,中央脊髓综合征最常见。

(1)损伤病理:中央脊髓综合征常见于无骨折脱位型颈髓损伤,也可见于椎体爆裂骨折所致的脊髓损伤,是颈髓损伤中比较常见的类型。

一般认为其损伤机制有二:①挤压伤,颈过伸损伤时,脊髓背部黄韧带与脊髓腹侧的椎体后缘相互挤压造成损伤,引起脊髓中央区(包括灰质和白质)都受到损伤所致;②缺血,颈椎损伤时,某种原因如椎体后缘骨赘或突出的椎间盘等因素刺激或压迫中央动脉,使其支配的脊髓灰质前角细胞及白质的皮质脊髓束近中央部缺血或缺氧而导致相应的功能障碍。

(2)临床特征:中央型颈髓损伤者,位于皮质脊髓束近中央部的上肢传导束损伤最严重,而下肢传导束损伤程度较轻;同时,由于颈髓受伤部位的脊髓灰质前角细胞受累。因而伤后上下肢瘫痪的严重程度不一样,通常上肢受累程度比下肢重或仅有上肢功能障碍。手功能障碍显著,严重者晚期可出现手内在肌萎缩,有时出现括约肌功能障碍,大部分患者没有感觉障碍或感觉障碍的程度较轻。治疗后脊髓功能的恢复因人而异,超过 50％的患者可以恢复对大小便的控制,可以重新行走,但手的灵活性恢复比下肢要差一些。

2.Brown-Sequard 综合征(脊髓半侧损伤综合征、脊髓半切综合征)

(1)损伤病理:Brown-Sequard 综合征是脊髓左或右的半侧损伤,它通常由单侧椎板或椎弓根骨折、刺伤或因半脱位引起的旋转损伤所引起。

(2)临床特征:损伤侧的运动功能减弱和对侧痛温觉的消失。这种综合征的预后良好,神经功能可较好恢复。

3.前脊髓损伤综合征

(1)损伤病理:前脊髓损伤综合征通常是由于椎体爆裂骨折、受伤时椎间盘急性突出进入椎管,导致颈脊髓前部遭受冲击压迫损伤所致,也可见于椎管狭窄患者在颈椎过伸位无骨折脱位型颈髓损伤时。其损伤机制除脊髓前部直接受伤以外,还可有前中央动脉的损伤。

(2)临床特征:损伤水平以下运动和痛温觉完全丧失。因为后索有不同程度的幸免,所以深触觉、位置觉和振动觉得以保留。这种损伤恢复的可能性较小。

4.后脊髓损伤综合征

(1)损伤病理:这种损伤较少见,可见于椎板骨折压迫脊髓后方结构系脊髓后部结构损伤所致,亦可累及脊髓的后角与脊神经后根。

(2)临床特征:损伤平面以下可出现深感觉障碍,亦可有颈部、上下肢对称性疼痛,为神经根刺激症状;而运动和其他感觉功能不受影响。少数患者可出现锥体束征。

5.创伤性上升性脊髓缺血损伤(AIIOSC)或脊髓梗死(IOSC)

(1)损伤病理:多见于下胸段及胸腰段损伤,伤后脊髓内血管栓塞致脊髓缺血坏死,导致截瘫平面持续上升,可向上蔓延至中胸段或颈段,上升至中胸段者多因根大动脉损伤所致,而上升至颈椎者脊髓前、后动脉和中央动脉发生栓塞。

(2)临床特征:因脊髓缺血性坏死,故下肢呈现迟缓性瘫痪。

6.脊髓次全损伤(脊髓横断不全损伤)

(1)损伤病理:脊髓损伤接近于完全性损伤。

(2)临床特征:损伤平面以下运动完全消失,感觉存在区常在骶部(即肛周),肛门反射和球海绵体反射可存在,锥体束征为阳性。

7.混合综合征

混合综合征是几种综合征组合在一起的无法分类的脊髓损伤。它是指不属于上述几个综合征的不完全性脊髓损伤,只占不完全性脊髓损伤的很小一部分。

8.脊髓圆锥损伤

(1)损伤病理:是骶髓(圆锥)和腰神经根在椎管内的损伤。大多数人的脊髓圆锥位于腰$_1$椎体平面。临床常见的胸$_{11}$～腰$_1$的脊柱损伤易于导致脊髓圆锥损伤。

(2)临床特征:通常引起大小便功能障碍和下肢功能丧失。引起会阴部的弛缓性麻痹及膀胱和肛周肌群失控;鞍区、会阴部感觉障碍。如果有球海绵体反射和肛门反射消失则说明这种损伤是不可逆的。如果神经根未受损伤,下肢 L_1 与 L_4 之间的运动功能可以存在。若肛门、球海绵体反射不存在者,则为完全性圆锥损伤;反之则为不完全性圆锥损伤。

9.马尾损伤综合征

(1)损伤病理:在椎管内纵向走行的腰 2 以下的神经根(组成马尾神经)损伤,常常由于腰2 以下的脊柱骨折所导致的。

(2)临床特点:腰以下感觉、运动障碍,大小便和下肢功能丧失,为下运动神经元损害的表现。完全性马尾神经损伤时,所有支配肛门、膀胱、会阴区和下肢的周围神经功能丧失,如果球海绵体反射、肛门反射和下肢所有反射活动都消失,说明马尾的所有功能均已经丧失。切记马尾是作为周围神经起作用的,如果神经根丝未完全断裂或毁损,就有功能恢复的可能,马尾神经损伤很少为完全性,马尾损伤综合征往往提示神经系统的不完全性损伤。

七、脊髓损伤的临床表现

脊髓损伤的主要表现为四肢瘫或截瘫。四肢瘫是由于椎管内的脊髓受损而造成颈段运动和（或）感觉的损害或丧失。常导致上、下肢体及盆腔器官的功能损伤。根据脊髓的解剖结构特点，脊髓损伤后，根据损伤平面、程度及节段的不同，患者可呈现不同程度或特征的肢体感觉及运动障碍，还可出现一系列的全身性改变。感觉检查包括身体两侧各自的 28 个皮区关键点。每个关键点要检查 2 种感觉，即针刺觉和轻触觉，并按 3 个等级分别评定打分。即：①0＝缺失；②1＝障碍（部分障碍或感觉改变，包括感觉过敏）；③2＝正常；④NT＝无法检查。针刺觉检查常用一次性安全针。轻触觉检查用棉花。在针刺觉检查时，不能区别钝性和锐性刺激的感觉应评为 0 级。

（一）脊髓休克

在脊髓损伤的早期，可呈现一段时间的脊髓休克期，即损伤节段以下的脊髓功能消失，表现为损伤节段以下感觉丧失，肌肉呈迟缓性瘫痪，深浅反射均消失。待脊髓休克期过后，损伤节段以下的脊髓功能恢复，可出现上运动神经元损伤的表现，表现为痉挛性瘫痪。脊髓休克期可持续数周至数月。

1.脊髓休克的概念

脊髓休克是 1840 年由 Hall 首先提出，是指脊髓损伤后，脊髓内的神经细胞受到强烈震荡，从而引起脊髓功能暂时性超限抑制状态，在受损水平以下的脊髓神经功能立即、完全、暂时性丧失者。

在病理标本上无明显肉眼所见的器质性改变，而临床上表现为伤后立即出现损伤平面以下的完全性弛缓性瘫痪。伤后数小时至数天，脊髓功能开始恢复，日后可无神经系统后遗症。脊髓器质性损伤者，伤后也可出现类似于脊髓休克的表现，其时间持续数小时至数周，对此，临床上称之为脊髓休克期。其不同之处在于：休克期过后，可长期存在有程度不等的脊髓神经功能障碍。

脊髓休克临床表现：迟缓性瘫痪为特征，各种脊髓反射（包括病理反射）消失及二便功能均丧失。其全身性改变主要可有低血压或心排血量降低、心动过缓、体温降低及呼吸功能障碍等。

脊髓休克与损伤程度、部位及患者年龄有关，脊髓损伤后不一定都出现脊髓休克，严重的脊髓损伤后可有脊髓休克期。

2.脊髓休克的时限

脊髓休克，伤后立即发生，可持续数小时至数周（有文献述及可达数月）。儿童一般持续3～4 天，成人多为 3～6 周。脊髓损伤部位越低，其持续时间越短。如腰、骶段脊髓休克期一般小于 24 小时。

3.脊髓休克发生的机制

自脊髓休克概念提出后，虽进行了大量研究工作，但迄今为止对其病理生理机制仍不太清楚。正常时，中枢神经系统高级部位常对脊髓发放冲动，特别是大脑皮层、脑干网状结构和前庭神经核对脊髓的易化作用,即高级中枢下行的纤维末梢与脊髓神经元的胞体和轴突建立大量的突触联系。生理状态下,来自高级中枢的低频冲动不断到达脊髓神经元,使其常保持在一种阈限下的兴奋状,即易化作用。脊髓横断后,突然失去这种易化作用,使脊髓神经元暂时处于兴奋性极为低下的状态,即无反应状态,称为脊髓休克。

4.脊髓休克结束的标志

在脊髓休克期不能判定脊髓损伤程度,只有"休克"期结束才可鉴别。因而熟悉脊髓休克期结束的标志极为重要。

脊髓休克发生后,脊髓损伤水平以下脊髓反射活动恢复为"休克"结束的标志。临床上常将以下3个反射其中之一的出现作为脊髓休克结束的标志。

(1)球海绵体反射出现:即医生用一只手轻轻挤压龟头或阴蒂,另一只手戴手套手指置于肛门内能同时感到肛门括约肌有收缩。

(2)肛门反射出现:即针刺肛门周围皮肤与黏膜交界处,有肛门括约肌收缩。

脊髓休克结束后,其反射恢复的顺序一般由低位向高位、由远端向近端。但膝腱反射多早于跟腱反射恢复。

在脊髓休克期,须注意观察脊髓损伤的平面上升或下降的变化,且仔细记录每次检查结果,若有损伤平面上升的趋势,应考虑为脊髓上行性水肿或血肿所致,要避免治疗失误导致的脊髓损伤范围扩大。

肛门、球海绵体反射的临床意义:此两种反射检查对判断脊髓休克期结束及辅助判断脊髓损伤类型是极为重要的。

反射阳性的意义:①正常人;②圆锥以上的完全性脊髓损伤,休克期已结束;③不完全性圆锥或马尾损伤,这时是反射减弱。

反射阴性的意义:①脊髓休克期,这时不能确诊脊髓是否完全损伤;②圆锥或马尾的完全损伤。

脊髓损伤患者应当详细检查损伤节段以下的感觉和运动功能,这是鉴别是完全性还是不完全性脊髓损伤或是单纯性神经根损伤的最重要依据;对于不完全性脊髓损伤,关键肌群力量的检查是评估脊髓损伤程度的最重要指标之一。

检查完肢体和躯干后,要通过直肠括约肌或趾屈肌的自主收缩来判断是否有骶部运动缺失。如果骶神经支配的肌肉有自主运动,那么运动功能恢复的预后良好。最后要记录反射情况。麻痹的患者通常是无反射的,腿部对针刺或刺激的屈曲收缩相当于痉挛性瘫痪的腱放射亢进,不能表明有肌肉的自主运动。

虽然脊髓休克很少持续24小时以上,但是有时的确可以持续数天到数周。球海绵体反射阳性或肛门反射的恢复是脊髓休克结束的标志。脊髓休克期结束后,如果损伤平面以下仍然无运动和感觉,说明是完全性脊髓损伤,远端运动与感觉恢复的预后不好。

(二)脊髓损伤后的运动、感觉及括约肌功能障碍

在脊髓休克期过后,根据脊髓损伤平面的不同,其临床表现各异。

颈髓损伤者,运动障碍方面,下肢表现为痉挛性瘫痪,腱反射亢进,病理征阳性;上肢的运动障碍依颈髓损伤的平面不同而有差异,一般而言,上肢的部分肌群可因脊髓前角细胞受损或

神经根损伤,表现为弛缓性瘫痪,晚期可表现为手内在肌的萎缩;而损伤节段以下的髓节支配的上肢肌群则呈痉挛性瘫痪。躯干部的感觉减退或缺失平面一般位于胸部或腹部,颈髓损伤严重者,感觉平面位于胸 2 皮节附近,不完全性颈髓损伤者,感觉平面可位于下胸部或腹部;上肢的感觉减退或缺失一般对应于颈髓损伤的平面。

胸髓损伤者,下肢呈痉挛性瘫痪,腱反射亢进,病理征阳性,感觉减退或缺失平面随胸髓损伤平面的不同位于胸部或腹部。

脊髓圆锥损伤及马尾损伤者,下肢呈迟缓性瘫痪,晚期可出现相应的肌肉萎缩。脊髓圆锥损伤的感觉减退或缺失平面一般位于腹股沟附近,而马尾损伤者依损伤节段的不同,其感觉减退或缺失平面可位于下肢或鞍区。

根据脊髓损伤的横截面部位的不同,常见有如前所述的脊髓中央损伤综合征、脊髓半切损伤综合征及脊髓前侧损伤综合征的临床表现。若损伤靠近脊髓前部,则损伤平面以下的感觉障碍为痛、温觉改变(脊髓丘脑束的功能障碍,脊髓丘脑束位于脊髓的前外侧,主司痛、温觉的向上传导);若损伤靠近脊髓后部,则感觉障碍为触觉及本体感觉(位置觉和运动觉)改变(薄束和楔束的损伤,薄束和楔束位于脊髓后方,主司触觉及本体感觉的向上传导);损伤偏于脊髓一侧者,则表现为对侧肢体的痛、温觉及同侧触觉、本体感觉的改变。因运动传导或脊髓前角运动细胞的损伤,则患者肢体运动功能出现相应障碍。在程度较轻的无骨折脱位型颈髓损伤中,常出现以中央型损伤为主的损伤类型,通常上肢受累程度比下肢重,手功能障碍明显,有时出现括约肌功能障碍,大部分患者没有感觉障碍或感觉障碍的程度较轻。

不同节段平面的脊髓损伤还同时合并括约肌功能障碍,表现为尿失禁或尿潴留以及大便失禁或便秘。

脊髓损伤后,除上述明显的运动、感觉及括约肌功能障碍以外,还可依据脊髓损伤节段的不同而出现呼吸系统及自主神经功能紊乱的表现。

八、脊髓损伤的处理

(一)脊髓损伤的急救和转运

大多数的脊髓损伤是由于脊柱损伤所导致的,而脊柱损伤后,脊柱的稳定性大多丧失。统计表明,3％～26％的脊髓损伤是由于受伤后的急救及搬运不当所导致的,不正确的急救及搬运将可能加重原始的脊髓损伤,还可使可逆的不完全性脊髓损伤转变为不可逆的完全性脊髓损伤。北京市的一项 5 年回顾性研究结果表明,脊髓损伤患者在急救转运途中脊髓损伤程度加重者达 22.6％,其中部分患者从可逆的不完全性脊髓损伤加重成为不可逆的完全性脊髓损伤。因此,对脊柱脊髓损伤而言,正确及时的院前急救和转运是降低完全性脊髓损伤的重要因素之一,也是提高脊柱脊髓损伤患者治疗效果的关键因素之一。院前急救和转运的重点是尽量保持脊柱的相对稳定性,避免脊髓受到继发性损伤。应当加强急救组织的健全和人员的培训,对于考虑可能是脊髓损伤的患者,切忌盲目搬动,搬运时应当保持脊柱的中立位置,由 3～4 人保持脊柱平直地移动搬至担架上,完善急救设备,如脊柱的临时固定支具、担架,特别是特制的铲式担架等。

我国唐山大地震时,由于急救与转运条件的不足,完全性脊髓损伤的比例高达 70％左右。

在西方发达国家,最近30年来,由于急救组织健全、人员训练有素,使完全性脊髓损伤的比例大大下降。目前,澳大利亚的完全性脊髓损伤的比例已降到了30%左右;美国西北纪念医院Meyer报道,由于院前急救与转运的改善,完全性脊髓损伤的比例从大约10年前的75.8%下降至最近的22.1%,死亡率从10%下降至2.2%。

对于急性不完全性脊髓损伤,正确的急救和转运、及早治疗是改善患者预后的关键因素。特别是伤后8小时以内使用甲强龙冲击治疗,能有效改善不完全性脊髓损伤的神经功能,伤后8小时以内是急性脊髓损伤的黄金治疗窗口期。目前,在欧美发达国家,使用救护车甚至直升机运输,使大多数的脊髓损伤患者能在伤后3～8小时内送到医院开始进行药物治疗;而在我国北京的一项5年回顾性调查表明,脊髓损伤患者在市区受伤者,平均15.2小时可送达医院,而郊区受伤患者平均26.8小时才能送达医院,有相当比例的患者丧失了甲强龙冲击治疗的黄金治疗窗口期。因此,在对脊髓损伤的患者进行转运时,应当以最快的速度转运至医院,使用救护车,必要时可使用直升机就近转运至附近医院开始治疗,甚至在救护车或直升机上就可以开始甲强龙的冲击治疗。

(二)脊髓损伤的治疗

1.脊髓损伤的治疗原则

目前认为,对于不完全性脊髓损伤使用手术减压或药物治疗,均有神经功能改善的可能。因而,目前的治疗甚至急救转运的重点均是针对不完全性脊髓损伤而言。但对于完全性脊髓损伤患者,早期的手术固定,也有助于重建脊柱的稳定性,有助于翻身拍背等护理工作,有助于降低死亡率。

(1)早期治疗:通过手术结合激素等药物积极抢救并保护残存的脊髓功能,防止脊髓的进一步损伤,促使残存脊髓功能的恢复;同时,积极预防及治疗各种早期并发症,以改善患者的预后,降低患者死亡率。

手术减压应当越早越好,及早手术减压,有助于减轻脊髓水肿或使水肿尽早消退,有助于减轻脊髓的继发性损伤,改善脊髓损伤的预后。一项旨在评价急性脊髓损伤手术时机的前瞻性、多中心、随机对照临床试验结果显示,在伤后1年随访期中,早期手术减压组(损伤＜24小时)患者ASIA分级的改善至少比晚期减压组(损伤＞24小时)高2级,而且晚期减压组并发症发生率较高。初步研究结果显示,急性脊髓损伤早期手术减压安全、可行,影响早期减压疗效的主要因素为入院时间延迟、影像学检查耗时和可否及时获得手术。另有学者主张应当在伤后6小时以内进行脊髓减压固定手术。

(2)晚期治疗:通过积极的康复锻炼措施,有助于提高瘫痪肢体的功能,改善患者的生存质量,部分患者能够提高其生活自理能力。

2.脊髓损伤的早期治疗

自20世纪70年代以来,随着现代脊柱脊髓损伤诊断治疗水平的提高,特别是脊髓损伤的早期治疗的广泛开展,使脊髓损伤患者住院早期的死亡率下降到了原来的大约1/5。

急性颈髓损伤的早期治疗包括早期的药物治疗及外科手术治疗。

(1)急性脊髓损伤的早期药物治疗:急性脊髓损伤患者,除了早期的直接损伤外,后期的继发性损伤是引起脊髓神经功能障碍的主要原因。目前均主张早期进行积极的药物治疗,甚至在积极的外科减压固定手术之前就应当开始积极的早期药物治疗。

根据实验室及临床研究,有不少的药物可用于急性颈髓损伤的早期治疗。但是,到目前为止,只有早期应用甲基泼尼松龙及单唾液酸神经节苷脂在急性不完全性脊髓损伤中的神经治疗康复作用得到了实验室及临床试验的肯定。

①甲基泼尼松龙冲击治疗(MP):大剂量甲基泼尼松龙于伤后8小时内应用,具有稳定溶酶体膜、抑制脂质过氧化、维持细胞内外正常离子的平衡、减轻脊髓水肿、改善血液循环、降低毒性物质的释放等作用,可减缓或中止脊髓损伤后的继发性损伤,改善其功能恢复。一项美国全国急性脊髓损伤研究报道了用双盲、随机及对照的方法,以超大剂量甲基泼尼松龙治疗急性脊髓损伤的临床试验结果。在受伤8小时内静脉输注甲基泼尼松龙的患者,伤后6周和6个月时运动功能和针刺及触觉的改善明显强于对照组。只要证明是急性脊髓损伤,并且无使用皮质激素的禁忌证,都应当采用甲基泼尼松龙治疗。其治疗方案为:在15分钟内按30 mg/kg体重的剂量一次性推注,间隔45分钟后,按5.4 mg/(kg·h)的剂量持续输注23小时。而脊髓损伤3小时以内开始应用大剂量甲基泼尼松龙冲击治疗者,效果优于脊髓损伤3~8小时开始应用者。

而伤后8小时后进行甲基泼尼松龙的大剂量冲击治疗对于脊髓神经功能的改善意义不大,而各种使用激素的并发症反而显著增加,如肺部感染、应激性溃疡、伤口感染、水电解质紊乱及血栓性疾病等严重并发症的发生率明显增加,而病死率也显著增加。故应当慎用,特别是在60岁以上的患者,各种潜在的危险性更为增高。

②神经节苷脂(GM-1):神经节苷脂类是广泛存在于哺乳类动物细胞膜上含糖酯的唾液酸,在中枢神经系统外层细胞膜有较高的浓度,尤其在突触区含量特别高。研究显示,神经节苷脂能促进轴突生长和轴索形成,能提高神经的存活率,改善神经传导速度,减少损伤后神经病变。改善细胞膜酶的活性,减轻神经细胞水肿,对损伤后继发性神经退化有保护作用,对神经细胞的凋亡有明显的抑制作用。国外较多病例的随机双盲临床试验观察认为,神经节苷脂在急性脊髓损伤后用药,具有促进神经功能恢复的作用。每天100 mg静脉滴注,18~23天后改为维持量,每天20~40 mg,再用6周。另有研究者认为,该药应在继发性脊髓损伤发生后48小时内给药,并应维持治疗26天以上。

③阿片受体拮抗剂:大剂量阿片受体拮抗剂通过增加脊髓血流量、提高血压、维持电解质平衡、改善能量代谢,从而保护和恢复神经功能,显著改善继发性脊髓损伤的预后。常用的阿片受体拮抗剂有纳洛酮。继发性脊髓损伤8小时内应用纳洛酮可促进脊髓功能恢复。纳洛酮冲击疗法的首次冲击剂量为5.4 mg/kg,然后以4 mg/(kg·h)维持23小时。新近发现,新型特异性阿片受体拮抗剂纳米芬较纳洛酮能更好地保护肢体运动功能。

④钙拮抗药:由于脊髓损伤后细胞膜结构和功能受损,大量钙离子内流并在细胞内聚集。可诱发出与创伤一致的组织病理学和生化改变。因此,应用钙拮抗药可减轻损伤介导的血管痉挛,防止周围血管舒张导致的系统性低血压,改善损伤后的脊髓血流,达到阻止继发性脊髓损伤发展的目的。目前,临床常用的钙拮抗药为尼莫地平,用法为:开始时静脉滴注0.01 mg/(kg·h),如无不良反应,24小时后增至0.05 mg/(kg·h),应用7天。但尼莫地平可引起血压下降,因此使用时必须严格监测血压的变化。

⑤维生素 B_{12}：维生素 B_{12}能增强神经细胞内核酸和蛋白质的合成，促进髓鞘主要成分卵磷脂的合成，有利于受损神经纤维的修复，在脊髓损伤后使用有一定意义。

⑥脱水剂：脱水剂和利尿剂能排除脊髓损伤后脊髓组织细胞外液中过多的水分，减轻脊髓组织的水肿，对于减轻脊髓的继发性损伤有一定作用，也可选择性使用。常用 20% 甘露醇，具有迅速提高血管内渗透压、吸取组织水分的作用。一般用量 250 毫升/次，于 30 分钟内静脉滴注。$4\sim6$ 小时可重复使用一次。其他可选择的脱水剂有：30% 尿素 $100\sim200$ mL 静脉滴注；呋塞米 $20\sim40$ mg 静脉或肌内注射。脱水期间注意：应每日记出入量、监测血压、脉搏及电解质的变化，并作相应处理，使其保持在正常水平。

⑦高压氧舱疗法：在高压氧环境里，损伤脊髓局部组织内的氧分压可显著升高，从而改善脊髓组织的缺氧状况，调整酶系统因缺氧导致的破坏，减轻由此引起的继发损伤。不完全性脊髓损伤后早期应用对神经功能的改善有一定效果。但应用此疗法有耳鸣、头晕不适等不良反应。

（2）低分子右旋糖酐：可能有改善组织微循环、减少缺血和坏死的作用。

（3）神经生长因子（NGF）：可以保护神经元，促进轴突再生，对于脊髓损伤也可有一定疗效。用法：NGF 1000pg 肌内注射，每天一次，连用 30 天。

（4）东莨菪碱：可调节和改善微循环，对于脊髓损伤也可有一定疗效。用法：0.3 mg 肌内注射，每四小时一次，使之东莨菪碱化，可维持 3 天，于伤后当天尽早使用。

3.急性脊髓损伤的外科手术治疗

脊柱脊髓损伤的早期外科治疗包括尽早对骨折的整复、矫形、椎管减压或扩容、固定与植骨融合。其目的：一是为了重建脊柱的稳定性，使患者能够早期活动，也有利于进行翻身拍背等护理工作，减少各种脊髓损伤的早期并发症，降低早期死亡率；二是手术稳定脊柱后，防止因脊柱不稳定而使骨折的椎骨对脊髓造成继发性的损伤；三是减压稳定后，直接解除对脊髓的压迫，为脊髓神经恢复创造宽松的内环境。

成人的无骨折脱位性脊髓损伤，也应当积极手术，扩大椎管容积，解除脊髓压迫，从而减轻脊髓水肿，降低神经组织内部张力，以改善血流灌注状况，减轻脊髓的继发性损伤，有助于脊髓功能的改善。

手术时机应当选择在患者生命指征平稳的情况下，排除局部及全身其他部位的感染后，尽早施行。

某些脊髓损伤患者，转运至医院时，已过了急性期，甚至某些患者早期的外科减压固定手术不当，仍然存在脊柱的不稳定或脊髓的压迫，部分患者晚期再次进行减压及固定手术，仍可收到一定疗效。

九、脊髓损伤并发症的治疗

脊髓损伤后，全身多器官系统可发生改变，可出现一系列的并发症，包括肺部感染、泌尿系感染、肾衰竭、败血症及压疮等，其他的一些并发症包括水电解质紊乱、高热、自主神经反射异常、痉挛、深静脉血栓和性功能障碍等。这些并发症的发生不仅影响康复治疗的效果及进程，还严重影响患者的生活质量,甚至威胁到患者的生命。脊髓损伤一般并不直接危及生命,但其并发症则是导致患者死亡的主要原因。其中,肺部感染、泌尿系感染、肾衰竭、败血症及压疮等并发症是导致脊髓损伤患者死亡的主要原因。因此,对脊髓损伤并发症的认识、预防和治疗在脊髓损伤患者的治疗和康复中有着重要意义。

脊髓损伤后如何最大限度地恢复肢体残存功能,提高患者的生活质量,建立站立或行走功能,减少各种并发症,特别是泌尿系并发症,是康复治疗的重要内容和中心环节,也是对脊髓损伤患者治疗的重要环节。

(一)呼吸系统并发症

呼吸系统并发症是外伤性颈脊髓损伤患者早期死亡的主要原因。呼吸系统并发症以通气障碍、肺不张和肺炎最为常见。其发生与脊髓损伤的节段有关,损伤节段越高,对呼吸系统及其功能的影响就越大。颈髓损伤,特别是上颈髓损伤后,由于呼吸肌麻痹而导致呼吸功能减弱,通气不足,咳嗽无力,常常出现呼吸系统并发症;颈以上脊髓损伤还往往引起膈肌瘫痪,导致肋间肌的收缩失去正常,从而更加重了通气功能障碍,严重者造成患者。此外,外伤性胸髓损伤还常合并有血气胸、肺挫裂伤等损伤,这也是引起肺部感染及肺不张的重要因素。

上颈髓节($C_{1\sim4}$)损伤:可侵及呼吸中枢引起呼吸麻痹或由于膈肌瘫痪产生呼吸困难,如不及时气管切开,采用呼吸机辅助通气常导致呼吸衰竭而死亡;幸存者依脊髓伤势出现不同程度的四肢痉挛性瘫痪;若累及延髓可出现血压不稳、心功能紊乱等。

脊髓损伤患者,特别是颈髓损伤患者,应当积极预防呼吸系统并发症的发生,监测患者的血氧分压和肺功能是十分必要的,要求患者家属定时翻身拍背,在保持脊柱稳定的前提下进行体位引流;可应用雾化吸入,并应用稀释痰液药物;呼吸功能训练,鼓励深呼吸及咳嗽、咳痰等。

在上述预防措施的基础上进行。对颈髓损伤伴通气障碍者要及时行气管切开,已经发生或将要发生呼吸衰竭者应使用机械通气;已发生肺部感染者可应用敏感抗生素;对肺不张可应用纤维支气管镜灌洗或吸痰。

(二)泌尿系统并发症

泌尿系统并发症是脊髓损伤患者晚期死亡的主要并发症。

脊髓损伤患者,常由于膀胱逼尿肌及尿道外括约肌功能障碍引起严重尿潴流或尿失禁,由此长期留置导尿可引起尿路感染,至后期可发生慢性肾衰竭。因此,预防尿潴流和尿路感染、重建脊髓损伤后患者的膀胱功能,对减少肾衰竭、提高截瘫患者的生活质量、降低死亡率具有十分重要的意义。应当进行正确的膀胱管理,在脊髓损伤后期尽早停止留置尿管,实施间歇导尿;仍然留置导尿者,应当每天膀胱冲洗、定期更换尿管。对于出现尿路感染者,应当积极使用敏感抗生素。使用巴氯芬治疗脊髓损伤后的痉挛性膀胱,采用膀胱腹直肌间置术及膀胱刺激器等措施,可比较有效地改善膀胱排尿功能。

(三)压疮

脊髓损伤患者因翻身不及时,易于因身体局部过度受压而形成压疮。压疮好发于瘫痪区域的骨突部皮肤,如骶尾部、大粗隆部、坐骨结节部、足跟部、肩胛骨部、棘突部及头枕部等。处理压疮的关键是预防,应当定时翻身、减轻骨突部位受压、保持皮肤的清洁和干燥。在良好的护理情况下,压疮是完全可以避免的,而在较差的护理条件下,压疮的发生率可以较高,如地震及战伤的截瘫患者中,压疮的发生率可以高达75%～80%。

一旦发生压疮,治疗护理往往更为困难,由于瘫痪患者营养不良、局部血运条件差,压疮也难以愈合;较大面积的深度压疮往往容易合并感染,同时由于慢性消耗,成为脊髓损伤患者死亡的主要原因之一。

对于已经发生压疮者,更应当避免压疮部位继续受压,加强局部的换药、抗感染、理疗等治疗措施;面积较大的、经长期保守治疗经久不愈的、Ⅲ～Ⅳ度的压疮应当尽早采用转移皮瓣覆盖创面的手术治疗。

(四)水电解质紊乱

脊髓损伤患者的水电解质紊乱的发生及程度与脊髓损伤的平面和程度密切相关。目前认为,脊髓损伤后的水电解质紊乱主要继发于颈髓损伤和上胸髓损伤的患者中,脊髓损伤的平面越高,其发生率越高,程度也越重。下胸段及胸腰段脊髓损伤极少出现水电解质紊乱;在颈髓损伤和上胸髓损伤的患者中,完全性脊髓损伤患者水电解质紊乱的发生率高,其程度也越重。

脊髓损伤后的水电解质紊乱主要表现为顽固性的低钠血症和多尿,并可长期存在,其发生机制不明,一般认为,低钠血症的发生率既与脊髓损伤的平面有关,又与脊髓损伤的程度有关;可能与颈髓损伤和上胸髓损伤后的交感神经受到抑制有关,还有学者认为可能与脊髓损伤后的抗利尿激素分泌异常有关。所以应注意脊髓损伤患者的电解质监测,做到及时发现、及时处理。

对低钠血症的防治原则为:脊髓损伤患者应在入院后定期作血生化检查,严密观察患者的精神状态、神经系统体征及24小时出入量,进高盐膳食。一旦发现低钠血症,应积极补充钠盐,但补钠的速度不宜过快,以0.1 mL/(kg·min)的速度滴注2%～3%的氯化钠为宜。

(五)自主神经功能紊乱

脊髓损伤瘫痪的患者,特别是颈髓损伤的患者,其自主神经功能受损,可以出现一系列的自主神经功能紊乱的表现。

1.体温异常

脊髓损伤瘫痪的患者,特别是颈髓或上胸髓损伤的患者,可以由于自主神经功能受损而导致皮肤排汗及体温调节功能障碍,在脊髓损伤早期易于出现持续约1～2个月的高热。长期的高热易于导致患者的严重消耗,对此种情况,首先应当排除感染因素导致的发热,同时可采用物理降温及室温调节等措施降低体温。在脊髓损伤的中晚期,可有较长时间的低热,而后其体温可渐趋正常。颈髓损伤四肢瘫痪的患者,因交感神经张力不足及体温调节功能障碍,在室温过低的情况下,还易于出现体温过低及低血压状态,严重者可因主要脏器血液灌流不足而至死亡。故对脊髓损伤患者应当注意室温的调节,高温下应注意室内通风和降温;寒冷时应注意保温。

2.血压心率异常

在颈髓或上胸髓损伤的患者,伤后交感神经功能受到抑制,在早期可以出现血压降低、心率减慢等交感神经抑制的表现,在脊髓损伤的晚期,血压及心率可逐渐恢复,但一般仍稍低于正常。因此,在颈髓或上胸髓损伤的早期,应当及时监测患者血压及心率的变化,血压及心率严重异常者,可使用拟交感药物治疗。

（六）深静脉血栓及肺栓塞

脊髓损伤患者下肢瘫痪且受压，同时，由于长期卧床，易于出现深静脉栓形成（DVT），深静脉血栓形成后脱落多导致肺栓塞，可直接危及生命。同时，由于脊柱手术本身以及麻醉等因素也易于诱发深静脉栓的形成。

脊髓损伤患者如无特别的禁忌，应在伤后 48 小时开始 DVT 的预防治疗。①机械预防法：可用足底静脉泵、穿梯度压力弹力袜，行双下肢气压助动治疗，利用机械性原理促使下肢静脉血流加速，避免血液滞留。更简单的方法是每天定时进行下肢活动，结合定时翻身，防止腓肠肌长期受压。②药物预防：低剂量普通肝素、低分子肝素、磺达肝葵钠、维生素 K 拮抗剂等。有出血风险的患者应权衡降低 DVT 的发生率与增加出血危险的关系。

一旦确定出现了 DVT，应当积极治疗，治疗措施包括抗凝治疗、溶栓治疗、手术取栓以及下肢静脉滤器置入等，应根据患者的具体情况选择。

（七）异位骨化

脊髓损伤瘫痪患者的异位骨化，好发于髋关节前方，发生率约 $16\% \sim 30\%$。表现为关节周围的肿块和被动活动逐渐减小，严重者则关节僵直。X 线片可在关节周围发现骨化影。继发于脊髓损伤的异位骨化原因不明，痉挛性瘫痪患者的下肢关节强力被动活动而导致软组织撕裂损伤可能是诱因之一。对不妨碍关节活动的异位骨化无需治疗；对妨碍关节活动者，在骨化停止增长后，可以手术切除。

（八）胃肠功能紊乱

脊髓损伤后，由于肠蠕动减慢及肛门括约肌障碍，患者常常发生腹胀和便秘，可严重影响食欲。在伤后早期可服用缓泻剂，晚期可通过训练建立反射性排便，以缓解腹胀和便秘。

少数严重脊髓损伤的患者在伤后 2～3 周内可出现应激性溃疡，引起胃肠道出血，脊髓损伤后使用皮质类固醇激素治疗可能与应激性溃疡的发生有一定关系。

（九）痉挛

脊髓圆锥以上的脊髓损伤属于上运动神经元损伤，脊髓损伤平面以下出现痉挛性瘫痪。痉挛将影响日常活动和康复训练的进行，还可能导致患者的疼痛。因此，应当积极治疗。腹部肌肉的痉挛将使患者产生紧束感；下肢膝髋关节的痉挛将影响患者的睡眠及排便；不全瘫痪的患者，行走时下肢可出现剪刀步态或下肢痉挛性抽动，导致患者站立及行走不稳。

目前，痉挛仍是较难处理的难题。较轻的痉挛无需特别治疗，在不全截瘫患者，加强走步活动锻炼，可使痉挛慢慢缓解；较严重的痉挛，需进行治疗，目前可采用的方法有：缓解痉挛运动疗法、缓解痉挛药物（如巴氯芬）、神经阻滞（苯酚、肉毒毒素 A）、外科手术（运动神经肌支切断、选择性脊神经后根切断术）等。但各种方法均有其适应证和不满意之处。药物以肉毒毒素和巴氯芬最为常用，它能够较好改善脊髓损伤痉挛，但是它可能影响其他功能的康复，能抑制患者的咳嗽反射敏感性，而且可能使部分患者的性功能受影响。

（十）疼痛

疼痛是脊髓损伤的常见并发症，为起源于脊髓本身的中枢性疼痛，常表现为损伤平面以下呈扩散性的感觉异常性疼痛，常为烧灼痛、针刺痛等，多与情绪改变有关，焦虑和抑郁的情绪反应可加重疼痛的感觉；肌肉痉挛也是导致疼痛的原因之一。

脊髓损伤后疼痛的治疗比较困难和复杂,一般需要结合药物(镇痛药、镇静药等)、理疗、康复训练及行为心理暗示治疗才有可能取得较好的效果。

对于顽固性疼痛患者,可采用神经后根切断术及脊髓前联合切断术等治疗,但术后疼痛易复发。

十、脊髓损伤的康复

目前,在脊髓损伤瘫痪患者的康复方面有重大进展,对其康复的目的是减轻患者的痛苦,充分发挥现有的功能,以代偿已丧失的部分功能,提高自理能力。

脊髓损伤患者要达到预期的康复目标,必须按一定的康复程序进行,循序渐进,综合应用各种康复方法,从而达到最大可能的康复。

目前,脊髓损伤瘫痪患者主要的康复治疗措施包括:心理治疗、职业治疗及教育、运动疗法、物理疗法、矫形器和助行器的使用等方面。其中肌力、肌肉牵张、多种功能位置训练等运动疗法及电刺激等的物理疗法一直是脊髓损伤康复的研究热点,在临床应用中也取得了很好的疗效;按摩及肢体的被动活动有助于防止肌肉萎缩,缓解关节的痉挛、僵硬和挛缩,水疗、超声波、电疗、蜡疗、热疗等物理治疗有改善局部或全身的血液循环,缓解疼痛及消除水肿;使用支具有助于稳定关节及防止畸形;目前,有一些新设计的助动功能步行器能协助脊髓损伤瘫痪患者站立及行走,改善了患者的活动功能,减少了患者心理障碍,增强了参与社会活动的能力。

第七章　脊柱脊髓疾病

第一节　颈椎病

一、概述

众所周知,颈椎病的患病率在当前已明显超过以往常见的下腰痛,而且随着我国人均寿命的延长,此种以退行性变为基础的疾患必然随着年龄的递增而成倍增加。

既往对颈椎病的认识十分模糊,常与神经科疾患相混淆,尤其是对患者健康影响较大的脊髓型及椎动脉型,更多的就诊于神经内科或耳鼻喉科。而在治疗方法上,多采用传统的保守疗法。近年来,随着诊断水平的不断提高,在治疗方法上也取得可喜的进展,尤其是手术疗法的不断改进与提高,从而大大提高了对颈椎病的治疗水平。

尽管对颈椎病有许多新的见解与认识,但作为临床医师仍须遵循以临床为主的原则。在诊断上,首先应该强调详细的病史、仔细地查体与常规性的化验及放射线检查。如此可使绝大多数病例得到确诊,仅个别病例需要采取更为复杂的进一步检查。否则,片面地、过多地依赖诸如脊髓造影、CT、MRI等特殊检查,不仅增加患者痛苦、经济开支及并发症的发生率,而且易将诊断引入歧途。在治疗上,应该坚持以非手术疗法为主的原则,只有那些经过正规非手术疗法无效,而又影响工作及生活者方可考虑施术。当然手术方法选择时,应该遵循在减压彻底的前提下,手术愈小、愈简单和损伤愈轻的原则。当前在手术方法上仍需不断改进、不断创新,促使我国颈椎外科不断进步、不断发展。

二、病因及发病机制

颈椎退行性变是颈椎病发病的主要原因,其中颈椎间盘的退行改变是颈椎诸结构退变的首发因素,并由此演变出一系列的病理改变。颈椎病病因学还包括职业性和先天发育性因素。研究统计发现重体力劳动者、竞技运动员、舞蹈者、教师的颈椎病发病率较一般人群高。先天性因素包括颈椎椎体分节不良、椎板发育异常、发育性颈椎管狭窄(直径小于12 mm)。

颈椎功能单位由两个相邻椎骨的椎体、两个关节突关节、两个钩椎关节(又称Luschka关节或钩突)和椎间盘构成。颈椎在脊椎中体积最小、活动度最大因而容易发生退变。颈椎间盘在20岁以后即开始退变,长期从事屈颈姿态工作和有颈椎外伤或有发育性椎管狭窄的者较易发生退变。早期髓核中的蛋白多糖减少，使其保持水分的功能减退，随着颈椎间盘退行性变，椎间隙高度减小，纤维环组织的退变，最终难以承受椎间盘髓核内的压力，出现纤维环局部纤维结构断裂，导致椎间盘膨出或突出。由于椎间隙的高度降低导致椎间关节周围韧带松弛、椎体间活动度增加，颈椎(C)不稳，导致纤维环和前后纵韧带在椎体上的附着点不断出现微小创伤，引发组织的自我修复过程，因而在椎体上、下缘韧带附着部出现牵拉性骨赘形成。这在颈椎运动范围大的易受劳损的部位多见，颈椎间盘按照疾病发生频率由高到低排列为 C_5～C_6、C_6～C_7、C_4～C_5、C_3～C_4，和 C_7～T_1 节段。研究发现单一椎间盘退变发生率在 15%～40%，多节段颈椎间盘退变可高达 60%～85%。在椎间盘、椎骨退变的基础上，连接颈椎的前后纵韧带，黄韧带及项韧带，发生松弛引起颈椎失稳，渐而增生、肥厚，特别当后纵韧带及黄韧带增生导致椎管或椎间孔狭窄脊髓或神经根直接受到机械性压迫。当颈椎屈伸活动异常时，脊髓在椎体后缘的骨赘上反复摩擦，可引起脊髓微小创伤而导致脊髓病理损害；椎间关节活动幅度增加可刺激小关节、纤维环及周围韧带内的交感神经末梢，通过窦椎神经的反射引起脊髓及神经根周围营养血管痉挛，导致脊髓和神经根局部缺血。当颈部屈曲时脊髓张力增加，脊髓腹侧受到向后方突出的椎间盘以及椎体后缘骨赘的挤压使得脊前动脉及其分支血供减少造成脊髓缺血性改变。

三、颈椎病的分型、临床表现、诊断与鉴别诊断

(一)颈椎病分型与临床表现

根据受累组织和结构的不同，颈椎病分为神经根型、脊髓型、交感型、椎动脉型、其他型(目前主要指食管压迫型)。如果两种以上类型同时存在，称为"混合型"。

1.神经根型颈椎病(CSR)

此型是由于椎间孔处有致压物压迫颈神经根所致。在各型中发病率最高，占 60%～70%，是临床上最常见的类型。多为单侧、单根发病，但是也有双侧、多根发病者。多见于 30～50 岁者，一般起病缓慢，但是也有急性发病者。多数患者无明显外伤史。男性比女性多 1 倍。

(1)颈痛和颈部发僵：常常是最早出现的症状。有些患者还有肩部及肩胛骨内侧缘疼痛，这是由于椎间盘退变、突出对受累颈神经根(C_6 和 C_7)后支所支配的纤维环、后纵韧带等刺激，通过发自相同神经根的肩胛背神经引发牵涉性疼痛和肌肉痉挛所致。

(2)上肢放射性疼痛或麻木：这种疼痛和麻木沿着受累神经根的走行和支配区放射，具有特征性，因此称为根性疼痛。疼痛或麻木可以呈发作性，也可以是持续性的。有时症状的出现与缓解和患者颈部的位置和姿势有明显关系。颈部活动、咳嗽、打喷嚏、用力及深呼吸等，可以造成症状的加重。

急性发病最不常见原因是急性颈椎间盘突出。患者常感到突发颈痛，随后出现由颈部沿着受累神经根的皮节支配区向上肢的放射样疼痛，并可伴有麻木感。由于疼痛明显限制了患者的活动量，因此肌力减弱常不明显。颈部后伸往往导致放射性疼痛明显加重。保持肩关节外展并将前臂置于头顶或者将头部微微屈曲并向健侧倾斜常常是急性发病患者的特殊体位。

这个姿势有助于颈椎向对侧屈曲以使患侧的椎间孔扩大,同时肩部外展可减轻受累神经根的张力。

(3)患侧上肢感觉沉重、握力减退,有时出现持物坠落,晚期可以出现肌肉萎缩。可有血管运动神经的症状,如手部肿胀、皮肤潮红或者苍白、干燥无汗等。尤其是手部肿胀表现为非可凹性水肿,手指屈曲困难伴有疼痛,导致患者很难完成抓捏动作,长久以后出现患侧手指屈曲性挛缩。

(4)临床检查:颈部僵直、活动受限。患侧颈部肌肉紧张,棘突、棘突旁、肩胛骨内侧缘以及受累神经根所支配的肌肉有压痛。椎间孔部位出现压痛并伴上肢放射性疼痛或麻木或者使原有症状加重具有定位意义。椎间孔挤压试验阳性,臂丛神经牵拉试验阳性。仔细、全面的神经系统检查有助于定位诊断。

2.脊髓型颈椎病(CSM)

脊髓型颈椎病的发病率为12%～30%,由于可造成四肢瘫痪,因而致残率高。通常起病缓慢,以40～60岁的中年人为多。合并发育性颈椎管狭窄时,患者的平均发病年龄比无椎管狭窄者小。多数患者无颈部外伤史。有些患者可同时合并神经根型颈椎病。

(1)多数患者首先出现一侧或双侧下肢麻木、沉重感,随后逐渐出现行走困难,下肢各组肌肉发紧、抬步慢,不能快走。有些患者出现下楼梯时感觉一侧或者双侧下肢有发软或者不稳的情况,好像踏不准台阶。继而出现上下楼梯时需要借助上肢扶着拉手才能登上台阶。严重者步态不稳,更不能跑。患者双脚有踩在棉花垛上的感觉。有些患者起病隐匿,往往是自己想追赶汽车,却突然发现双腿不能快走。

(2)接着出现一侧或双侧上肢麻木、疼痛,双手无力、不灵活,写字、系扣、持筷等精细动作难以完成,持物易落,严重者甚至不能自己进食。

(3)躯干部出现感觉异常,患者常感觉在胸部、腹部或双下肢有如皮带样的捆绑感,称为"束带感"。同时躯干或者下肢可有烧灼感、冰凉感、蚁行感。

(4)部分患者出现膀胱和直肠功能障碍,如排尿踌躇、尿频、尿急、尿不尽、尿失禁或尿潴留等排尿障碍,大便秘结。性功能减退。

病情进一步发展,患者须拄拐或借助他人搀扶才能行走,直至最后双下肢呈痉挛性瘫痪,卧床不起,生活不能自理。

(5)临床检查:颈部多无体征。四肢肌张力增高,可有折刀感;腱反射活跃或亢进:肱二头肌、肱三头肌、桡骨膜、膝腱、跟腱反射;髌阵挛和踝阵挛阳性。病理反射阳性:如上肢Hoffmann征、Rossolimo征、下肢Babinski征、Chaddock征。浅反射如腹壁反射、提睾反射减弱或消失。上肢或躯干部出现节段性分布的浅感觉障碍区,深感觉多正常。如果上肢腱反射减弱或消失,提示病损在该神经节段水平。

3.交感型颈椎病

颈椎病症状繁多,多数表现为交感神经兴奋症状,少数为交感神经抑制症状。常见的症状有:

(1)头部症状:如头晕、头痛或偏头痛、头沉、枕部痛,记忆力减退、注意力不易集中等。偶有因头晕而跌倒者。

(2)眼部症状:眼胀、干涩、视力变化、视物不清、眼前好象有雾等。

(3)耳部症状:耳鸣、耳堵、听力下降。

(4)胃肠道症状:恶心甚至呕吐、腹胀、腹泻、消化不良、暖气以及咽部异物感等。

(5)心血管症状:心悸、心率变化、心律失常、血压变化等。

(6)面部或某一肢体多汗、无汗、畏寒,有时感觉疼痛、麻木但是又不按神经节段或走行分布。

以上症状往往与体位或活动有明显关系,坐位或站立时加重,卧位时减轻或消失。颈部活动多或劳累时明显,休息后好转。

(7)临床检查:颈部活动多正常、颈椎棘突间或椎旁小关节周围的软组织压痛。有时还可伴有心率、心律、血压等的变化。

4.椎动脉型颈椎病

正常人当头向一侧歪曲或扭动时,其同侧的椎动脉受挤压使椎动脉的血流减少,但是对侧的椎动脉可以代偿,从而保证椎-基底动脉血流不受太大的影响。当颈椎出现节段性不稳定和椎间隙狭窄时,可以造成椎动脉扭曲并受到挤压;椎体边缘以及钩椎关节等处的骨赘可以直接压迫椎动脉或刺激其周围的交感神经使椎动脉痉挛,出现椎动脉血流瞬间变化,导致椎-基底动脉供血不全而出现症状。

(1)发作性眩晕,复视伴有眼震。有时伴随恶心、呕吐、耳鸣或听力下降。这些症状与颈部位置改变有关。

(2)下肢突然无力猝倒,但是意识清醒,多在头颈处于某一位置时发生。

(3)偶有肢体麻木、感觉异常,可出现一过性瘫痪,发作性昏迷。

5.其他类型颈椎病

(1)食管型颈椎病:专指由于颈椎前缘巨大的骨赘挤压食管并且对食管的蠕动运动造成明显影响,以患者出现吞咽困难为临床特征的颈椎病。以一个椎间隙前缘出现巨大局限性骨赘多见。由于食管柔软、同时具有良好的伸缩性,因此一般情况下,尽管椎体前缘的骨赘占据了部分空间,但是也不会引起患者的主观症状。导致出现吞咽困难症状的关键病理因素是骨赘的位置和形状。临床上较多见的是骨赘位于 $C_{4,5}$ 和 $C_{5,6}$ 椎间隙。由于正常吞咽动作的完成需要喉部的向上提拉动作配合,当骨赘位于 $C_{4,5}$ 或者 $C_{5,6}$ 椎间隙时,向前凸起的骨赘可以影响喉部的上下滑移运动,阻碍吞咽动作的顺畅完成,使患者产生难以咽下东西的感觉。导致症状的骨赘一般为山丘样隆起,骨赘向前方凸起的高度一般不超过 1 cm。发生在 $C_{3,4}$ 或者 $C_{6,7}$ 椎间隙的骨赘一般不会引起症状,但是如果骨赘巨大,向前方隆起的高度超过 1.5 cm,也可以引发吞咽困难症状。多数患者的症状发展缓慢,开始多以咽下较干的固体食物不顺畅为首发症状,逐渐发展至只能进食半流食甚至流食,个别患者甚至最终陷入滴水难进的困境。

(2)颈型颈椎病:颈型颈椎病专指由于颈椎椎间盘退变、突出,导致患者以颈部疼痛为主要临床表现的颈椎病。但是,这种"椎间盘源性颈痛"缺乏特征性表现,目前也缺乏可靠的辅助检查手段与颈部软组织的劳损、炎症等疾病相鉴别。由于颈 2~4 的神经根的前支主要支配颈长肌、斜角肌和胸锁乳突肌以及颈前部的皮肤,后支则支配枕颈部的韧带、肌肉以及皮肤。当颈椎间盘出现退变而刺激颈 2~4 神经根时,可以引起这些部位的肌肉痉挛以及颈部疼痛,甚至放射至枕后部。采取神经根型颈椎病常用的牵引、理疗、肌肉松弛剂等治疗措施均可以不同程度地缓解症状。因此,这种情况在理论上也可以理解为神经根型颈椎病的一种特殊表现,只是目前缺乏确诊手段。颈椎椎间盘加压造影技术也不能够全面模拟神经根受到刺激而产生炎症的病理过程。

(二)颈椎病患者的影像学检查

颈椎的正、侧位以及过屈、过伸侧位 X 线摄片是最常用的平片检查,左、右斜位片所显示的钩椎关节、关节突关节、椎间孔等结构的形态由于受投照角度的影响较大,已经较少应用。由于发生颈椎病的病理基础是颈椎间盘的退行性改变,因此常常可以观察到颈椎退行性改变的 X 线特征性表现:正位片可见钩椎关节变尖或横向增生、椎间隙狭窄;侧位片见颈椎序列不佳、反曲、椎间隙狭窄、椎体前后缘骨赘形成、椎体上下缘(终板)骨质硬化、发育性颈椎管狭窄等;有时还可见到在椎体后缘有高密度的条状阴影——颈椎后纵韧带骨化(OPLL);过屈、过伸侧位可有节段性不稳定。节段性不稳定在交感型颈椎病的诊断上有重要参考意义。目前适合国人的颈椎不稳定的诊断标准还没有统一,多数学者认为在颈椎过屈过伸侧位片上,如果出现某一个节段在过伸位或者过屈位上出现椎体间成角≥11°或者出现在过伸位和过屈位 X 线片上椎体间前后滑移之和≥3 mm,就可以诊断为节段性不稳定(图 7-1,图 7-2)。值得注意的是,患者在拍摄颈椎过屈过伸侧位 X 线片时必须尽量做到颈椎屈曲和仰伸到位,然后再进一步屈曲和仰伸。"过屈"的含义是过度屈曲,"过伸"的含义是过度仰伸,只有做到真正意义上的"过屈过伸",才能够反映出可能存在的节段性不稳定,否则就可能出现由于患者本身原因造成颈椎屈伸活动范围不够而掩盖了实际上存在的不稳定。

CT 可显示出椎管的形状以及细微骨结构的变化,还可以发现早期或者细小的后纵韧带骨化。利用三维重建技术可以实现矢状位、冠状位以及立体层面的图像重建,更加直观,有助于制订更加详细、具体的手术计划。脊髓造影配合 CT 检查可显示硬膜囊、脊髓和神经根受压的情况。

MRI 的应用近年来在脊柱外科得到了迅速发展,由于 MRI 可以清晰地显示出椎管内、脊髓内部的改变及脊髓受压部位及形态改变,已经成为颈椎外科的常规检查。仔细观察 MRI 可以分辨出突出的椎间盘组织是否已经突破后纵韧带、是否合并后纵韧带肥厚等细微变化,了解这些细节对于手术中能否实现彻底减压至关重要。

需要注意的是,脊髓型颈椎病患者的 MRI 信号改变不同于陈旧性颈脊髓损伤患者的 MRI 信号改变。脊髓型颈椎病一般表现为局部 T_2 加权像高信号,T_1 加权像等信号,T_2 高信号区域一般位于脊髓压迫最严重或者存在明显不稳定的节段,一般不超过一个椎间隙。陈旧性颈脊髓损伤一般表现为 T_2 加权像高信号,T_1 加权像低信号,少数患者可以表现为 T_1 加权像等信号,信号改变区域与颈椎损伤(骨折、脱位)的节段相对应。如果脊髓压迫不严重,又没有任何颈部外伤史,MRI 显示脊髓片状或者较大范围的 T_2、T_1 加权像的信号改变,必须注意排除神经内科、神经外科疾患,一般 MRI 增强扫描可以帮助鉴别诊断。

由于 CT 和 MRI 各自的成像特点,因此只有联合应用,才能做到相互补充,提供全面的影像学信息,为制订手术方案、确定减压范围提供依据,进而获得最佳临床疗效奠定基础。

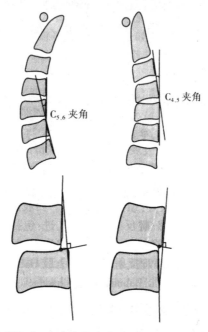

图 7-1　颈椎节段性不稳定诊断标准:在过伸位或者过屈位上出现椎体间成角≥11°或者出现在过伸位和过屈位 X 线片上椎体间前后滑移之和≥3 mm

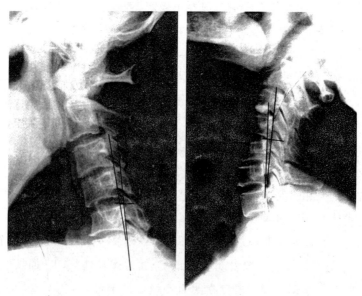

图 7-2　过屈侧位 X 线片:$C_{4,5}$节段不稳定;过伸位片:$C_{3\sim5}$节段均不稳定

（三）颈椎病的诊断与鉴别诊断

1.颈神经根病的定位诊断

典型表现为受累神经根的感觉、运动和反射功能的改变，临床常常以此变化作为神经根病变定位的依据。因臂丛神经分支的变异所致，判断颈肩痛患者的受累神经根有时比较困难。

（1）颈 3 神经根病：通常 $C_{2,3}$ 椎间盘的运动幅度很小，所以在颈椎病中，第 3 颈神经根受累较少。该神经根的皮节支配区位于颈后上部至枕骨和耳部水平。无单独支配的肌群。头痛可与颈 3 神经根病相混淆。

（2）颈 4 神经根病：$C_{3,4}$ 椎间盘的运动幅度比 $C_{2,3}$ 大，因此在根性痛中比较容易受累。颈 4 神经根痛涉及颈根部、向外至肩部内缘、向下至肩胛骨水平的区域，颈部过伸可诱发疼痛发作。该神经根无明确的单独支配的肌群。虽然颈 4 神经根支配膈肌的运动，在脊髓损伤时很受重视，但是颈 4 神经根病很少导致膈肌功能障碍。

（3）颈 5 神经根病：在颈椎退行性改变过程中，$C_{4,5}$ 是继 $C_{5,6}$、$C_{6,7}$ 之后第 3 位易受累的节段。颈 5 神经根支配颈根部至肩峰，并延续至上臂外侧的皮肤区域。该神经根病与肩部病变的鉴别较困难。须详细检查肩关节的运动并配合神经系统检查，才能做出正确的鉴别诊断。其中检查肩关节的内旋和外旋运动最为重要，以及肩袖肌群的应力试验。有些患者因根性痛而继发肩周炎，需要与原发性肩周炎相鉴别。

三角肌主要由颈 5 神经根支配。该神经根病表现为肩关节外展肌力减弱。其表现与急性肩袖损伤相似，但是后者伴有明确的肩部压痛。三角肌完全性麻痹的患者常因抬臂、高举过头困难，使患者的生活质量受到严重影响。其他体征包括肩关节外旋肌力（冈上肌和冈下肌）、肱二头肌肌力降低，肱二头肌腱反射减弱也可因颈 5 神经根支配的部分受损而出现。

（4）颈 6 神经根病：$C_{5,6}$ 椎间盘是颈椎退行性变疾患中累及率最高的节段，其次是 $C_{6,7}$ 椎间盘。颈 6 神经根痛从颈根部沿肱二头肌、前臂的桡侧，放射至手的背侧以及拇指。肱二头肌力减弱常不明显，但是却常伴有伸腕肌力下降。还可能有冈下肌、前锯肌、旋后肌和伸拇肌力减弱。肱二头肌反射以颈 6 神经根支配为主，因此该反射减弱具有颈 6 神经根损害的定位意义。患者常主诉上臂外侧疼痛伴手部桡侧二指的麻木。

（5）颈 7 神经根病：颈 7 神经根损害因 $C_{6,7}$ 椎间盘在颈椎退行性变疾患中容易受累而多见。典型临床表现为沿肩后部、三角肌和前臂的外侧，至示指、中指的放射痛或麻木。肱三头肌反射减弱是颈 7 神经根损害的定位体征。肱三头肌力减弱常常是隐匿的，有时仅在患者需要完成高举过头的动作困难时才注意到，如向高处钉钉子或者向高处摆放物品。颈 7 神经根还支配部分胸大肌的运动，患者可出现肱骨内收肌力减弱。另外，旋前肌、伸指总肌、背阔肌以及屈腕肌，主要是桡侧腕屈肌的肌力减弱。

（6）颈 8 神经根病：$C_7 \sim T_1$ 节段在颈椎退行性病变中发生率较低。颈 8 神经根支配手的尺侧，主要是环指和小指以及前臂的尺侧，疼痛和麻木沿此路径放射。颈 8 神经根主要支配手部的小肌群。完成屈指动作的屈指深肌和浅肌由颈 8 神经根支配。另外，它还和胸 1 神经根一同支配手的内在肌，尤其是骨间肌，因其病变可致手指内收、外展功能障碍。颈 8 神经根损害可出现握力减弱,尤以尺侧为著。还可因第 1 背侧骨间肌无力使扭转钥匙、捏持小物品等动作难以完成。

2.颈神经根激惹的特殊临床体征

(1)椎间孔挤压试验:又称"压颈试验""压头试验"。患者端坐,头偏向患侧并稍后伸,检查者站在患者身后,双手重叠置于患者头顶部,均匀、缓慢地向下按压,如果患者感到颈部疼痛,而且沿着某一个或几个神经根的分布区放射,即为椎间孔挤压试验阳性,是因椎间孔受到挤压刺激神经根的结果。

(2)臂丛神经牵拉试验:患者端坐,检查者站在患者一侧,一手掌扶贴在患者颈外侧部,另一手握住患者腕部,将上肢均匀、缓慢地用力向下、向外牵拉,如果患者感到来自颈根部的麻木或疼痛,而且沿着某一个或几个神经根的分布区放射,即为臂丛神经牵拉试验阳性,是因由于臂丛神经受到牵拉、神经根受到刺激所致。

3.颈脊髓病的诊断

名词"脊髓病"特指脊髓功能障碍具有的症状和体征。其病因可以是脊髓受到机械性压迫,如突出的椎间盘髓核组织或增生的骨赘,也可以是脊髓本身病变所致。

(1)上运动神经元损害的体征:当脊髓受到机械性压迫时,可以造成损害平面以下的脊髓节段出现上运动神经元损害的体征,又称"锥体束征"。具体特征为:四肢肌肉张力增高,脊髓损害很严重时肌张力可以明显增高,严重时甚至出现铅管样强直,多见于下肢;四肢肌腱反射活跃甚至亢进;深浅感觉减退或者消失;出现病理反射(病理征),尤以上肢出现病理征多见,少数患者也可以同时出现下肢的病理反射。

①霍夫曼征:这是上肢的病理征,表示颈部脊髓出现上运动神经元损害。检查者一手握住患者手掌,并使其腕部稍微背伸,另一手的示指和中指夹住患者中指,以拇指向下弹拨其中指末节,如果患者出现反射性拇指屈曲,即为 Hoffmann 征阳性。值得注意的是,有时健康人也可以出现对称性 Hoffmann 征阳性,则无意义。

②罗索里莫征:这是 Hoffmann 征的等位征。也表示颈部脊髓出现上运动神经元损害。检查者一手握住患者手掌,并使其腕部稍微背伸,另一手的四指向上弹拨患者四指末节,如果患者出现反射性拇指屈曲,即为 Rossolimo 征阳性。

(2)下运动神经元损害的体征:脊髓受到突出的椎间盘髓核组织或者骨赘的直接压迫时,常常出现上运动神经元损害的体征和下运动神经元损害的体征共同存在的情况。主要表现为椎间盘突出的节段所对应的脊髓节段出现下运动神经元损害的体征,表现为该脊髓节段所支配的运动平面出现肌张力下降、肌力减退、肌腱反射减弱或者消失,该脊髓节段所支配的感觉平面出现皮肤痛觉过敏或者减退。而椎间盘突出的节段所对应的脊髓节段的远端则出现上运动神经元损害的体征。仔细确认下运动神经元损害的平面,对于判断神经损害的节段有着重要意义。例如,当出现 $C_{5,6}$ 节段的椎间盘突出压迫脊髓出现不完全性瘫痪时,可以出现颈脊髓 C_6 平面的下运动神经元损害的体征,表现为肱二头肌和伸腕肌群的肌张力下降、肌力减退、肱二头肌腱反射减弱或者消失。同时还出现 C_7 平面以远的上运动神经元损害的体征,包括肱三头肌和屈腕肌群的肌张力增高、肌力减退、肱三头肌腱反射活跃甚至亢进的表现,以及下肢肌群的肌张力增高、腱反射活跃或者亢进、病理征阳性的表现。

4.颈椎病诊断标准和鉴别诊断

(1)神经根型颈椎病:具有根性分布的症状(麻木、疼痛)和体征;压颈试验或臂丛牵拉试验阳性;影像学所见与临床表现相符合;除外颈椎外病变(胸廓出口综合征、网球肘、腕管综合征、肘管综合征、肩周炎、肱二头肌长头腱鞘炎等)所致以上疼痛者。

(2)脊髓型颈椎病:出现颈脊髓损害的临床表现;影像学显示颈椎退行性改变、颈椎管狭窄,并证实存在脊髓压迫;除外进行性肌萎缩性脊髓侧索硬化症、脊髓肿瘤、脊髓损伤、继发性粘连性蛛网膜炎、多发性末梢神经炎。

(3)交感型颈椎病:诊断较难。出现交感神经功能紊乱的临床表现、影像学显示节段性不稳定。对部分症状不典型的患者,若行星状神经节封闭或颈椎高位硬膜外封闭后,症状有所减轻,则有助于诊断。

(4)椎动脉型颈椎病:易有猝倒发作并伴有颈性眩晕;旋颈试验阳性;影像学显示节段性不稳定或钩椎关节增生;已经除其他原因外导致的眩晕。经颅彩色多普勒(TCD)、DSA、MRA可探查基底动脉血流、椎动脉颅内血流,推测椎动脉缺血情况,是检查椎动脉供血不足的有效手段,也是临床诊断颈椎病,尤其是椎动脉型颈椎病的常用检查手段。椎动脉造影和椎动脉B超对诊断有一定帮助。

(5)食管型颈椎病:具有明确的进行性吞咽困难病史,影像学检查显示颈椎前缘巨大骨赘形成;食管镜检查或者影像学检查已经除外食管和纵隔占位性病变(图 7-3)。

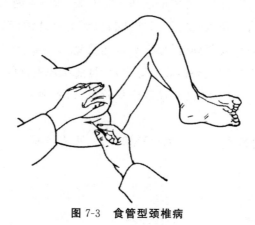

图 7-3　食管型颈椎病

A.X 线片显示 $C_{4\sim6}$ 椎间隙前缘巨大骨赘;B.CT 矢状位重建显示 $C_{4\sim6}$ 椎间隙前缘骨赘高度超过 1.5 cm;C、D.CT 扫描显示 $C_{4,5}$ 椎间隙和 $C_{5,6}$ 椎间隙前缘骨赘偏向左侧,将气管和食管挤向右侧

四、治疗原则

颈椎病可以给患者带来不同表现和不同程度的痛苦和功能障碍,也就是患者的症状虽然这些症状都是继发于颈椎的退变性改变,但这些颈椎的退变性改变是基于人的生理性老化的病理改变,是不可逆转的;同时,颈椎退变并不一定会导致颈椎病的症状,并不一定会导致患者

的痛苦和功能障碍,而且,颈椎退变程度的影像学表现与临床症状并不一定呈正比。从这个意义上讲,颈椎病治疗的目的仅仅是针对颈椎退变所产生的复杂的临床症状,而不是治疗颈椎退变本身。所谓治愈也仅仅是消除了由于颈椎退变所导致的临床症状,而不是使颈椎退变本身达到逆转。因而治疗颈椎病的疗效评价,也主要应当从临床症状的改善来评价,而不仅仅从影像学的 X 线片、CT 或 MRI 上的变化来评价。

清楚地理解和认识颈椎病的发病机制、自然发展过程及预后,有助于决定治疗的策略,选择正确的治疗方式。不同类型、不同程度及疾病不同阶段的颈椎病患者有不同的预后,因而也有不同的治疗原则和方式。具体的治疗方式的确定需要根据颈椎病的类型、临床症状的程度以及影像学的表现来判断,还要结合患者的年龄、性别、职业以及对治疗效果的预期等因素来综合考虑。

颈椎病总的治疗原则应当是采用经济、可靠的方法,在较短时间内有效缓解患者的痛苦、改善其功能。应当明确患者的临床分型、程度以及预后,明确不同治疗方式各自的适应证、局限性以及可能给患者带来的潜在损害,选择最适合患者的治疗方式。康复与功能锻炼、健康宣教,是提高治疗效果,防止病情复发不可或缺的重要组成部分。

五、颈椎病保守治疗的适应证

采用保守治疗的方法治疗颈椎病,简单方便,并发症少,费用低廉,常常是无创的治疗,患者易于接受。

保守治疗是治疗颈椎病的最主要也是最基本的方法,适合于绝大多数的神经根、椎动脉型和交感型颈椎病,是除了脊髓型以外的各型颈椎病患者的首选治疗方法。正确地综合应用各种保守治疗,大多数病例可以有很好的效果,甚至达致痊愈;早期症状非常轻微的脊髓型颈椎病也可以先试用保守治疗,并密切观察病情变化,一旦症状加重,则应尽快手术;即使是需要手术治疗的颈椎病患者,在术前准备以及术后康复阶段,进行各种有效的保守治疗也是必不可少的。

有明确手术适应证的颈椎病患者,如全身情况差、患有严重脏器疾患、不能耐受手术治疗者,也可采用非手术方法。

六、手术治疗

对颈椎病诊断明确,神经根压迫症状严重,保守治疗症状改善不明显者应采取手术治疗,而对于脊髓型颈椎病患者,则应尽早实行手术治疗,因这类患者的治疗效果与神经压迫时间长短有密切关系。而对于椎动脉和交感神经兴奋型的患者,手术效果不太确切。

手术治疗的主要目的是解除由于突出的椎间盘、骨赘或韧带骨化对脊髓、神经根的压迫,消除椎间盘突出和节段性不稳定对脊髓、神经根、交感神经、椎动脉的刺激,重建颈椎的稳定性。脊髓性颈椎病的手术疗效与病程和脊髓损害程度密切相关,病程越长(1 年以上)、脊髓损害越重者(JOA 评分 9 分以下),疗效越差。研究证明病程在 6 月以内接受手术者神经功能改善率明显高于病程在 6 月以上者,因此尽早手术治疗是争取脊髓型颈椎病获得最佳疗效的重要因素。对于个别患者虽然 MRI 显示脊髓已经受到很严重的压迫,但脊髓损害症状轻微或者没有症状的,可以随访观察、定期复查。

因此,对于脊髓型颈椎病一旦确诊应积极手术,而其他各型颈椎病应首先积极采取保守治疗,只有个别患者出现:①保守治疗无效或疗效不巩固、反复发作;②症状明显并严重影响患者生活和工作;③出现严重的神经根损害-受累神经根所支配的肌肉运动障碍时才需要手术。目前颈椎病的手术根据入路分为前路和后路。

(一)颈椎前路手术

1.颈椎前路椎间盘切除椎体间植骨融合术(ACDF)

1958 年 Cloward 首先在文献上报道了颈前路椎间盘切除手术,50 多年来得到广泛应用,积累了大量的临床经验。

传统的手术一般采用全身或者颈丛麻醉,颈前横切口,横切口的好处是与皮纹平行,术后瘢痕不明显,即使对瘢痕体质的患者,也不会因为瘢痕影响颈椎的屈伸活动;有人担心横切口不如斜切口暴露的椎体多,实际上只要做充分的颈阔肌肌瓣游离,从 $C_{2\sim7}$ 都可以在一个横切口内完成。比较受关注的另一个问题是左侧还是右侧切口,对右利手来说,右侧切口更方便术者操作,其他方面的区别几乎没有。游离颈阔肌皮瓣,经胸锁乳突肌内侧间隙、颈动脉鞘与气管食管之间的间隙进入椎前,切开椎前筋膜,即可显示椎间盘和椎体,采用透视定位椎间隙水平,切除椎间盘,必要时切除后骨刺、肥厚或者骨化的后纵韧带,在椎体间植入自体髂骨块,椎前放置负压引流,关闭伤口。

这种传统的手术方式应用多年,临床疗效基本满意,但也存在问题。之后出现了颈椎椎间撑开器,是颈椎前路手术的重要技术进步,它解决了 3 个问题:椎间隙狭窄患者间盘和后骨刺、后纵韧带切除困难,椎体间后凸畸形无法矫形,由于椎间隙无法撑开不能植入所需高度的植骨块。

2.颈椎前路椎体次全切除椎体间植骨融合术

适用于椎体后方存在致压因素需要减压的情况,如 OPLL,基本手术方法同上,术中切除椎体时椎体松质骨可能出血比较明显。比较容易出现的问题是横向上切除的范围不够,使得后方减压不彻底;椎体次全切除偏一侧,使得对侧减压不够。术中应该注意避免以上两个问题。减压后重建可以采用自体髂骨块,但目前更多采用钛网内植入自体椎体碎骨的植骨融合方法,椎体次全切除术后在椎体间应用钛板螺钉系统进行固定是目前通行的方法,否则,植骨材料存在移位甚至脱出的危险。

3.颈椎间盘切除前路非融合手术

(1)历史:早期的非融合手术是将椎间盘切除,旷置椎间隙,由于会导致椎间不稳定和退变加重,术式已被融合手术淘汰。近年为了解决椎间融合后相邻节段退变加速的问题,发明了人工椎间盘,尽管有些国家还没有批准使用,但在很多国家已得到一定应用。Reitz 在 1964 年最早报道了应用金属假体置换颈椎间盘。1998 年 Cummins 等报道了 20 例患者在颈椎间隙应用不锈钢装置的结果，显示其可以减轻临床疼痛，同时保留了运动节段的功能。被多数人认为是现代颈椎间盘成形术的开端。美国从2002年开始相继对多种假体进行了多中心临床试验，近期和远期的报道显示在临床疗效方面与传统的ACDF手术无显著性差异，手术节段运动保留满意，对相邻节段退变的保护作用仍需要更长时间、更多病例的观察，需要得到更高级别的循证医学的证据。假体的寿命和磨损碎屑是需要考虑的问题。多数研究者和术者相信，该技术可能适应于一部分神经根型和脊髓型颈椎病，但不能代替传统的融合手术。

（2）适应证和禁忌证：适应证在不同的医学中心、不同的术者中存在差异，共识还有待更多的远期随访结果来修正。

由于颈椎间盘突出导致的神经根病或者脊髓病是颈椎人工椎间盘置换的最好指征。但应该注意以下问题：能不能做到彻底解除静态压迫？不稳定是不是必须解决？术后椎间活动能否保持？术后颈痛会如何？

①发育性和退变性颈椎管狭窄：国人发育性颈椎管狭窄发生率明显高于西方人，退变性颈椎管狭窄在老年人中相当普遍，椎管狭窄是脊髓病和神经根病重要的发病基础，由于前路经椎间隙的减压解决不了发育性颈椎管狭窄，也不能解除由于黄韧带肥厚所致的退变性椎管狭窄，还保留了椎间的运动，就有可能导致减压不彻底或者短期获得减压而由于椎间活动又使得退变性椎管狭窄程度加重而神经损害加重。因此，这类患者行颈椎间盘置换术应该慎重。国内应用的结果也显示，部分患者神经功能改善不佳，有的患者早期有改善，但在随访过程中症状复发。对这个问题的认识不能照搬西方人的结果，因为前已述及，西方人发育性颈椎管狭窄的发生率很低。事实上，日本人发育性颈椎管狭窄的发生率和国人相近，至今没有开展颈椎人工椎间盘置换术。

②OPLL：国人的发生率也接近日本，明显高于白人和黑人。如果手术节段或者颈椎其他节段存在OPLL，认为是人工椎间盘置换的禁忌证。因为置换节段发生异位骨化而丧失节段运动的可能性较大。

③节段不稳定：术前存在节段不稳定，要仔细分析不稳定和临床症状的关系，如果不能明确除外节段失稳是疾病的发病因素，就不要选择非融合手术，否则可能导致减压不彻底，脊髓和神经根病疗效不满意，术后颈痛或者交感症状。

④严重退变的节段：如果椎间隙严重狭窄，肯定是椎间盘置换的禁忌证，还要关注侧块关节退变的程度，三关节复合体退变的程度常常是平行的。严重退变的患者节段运动已经很少或者消失，而椎间盘置换并不是全关节置换，因此如果侧块关节退变没有解决就达不到恢复节段运动的目的，这是和全髋关节和全膝关节置换最大的区别。

⑤颈椎畸形：由于目前的颈椎人工椎间盘没有矫形的能力，因此存在畸形的患者行间盘置换是不适当的。对颈椎病的患者来说，常见的情况是退变性后凸畸形，在后凸范围之内的间隙椎间正常的运动发生了改变，临床疗效有时和后凸的矫正程度有关，有的节段甚至丧失了运动，这些都不适合行椎间盘置换。

⑥明显的颈痛：颈痛可能和不稳定有关，可能和颈部软组织劳损有关，也可能来源于严重

的关节退变,这些都是椎间盘置换的禁忌证,那么对于椎间盘突出导致累及后纵韧带或者硬脊膜表面的窦椎神经所致的颈痛,从理论上来讲,将颈椎间盘切除,保留节段运动应该是合理的,但目前没有临床证据证实。间盘源性腰痛是腰椎间盘置换的指征之一。

总的来说,颈椎间盘置换是一个新的治疗理念和技术,一定有它的应用范围,而且随着假体的改进、技术的进步、临床结果的随访延长,对其适应证会有更科学的共识出现,但在应用早期,还是应该从严掌握适应证,避免出现大量不良治疗结果而影响了该技术的正常应用。事实上,美国开展的临床研究其适应证还是比较严格的,提供给大家供参考。

最初在美国经 FDA 批准进行临床研究的假体是 Bryan 人工椎间盘,之后的临床研究内容相似。

入选标准:退变性颈椎间盘病,有症状和(或)体征的脊髓型和(或)神经根型颈椎病(伴或不伴轴向颈痛),单节段手术。超过 21 岁,$C_{3\sim7}$,脊髓型颈椎病至少经过 6 周保守治疗。

排除标准:活动性感染性疾病,代谢性骨病,显著肥胖,妊娠,严重的生理心理紊乱,应用类固醇激素,糖尿病患者每日注射胰岛素,颈椎轴向痛,颈椎手术史,影像学上手术节段明显退变(高度显著丢失、桥接骨赘、半脱位、动态影像上活动度明显减少)。

(3)手术方法:暴露方法和 ACDF 手术相同。不同之处在于假体的安放。由于不同的假体设计原理不同,植入方法也不同,其操作规范详见制造商提供的详细使用手册,这里不再逐一介绍。这里介绍一些需要共同注意的问题。

①暴露和减压需要注意的问题:为了防止术后椎间隙前方异位骨化,应该避免过大范围地干扰正常的椎前筋膜和椎体骨膜,有术者认为手术间隙椎体前方骨切除后(上位椎体唇状前下缘或者椎体相对缘增生的骨赘)的创面应用骨蜡封闭可以减少异位骨化的发生。椎体后缘骨赘的切除同样形成骨创面,也可以用骨蜡处理。后纵韧带是否切除以及对术后椎间活动度保持的影响,有待进一步观察。术后应用非甾体类抗炎药对异位骨化的预防作用得到多数学者的支持。

②假体大小的选择:理论上讲,假体的最佳大小应该能取得最大的覆盖面积,这样可以获得理想的载荷分布,降低假体下沉的风险。各类假体安放均提供各种尺寸的试模。但是,术前在 CT 上的精确测量是不可或缺的步骤,术中要反复透视,确保假体大小合适。比较容易出现的情况是假体偏小。假体过大或者过小均影响颈椎的稳定性、假体的稳定性和手术节段的运动。各类假体提供多种型号选择,但应用较多的 Bryan 人工椎间盘的高度均为 7 mm,因此只需测量直径就可。

③假体的方向:理论上讲,假体的方向应该平行于终板,但最终的方向取决于假体床的方向,而假体床的方向受颈椎的曲度、定位器械的方向、椎间撑开的情况等因素影响。术前体位摆放非常重要,应该将颈椎置于中立位,颈后枕应该足够保持术中曲度不会改变。假体安放方向不佳,会导致假体承受的应力不符合生理状态,可能影响椎间活动度,也可能影响假体的使用寿命。

总之,相对于融合手术来说,颈椎间盘置换术对减压和器械植入的要求更高,因此必须由对颈椎前路手术有丰富经验的医师来完成,即使这样,也存在明显的学习曲线,对于有些假体(如 Bryan)更是这样。

(二)颈椎后路手术

1.颈椎椎板成形术

颈椎椎板成形术是由日本骨科医师发明的术式,它的基本原理是保留椎板,通过椎板截骨的方法使得椎板(椎管的后壁)向后向外移动,从而扩大骨性椎管的面积,使得椎管有效空间扩大,脊髓获得减压。

从 1970 桐田氏开始,历经变化,1977 年平林洌发明了后来被广泛应用的单开门椎管扩大椎板成形术,以后出现了多种改良和补充的手术方法。1980 年黑川发明了双开门椎管扩大椎板成形术。在日本国内椎板成形术式有很多种,但真正获得推广使用的只有两种:单开门椎管扩大成形术和双开门椎管扩大成形术。而以平林洌的单开门术式更加普及,因为相对比较简单,容易操作,手术时间短,出血少,而减压效果是相同的。

某医院骨科在国内率先于 1983 年开展椎管双开门减压及植骨术治疗颈椎管狭窄症,到 1986 年底有学者报道了 42 例的治疗效果,17.9 个月的随访,优良率 69%,恢复行走及工作能力 73.8%。1986 年 4 月开始行单开门椎管扩大成形术,并于 1990 年由蔡钦林、党耕町、杨克勤等报道了 95 例 18.4 个月的随访,优良率达 96.7%。

(1)颈椎单开门椎板成形术的基本手术方法:俯卧位,头架固定头部于屈颈位,棘突连线后正中切口。在中线切开项韧带,自棘突和椎板上剥离椎旁肌,暴露椎板。C_7 棘突远端截骨(C_6 棘突过长时也需截骨),使得残留棘突高度与其他颈椎相同。在 $C_{3\sim7}$ 棘突基部钻孔,使用三关节咬骨钳或高速磨钻在 $C_{3\sim7}$ 右侧椎板和侧块关节交界处开槽作门轴(保留内层皮质骨),经过 $C_{3\sim7}$ 棘突上的钻孔穿入 10 号丝线,一端缝于相应的侧块关节囊上,使用三关节咬骨钳或高速磨钻在 $C_{3\sim7}$ 左侧椎板和侧块关节交界处切开椎板全层,切开左侧 $C_2\sim T_1$ 椎板间黄韧带,将 $C_{3\sim7}$ 椎板自左向右掀起。小心分离硬脊膜外的粘连,将 10 号丝线打结固定。硬膜外放置负压引流,逐层关闭伤口。

颈椎单开门椎管扩大成形术常会遇到以下技术问题。

①麻醉:一般采用全身麻醉,对于因各种原因不能施行全身麻醉的患者,可以采用局部麻醉。但若应用局部麻醉,必须在术前进行体位训练,否则不能耐受。

②体位:尽量采用俯卧位,以方便操作,减少出血。颈椎应处于屈曲位,使得椎板间的重叠减少,有利于椎板截骨。最好应用可以通过头钉固定的头架固定,以利于调节颈椎的屈伸。用头托时应该应用颅骨牵引。胸部垫胸枕,腹部要悬空,以减少胸腹腔压力,减少术中出血。躯干应该背伸,也可以减少出血,同时有利于将上下颈椎置于同一水平面上,方便操作。

③止血:由于该术式中剥离颈椎椎旁肌较多,术中容易造成出血,出血的多少与手术技术关系密切,1990 年蔡钦林报道的 95 例单开门椎管扩大成形术,平均出血量 1092.3 mL。现在平均出血量 200 mL 左右,除了前述的注意事项外,术中仔细止血非常重要,椎管外的出血应用单极电凝止血,椎管内静脉丛出血可以应用双击电凝止血,也可应用明胶海绵压迫止血,后

者也常能达到止血效果。暴露过程中、关闭伤口前应耐心止血,否则,椎管内外出血如果较多,引流不畅,会导致血肿形成,出现脊髓压迫。

④椎板截骨技术:首先是截骨的位置,椎板截骨位置在椎板和侧块交界处,术者必须熟悉侧块的解剖才能对其进行准确判断。用神经剥离子可以探查到侧块关节的内侧。在侧块和椎板之间有向下的痕迹,此为侧块的内界,是截骨位置的良好标记。截骨的位置太靠外会导致截骨困难,太靠中线会导致在左右方向上减压不彻底。其次是截骨的深度,开门侧截骨后应达到椎板完全骨折,铰链侧截骨后应保留内侧骨皮质,在椎板从开门侧向铰链侧旋转的过程中,铰链侧形成青枝骨折,使得椎板能比较稳定地处在开门的位置,如果铰链侧截骨太深而造成完全骨折,就可能出现门轴内陷,门轴内陷可能造成铰链侧脊髓和神经根的受压,因此一般来说,除非术中探查确认不会造成神经压迫,否则应该切除该椎板,特别是当其位于成形椎板的两端时。截骨过程中常遇到的一个问题是椎板上缘难以显露,因为它经常被上位椎板的下缘所覆盖,椎板缘是椎板内外皮质骨汇合处,必须将其截除才能实现椎板旋转。解决这一问题的方法包括尽可能屈颈使得椎板间间隙增加,也有人设计了各种椎板间和棘突间撑开器来达到这一目的,均有利于操作。学会使用刮匙来处理椎板上缘,因为刮匙很薄,较易伸入很窄的椎板间隙,且容易控制,不易造成脊髓和神经根刺激,也可以应用高速磨钻处理该部位。在开门侧,在椎板下小心应用尽可能薄的椎板咬骨钳一般也是安全的,但一般较少有必要采用这种方法。

⑤铰链的侧向:对于脊髓减压来说,铰链在哪一侧一般来说都是相同的。对于右利手的术者,铰链在右侧更利于术者操作。一般来说,先在铰链侧截骨,截骨呈 V 字形,保留内侧骨皮质。如果截骨过程中某一椎板发生完全骨折,就改在对侧截骨做铰链。如果术前计划行一侧神经根管扩大术,就选择在对侧做铰链侧,使得神经根管扩大更加方便。对于来自前方压迫为主的患者,有人认为,应该在压迫较重一侧的对侧做铰链,事实上这是因为没有理解椎板成形术减压的原理造成的误解。如果椎管扩大足够,脊髓两侧减压应该是对称的,减压效果应该等同于椎板切除。发生不对称减压的原因在于铰链侧太靠内或者椎板旋转角度太小,椎管扩大不够。但是,对于来自后方的压迫(主要是黄韧带),如果两侧明显不对称,应选择在压迫较重一侧的对侧做铰链侧。

⑥黄韧带的处理:开门侧椎板成形范围内的黄韧带当然需要切开,两端的黄韧带一般自中线到开门侧切开即可,保留中线到铰链侧的黄韧带有利于椎板旋转后的稳定性。

⑦椎板的固定:将椎板通过丝线经由棘突根部的钻孔固定在铰链侧的相应节段的侧块关节囊上是简单易行和最经济的方法,学者所在医院应用了很多年。虽然不是坚强的固定,但多数情况下不会发生椎板旋转角度丢失的问题,但这一并发症有时会发生,因此发明了各种更加坚强和可靠的固定方法。比如在铰链侧通过植入侧块关节的带线螺钉固定悬吊椎板,这个方法简便易行,也不会明显增加手术费用。在开门侧截骨断端间植入自体骨或者其他替代材料,应用异形钉板系统桥接截骨断端,这类方法的缺点是会明显增加手术时间和费用。应用这些方法的主要目的是避免椎板旋转角度的丢失,同时可能明显缩短术后外固定的时间,有利于减少或减轻轴性症状。

⑧肌肉损伤与重建：传统的颈椎单开门椎管扩大成形术为了暴露椎板需要剥离附着在项韧带、棘突和椎板上的所有肌肉，由于颈椎具有强大而丰富的伸肌，因此手术带来的软组织损伤还是很大的。经典的手术范围包括 $C_{3\sim7}$，这需要切断附着在巨大的 C_2 棘突上的肌肉，肌肉的损伤是术后颈椎轴性症状和颈椎后凸畸形的重要因素，因此术中应尽量减轻其损伤程度并尽可能进行肌肉附着点的修复。术中要有足够的肌肉松弛度，切口应足够长，以避免自动牵开器对肌肉的过度牵拉，如果手术时间较长，应定时松开肌肉牵开器。肌肉的出血用电凝止血应尽可能准确，尽可能减少对周围正常组织的电灼伤；关闭伤口前对 C_2 棘突上肌肉附着点的重建至关重要，可以在棘突上钻孔，将肌肉断端重新固定在棘突上，也可以将颈半棘肌断端与头下斜肌和头后大直肌的附着点进行缝合。如果张力过大，可以在椎板成形术完成后将患者颈椎置于中立位或者伸位进行肌肉止点重建。两侧的肌肉应该在中线进行严密缝合，但注意不要在横向上缝合太宽，以避免由于对肌肉的捆扎作用带来的严重颈痛。为了减少由于肌肉损伤带来的并发症，近年有人设计了保留一侧棘突韧带复合体的术式，基本方法就是只从棘突上剥离一侧的肌肉附着点，另一侧保留，然后在棘突基部截骨，连同棘突的远端和附着在棘突的另一侧的肌肉一起翻向对侧，只剥离附着在对侧椎板上的肌肉即可，手术结束时将棘突远端与开门侧椎板固定在一起。这样就完整保留了一侧附着在棘突上的肌肉和韧带。

（2）颈椎"双开门"椎管扩大椎板成形术手术方法：基本手术方法类似于"单开门"手术，区别是双侧的椎板截骨均保留内侧皮质骨，棘突在中线上纵行切开，自中线向两侧旋转椎板达到扩大椎管的目的。棘突间需要支撑材料维持棘突旋转以后的位置。在中线上纵行切开棘突需要应用线锯，从 $C_7\sim C_3$ 棘突根部腹侧将线锯穿过时需要小心勿损伤脊髓，事先需要将 C_7T_1 和 $C_{2\text{、}3}$ 的黄韧带切开，才能将线锯顺利穿过。有的术者为了方便穿过线锯，将 C_3 椎板切除，实际操作中应该尽量避免牺牲 C_3 椎板。

2.颈椎椎板切除术

椎板暴露同椎板成形术，确定要切除的椎板，一般来说，治疗颈椎病时减压的范围为 $C_{3\sim7}$，颈椎后纵韧带骨化或黄韧带骨化减压范围需超过骨化一个节段。其他原因根据椎板切除的目的确定节段。然后，用同样的方法在椎板侧块关节交界处用开槽的方法切断椎板，切断椎板间黄韧带，一次性完整切下所有椎板。切记勿行蚕蚀状椎板切除，以免增加脊髓损伤的风险。

（三）其他颈椎手术

没有得到广泛应用，但部分术者采用的术式还有：前路颈椎椎间孔切开术、后路神经根管减压术。这两种术式均可以保留颈椎运动节段，但由于前方入路有损伤交感神经和椎动脉的可能，后方入路切除椎间盘有一定难度，所以一直未被广泛应用。

（四）颈椎内固定技术

关于颈椎内固定的适应证选择前面已述及，这里讨论内固定方式的选择和手术技术。

1890 年，颈椎后路钢丝技术最早开始应用，一直到 20 世纪 70 年代，没有新的技术出现。近 40 年，陆续发明了各种坚强固定系统，包括后路侧块钉板系统、前路钉板系统、后路侧块钉棒系统、后路椎弓根钉板和钉棒系统。钢丝技术基本淘汰。

1.内固定方式和内植物的选择

按照入路内固定方式分为前路和后路内固定。对于颈椎病来说,选择减压入路侧行内固定即可。如果前后方均进行了减压,一般自一侧固定即可。但若合并骨质疏松症,术前存在严重畸形或者不稳定,减压带来严重不稳定,则应在仔细分析不稳定类型的情况下,必要时选择前后路联合内固定。颈椎重建中最重要的是颈椎的支撑原则,以防止颈椎轴向受压变形。在支撑重建中,支撑板应该放在压力侧即颈椎的前方。支撑板与宿主骨贴合越紧密,支撑作用越强。

按照固定节段的多少分为单节段固定和多节段固定。固定节段的多少取决于不稳定节段的数量和内固定对抗不稳定的能力的估计。一般来说,应尽可能减少内固定和融合的节段数,但前提是能保证内固定不会衰竭。如果预估短节段内固定承受太大的衰竭应力,有可能发生衰竭,就必须延长固定的节段。影响因素仍如前述,主要是骨质量、不稳定的程度和矫形后内固定所承受的应力。对于有些情况,不要固守短节段固定的原则,比如强直性脊柱炎或者OPLL,如果颈椎多节段已经融合,要固定某个未融合的节段,就不必拘泥只固定这个节段,可以适当延长固定范围,特别对于强直性脊柱炎骨质疏松的患者。

固定手段的积极与否还需通过对骨性融合的预期有所调节,例如颈椎前路固定,如果是吸烟患者或者多节段融合或者椎体次全切除,单纯支撑植骨就可能不可靠,有必要应用前路钉板系统。

内固定方式的选择还应充分考虑结构衰竭的类型和内固定的生物力学。前路椎间盘切除或者椎体次全切除术时,前柱和中柱受损,会导致屈伸和旋转不稳定,但以屈伸不稳定为主。椎板切除使得后柱受损,会导致屈曲不稳定。前路植骨主要提供支撑作用,对抗屈曲应力,而前路钉板系统主要增加伸稳定性,对抗屈曲应力的作用非常有限。侧块固定属于中柱固定,而椎弓根固定则为三柱固定,是颈椎单侧最坚强的固定。同时提供屈伸和旋转稳定性。

由于内植物系统的不同特征,具体选择将在下面分别介绍。前后路内固定术需要注意的共同问题:

(1)固定在什么位置:一定要将颈椎固定在理想的顺列,如果能够通过体位调节使拟固定的节段处于理想的顺列是最简单可靠的做法。摆放体位时,颈椎不能有左右侧屈,可以通过头部用胶布固定在床上来保证。有人认为经右侧切口应将头转向左侧,这种观点对颈椎前路手术是错误的。要注意气管插管对颈椎头部位置的影响,有的麻醉师愿意将插管固定在一侧,术中易导致头偏向一侧。必要时需要使用辅助工具,如颅骨牵引、术中体内撑开器(Caspar椎体间撑开器)。板子要预弯到拟固定的前凸角度,如果先固定一个椎体,依据钉板的固定坚强程度,螺钉拧入其他椎体时可能会使椎体位置发生位移以适应板的角度,从而达到撑开、加压和矫正后凸畸形的目的。当然,这样做也有可能使原本正常的顺列发生改变,因此,正确的预弯非常重要。颈椎后路手术时应用可以三维调节的头架,对术中将颈椎内固定在理想的位置非常方便,由于后路减压手术时一般将颈椎放置在屈曲位(使椎板间隙张开以利于在相应椎板两侧做出沟槽来行椎板切除或者椎板成形术),在接下来的内固定中,必须将颈椎置于生理位置来进行固定,Mayfield头架是目前已知使用最方便的头架。

（2）计算机导航系统：对于大多数颈椎内固定来说，导航技术其实没有必要，颈椎前路钉板系统可以在直视下进行安放，颈椎侧块较大，经后路侧块内固定也比较容易植入，挑战较大的是颈椎的后路椎弓根固定，由于椎弓根径线较小，毗邻结构重要，一旦损伤后果严重。因此，有人主张应用导航技术辅助，也有研究结果显示导航技术可以提高植钉的准确性。但很多专家不采用该技术，导航的缺陷是术前和术中的数据存在差异，术中操作时颈椎是活动的，会显著增加手术时间和出血量。导航可以作为参考，但最好不要完全依赖它，该技术对非常熟悉常规手术技术的人更加有用，使用者必须熟悉其原理。

2.前路内固定技术

颈椎前路可以显露宽大的椎体前面，能够提供足够的内固定骨床。椎间盘切除后椎体的上下表面是椎间融合的理想界面。因此，前路内固定得到广泛应用。

颈椎前路钉板系统：

（1）分型与发展历史：按照材料分型可分为不锈钢、纯钛、钛合金（主要是钛铝钒合金）、可吸收材料。钢质内固定材料一般加入钴、铬、钼等金属以增加抗腐蚀能力，弹性模量大约是骨的 12 倍，不能行 MRI 检查。钛铝钒合金材料，弹性模量为骨的 6 倍，有更好的组织相容性，抗腐蚀能力也更强，对 MRI 影像影响小，可吸收材料的钉板系统有一定使用，不影响 MRI 检查，但由于其生物力学强度不及金属材料，发生钉板衰竭的概率增加。

按照钉板之间的关系，可分为非锁定板和锁定板。早期的颈椎前路钉板系统为非锁定板，要求螺钉穿透对侧骨皮质，行双皮质固定，由于有脊髓损伤的风险，限制了其应用，后被单皮质螺钉所代替。20 世纪 80 年代出现了锁定板，单皮质螺钉，通过锁定机制使钉板成为一个整体，不会发生螺钉单独退出的并发症。

按照固定的坚强程度，可分为坚强固定、半坚强固定和动力钉板系统。坚强固定指钉板之间锁定后彼此之间没有活动；半坚强固定指钉板之间可以发生角度位移，但不能平移；动力板系统指钉板之间在一定范围内可以发生上述两种位移。固定越坚强，术后越不容易发生植骨块塌陷及矫形丢失，但钉板承受的应力增加，越容易发生内固定衰竭。动力板系统目的是消除应力遮挡，增加骨愈合，减少钉板系统的应力，但缺点是植骨材料压应力增加，容易衰竭，矫形容易丢失。一般来说，对于骨质正常的患者，退变性疾病行前路固定，还是选用坚强固定比较适宜，特别是对于椎体次全切除。

颈椎前路钉板系统一般设计每个椎体安放 2 枚螺钉，螺钉的直径 3.5～4.5 mm，长度 12～18 mm。

（2）手术技术：钉板长度、螺钉直径与角度的选择——板的长度在固定可靠的情况下应尽可能短，以防止影响相邻节段的椎间盘纤维环。各系统钉孔中心与板边缘之间的距离不同，距离越大，安放时板越容易偏长，尤其对于钉板系统的头侧的间盘容易造成影响。螺钉的长度：锁定板系统只需要单皮质固定，钉子的长度以不突破后方皮质骨的前提下尽可能长，对多数中国成人来说，14～16 mm 是最常用的长度。术前可以在 X 线片或者 CT 上进行测量，以指导选择。螺钉的直径 3.5～4.5 mm，自攻自钻的螺钉可以不用钻孔，各种产品均提供直径更粗的翻修螺钉。如果反复重新安放螺钉,应选择直径更大的螺钉,有时还需在钉孔内植骨。钉板之间的角度:钉的尖端应该指向内侧和两端,既不影响神经根,结构也稳定。

植骨床的处理:颈椎病的患者多数合并椎体前缘的骨赘,在安放板前一定要将这些骨赘切除,这样一方面板与植骨床密切接触,应力分布均匀,另一方面术后椎前高度小,减少吞咽异常症状。

3.后路内固定技术

颈椎后路内固定材料不断改进,最初使用钉板连接系统,由于覆盖骨表面较大,影响植骨融合,同时钉孔中心与螺钉中心不易准确对应,会发生螺钉植入的路径不理想的情况,因此逐渐被钉棒连接系统所代替。为了连接简单,钉尾一般做成U形,多节段固定时,选用U形钉尾多轴向活动的螺钉有利于安放连接棒,同时有利于椎板成形术椎板向外旋转。为了达到上述目的,钉尾的活动范围设计得越来越大。如强生公司新近上市的 Mountaineer,U 形钉尾部头尾侧和内外侧偏角最大可达 45°。

不管采用何种内固定技术,后路手术也必须重视植骨融合术。如果行椎板切除术,将拟融合的节段的侧块关节去皮质处理,然后植入减压所得的碎骨。如果行椎板成形术,还可以在铰链的位置植骨。

(1)颈椎侧块螺钉固定技术

①进针点和螺钉方向:研究已经发表的文献,目前共有 3 种植入方法,目前较为常用的方法为 Roy-Camille 法和 Magerl 法,其中固定强度最大的方法是 Margerl 法。Roy-Camille 技术由法国的 Roy-Camille 在 1970 年首先报道。螺钉的进钉点位于侧块中点,方向:在矢状面上垂直向前,在冠状面上向外侧倾斜至与垂线呈 10°夹角。Magerl 技术由美国医师 Magerl 在 1979 年首先开始应用。螺钉的进钉点位于侧块中点内上 2～3 mm 处,但是由于国人骨骼较小,因此,有学者认为以侧块中点内上 1～2 mm 处作为螺钉进钉点更为合适。

方向:在矢状面上向头侧倾斜至与垂线呈 30°～40°夹角(与上关节突关节面平行),在冠状面上向外侧倾斜至与垂线呈 25°夹角。

这两种植钉技术是最为经典的技术,在应用这些方法时,标准的入钉点和路径事实上不容易准确做到,在选择进针点时,由于可视侧块的表面不是平面,而是一个向后隆起的弧面,若侧块关节退变增生明显,则更难判断,故目测法很难做到进针点精确。向外倾斜的角度比较容易掌握,向上倾斜的角度则不能死板直接采用介绍的角度,因为颈椎的体位、曲度决定了每一个具体的侧块的纵轴方向。因此,可以将这两个技术参数看作是侧块螺钉置入技术的一个安全范围,即螺钉入点可以选在侧块中点至内上 1～2 mm 的范围内、向头侧成角在 0°～4°的范围、向外侧成角在 10°～25°的范围。只要螺钉的倾斜方向是在这个范围之内就是安全的,大大降低了临床操作的难度。当然,若螺钉倾斜角度相对越大,则钉道相对越长,固定越牢固。事实上,术中也可通过探查侧块关节面的方向的办法来确定侧块纵轴的方向,以增加螺钉植入的长度。以后出现的许多置钉技术多为这两种技术的改良。

②螺钉的长度和直径:要求双皮质固定,因此术中需要用测深器对钉道进行测量。成人最

常用的长度为 16 mm,但 14～18 mm 也相当多见,小于 14 mm 和大于 18 mm 的比较少见,但临床也有应用到 22 mm 的例子。直径一般为 3.5 mm。

(2)颈椎椎弓根螺钉固定技术

螺钉植入:颈椎椎弓根径线小,毗邻关系复杂而重要,螺钉植入相当不易。螺钉入点、螺钉的方向是技术的关键。理论上讲,椎弓根轴线延长线在颈椎侧块上的投影是颈椎椎弓根螺钉的最佳入点。螺钉的方向为椎弓根轴线的方向。具体操作时不同的术者有不同的经验。

与腰椎、胸椎的椎弓根螺钉技术相比,颈椎椎弓根螺钉技术要难得多,主要是因为腰椎椎弓根各项径线较大,螺钉入点稍微偏离轴线一般也能将导针植入椎弓根内,侧位像 X 线能清楚显示螺钉与椎弓根的关系,常常只需调整椎弓根螺钉的方向就能将螺钉植入理想位置,而颈椎椎弓根径线太小,螺钉入点和方向稍微偏离标准位置,导针就可能进不到椎弓根内。因此,很多学者通过大量实践总结了一些经验来解决这一问题。例如,日本的 Abumi 医师为了直视颈椎椎弓根在侧块上的投影,在上述螺钉入点上先用磨钻磨掉部分侧块骨皮质,用探针探到椎弓根的后端,然后就可以比较顺利地将导针插入椎弓根内,由于颈椎的椎弓根皮质骨坚硬,松质骨较少,一旦椎弓根锥子进入椎弓根内,就可以利用椎弓根的皮质骨壁的引导作用,较顺利地植入。术前具体测量每个椎的解剖数据,术者注意手感,术中透视可以提高植钉的准确性。近年,有人尝试应用导航技术,理论上讲,会增加植钉的准确率,但也存在某些影响准确性的因素,加之会明显延长平均手术时间,增加出血量和放射线暴露,因此这一技术并未得到推广。

椎弓根螺钉的长度以不突破椎体前方皮质骨为限,成年国人下颈椎所用螺钉长度一般大于 20 mm,术中通过 X 线透视结合椎弓根探子来确定实际长度。螺钉的直径一般选择 3.5 mm。

螺钉的连接有钉板连接和钉棒连接,钉板连接一般不能锁定,容易发生螺钉退出,钉棒系统在拧紧时设计了对抗机制,螺钉尾部位一般设计成 U 形,通过内锁与棒压紧,一般不会发生螺钉退出。还可以应用横连,增加整个系统的抗拔出力。

在安放棒之前,通过调节头架将颈椎置于中立位,根据固定节段拟达到的前凸角度设计预弯连接棒,然后安放内锁,通过提拉、加压等操作可以纠正业已存在的后凸畸形和椎间位移。需要注意的是,在调整头架和纠正畸形之前,要先完成减压,使椎管扩大。这样一方面颈椎在屈曲位更容易行减压手术(椎板间隙增加),另一方面屈曲位颈脊髓变长变细,不容易在减压时造成脊髓损伤,而在椎板减压后再伸颈行矫形和内固定可以避免颈椎后伸造成脊髓损伤。如果行椎板成形术,铰链侧的螺钉一定要使用多轴向螺钉,这样在锁定时,螺钉尾部尽可能向外倾斜,以免影响椎板旋转而影响减压效果。

第二节 胸椎间盘突出症

一、流行病学与病因病机

(一)发病情况

胸椎间盘突出症(TDH)患者 80％的发病年龄在 40～60 岁,男女发病率为 1.5：1。胸椎间盘突出引起症状的发生率远低于颈椎间盘突出和腰椎间盘突出。文献记载胸椎间盘突出发生率为每年人口的 1/100 万,仅占所有椎间盘突出的 0.25％～0.75％。近年来,随着对本病认识的不断深入及影像学诊断技术的不断发展,尤其是磁共振(MRI)检查应用的日益广泛,目前本病的诊断率有上升的趋势。采用 CT 扫描胸椎间盘突出的发生率为每年人口的 1/10 万,而MRI 问世后,这一数字提高了 14.5％,从而证实胸椎间盘突出有相当高的发病率。

胸椎间盘突出的节段分布很不均衡,下胸段胸椎间盘突出明显多于上胸段。与无症状性胸椎间盘突出相比,有症状性胸椎间盘突出发生在下胸段的比例更高。国内文献报道资料的汇总分析显示,下胸段(第 10～11 胸椎)占 TDH 的 70.9％,上中胸段(第 1～9 胸椎)占 TDH的 29.1％。脊柱的生物力学作用可能是造成这种差别的原因。胸椎结构有其独特性,上 10 个胸椎与肋骨和胸骨一道组成笼状结构,增加了结构内胸椎的稳定性,笼状结构内的椎间活动受到限制。而笼状结构外的下胸段活动度较大,且笼状结构内的脊柱作为一个整体运动容易使位于胸腰结合部的下胸段产生应力集中,使其容易遭受轻强应力的急慢性损害。其次,不同性别 TDH 的节段分布特点显示,在上中胸段 TDH 发生率女性与男性相近,而下胸段 TDH 发生率男性明显大于女性。由于在工作和生活中,一般来说男性的劳动强度和脊柱的实际活动度均大于女性,因而在更容易遭受活动性损伤的下胸段,男性比女性有遭受急慢性损伤的可能性更大。上述不同性别 TDH 的节段分布特点似乎也提示,TDH 的发生可能与椎间盘所遭受的急、慢性活动性损伤有关。

(二)发病机制

同颈、腰椎间盘突出一样,椎间盘退变是其主要致病的因素。损伤在胸椎间盘突出发病机制中的作用尚不确定,Arseni 和 Nash 认为损伤在本病中起明显作用。胸椎间盘突出常出现于严重脊柱外伤后的患者,多于外伤后立即或较短时间内出现,而发展到出现明显的脊髓受压症状则需几个月或几年时间。此种情况多见于青年人。

脊柱畸形的患者易出现损伤性胸椎间盘突出,以脊柱呈锐角后凸畸形者多见。常继发于Scheuermann 病、结核性脊柱畸形或其他原因出现脊柱后凸畸形的患者。

胸、腰椎退行性病变伴发 Scheuermann 病概率较高。Tavers 和 Wood 研究指出青少年的胸椎间盘突出常见于伴有明显胸椎后突的 Scheuermann 病患者,其突出常位于胸椎后突的顶点,同时其他椎间盘退变的发生率也明显高于无 Scheuermann 病患者。Paajunen 报道 21 例Scheuermann 病患者,其中 55％病例 MRI 显示其椎间盘异常,而对照组仅有 10％出现异常。Scheuermann 病患者的流行病学调查发现,Scheuermann 病患者的胸椎椎间盘在早期即出现退行性改变,并继而出现椎体骨质增生,可能的致病原因为:①单纯由简单的压力性脊柱营养不良引起,即脊柱长期在屈曲位受静止负荷压力的作用,致使椎体终板生长停止,出现损伤;②椎间盘组织从椎体终板处疝入椎体,导致缺损区域的力学强度减少;③脊柱轴位压力导致施莫尔结节形成,椎体萎缩后椎间盘变得更干燥、易损。因此,Scheuermann病是胸椎退行性变重要的致病原因之一,青少年患者表现尤为明显。

二、胸椎间盘突出症的临床表现

(一)发病年龄

80%患者的发病年龄在40~70岁之间,男女性别比例为1.5:1。

(二)症状

1.疼痛

为常见的首发症状,其特点可为持续性、间歇性、钝性、锐性或放射性。根据突出的部位和节段不同,疼痛可呈轴性、单侧或双侧分布。少部分患者主诉为一侧下肢疼痛,易与腰椎间盘突出症相混淆;沿胸壁的放射性疼痛亦为常见的主诉。咳嗽、打喷嚏或活动增加均可加剧疼痛症状,而休息后上述症状可减轻。有时也会发生不典型的放射性疼痛症状,如 $T_{11、12}$ 的 TDH 可表现为腹股沟及睾丸疼痛,易与髋部和肾疾患相混淆。发生在中胸段的 TDH 可表现为胸痛和腹痛。而颈痛、上肢痛及 Horner 综合征并非都由颈椎病所致,也应考虑到 $T_{1、2}$ 椎间盘突出症造成的可能。

2.感觉障碍

感觉改变,尤其是麻木,是仅次于疼痛的常见症状,也可表现为感觉异常及感觉迟钝。在没有疼痛症状的情况下,这些感觉障碍表现也许就是诊断 TDH 的唯一线索。

3.肌力减退和括约肌功能障碍

部分患者早期仅表现为脊髓源性间歇性跛行,下肢无力、僵硬、发沉感,可有或无疼痛、麻木,休息片刻症状减轻。有报道,患者就诊时,29%患者主诉有膀胱功能障碍(其中18%同时伴有大小便功能障碍),60%患者主诉有运动和感觉障碍。

(三)体征

发病早期往往缺乏阳性体征,可仅表现为轻微的皮肤感觉障碍。随着病情的发展,一旦出现脊髓压迫症状,则可表现为典型的上运动神经元损害表现,即肌力减退、肌张力增高或肌肉痉挛、反射亢进,下肢病理征阳性,异常步态等和针刺痛觉或触觉减退。当病变位于 $T_{11} \sim L_1$ 时可以出现广泛肌肉萎缩、肌腱反射亢进或减弱、病理征阳性或阴性等上运动神经元及下运动神经元混合性损害的症状体征。当旁中央型突出较大时还可导致脊髓半切综合征的出现。

(四)影像学表现

X线平片若显示有椎体后缘离断、显著骨赘、椎间盘钙化或脊柱后凸或 Scheuermann 病样改变,对诊断本病有提示意义。相对于颈椎和腰椎间盘突出症而言,TDH 伴钙化的概率要多一些,是其影像学的一个特点。胸脊髓造影的准确性要比 X 线平片高得多,但其敏感性仍较低,不足 70%。CTM 则可准确地显示脊髓受压程度和椎间盘突出的类型,钙化的椎间盘亦可得到清楚的显示。CTM 的敏感性及特异性可与 MRI 相媲美,但其缺点在于有创性,尤其是需要医师划定较为明确的检查部位、进行多节段的横断扫描,否则容易漏检。MRI 检查的优势在于该检查本身无创,其矢状面和横断面图像可更加精确地评价突出的椎间盘及对脊髓压迫的程度;有助于发现脊柱较大范围内多发的椎间盘突出;有助于与其他一些神经源性肿瘤相鉴别。

(五)胸椎间盘突出症的诊断和鉴别诊断

1.诊断

仔细询问病史及物理检查最为重要,一旦确定有胸脊髓损害的症状或体征即应考虑到本病的可能,通过进行胸椎 X 线平片、MRI 或 CTM 检查,多可得出诊断。

2.鉴别诊断

由于本病在临床上较为少见,且其临床表现复杂多样和缺乏特异性,故容易发生延误诊断或漏诊。当确定患者下肢有上运动神经元损害时,要判断有无颈椎病可能;当下肢症状显著重于上肢时,除了考虑有颈脊髓损害,同时要考虑胸脊髓压迫的可能;当患者表现为广泛下运动神经元或混合性神经损害时,要考虑胸腰段脊髓压迫;当表现有脊髓损害但是并无显著压迫时,要考虑脊髓血管畸形或脊髓自身其他疾病,包括肌萎缩侧索硬化、脊髓多发性硬化、横贯性脊髓炎、脊髓肿瘤及动静脉畸形等。患者就诊时主诉较为杂乱且缺乏特异性,故应系统地从脊柱源性和非脊柱源性疾患的角度进行全面的评估。而易与本病症状相混淆的非脊柱源性疾患包括有胆囊炎、动脉瘤、腹膜后肿瘤,以及其他一些腹腔内和胸腔内疾病。

三、胸椎间盘突出症的治疗

(一)非手术治疗

对于无长束体征和无严重神经损害的患者,可以采用非手术治疗。具体措施包括卧床休息、减少脊柱的轴向载荷、限制脊柱的反复屈伸活动、佩戴胸腰骶支具等。同时配合应用非甾体类抗炎药物控制疼痛症状。其他治疗还包括姿势训练、背肌功能练习和宣教工作等。

(二)手术治疗

本病的手术治疗指征包括以脊髓损害为主要临床表现者或早期症状较轻但经系统非手术治疗无效者。鉴于胸段脊髓特有的解剖学特点,该节段的手术风险相对较大。因此,选择最佳的手术途径、尽可能地减少对脊髓和神经根造成的牵拉刺激,显得格外重要。具体而言,手术途径的选择主要取决于以下几个方面内容:椎间盘突出的节段、突出的病理类型、与脊髓的相对关系,以及术者对该手术途径的熟悉程度等。总的来说,手术途径可分为前路和后路两大类。前路包括侧前方经胸腔途径、经胸腔镜途径以及经胸骨途径或经内侧锁骨切除途径;后路包括侧后方经胸膜外途径、经肋横突关节切除途径和后正中经椎板途径及经椎弓根途径。

1.经胸腔途径

该手术入路包括经胸膜和经胸膜外两种方式。两种术式大体相同,但是前者在术野开阔清晰、操作方便、对脊髓无牵拉、相对安全等方面更具优点;而后者较前者创伤干扰小,且术后无需放置胸腔闭式引流管。两者均为目前临床上最常被采用的术式。

(1)适应证:广泛地适用于 $T_{4\sim12}$ 的 TDH,尤其是在切除中央型椎间盘突出及伴有钙化、骨化时,优点更为突出。

(2)麻醉:气管内双腔插管全身麻醉。

(3)体位:患者取侧卧位。对于中、下段胸椎,为避免对下腔静脉和肝脏的干扰,建议从左侧行切口进入;而对于上胸椎,可从右侧行切口进入,以避开心脏及颈部、锁骨下血管的影响。

(4)操作步骤:

①切口:通常沿比拟切除椎间盘高两个节段的肋骨作切口进入。

②显露:按常规胸椎和胸腰段的显露方法进行显露。

③特殊要点:手术过程中应注意以下几个特殊方面。

手术定位:能否确定正确的手术节段至关重要,直接影响到手术的成败。确定方法包括参照所切除的肋骨和对应的椎节来确定正确的手术节段;还可进行术中透视或摄片,根据 L_5S_1、T_{12} 或 $C_{1,2}$ 影像标志来进行手术定位。通常情况下,需将上述方法结合起来进行推断;有时尚需根据局部的解剖学特点,如某一椎节的特殊形态,骨赘大小或局部曲度情况等,结合术中所见进行多次反复推断。尤其在存在有移行椎的情况下,更应提高警惕。

节段血管的处理:于胸椎椎体侧方,颜色发白的隆起处为椎间盘,凹陷处为椎体,可见节段血管从椎体中部横行经过。用长柄 15 号圆刀纵向切开覆盖于其上的壁层胸膜,以小"花生米"样纱布球将其向两侧推开。用直角血管钳分离结扎切断节段血管或直接以尖镊夹持电灼处理亦可。

切除椎间盘组织:先切除椎间盘大部,然后使用长柄窄骨刀楔形切除相邻的椎体后角,即上位椎体的后下缘和下位椎体的后上缘,深达椎管对侧壁,然后逐层由前向后切削至接近椎体后缘;用神经剥离子探及椎体后壁及椎间盘后缘,以指导用骨刀切骨的方向和进刀深度。于椎间盘纤维环在椎体上、下附着点以远切断椎体后壁,用窄骨刀或配合应用长柄刮匙,将部分椎体后壁连同椎间盘组织由后向前撬拨切除或刮除,用刮匙刮除残存椎管内的椎间盘或骨赘,直至胸脊髓前部硬脊膜囊完全清晰地显露出来。也可以先咬除椎弓根,显露出硬脊膜囊和椎体后壁,再用刮匙由后向前逐步将椎间盘刮除。

植骨融合和内固定:椎间盘切除和胸脊髓减压后,是否需要同时进行椎间植骨融合和内固定,对此问题目前尚存在有争议。考虑到有利于早期进行康复功能锻炼、提高植骨融合率以及避免椎间隙狭窄带来的远期问题,建议同时行椎间融合和内固定。

④切口闭合及引流:经胸膜途径或经胸膜外途径但胸膜已破者,均须放置胸腔闭式引流。常规方法逐层缝合伤口。

⑤术后处理:预防应用抗生素 3～5 天;密切观察胸腔引流量和性状,若 24 小时内引流总量少于 60 mL 时,拍摄胸片核实无误后可去除胸腔闭式引流管。术后 7 天复查胸椎 X 线平片了解椎间植骨和内固定情况,并开始下床活动。

⑥并发症及处理:

术中出血:若为节段血管出血,需立即重新予以结扎或电灼止血。若为椎管内静脉丛出血,可填以明胶海绵压迫止血。若是骨壁渗血,则可用骨蜡涂抹进行止血。

术中硬脊膜破裂脑脊液漏:若裂口较小,可填以明胶海绵;破损若较大,则应尽可能地进行缝合修补(6-0尼龙缝线)。有时需扩大骨性结构的切除,以便有必备的空间进行破损硬脊膜的缝合修补。

术中脊髓或神经根损伤:术中仔细辨认、松解神经粘连以减少神经损伤的发生。一旦发生,可予以脱水、激素和神经营养药物等。术后积极进行有关康复功能练习。

肺部并发症:诸如术后气胸、胸腔积液或乳糜胸等,可行相应的处理。

2.经胸腔镜途径

该术式是近年来兴起的 TDH 微创治疗的一项新技术,适用于 $T_{4\sim12}$ 的软性间盘突出。此方法具有术野清晰、创伤小、并发症少及术后恢复快等优点,但是对技术要求苛刻,故一定要积累了较丰富的切开手术和腔镜下操作的经验方可应用。

3.经胸骨或内侧锁骨切除途径

适用于其他术式难以显露的 $T_{1\sim4}$ 的 TDH。

4.经肋横突关节切除途径

该术式为侧后方经胸膜外的一种显露方法。

(1)适应证:可广泛地适用于 $T_{1\sim12}$ 的外侧型 TDH。但对于中央型和旁中央型的 TDH 来说,由于术野和视野角度的限制,若要彻底切除椎间盘则很难以避免不对脊髓造成牵拉和干扰,即存在着损伤神经的风险,故建议不选用此入路。

(2)麻醉:气管内插管全身麻醉。

(3)体位:患者取侧卧位,患侧朝上,对侧胸部垫枕。

(4)操作步骤:

①切口:根据 TDH 的突出节段不同,所取皮肤切口略有变化。通常为脊后正中线旁开 $2\sim3$ cm 的纵切口;若突出节段在 T_7 以上,其切口远端应拐向肩胛骨的下缘顶点并向前上。

②显露:使用电刀切开上方的斜方肌和菱形肌,切开下方的斜方肌外侧缘及背阔肌内侧缘,此时便可见到清晰的肋骨。将椎旁肌牵向背侧进而显露肋横突关节和横突。切开肋骨骨膜,并沿其走向行骨膜下剥离接近肋横突关节处。切断肋横突间的前、后韧带,然后将该段肋骨和横突分别予以切除。上述操作始终在胸膜外进行。通常需在椎体水平结扎肋间血管,并可借助肋间神经的走行来确定椎间孔的位置。撑开器撑开肋骨,用"花生米"或骨膜起子将胸膜壁层及椎前筋膜推开,使用拉钩将胸膜和肺牵向前侧,显露出椎体的侧方。将椎旁肌向背侧进一步剥开,显露出同侧的椎板。将同一侧椎板、关节突切除后,即可显露出突向外侧或极外侧的椎间盘,小心剥离硬脊膜与突出椎间盘之间的粘连,切除突出的椎间盘组织。冲洗伤口后,用明胶海绵覆盖硬脊膜囊。

③切口闭合及引流:留置伤口负压引流管,常规方法逐层关闭伤口。

5.经椎板切除途径

这是脊柱外科领域非常经典的一种术式。遗憾的是,若试图从后方行胸椎间盘的切除,则术中势必借助对脊髓的牵拉才能实施椎间盘的切除,此操作常常造成脊髓损害的进一步加重。以此术式来治疗 TDH,术后患者的神经损害加重比例高达 50% 以上。目前认为选择该术式治疗 TDH 具有高度的危险性,临床上已渐被淘汰,故不主张在治疗中继续采用此术式。

6.经后方极外侧入路途径

尽管侧前方经胸腔或经胸膜外入路已成为胸椎及胸腰段椎间盘突出症手术治疗的"金标准"术式,但该术式在手术创伤、对胸腔及肺功能的干扰影响以及手术相关并发症等方面仍面临着挑战。在既往临床实践的基础上,近年来某三院采用经后方极外侧入路治疗胸椎及胸腰段椎间盘突出症:现将该术式介绍如下。

(1)麻醉:气管内插管全身麻醉。

(2)体位:患者取俯卧位,胸前及双髂前垫枕,腰部稍后弓,腹部悬空。

(3)操作步骤:

①手术切口和显露:依体表解剖标志结合影像学定位或体表放置金属标志行透视定位,来确定手术节段平面之所在;以此为中心行皮肤纵行切口,切口长度以分别包括头、尾侧的1～3节椎骨为宜。骨膜下剥离显露棘突、双侧椎板、关节突关节或肋横突关节和横突。

②椎弓根钉道准备和螺钉植入:于椎间盘突出的相邻椎节,常规方法置入固定用的椎弓根螺钉,并经术中透视核实其固定节段无误且位置良好。

③椎管后壁切除及后方椎间盘切除术:于双侧关节突关节的中线处纵向开槽,使用高速磨钻逐步向前磨透骨性结构,将椎管后壁以"揭盖式"整块切下。若同时还合并有黄韧带骨化,则一并予以切除。然后,以神经拉钩轻轻将硬膜牵向对侧,常规方法行突出椎间盘的后外侧纤维环切开、髓核摘除。此时,切记不要勉强行突出于硬膜腹侧正中部分的椎间盘切除,以免在切除过程中造成硬膜和神经的损伤。

④极外侧入路:行残余的关节突关节切除后,充分显露突出椎间盘椎间隙的外侧缘,保护好椎间孔内穿行的神经根。在"安全三角区"内,尽可能以与脊柱矢状面相垂直的方向经突出椎间盘的正侧方行椎间隙内残余的椎间盘组织切除。此时,尤其是合并"硬性突出"的椎间盘已呈一中空的"硬壳",使用窄的砍骨刀切断"硬壳"的基底部(即与椎体相连处),再以神经剥离子仔细分离其与硬膜间的粘连,将该游离"硬壳"轻轻压陷至已被掏空的椎间隙内,用髓核钳将其取出。如果对侧尚有残留的"硬壳",同法处理对侧,完成彻底减压。

⑤椎体间融合及椎弓根固定:将减压过程中切下的骨质经修理后植于椎体间,同时放置充填好碎骨的肾形椎间融合器(TLIF Cage)1枚。再次术中透视核实 Cage 位置无误后,遂经椎弓根螺钉行脊柱后方加压,一方面夹紧椎间融合器,同时也纠正了脊柱局部的后凸角度,进而达到椎管内神经结构的二次减压功效。

⑥术中神经功能监测:手术中,建议采用术中神经监护系统进行神经功能监测,以提高手术的安全性:重点监测患者双下肢的体感诱发电位(SEP)和运动诱发电位(MEP)变化情况。

⑦术后处理:伤口负压引流保留2～3天,引流管拔除后即嘱患者佩戴普通腰围下地活动。

采用上述新术式,于2005—2010年首批治疗胸椎及胸腰段椎间盘突出症24例,其中16例为"硬性"突出(椎体后缘离断、骨赘、椎间盘钙化或后纵韧带骨化)。手术时间为2.0～4.5小时,平均3小时。术中出血量为290～4000 mL,平均700 mL。术中全部应用了自体血回输技术。术中、术后无任何并发症发生。全组24例术后均获得随访,平均随访时间18个月(1～62个月)。采用日本骨科协会(JOA)29分法进行疗效评定,评定结果为:改善率为28%～100%,其中优12例(50.0%),良9例(37.5%),可3例(12.5%),差0例(0.0%),即本组优良率为

87.5％,有效率100％。

本术式的特点：①采用广大脊柱外科医师相对熟悉的后方入路,缩短学习曲线,便于学习和掌握；②首先使用高速电动磨钻行椎管后壁切除,手术横向减压范围超过经典的椎板切除范围,达双侧关节突关节的内侧1/2,可确保获得脊髓后方的彻底减压；同时双侧开槽处对应于脊髓的侧方,可有效避免传统后方椎板切除入路术中发生的脊髓损伤；③术中可显露至椎间盘纤维环的外侧缘,实现直视下切除椎间盘、手术切除操作不在椎间盘致压脊髓的顶点处进行,而在其头侧或尾端的"安全三角区"内实施,使得对脊髓造成损伤的风险大为降低；④在对脊髓腹侧致压物(尤其是硬性、骨性致压物)进行切除减压的同时,必要时配合进行椎体的楔形截骨有助于脊柱局部后凸畸形的矫正；⑤规避了"金标准"的侧前方入路固有的一些手术相关并发症,如胸腔、肺部并发症及血管损伤、脊髓血运障碍等。总之,与其他术式相比,该术式的突出优点在于术野直视、清晰、操作简便、安全,切除减压彻底、有效,可作为其他术式的一种补充替代术式。

第三节 退变性腰椎滑脱症

不伴有峡部裂的脊柱滑脱由Junghanns于1930年首次发现并描述,并将其命名为假性滑脱。1950年,MacNab进一步证实了这一临床征象,并将其描述为神经弓完整的脊柱滑脱。退变性腰椎滑脱的定义由Newman于1955年提出,是指在退变的基础上,出现上位椎体相对于下位椎体的滑移,不伴椎弓峡部的缺损。

一、流行病学

既往有关退变性腰椎滑脱发病率的研究大多为针对白人的小样本研究,多数只涉及下腰椎的前滑脱。最近的一项有关亚洲人口大样本研究(3259例下腰痛患者)发现,退变性腰椎滑脱的发生率为8.7％,其中66％为单节段,34％为两个(多数)或多节段。单节段滑脱组中,70％为前滑脱,大多数发生在女性的$L_{4,5}$节段；而30％的后滑脱则好发于$L_{2,3}$节段,性别间无明显差异。两个节段以上的前滑脱则多发生在女性的$L_{3,4}$及$L_{4,5}$,而后滑脱在男性的$L_{2,3}$节段更常见。前滑脱组可见到关节角变大(更偏向于矢状位)、椎弓根-关节突角增大等,被认为与滑脱病理形成有关的一些影像学改变,但后滑脱组却未见这些改变。因此,有学者认为,后滑脱是由于脊柱的矢状面上序列异常所导致的,不常伴有骨的结构异常改变。

退变性腰椎滑脱多发生在50岁以上的中老年人。男女发病率1：4～6,妊娠、韧带松弛、激素的影响可能与女性多发有关。常发生在$L_{4,5}$节段(85％以上),L_4滑脱的发生率与其他节段比为1：6～9,其他依次为$L_{3,4}$、$L_{2,3}$和L_5S_1。滑脱程度常较轻,多数为Ⅰ度,除非既往有手术干预,否则滑脱度很少超过30％。

二、病因及病理

关于退变性腰椎滑脱的病因,目前还不是很清楚,但下列因素可能与滑脱的发生有关：关节角(更偏向于矢状位)、椎弓根-关节突角、L_5 骶化、腰椎过度前凸、椎旁肌或腹肌力弱、肥胖、妊娠、韧带松弛、骨质疏松、绝经或卵巢切除术后、糖尿病等。

退变性腰椎滑脱的病理形成机制目前也不是很清楚。一般认为,腰椎退变是其启动因素。椎间盘的退变可引起椎间隙高度变窄、关节囊松弛、黄韧带皱褶,这些变化可导致腰椎的节段性不稳定。如存在上述可能的致病因素,如关节角及椎弓根-关节突角增大,则下位椎体的上关节突不足以阻挡椎体之间的剪切应力,从而使上位椎体逐渐向前滑移。有研究表明,$L_{4,5}$ 的关节角大于 45° 者的滑脱发生率是小于 45° 者的 25 倍。但也有学者持反对意见,认为关节角增大是前滑脱发生后关节突重新塑形的结果,并非滑脱发生的原因。$L_{4,5}$ 是剪切应力最大的间隙,尤其是伴有 L_5 骶化、髂嵴低位、肥胖时,$L_{4,5}$ 节段的剪切应力将加大;如同时伴有椎旁肌乏力、韧带松弛等影响脊柱稳定性的外部因素,则更易导致椎体的向前滑移;这些都是退变性前滑椎好发于 L_4 的原因。腰椎前凸过大则多引起椎体的后滑移。

滑脱可导致椎管的矢状径减小。此外,滑脱发生后,椎体间可出现骨赘形成、关节突增生、韧带肥厚骨化等再稳定机制,加之,滑脱常伴发椎间盘的膨出或突出,这些因素最终都可能导致腰椎管狭窄,进而出现神经压迫的临床表现。

三、临床表现

多数退变性滑脱可以长期无症状。对于有症状者,最常见的依次分别为:腰痛、神经源性间歇性跛行、下肢放射性疼痛。

退变性腰椎滑脱引起的腰痛的特点是机械性下腰痛,也即腰痛与姿势和活动有关。站立或行走时疼痛,卧床休息时缓解。关于机械性下腰痛的根源,目前仍有争议。有学者认为疼痛可来源于退变的间盘,也可能因退变的椎间小关节引起。两者有不同的特点,前者向前弯腰时加重,患者在弯腰过程中,可突然出现剧烈腰痛(称之为不稳定性疼痛)。常采取类似爬山样的姿势,将手放在膝部或大腿前方以支撑体重。而小关节退变引起的腰痛直立伸腰或旋转腰部时加重,这主要与椎旁肌痉挛有关,小关节封闭可缓解疼痛。机械性腰痛由于间盘退变和髓核的水分减少,引起椎体终板的应力分布异常所致。

退变性腰椎滑脱可导致腰椎管狭窄,神经源性间歇性跛行被认为是腰椎管狭窄症特有的临床表现。主要表现为站立或行走一段距离后,出现下肢的疼痛、麻木、酸胀、无力等症状,蹲下、弯腰扶物(如小推车)或卧床休息片刻后症状即可缓解。以行走后出现下肢疼痛为主,症状并不一定呈根性分布。94% 的腰椎管狭窄症出现此症状,其他分别为麻木和无力。累及双侧多见。应注意与血管源性间歇性跛行相鉴别,两者在病因、临床特征及治疗方面有很大差别。夜间疼痛在退变性滑脱引起的腰椎管狭窄症患者中并不常见。

关于神经源性间歇性跛行的发生机制,目前认为主要与神经的机械性压迫及缺血有关。研究表明,椎管的中矢径、横截面积在腰椎过伸位时明显减小,而屈曲位时增加;椎间孔的直径在腰椎伸、屈位时也有相同的改变。椎管的减小可加重对神经的压迫。此外,也有研究表明,伸直位时腰椎硬膜囊内压力增高,影响硬膜囊内神经结构的血供,可能也与神经源性间歇性跛行的病理形成机制有关。

第三个常见的症状为单纯的下肢放射性疼痛、麻木。症状多因神经根通道狭窄致神经根受压所致,多为单侧。由于退变性滑脱常见于 $L_{4,5}$,因此症状常累及 L_5 神经根,疼痛放射至大腿后外侧、小腿后侧,有些可至足背。少数椎间隙明显变窄的患者,可由于椎间孔狭窄而出现 L_4 神经根受累的症状,表现为疼痛放射至大腿前侧、膝部及小腿前内侧。

退变性滑脱合并严重椎管狭窄者,有些也可出现马尾神经损害的症状,主要表现为鞍区麻木及大小便功能障碍。但其发生率不高,据统计约占所有退变性滑脱合并椎管狭窄患者的 3%。

退变性腰椎滑脱的体征常是非特异性的,有些患者甚至没有阳性体征。腰部的阳性体征可有:姿势异常,患者常弯腰或屈髋行走;$L_{4,5}$ 棘突间隙可有压痛;小关节退变引起的腰痛,在双侧椎旁可有深压痛;腰部活动度可因疼痛而受限。下肢的体征可有神经根支配区的感觉运动障碍,有些伴有反射减弱或消失。常见的 L_4 滑脱累及 L_5 神经根的体征表现为:小腿外侧和(或)足背内侧的皮肤针刺觉减退,踇背伸肌力减退。少见的 L_4 神经根受累可表现为小腿内侧针刺觉减退,膝腱反射减弱。椎管狭窄严重者可伴有 S_1 神经根或马尾神经受累的体征,前者表现为足背外侧皮肤针刺觉减退,跟腱反射减弱或消失;后者表现为鞍区感觉减退。

四、影像学检查

(一)X 线片
(1)站立位行侧位片检查,比卧位不负重的检查对发现滑脱更敏感。

(2)屈曲-过伸动力片:如果腰椎滑移超过 4 mm 就可认为动态不稳定;成角变化超过 10°,也认为不稳定。

(二)CT 脊髓造影
(1)可判断椎管狭窄程度。

(2)可评估骨质疏松程度。

(3)能清楚观察关节突关节肥大情况。

(4)有助于发现穿行神经根被下位脊椎上关节突致压情况。

(三)MRI 检查
(1)是检查椎间盘、韧带和神经结构的金标准。

(2)提供神经结构受压的详细信息。

(3)显示关节突关节滑液囊肿形成及黄韧带肥大情况。

五、诊断及鉴别诊断

对于没有症状,只是影像学上有退变性腰椎滑脱者,只能做出影像学上的诊断,临床上不需要特殊处理。

而要对一个疾病做出诊断必须有相应的临床症状、体征及影像学表现,且三者必须相符。某医院对于症状以腰痛为主,没有明显的下肢症状;或腰痛伴单纯的下肢放射性疼痛(无间歇性跛行)者,诊断为退变性腰椎滑脱症。而对于以间歇性跛行者为主要症状者,则诊断为腰椎管狭窄症合并退变性滑脱。

不但症状有差别,两个诊断的主要病理形成因素也有差别,腰椎滑脱症可能主要以滑脱节段的不稳定为主,而腰椎管狭窄症合并退变性滑脱则可能主要由于椎管狭窄引起的神经压迫所导致。有鉴于此,两者在治疗方式的选择上也有不同的侧重点,前者应以稳定为主兼顾减压,对于没有明显神经压迫者,可单纯行融合术;而后者则应以减压为主兼顾稳定。

退变性腰椎滑脱症的鉴别诊断:主要是各种可引起腰痛和(或)下肢放射性疼痛的疾病,包括腰椎的急慢性损伤、炎症、肿瘤等,以及腰椎间盘突出症等,对于 L_4 神经根损害的病例,由于疼痛位于大腿前侧及膝部,还应注意与髋、膝关节的疾病相鉴别。

而腰椎管狭窄症合并退变性滑脱则主要应与闭塞性脉管炎等可引起血管源性间歇性跛行的疾病相鉴别。不合并退变性滑脱的腰椎管狭窄症在症状上无法鉴别,但影像学上很容易鉴别。另外,也应注意除神经炎等外的周围神经疾病。

通过仔细询问病史、认真的临床查体,以及适当的影像学检查,常较容易做出诊断及鉴别诊断。时刻牢记,症状、体征及影像学三者相符才能做出诊断。也就是说,没有临床症状及体征,即使影像学有滑脱,也不能做出临床诊断而只能是影像学上的诊断;临床有症状及体征,但影像学上没有滑脱,不能诊断;临床有症状及体征,影像学上也滑脱,但现有的临床表现并不能以滑脱节段的压迫来解释,也不能诊断,这一点在临床工作中最应引起重视。

临床经常碰到一些患者,有临床症状,也有滑脱的影像学表现,但没有相应的定位体征,此时,症状尤其下肢疼痛麻木等症状的出现部位就显得很重要,症状出现的部位往往可提示神经受损的节段,如与滑脱节段相符,即使没有体征也可做出诊断。当然应注意社会心理等方面的疾病。

退变性腰椎滑脱症和腰椎管狭窄症合并退变性滑脱有时可并发颈椎病或胸椎管狭窄症等脊柱其他部位的疾病,腰椎以上的神经压迫主要以脊髓为主,下肢症状主要表现为无力及麻木,且麻木为整个下肢,而不是呈根性分布,体征以上运动神经元损害为主。如两种疾病并存,则在治疗选择上应首先考虑解决主要症状;如症状难以分清主次,则宜先解除脊髓压迫。因压迫时间过长可能导致脊髓缺血变性等,从而影响疗效;而对于神经根的压迫,则手术时间的早晚对疗效影响不大,当然马尾神经受损例外。

六、治疗

目前一般认为,对于无神经症状的单纯腰痛患者,首选非手术治疗。而对于有神经源性间歇性跛行或下肢放射痛者,则更倾向于手术治疗。

(一)非手术治疗

非手术治疗主要包括卧床休息、药物治疗及物理疗法等。

1.卧床休息

患者卧床休息3~5周往往可使下腰痛及神经根症状得以减轻或缓解。卧床休息可显著减轻椎间关节的载重负荷;由于椎间关节退变及负重引起的创伤性炎症也可因卧床休息而减退。卧床可采取自由的姿势,以减轻站立所引起的负重和姿势性压迫因素。然而,卧床会影响工作及正常生活,因而常难以实行,应向患者说明道理。

2.药物治疗

常用非甾体类消炎止痛药以对症治疗。疼痛严重者也可用吗啡类或其他类型的中枢镇痛药。此外,也可加用肌肉松弛剂。对于有些慢性疼痛者,也可考虑加些抗抑郁药,也可采用药物封闭以缓解急性疼痛。

3.物理治疗

适当的物理疗法可消除肌肉的痉挛与疲劳,对减轻或缓解腰痛是有利的。对于急性期的患者,也可短时间佩戴腰围或支具保护腰部,应避免长时间佩戴后引起的腰背肌失用性萎缩。一旦腰腿痛减轻,应去除支具并注意加强腰背肌功能锻炼。

(二)手术治疗

退变性腰椎滑脱的手术适应证包括:①持续或反复发作的腰痛和(或)腿痛或间歇性跛行,经正规保守治疗至少3个月无效,影响工作和日常生活;②进行性加重的神经功能损害;③大小便功能障碍。

退变性腰椎滑脱的手术方式经历了一些发展变化,主要包括单纯减压、单纯融合、减压+不做内固定的融合、减压+内固定的融合。每一种方式都有其特定的适应人群,为了更好地选择合适的手术方式,术前必须对患者的临床表现及影像学所见进行全面的评估。

临床评估主要是分析患者的主要症状由神经压迫引起,表现为下肢放射性疼痛或间歇性跛行;还是由不稳定引起,表现为机械性腰痛。如以前者为主,则手术的主要目的应为减压,如以后者为主,则手术的主要目的应为融合。

影像学评估主要包括测量椎体滑移的程度,通过伸屈侧位片判断滑脱节段是否有不稳定,是否合并有椎管狭窄和神经压迫,是中央管狭窄还是神经根管狭窄,椎管狭窄是骨性的还是软组织性,关节面的方向如何。同时,还应注意观察滑脱的相邻节段的间盘是否有退变。

通过上述术前评估,如有下列一项或以上,则应考虑在减压的同时兼做融合:症状以腰痛为主或腰痛与腿痛严重程度等同;Ⅱ度滑脱;滑脱节段明显不稳定;严重的中央管狭窄,需做全椎板切除才能达到充分减压;关节面呈明显的冠状排列,减压后可能致滑脱加重。

1.单纯减压术

Johnsson等对1970年至1993年发表的有关退变性腰椎滑脱的论文进行meta分析,其中有关单纯减压术的11篇,共涉及216例患者,其中2篇前瞻性随机性研究,1篇为回顾性非随机性对照研究,8篇为回顾性无对照的研究。结果显示,单纯减压术的满意率仅为69%,216例中有67例(31%)术后出现滑脱的加重。Johnsson等报道用单纯椎板切除术治疗20例退变性腰椎滑脱患者,术后疗效满意率仅为54%,有13例(65%)出现滑脱加重。

但也有疗效比较满意的文献报道,关键在于病例的选择。Epstein等报道290例老年退变性腰椎滑脱病例,平均年龄67岁。250例为单节段滑脱,40例为双节段滑脱。249例采用了椎板切除减压,41例做了椎板间开窗减压,经过平均10年(1~27年)的随访,术后总满意率达到82%。本组病例的入选标准为:伸屈侧位X线片上滑移小于4 mm,成角小于10°~12°,也即滑脱节段相对稳定。因此,对于滑脱节段没有明显不稳定的老年患者,单纯减压术也能取得较好的疗效。

Kristof等也报道一组49例的高龄患者,平均年龄为68.7岁,术前伸屈侧位X线片显示滑脱节段没有过度活动,也没有不稳定。所有病例都做了单纯减压,术后优良率为73.5%,尽管有10%的病例做了内固定融合的翻修手术。对于没有不稳定的高龄患者,为了减少手术创伤,减少围手术期并发症,单纯减压术也是一个较好的术式选择。

除了病例的选择,单纯减压术中还应注意尽量保留腰椎的稳定结构,尤其应尽量保留小关节。Lombardi等的一组47例的研究表明,退变性滑脱行单纯减压术时,如行全关节切除,术后满意率仅为33%;而保留关节突的手术满意率可达80%。

某医院的观点:对于以下肢疼痛,尤其是单侧疼痛为主要症状无明显腰痛或腰痛症状很轻,以神经根管狭窄为主,术前X线片显示椎间隙已明显变窄(<2 mm),已有明显的骨赘形成,伸屈侧位X线片上未见明显不稳定的高龄患者。考虑到患者已高龄,常伴随其他内科疾病,手术的耐受性较差,可选用单纯减压术,并尽量选用创伤小、手术时间短的椎板间开窗减压术。如为一侧神经根管狭窄,则选择单侧开窗减压;如为双侧狭窄,则可选择双侧开窗。如为中央管狭窄,单纯开窗往往难以达到充分减压,一般需选用全椎板切除减压,而全椎板切除术对于已有滑脱的节段大多会造成稳定性的进一步破坏。因此,对于合并严重中央管狭窄的腰椎退变性滑脱病例,不建议做单纯减压术,而主张在减压的同时加做融合术。

2.单纯融合术

早年间,单纯的后路融合术主要是椎板间融合术,曾用于退变性滑脱的治疗,也取得了一些疗效。但由于该术式本身并不能直接减压,融合率也很低,且需要长时间卧床。故目前已基本弃用。

也曾有单纯前路椎体间自体骨融合用于治疗退变性滑脱,也因其不能有效减压及融合率低而渐被弃用。

近年来,随着前路椎体间融合器的研制,又有些学者用前路椎体间融合术治疗退变性腰椎滑脱。其适应证相对较窄,主要用于以腰痛为主,没有下肢症状或症状较轻的病例;症状主要出现在站立或行走时,卧床时明显减轻或消失;影像学上椎管狭窄不重;椎管狭窄主要由于滑脱椎体向前滑移引起,没有明显的间盘突出;后方黄韧带肥厚不重,下位椎的上关节突没有明显增生;年龄一般在50岁以下,无明显骨质疏松。也就是说,对一部分主要表现为滑脱节段的不稳定,椎管狭窄不重的病例(也即某医院诊断的部分退变性腰椎滑脱症患者),可选择单纯前路椎体间融合术。通过椎体间融合器的植入,可达到间接减压及融合的目的。

前路手术入路对于骨科医师来说相对较为陌生,而且可能出现腹腔脏器、大血管及交感神经损伤的并发症,故应慎用。但本术式有时可用作后路减压融合术后假关节形成、内固定失败的补救手术。

3.减压+无内固定的融合

已有很多的文献报道减压+无固定的融合能明显提高退变性滑脱病例的临床疗效。Herkowitz和Kurz等做了一项前瞻性随机对照研究,选取50例$L_{3,4}$或$L_{4,5}$退变性滑脱的病例,分别选择单纯减压或减压+无内固定融合的术式,结果融合组的疗效满意率是单纯减压组的两倍多,分别为96%和44%。而且融合组的疗效优良率(44%)也明显高于单纯减压组(8%)。融合组术后滑脱加重的比率明显低于单纯减压组。因此,对于$L_{3,4}$及$L_{4,5}$退变性滑脱,不管患者年龄、性别、术前椎间隙的高度及术中切除骨性结构的多少,减压后原位融合术的疗效均明显优于单纯减压术。尽管无固定的融合术后有 36% 的假关节形成发生率,但并未影响疗效,所有病例均疗效优良。

一项 1970 年至 1993 年发表的文献的 meta 分析也表明,对于退变滑脱的手术治疗,尽管减压＋无固定融合的融合率有很大差别,为 30%～100% 不等,但 90% 的患者获得了满意的临床疗效,而单纯减压组的满意率仅有 69%。

关于减压＋无内固定的融合术能明显提高疗效的原因,Cinotti 等认为可能与融合能有效防止骨的再生长,从而防止复发性椎管狭窄有关。学者的一组 40 例腰椎管狭窄手术病例中 16 例合并退变性滑脱,10 例减压加做了融合术,近 9 年后的随访发现,16 例均有骨的再生长,但融合组的骨再生长数量明显少于单纯减压组。因此,学者认为单纯减压术疗效不佳的原因,可能与过多的骨再生长导致椎管再狭窄有关。也有部分学者认为,融合术能提高疗效可能与融合后能有效防止滑脱加重有关。

4.内固定的融合

近年来,越来越多的学者倾向于减压融合的同时加用椎弓根螺钉内固定。多数学者认为加用内固定能提高融合率及临床疗效。

Yuan 等报道了一组多中心研究的 2684 例退变性滑脱患者,其中的 81% 做了椎弓根螺钉固定,与对照组相比,固定组的融合率明显提高(89% 对 70%),脊柱的序列也得到了更好的恢复,神经功能和生活自理能力的恢复也更满意。

Zdeblick 的一组 124 例的前瞻性研究发现,内固定组的融合率为 86%,明显高于无固定组(65%)。内固定组的临床疗效也明显好于无固定组,优良率分别为 95% 和 71%。

Kornblum 报道一组 58 例无内固定的融合病例,经过 5～14 年(平均 7.7 年)的随访,融合率只有 47%。已融合组的疗效优良率为 86%,而假关节形成组只有 56%。而且发现,假关节形成组大部分只在早期(术后 2 年)疗效满意,随着时间的推移,症状往往会复发甚至加重。坚强融合组的优良率并未随着随访时间的延长而明显降低。因此,学者认为加用内固定能达到更好的融合,长期疗效也更优,推荐使用内固定。

但也有些学者提出了不同的看法,认为内固定只能提高融合率,并不能明显提高疗效。

Fischgrund 比较了 67 例退变性滑脱的前瞻性随机研究病例,椎板切除减压术后一组加做椎弓根内固定的融合,另一组为无固定的融合。2 年后随访结果显示,前者的融合率为 82%,明显高于后者 45%。但疗效优良率前者为 76%,后者为 85%,两组间并无显著性差异。

减压＋无内固定的融合术较之单纯减压术能明显提高疗效,尽管目前对于是否加用内固定仍存在争议,但无内固定的融合仍存在一些缺点:①较易出现假关节形成,文献报道高者可达 70%,低者也有 36%;②难以恢复正常的腰椎生理前凸,有些甚至可导致平背及后凸畸形;③术后往往需要佩戴外固定支具,还需要长时间的住院及卧床。因此,某医院认为,对于减压术后需要加做融合的病例,主张在减压融合的同时加做内固定。但对于少数高龄合并多种内科疾病不适合大手术、滑脱间隙已明显狭窄趋于稳定、严重骨质疏松、活动度较小要求不高的患者,也可考虑减压后加做无内固定的融合。

加用内固定有助于提高融合率,减少卧床时间,缩短住院日,避免使用坚强的外固定,也有利于滑脱的复位及功能恢复。内固定的使用需牢记两条原则:①尽量使用短节段固定,一般仅需固定滑脱节段及尾侧相邻一个节段即可;②内固定的使用是为了提高融合率,也即先有融合再有内固定,融合是目的,内固定是手段。切忌本末倒置,只重视固定而忽视融合,甚至只做固定不做融合,这么做的结果很可能导致内固定的失败,影响疗效。

5.融合方式的问题

退变性滑脱的融合方式主要有后外侧融合及椎体间融合两种方式。

(1)后外侧融合:后外侧融合是经典的融合方式,其融合范围包括横突间及关节突间。对于退变性滑脱的手术,后外侧融合仍是最常用的。优点是手术技术简单,易于掌握;属椎管外操作,手术操作相对安全;对神经刺激小;出血少;手术时间短。

某医院曾对腰椎滑脱患者进行随访,81例Ⅰ度退变性滑脱,后外侧植骨融合率为88.5%。因此,只要方法得当,后外侧融合有很好的融合率,也能取得很好的临床疗效。后外侧融合成功的关键在于植骨床的准备及移植骨材料的准备,完全显露植骨床包括:双侧横突、椎弓峡部及关节突,去除表面的软组织,作骨表面去皮质,刮除关节软骨。植骨量应尽量充分,植骨材料来源包括:髂骨、椎板碎骨、同种异体骨及人工骨。一般将切下的椎板剪碎呈细条状能基本满足要求。

①植骨床的准备:植骨床包括关节突、椎弓峡部和横突。于上述减压及内固定术完成后,剥离横突表面附着的肌肉及韧带,显露横突全长,用骨刀或微型球磨钻去除横突表面的皮质骨,制成粗糙面。切除融合范围内的双侧小关节的关节囊,用尖嘴咬骨钳或骨刀切除关节软骨。作 L_5S_1 间融合时,应确认骶上切迹和 S_1 上关节突并将其皮质骨去除。

②移植骨材料的准备:将切下的椎板剪碎呈细条状;如植骨量不足,可于髂后另作切口取骨或掺入少量同种异体骨或人工骨。自体骨仍然是目前最常用且融合率最高的植骨材料。同种异体骨或人工骨尽管已在临床使用,但仍存在一些问题,因此不主张单独使用,可掺入自体骨中使用,以补充自体骨的骨量不足。

③植骨:将上述准备好的植骨材料平铺于双侧横突间,并使其与植骨床紧密贴合。

(2)椎体间融合:与后外侧植骨融合术相比,椎体间植骨能提供更大的植骨床面积,更有利于恢复和保持椎间隙的高度,也更符合生物力学要求,因腰椎约80%的应力通过前方椎体或椎体间传导。随着器械的进步及手术技术的不断成熟,椎体间融合的应用也日趋广泛,广义上说,上述植骨融合术的指征都可以作为椎体间融合术的适应证。但椎体间融合手术技术要求较高,手术时间长,出血多,费用增加。

对于有下列情况者,为了减轻后方钉棒系统的应力,提高融合率,如患者条件允许,医方技术条件成熟,可考虑选用椎体间融合术:①年轻患者,活动度大,椎间隙高度无明显狭窄;②滑脱节段有明显不稳定;③Ⅱ度或以上滑脱;④滑脱节段曾行椎板切除术;⑤术中减压需切除一侧小关节;⑥滑脱术后假关节形成。一般可在减压术后选用后路 PLIF 或 TLIF,对于极少数因前次后路术后瘢痕粘连严重者,也可考虑前路 ALIF。

①PLIF 的手术步骤。

a.椎间隙的显露:如上述方法作椎板切除及椎弓根内固定。为了更充分地显露椎间隙,椎板切除的范围应较普通减压术时更宽,一般应切除双侧关节突内侧半甚至更宽,但不主张作全关节切除。利用椎弓根钉作椎间隙撑开。

b.椎间盘切除:将神经根和硬膜用神经拉钩缓慢轻柔地拉向中线,切开纤维环,尽可能多地切除椎间盘。

c.椎间隙的处理:用特制的环状刮匙刮除椎间隙的上下软骨终板,将骨性终板刮成粗糙面,尽量保留部分皮质骨,以免植骨块或椎间融合器植入后,嵌入椎体松质骨,发生椎间隙塌陷。注意所有的椎间盘组织必须清除干净,以保证植骨块与椎体间良好的接触。但应小心勿穿透前方纤维环及前纵韧带。

d.植骨:于椎间隙前方植入碎骨块,测量椎间高度,植入合适高度的带三面皮质的髂骨块(另作切口取骨)或合适高度的内含碎骨块的椎间融合器(Cage)。目前一般多用中空方形可透光的 PEEK 椎间融合器。注意植骨块和椎间融合器的植入深度,一般以距椎体后缘不小于 $3\sim4$ mm 较为适宜,但也不宜过深。

e.椎间加压:于椎体间适当加压,以使植骨块或 Cage 更好地与椎体植骨床接触,探查植骨块或 Cage 稳定牢靠,透视。

②ALIF 的手术步骤。

a.切口:一般采用前侧腹膜后入路。作左侧旁正中直切口或正中横切口,切开皮肤、皮下组织,切开腹直肌前鞘,显露腹直肌外缘,显露并切开腹直肌后鞘、腹横筋膜和弓形线。此时可见腹膜外脂肪,于腹膜前间隙作钝性剥离。用生理盐水裹着手指或用花生米将腹膜推向中线做腹膜后剥离,显露腰大肌,并将在腰大肌表面走行的输尿管及生殖股神经连同腹膜一起推向中线,直至显露腹主动脉及下腔静脉。

b.椎间盘的显露:L_5S_1 间盘一般位于血管分叉以下,故显露腹主动脉及下腔静脉后,只需结扎切断骶中动脉和骶中静脉,即可显露 L_5S_1 间盘。而对于血管分叉以上的间盘,则须自腹主动脉左侧双重结扎切断腰小动脉、腰小静脉后,将腹主动脉及下腔静脉牵向右侧,才可显露前纵韧带及椎体椎间盘。

c.椎间盘、椎间隙的处理及植骨:同后路椎体间融合。

6.复位的问题

关于是否在术中对退变性滑脱进行复位目前仍有争议。反对者认为滑脱治疗的主要目的是减压及稳定,复位与否本身对疗效并没有太大影响,而且复位会延长手术时间,增加出血量,增加神经损伤的发生率。而支持者则认为,复位可以恢复脊柱的正常序列,达到椎管的间接减压,促进融合。

在一组 47 例的回顾性研究中,Kawakawi 等观察了复位对疗效及腰椎矢状位平衡的影响,通过测量 L_1 中心的铅垂线至 S_1 后上角的水平距离(LASD),发现 31 例矢状位平衡恢复良好(LASD<34 mm),另 16 例矢状位平衡恢复不良(LASD>34 mm),并同时发现平衡的恢复与症状恢复的好坏直接相关,矢状面平衡恢复好者有更好的临床疗效(62%对 44%)。因此,学者强调滑脱复位固定及矢状面平衡恢复的必要性。

某医院的观点:近年来,随着内固定器械的不断改进,复位本身并不需要增加太多的手术步骤,大多可在安放连接棒的过程中自动完成,并不会明显增加手术时间及出血量。而且退变性滑脱大多为Ⅰ度,复位相对也较容易。因此,有学者主张应尽量对滑脱进行复位,除非滑脱已经稳定或自发融合。复位可以矫正畸形,有利于恢复脊柱的正常力线及椎间隙高度,使脊柱应力均匀分布,也有利于植骨融合。但复位不是目的,而仅是手段,对于技术条件不成熟或骨质疏松的病例不强求复位。如未复位,为了减轻滑脱节段椎弓根螺钉的应力,常需将固定节段延至滑脱头侧的一个节段(如 L$_4$ 滑脱延至 L$_3$)。而对于已复位者,可仅融合固定滑脱及其尾侧邻椎共两个节段(如 L$_4$ 滑脱固定融合 L$_{4,5}$ 即可)。这也是滑脱复位的优点之一。

7.手术并发症

(1)神经根或马尾神经损伤。一般为减压过程中的牵拉伤,在后路椎间植骨处理间盘及软骨终板过程中也可能造成神经损伤,助手牵拉神经拉钩时应特别注意要领,要十分轻柔,避免过度向中线牵拉。另外,术野应清楚,如椎管过于狭窄神经根压迫非常严重,宁可牺牲部分小关节以获得充分的侧方显露。螺钉穿透椎弓根皮质也可引起神经损伤,所以一经发现应立即调整螺钉位置。防止该并发症的要点主要在应准确把握好进针点及方向。

(2)植骨不融合或假关节形成。植骨的融合与否跟下列因素有关:①植骨床的条件,包括局部的生物条件(血运、组织条件)和力学环境;②植骨床的准备,包括植骨床的显露是否充分,软组织去除是否彻底,去皮质是否到位等;③植骨材料的质与量,即移植物的来源与数量,新鲜自体髂骨松质骨是目前最理想的植骨材料;④融合的类型,较之其他的融合方式,椎体间融合被认为具有更高的融合率。预防植骨不融合或假关节形成主要应在上述几方面加以注意。

(3)内固定失败。包括断钉、断棒及螺钉松动等。根本的原因是植骨未融合,有假关节形成或未做植骨。应牢记内固定的作用只是暂时的,使用内固定的目的是促进植骨融合,内固定不能代替植骨。没有良好的骨性融合,任何内固定都有可能出现疲劳断裂或松动。影响植骨融合的因素很多,有患者自身的条件包括全身状况及局部因素不佳的原因;也有医源性的因素,包括植骨床的准备不充分,所用植骨材料的量过少或质量较差等。出现内固定失败后,如患者无明显症状,可先作观察。如有症状且已明确症状与内固定失败有关,可考虑拆除原内固定,重新作植骨及固定。

(4)感染:浅层软组织感染多可通过抗生素及换药而治愈。对于内固定术后经久不愈的伤口感染或尽管伤口已愈合、但经常有不明原因的发烧时,应想到是否并发深部感染的可能,通过血常规、红细胞沉降率、B超及 MRI 等常可做出诊断。一旦确诊有深部感染,应尽早作切开引流,清创及伤口对口冲洗。冲洗液中可适当加用抗生素。冲洗时间视引出物的性状及体温而定,一般不应少于 1 周,大多可治愈。内固定不必急于拆除,除非少数顽固的感染经上述方法处理无效时,才考虑拆除内固定。

(5)血肿:一般发生在术后 24 小时内,多为引流不畅所致。如术后出现进行性加重的神经症状,且引流量很少,应警惕硬膜外血肿的发生。情况允许时应做 MRI 检查以确诊,否则应及时做手术探查。

(6)硬膜破裂及脑脊液漏:减压及放置内固定过程中有可能造成硬膜破裂,谨慎操作可有效防止该并发症的发生。如术中即发现硬膜破裂应尽量缝合。如缝合确有困难,可用明胶海绵覆盖。如术后发现引流物中有脑脊液且量较多,应适当减小负压,待引流管中无明显血性液体而大部分为清亮脑脊液时,可在无负压下适当延长引流管放置时间 1~2 天,目的是避免形成大的囊腔及脑脊液侵蚀伤口,影响伤口愈合。拔除引流管后还应让患者俯卧或侧俯卧至术后 6~7 天伤口已基本愈合。

(7)固定融合的相邻节段退变：一般发生在融合的上方相邻节段。因此，手术显露及安放内固定时应注意保护上方相邻节段的关节囊及小关节。相邻节段退变多数没有临床症状，若出现症状且已明确与退变有关，可将减压及融合范围向退变节段延伸。

(8)前路椎间植骨的并发症：主要包括腹膜、腹腔脏器、大血管、输尿管的损伤，此外，还可能损伤生殖股神经，造成男性的逆向射精。预防办法主要是在显露过程中尽量用钝性分离，轻易不用手术刀作横向切割。一旦发现损伤，应及时作修补。

8.腰椎滑脱症再手术

影响腰椎滑脱症手术疗效的因素很多，诸如病程、病变的严重程度、手术适应证的选择、手术方式的选择、手术操作的技巧等。上述单一或多个因素均可导致患者手术疗效不佳，有的需要再次手术治疗。对于术后疗效不佳或症状复发的腰椎滑脱患者，首先应了解其引起症状的原因是否与滑脱节段的病理改变有关，其次，应进一步明确首次手术与症状发作间的关系。

(1)再手术原因分析：随着脊柱外科技术的日益普及，目前已有很多基层医院已能开展退变性腰椎滑脱的手术治疗。但由于对疾病认识及手术技术的参差不齐，退变性滑脱术后出现症状缓解不满意、症状复发及手术失败，需要再次手术的病例也屡见不鲜。

导致需要再手术的原因多种多样：早期有一部分病例只做了椎板切除减压或间盘切除，而未作植骨融合，这样有可能使滑脱节段的稳定性进一步被破坏，使滑脱或节段不稳定加重，因此单纯减压术不适合于退变性腰椎滑脱患者。近年来，随着内固定的广泛使用，这类的再手术原因逐渐减少。

减压不充分也是退变性腰椎滑脱再手术的原因之一，对于有神经症状的腰椎滑脱患者，在与其他步骤结合的同时，彻底的减压尤其是神经根管的减压对术后的疗效非常重要。

随着内固定器材的日趋广泛使用，植骨不融合、内固定失败或只做内固定未做植骨，而致内固定失败，滑脱复发或加重，已成为退变性腰椎滑脱再手术的最常见原因。应切记，退变性腰椎滑脱手术的主要目的是彻底减压和稳定融合脊柱，内固定只是作为一种手段，为达到上述目的创造更好的条件。内固定并不能取代植骨，良好疗效的取得最终有赖于坚强的骨性融合。保证植骨融合的关键是植骨床的准备及植骨量的充分，同时应尽量使用自体骨。

内固定的安放不当也是退变性腰椎滑脱再手术的原因之一。为了使滑脱复位更满意，有些医师往往在安放内固定时做椎体间的撑开，但在椎体间缺乏有效支撑的情况下，过度的椎间撑开会使脊柱的应力向后方转移，从而使内固定所受应力增大，易导致内固定断裂。因此，不主张复位时做椎体的撑开，尤其是对于后外侧植骨者。

(2)再手术的术式选择：对于症状复发或加重的腰椎滑脱症术后患者，如已明确症状的出现与滑脱节段处理不当或失误有关，且经保守治疗无效，则应再次手术治疗。再次手术的目的仍是彻底减压及稳定融合脊柱。

由于已经有过一次手术史，对于首次手术经后路减压者，再次手术时，仍可从后路进行减压，但应注意仔细分离硬膜外瘢痕。减压可自瘢痕周围正常的骨组织开始。应注意保护硬膜和神经根，由于神经根周围也有较多的瘢痕粘连，因此抗牵拉性能不如首次手术。

腰椎滑脱症手术失败的原因，大多与滑脱节段的稳定性未能很好地保持甚或加重有关。

因此,对于腰椎滑脱症的再手术,保证植骨融合,稳定脊柱,就显得更加迫切。

对于前次手术为前路椎间植骨,单纯间盘切除或虽已行椎板切除减压但切除范围不大,也未做后外侧植骨的患者,则再次手术仍可从后方入路,行扩大的椎板减压,后外侧横突关节突间植骨,髂骨取骨术。为了促进植骨的融合,推荐同时加用椎弓根内固定。

对于前次已行广泛椎板切除术,滑椎复发局部有后凸畸形者,尤其对再手术又需行后路扩大减压的患者,术中可利用的后外侧小关节横突间植骨床有限,植骨床的条件也差,推荐使用椎体间融合(PLIF 或 TLIF)+后路椎弓根系统复位内固定。椎体间融合可分散脊柱后方的载荷,椎体间可提供更大的融合面积,也有利于恢复椎间高度,扩大椎间孔缓解神经根压迫,对恢复腰椎生理前凸也有帮助。

对于后方压迫不重,主要原因为局部不稳定,且后方减压范围已很广泛瘢痕粘连较重者,也可选择前路椎体间融合术(ALIF)。

第四节　退变性腰椎管狭窄症

一、概述

退变性腰椎管狭窄症是脊柱外科常见的疾病之一。1954 年,Verbiest 首次将腰椎管狭窄症作为一种独立疾病系统地进行阐述,并首先描述了间歇性跛行的概念,即表现为患者行走后出现一侧或双侧腰痛和下肢麻木乏力,休息后缓解,行走后症状再发并反复出现。随着 50 多年来国内外学者在腰椎管狭窄的临床特点以及病理特征方面进行深入的研究,人们对腰椎管狭窄症有了越来越深入的认识,目前腰椎管狭窄症的现代定义通常是腰椎中央管、神经根管、侧隐窝或椎间孔由于骨性或纤维性结构异常增生,导致不同范围管腔内径狭窄,从而造成神经血管结构受压引发相应临床症状,这个概念更强调了 3 个方面,即神经根管狭窄、构成椎管内的神经结构以外的软组织因素,以及腰椎稳定性丧失,这对深入了解腰椎管狭窄症病理生理特点、明确分型和指导治疗有重要参考价值。

老年人发病率较高,在 50 岁以上的人群中发病率为 1.7%～8%,女性高于男性,腰椎管狭窄合并腰椎滑脱的发生率女性明显高于男性。

二、分型

腰椎管狭窄有解剖学、病因学以及以临床为基础的新分型 3 种分型系统。

(一)解剖学分型

①中央椎管狭窄,即椎管中矢状径狭窄,当矢状径小于 10 mm 时为绝对狭窄,10～13 mm 为相对狭窄;②神经根管狭窄,腰神经根管指神经根自硬膜囊根袖部发出,斜向下至椎间孔外口所经的管道,各腰神经根发出水平不同,神经根管的长度和角度也不尽相同;③侧隐窝狭窄,侧隐窝是椎管向侧方延伸的狭窄间隙,分为入口区、中间区和出口区,其腹侧是椎间盘及椎体

后方韧带结构,背侧是上关节突,外侧是椎弓根,内侧是中央管,侧隐窝存在于三叶形椎孔内,下位两个腰椎(即 L_4、L_5)处,侧隐窝前后径通常在 5 mm 以上,前后径小于 3 mm 为狭窄。但 Amundsen 等报道中央椎管狭窄通常都伴有侧方通道的狭窄,而侧方通道狭窄进一步发展也可导致中央椎管狭窄,因此目前临床上常用的不是单纯解剖分型。

(二)病因学分型

通常将腰椎管狭窄分为原发性和继发性两大类,而后再细分为亚类。临床上,退变性腰椎管狭窄最为常见,它常常是腰椎退行性病变的结果。LaBan 的统计显示该病多发于 50~60 岁以上的中老年人。Kirkaldy 等研究认为退行性腰椎管狭窄常起始于侧方通道的狭窄,黄韧带肥厚和椎小关节的增生、内聚能导致侧隐窝狭窄、神经根管狭窄和椎间孔狭窄,椎间盘退变和正常高度丢失可导致椎间孔狭窄,随着退变的加重,将出现中央椎管的狭窄,但两者也可以单独出现或同时出现。

(三)以临床为基础的新分型

Hansraj 通过大样本研究,提出了以临床为基础的新分型方法,即将腰椎管狭窄分为典型和复杂型。典型者通常指患者既往无腰椎手术史、无腰椎不稳、小于Ⅰ度的退变性滑脱和小于 20°的退变性侧弯。复杂型者则有腰椎手术史、存在腰椎不稳、存在大于Ⅰ度的退变性滑脱和 >20°的退变性侧弯。这种新分型方法强调了腰椎不稳与腰椎管狭窄之间的关系,由于不稳定的存在,使已存在椎管狭窄的同时合并动态性狭窄改变,造成病情复杂化。

三、病理学和病理生理学

退变性腰椎管狭窄由于三关节复合体退变所导致,包括椎间盘、与其相连的上下方椎体和关节突关节。退变可以起始于任一关节,但最终结局均为三关节同时受累。本病的病理学特征有黄韧带肥厚、椎小关节增生、椎板骨质增生、椎体后缘骨赘形成、后纵韧带肥厚或骨化等,并可能合并椎间盘突出、峡部崩裂、腰椎滑脱、脊柱侧弯等。Kirkaldy 认为退变可能起始于小关节突滑膜炎,滑膜炎进一步发展使关节软骨变薄、关节囊松弛,增加了脊柱的活动度,使椎间盘退变加速,由于腰椎活动度加大,椎间小关节骨赘增生加快,导致椎管狭窄,并且上关节突骨赘可导致侧隐窝狭窄,下关节突骨赘可导致中央椎管狭窄。Spivak 认为退变也可能起始于椎间盘,椎间盘塌陷时神经孔变窄出现椎管狭窄,并且椎间盘高度降低、椎体周围韧带松弛、椎体异常活动增加,导致黄韧带肥厚、关节突关节退变和骨赘形成,加上突出的椎间盘,可导致侧隐窝狭窄以及中央椎管狭窄。Kornblum 总结脊柱退行性疾病所引起的腰椎畸形或不稳也是腰椎管狭窄的主要因素,如成年腰椎侧弯弧凹处的塌陷使相邻的椎弓根之间的椎间孔变小,退行性腰椎滑脱前部椎体的半脱位能导致椎板下部和下关节突之间的椎管狭窄,加上小关节退变骨质增生共同促成了腰椎管突出狭窄。

腰椎管狭窄导致腰腿疼痛的病生理机制可以归纳为以下几方面:①椎管容积减小,直接导致椎管内压力增加,神经根缺血,有实验表明,当硬膜囊内压力在(8~9.3)kPa 时动脉供血停止,在 4 kPa 时马尾神经静脉回流消失;②神经根受压或腰椎活动时,神经根被增生的组织摩擦充血,同时由于椎管压力增加,导致椎管内硬膜外静脉丛回流障碍和椎管内无菌性炎症,引起相应的神经根症状;③由于神经根受压、血液循环障碍造成充血和水肿,以及无菌性炎症,炎症介质如缓激肽、组胺、前列腺素 E_1、E_2、白三烯、P 物质等，这些物质的作用下又可加重局部组织渗出、充血和水肿。因此，本病腰痛和下肢痛的主要症状学特点，是在腰椎管狭窄的病理学基础上，在这几方面因素的综合作用的结果。

四、临床表现

在一项样本量为 100 例的研究中发现，95％的患者表现为腰背痛和坐骨神经痛症状，91％患者出现间歇性跛行。70％患者出现下肢感觉障碍，33％患者出现肌力减退，12％患者出现大小便障碍。腰背痛平均出现 14 年，而坐骨神经痛平均在 2 年前出现。42％患者有双下肢相关的主诉，其余 58％患者则出现单侧下肢的症状。神经根症状分布如下：L_5 占 91％，S_1 占 63％，$L_{1\sim4}$ 占 28％，$S_{2\sim5}$ 占 5％，有 47％的患者出现 2 根神经受累表现。

单纯中央型椎管狭窄的患者，典型表现是间歇性跛行，症状通常在直立或行走数百米后出现，表现为一侧或双侧腰酸、腿痛、麻木、沉重感、乏力等感觉，以致出现跛行，症状发生并不按皮节分布。患者为了减轻疼痛，往往取腰部前屈位而不愿直腰、挺胸站立，故出现"姿势性跛行"，即休息或坐位或侧卧屈髋、弯腰后症状缓解或消失，劳累或站立步行、腰部后伸时加重。这是因为腰椎前屈位椎管面积大于后伸位面积，而后伸时，椎管后方的小关节囊及黄韧带挤向椎管和神经根管，压迫神经根和马尾神经。腰部恢复至伸直位或略前屈位时，椎管宽度恢复，症状也随之减轻或缓解。

单纯侧隐窝狭窄的患者，由于是特定神经根受压，因此间歇性跛行较少，而主要表现为相应神经根分布区的感觉异常、肌力减弱、腱反射减弱等。

马尾神经受压的患者，会出现会阴区麻木、异常感觉和针刺样感觉。部分患者可出现排尿、排便障碍及性功能障碍。

体格检查上，常见腰椎前凸变平、活动范围减少，直腿抬高试验阴性。腰椎前屈不受限，当取过伸位及侧屈位半分钟左右可诱发症状，腰椎前屈时症状消失。神经根管狭窄严重的患者，可出现下肢感觉障碍、肌力减弱、腱反射减弱或消失，直腿抬高试验可阳性。总体上，腰椎管狭窄症的患者，往往症状、主诉较多、较重，但阳性体征却较少。

五、诊断和鉴别诊断

根据详细的病史、典型的临床症状和体征，结合影像学表现，本病诊断并不困难，其中最具诊断价值的症状为间歇性跛行。然而，本病的间歇性跛行称为神经源性间歇性跛行，此外有两大类疾病同样以间歇性跛行为主要特点，但是其病理生理机制与本病截然不同，重视并正确识别间歇性跛行十分必要。

一类是由于脊髓受压引起，以下肢无力为主要表现，称为脊髓源性间歇性跛行，代表疾病有脊髓型颈椎病、胸椎管狭窄症、椎管内肿瘤等，这类间歇性跛行表现为由于下肢肌张力增高所导致的行走协调性降低，患者可有踩棉感，可有胸腹部束带感，和腰椎管狭窄症相比，大小便功能障碍更为常见。体格检查体征较多，可归因于脊髓受压造成的感觉和运动传导障碍，具体表现为出现感觉平面，下肢肌力降低但肌张力增高，膝腱反射及跟腱反射亢进，髌阵挛、踝阵挛、Babinski 征多为阳性。

另一类是由于下肢动脉供血不足所致,称为血管源性间歇性跛行,代表疾病为血栓闭塞性脉管炎,本病属于慢性全身中小动静脉受累的全身性疾病,多见于青壮年男性,多有吸烟史,间歇性跛行同体位无关,多无神经受压症状,但有肢体缺血表现,如步行后动脉搏动消失,小腿青紫、苍白,下肢发凉、麻木、酸胀、疼痛,本病感觉异常多位于下肢后部肌肉,同神经根分布无明显相关性,足背动脉和胫后动脉搏动减弱或消失,病程后期可产生肢体远端的溃疡或坏死。

六、治疗

当患者出现腰痛、下肢疼痛、神经源性间歇性跛行等症状时,即提示需要治疗加以干预。治疗的目的在于缓解疼痛、维持或改善日常活动能力。对一些患者,非手术治疗可以很好的改善症状;而对另一些患者,经过非手术治疗仍然不能从事日常活动或工作,则应考虑手术治疗。

(一)非手术治疗

通常退变性腰椎管狭窄症在确诊后首选非手术治疗,非手术治疗虽然不能在解剖层面上改变椎管空间和神经的关系,但是可以消除或减轻神经根、马尾神经、硬膜及硬膜以外组织的炎性反应和水肿,从而减轻或改善症状。非手术治疗的方法很多,不同的治疗方法各自存在不同的优缺点,临床上进行选择时,多依赖于临床经验报道和随访调查。目前常用的非手术治疗方法包括物理治疗、药物治疗和侵入性非手术治疗。

1.物理治疗

(1)休息:应注意睡床的软硬度要适中,可缓解腰肌痉挛,从而减轻疼痛。

(2)推拿按摩和针灸:理论上能起到活血化瘀、疏通经脉,从而缓解症状,Assendelf 和 Furlan 分别证实了推拿和针灸有缓解腰痛的作用,然而,目前缺少直接的证据支持推拿按摩、针灸在腰椎管狭窄症治疗中的效果。

(3)有氧运动和姿势锻炼:Iversen 研究证,实有氧运动是腰痛的有效治疗措施,然而,对于骑自行车等有氧运动在腰椎管狭窄症中的疗效,目前报道尚少。姿势锻炼是指加强前屈腹肌的锻炼,避免腰部过伸活动。Fritz 研究表明,腹肌加强后能自然地控制腰椎于过屈位,有助于增加椎管内容积,减轻神经压迫,促进静脉回流,缓解下肢症状。

(4)制动:佩戴弹力围腰等支具可以限制腰部活动,维持腰椎姿势,对抗后背肌收缩力量,缓解疼痛,但应该注意佩戴时间,过长则引起腰背肌力量下降,失去治疗作用。

(5)心理治疗:心理社会因素被认为是急性腰痛慢性化的相关因素之一,Karjalainen 等证明心理治疗有助于慢性腰痛的改善。

2.药物治疗

药物治疗的目的在缓解疼痛,减轻局部组织无菌性炎症反应,以及营养神经组织。Onel 等报道了 145 例腰椎管狭窄症患者进行综合药物治疗后,70％患者症状有较好的改善,23％患者轻度好转,充分说明了药物的疗效。目前用于控制腰椎管狭窄症疼痛的药物主要包括:

(1)非甾体类抗炎药:对缓解腰痛有确切的疗效,选择性 COX-2 抑制剂由于胃肠道不良反应较少而一度被广泛的推崇,然而,心血管疾病患者或高风险人群在长期使用 COX-2 抑制剂后,心血管事件的发生率增加,因此也一定程度上限制了该类药物的使用。

(2)肌肉松弛药、麻醉类镇痛药:对于未能全剂量使用非甾体类抗炎药的患者,通常联用本类药物。对于症状严重而单用非甾体类抗炎药效果不佳者,短期应用麻醉类镇痛药物是有利的,该类药物能有效止痛,缓解腰痛、下肢痛及间歇性跛行症状,但不具备抗炎作用。Deyo 等研究表明由于肌肉松弛药存在中枢神经系统的不良反应,对疼痛症状不严重的患者,使用肌肉松弛药将是弊大于利,Roth 认为长期使用该药,特别对于老年患者,可能其不良反应将带来更大的风险。

(3)抗抑郁药:本类药物作用于中枢神经系统,可能对慢性疼痛有缓解作用。研究表明抗抑郁药能够减轻患者下肢麻木和疼痛,改善睡眠。但 Deyo 等指出,抗抑郁药对于有抑郁症状的慢性疼痛有效,然而,对非抑郁状态的患者作用却不确切。此外,通常以为改善局部微循环的药物、神经营养药等对改善症状有效。曾有研究表明降钙素对于有较轻神经症状的腰椎管狭窄症患者有效,但系统性综述却证明降钙素与安慰剂的疗效相当。而对于神经营养药,如甲钴胺,Waikakul 等研究表明其对腰椎管狭窄症疼痛症状及神经系统体征的疗效并不确切,但却能延长行走距离,改善间歇性跛行。总之,关于不同药物的疗效和指征选择,尚需要更多的高级别循证医学证据来支持。

3.侵入性非手术治疗

腰椎管狭窄及其导致的椎管内神经的机械压迫,可引起神经根的结构性和化学性损伤。神经根的水肿和静脉瘀血导致进一步的压迫和缺血性神经炎,从而引起神经毒素的渗出,例如可引起炎症和水肿加重的磷酸酯酶和白三烯。糖皮质激素具有抗炎特性,可减少白细胞的游走,抑制炎性细胞因子释放,稳定细胞膜。上述反应及其减少水肿的能力成为硬膜外糖皮质激素注射治疗腰椎管狭窄症的理论基础。硬膜外激素注射用于治疗腰椎管狭窄症已有多年的历史,最理想的适应证是患者有急性神经根症状或神经源性间歇性跛行,且常用的物理治疗或药物治疗均无满意疗效,已对日常生活产生显著影响。Nelemans 认为当药物、物理等其他非手术治疗不能有效控制症状时,应推荐局部注射治疗。硬膜外注射对急性疼痛有治疗作用,随着时间的推移其效果下降,中远期疗效尚有争议。Riew、Rosen 等均报道硬膜外注射糖皮质激素可以使患者在短期内缓解疼痛和改善功能,但在 Rosen 的研究中却只有 25% 的患者获得了长期缓解。Cuckler 对患者进行 24 小时～1 年的随访,认为硬膜外注射激素和安慰剂治疗并无显著性差异。Tran 等的系统综述指出,硬膜外注射治疗对腰椎管狭窄症的短期疗效值得肯定,但中长期效果则尚待进一步研究以证实。总体而言,硬膜外注射为保守治疗争取了时间,尤其是对老年患者,仍不失为一种手术治疗的替代手段。

(二)手术治疗

1.手术治疗总体原则

目前主张采取有限化术式,即以最小的创伤,在达到充分有效的马尾和神经组织减压的同时,维持脊柱的稳定性。

2.手术适应证

手术适应证主要有:非手术治疗不能控制且不能耐受的严重下肢疼痛伴或不伴腰痛;持续的下肢症状、进行性间歇性跛行经过 2～3 个月非手术治疗无明显效果;严重神经压迫和进行性神经功能丧失;马尾神经综合征者应考虑手术治疗,同时症状、体征和影像学检查应相一致。单纯的影像学检查结果不能作为判断是否手术的标准,也并非所有非手术治疗失败的病例都需要接受手术,只有患者不能耐受时才考虑手术。对手术时机,目前尚存在争议,通常认为退变性腰椎管狭窄症是缓慢进展的疾病,不会快速发展、危及生命,延迟手术可能并不影响手术疗效。Atlas 等报道中重度患者的手术疗效优于非手术组,故主张对轻症患者不做手术,但也不要求所有患者都等到非手术治疗无效后才考虑手术,在此情况下患者知情同意显得尤为重要,由于告知患者手术和非手术治疗的远期疗效相近,许多患者趋向于选择非手术治疗方法来维持病情的稳定。Simpson 等认为对于合并全身疾病的患者,尤其是糖尿病,手术效果不佳,并且伤口并发症多,应该尽量采用非手术治疗。另外,尽管腰椎管狭窄症较少发生马尾神经综合征,然而,一旦出现膀胱功能障碍或显著的进行性下肢无力等表现,急诊手术指征是绝对的。

3.手术方法

接触椎管内神经组织受到的压迫是外科治疗的目标,Gibson 认为一个或多个节段的椎板切开减压术是腰椎管狭窄症手术的标准治疗方案,该手术要求在充分减压的同时维持脊柱的稳定性,尽量的保留腰椎小关节以减少医源性脊柱不稳的发生。Herno 等指出退行性腰椎管狭窄症,许多影像学资料显示狭窄存在于多个节段,但是临床症状、体征却往往表现为少数的一个或两个节段,此时的减压原则应该针对造成症状的责任节段进行,以减少创伤并发症,并非所有影像学上的狭窄节段都有需要减压干预,术后患者的满意程度比影像学显示的客观减压范围更为重要。传统的减压手术主要有全椎板切除、半椎板切除,但其创伤较大,对脊柱稳定性影响较大,因此,减少创伤以及微创减压的术式应运而生并且崭露头角,这些术式包括椎板间开窗、椎板选择性切除、椎板成形、显微减压等等。

(1)椎板减压术

①全椎板切除术:先将椎板双侧切除,再行神经根管、侧隐窝扩大减压。主要适用于中央型椎管严重狭窄、多节段严重狭窄、运动节段有骨桥形成或计划行脊柱融合术者。该术式的优点是显露充分,可以处理椎管任何部位的狭窄。缺点是破坏了脊柱后方大部分结构,对脊柱稳定性有较大影响,并且可能发生脊柱后方软组织和硬膜的粘连、纤维化增生,导致术后神经继发性压迫,其疗效随时间延长可能呈下降趋势。术中注意保留上下关节突的关节面 1/3~1/2 以上,以减少对脊柱稳定性的破坏,若破坏过多造成脊柱不稳定,则应考虑融合。硬膜外可覆盖游离脂肪或明胶海绵以减少术后粘连。对于侧隐窝狭窄者,除了切除部分上下关节突,还要注意切除突出的椎间盘、椎体后缘增生的骨赘和钙化的后纵韧带,方能达到充分减压。尽管该手术可以处理任何部位的椎管狭窄,但长期随访其疗效,术后脊柱不稳仍然是最大的缺点。Rosenberg 应用椎板切除减压治疗腰椎管狭窄症,术后脊柱滑脱发生率为 10%,29 例经广泛椎板切除减压后,均表现为椎体滑脱、脊柱不稳。Katz 等对 88 例退变性腰椎管狭窄症患者行全椎板切除减压,经过 7~10 年的随访,23% 的患者需要再次手术,33% 的患者出现严重的腰背疼痛。Hopp 等应用此法治疗腰椎管狭窄症,17% 的病例出现脊柱不稳而需要再次手术。因此,基于该术式的缺点,临床上不应对任何椎管狭窄都行全椎板切除,应该避免不必要的椎板切除对脊柱稳定性造成的破坏。

②半椎板切除术:最适用于单侧的侧隐窝狭窄、单侧的神经根管狭窄、单侧关节突肥大和

中央型椎管狭窄而对侧无症状者。术中探查神经根管时要注意沿神经根走行,探查神经根管前方、侧壁、后壁有无狭窄和压迫。从理论上讲,此方法由于切除的腰椎后方结构较少,因而在维持脊柱稳定性上要优于全椎板切除术。Thoma 等比较全椎板切除减压术和多节段半椎板切除减压术对腰椎管狭窄症患者的疗效,发现两种术式在减压效果上无显著性差异,但是在术后椎体滑移的发生率上,差异并无统计学意义。

③椎板间开窗术:此方法手术创伤较小,对脊柱稳定性影响较小。随着多节段开窗、双侧开窗技术的发展,其适应证越来越广泛,并且疗效也得到了长期随访研究的证实。一项研究通过平均 40 个月的随访,比较椎板间开窗术和椎板切除减压术对腰椎管狭窄症的疗效,发现前者在对腰痛、下肢痛的 VAS 评分以及 Oswestry 生活功能评分的改善幅度上均优于后者,并且前者术后优良率(89%)亦高于后者(63%)。但是,应该指出该术式对神经结构的显露不如椎板切除术,因而需要更丰富的手术经验和技巧,否则容易因减压不充分而使术后疗效降低。

④其他椎板切开术式:为了尽可能地维持脊柱稳定性,越来越多的脊柱外科医师倾向于部分切开椎板,由此产生了多节段椎板切开、选择性单侧或双侧椎板切开、关节突关节切除术、椎间孔开放术,以及多种椎板成形术等多种创伤较小的新减压术式。Weiner 等介绍了一种"显微减压术",通过部分椎板间切开,再通过显微镜从不同的角度切除患侧黄韧带,再通过患者体位的改变,经同一窗口暴露并切除对侧黄韧带,从而达到满意的减压效果。Kleeman 等利用"Port-hole"技术,用电钻切除 1/3~1/2 下方椎板,开窗后减压,完整保留了棘突、关节囊,对脊柱稳定性没有明显影响。Hansraj 等报道的撑开式椎板成形术通过切除棘突间韧带和尾侧 1/3~1/2 棘突和头侧部分椎板后撑开此间隙再进行减压,其优点在于暴露良好并保留了脊柱的后柱结构,较好地维持了脊柱的稳定性,提示其效果优于全椎板减压。Knight 等还报道过内镜下激光椎间孔成形术治疗单侧侧隐窝下狭窄。Pao 等的研究表明,显微减压术对腰椎管狭窄症的症状改善效果确切,而且有效避免了腰椎不稳定的发生。一项 5 年的前瞻性对照研究比较了双侧显微镜下椎板开窗减压术和传统全椎板切除术的疗效,发现前者在临床症状和日常生活功能的改善方面均优于后者,并且前者在减少术后并发症和维持脊柱稳定性上优势更加明显,远期效果确切。

总体而言,减压手术在短期内疗效确切,而部分减创或微创手术长期的效果也有相应的证据。骨质再生、减压不充分、术后脊柱不稳定、假关节形成、纤维化瘢痕增生、平背综合征、蛛网膜炎、神经损伤都可能成为术后症状无改善或复发的原因。其中,减压不充分和术后医源性脊柱不稳定是手术失效的主要原因。因此,无论采取何种术式,在尽量维持脊柱稳定性的前提下做到充分减压始终是减压手术的首位原则。此外,在病例的选择上必须慎重,以腰痛为主诉的患者术后改善往往不尽人意。术前还需要详细了解患者的要求和期望,让患者知晓手术可能的疗效和疾病的转归,患者期望过高也是手术满意度不佳的潜在原因。

(2)腰椎融合与内固定

关于减压后是否需要融合的讨论一直没有停止,不同的临床研究常常得出相悖的结论。Herkowitz 等的研究结果表明,椎板减压加融合的中长期优良率高于单纯椎板减压(96%:44%),而 Katz 等则指出,减压加融合增加了医疗费用,但是在短期对临床症状和功能的改善以及患者的满意度方面,并不占优势。融合的目的在于维持脊柱的稳定性,维持或增加椎间隙高度,增加椎间孔大小,保持腰椎前凸,当减压术后脊柱不稳的风险较高时,仍然要采取融合术。Abumi 通过生物力学研究表明,切除小于 50％单侧或双侧小关节对脊柱稳定性影响较小,但只要一侧小关节全切,即使另一侧小关节完整保留也会导致不稳。后来普遍接受的观点是,如果保留了 50％以上的双侧小关节,即可以不融合。Robertson 等分析关节突方向和位置是决定术后不稳的关键因素,矢状排列的关节突关节比冠状排列的更可能造成不稳或滑脱。Korovessis 认为椎间盘退变明显并伴有塌陷、高度丢失和骨桥形成的阶段,若行单节段椎间盘切除和关节突关节部分切除对脊柱稳定性影响不大,通常无需融合,但切除正常高度的椎间盘可以考虑融合。

对于合并腰椎不稳、腰椎滑脱、腰椎侧弯、椎间盘突出等情况的复杂腰椎管狭窄症病例,Hansraj 认为减压后进行植骨融合是必要的。融合的方式通常有后方或侧后方融合、后路椎体间融合,以及前路椎体间融合。

对合并腰椎不稳者,Benz 等认为后方或侧后方融合在操作上容易实施,但可能使肌肉去神经坏死而导致"融合病"。由于椎体间植骨较横突间植骨对脊柱稳定能起更好的支持作用,加之椎体间植骨融合率更高,目前多数学者提倡椎体间植骨融合。前路椎体间融合虽然更有利于保持前柱高度和稳定,但手术需要二次完成。后路椎体间植骨的应用则因为后路减压后提供了良好的植骨窗口,而逐渐增多。

对合并腰椎滑脱者,研究证实,无论是否采用抑或采用何种内固定,充分减压后脊柱融合总是必要的,滑脱即为融合的绝对指征。Booth 等报道了 45 例使用内固定患者,腰椎融合率为 100％,术后中后期疗效为 83％。Yuan 等一项多中心大样本量的队列研究显示 81％的内固定组临床满意率 87％、疼痛缓解率 84％、融合率 70％,而 19％的非内固定组三项指标分别是 90％、92％、89％,没用充分证据表明内固定能带来更高的融合率和疗效。Moller 等总结了77 例本类病例,发现内固定未提高疗效,但却增加了手术时间以及并发症的发生。

对合并腰椎侧弯或后凸者,因为腰痛与脊柱姿势失衡有关,所以在充分减压的基础上尽可能恢复腰椎在矢状面和冠状面上的生理弧度是治疗的关键。经椎弓根内固定和椎体间或后外侧融合可以达到恢复腰椎的生理序列和防止术后平背综合征的目的。侧弯是内固定的指征,对于进展性侧弯更应按照脊柱侧弯的治疗原则更加积极的治疗。Frazier 等认为伴有侧弯的腰椎管狭窄,术前侧弯越严重,临床效果越差。

对同一节段的再次手术者,Herkowitz 等认为这可能与前次手术减压范围不够、增生骨质再次长入、医源性脊柱不稳或畸形、神经根周围纤维化、瘢痕增生粘连有关。对于医源性的脊柱滑脱、侧弯患者,减压后有必要行植骨融合.内固定恢复脊柱序列。Hansraj 认为对前次减压范围不够或增生骨质再次长入的患者,难以避免更广泛的减压,因此需要考虑脊柱融合。对于神经根周围纤维化、瘢痕增生粘连的患者,手术难以达到缓解症状的目的,一般再次手术效果不如初次手术,但 Steward 等对 39 例二次手术者平均随访 4 年发现 72％患者能够恢复到损伤前的情况,并不需要再次手术。

总之,腰椎管狭窄症减压后融合的具体指征大致包括:大于 50％的双侧小关节或 100％单侧小关节切除;相同节段再次减压手术;术前提示脊柱不稳、腰椎滑脱、脊柱侧弯或后凸畸形;严重的腰痛、一个以上正常高度椎间盘切除、多节段减压也应考虑融合。对内固定的应用还有争议,主要集中在内固定能否提高融合率以及能否提高临床效果两方面,目前使用内固定的指征可总结为:矫正柔韧性/进行性腰椎弯曲;两个以上的运动节段融合;伴有腰椎滑脱的复发性腰椎管狭窄;和相邻节段相比,滑移＞4 mm或成角＞10°。

4.腰椎融合的缺陷

脊柱融合的理论基础在于通过牺牲脊柱一部分功能单位的正常运动功能,来重建、恢复脊柱的稳定性,其并不符合脊柱的生理状态。融合术的成功意味着手术节段融合生长成为一个功能单位,手术节段的运动功能完全丧失,而相邻功能单位的负荷增加,导致间盘退变加速。再者,腰椎融合术后,相邻椎体小关节负荷加大,造成新的小关节增生、内聚和椎管狭窄。有学者将这种由于脊柱融合术后、相邻节段出现退变或原有退变加速的改变定义为邻近节段疾病,发病率为5.2%～18.5%,具体表现为:邻近节段向前或向后滑脱,脊柱不稳定,移位＞3～4 mm,椎间角＞10°～15°;椎间盘突出;椎管狭窄;关节突增生性关节炎;骨赘形成;腰椎侧弯;椎体压缩骨折。

5.腰椎棘突间撑开系统

由于脊柱融合术在理论基础上的缺陷以及在实际运用过程中出现的各种问题,人们对腰椎退行性病变的治疗理念逐渐发生了变化。早在20世纪50年代,就已出现了非融合及脊柱可动内固定的理念,即改变脊柱运动节段的活动和运动传导能力,而不进行融合。棘突间撑开系统是非融合技术中的一种,可分为静态和动态两类。静态系统的特点是用刚性材料将棘突撑开,使上下棘突间保持一定的距离;动态系统的特点则是在保持棘突间一定距离的同时内置物保留一定的弹性。其原理就是将腰椎固定于轻度屈曲位,增加背伸时的椎管面积和椎间孔高度,从而缓解腰椎管狭窄引起的间歇性跛行。此外,还可将应力传导至棘突间,减轻椎间盘纤维环所受的应力,降低椎间盘内压力及小关节负荷,从而缓解腰痛症状,甚至可在一定程度上逆转椎间盘病变,而对邻近节段的影响较小。

6.静态棘突间撑开系统

(1)X-STOP:X-STOP由三部分构成:椭圆形钛质撑开器和两侧防止滑移的金属侧翼。其主要适应于腰椎管狭窄所引起的轻中度神经源性间歇性跛行。其疗效显著优于保守治疗,与传统固定融合术比相对安全。Zucherman等将191例中老年间歇性跛行患者随机分为两组,保守治疗组91例,X-STOP组100例,64例单节段置入X-STOP,36例双节段置入X-STOP。经过2年随访,应用Zurich跛行量表进行评估,X-STOP组症状严重程度评分改善为45.4%,保守治疗组为7.4%;患者满意度X-STOP组为73.1%,保守治疗组为35.9%。Kondrashov等对18例X-STOP治疗的间歇性跛行患者进行了4年的随访,其中Ⅰ度腰椎滑脱者6例,18例患者中单节段置入者12例,双节置入者6例,术前平均ODI评分45分,术后29分,其中有14例术后ODI评分改善大于15分,治疗效果显著。但是,在Siddiqui等对24例腰椎管狭窄症患者应用X-STOP治疗的研究中,术后1年症状复发的患者达29%。有学者认为患者症状的复发可能与X-STOP的设计有关。X-STOP的中间撑开部分为圆柱形,而棘突的表面相对较平,在长期应力作用下可能在交界部位产生切迹,从而降低其撑开效果。X-STOP的优势在于手术创伤较小,放置过程几乎不需切除任何组织,仅将内置物置入棘突间即可。绝大部分手术可在局麻下进行,手术时间短,患者可在术后当日或翌日出院,适用于基础疾病较多无法行传统融合术的老年患者。由于以上特性,2008年退行性腰椎管狭窄症诊断与治疗的循证医学指南已将其列为介于保守治疗与固定融合之间的有效治疗方法。对于有轻中度椎管狭窄症状的患者,放置 X-STOP 效果优于保守治疗。

(2)Wallis:它由法国医师 Senegas 于 1986 年发明,第 1 代 Wallis 由 1 枚钛质的撑开器和 2 条涤纶的人工韧带组成。此后,Senegas 又将撑开器的材料改为多聚醚醚酮以增加撑开器的弹性。Senegas 等对 142 例行 Wallis 置入术的患者进行了 14 年的随访。其中大多数为单节段椎管狭窄合并或不合并椎间盘突出患者(62.4%),其次为复发性椎间盘突出患者(20.3%),此外,还包括椎间盘突出患者(11.3%)及少数其他患者,其中大多为单节段放置(64.0%),双节段及三节段放置共 31.6%。以二次腰椎手术和内置物的取出为终点,10 年和 14 年手术翻修率分别为 17.2% 和 24.1%。而 Ghiselli 等的研究表明脊柱固定融合术后 10 年仅因为邻近节段病行翻修术的患者就达到 36.1%。在 30 例需二次手术治疗的患者中大多数是由于持续性腰痛及复发性间盘突出(63.3%),仅 3 例为器械相关并发症所致(棘突或椎板骨折)。30 例患者中 26 例需行内置物取出术,取出过程均顺利,无手术并发症发生,且不加大二次手术的难度。内置物生存曲线还表明内置物的放置数目与再手术无明显关系;放置内置物的同时行间盘切除减压或单纯行狭窄椎管减压的生存曲线无明显差异。说明第 1 代 Wallis 可同时适用于椎间盘突出和椎管狭窄的患者。学者认为第 1 代 Wallis 内置物可以为 80% 的患者提供至少 14 年的安全有效治疗,而此后行固定融合术时可以安全地取出内置物。Wallis 内置物的优势在于置入前允许术者进行不破坏棘突解剖结构的减压术及椎间盘切除术,适用于椎间盘突出特别是复发性间盘突出所致腰痛的患者,其适应证较 X-STOP 更为广泛。此外,Wallis 还可以应用于固定融合后邻近节段病的预防和治疗。但其置入过程需切除棘间韧带,手术较 X-STOP 复杂。另外,与其他棘突间内置物一样无法应用于重度退变及腰椎滑脱患者。

7.动态棘突间撑开系统

(1)Coflex:由 Samani 等发明,于 1995 年应用于临床。Coflex 内置物的核心为钛合金质的 U 形弹性装置,上下为钛合金钳夹。Coflex 与 Wallis 和 X-STOP 在设计上有一定区别,其置入前需一定预应力使其处于弹性屈曲状态,这样在腰椎前屈时 Coflex 会恢复到原来的形状,从而进一步起到撑开上下椎体的作用,因此被称为动态撑开器。其主要适用于腰椎管狭窄症但不需行融合术的患者。特别适用于椎管狭窄伴关节突增生、侧隐窝狭窄、腰椎不稳定和 I 度腰椎滑脱患者,也可用于复发性椎间盘突出症。Adelt 等进行的多中心回顾性研究包括 4 个地区的 429 例患者,其中单一诊断腰椎管狭窄症者 209 例,学者对 209 例椎管狭窄症患者进行平均 20 个月的随访,腰痛及腿痛的缓解率分别为 75% 和 87%。87% 的患者间歇性跛行症状缓解;总体患者满意率 89%。此外,学者还对 180 例患者进行了影像学研究。结果表明单节段 Coflex 置入术后 2 年的活动度为 2.3°,双节段为 1.6°,初步证明 Coflex 的确可以达到动态固定的效果。Kim 等将 Coflex 置入术与后路腰椎椎体间融合术(PLIF)进行了比较,共 42 例患者入组,诊断均为 $L_{4,5}$ 退变性椎管狭窄症伴轻度不稳定(侧位 X 线片上有 I 度腰椎滑脱或活动度>10° 的成角不稳定),Coflex 组 18 例,PLIF 组 24 例,经过 1 年的随访,两组患者 VAS 及 ODI 评分均显著改善,改善程度相近。但影像学显示 PLIF 组术后固定节段上位椎体的活动度明显增加,而 Coflex 组则无明显变化。提示融合组较 Coflex 组更有可能发生邻近节段退变。表明 Coflex 在治疗腰椎管狭窄症伴轻度腰椎不稳定患者方面可以达到和椎间融合类似的临床效果,同时对邻近节段有一定的保护作用。Coflex 放置于腰椎椎板间而不是棘突间,因此对棘突的保留程度要求相对宽松，这也就允许术者进行相对较大的减压术，包括部分椎板、关节突切除，根管减压，黄韧带及棘间棘上韧带切除等，因此适应证较广泛。其主要适应证为退变性椎管狭窄需行减压术的患者。此外，还可应用于长节段固定的邻近节段，起到减慢邻近节段退变速度的作用。此外，有些改装过的 Coflex 将钳夹上加用铆钉，进一步加强了固定效果，其功能甚至可以代替椎弓根螺钉，为椎间植骨融合进行辅助固定。当然，Coflex 也有使用的相对禁忌，首先，其不适用于重度椎管狭窄需广泛减压的患者，因为内置物的置入会限制减压的范围。其次，也难以应用于重度腰椎滑脱患者。另外，置入 3 个以上 Coflex 的疗效较差，因此建议置入数量应小于 3 个。

（2）椎间辅助运动装置（DIAM）：DIAM 是一种硅胶质地的棘突间内置物，由三部分组成：位于中央的硅树脂撑开器和位于撑开器上下两端的人工韧带。置入时韧带围绕上下棘突，撑开器撑开上下椎体，与 Wallis 的原理类似。其手术适应证为退变性椎间盘疾病、腰椎不稳定、轻度腰椎滑脱、椎管狭窄症、椎间盘突出症及复发性椎间盘突出症。对于 DIAM 的研究较为有限。Caserta 等对 57 例单独应用动态固定内置物和 25 例应用于固定融合的退变性腰椎疾病患者的邻近节段进行了回顾性研究。其中研究后期应用的动态固定内置物即为 DIAM。经过平均 20 个月的随访，未发现器械相关的并发症，患者整体满意度较好，尤其是复发性椎间盘突出症患者。虽然学者没有详细给出应用 DIAM 的例数，但却初步显示了 DIAM 的安全性。Kim 等对应用 DIAM 的患者进行了临床及影像学评价，62 例单纯腰椎手术的患者 31 例同期置入 DIAM，经过平均 1 年的随访，置入 DIAM 组与单纯手术组患者在症状和功能评分方面并无显著性差异，DIAM 组患者还出现了 3 例术中棘突间骨折。DIAM 的应用应慎重，尤其是对于背痛明显的患者。

棘突间撑开系统在融合和非融合情况下均显现出一定的优势，其正常作用需要与运动节段软组织有良好的平衡，而微创手术技术的开展又将有助于该技术的发展。棘突间撑开系统相对于传统脊柱融合术而言，在治疗退变性腰椎疾病方面有着理论上的优势：它不需植骨，因此不会产生供骨区的并发症；手术创伤小，患者恢复快；设计良好的器械在理论上不会增加固定节段邻近节段的负荷，因此能预防邻近节段退变的发生；可以控制运动节段的异常活动，承担椎间盘的部分载荷，使固定节段运动模式趋于正常，这样受损椎间盘的自我修复就成为可能。但是，棘突间撑开系统目前仍存在以下几个问题：①作为脊柱可动技术的一部分，目前尚缺少广泛、长期、前瞻性、随机性研究结果支持该技术的长期疗效优于脊柱融合术，在脊柱活动功能、脊柱疼痛的长期缓解和复发等问题上，棘突间撑开系统的临床应用价值还有待进一步研究评估；②棘突间撑开装置的使用寿命、特性维持时间和实际可维持时间的差距，装置设计负荷和实际可承担负荷之间的差距，装置设计的生物力学基础与实际是否相同或相似，这些问题仍需要进一步研究，此外手术技术、手术技巧的学习曲线也是影响该技术推广的重要环节；③由于缺乏高质量临床试验研究，因此棘突间撑开装置是否真的能阻止椎间盘和关节突关节以及邻近节段退变，目前尚不得而知。所以，只有明确不同装置的生物力学、运动学特性，才能为它们的临床应用提供有效的理论指导。在此基础上，进一步随机、对照、前瞻性、多中心的高质量临床研究才能对它们的治疗指征以及治疗效果提供有力的依据。

第五节 腰椎间盘突出症

腰椎间盘突出症属于人类常见、多发病,是引起腰腿痛的最常见病因。该病患者痛苦大,伴有马尾神经受累者可引起大小便功能障碍,严重者可致瘫痪,给患者的生活和工作带来很大的影响。大多数病例可根据病史、临床表现和影像学检查做出明确诊断。虽然多数病例行非手术治疗后,可获满意效果,但是,椎间盘突出的摘除术仍被广泛应用于腰椎间盘突出症的治疗。

一、发病率

瑞典的统计资料表明,腰痛在轻体力劳动者中占 53%,重体力劳动者中占 64%,腰痛患者有 35% 将发展为腰椎间盘突出症。目前,多数研究者认为,本病占门诊下腰痛患者的 10%~15%。占因腰腿痛住院者的 25%~40%。

本病多见于青壮年,其中约 80% 为 20~40 岁。男性与女性之比为(7~12):1。这与男性劳动强度大以及外伤机会多有关。$L_{4\sim5}$ 和 L_5、S_1 椎间盘突出的发生率最高,为 90% 以上。国外报道以 L_5、S_1 椎间盘突出最为多见,而国内则以 $L_{4\sim5}$ 椎间盘突出者多见。高位腰椎间盘突出占 3%~5%,两处同时突出者占 5%~10%,三处以上同时突出者较少见。

二、病因及病理

(一)病因

腰椎间盘突出症常常是在椎间盘退变的基础上产生的,外伤则是其发病的重要原因之一。随着年龄的增长,椎间盘则出现不同程度的退行性改变。Mill 等通过尸检发现椎间盘结构的退变发生于青年时期,表现为椎间盘内出现裂隙。此后,由于纤维环和髓核内含水量逐渐减少,髓核张力下降,椎间盘高度降低,导致椎间隙狭窄。随着退变的发生,透明质酸和角化硫酸盐的减少,低分子糖蛋白增多,原纤维变性及胶原纤维沉积增加,髓核失去弹性,椎间盘结构松弛,软骨板囊性变。髓核组织的脱水可使纤维环后部进一步由里向外产生裂隙。此后,由于外伤或生活中反复的轻微损伤,变性的髓核可由纤维环的裂隙或薄弱处突出。除退变和外伤因素以外,遗传因素与腰椎间盘突出相关,在小于 20 岁的青少年患者中约 32% 有家族史。吸烟、肥胖均是腰椎间盘突出症的易发因素。$L_{1,2}$ 和 $L_{2,3}$ 间盘突出的发生率很低,部分与休门病有关。

(二)病理分类

根据腰椎间盘突出的程度及病理,将椎间盘突出分为 5 种病理类型。

1.膨出

纤维环完整,髓核因压力而向椎管内呈均匀隆起。由于纤维环完整,因此隆起的表面光滑。此种类型在临床上较为常见,在正常人群中亦较为常见,许多患者并无明显症状或只有轻度腰痛,而且其腰痛的原因并非均由椎间盘膨出引起。

2.突出

纤维环内层破裂，但最外层尚完整。髓核通过破裂的通道突向椎管，形成局限性的突起；此类型常因压迫神经根而产生临床症状。

3.脱出

纤维环完全破裂，髓核组织通过破口突入椎管，部分在椎管内，部分尚在纤维环内。此类型不仅可引起神经根损害，而且常出现硬膜囊压迫而导致马尾神经损害。

4.游离间盘

髓核组织从纤维环破口完全脱入椎管，在椎管内形成游离的组织。此类型可引起马尾神经损害，但有时也会因为脱入椎管后，对神经根的压迫反而减轻，临床症状随之有所缓解。

5.Schmorl 结节

当上下软骨板发育异常或后天损伤后，髓核可突入椎体内，在影像学上呈结节样改变。由于此类型对椎管内的神经无压迫，因此常无神经根症状。

(三)疼痛性质及机制

腰椎间盘突出症是腰腿痛的最常见原因之一。腰椎间盘突出导致腰腿痛的原因不仅包括对神经根的机械性压迫，而且包括对周围组织产生化学性刺激以及自身免疫反应等。

通常认为腰椎间盘突出直接压迫神经根将会引起神经根性疼痛。但有研究发现正常神经在机械性发生改变时并不发现放射性疼痛，而是感觉和运动功能障碍。但对于慢性损伤的神经根而言，对机械性压迫非常敏感。多个临床研究表明神经根炎症和机械性压迫在神经根病变的发生中起重要作用。Kuslirh 等发现 167 例患者中，90%患者在术中会因为神经根受到刺激而产生疼痛，而在正常神经根中上述发生率只有 9%。突出椎间盘的压迫还可造成神经根血运障碍，导致神经根水肿。神经根内或周围的炎症可导致局部炎性细胞反应。临床上许多患者在急性发作时出现严重的神经根性疼痛，经过保守治疗后症状明显改善或消失，但复查磁共振后发现椎间盘突出程度无变化，神经根依然处于压迫状态。此现象亦提示神经根炎症是导致疼痛的重要因素。此外，髓核的脱出意味着具有免疫原性的组织与自身免疫系统的接触，这将导致免疫发生而引发相应神经症状。

椎间盘突出引发的腰腿痛其中部分由神经根刺激所致，部分则由椎管内广泛存在的窦椎神经受刺激所引起。椎间盘后方及后纵韧带、黄韧带、小关节囊上有窦椎神经分布。神经根袖腹侧有 Hofmann 韧带和椎间孔纤维束带固定，从而限制神经根的移动。Hofmann 韧带上亦有窦椎神经分布。当神经根受到顶压时，Hofmann 韧带紧张，窦椎神经受到刺激后产生腰部、臀部以及大腿后侧疼痛。

三、临床表现

腰椎间盘突出症常发生在 20～50 岁患者中，男性明显多于女性。老年人群发病率较低。下腰椎连接腰椎和骨盆，活动度较大，承载的压力最大，椎间盘容易发生退变和损失，因此，$L_{4,5}$ 和 L_5S_1 椎间盘突出的发病率最高，占 90%～97%。多个椎间盘同时发病的患者仅占 5%～22%。

(一)症状

1.腰痛

是大多数患者所具有的临床症状，常为患者的首发症状。多数患者先有反复的腰痛，此后出现腿痛,部分患者腰痛与腿痛同时出现,也有部分患者只有腿痛而无腰痛。腰椎间盘突出症所引发的腰痛是由于突出的椎间盘顶压纤维环外层、后纵韧带以及固定神经根的 Hofmann 韧带,刺激椎管内的窦椎神经所致。机械性压迫和局部的炎症反应刺激窦椎神经产生疼痛,表现为腰骶部弥漫的钝痛,有时会影响到臀部。此类疼痛为牵涉痛,又被称为感应痛。

2.坐骨神经痛

由于绝大多数患者是 $L_{4,5}$ 或 L_5S_1 椎间盘突出,因此 97% 左右的患者表现为坐骨神经痛。典型的坐骨神经痛是从腰骶部向臀部、大腿后外侧、小腿外侧或后侧至足部,呈放射性疼痛。患者在增加腹压或改变体位时可引发疼痛加重。对于其他高位腰椎间盘突出而言,常表现为股神经的损害,患者出现大腿前方的麻木、疼痛,但高位腰椎间盘突出的发生率小于 5%。

3.马尾神经损害

当腰椎间盘向后正中突出或髓核脱出时可对硬膜囊内的马尾神经产生压迫,患者可出现鞍区的麻木感,大小便的功能障碍,严重者会出现尿潴留。上述症状是马尾神经受损的典型表现。但正如前文所述,严格意义上讲,只要硬膜囊内的神经受到压迫并产生相应的临床表现,从解剖学的角度均应称为马尾损害。因此,马尾神经损害并不一定都出现大小便的功能异常,也可表现为双侧多个神经根的损害或是单一神经根的损害。如 $L_{4,5}$ 椎间盘一侧突出,压迫同侧的 L_5 神经根及硬膜囊,但患者表现为 L_5 和 S_1 两个神经根损害,此时 S_1 神经根的损害严格意义上应称为马尾损害。

(二)体征

1.腰椎侧弯

是临床上常见的体征,它是一种姿势代偿性侧弯。为了能够减轻神经根的压迫和牵张,腰椎会根据椎间盘突出和神经根之间的位置关系来进行代偿。如果突出的椎间盘位于神经根外侧,则躯干向健侧弯曲;如果突出的椎间盘位于神经根的内侧,则躯干向患侧弯曲。腰椎的侧弯是为了能够缓解神经根所受的刺激,有时患者的骨盆亦发生代偿性倾斜,导致双下肢"不等长"而影响行走。

2.腰部活动受限

绝大多数患者都有不同程度的腰椎活动受限。由于窦椎神经受到刺激,使患者因腰部疼痛而影响活动。此外,腰椎活动特别是前屈活动将会对受压的神经根产生牵张作用,加重下肢的放射性疼痛,导致患者腰椎活动明显受限。

3.压痛及骶棘肌痉挛

多数患者会在病变节段的棘突间或椎旁有压痛,严重时按压局部会引发或加重坐骨神经痛。

4.神经损害体征

腰椎间盘突出压迫神经将导致神经损害,从而出现其支配区的感觉、运动障碍。L_4 神经根受损将出现小腿内侧针刺觉减退,股四头肌肌力减弱和(或)胫前肌肌力减弱,膝腱反射减弱。$L_{4,5}$ 间盘突出常压迫 L_5 神经根,出现小腿外侧及足背皮肤针刺觉减退,踇背伸肌力减弱和(或)胫前肌、腓骨长短肌肌力减弱。L_5S_1 间盘突出常压迫 S_1 神经根,表现为足外缘针刺觉减退,小腿三头肌无力,跟腱反射减弱或消失。若马尾神经受损,患者除可出现上述神经根受损体征外,还可能出现鞍区针刺觉异常。

5.直腿抬高试验及加强试验

此试验由法国学者 Laseque 于 19 世纪首先提出,故又称为 Laseque 征。患者仰卧,检查者站在患者一侧,一手托起患者的踝关节,另一只手置于大腿前方保持膝关节伸直,然后将下肢慢慢抬起。如果在抬起的过程中(70°以内)出现同侧下肢的放射性疼痛,则为直腿抬高试验阳性。在直腿抬高试验阳性时,缓慢降低患肢高度,当放射痛消失时维持患肢高度,然后被动背伸同侧踝关节,若再次出现下肢放射性疼痛,则为加强试验阳性。在直腿抬高试验过程中,如果患者下肢在离开床面 50°以内即引发疼痛,则几乎可以确定患者有腰椎间盘病变。此试验是腰椎间盘突出症的特征性体征,其阳性率接近 90%。

$L_4 \sim S_3$ 神经根构成了坐骨神经,在直腿抬高时这组神经均会受到牵拉而向远端移动。正常时腰椎的神经根具有一定的活动度,大约可滑动 4 mm,下肢可抬高至 70°左右。一般在超过 70°时才会有腘窝处的牵扯感。但当椎间盘突出时神经根受到挤压或周围有粘连,在直腿抬高时神经根受到进一步牵张刺激,导致了下肢放射性疼痛。临床上,$L_4 \sim S_1$ 的椎间盘突出时可以出现坐骨神经痛。如果是 $L_{2,3}$ 以上的腰椎间盘突出,则不会出现直腿抬高试验阳性,通常可以采用股神经牵拉试验来检查。

即使患肢主诉一侧腿痛,也应对双下肢进行直腿抬高试验。直腿抬高试验交叉试验,是指抬高患者的一侧下肢,保持膝关节伸直,在抬高的过程中若引发对侧下肢的放射性疼痛,则为交叉试验阳性。在抬高一侧下肢的时候,位于对侧的腰椎神经根会受到轻度的牵拉。因此,此试验提示患者的腰椎间盘突出较为巨大或为中央型突出,神经根受压较为严重。

6.股神经牵拉试验

患者俯卧,患侧髋和膝关节伸直,将下肢抬起使髋关节过伸,若引发大腿前侧放射痛即为阳性;医师亦可采用另一种方法进行检查:患肢俯卧,下肢伸直,抬起患侧小腿使膝关节屈曲,若出现大腿前侧放射痛亦为股神经牵拉试验阳性。此项检查的原理与直腿抬高试验相同。

(三)影像学检查

1.X 线检查

腰椎正侧位 X 线片检查虽不能显示椎间盘和神经结构,但部分患者可有椎间盘突出的间接表现。腰椎间盘突出症患者在 X 线上常表现为病变节段椎间隙变窄,椎体的前后缘可有唇样骨质增生;后方的小关节可有增生肥大。当患者症状较重时,X 线片常常可见腰椎轻度侧弯。若椎间盘突出合并纤维环钙化,有时在椎间盘后缘处可见钙化影。当腰椎间盘合并有椎体后缘离断时,X 线侧位可见间盘上方椎体后下缘或间盘下方椎体后上缘结构不规整、有缺失,在椎间盘后缘水平有时可见离断椎体后缘影像。

随着影像学的不断发展以及 CT、MRI 检查的不断普及,一些医师认为在患者已有 CT 或 MRI 检查的时候,X 线检查可有可无。而实际上 X 线检查的临床重要意义决定了它应被作为腰椎间盘突出症患者的必备检查项目。X 线检查最重要的临床意义是鉴别诊断。通过 X 线检查可以排除腰椎肿瘤、感染以及畸形等。近年来,随着对节段稳定性重视程度的不断提高,除 X 线正侧位以外,腰椎过伸过屈侧位 X 线片亦作为常规检查项目。动力位 X 线片能够反映病变节段的稳定性,这对全面评价患者病情十分重要。当患者决定进行手术治疗时,动力位 X

线片的临床意义更为重大。它不仅能够评价手术节段的稳定性，同时还能体现手术相邻节段的稳定性，为合理制订手术策略提供重要临床信息。

2.CT 检查

CT 可以清楚地显示腰椎骨性结构，包括椎管形态、间盘钙化或椎体后缘离断等等。腰椎间盘突出时 CT 可表现为椎管内椎体后缘出现突出的椎间盘影，椎管与硬膜囊间的脂肪层消失，神经根受压移位，硬膜囊受压变形等。若行 CT 影像三维重建，将会清楚地看到整个腰椎的立体结构，特别是在矢状位上显示双侧峡部结构。若为术后患者，三维重建 CT 还可显示植骨融合情况。CT 软组织窗可以较清楚地看到椎间盘突出的部分、方向、严重程度等，CT 检查的确诊率可达 90% 以上。

3.MRI 检查

虽然 CT 对骨组织的显像效果好于 MRI，但 MRI 对神经及硬膜囊的显影效果明显好于 CT 检查。MRI 可全面地观察突出的髓核、硬膜囊及神经根之间的关系。同时，可以观察在圆锥以下是否存在高位腰椎间盘突出以及神经畸形（如脊髓栓系）。此外，MRI 还能够显示和分辨椎间盘的退步程度，为临床提供重要的诊断信息。Pfirrmann 等将腰椎间盘退变分为不同等级，并以此来评价椎间盘退变的严重程度。

4.其他

肌电图检查可以协助确定神经损害的范围及程度。通过对下肢不同组肌肉的电生理检查，根据异常结果来判定受损的神经根。

四、诊断及鉴别诊断

临床上可以根据其病史、症状、体征，以及影像学检查来明确诊断。大多数腰椎间盘突出症病例并不难诊断，如果患者有腰痛或下肢放射性疼痛，查体有神经损害体征，特别是直腿抬高试验阳性，影像学显示腰椎间盘突出压迫神经，常可诊断腰椎间盘突出症。但在诊断过程中一定要重视两点：一是如何合理应用影像学检查来明确诊断，二是临床症状、体征及影像学结果三者要相互符合，否则诊断无法确立。

（一）X 线检查的重要性

对于可疑腰椎间盘突出症的患者，辅助检查应包括腰椎 X 线正侧位片以及 CT 或 MRI。X 线片可以除外腰椎的其他疾病，如肿瘤、感染等，具有重要的鉴别诊断价值。CT 或 MRI 检查可以全面地显示突出的髓核和硬膜囊、神经根之间的关系，显示间盘突出的形态以及神经受压的程度。因此，X 线片和 CT 或 MRI 应作为常规检查项目。随着 CT 和 MRI 等大型检查设备的不断普及，为腰椎间盘突出症的诊断提供了良好的条件。由于这些检查可以明确间盘突出的情况，因此一些医师认为 X 线片已不再重要，甚至可以不用检查。然而，X 线片对于腰椎间盘突出症患者的诊断乃至治疗方案的选择具有重要的临床意义，它的重要性决定了其不可取代。不仅如此，有学者还建议在行腰椎正侧位 X 线片的同时，进行腰椎过伸过屈位 X 线检查。由于 CT 和 MRI 检查要求患者仰卧位，因此无法显示腰椎在站立位时的序列，更不能显示腰椎的稳定性。站立位 X 线片则可以清楚显示腰椎的序列及稳定性，如是否存在不稳定、滑脱、侧弯、后凸等等。腰椎间盘突出症常南退变引发,而退变的腰椎常常合并有腰椎动力学的改变,X 线检查恰好为深入了解病情提供了有益的动力学信息。例如,患者右下肢放射性疼痛,疼痛分别在小腿外侧和足背,查体踇背伸肌力减弱,MRI 示 $L_{4,5}$ 间盘右后突出压迫 L_5 神经根。根据病情,可以明确诊断为腰椎间盘突出症。如果只有上述信息,在手术治疗上可采用椎板间开窗间盘切除术。但患者经正侧屈伸位 X 线片检查后发现 $L_{4,5}$ 存在节段不稳定,因此为防止间盘切除术后局部不稳定加重,手术方案最终确定为间盘切除及椎弓根螺钉内固定植骨融合术。本病例说明 X 线片检查可以使临床医师更全面细致地掌握不同患者的病情,为合理选择治疗方案提供重要信息。

(二)腰椎间盘突出症的节段判定

腰椎间盘突出症的临床表现有时较为复杂,因此应强调症状、体征和影像学之间的一致性,这不仅有利于明确诊断,更有利于确定引发症状的相应节段,避免漏诊、误诊、过度治疗,甚至错误治疗。

(三)鉴别诊断

1.椎体滑脱

由于先天性椎板不连或外伤引起的椎板骨折,均可造成椎体的假性或真性滑脱。部分患者可不出现症状或由于滑脱椎体的牵拉或断裂处瘢痕增生仅出现轻度腰痛。如果滑脱较重,下位椎体的后上缘突向椎管压迫了硬膜囊、神经根或马尾神经,可出现类似椎间盘突出的症状。这种单纯的滑脱结合影像学征象鉴别并不困难,X 线侧位和斜位平片即可显示出滑脱的部位程度及真性或假性滑脱。如果是椎体滑脱合并同间隙或其他椎间隙椎间盘突出者,除 X 线平片之外,还应进行椎管造影或 CT 扫描检查。造影可见碘柱在滑脱椎体后部有斜坡或台阶样改变及突出椎间盘组织的局限性压迹。CT 扫描则显示椎体滑脱层面的双边征和突出椎间盘的软组织影。临床症状特点是椎体滑脱症状较轻,椎间盘突出症状较重。临床体征定位特点是椎体滑脱多压迫同节段神经,椎间盘突出多压迫下位神经。

2.脊柱肿瘤及肿瘤样变

脊柱肿瘤包括椎管内肿瘤和椎体及附件的良恶性肿瘤,椎管内肿瘤包括髓内的脊髓瘤、髓外硬膜内或髓外硬膜外的神经鞘膜瘤、脊膜瘤、硬脊膜动-静脉瘘、神经纤维瘤等。椎体及附件肿瘤可为原发的脊索瘤、骨髓瘤、骨肉瘤、血管瘤、巨细胞瘤等良恶性肿瘤或转移性肿瘤。这些肿瘤可发生在从颈段到腰骶段的任何部位,产生类似椎间盘突出的神经根刺激压迫症状,发生于硬膜内的肿瘤可产生类似于中央型椎间盘突出引起的马尾综合征。脊柱的肿瘤及肿瘤样变误诊为椎间盘突出者屡有报道,尤其是椎管内肿瘤以神经根性痛为首先症状者多达 57.5%。由于肿瘤与椎间盘突出的治疗方法截然不同,鉴别诊断就显得更为重要。

脊柱肿瘤引起的临床症状以逐渐出现,缓慢加重,受累范围广泛为特点。其次,脊柱肿瘤所产生的症状是进行性加重,持续存在的,不因休息或保守治疗而减轻。尤其是长传导束受累的患者,足部麻木、下肢无力跛行不能长距离行走等神经功能障碍可从肢体的远端慢慢向近端发展,并且可由一侧扩展为双侧,以致逐渐出现截瘫症状。

临床检查时常有感觉、运动、反射异常,阳性体征往往不限于某一节段神经受累,而且症状、体征不典型,定位比较困难。影像学检查可提供重要帮助。X 线平片能良好显示椎体及附件的序数及骨质改变;脊髓造影可确定肿瘤是在髓内还是髓外,硬膜下还是硬膜外以及引起梗阻节段的具体位置;CT 扫描和磁共振成像可显示肿瘤的横断面及矢状面、位置、形态、大小、内部结构及与毗邻组织的关系,还可通过增强检查显示肿瘤血液供应情况,与椎间盘突出鉴别一般无困难。但 CT 检查有时只做椎间隙扫描,容易遗漏椎体及其他组织结构的肿瘤,应予注意。

3.脊柱结核

脊柱结核是临床上发病率较高的疾病之一,约占骨关节结核的 40% 或以上,其中又以腰椎结核居多,其次是胸椎和颈椎。本病的基本病理改变是椎体骨质破坏和椎旁寒性脓肿形成。临床上常有颈项或腰背部疼痛症状。少数结核病灶发生在椎体后缘或椎体破坏严重并累及椎弓者,以及原发的附件结核、干酪性组织突向椎管或椎体因破坏压缩,有死骨块突向椎管内或在椎管内形成冷脓肿压迫脊髓、神经根或马尾神经,均可产生酷似椎间盘突出的症状和体征。但脊柱结核一般在出现神经根压迫症状之前或同时期即有午后低热、面色潮红等结核中毒症状及脊柱畸形、背腰部钝痛、活动受限等症状。休息可稍减轻,但无完全缓解的间歇期,且呈持续存在,进行性加重的趋势。

脊柱结核除红细胞沉降率增快、淋巴细胞增多外,X 线平片可显示椎体及椎间隙破坏、椎旁脓肿等改变。CT 扫描能更清晰地显示椎体的破坏程度,椎旁脓肿的大小及范围,有无死骨存在以及向椎管内侵犯的程度,不难与椎间盘突出相鉴别。

4.椎管狭窄症

椎管狭窄症多发生在下腰部,是引起腰、腿痛的常见病因之一。多为在椎管先天性发育狭小的基础上继发后天椎体小关节骨质增生肥大、椎体后缘骨质增生以及黄韧带弹性纤维退变、胶原纤维增生、软骨样化生而形成增厚(严重者可达 6 mm 以上)及条状结节状钙化或骨化等都是引起椎管狭窄症的常见原因。使本来就狭小的椎管腔更为狭小,以致压迫神经根或马尾神经而产生症状。以先天性发育狭窄为主者称为原发性椎管狭窄;以骨质退变增生性狭窄或黄韧带增厚为主者称为继发性椎管狭窄。二者兼有者称为混合性椎管狭窄。引起症状者一般多为继发椎管狭窄。椎管狭窄又分为中心型和侧隐窝型 2 类。

(1)中心型椎管狭窄:是指椎管腔的前后径<15 mm,多发生于中年以上的成年人。其症状类似于中央型椎间盘突出,但具有以下特征。

①起病缓慢,逐渐加重。

②腰骶部和腿痛为间歇性,站立行走时加重呈跛行,坐位或卧位时减轻。

③主诉症状重而检查体征轻,若不合并椎间盘突出,直腿抬高试验及其他检查很少有阳性者。

④病变常累及两侧,症状可一侧重一侧轻或两侧相同。

⑤疼痛症状不因咳嗽、打喷嚏引起腹压增高而加重。

⑥可有肢体运动无力或感觉异常以及跟腱反射减弱或消失。

⑦脊髓腔造影可显示碘柱在狭窄局部成蜂腰状变细。CT 扫描可直接显示狭窄的程度及原因。

(2)侧隐窝狭窄:是指侧隐窝的前后径<3 mm,多在三叶形椎管变异的同时,有椎体后缘

骨质增生,椎小关节骨增生以及关节突因椎间隙变窄而上移或内聚等退行性改变,使本来就狭小的侧隐窝更为狭窄,以致压迫神经根,引起类似椎间盘突出的症状。但继发性侧隐窝狭窄和中心性椎管狭窄一样,多发生在 40 岁以上的成年人中脊柱退行性变比较严重者,病程一般较长,症状重而体征轻,例如虽有坐骨神经痛而直腿抬高试验不一定呈典型阳性。

CT 扫描可清晰显示侧隐窝狭窄情况,较 X 线平片和脊髓腔造影更为特异和直观。

椎管狭窄症常与椎间盘突出症并存,国内报道为 20%～60%。由于治疗方法不同,故介入治疗前二者的鉴别诊断是必不可少的。好在 CT 扫描和磁共振成像都具有良好的空间分辨率和密度分辨率,具有良好的清晰度和对比度,为本病的准确诊断及鉴别提供了可靠的方法。

5.软组织损伤

与脊柱相毗邻的肌肉、韧带、筋膜等软组织的急性和慢性损伤常可引起颈肩部和腰腿疼痛不适,活动受限,晨起加重等症状,但这类患者多有外伤史,检查时体征不典型,压痛点不易定位。CT 扫描、磁共振成像等影像学检查无椎间盘突出征象。二者不难鉴别。

6.骨盆腔出口综合征

骨盆腔出口综合征是指坐骨神经穿出盆腔出口时受到刺激和压迫所产生的综合征,到 20 世纪 80 年代才被命名。其全称为坐骨神经盆腔出口狭窄综合征。以往常与"梨状肌综合征"相混淆,经研究表明,梨状肌病变只是构成本病的原因之一,而且仅占很少一部分,据统计只有 10% 左右。盆腔出口综合征的主要临床表现为坐骨神经干刺激症状,臀部以下沿坐骨神经行走区域的放射性疼痛,并伴有其支配区域的运动、感觉或反射障碍。起病可缓可急,多有外伤、劳累、着凉或受潮史。病程长者可呈间歇性反复发作。多为单侧发病,起初为臀部钝痛、酸胀或沉重感,有时也可表现剧烈疼痛。疼痛向大腿后方、小腿后外侧放射,但很少达跟部或足底部,而且多无明确的界限。行走可使疼痛加剧或出现间歇性跛行。检查时,在臀部坐骨神经出口处即坐骨结节与大粗隆连线的中、内 1/3 上方的 23 cm 处有明显压痛,且向大腿后下方放射。有时可在局部扪及压痛性结节或痉挛的梨状肌。在伸髋位被动内旋下肢(Feideng 征)或内收、屈曲及内旋髋关节(Thiele 试验)时均可使症状加重;坐位屈曲并拢双膝,对抗医生双手挤压分开膝部可出现对抗力弱或疼痛加重;患者俯卧位伸宽屈膝,医生扶住足跟强力内旋髋关节可使症状加重。直腿抬高试验、曲颈试验可呈阳性,但多不典型。局部封闭可缓解症状。CT、磁共振成像等影像学检查无椎间盘突出的征象。

7.脊髓型颈椎病

脊髓型颈椎病有时可被误诊为腰椎间盘突出症,患者常主诉单侧或双侧下肢麻木、无力、走路不稳等症状,检查可发现下肢痉挛性肌张力增高,四肢腱反射亢进,病理反射阳性等改变。因肌张力增高,直腿抬高困难,不能误认为直腿抬高试验阳性,只要仔细询问病史,全面体格检查,除下肢有椎体束改变外,上肢也有麻木、无力、握力下降、腱反射亢进等改变。

8.第 3 腰椎横突综合征

第 3 腰椎横突综合征被误诊为腰椎间盘突出症的并不少见。第 3 腰椎位于腰椎中部,其横突最长,向后伸曲度大,多条腰背腹部的肌肉与筋膜附着其上,形成腰椎活动枢纽及应力中心。因此,容易受到肌肉筋膜的牵拉损伤。第 3 腰椎横突尖端后方紧贴着第 2 腰神经根的后支,当腰前屈及向对侧弯时,容易受到牵拉与磨损而致其支配区产生疼痛、麻木等症状;并可牵涉到前支引发放射性疼痛,波及髋部及大腿前侧,少数放射至会阴部。第3腰椎横突前方有腰丛神经的股外侧皮神经干通过,分布到大腿外侧及膝部,该处病变也可产生股外侧皮神经痛的症状。第3腰椎横突综合征起病可缓可急,可有外伤史。临床表现除上述症状外,检查可发现第3腰椎横突尖端压痛明显,局部肌肉痉挛或紧张。瘦长型患者多可扪及第3腰椎横突过长。局部封闭时,当针尖达到病变区,可诱发原有症状再现;局部封闭可立即解除疼痛缓解症状。CT、磁共振等影像学检查无椎间盘突出征象均可资鉴别。

五、治疗

腰椎间盘突出者的临床治疗主要分为非手术治疗和手术治疗。

(一)非手术治疗

绝大多数的腰椎间盘突出症患者均可通过非手术治疗获得症状的改善。因此,非手术治疗应为首选治疗方案。非手术治疗的适应证:①病程较短,症状较轻的患者;②疼痛症状较重,但病程短,且神经功能基本正常;③病程虽然较长,但对工作生活影响较小,且神经功能(特别是肌力)基本正常;④虽病史较长,但以往非手术治疗有效;⑤全身状态较差,无法耐受手术者。

非手术治疗主要包括以下几种方法:

1.卧床休息

卧床休息是腰椎间盘突出症治疗的一项重要方法。某医院要求患者绝对卧床3～4周。至于卧床姿势并无特殊要求,患者可以根据疼痛缓解的程度选择平卧或侧卧。卧床休息可以有效地减少椎间盘的压力,从而减轻神经根所受到的挤压。同时,卧床还可以消除腰椎椎旁肌的紧张,以及由于下床活动所带来的神经根动态挤压和刺激,有利于神经根炎症的消退。目前尚无临床证据证实卧床休息能使突出的椎间盘回纳,但确实可以减轻或消除疼痛。这一临床现象进一步说明腰椎间盘突出症患者的疼痛症状不只是由于神经压迫所致,还与神经的炎症反应密切相关。

2.药物治疗

针对腰椎间盘突出症的药物治疗应包括神经营养、止痛、消炎以及活血化瘀等药物。临床上常用的神经营养药为维生素 B_{12},研究发现维生素 B_{12} 不仅可以营养神经组织,同时可以减少受损神经的异常放电,间接产生缓解疼痛的作用。由于患者的疼痛症状与神经的炎症反应关系密切,因此治疗建议采用非甾体类消炎止痛药,这样不仅可以止痛,同时可以有效控制神经的无菌性炎症。在中药中,有许多针对腰腿痛的相关药物,对改善神经和局部组织的血运、消除局部的炎症亦有较好的效果,因此可酌情使用。对于疼痛症状重,但神经损害较轻的患者,除上述药物外,还可以静脉应用脱水药及激素治疗3～5天,20%甘露醇每日分次静脉点滴,地塞米松 5 mg 每日一次静脉滴入。此方法可有效缓解神经根的炎性水肿,减轻炎症反应,消除疼痛。但对于高龄或体弱患者,若应用脱水药物治疗时间较长,应注意肾功能和水、电解质平衡。

3.推拿按摩

在中医疗法中,推拿按摩是治疗腰椎间盘突出症的重要手段。此方法可以缓解腰椎局部肌肉的痉挛,改善局部血运循环,同时可以使突出的椎间盘部分回纳,从而减轻神经的压迫。当腰椎间盘突出较巨大或间盘已脱出时,采用此方法存在一定的风险,有些患者在治疗后出现症状加重,甚至马尾神经损伤、足下垂。因此,在采用此方法治疗前,建议先行 CT 或 MRI 检查以明确椎间盘突出程度及神经受压情况。

4.牵引

牵引的主要作用是减轻椎间盘的压力,从而使突出的椎间盘部分回纳。此外,牵引也可以减轻腰部肌肉的痉挛。对于腰椎间盘巨大突出或脱出的患者应慎用,以免导致神经损害加重。

5.硬膜外或神经根封闭

神经受到突出椎间盘压迫后,会在其周围产生炎症反应,大量的炎症介质会刺激神经根以及椎管内分布的窦椎神经分支,从而引起腰痛和放射痛。局部注射治疗可以抑制炎症反应,阻碍疼痛刺激的传导,减轻神经根的炎性水肿。此方法属于疼痛治疗的一部分。在国外绝大多数患者在保守治疗无效之后,常接受此类疼痛治疗,使其中一部分患者得到很好的改善,而避免了手术治疗。目前在国内此方法尚未普及,临床医师对此方法的临床价值也不甚了解。但随着国内疼痛治疗的广泛开展,此方法应该得到更为广泛的应用。

(二)手术治疗

当腰椎间盘突出症患者出现以下情况时,应考虑手术治疗:病史超过 3 个月,经严格保守治疗无效;保守治疗有效,但仍反复发作且症状重;病史时间较长,对生活或工作产生严重影响。若患者出现以下情况,应急诊手术治疗:神经损害严重,出现足下垂或马尾神经损害。如患者疼痛严重,无法入睡,强迫体位,经保守治疗无效,即使未出现足下垂或马尾损害,也可作为急诊手术指征。

腰椎间盘突出症的手术治疗方法有很多种,主要包括经典的椎板间开窗间盘切除术、间盘切除融合内固定术以及微创治疗:

1.常规手术治疗

椎板间开窗间盘切除术此术式主要适用于后外侧型腰椎间盘突出症、中央型腰椎间盘突出症、以神经根管狭窄为主的腰椎管狭窄症。若患者存在下列情况,则不宜采用此术式:椎间盘突出节段不稳定;巨大椎间盘突出,开窗难以切除者;椎体后缘离断或较大的后纵韧带骨化;中央管狭窄;极外侧间盘突出。上述情况常需切除更多的骨质而影响腰椎节段稳定性,因此常需融合固定术;对于椎间盘术后复发者,可根据病情来决定是否采用此术式。

(1)术前准备:除常规检查外,术前应重点检查有无皮肤和全身感染病灶。应摄腰椎正侧位片以协助定位和排除有无移行椎、隐性脊柱裂等。

(2)麻醉:可根据需要和条件选择硬膜外麻醉、腰麻或插管全麻:

(3)手术体位:俯卧位,双侧髂嵴部对准手术床的折叠桥,胸前及两髂骨翼处垫软枕使腹部悬空,摇动折叠桥让腰部展平或轻度后突,使椎板间黄韧带拉紧,椎板间隙张开。

(4)定位:术前可根据腰椎侧位片上髂嵴最高点相对应的椎间隙水平减去脂肪厚度作初步定位,也可术前插定位针摄片或 C 形臂 X 线机透视定位。

(5)手术步骤:术者站立于所需开窗的手术侧,以所需切除间盘的上、下位棘突为起止点,作腰后正中切口,切开皮肤、皮下组织,骨膜下锐性剥离椎旁肌,用椎板拉钩牵开椎旁肌,暴露需切除间盘的上下椎板、椎板间黄韧带及关节突。此时,需再次确定定位是否正确,对于 $L_{4、5}$ 及 L_5S_1 间盘,可通过触摸骶骨斜坡定位;也可用咬骨钳或 Kocher 钳提拉棘突观察活动节段以定位。对于 $L_{3、4}$ 或以上间隙的开窗,以及有移行椎者,建议插定位针透视以确定定位无误。

确定所需手术节段后,如椎板间隙较小,可先切除部分上位椎板的下部和下位椎板的上部。用直血管钳提起黄韧带,15 号小圆刀片白黄韧带的椎板附着处(左侧开窗为下位椎板,右侧开窗为上位椎板)小心切开黄韧带,此时应始终保持能看到刀尖以防切破硬膜,切开黄韧带后可见浅蓝色的硬膜,有时还可见硬膜外脂肪,用神经剥离子做硬膜外分离,用大号刮匙自另一附着处将黄韧带刮除。完全显露硬膜后,还可根据需要用椎板咬骨钳或骨刀切除部分上下椎板,切除关节突前方的黄韧带,有时还需切除关节突内侧少许,显露神经根。切除单侧 1/2 的小关节对术后稳定性无明显影响:

用神经剥离子小心地将硬膜推向中线,此时即可见神经根。多数情况下轻轻向内侧推开神经根,即可见发亮的突出椎间盘位于神经根的肩前方。少数间盘突出于神经根的腋部,向内侧推开神经根很困难且容易造成损伤,此时可将神经根轻轻向外拉开即可显露突出的间盘。注意硬膜和神经根可能和其腹侧突出的椎间盘存在明显粘连,此时可先避开粘连部位,从粘连部位下方自下而上或从粘连部位上方自上而下逐渐分离。显露突出间盘及分离神经根过程中,有时可见椎管内静脉丛破裂出血,此时可用小片的脑棉片填塞于硬膜外或神经根的前方,这样即可有效止血,也可保护硬膜及神经根。

如牵开神经根后发现间盘没有明显突出或突出的程度与影像学不符。首先应想到手术节段是否正确,不应盲目作间盘切除,应再透视确定手术节段是否有误,应注意有无间盘脱出移位以及神经根畸形及肿瘤等的可能。

当清楚地看到神经根并确认其与突出的椎间盘已经分开后,用神经拉钩将硬膜及神经根向中线牵开。注意拉钩的正确使用方法,是将神经根牵开到位后向下压神经拉钩使之保持原位,而不是拉锯式牵拉神经根,忌将硬膜及神经根牵拉超过棘突中线。

牵开神经根后即可清楚地显露突出的椎间盘,此时应注意观察纤维环是否完整,间盘突出的程度,有无脱出游离的髓核。如有脱出的髓核,可用直血管钳将其取出,以达到部分减压的目的。切记必须找到并保护好神经根后,才能作间盘切除。因少数突出较大的间盘可将神经根挤压成薄膜状,不分离出神经根就作间盘切除有可能误切神经根。

用 15 号小圆刀片(也可用角膜钻)环状切开纤维环,用髓核钳切除突出、变性及游离的髓核组织。应尽可能多地切除髓核组织,以防止术后复发,但终板应尽量保留。注意一定要让钳口闭合后再进入椎间隙,进入间隙后即横向张口。髓核钳的进入深度不应超过椎体前缘及两侧边缘,以免造成大血管及输尿管等的损伤。椎间隙内反复冲洗,取尽残留的椎间盘碎片。松开神经拉钩,观察神经根的活动度,如能自由的横向移动 1 cm,表明神经根减压充分、神经根已松弛,否则应再探查椎间盘切除是否彻底或是否同时伴有神经根管狭窄。如伴有神经根管狭窄需作根管扩大,只需沿神经根走行方向切除部分下位椎的上关节突内缘即可。

再次冲洗伤口,如硬膜外或神经根周围有出血,一般用少许明胶海绵即可止血。于硬膜外放置负压引流管,分层关闭伤口。

（6）术后处理：

①观察病情：术后应严密观察双下肢感觉、肌力及反射情况，注意下肢症状的恢复情况。

②引流管的处理：术后应注意观察引流管是否通畅，引流物的性状及引流量。24 小时内引流量少于 60 mL 时，即可拔除引流管。开窗术后引流量一般不多，术后 24 小时大多可拔除引流管。

③直腿抬高及腰背肌功能锻炼：术后第 1 天即开始主动及被动的直腿抬高练习，每日两次，有助于防止神经根粘连，也有助于防止股四头肌失用性萎缩。术后第 3 天，拔除引流管后，如伤口已无明显疼痛即开始腰背肌功能锻炼。

④下地活动时间：术后 4～5 天即可在围腰保护下下地活动，并逐步增加活动时间和行走距离。

⑤恢复工作时间：围腰一般应佩带 3 个月，期间应加强腰背肌功能锻炼。3 个月内避免弯腰拿重物。一般于术后 2～3 个月内可恢复工作，可根据具体情况确定。

（7）并发症及其防治要点：

①硬膜破裂及脑脊液漏：开窗及分离硬膜神经根过程均有可能造成硬膜破裂，谨慎操作可有效防止该并发症的发生。如术中即发现硬膜破裂应尽量缝合；如缝合确有困难，可用明胶海绵覆盖；如术后发现引流物中有脑脊液且量较多，应适当减小负压，待引流管中无明显血性液体而大部分为清亮脑脊液时，可在无负压下适当延长引流管放置时间 1～2 天，目的是避免形成大的囊腔及脑脊液侵蚀伤口，影响伤口愈合。拔除引流管后还应让患者俯卧或侧俯卧至术后 6～7 天伤口已基本愈合。

②神经根或马尾神经损伤：一般为牵拉伤，助手牵拉神经拉钩时应特别注意要领，要十分轻柔，避免过度向中线牵拉。另外，术野应清楚，开窗不能太小，如突出的间盘特别大，宁可牺牲部分小关节以获得充分的侧方显露。少数为误切损伤，如发现误切，应尽量做端端吻合。预防该类损伤的要点是始终坚持"不见神经根不切间盘"的原则。

③血肿：一般发生在术后 24 小时内，多为引流不畅所致二如术后出现进行性加重的神经症状，且引流量很少，应警惕硬膜外血肿的发生。情况允许时，应做 MRI 检查以确诊，否则应及时做手术探查。

④感染：感染的原因很多，总的来说，应加强无菌操作，手术器械应严格消毒。如为浅层软组织感染，一般经换药及应用抗生素即可控制。如为深部感染，经前述处理后仍不能控制，可考虑做伤口全层切开、清创，对口冲洗引流术。若为椎间隙感染，患者常有严重腰痛，不敢翻身。处理包括绝对制动，应用抗生素，消炎止痛，解释病情，一般于 3～4 个月后椎体间发生骨性融合而痊愈。

（8）术式评价：椎板间开窗间盘切除术是治疗腰椎间盘突出症的经典术式。过去的几十年中，大量文献报道显示此术式可以确定很好的疗效，而且手术操作安全，创伤小，疗效确切。10 年以上的随访发现优良率仍可达到 80% 以上。术后椎间盘复发概率为 2%～10%，大多报道认为在 5% 左右。因此，对于腰椎间盘突出症，若手术无需破坏腰椎的稳定性，椎板间开窗间盘切除术应作为首选术式。

2.微创治疗

近年来,脊柱外科的微创技术得到了很大发展,特别是针对腰椎间盘突出症治疗的微创技术更是发展迅速。综合起来,微创技术主要分为两大类:一类是通过物理或化学方法使髓核变小或消失,减小纤维环张力,使纤维环部分回纳;另一类则是采用微创通道进行腰椎间盘的切除手术。

(1)第一类治疗方法:包括髓核化学溶解法、激光椎间盘汽化、臭氧、一氧化氮、等离子射频消融术等。

Smith 于 1964 年将木瓜凝乳蛋白酶首次用于治疗腰椎间盘突出症患者。通过溶解椎间盘内的髓核,使椎间盘内压力降低,突出的髓核回纳,而达到治疗的目的。但此方法有时术后出现局部神经根刺激,甚至会引发严重的顽固性的腰背部疼痛,而且疗效不确定。由于髓核溶解后椎间盘松弛度增加明显,破碎的髓核亦再次突出,因此复发率也较高,目前已较少使用。

激光经皮椎间盘切除术是利用激光的热能使椎间盘组织干燥脱水,而非机械性切除。术者依然无法看到实际的病变部位或直视下切除椎间盘。Enthusiasts 等报道此方法疗效很好,但有研究发现其疗效尚低于化学髓核溶解术。

臭氧消融术是由欧洲兴起的椎间盘突出症微创治疗技术。臭氧是已知可利用的最强氧化剂之一,能够氧化分解髓核内蛋白质、多糖大分子聚合物,使髓核结构遭到破坏,髓核被氧化后体积缩小,使纤维环不同程度的回缩。同时,臭氧还是有消炎作用,使对神经的压迫减缓,具有安全、有效、损伤小、恢复快等优点。

等离子射频消融是射频电场在刀头电极周围形成等离子体薄层。经等离子体作用,组织被分解为简单的分子或原子低相对分子质量气体,从而使髓核回缩,达到治疗目的。

上述这些方法机制不同,但理念是一致的,即通过化学或物理的方法使髓核固缩或分解汽化等,从而达到神经减压的效果,而且上述方法均无法在术中看到操作区域,并非所有的病例均适用此类方法。此方法主要适用于需要手术治疗的患者,但患者无中央管或神经根管狭窄、无椎体后缘离断、无椎间盘纤维环钙化、无椎间盘脱出或游离。医师在采用此类治疗前,应严格掌握手术指征,避免将指征盲目扩大而影响疗效。此外,此类技术的术后远期疗效明显低于传统的切开手术,术后椎间盘突出的复发率相对较高。因此,医师在术前有责任让患者清楚了解此类技术的优点及局限性。

(2)经皮穿刺腰椎间盘切除术:经皮椎间盘切除术(PD)是近 30 年发展起来的一项微创介入治疗技术。Hijukata 及其同事于 1975 年在日本率先开展了此项技术,取得了初步疗效。此后,Kambin 及 Gellmean 等亦相继报道了各自的临床经验。目前,此项技术在世界范围内得到较为广泛的推广。国内于 20 世纪 90 年代初期开始应用此技术,在这方面也积累了较为丰富的经验。

此方法的适应证均是具有外科手术切口治疗指征的患者,但此类微创治疗手段既不排斥必要的保守治疗,也不能完全取代传统的外科手术切口治疗方法。并非全部适于外科切开手术治疗的患者均适用于此术式,有学者统计,约有 20% 的椎间盘突出症患者适于此方法。对于存在下列情况者,不应用此术式:全身状态差,不能耐受手术者;穿刺部位皮肤有感染或破溃;椎间盘脱出或完全游离;椎间盘纤维环钙化;腰椎节段不稳定;影像学显示椎间盘突出,但临床上只表现为腰痛,而无下肢根性疼痛;腰椎退行性病变严重,椎间隙严重狭窄,导致神经受压的因素为侧隐窝狭窄、关节突增生及黄韧带肥厚与骨化等;合并马尾神经损害;肌力严重减退、足下垂;存在显著的社会心理因素。

①手术器械与设备:主要包括穿刺导丝、套管、纤维环切割器、髓核钳以及 C 形臂 X 线透视机;可透 X 线手术台。

②手术步骤:

a.体位:患者取侧卧位,患侧在上,肋部垫枕,屈膝屈髋,腰部屈曲,双手抱膝,以使后方椎间隙张开,利于定位和穿刺。

b.确定皮肤穿刺入点:在透视下找到拟行穿刺的椎间隙。将 1 枚克氏针横置于肋部体表,使其刚好通过此椎间隙的中心,这样可在体表沿克氏针走向画出标志线,沿此标志线向患侧旁开后正中 8～14 cm 处即为皮肤穿刺点。根据患者体形可适当调整穿刺点位置。

c.局麻下放置工作套筒:经穿刺针将导丝置入椎间隙中央,保留导丝退出穿刺针。以进针点为中心做皮肤切口,长约 0.5 cm。沿导丝将套筒置入并抵于纤维环后外侧。套筒由小到大依次放入,最后保留大号套筒,并拔出导丝。

d.椎间盘切除:经套筒置入环锯,轻轻推压环锯,确认未引发神经刺激症状后,在纤维环上开窗,退出环锯,用髓核钳切除间盘组织。切除是避免髓核钳插入过深。操作过程需在 X 线监视下进行,某医院曾在术中采用 B 超监测,既减少了 X 线辐射,又提高了操作的安全性。椎间盘切除后,经套筒冲洗,缝合皮肤。

③术后处理:口服预防剂量抗生素 3 天,患者于术后当天或次日开始下床活动;同时进行腰背肌练习。术后次日可出院。

④并发症:此术式并发症发生率非常低,其中包括椎间盘炎、神经根损伤、腰大肌血肿、腰背肌痉挛及血管、肠管损伤等。有资料显示在美国近 3 万例患者接受了此术式治疗,无一死亡病例,其中腰椎间盘炎发生率为 0.2%。

⑤术式评价:此术式的疗效在 70%～97% 之间。Kambin 报道 100 例患者,随访 1～6 年,87% 患者获得了满意的疗效。Hijikata 报道 136 例患者,术后 10 年的有效率仍可到达 72%。但也有报道认为术后优良率在 50% 左右。某医院一组患者,共 50 例,随访有效率为 91%。

在现代椎间盘外科发展中,诊断精确化、治疗局限化是一重要发展趋势。经皮穿刺腰椎间盘切除术对椎管无直接干扰,保持了节段的稳定性,减少了硬膜外粘连的发生,创伤小、痛苦少,较为安全,患者康复快。尽管该手术的优势明显,但依然存在一些缺陷。如患者的髂嵴位置较高或椎间隙塌陷,术中就难以找到通道的精确置入点。而且当椎间盘碎片已游离时,手术操作比较困难。对于需要全麻的患者,神经根损害的风险也较高。

(3)腔镜下椎间盘切除术:为了能够在可视下完成腰椎间盘的切除减压术,目前已发展出内镜下的腰椎微创技术。其主要包括 3 种:后外侧椎间孔镜下椎间盘切除术、后路经椎板间隙入路内镜下椎间盘切除术、前路腹腔镜下椎间盘切除术。其中前两种应用较多。

后外侧经皮椎间孔镜下腰椎间盘切除术是经后外侧入路,通过椎间孔"安全三角区"进入椎间盘。此入路与经皮穿刺椎间盘切除术基本相同。手术可以在局部麻醉下完成。由于椎间孔镜的应用,使早期的后外侧经皮椎间盘盲切发展到目前的内镜下的椎间盘切吸,从过去单纯经 Kambin 安全三角区进入椎间盘进行间接椎间盘减压,发展到当今可直接通过椎间孔进入椎管内进行神经根松解和减压。在可视下操作,不仅可以完成单纯包容性椎间盘突出,而且对于部分椎间盘脱出患者也可直接切除。研究已经证实此术式治疗包容性椎间盘突出与传统术式相比疗效相同。Kambin 应用此技术获得 85%～92% 的临床满意率。此术式创伤小,操作较为安全,疗效确定,目前国内外的应用范围在不断扩大。

纤维内镜间盘切除术(MED)是由美国开始发展起来的,是继椎间盘入路和椎间孔入路之后内镜技术的发展之一。手术在 X 线透视下,经 C 形臂 X 线机定位后,插入扩张管,清理椎管外软组织,椎板间开窗,剥离神经根,摘除突出髓核,其特点是更准确。辨认和保护硬脊膜神经根,可精确分离,切开黄韧带,手术更安全、效果更可靠。由于手术入路与椎板间开窗间盘切除术相同,外科医师更容易从传统手术转换并适应到内镜手术。国内外采用此方法治疗腰椎间盘突出症患者,均取得了良好的治疗效果。

内镜手术虽然具有许多优点,但也存在一些不足。内镜下的手术使医师的视野局限在镜头所及的狭小范围,而且镜头又常被血液、水雾或烟雾所干扰。由于视野和操作空间所限,存在椎间盘残留,甚至切除失败。为确保手术安全,医师又必须在 X 线透视下操作,承受了大量放射性照射。某学者总结了显微内镜下椎间盘切除术治疗腰椎间盘突出症中出现的并发症,1852 例患者术中发生椎管内静脉丛出血 48 例,42 例通过镜下止血后完成髓核切除,6 例改为开放椎间盘切除术;定位错误 47 例,术中发现后调整内镜位置完成手术;硬脊膜破裂 21 例,2例改为开放手术;髓核遗漏 13 例,二期再次行髓核切除术;神经根损伤 6 例,术后 3 个月内完全恢复。1295 例患者获得 3～69 个月的随访,平均随访 13 个月,出现椎间感染 6 例;术后复发 32 例,21 例行开放椎间盘切除手术。虽然手术并发症的发生率并不高,但此项技术需要较长的学习曲线,对临床医师而言依然存在挑战。

第六节 脊髓畸形

一、脊髓空洞症

(一)定义

脊髓空洞症是由多种原因引起的缓慢进行性脊髓退行性疾病,是以充满液体的异常空腔为特征的脊髓内异常液体积聚状态。最常见于颈段,在某些病例可向上延伸至延髓和脑桥(延髓空洞症)。多伴随颅颈交界畸形如 Arnold-Chiari 畸形,也可由外伤、感染及肿瘤引起。

(二)发病机制及分型

1.发病机制

有关脊髓空洞症的发病机制目前仍无定论,多认为与脊髓局部的脑脊液(CSF)循环障碍有关。导致 CSF 循环不畅的原因多由于小脑扁桃体下疝所致。当小脑扁桃体疝入枕骨大孔成为活塞时,可以引起明显的 CSF 循环障碍,脊髓内的 CSF 与第四脑室 CSF 流动不畅。所以,判断脊髓空洞症患者是否合并小脑扁桃体下疝等导致脑脊液循环障碍的原因十分重要。

有学者认为胚胎期第四脑室出口部分或完全梗阻使神经管过度扩张,导致小脑扁桃体逐渐下疝,是脊髓空洞的成因。

2.分型

脊髓空洞可以根据 MRI 征象分为 3 型:

(1)交通型脊髓空洞。

(2)非交通型脊髓空洞:按病因又可分为以下几类:①Chiari 畸形所致空洞;②髓外压迫病变所致空洞;③脊柱肿瘤所致空洞;④髓内肿瘤和感染所致空洞;⑤多发硬化所致空洞。多数脊髓空洞继发于枕大孔区的病变,如小脑扁桃体下疝,表现为后颅窝小、颅底凹陷、齿状突后移等。交通型空洞占所有脊髓空洞的不足 10%。MRI 发现脊髓空洞常伴发于其他先天性和后天性病变,如 Chiari 畸形、后颅窝囊肿、枕大孔区肿瘤、髓外肿瘤和囊肿、髓内肿瘤、蛛网膜炎、脊椎肿瘤、一过性脊髓炎、顶部脊柱炎、椎间盘变性性疾病、变形性骨炎和脑积水。此外,还有脊髓外伤、脊髓放射性损伤以及脊髓蛛网膜下隙出血。

(3)萎缩型脊髓空洞。

(三)临床特点

脊髓空洞的临床特点主要表现为以下几个方面:

1.空洞压迫所致的神经系统症状

神经纤维破坏区域形成的空洞,累及穿过脊髓中央管前方的痛觉纤维及脊髓前角运动神经元细胞,导致受累节段的痛温觉丧失、肌肉萎缩、肌力下降,而触觉保留,并随疾病的进展而加重。感觉丧失常发生在下运动神经元破坏的体征出现之前。

MRI 矢状位常可显示不对称的空洞或其分隔,因此,即使轴位上呈圆形的空洞,其在脊髓内也可能是不对称的:因此,神经功能障碍也常常是不对称的。在疾病初期,感觉功能障碍常位于一侧肢体。由于脊髓空洞好发于颈部,上肢及手部的肌肉萎缩、肌力下降常常为首发表现。

2.动力学障碍所致的症状

最常见的症状是头痛。典型的头痛区域位于后枕部或上后颈部,可放散至顶部、乳突,常为阵发性:Valsalva 动作可引起头痛加重。

3.其他

当脊髓空洞症合并有小脑扁桃体下疝等畸形时,常合并有眼球震颤、一过性视物模糊、面部感觉麻木、吞咽障碍或声音改变等颅神经受累症状。

随着 MRI 的普及,脊髓空洞症的检出率有了明显提高:目前 MRI 已成为脊髓空洞症的主要检查手段:轻者以颈段多见,重者可达胸腰段,其典型征象为髓内沿脊髓纵轴在某个或多个脊髓节段上不规则的囊状空洞,T_1 像空洞呈低信号,空洞段脊髓横径明显增宽,边界清楚,而 T_2 像空洞则呈高信号。合并 Chiari 畸形者可见小脑扁桃体下疝,主要标准为小脑扁桃体下降,低于枕骨大孔 5 mm,且小脑扁桃体低位、变尖,呈楔形。若 MRI 未见小脑扁桃体下疝,患者也无明确脊髓外伤病史及其他诱因,应考虑脊髓肿瘤的可能。

（四）治疗

保守治疗主要以神经营养为主，但效果不理想；放疗也因远期疗效不确切而已停用。目前的治疗方法主要是手术治疗。手术治疗的目的在于解除空洞产生和发展的机制，同时解除空洞内液体对脊髓的压迫，防止术后空洞重新闭合使空洞内液体重新积聚。

手术方式主要有蛛网膜下隙减压术及空洞分流术、空洞穿刺术。

1.蛛网膜下隙减压术

蛛网膜下隙减压术主要适用于枕颈交界区畸形（Chiari 畸形）所致的脊髓空洞，也即后颅窝减压术。Chiari 畸形阻碍了枕骨大孔上下方脑脊液压力的平衡，是脊髓空洞形成的重要机制之一。手术的目的即为恢复枕颈区的脑脊液循环。手术时在枕外隆凸和 $C_3 \sim C_4$ 棘突间作正中切口，咬除枕鳞部骨质，切除枕骨大孔后缘，必要时咬开 $C_3 \sim C_4$ 椎板，切开硬膜。

该术式主要存在的争议有：①是否切开硬膜：由于部分切开硬膜的患者术后出现了小脑下垂，因此，在后颅窝较窄的前提下，一部分学者主张行较广泛的后颅窝骨质切除，而不切开硬膜。但是，该法的长期预后效果尚不得知。②是否切开蛛网膜：切开蛛网膜，势必导致渗血进入颅内，导致脑膜刺激症状，甚至可能引起蛛网膜粘连。因此，对于小脑扁桃体下疝较轻，不伴有脊髓空洞的患者，可以考虑不切开蛛网膜。而对于合并有脊髓空洞的 Chiari 畸形，则有必要切开蛛网膜。有研究证实，此类患者术后的小脑扁桃体可逐渐上升复位，且楔型的小脑扁桃体逐渐圆润。③骨性减压的范围：骨性减压范围过大导致的并发症较多，如小脑下垂、颈部活动受限、疼痛等，目前一般多采用相对较小的枕下颅骨切除（枕骨大孔上缘 3 cm×3 cm）。但在 Chiari 畸形患者后颅窝过窄时，一些学者主张行较广泛的后颅窝骨质切除，而不切开硬膜，但本法目前尚缺乏长期预后的报道。④下疝的小脑扁桃体是否切除：切除的目的是使得脑脊液从第四脑室流出通畅，但由于部分未切除下疝的小脑扁桃体患者在减压术后可逐渐上升复位，因此是否切除下疝的小脑扁桃体尚存在较大争议。

蛛网膜下隙减压术也适用于创伤或术后蛛网膜反应等原因所致的蛛网膜下隙瘢痕的治疗，此类瘢痕常较局限。而对于炎症所致的蛛网膜下隙瘢痕，通常累计节段较多，因此较多采取保守治疗。对外伤性脊髓空洞的治疗，首先要除外其他病理情况，如髓内肿瘤或多发硬化等原因。蛛网膜下隙瘢痕通常位于脊髓空洞的头侧，术前可利用 MRI、脊髓造影的技术定位瘢痕的部位，术中取椎板入路，显微镜下切除瘢痕。缺损的硬膜部分以移植物修补，常用的移植物有自体的阔筋膜和牛心包膜。

2.空洞分流术

空洞分流术通常应用于没有明显后颅窝畸形或者由于蛛网膜粘连形成的脊髓空洞。但目前空洞分流术尚无明确的适应证。有学者认为与空洞本身特质相关，如连续性张力空洞、轴位上空洞最大横径超过同一平面脊髓宽度的 70% 等等。而对于脊髓空洞症合并 Chiari 畸形的患者行枕颈部减压的同时是否应用分流术处理合并的脊髓空洞尚有分歧。分流的去向有蛛网膜下隙、后颅窝蛛网膜下隙池、胸腔或腹腔。空洞-腹腔分流术可避免反流现象，且对空洞内液体有较强的吸附作用，手术创伤小，是目前比较常用的术式。分流术的短期效果显著，但长期分流管堵塞风险较高，且有牵拉脊髓加重神经功能障碍的可能。因此，分流术应在其他治疗方法失败的情况下使用。

3.空洞穿刺术

对于散在的、较大的、位于上颈段或延伸到延髓的空洞,可在减压术的同时行空洞穿刺术,抽出空洞内液体,行内减压。此方法安全有效,无需探查蛛网膜下隙,创伤小,对延颈髓、小脑等神经功能干扰小,术后恢复较快,能够快速缓解临床症状。同时,也可在 CT 引导下穿刺抽吸空洞内液体,通过观察抽吸后临床症状是否缓解,做为一种诊断性治疗。有研究认为,枕颈部手术减压后即见膨隆脊髓且无搏动者,宜行空洞穿刺术。

二、脊髓纵裂

(一)定义

脊髓纵裂(SCM)是一种较为少见的由胚胎发育过程中神经管闭合不全所引起的脊髓先天性异常,表现为脊髓或马尾被一骨性或纤维性间隔纵向裂成为对称或不对称的两半。本病于 1937 年由 Ollivie 首次发现并命名,其发病率约占先天性脊髓畸形的 4%～9%。

(二)发病机制及分型

具体不详,较为广泛认同的机制有 Pang 等提出的"统一学说":所有的脊髓纵裂都是源于胚胎神经管闭合时期的异常发育所致,即在神经管闭合时,卵黄囊和羊膜之间形成一被中胚层所包围的副神经管,并形成一劈开脊索和神经板的内胚层管道,导致 2 个神经管的出现。Emura 等利用外科手段在两栖类动物的神经胚形成初期,在其背部中线处人为地制造一瘘管,从而成功地诱导出脊髓纵裂的生物模型,其临床表现及并发症与人脊髓纵裂基本一致,因此认为脊髓纵裂的产生可能与异位的神经管畸形有关。

脊髓纵裂的分型也是国内外学者争论的焦点之一。目前较为统一的是 Pang 分型,与其他分型方法相比,其有在影像学上不易混淆的优点,对手术方案选择具有较大指导意义。其根据硬脊髓膜的形态与脊髓的关系及纵隔的性质将脊髓纵裂主要分为 2 型:两个半侧脊髓拥有各自独立的硬脊膜管,中间隔膜为骨性或软骨组织者为Ⅰ型;两个半侧脊髓都位于一个共同的硬脊膜内,中间隔膜为纤维性组织者为Ⅱ型。亦有复合型脊髓纵裂,即存在 2 处或 2 处以上的畸形,有文献等报道其发生率不到 1%。

(三)临床特点及辅助检查

脊髓纵裂大多数发生于腰椎,有文献报道 85% 发生于 T_9～S_1 之间,多数两个半脊髓在分隔的上方或下方再联合。其临床表现主要有:

1.神经功能障碍

发生率高,常表现为病变平面以下非特异的肢体感觉或运动障碍。少数或者可以有二便功能障碍,尤以小便功能障碍常见。与脊髓栓系难以区别。

2.皮肤表现

多于 50% 的病例出现包括多毛、皮下脂肪瘤或色素沉着斑等畸形。

3.足部病变

约半数患者出现足部病变,如弓形足、外翻足或爪形趾等畸形。

4.脊柱畸形

部分病例可合并脊柱侧弯。

对于符合上述临床特点的病例,CT、CTM 和 MRI 对本病的诊疗有重要意义,目前 MRI 已成为该病的首选检查手段。

MRI 通过显示蛛网膜下隙形态,有助于分辨硬膜结构和显示脊髓纵裂的性质以及周围硬膜的情况。随着影像学技术的进步,在二维重建图像上能更加清楚地显示椎管内骨性分隔的特征,可以从多个角度对病变进行观察,为手术方案的选择及治疗效果的判断提供丰富的资料。

(四)治疗

脊髓纵裂对脊髓的最大威胁是骨性间隔对脊髓的牵拉和压迫。手术治疗的主要目的是解除硬膜鞘对脊髓的束缚,同时去除可能导致脊髓栓系的因素,阻止原有的神经系统症状加重,防止发生新的神经症状。但对已经存在症状的改善则不明显。另外,由于部分脊柱畸形的患者合并有脊髓纵裂,在进行手术矫形前应进行 CT 和 MRI 检查,对脊髓纵裂进行评估,如果纵裂之间为骨性间隔,则手术矫形应慎重,防止出现术中脊髓的损伤。

对于 Ⅰ 型脊髓纵裂的患者,手术的基本要点是切除骨嵴,松解粘连和解除栓系,恢复硬脊膜内脊髓正常结构,同时治疗相关并发症。Ⅱ 型脊髓纵裂患者通常无明显症状或症状轻微,所以是否需要手术干预尚未达成统一意见。

关于手术时机的选择,国内外学者的看法不一:较早的观点认为,无症状患者或神经系统症状保持稳定无进展者应随访观察,可以不行手术。目前的观点并不统一,有一部分学者认为一旦确诊,无论有无症状,都应行手术切除骨性间隔;另一部分人则认为只有当患者产生新的神经症状或原有的神经症状进行性加重时,才需手术干预。Pang 认为,对无症状患者,如其生活方式较积极,则可行手术治疗,避免因创伤导致神经症状加剧;对年老活动较少的无症状患者,可行观察。Akay 等认为,如患者有持续的疼痛或感觉、运动的缺陷则为手术的适应证。Zurcaro 认为,症状进行性加重者为明确手术适应证,但伴有严重的脊髓脊膜膨出患者,常不能耐受手术治疗。对于脊髓纵裂合并脊柱侧凸患者,如需行手术矫形治疗脊柱侧凸,术前须将骨嵴切除,这不仅为进一步矫形手术清除了障碍,也可避免矫形时牵拉脊髓造成神经损害。

脊髓纵裂术后并发症主要有神经损伤、脑脊液漏、血肿形成、脑室或脊髓蛛网膜炎等。故术前应全面检查、术中操作轻柔仔细、术后注意防止并发症的发生,这对改善本病的预后有积极意义。

三、脊髓脊膜膨出

(一)定义

脊髓脊膜膨出(MMC)是胚胎期神经管闭合障碍导致椎板融合不全,脊髓和(或)神经根自椎板缺损处膨出的先天发育畸形。幼儿多见,常发生于脊柱背侧中线部位,以腰骶部多见。也有经椎间孔突出于脊柱侧方或者直接突向脊柱前方。其临床症状较单纯脊膜膨出重,常伴有不同程度的双下肢无力和大小便功能障碍。

(二)病因及分型

后神经孔闭锁不完全可以导致脊髓脊膜膨出等先天畸形,该过程大约发生在妊娠的第 26

天。后神经孔闭锁不完全可能与基因突变及早期胚胎发育中发生在神经系统的细胞凋亡、机体叶酸缺乏、叶酸代谢相关酶异常或机体抗氧化酶代谢失调等因素相关。有研究证实，叶酸的缺乏是该病的重要致病因素。其他可能相关物质包括长春碱、磷脂酶、羟基脲、维A酸等。

脊髓脊膜膨出可根据病理形态分为3型：单纯脊膜膨出者称为脊膜膨出；如脊髓神经组织与脊膜同时膨出为脊膜脊髓膨出；脊髓与神经组织直接膨出，外表仅被覆一层蛛网膜则为脊髓膨出。

（三）临床特点及诊断

该病可能出现的临床症状有：①神经系统损害表现：如神经源性膀胱功能障碍、自主神经功能障碍、节段性神经损害、神经根性疼痛等，腰骶部病变引起严重神经损害的概率较高，脊髓膨出临床症状常较重；②局部皮肤异常：常于患儿腰骶部背侧正中可见类圆形膨出，表面有较多毛发和色素沉着，皮肤菲薄，多合并脂肪瘤，若无脂肪瘤的遮挡，偶可透过皮肤看到呈蓝紫色的脊髓膨出部分；③其他：脊髓脊膜膨出常合并如脑积水、Chiari II 畸形等其他中枢神经系统畸形，可能表现出其相关的临床症状。

CT和MRI的应用为诊断脊髓脊膜膨出提供了最佳手段，可以分辨膨出囊与蛛网膜下隙的关系，并评估囊内是否有脊髓或神经组织疝入。X线可见在病变水平的椎管或椎间孔扩大，椎板缺损。B超可见囊内充满液体，有时可见脊髓及神经贴附于囊壁。

该病的产前预防同样重要。母体血浆或羊水穿刺查甲胎蛋白对预测本病有一定意义。产前高分辨B超对该病有相当高的检出率。

鉴别诊断有：①畸胎瘤：骶尾部畸胎瘤位置常较低，形状不规则，内常含实质性组织。如骨骼、牙齿、软骨等；X线片显示相应节段椎板无缺损。②脂肪瘤：质地柔软，呈分叶状，可多发，穿刺无脑脊液。③皮样囊肿：囊内含皮脂腺、汗腺、毛发等；囊肿可与皮肤紧密相连，与椎管不交通。

（四）治疗

手术是治疗脊髓脊膜膨出的唯一方法。手术的原则是修补膨出部的缺损，将脊髓神经根还纳入椎管内。

脊膜膨出仅有薄层皮肤覆盖，早期手术能避免囊壁破裂和继发的化脓性脑膜炎。脊髓脊膜膨出手术可以保存神经组织，防止发育过程中神经继续受牵拉和压迫，以免畸形发展加剧神经功能障碍。但已有神经肌肉功能缺损者，手术不能使其恢复。

1.手术时机的选择

对新生儿的手术治疗，一般认为病程越短手术效果越好，且即使患儿有轻度的下肢瘫痪和大小便失禁时，仍建议早期手术，术后再做功能重建及括约肌成形术。早期手术的优势主要有：①新生儿脊柱裂孔较小，突出物未进一步增大，手术操作相对容易、手术时间短、创伤小；②新生儿膨出神经组织与囊壁粘连程度轻，早期手术可避免由于脊柱较脊髓生长迅速而造成的脊髓栓系，为保留与恢复神经功能创造有利条件；③患儿由于下肢活动障碍，椎旁肌肉、筋膜发育较差，裂孔处组织修复能力差。早期手术后患儿能正常活动，有利于组织修复和减少术后复发。

但新生儿手术耐受能力差,也是术前必须考虑的因素。有研究认为,若脊膜膨出处有正常的皮肤覆盖,无溃破危险时,可等待患儿6个月大左右时施行手术。但若脊膜膨出的表面皮肤有溃破风险,应行急诊手术治疗,以免感染;若膨出的部位已合并感染,则应积极处理创面,应用抗生素控制感染后,限期手术治疗。

2.手术方式

患儿取俯卧位,膨出部纵向正中切口或倒S形切口。沿深筋膜游离膨出的脊膜囊,向上扩大探查椎管。咬除邻近椎板缺损的部分椎板以扩大椎管。充分暴露圆锥末端、马尾及终丝。游离椎管裂开处的脂肪瘤样组织(其内一般不夹杂神经组织),切除脂肪瘤,以充分暴露畸形的棘突及椎板。切开残存畸形的棘突、椎板,沿膨出硬脊膜基底部打开椎管。探查硬膜囊,多见膨出部位硬膜纤维化明显增厚,脊髓圆锥、马尾神经及脂肪组织相互粘连。在镜下显微器械仔细分离,以免误伤。充分游离椎管内粘连,不轻易切断终丝。切除硬脊膜内多余的脂肪和纤维结缔组织,彻底松解脊髓圆锥和马尾神经。尽量保护脊髓及圆锥的完整性,辨别保护终丝,松解并理顺粘连的马尾神经或脊神经直至脊神经孔处,并在椎管空间充裕的前提下,将脊髓还纳。如椎管空间狭小,还需扩大探查椎管,将脊髓松解,这样才能避免术后脊髓嵌顿。充分止血,切除多余的硬膜囊。连续紧密缝合硬膜囊。关闭椎管后逐层缝合切口。

3.并发症的诊治

术后并发症有脊膜炎、急性脑积水、脑脊液漏和术后尿潴留等。相应的预防及治疗方法如下:

(1)脊膜炎:术中严格无菌操作,预防性应用抗生素;切口缝合时张力不宜过高;术后患儿取俯卧位,保持伤口清洁干燥,勤换药。

(2)急性脑积水:术中仔细操作,减少血性物质及气体进入脑室系统;对病情严重者可行脑室穿刺,控制入量,静点甘露醇脱水降低颅内压。

(3)脑脊液漏:术后护理、保持切口卫生、安抚患儿情绪、避免哭闹等都可预防脑脊液漏的发生,防止粘连。需修补的囊壁一般较薄,缝合时张力不宜过高,以免撕裂;而肌肉层缝合需紧密,以防脑脊液渗出;治疗取俯卧位或侧卧位;必要时再次修补或行脑室外引流。

(4)术后尿潴留:定期按摩膀胱;针灸治疗;对并发上行尿路感染者宜行膀胱造口术。

四、脊髓栓系综合征

(一)概述

脊髓栓系综合征(TCS)是指脊髓末端(圆锥部)因附着在脊椎管末端的硬脊膜管盲端部而受到牵拉,停留在原本正常位置的下方,从而受到力学的伸张、扭曲、缺血等不良影响,产生脊髓神经功能障碍,出现一系列临床综合征;先天性的各种类型脊柱裂,如果脊髓亦受到不正常的牵拉,局部神经组织缺血缺氧,导致神经功能障碍而引起一系列临床表现,也称为脊髓栓系综合征。本病多见于新生儿和儿童,成人少见。女性多于男性。

引起脊髓栓系的原因众多,包括脊膜脊髓膨出修复术后的粘连,椎管内骶尾部的脂肪瘤,潜在的皮毛窦,终丝紧张,脊髓纵裂等都可引起。正常情况下,在胎儿早期脊髓圆锥位于脊椎管的末端,到了新生儿期,脊髓圆锥位于第 2～3 腰椎间位置的可达到 98%,1%～2% 是位于第 3 腰椎的高度。出生后 3 月,脊髓圆锥几乎达到成人水平,即脊髓圆锥位于第 1～2 腰椎间的水平。这种脊髓圆锥部的相对上升是因为构成脊椎管的骨的发育生长比神经管的增长要快。因此,一般认为伴随着骨骼的生长,小孩的成长,脊髓末端部拴系的症状将逐渐加重,然而实际上常常在生长突发期急速出现步行和排尿障碍等,且呈进行性发展。

引起脊髓拴系综合征的具体原因如下:

1.先天性脊柱发育异常

如脊柱裂、脊膜膨出、脊髓裂、脊膜脊髓膨出等由于神经管末端的闭锁不全所引起。出生后大部分的病例数日之内施行了修复术,当时的目的是将异常走行的神经组织,尽可能的修复到正常状态,重要的是防止脑脊液漏,但是脊髓硬脊膜管再建后的愈合过程中产生的粘连可引起脊髓末端的拴系。

2.脊髓脂肪瘤及硬脊膜内外脂肪瘤

是由于神经外胚叶与表皮外胚叶的过早分离所引起,中胚叶的脂肪细胞进入还没有闭锁的神经外胚叶中。脂肪组织可以进入到脊髓的中心部,也可通过分离的椎弓板与皮下脂肪组织相连接,将脊髓圆锥固定。在幼儿期以后的病例,拴系与存在于蛛网膜下隙的脂肪发生炎症,造成神经根周围的纤维化、粘连瘢痕化有关。

3.潜毛窦

是神经外胚叶与表皮外胚叶未能很好地分化,而在局部形成的索条样组织从皮肤通过皮下、脊椎,造成对脊髓圆锥的拴系。也可由潜毛窦壁的组织扩大增殖而产生皮样囊肿和表皮样囊肿及畸胎瘤,它们可包绕或牵拉脊髓神经,致拴系。

4.脊髓纵裂

脊髓被左右分开,被分隔物牵拉,引起症状。

5.终丝紧张

是由于发育不成熟的脊髓末端部退行性变形成终丝的过程发生障碍,使得终丝比正常的终丝粗,残存的部分引起脊髓拴系。

6.腰骶部脊膜膨出术后粘连等并发症

国内有学者根据上述原因将脊髓拴系综合征分为 5 型,即终丝粗大型,终丝常超过 2 mm,圆锥低于第 3 腰椎水平;脂肪瘤型,包括脊髓脂肪膨出;术后粘连型,术后粘连所致;肿瘤型,各种良性肿块占位;混合型,上述两种或以上类型共同导致的拴系。

(二)病理和病理生理

手术时经常可见到终丝和圆锥被异常牵拉,并与椎管背侧的硬膜囊粘连。由于终丝增粗,使圆锥到终丝的由粗到细的正常形态消失。有时可见低位脊髓圆锥,脊髓圆锥位置正常时,可发现终丝紧张。因此脊髓圆锥受牵拉被认为是本病的共同发病机制,故大多数学者强调在手术时解除脊髓拴系后使马尾圆锥部上升是有意义的。但也有人认为,尽管涉及的张力没有什么差距,可是由这种静止的伸张而造成的机械性的影响本身并不是症状出现的主要原因,并且其意义根据病态而有所不同。在正常的日常运动动作中,脊柱的反复屈曲伸展,会造成被拴系的脊髓反复的松弛和紧张。事实上,对这种由于姿势而造成症状出现并加重的患者,动态性因素扮演了重要作用。在腰骶部脂肪脊膜膨出的病例,随着病情的发展,产生由于粘连性蛛网膜炎而引起的纤维化,由于脂肪瘤在圆锥部附着和侵入,不仅造成拴系,而且神经根周围的挛缩也阻碍脊髓的上升,在这种情况下仅依赖手术切除圆锥部的脂肪瘤而使得圆锥部很少的上升,并不具有很大的意义。临床上通过 MRI 观察解除拴系后脊髓圆锥的位置变化,发现圆锥的上升很有限,症状改善与 MRI 示圆锥上升无明显关联。作为手术的意义,倒不如说是使脊髓的尾部得到游离,解除由于运动造成的伴随反复的伸张产生的圆锥局部的血液循环障碍更具有重要的意义。考虑到被拴系的组织的血液循环障碍是重要的发病机制,实践中被造成脊髓拴系动物实验所证实。并且将体表感觉诱发电位作为指标,进行观察、追踪,显示出有进行性的神经学的病理异常。

(三)临床表现

脊髓拴系综合征的临床表现是各种各样的,有如下表现:

1.皮肤症状

腰骶部脂肪瘤、潜毛窦、终丝紧张、脊髓纵裂等伴有隐性脊柱裂的皮肤表现有:凹陷、过多的皮肤附着、血管瘤样母斑、多毛等。脊髓纵裂时见到的细长的毛发覆盖的母斑是其特有的表现。儿童患者 90％有皮下肿块,50％有皮肤窦道、脊膜膨出、血管瘤和多毛症,30％皮下脂肪呈偏侧生长。

2.神经、肌肉、骨骼症状

隐性脊柱裂最多见的症状是行走异常、下肢肌力的进行性下降、变形和疼痛。下肢可同时有上运动神经元和下运动神经元损伤表现,即失用性萎缩伴肌张力升高和腱反射亢进。下肢的变形及足部畸形有高弓足、外翻足、内翻足等,还有习惯性髋关节脱位,在回旋位时的异常等。并且作为特征性的体位可见到膝关节的屈曲,腰椎的前突增强,双足间隔过宽,步行不稳等。还多合并脊柱的侧弯。

3.感觉障碍与疼痛

感觉功能的降低并不一定与皮肤神经分节相一致,小范围的知觉减退区域分布在下肢、腰背部和会阴部。疼痛主要在下肢,腰痛也常见,有时也见到腰骶神经支配区域的疼痛。疼痛性质多为扩散痛、放射痛和触电样痛,少有隐痛。与脊髓拴系的关系,多由于颈椎和身体的前屈而加重,相反由于采取腰椎前弯这样的姿势和膝关节的屈曲也可使疼痛减轻,同时疼痛很少因咳嗽、喷嚏而加重。通过手术治疗能明显改善疼痛,实际上在隐性脊柱裂的症状中,解除拴系后最明显效果为消除了疼痛。

4.大小便功能障碍

评估乳幼儿排尿障碍相当困难且常被疏忽。超声波检查和 MRI 等检查可见到膀胱的扩张,可得以确定。多因发生夜尿症、膀胱炎、张力性尿失禁等排尿习惯的改变才引起注意。排便功能障碍表现在马鞍区感觉减退,肛门括约肌松弛,肛门反射减退,无自主排便等。膀胱和直肠功能障碍常同时出现,前者包括遗尿、尿频、尿急、尿失禁和尿潴留,后者包括便秘和大便失禁。

5.促发和加重因素

儿童的生长发育期;成人多见于突然牵拉脊髓的活动,如向上猛踢腿、向前弯腰、分娩、运动;椎管狭窄;外伤,如背部外伤或跌倒时臀部着地等。

(四)辅助检查

1.脊柱 MRI

MRI 是诊断脊髓拴系综合征最佳的和首选的检查手段。它不仅能发现低位的脊髓圆锥,而且能明确引起脊髓拴系综合征的病因。MRI 的优点:清晰显示脊髓圆锥的位置和增粗的终丝,一般认为,脊髓圆锥低于腰 2 椎体下缘和终丝直径>2 mm 为异常。对脂肪瘤和终丝脂肪浸润的分辨率高,它们在 T_1 加权像和 T_2 加权像上均呈高信号。矢状位成像还可确定圆锥与脂肪瘤的关系。MRI 还能发现脊柱裂、分裂脊髓畸形、脊髓空洞等其他异常(图 7-4,图 7-5)。

2.神经电生理检查

可作为诊断脊髓拴系综合征和判断术后神经功能恢复的一种手段。骶反射潜伏期的缩短是脊髓拴系综合征的电生理特征之一。

3.B 超

对年龄<1 岁的患者因椎管后部结构尚未完全成熟和骨化,B 超可显示脊髓圆锥,并且可根据脊髓搏动情况来判断术后是否发生再拴系。

4.膀胱功能检查

包括膀胱内压测定、膀胱镜检查和尿道括约肌肌电图检查等。

5.尿动力学和肛周肌电图

可作为判断神经功能障碍和术后神经功能恢复的一种客观指标。

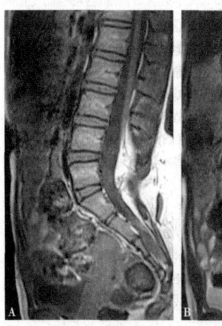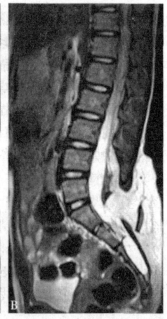

图 7-4　脊柱裂、脊髓拴系综合征(14 岁女性)

MRI T_1 加权(A)和 T_2 加权(B)示脊柱裂、骶尾部脂肪瘤、脊髓圆锥下移、终丝紧张、脊髓拴系

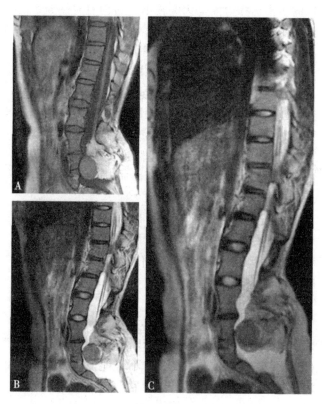

图 7-5　脊髓拴系综合征(19 岁女性)

MRI T_1(A)和 T_2(B)加权示骶尾部脊柱裂,脂肪瘤,皮样囊肿;C 显示脊柱有侧弯畸形

(五)诊断与鉴别诊断

脊髓拴系综合征的诊断需要根据病史、体征及临床表现,结合特有的影像学检查,方能做出诊断。对于由表现为显性脊柱裂的脊髓脊膜膨出和脂肪脊髓脊膜膨出等所造成的脊髓拴系和表现为隐性脊柱裂的潜毛窦、椎管内脂肪瘤、椎管内皮样囊肿、椎管内表皮样囊肿、脊髓纵裂、终丝紧张等造成的脊髓拴系,可通过拍摄正位 X 线脊柱平片,确定有无脊柱裂。显性脊柱裂从外观上就可以确定诊断,问题是如何确定脊柱裂的类型,这就需应用影像学的手段来确定。X 线脊柱平片可以见到:脊柱的棘突消失、脊柱的椎板部分或大部缺如,并可见到软组织的阴影。CT 检查:可以发现棘突缺如,椎板部分或大部缺如,椎弓变宽,椎管内脊髓受压移位或变形等改变。MRI 检查是诊断脊髓拴系的重要方法,除可见到脊椎骨质的部分或大部缺如之外,主要是可以清晰的反映椎管内脊髓和神经的位置,有无脊髓空洞、椎管内脂肪瘤、脊髓拴系等影像学的表现。对于有不同程度脊髓和神经受损的患儿,应仔细地检查双下肢的感觉和运动功能,注意有无高弓足、足内翻、足外翻畸形以及髋关节的活动功能,检查马鞍区感觉是否正常,肛门括约肌功能如何,有无排便困难、尿失禁等,并加以记录。有条件的医疗机构,应对患儿进行尿流动力学检查和肌电生理学检查,作为脊髓和神经受损程度判定的客观指标。

主要与脊柱裂和脊髓脊膜膨出相鉴别。

(六)治疗

随着诊断水平的提高,手术器械的改进,麻醉安全度的增加和显微外科手术的不断开展,目前对脊髓拴系综合征的手术治疗时间已大大提前。目前对脊髓拴系治疗的唯一手段为手术松解。通过实验及手术发现脊髓循环障碍是发病的重要原因。将拴系行手术松解后,脊髓局部的血运明显改善。

1.手术目的

(1)清除骨赘、纤维间隔、硬脊膜袖和松解纤维神经血管束及其粘连,松解拴系。

(2)去除引起拴系的病因。

(3)矫正合并的畸形。

(4)最大限度地保护神经功能。经手术治疗从而达到解除脊髓拴系和压迫、恢复局部的微循环、促进神经功能恢复的目的。

2.手术适应证

对已明确为脊髓拴系综合征的患者都适于手术,但对尚无症状的低位脊髓圆锥患者是否应行预防性手术,目前仍有争议,一种意见认为脊髓拴系综合征无症状者也应手术,以防止神经组织缺血变性。但也有不少医生认为,在还没有出现其他症状之前,可以严密追踪观察,待出现症状,再及时手术。

3.手术时机

大部分的医师主张除了有严重的脑积水和其他严重合并症的患儿以外,诊断一经确定,就应及时采用手术治疗,且越早手术越好。有的学者通过对儿童组和成人组手术患者的随访比较,儿童组手术后效果优于成人组。

4.手术过程

全麻后取俯卧位,消毒铺巾,根据病变部位取腰骶部正中纵形或梭形切口,切开皮肤、皮下、深筋膜,沿棘突两侧剥离骶棘肌,用牵开器撑开,显露相应的棘突和椎板,可发现缺损的棘突和椎板,打开缺损部位上下各 1～2 个棘突和椎板,暴露硬脊膜外腔,可见到硬脊膜外有脂肪瘤样组织,穿过硬脊膜进入蛛网膜下隙,清除硬脊膜外脂肪瘤样组织,用硬脊膜拉钩,牵起硬脊膜后,打开硬脊膜和蛛网膜,暴露椎管内,此时可见到较多的脂肪组织与脊髓圆锥、马尾神经以及神经根包缠在一起,可向上显露正常的脊髓后,用神经剥离器向下仔细剥离与神经包缠在一起的脂肪组织,术中用神经电刺激器进行刺激而辨认神经组织,因受到拴系的牵拉,神经根呈鱼刺样排列,剥离直到骶尾部,可见到增粗的终丝与脂肪组织粘成一团,紧密地固定在骶尾部,用神经刺激器进行刺激,观察下肢及会阴部有无反应,若无反应,即可确认为终丝。连同脂肪组织一向从骶尾部切断或切除。单纯由变形终丝造成的拴系,可切断或切除,即可松解对脊髓的牵拉。此时受到牵拉的神经,解除了拴系后,可向上移动 1～2 个椎体。仔细止血后,严密缝合硬脊膜。可用腰背筋膜缝合以加强后部的缺损。因肌肉和皮下剥离较广,为了防止术后积液,可在皮下放置硅胶多孔引流管。缝合皮下和皮肤,为了防止术后切口被粪便污染,切口应覆盖防渗的敷料,结束手术。穿过硬脊膜或与硬脊膜相连的占位性病变,在手术过程中给予相应切除。

(七)预后

脊髓拴系综合征不作治疗者症状多进行性加重。手术后症状多有不同程度改善。例如疼痛多能消失或缓解,感觉运动功能亦可大部分或部分恢复,但膀胱和直肠功能的恢复多不满意。一旦某种功能遭受器质性损害，手术治疗仅能使其稳定，不进一步恶化，而难以恢复正常。决定预后的因素很多，可能与年龄、病程、病因、神经损害程度、手术操作和术前术后护理等有关。

第七节　脊柱肿瘤

一、脊柱肿瘤的分类与分期

脊柱肿瘤按其来源可划分为原发性和转移性。原发性脊柱肿瘤因其性质不同又可划分为良性和恶性。然而，由于肿瘤细胞生物学行为的差异以及脊柱肿瘤生长部位的特殊性，无论用原发性或转移性的概念，还是用良性与恶性的概念，都难以准确描述脊柱肿瘤的实际危害和临床预后，除恶性程度以外，肿瘤所在节段、侵犯范围大小及软组织或椎管受累情况等都是疾病转归至关重要的影响因素。因此，采纳现有的临床分类系统或重新研究制定新的临床分类系统，以便于对脊柱肿瘤的存在状况做出准确评估和判断，并进而选择正确的治疗策略和适宜的治疗方法，具有重要临床意义。

Enneking 外科分期系统已在四肢骨肿瘤的临床分期中被广泛应用，在指导四肢肿瘤的临床诊断和治疗方面发挥重要作用。该分期系统基于 3 个因素对骨肿瘤进行描述：

(一)肿瘤分级

Grade，用 G 表示。从组织学上区分，良性肿瘤为 G_0，低度恶性肿瘤为 G_1，高度恶性为 G_2。除根据组织学的划分而外，还可结合临床及放射线资料（如血管造影、骨扫描、CT、MRI 等）对肿瘤的特性做出判断。

(二)肿瘤的解剖学位置

Site，用 T 表示。T_0 为良性肿瘤，由成熟纤维所形成的囊或由骨组织完全包绕；T_1 是一种靠短的指状突穿透（良性）或在周围的反应层中（假膜）有许多小的卫星结节（恶性肿瘤），其发生在解剖学上的间室内，但并不破坏间室的自然屏障；T_2 是一种发生在间室外或由于自身生长、创伤（病理骨折）或与手术有关的创伤（病灶内或边缘切除活检）而超越原有间室的屏障向外扩散的肿瘤。这里所说的间室是指在骨膜内的骨、囊内的关节、未穿透筋膜外的皮下组织、肌肉等。一般而言，骨膜、关节囊及筋膜等结构可以被看作是阻止肿瘤侵袭的保护屏障。

(三)肿瘤的转移情况

MPtastasis，用 M 表示。无转移者为 M_0，有局部或远处转移者为 M_1。

Enneking 借助对上述 3 种因素的研究，制定出骨与软组织良性和恶性肿瘤的分级。

需要强调，无论将良性肿瘤区分为 1、2 或 3 期，还是将恶性肿瘤区分为 G_1 和 G_2 级，除了组织学检查，临床及放射学资料亦同样具有重要价值。

应用 Enneking 外科分期系统对脊柱肿瘤进行描述虽在一定程度上也能提供很多有用信息，但鉴于脊柱肿瘤的诸多自身特点，其在许多情况下很难依照 Enneking 系统进行划分。比如："间室"在四肢肿瘤分期乃至手术切除方式的确定中是一个十分重要的概念，但在脊柱肿瘤的分期和切除范围确定上则很难实际应用。如当脊柱肿瘤侵入椎管时，间室外切除就意味着连同整个硬膜一并切除，这在临床实际中难以做到，也不必做到。由此可见，Enneking 分期系统在很大程度上尚不能满足脊柱肿瘤外科分期的需要。

WBB 分期系统着重于描述肿瘤在脊椎局部的侵占情况，旨在据此来确定手术切除的范围与方式。该系统首先将脊椎在横断面上按时钟的形式分成 12 个扇形区域，其中 4～9 区为前方结构，其余区为后方结构；然后根据解剖结构从脊椎周围至椎管分成 A～E 五个不同层次：A 为脊椎周围软组织，B 为骨组织浅层，C 为骨组织深层，D 为椎管内硬膜外部分，E 为硬膜内；最后再记录肿瘤侵占脊椎的节段。采用这一系统，可以从横向、矢向和纵向三个角度对肿瘤的病变范围做出清楚判断，继而确定相应手术方案（图 7-6）。例如，根据肿瘤所侵占的"时区"来确定是行椎体切除、后方结构切除，还是矢状半脊椎切除。

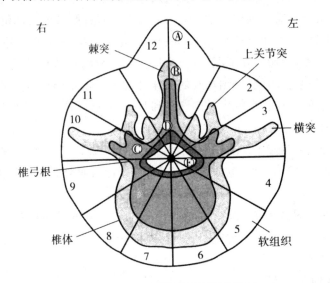

图 7-6　WBB 脊柱肿瘤分区示意图

Tomita 评分系统则主要用于对转移性脊柱肿瘤的临床评估。该系统以 3 种因素作为评分依据：①原发性肿瘤的组织学分级：生长缓慢 1 分，生长中度 2 分，生长迅速 4 分；②全身脏器转移情况：可治疗者 2 分，不可治疗者 4 分；③骨转移情况：单发或孤立性 1 分，多发性转移 2 分。参照以上评分系统，如患者预计生存期长，评分为 2～3 分者，行肿瘤的广泛性或边缘性切除；预计生存期中等，评分为 4～5 分者，行肿瘤的边缘性或病变内切除；预计生存期短，评分为 6～7 分者，仅行姑息性肿瘤切除；而对于肿瘤晚期患者，评分达 8～10 分者，宜放弃手术，选择非手术支持疗法。

综合应用上述几种分期或分级方法可从不同角度对脊柱肿瘤的性质、部位或预后做出一定判断，并以此作为确定治疗方案的重要依据。但应当指出，由于脊柱肿瘤的特殊性和复杂性，现行使用的上述方法均存在各自的局限性，尚需要研究更完善的临床分类系统。

二、脊柱肿瘤的诊断

历经对脊柱肿瘤几十年来的深入研究，尽管诊断技术取得显著进步，但迄今，国内外学者的诊断原则共识依然未发生根本性改变,即:脊柱肿瘤诊断的确立需要经临床表现、影像学检查及组织学检查三方面资料的综合分析才能做出。

(一)脊柱肿瘤的临床表现

1.疼痛

背部疼痛往往是脊柱肿瘤的最初症状,有时是患者就诊时的唯一症状。疼痛主要由肿瘤侵犯局部组织造成组织内张力增高所致。当肿瘤侵及邻近神经根时则可出现相应神经根支配部位的疼痛。

2.神经功能障碍

除疼痛以外,脊柱肿瘤最常见的临床症状。主要由肿瘤组织压迫脊髓或神经根所引起,少数情况源自肿瘤(如瘤栓)造成的脊髓血液循环障碍。

3.局部肿块

多见于位于脊柱后方结构上的较大肿瘤。可于背部看到皮肤和软组织隆起并触及包块。

4.脊柱畸形

可由于肿瘤造成的局部神经根刺激出现脊柱侧弯,也可由于椎体病理性骨折而出现脊柱后凸。

5.全身恶病质表现

同其他系统恶性肿瘤一样,在脊柱肿瘤晚期出现消瘦、乏力、贫血及低热等全身消耗症状。

(二)脊柱肿瘤的影像学检查

脊柱肿瘤的影像学检查包括 X 线、体层摄影、脊髓造影、CT、放射性核素显像、选择性血管造影、MRI 等。经过临床检查后考虑脊柱肿瘤时,应首当其冲进行 X 线检查,观察骨质有无异常。多年来,随着临床医学的进步以及 X 线——病理对照经验的积累,X 线诊断水平不断提高,能发现大部分脊椎的良性、恶性肿瘤,而且还可以对椎管内肿瘤的诊断提供重要线索。

脊髓造影是过去公认的一种良好的检查椎管内病变的一种方法。1921 年瑞典的 JACOBIUS 首先用阴性造影剂——气体进行脊髓造影。以后,多种阳性造成影剂,如碘油剂碘芬酯、非离子造影剂水溶性制剂甲泛葡胺和碘海醇先后采用,其中后者最好,十分安全,极少发生毒副作用。

20 世纪 70 年后,CT 问世,以及目前的临床普及对脊柱肿瘤的诊断有了长足的发展,它能直接显示出脊柱骨和软组织的横断面。脊髓造影后 CT 进一步的扫描,能更清楚地显示蛛网膜下隙、硬膜外间隙和脊髓,对椎管内肿瘤的诊断提供了更多的信息。

放射性的核素显像也在不断进步,它对于早期发现脊椎骨的转移性肿瘤,鉴别原发和继发肿瘤及判断蛛网膜下隙梗阻方面有极大的优越性。

20 世纪 80 年代,MRI 的临床应用把骨科的脊柱骨科肿瘤影像学诊断推向一个更高的水平。它不像 X 线一样有射线对人体有一定的辐射影响,又不像 CT 受骨伪迹的影响,软组织的对比分辨率是以组织的含水分多少而得出的,故其高得多;且可获取任意断面的三维图像,使脊柱病变一目了然,现已经在临床上十分普及,是诊断脊柱肿瘤必不可少的方法。

1.X 线平片

主要作用是评价脊柱骨质结构,对椎体、椎弓根、椎板、棘突、椎间孔、椎间隙、椎间关节、侧块等进行分析及观察椎管大小的变化。

骨转移是脊柱最常见的肿瘤。血行性转移首先是松质骨,只有当皮质骨被侵犯时,X线表现才可以显示出。脊柱最常见的转移瘤来源于乳腺、前列腺、肾脏和肺。前二者多为成骨性转移,后三者为溶骨性转移,也可为混合性的。椎弓根被侵犯非常重要,因为它可合并脊髓压迫,引起重要症状。多发性骨髓瘤很像骨转移瘤,有时难以鉴别。有些单发脊柱肿瘤可有特征性表现如骨样骨瘤、动脉瘤样骨囊肿、血管瘤等。骨母细胞瘤好发于脊椎,尤其是附件。病变呈膨胀性骨缺损,肿瘤内可见某种程度的骨质增生和钙化,体积较骨样骨瘤大。椎体的网织细胞肉瘤除骨质破坏外,椎旁组织可膨胀,受累椎体凹陷变形,椎间隙不受侵犯。

由于X线的对比及分辨率很低,不能清楚显示骨质病变和软组织的情况,如恶性肿瘤向软组织的浸润,椎管内肿瘤未引起骨质变化以前,平片的诊断在实际临床上诊断价值越来越小。

2.X线体层摄影

其目的是使人体某一层组织清晰地显影,而其前后或上下各层组织阴影模糊不清。在脊柱的影像检查和诊断上,断层摄影主要应用于以下几个方面:①发现相邻近组织重合掩盖的病变。比如平片常不能显示上胸椎、下颈椎及颅底-寰枢椎的异常,而体层摄影可清楚显示这些部位的病变。②发现微小骨病灶,有利于早期诊断。③较正确地确定病变的范围,如侵犯部分椎体、椎体前缘或某个突起的异常。④更清楚地显示病变的解剖部位、形态结构及软组织异常。

3.CT断层

在目前所有影像学检查技术中,CT仍是对骨质结构分辨率最高的一项检查。其从横断面上可清晰显示脊椎骨质密度和被破坏的情况,对于判断肿瘤的性质、边界等有很高应用价值。如用三维成像技术对CT图像进行重建,则能更好地观察到肿瘤侵占脊柱的范围、其对椎管内占位情况以及对神经组织的影响。

4.MRI检查

对脊柱周围软组织和椎管内的破坏情况显示较清晰。该成像技术的优势在于,在使脊椎骨质和相邻软组织病变得到良好显像的同时,能很好显示肿瘤同脊髓和神经根的相互关系,以及神经组织受损害的程度。附以特殊成像技术,如加用增强剂等,还能在一定程度上对肿瘤性质做出进一步判断。

5.全身骨扫描

应用放射性核素技术对全身骨骼系统进行显像,对了解脊柱肿瘤为单发或多发,以及对转移性肿瘤进行评估,均有重要意义。尽管该项检查存在假阳性或假阴性现象,但在很多情况下仍是对脊柱肿瘤诊断较具参考价值的检查。

6.血管造影

对血管性肿瘤的诊断有一定临床价值。对于了解肿瘤的血液供应以及在某些情形下进行选择性肿瘤血管栓塞时具有实际意义。该项技术有时也可用于手术前肿瘤血管栓塞或肿瘤血管的灌注化疗。

（三）脊柱肿瘤的组织学检查

尽管综合临床症状、体征和影像学特点可以对某些脊柱肿瘤提出初步临床印象，但在实际中，多数肿瘤病例很难通过上述常规方法得到组织学意义上的肯定性诊断。而另一方面，脊柱肿瘤的组织学诊断在很大程度上影响着治疗策略，特别是手术切除方案的制定。因此，采用某些特殊技术，设法在脊柱肿瘤治疗前就能明确其组织学类型甚为重要。肿瘤的活组织检查无疑是最为准确的诊断手段，但对于脊柱这样的特殊部位，切开活检的手术创伤是很大的，而常规的穿刺有难度而且还有一定的风险。

近几年来逐渐用于临床的 CT 监测下经皮穿刺进行脊柱病变活检技术较好地弥补了切开活检和常规穿刺活检的不足，在脊柱肿瘤术前诊断中发挥着重要作用。该技术的主要步骤包括：先对脊柱肿瘤的病变节段进行 CT 扫描；根据肿瘤所在部位的解剖学特点选择适宜穿刺路径，主要是避开重要器官或组织；根据肿瘤的硬度选择穿刺活检器械（骨组织穿刺套管或软组织穿刺套管）；然后在 CT 图像的监测下实施穿刺并取得所需骨肿瘤组织。这项技术总体是一个实用又安全的新技术。有报道 352 例在 CT 监测下进行脊柱病变穿刺活检的临床经验，病例涉及的病变节段几乎包括从寰枢椎至骶椎的所有椎节。结果显示，穿刺与手术后病理诊断的符合率达 93.54%，未发生严重合并症，也未发生种植性转移等情况。当然严格掌握穿刺活检应用指征和相关技术是保证其安全性和有效性的重要前提。穿刺活检毕竟是一种有创伤的检查，因此对于体质显著虚弱和伴有严重心、脑血管疾患的患者，以及具有明显出血性倾向的患者不宜贸然采用；对于血管性肿瘤应慎重使用；出、凝血时间检查应作为穿刺活检前的常规化验项目。在穿刺活检取材技术方面，应尽量切取比较靠近肿瘤边缘的组织，并且最好能在肿瘤的不同部位切取 2～3 块以上组织块，以提高肿瘤组织学诊断的阳性率和准确性。

（四）脊柱肿瘤的实验室检查

某些血或尿的化验检查指标有助于对脊柱肿瘤性质的判断。如：碱性磷酸酶升高常提示成骨性肿瘤转移的可能性；酸性磷酸酶升高则常提示前列腺癌转移；而本—周蛋白异常出现为骨髓瘤较具特征性的反应。此外，血中钙和磷的变化以及一些肿瘤相关抗原的出现，也可对某些类型脊柱肿瘤的诊断起到提示或辅助作用。

三、脊柱肿瘤的治疗

对脊柱肿瘤个例进行彻底性手术切除的历史或许可以追溯到 20 世纪 60～70 年代。Livere 于 1968 年报道腰椎巨细胞瘤的全脊椎切除。Stener 于 1971 年及 1977 年报道胸椎巨细胞瘤的全脊椎切除。国内也有学者在 70 年代末探索胸椎肿瘤的广泛性切除。但对脊柱肿瘤彻底性切除技术及相关治疗进行专题性较大规模研究的时间可能不过 20 年，即从 20 世纪 90 年代起，有些学者才真正开始对脊柱肿瘤的彻底性切除技术进行系统性研究。然而，令人感到鼓舞的是，在过去短短的十几年里，脊柱肿瘤手术治疗从理念到技术都发生了十分深刻的变化，这些变化使脊柱肿瘤临床治疗的状况显著改观。采用彻底性切除方式实施脊柱肿瘤手术，已使一些患者获得比以往好得多的疗效。

回顾世界范围内脊柱肿瘤外科治疗领域近十几年来的发展，以下几方面的变化无疑对脊柱肿瘤的诊治理念和技术进步起到了重要的影响作用：

（1）脊柱肿瘤外科分期或分级方法的提出在一定程度上规范了脊柱肿瘤诊断治疗方案或术式的选择。1980年，Enneking提出的骨肿瘤外科学分期对四肢骨与软组织肿瘤产生广泛影响，该分期系统虽难以完全适用于脊柱肿瘤的评估与治疗，但在一定程度上仍具有临床参考和借鉴作用。1997年，意大利学者Boriani等人提出了胸腰椎脊柱肿瘤外科分期，即WBB分期。该分期将脊椎的横断面划分为像钟表一样的12个时区，提出根据肿瘤所侵及的范围不同，分别进行相应的椎体切除、矢状半脊椎切除或全脊椎切除的理念，对指导脊柱肿瘤手术方式的合理选择起到积极作用。同时期，日本学者Tomita等人提出的针对转移性脊柱肿瘤的评分方法，则根据原发性肿瘤控制情况、转移部位、患者全身状况及预期生存时间等指标，做出疾病进程的综合评估，从而对转移性脊柱肿瘤采取保守治疗、姑息性手术甚或彻底性切除等策略的制定提供了可以量化的依据。上述外科分期、分级方法的提出使脊柱肿瘤的外科治疗从个案经验积累和探索阶段进入到在一定理论指导下的系统性治疗和研究阶段。当然，现行脊柱肿瘤的外科分期、分级系统还存在诸多不尽人意之处，有待进一步补充和完善。

（2）整块全脊椎切除概念的提出，使脊柱肿瘤手术切除理念发生了根本性转变，也使手术技术水平出现巨大飞跃。以往脊柱肿瘤的手术方式普遍以不彻底性切除为主。其中刮除术是被最为广泛并堂而皇之使用的传统手术操作技术。与之相伴的是手术后肿瘤的很快复发以及患者较短的生存时间。整块全脊椎切除术的问世颠覆了那种认为脊柱肿瘤因解剖结构所限只能分块切除的传统观念。近年来，越来越多成功病例的报道也印证了脊柱肿瘤整块切除的可行性和由此带来的可靠疗效。目前，整块全脊椎切除技术的施行主要包括2种方式：一种是以日本学者Tomita为代表的经后路整块全脊椎切除技术。该术式的典型做法是经胸腰椎后正中切口入路，从后向前360°剥离并显露肿瘤所在节段的整个脊椎，然后用钢丝锯将两侧椎弓根和病椎上下相邻的椎间盘锯断，使前方的椎体与后方的附件结构完全分开，最终将椎板及附件结构作为一个整块，而椎体作为另一个整块取出，完成所谓"全脊椎切除"。该术式的优点为：比较标准化；只经一个手术入路便将肿瘤所累的脊椎全部切除。其缺点为：如果椎弓根已被肿瘤累及，则切除过程中肿瘤外露，仍有瘤组织污染周围正常组织的潜在机会。与Tomita术式有所不同的另一种也被称为整块全脊椎切除的方法为欧美一些学者所推崇。这种手术方法的核心技术为：经包绕肿瘤周围的正常骨组织或软组织做切除，尽力不使肿瘤外露，必要时连同壁层胸膜甚至硬脊膜一并切除。而同一节段脊椎未被肿瘤累及的正常骨质则不一定强调整块切除。就整块切除即英文所指"en bloc resection"的定义而言，后者似乎更符合整块切除的理念。其最大优势为，所切除的肿瘤完全被包绕在正常组织结构内。虽然有时会因此增加对肿瘤周围正常组织或结构的损伤范围，但确实在一定程度上减低了手术过程中肿瘤污染的潜在机会。

从脊柱肿瘤的外科治疗角度而言，整块全脊椎切除技术的临床应用具有划时代的意义，尽管在很多情形下该技术还存在一定局限性，远未能解决脊柱肿瘤的所有难题，但应用该技术之后所取得的显著临床疗效有目共睹。更重要的是，整块全脊椎切除理念为我们拓宽了应用外科手术技术治疗脊柱肿瘤的未来思路。

（3）国际脊柱肿瘤研究组织的形成给脊柱肿瘤的未来研究与治疗模式带来有益启发。脊柱肿瘤具有其显著特殊性:一方面,它包括了多种病理类型,与身体其他部位的肿瘤,尤其四肢骨肿瘤,有着密不可分的内在联系,有必要从肿瘤学角度进行相应研究,包括除手术治疗环节以外的放疗及化疗等研究;另一方面,由于肿瘤位于脊柱这样一个相对复杂并独特的解剖结构当中,从手术治疗角度又离不开脊柱外科的相关技术,许多相关难题的解决在很大程度上有赖于从脊柱外科手术技术角度取得突破。以上两方面的特点大大增加了我们对脊柱肿瘤进行科学研究的难度。脊柱肿瘤的病例数量本来就少于其他常见病,按颈椎、胸椎、腰椎和骶椎几个部位划分之后,每个部位肿瘤病例的数量就变得更少。如果再把每个相同部位不同病理类型的肿瘤进一步分类,则病例数量会变得寥寥无几。因此,单个医疗单位,即便那些具有脊柱外科中心地位的医疗单位也很难收集到足够数量病例对某一部位(脊柱节段)同一种病理类型的脊柱肿瘤进行循证医学意义上的大宗病例研究。这从客观上造成了脊柱肿瘤个案或小宗病例临床治疗经验报道较多,而大宗病例系统性研究报告比较缺乏的现状。众所周知,对于肿瘤类疾病,具有循证医学意义的大宗病例前瞻性、对比性研究才更真实可靠并令人信服。正是在这种背景下,近几年来,欧美及亚洲一些在脊柱肿瘤外科治疗领域颇有建树的专家已经达成共识,成立了脊柱肿瘤研究和治疗小组,旨在共享病例资源,在相同理念和技术下治疗和随访患者,以期在相对较短的时间里获得具有循证医学水准的研究成果,并使脊柱肿瘤治疗的规范性、合理性和有效性不断提高。

上述专业研究小组或研究同盟联合作战的模式或许是攻克脊柱肿瘤外科治疗领域难题的明智之举。相信此举对世界范围内脊柱肿瘤领域的深入研究和相关理论的形成会起到积极的推动作用。

脊柱肿瘤的外科治疗

(一)手术目的和指征

对于不同类型或同一类型但处于不同时期的脊柱肿瘤,手术治疗的目的和指征可能会有很大差别:手术治疗的主要目的包括:①彻底切除肿瘤组织并建立脊柱的长久稳定性,最终使患者得到治愈。此为脊柱肿瘤治疗的最高目标。不少良性肿瘤,某些侵占较局限的低度恶性肿瘤可通过彻底性手术切除达到这样的临床效果。近年来的一些临床研究表明,少数同时侵及脊椎前、后部结构的肿瘤也有可能得到彻底性切除。②保持或恢复脊髓及神经根功能,并有效延长患者的生存期。对于大多数转移性肿瘤和恶性程度较高、侵及范围较广或复发倾向明显的原发性肿瘤,当彻底性切除已较难实现时,可争取行肿瘤的次全切除或大部切除,解除其对脊髓或神经根的压迫,同时用内吲定技术使脊柱重新获得稳定,从而使患者的神经功能得到保护,生存期得以延长。③减轻痛苦,改善患者生存质量,对于肿瘤晚期,肿瘤组织已无法被全部或大部切除,而患者又存在剧烈疼痛或严重神经功能障碍者,仍可考虑行姑息性手术,使脊髓和神经获得减压,从而使患者在短时间内的生存质量得到改善。但无论出于上述何种目的,手术指征均应以患者全身状况能够耐受手术作为重要前提,否则应视为手术禁忌。

(二)手术前准备和手术中注意事项

常规准备同其他外科手术。由于脊柱肿瘤往往手术创伤较大,手术时间较长,术中出血亦较多,而脊柱肿瘤患者的一般状况又常常较差,故于手术前应注意纠正患者的贫血及恶病质等情况,尤其应注意患者的凝血功能,脊柱肿瘤因术中失血多出现 DIC 的病例时有所见,故术前备血应充足。对于某些血管性肿瘤及血运极为丰富的肿瘤,必要时还应考虑采用肿瘤血管栓塞等手段,以减少术中出血。鉴于脊柱肿瘤切除手术的复杂性,手术前应制订比较周密的方案,尽量考虑到术中可能出现的各种情况及相应对策。

考虑到手术中有可能出现短时间内大量失血的情况,开放 2 条以上较大静脉供输液用以及术中进行动脉压监测应作为常规,以应付术中及时、快速输血的需要。

在条件允许的情况下,尽量争取做肿瘤组织术中冷冻病理切片的机会。尽管术前穿刺活检的准确度相对较高,但由于取材较少,仍存在一定误差。明确病理诊断将有助于实施或调整手术方案。

(三)脊柱肿瘤手术切除的相关概念

1.刮除

是一种于病灶内将肿瘤分块切除的方式。适用于某些膨胀性生长的良性肿瘤切除或姑息性肿瘤切除;对于侵袭性生长的肿瘤,刮除往往难以达到彻底清除肿瘤组织的目的。

2.彻底性切除

所谓彻底性切除,是指通过外科手术将肿瘤组织彻底清除干净的方法,其所包含的主要手术技术包括:

(1)边界性切除:将肿瘤包膜或肿瘤周围反应区组织进行切除。

(2)广泛性切除:将肿瘤连同其周围的部分正常组织进行切除。

(3)整块切除:意指将肿瘤及其周围部分正常组织以整体的形式进行切除。按照整块切除的概念,切除的组织不应有任何肿瘤外露,于该切取物周围取活检不应发现肿瘤细胞。事实上,该技术在很多情况下难以施行,在颈椎部位则更难实现。

(4)根治性切除:对于四肢肿瘤,根治性切除系指将肿瘤连同其所在间室一并切除。由于在脊椎部位所谓"间室"常涉及硬膜结构,故肿瘤根治性切除的概念须谨慎使用。

3.椎体切除术

是指将一节或数节椎体做全部切除。该技术适合于位于椎体内的肿瘤。

4.全脊椎切除术(total spondylectomy 或 vertehrectomy)

是指将一节或数节脊椎做全部切除。该技术主要用于那些脊椎前、后方结构均遭肿瘤破坏的病例,旨在彻底清除肿瘤组织。该种手术大多采用前、后方分别入路的方式施行。也有人采用单一后方入路,从两侧肋骨与横突包绕至前方切除椎体的方式。

5.脊柱稳定性重建

是指应用脊椎间植骨及内固定技术,使因肿瘤切除后出现结构缺损的脊柱重新获得力学结构和功能的方法。对于侵及范围较广、严重破坏脊柱结构的肿瘤,稳定性重建是肿瘤切除手术必不可少的组成部分。关于内固定技术的应用指征也可参考下述脊柱稳定性的判断标准。

(四)脊柱稳定性的判断

尽管一些脊柱肿瘤已经能够用手术切除的方法进行彻底性根治,但无法根治或失去彻底性治疗机会者仍为数不少,对这些病例中存在显著脊柱不稳情况者,往往需要行稳定性手术,恢复脊柱的力学支撑功能,使脊髓和神经根得到保护,并使患者维持一定的活动能力。而对脊柱稳定性的判断则在一定意义上成为选择脊柱稳定性手术的重要依据。

Bridwell 评估系统对脊柱肿瘤时脊柱稳定性的判断具有一定参考价值。Bridwell 认为脊柱稳定性有赖于以下 3 种脊椎结构的完整：①中线复合体（包括椎板、棘突及其连接韧带）；②双侧关节突复合体；③椎体后壁、椎间盘及纤维环复合体。上述复合体当中的 2 个或上述结构中的 50% 遭到破坏时，脊柱应被视为不稳；当椎体压缩超过 50%、脊柱出现滑椎、脊柱后凸角超过 20°或脊椎的前、后方结构均受累时，也可判定脊柱为不稳。

2010 年，国际脊柱肿瘤研究学组制定了全新的、专门用于评价脊柱肿瘤稳定性的评分标准。评分系统包含 6 大项，总分 18 分：0～6 分为稳定；7～12 分为可能即将发生不稳定；13～18 分为不稳定。具体见表 7-1。

表 7-1　脊柱肿瘤稳定性评分系统

评分内容	分数
部位	
交界区（枕骨～C_2，C_7～T_2，T_{11}～L_1，L_5～S_1）	3
脊柱活动区域（C_3～C_6，L_2～L_4）	2
半固定区域（T_3～T_{10}）	1
固定区域（S_1～S_5）	0
疼痛卧床时缓解和（或）脊柱活动时加重	
是	3
否（偶尔疼痛，且非机械性疼痛）	1
无疼痛	0
骨病损	
溶骨性	2
混合性（溶骨性/成骨性）	1
成骨性	0
影像学脊柱顺列	
半脱位/滑移	4
新发的畸形（后凸/侧凸）	2
正常顺列	0
椎体塌陷	
塌陷＞50%	3
塌陷＜50%	2
椎体受累＞50%但无塌陷	1
以上情况均无	0
脊柱后外侧结构受累情况	
双侧	3

续表

评分内容	分数
单侧	1
以上情况均无	0

(五)脊柱肿瘤行全脊椎切除的技术要点

脊柱肿瘤手术治疗所涉及的基本问题包括手术入路的选择、肿瘤的显露、肿瘤彻底性切除的方法以及肿瘤切除后脊柱稳定性重建技术的应用。因施行全脊椎切除术的过程中将不可避免地遇到上述所有相关内容,故本节拟在介绍颈椎、胸椎与腰椎的全脊椎切除技术的同时对上述问题进行扼要讨论。对于脊椎前、后部结构均遭肿瘤破坏的病例,通过一期手术,分别经前方及后方入路将病变组织彻底切除并应用内固定技术重建脊柱稳定性,是脊柱全脊椎切除术的最常见方式。当然,遇患者全身情况难以耐受两侧入路手术或遇一侧入路手术出血过多、时间过长的情况,也可采用分期手术的方式,于2周内通过2次手术完成全脊椎切除。

1.颈椎肿瘤的全脊椎切除术

(1)手术显露与肿瘤切除:肿瘤病变组织的充分显露是手术能够将其彻底切除的重要前提。后路显露一般并不困难,但要求在实施切除之前将棘突、椎板及关节突等均暴露无遗,并将关节突及横突周围附着的肌肉和韧带进行剔除或剥离;如肿瘤已突破骨皮质侵及软组织,则应于肿瘤的假包膜外面分离,避免瘤组织外露。然后将肿瘤连同其所占据的骨性椎节一并切除。最好能以大块切除的方式将欲切除的椎板及关节突侧块整体或分成几大块进行切除。关键的操作是从后方彻底切除两侧侧块和椎弓根,显露神经根和椎动脉。在直视椎动脉的情况下,彻底切除横突的后壁和外侧壁,为颈椎前方的椎体切除提供便利条件。

颈椎前路显露的要点在于尽可能充分地游离胸锁乳突肌前缘与中线结构(包括气管、食管等)之间的间隙,在纵行切开椎前筋膜后,向两侧暴露出颈长肌。先于欲切除椎体的横突水平切断颈长肌并将颈长肌向两侧剥离,显露并分块切除横突后使两侧椎动脉得以游离,然后在保护好椎动脉的情况下再行整个椎体切除,一般对椎动脉进行游离并不十分困难,如万一在手术过程中将椎动脉损伤,可予以结扎。实践结果表明,一侧椎动脉结扎很少造成脑供血障碍。将椎体以整体方式切除无疑最为理想,但在较困难的情况下也不必强求,在将周围组织加以良好保护的前提下,分块切除椎体同样能够做到完全彻底。

(2)植骨及内固定:颈椎整个椎节被切除后,后方尚无很好的植骨融合方法,故一般多采用前路椎体间的植骨融合。可选择的椎体间植入材料包括自体骨块、同种异体骨块或人工椎体(人工椎间融合器)等。取自自体髂骨的骨块融合能力和可靠性最强;异体骨使用简便,但融合能力不如自体骨;而人工椎间融合装置(例如填充以自体松质骨的圆柱状钛网)能提供较好的力学支撑作用,据临床观察融合率也较高,故在条件允许时应鼓励使用。颈椎后方的内固定目前以侧块螺钉及连接棒或钛板固定技术应用最为普遍,如病变部位在上颈椎,可替代以枕骨与下颈椎侧块螺钉之间钉棒固定。颈椎椎弓根螺钉技术或许能提供更为理想的力学固定强度,但手术操作的难度与风险也随之增加。也有研究报告称,颈椎椎弓根螺钉与侧块螺钉的固定强度及临床效果并无显著差别。颈椎前方的内固定目前多采用钛板与螺钉技术(图7-7所示为颈椎全脊椎切除手术前后的影像学资料)。

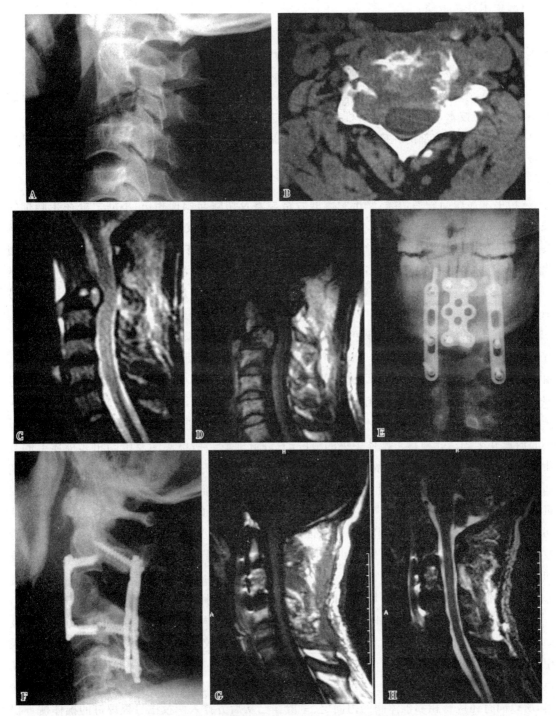

图 7-7 女 38 岁,双上、下肢无力 1 个月,巨细胞瘤

A～D.X 线片、CT 及 MRI 示 C₃ 椎体及附件结构破坏。CT 监测下经皮穿刺活检病理报告为巨细胞瘤;
E～H.一期手术,分别经后方及前方入路行 C₃ 全脊椎切除术。前路采用 C₂～₄ 椎体间自体髂骨块植骨及钛板
与螺钉内固定,后方采用关节侧块钛板及螺钉内固定。术后 8 个月,X 线片示植骨融合。MRI 示脊髓压迫已
完全解除。患者神经功能完全正常。

（3）手术注意事项：

①行颈椎全脊椎切除手术前应常规做 CTA 或 MRA 检查，以了解颈部两侧椎动脉的解剖部位与形态，为术中椎动脉的显露与处理提供参考依据。

②经颌下入路行上颈椎肿瘤的全脊椎切除术时，须先进行前方的手术，如先做了后方的枕-颈内固定，则无法再使颈部过度仰伸，致前方几乎无法显露。鉴于上颈椎尚缺乏坚强可靠的前路内固定技术，上颈椎的全脊椎切除术可在头-胸外固定架保护下完成。

③位于上颈椎前部的肿瘤如采用经口腔入路完成，应常规行气管切开，以利于手术后早期呼吸道的护理。

2.胸椎肿瘤的全脊椎切除术

（1）手术显露与肿瘤切除：胸椎肿瘤的后路显露及切除与颈椎相仿，不同之处在于胸椎的关节突侧块的大小、形状与颈椎不甚相同，横突与肋骨之间形成肋骨-横突关节。一般来说，横突更容易经后路切除。另外，在行胸椎后部结构切除时，往往需要将肋骨小头做全部或部分切除。胸椎手术的出血也似乎更多。在切除胸椎后部结构时，应注意将关节突与横突周围的肌肉、韧带以及前方的胸膜进行剥离；与颈椎后路手术一样，应尽量从靠近椎体后缘处切除椎弓根，以便于前路的椎体切除术。

胸椎椎体的切除多采用经胸腔途径进行，一般从侧前方暴露椎体。如椎体病变偏向一侧，宜从病变较重的一侧进行切除。如两侧病变相同，则依个人见解选择左侧或右侧经胸腔入路。由于心脏及主动脉略偏于左侧，因此右侧胸腔空间显得更宽敞些，便于手术操作，故不少人习惯经右侧胸腔入路。而喜欢左侧入路者认为，动脉虽偏于左侧，但因其管壁较厚，比较易于保护，在右侧胸腔操作反而容易损伤静脉及胸导管。显露椎体侧前方并切开壁层胸膜后，首先应小心游离并牢固结扎横行于椎体中央的节段动、静脉血管。病椎头端及尾端相邻椎体上的节段血管也应做同样处理，以备做内固定之用。然后沿壁层胸膜下方做病椎椎体游离。于彻底切除病椎头及尾侧相邻的椎间盘后，行椎体切除。能将病椎椎体完整切除最为理想，如有困难，可采用分成几块切除的方式。一般如病椎对侧缘骨皮质如破坏不严重，多可经手术入路侧切除干净，但如果对侧椎旁软组织已被侵蚀，则有可能造成切除困难，必要时，可考虑经对侧胸腔入路予以切除。上述手术操作也可采用经胸膜外途径进行，此时需要将胸膜充分游离并推向前方，其余操作相同。

（2）植骨及内固定：与颈椎情况相同，行全脊椎切除后，胸椎后方尚无适宜植骨融合方法，一般依靠前方椎体之间植骨进行融合。胸椎后方常用的内固定方式包括椎弓根内固定及 Luque 棒＋椎板下钢丝内固定。因椎弓根内固定强度相对较高，可实现短节段固定，故多被采用。前方椎体之间的植骨可用取自髂骨的骨块，但最好使用充填以松质骨的人工椎体，尤其在负重较大的下胸椎，人工椎体可以提供足够强度的支撑力。因人工椎体自身并无足够固定作用，所以同时还应行相邻椎体间的内固定：一般在已从后方拧入两枚椎弓根螺钉的椎体侧方仍可再拧入一枚固定螺钉（图 7-8 所示为胸椎全脊椎切除手术前后的影像学资料）。

（3）手术注意事项：如无特殊情况，行胸椎全脊椎切除术时，宜先经后路行脊椎后部结构的切除及固定。因为胸椎后方内固定，尤其椎弓根内固定，具有抗屈伸和抗旋转的双重作用，先行后路固定后脊柱获得可靠稳定性，使前路手术相对更为安全。

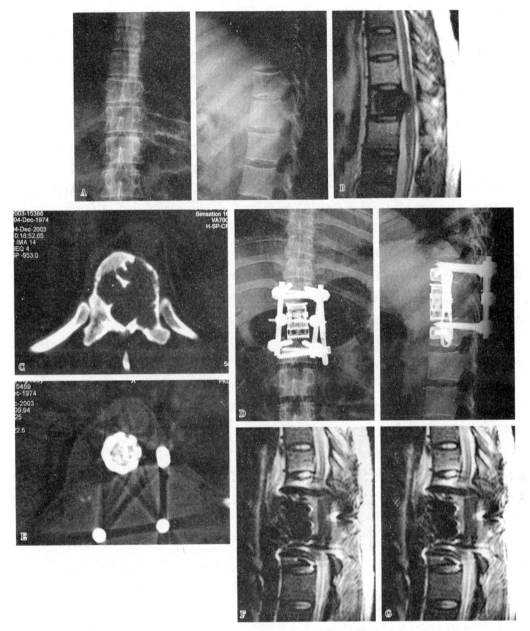

图 7-8　女,29 岁,双下肢无力 2 个月,巨细胞瘤

A~C.X 线片、CT 及 MRI 示 T$_{11}$椎体及附件结构破坏。CT 监测下经皮穿刺活检病理报告为巨细胞瘤;
D~G.一期手术分别经后路和前路行 T$_{11}$全脊椎切除术。手术后 1 年,患者神经功能完全正常。X 线片示
T$_{10~12}$后路椎弓根螺钉固定和前路 T$_{10~12}$间人工椎体植入及采用 VentroFix 单棒系统行内固定情况;CT 横断
面扫描示肿瘤已切除彻底,人工椎体位置良好;MRI 示全脊椎切除后脊髓获得充分减压。

(4)单纯后路整块全椎切除手术:对于累及椎体和(或)椎弓且基本局限在骨质里的原发性
肿瘤和预后良好的孤立性转移癌可采用单纯后路的整块全椎切除手术。该方法能够保证肿瘤
切除的边界,减少经瘤手术造成的肿瘤细胞污染,从而减少肿瘤复发。但手术创伤大,手术技
术要求高。患者在手术前 24~48 小时内接受病椎及上下相邻节段两侧节段血管的栓塞手术。

手术采用后正中入路,切口长度包括肿瘤累及节段上下各 2 个节段。首先在上下各 2 个健康椎体内植入椎弓根螺钉。向外侧充分显露病椎及上下 1 个节段的肋骨约 3 cm 并予以切除。切除病椎头端椎板下 1/2 和下关节突以及椎板间黄韧带,充分显露病椎的上关节突。切除病椎和下位椎板间的棘上、棘间韧带和椎板间黄韧带。用线锯锯断病椎双侧的椎弓根,整块切除后方结构。用骨蜡封闭椎弓根减少肿瘤细胞污染。结扎双侧神经根。钝性剥离双侧胸膜使双手在病椎椎体前方汇合。安装一侧椎弓根连接棒予以临时固定。在病椎上下椎间盘水平用线锯切断。此时需严格保护硬膜避免线锯在锯断椎间盘时损伤脊髓。分离椎管内肿瘤和硬膜表面的粘连,将椎体整块取出。用蒸馏水和顺铂溶液(0.5 mg/mL)分别浸泡 3 分钟。裁剪合适大小的钛网,将先前切除的肋骨剪碎填入钛网并植入相邻椎体间。安装另一侧的椎弓根连接棒并加压、拧紧。如果肿瘤突破椎体皮质与胸膜粘连,可先采用侧前方入路分离肿瘤边界,而后再行后路手术整块将肿瘤切除。

3.腰椎肿瘤的全脊椎切除术

(1)手术显露与肿瘤切除:腰椎肿瘤的后路显露和切除与胸椎类似,所不同的是,在腰椎节段,神经根必须受到保护,否则将会引起永久性感觉或运动功能丧失。为便于经前路手术切除椎体,同样应在靠近椎体的部位切除椎弓根。

腰椎椎体的显露与切除一般经腹膜后椎体侧前方入路进行。腰椎节段血管的处理及椎体切除的方式与胸椎相同。但在 L_2 水平以下,腰大肌明显覆盖并附着于椎体侧前方,故在剥离或切开过程中需格外小心,以免损伤走行于腰大肌之内的神经根。如行 L_4 或 L_5 的椎体切除,侧前方入路恐较困难,可采用前侧切口及入路,经腹膜后到达椎体前方。此时,除保护腹主动脉及静脉外,尤其应注意保护髂部血管。

(2)植骨及内固定:腰椎后方常规以椎弓根螺钉进行固定。与胸椎相同,需采用椎体间植骨融合。鉴于腰椎比胸椎负重更大,故更宜选择充填以松质骨的人工椎体做为椎体间植入物,以防止脊椎塌陷。如为 L 椎体切除,前方内固定较为困难,有时只能行单纯的椎体间植骨或人工椎体植入,此种情况下,手术后需要患者卧床 6～8 周以上,并建议佩戴支具。

另外,与胸椎相似,L_1～L_3 局限在骨质内的肿瘤可经后路行整块的全椎切除手术。L_4 和 L_5 由于椎体与前方大血管邻近、髂骨的影响以及神经根功能重要,因此适合前后路联合的方式行全椎切除(图 7-9,7-10)。

(六)脊柱肿瘤的放射治疗

放射治疗是脊柱肿瘤的重要辅助治疗方法之一。此种疗法主要用于那些对射线敏感的肿瘤类型,如血管性肿瘤、骨髓瘤、淋巴瘤、嗜酸细胞性肉芽肿以及来源于肺、肾、前列腺、乳腺等的多种转移性肿瘤。巨细胞瘤被认为放疗后有肉瘤变可能,但实际上发生率很低。脊索瘤过去被认为对放疗不敏感,而现在不少人发现对脊索瘤行放疗后仍可取得一定疗效。

放射治疗的应用指征包括:

(1)对某些放疗敏感性肿瘤行手术前放疗,以使肿瘤体积缩小并减少其血运,为肿瘤的彻底性切除提供更有利条件。放疗还可在一定程度上减少肿瘤复发的机会。因放疗后早期肿瘤周围组织会出现水肿等不良反应,影响手术和伤口愈合,故一般应于放疗结束 2 周后再行手术。

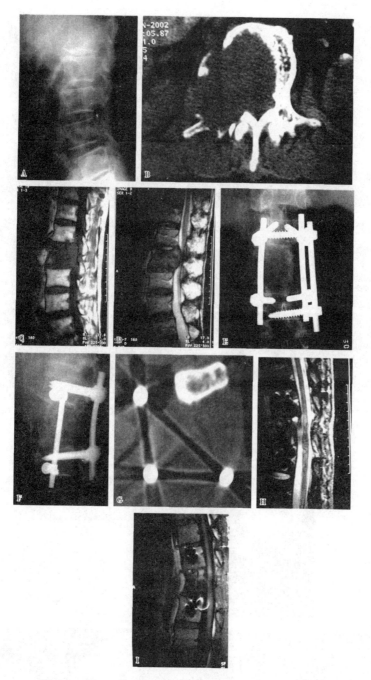

图 7-9 男,69 岁,右下肢无力伴疼痛 2 个月,巨细胞瘤

A～D.男,69 岁,右下肢无力伴疼痛 2 个月。X 线片及 CT 示 L_2 椎体和附件破坏,椎管被侵占;MRI 示 L_2 椎体病变之软组织团块向后压迫硬膜囊。CT 监测经皮穿刺活检病理报告为巨细胞瘤;E～G.一期手术分别经后路及前路行 L_2 全脊椎切除、$L_{1～3}$ 椎体间自体髂骨块植骨。后方采用 $L_{1～3}$ 椎弓根内固定,前路采用 VentroFix 单棒系统行内固定。手术后 3 周患者右下肢无力及疼痛症状缓解。术后 1 年 X 线片示植骨及内固定情况;CT 示肿瘤切除情况及植骨块位置;H～I.手术后 1 年,患者神经功能完全正常。MRI 检查示 L_2 全脊椎切除后脊髓减压情况

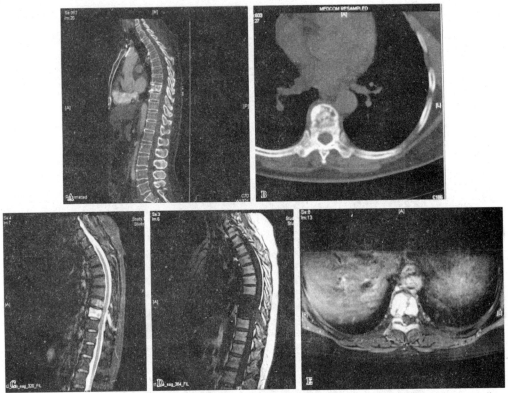

诊断：$T_{8,9}$ 及第六肋骨转移癌，乳癌术后。Tomita 转移癌评分：3 分；Tokuhashi 脊柱转移癌预后评分：12 分

微弹簧栓（共 3 对）

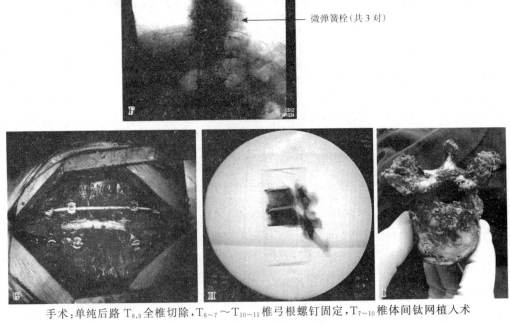

手术：单纯后路 $T_{8,9}$ 全椎切除，$T_{6\sim7}\sim T_{10\sim11}$ 椎弓根螺钉固定，$T_{7\sim10}$ 椎体间钛网植入术

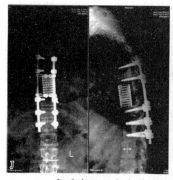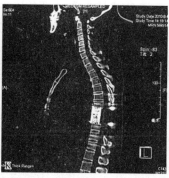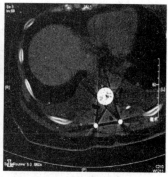

术后病理证实为黏液腺癌转移(与当年乳癌病理性质相同),ER(+)术后免疫治疗

图 7-10　患者,女性,53 岁,主因背痛 3 个月,伴双下肢麻木行走受限 2 个月。10 年前曾于我院行乳癌根治术,术后放疗

A～B.CT 矢状面和轴状面显示 $T_{8,9}$ 椎体和椎弓溶骨性破坏;C～E.MRI 增强及 T_1 加权像显示 $T_{8,9}$ 椎体肿瘤,肿瘤侵及椎管压迫脊髓;F.术前 1 天,经股动脉肿瘤动脉栓塞;G～I.术中 $T_{8,9}$ 全椎切除,$T_{8,9}$ 整块切除后标本的透视及大体标本像;J～L.术后 X 线片及 CT 显示 $T_{8,9}$ 全椎体切除及重建

(2)对于已失去手术治疗机会的患者,放射治疗可在一定程度上起到延缓病情进展的作用,并有可能通过放疗暂时减轻脊髓压迫症状及神经根性疼痛。

(3)对放疗敏感性肿瘤进行手术后放疗的目的主要是为了减少肿瘤的术后复发。放疗最严重的并发症为放射性脊髓病,为减少此种并发症的发生,需严格控制放疗剂量。

采用放射性粒子植入进行局部放疗也是一项比较有前途的技术。该技术最早被应用于前列腺癌的治疗并取得成功经验。将该技术应用于复发性或丧失手术机会的脊柱肿瘤同样可取得较好疗效。放射性粒子可采用经皮穿刺的方法进行植入,主要步骤为在影像(如 CT)监测下通过经皮穿刺技术将放射性粒子放置于肿瘤组织内,其优点在于放疗部位比较局限,避免了全身放疗的弊端。现行常用的放射性粒子多为 I^{131} 或 Sr,其直径 0.6 mm,放射半径为 5～10 mm,有效放射性周期为 3～6 个月。为达到预期疗效,应根据肿瘤大小,确定所需植入的粒子数量,并力求根据粒子放射性作用半径将其均匀植入。

(七)脊柱肿瘤的化学治疗

作为脊柱肿瘤的治疗方法之一,化学疗法适用于那些对化学药物敏感的肿瘤,应当认识到,在某些肿瘤(如骨髓瘤、淋巴瘤及成骨肉瘤等)的治疗中,化疗甚至比手术切除更为重要,在很大程度上决定着肿瘤的最终疗效。对于不少转移性肿瘤,化疗也发挥着十分重要的作用。因化疗药物具有一定特异性,往往作用于不同肿瘤细胞或肿瘤细胞的不同周期,且常需联合用药,加之毒副作用比较大,故应在有经验的肿瘤学专家指导下应用。

第八节　强直性脊柱炎

强直性脊柱炎(AS)是脊椎本身及其附属组织的一种慢性进行性炎症疾病,主要影响中轴骨,常侵及骶髂关节、髋关节、脊柱关节突及其邻近韧带,引起局部疼痛及进行性关节僵硬,最终导致关节的骨性强直与畸形。本病由 Connor 最早描述,其后,Strumpell、Marie 首次将本病作为一种独立的疾病报道,因而强直性脊柱炎在欧洲的一些文献中被称为关节粘连性脊柱炎(Marie-Strumpell 病)或 VonBechterew 病。风湿病学组的部分成员称之为血清学阴性的脊柱关节病。过去也有人称之为类风湿性脊柱炎,但现在发现它与类风湿性关节炎不同,是一种独特的疾病。1963 年,美国风湿病协会将之统一称为强直性脊柱炎,这一病名一直沿用至今。

一、病因

病因尚不明确。有遗传因素,男性多于女性,男女之比约为 14∶1。患者亲属的发病率比正常人群多 20~30 倍。约 96% 的患者含有血清组织相容性抗原 HLA-B27。据文献记载,单卵性双胞胎不一定都患本病,同时也有患典型强直性脊柱炎而血清中 HLA-B27 为阴性者,表明其发病除与遗传因素有关外,尚有环境因素(寒冷潮湿地区等)影响。

二、病理

脊椎的病变主要集中在代谢活跃的韧带附着部产生非特异性炎症,骨质被侵蚀破坏,被含淋巴细胞和浆细胞的结缔组织所替代。之后,病变沿韧带内的血管扩散。被破坏的骨部,产生反应性新骨,并向附着的韧带延伸而成为骨赘。在纤维环与椎体软骨附着部,在椎间盘的前方和侧方,也有同样的改变,形成韧带骨赘,因而使椎间盘产生骨性强直,病变以前纵韧带最显著。在脊椎的节段之间,骨化韧带形成骨桥,形成"竹节样或轨道样"脊柱。以后软骨板钙化,软骨内钙化,椎间盘也可逐渐骨化。这种骨化韧带的质地较脆,脊柱用力伸直时易断裂。

关节突关节、骶髂关节、胸骨柄体关节、耻骨联合等的病变表现为:先有轻度滑膜炎,然后关节囊骨化,关节突关节完全强直,相邻的软骨关节面逐渐被来自骨髓腔的血管所侵蚀,然后被新骨沉着所填充。

三、临床表现

患者以男性青壮年较多,70% 以上的患者年龄在 15~30 岁。起病缓慢,早期症状轻微,定位也不清楚,主要症状为腰背痛,渐渐感到腰部活动不灵活,晨起明显,活动后减轻,久坐后活动又不灵活。依病变的发展情况,分为上行型与下行型。

上行型 AS 较多见,症状始于双侧骶髂关节疼痛或腰部疼痛,部分患者的症状始于膝部。病变逐渐向上蔓延,症状加重,以致穿鞋脱裤均感困难。约在 0.5~1 年内,病变发展至胸椎。肋椎关节受累时,出现呼吸不畅,胸部感束带状疼痛。病变发展至颈椎时,头部不易转动,整个脊柱完全僵硬。在病变进展中,椎旁肌显著痉挛,因屈肌比伸肌拉力强,脊椎呈屈曲位,腰椎生理前突消失,成为圆形后突,以胸椎后突最为明显。最后颈椎前突也消失,整个脊柱呈僵硬的圆形驼背,头不能抬起,向前直视受限,仅能看到前面很短一段地面。部分患者有单侧或双侧髋痛,久之髋关节活动受限,呈屈曲性强直。双侧膝关节、肩关节也可能受累,开始时关节肿胀、疼痛、关节腔内积液,其后逐渐发生僵硬或强直,膝关节处于半屈位,肩关节则处于内收内旋位。

下行型 AS 较少见。症状始于颈椎,逐渐向下累及胸椎、腰椎、骶髂关节及髋关节。

当脊柱完全强直时,AS病变停止进展,症状即行消失。

体征方面,早期在骶髂关节可有局部压痛,骶髂关节试验阳性;其后,下腰活动受限;至后期,整个脊柱呈圆形驼背强直,胸廓呼吸运动受限,主要靠腹式呼吸,肺活量大为减少。

四、实验室检查及X线表现

本病患者的临床化验结果多数正常或仅有轻度改变。急性发作期患者,血红蛋白及红细胞较少;75%的患者血沉加快,C反应蛋白升高。白细胞略有增高,类风湿因子大部分为阴性,仅有20%的患者为阳性。血清组织相容性抗原HLA-B27阳性率,在日本人约80%的患者为阳性,认为对本病的诊断意义较大。

一般患者于起病后3~6个月甚至更长时间后才呈现X线变化。骶髂关节系本病最早侵犯的部位之一,常为双侧同时受累。表现为软骨下骨板模糊、关节面锯齿样破坏和邻近骨的硬化。病变最初在髂骨面更清楚,随着软骨下骨破坏的发展会形成骶髂关节间隙增宽的假象,继骨间骨桥和骨化出现后关节间隙逐渐变窄,数年后出现骶髂关节骨性强直,邻近骨硬化消失。

脊柱改变常发生于骶髂关节病变之后,由下向上发展,渐次呈现关节突间关节、胸肋关节和肋横突关节的轮廓模糊,关节突间关节软骨下骨质硬化。黄韧带、椎间纤维环、前纵韧带、棘上韧带逐渐由下至上开始骨化。因关节突关节的关节囊及棘上韧带的骨化,正位X线片上可见"两条平行的纵形致密带"及"单条正中致密带",椎体间的骨桥形成,最后脊柱呈"竹节样"强直。

五、诊断标准

(一)罗马标准(1961年)

1.临床标准

(1)腰痛与僵硬持续3个月以上,休息后不缓解。

(2)胸部疼痛与僵硬。

(3)腰部活动受限。

(4)扩胸度受限。

(5)虹膜炎或其后遗症的病史或现在症状?

2.放射学标准

X线片显示双侧骶髂关节发生AS特征性改变。

3.肯定的AS

(1)双侧3~4及骶髂关节炎,加上至少一条临床标准。

(2)至少4条临床标准。

(二)纽约标准(1966年)

1.临床标准

(1)腰椎在所有3个方向的活动均受限:前屈、侧屈及背伸。

(2)腰骶部或腰部疼痛。

(3)在第4肋间隙水平测量的扩胸度≤2.5 cm。

2.骶髂关节 X 线分级

正常,0;可疑,1;轻度骶髂关节炎,2;中度骶髂关节炎,3;强直,4。

3.肯定的 AS

(1)双侧 3～4 级骶髂关节炎,加上至少一条临床标准。

(2)单侧 3～4 级或双侧 2 级骶髂关节炎,加上上述第 1 条或同时具备第 2、3 条临床标准。

4.较可能的 AS

双侧 3～4 级骶髂关节炎而不具备任何临床标准。

(三)1984 年修订的纽约标准

1.临床标准

(1)下腰痛持续至少 3 个月,活动(而非休息)后可缓解。

(2)腰椎在垂直和水平面的活动受限。

(3)扩胸度较同年龄、性别正常人减少。

2.确诊标准

具备单侧 3～4 级或双侧 2～3 级骶髂关节炎,加上临床标准 3 条中至少 1 条。

六、治疗

(一)非药物治疗

(1)对患者及其家属进行疾病知识的教育是整个治疗计划中不可缺少的一部分,有助于患者主动参与治疗并与医师的合作。长期计划还应包括患者的社会心理和康复的需要。

(2)劝导患者要谨慎而不间断地进行体育锻炼,以取得和维持脊柱关节的最好位置,增强椎旁肌肉和增加肺活量,其重要性不业于药物治疗。

(3)站立时应尽量保持挺胸、收腹和双眼平视前方的姿势。坐位也应保持胸部直立。应睡相对较硬的床垫,多取仰卧位,避免促进屈曲畸形的体位,枕头不宜过高。

(4)减少或避免引起持续性疼痛的体力活动。定期测量身高,保持身高记录是防止不易发现的早期脊柱弯曲的一个好措施。

(5)炎性关节或其他软组织的疼痛选择必要的物理治疗。

(二)一般药物治疗

1.非甾体类抗炎药(NSAIDs)

NSAIDs 可迅速改善患者腰髋背部疼痛和发僵,减轻关节肿胀和疼痛及增加活动范围,无论早期或晚期 AS 患者的症状治疗都是首选。NSAIDs 最大药效出现在用药 2 周后,因此,只有在足量使用某种 NSAID 2～4 周效果不佳时方考虑换用另一种 NSAID,某位 AS 患者使用至少 2～3 种 NSAIDs 效果不佳才被认为是对 NSAIDs 无反应。不应把本类药物简单理解为止痛药物而忽视其应用,本类药物具有抗炎作用而非单纯止痛,特别是近年有证据表明,NSAIDs 甚至能减缓 AS 结构破坏的发生更说明了该类药物治疗 AS 的重要性,因此,目前主张 AS 患者只要是出现腰髋背部疼痛就应不迟疑地足量、足疗程应用此类药物,不应为防止出现不良反应而忍受疼痛,否则长期疼痛、僵硬很容易逐渐出现脊柱僵直、驼背等畸形。对

NSAIDs 迅速起效、症状得到缓解也是诊断 AS 的一个有用工具,2009 年 ASAS 关于中轴型脊柱关节炎的诊断标准也将对 NSAIDs 反应良好列为脊柱关节炎的特点之一用于诊断。

因为 AS 大多夜间疼痛明显,因此,睡前应用此类药物疗效最为理想。此类药物的不良反应中最常见的是胃肠不适,少数可引起溃疡。选择性 COX-2 抑制药对胃肠的不良反应可能相对较小。其他较少见的不良反应有头痛、头晕,肝、肾损伤,血细胞减少,水肿,高血压及过敏反应等。医师应针对每例患者的具体情况选用一种抗炎药物,同时使用 2 种或 2 种以上的抗炎药不仅不会增加疗效,反而会增加药物不良反应,甚至带来严重后果。

2.糖皮质激素

糖皮质激素长期口服治疗不仅不能阻止本病的发展,还会带来较多的不良反应。对其他治疗不能控制的下背痛,在 CT 指导下行糖皮质激素骶髂关节注射,部分患者可改善症状。本病伴发的长期单关节积液,可行长效皮质激素关节腔注射。重复注射应间隔 3～4 周,一般不超过 2～3 次。

3.柳氮磺吡啶(SSZ)

在治疗 AS 的二线药物中,SSZ 应该是目前使用最为广泛的药物之一。该药可改善 AS 的关节疼痛、肿胀和僵硬,并可降低血清 IgA 水平及其他实验室活动性指标,特别适用于改善 AS 患者的外周关节炎,并对本病并发的前葡萄膜炎有预防复发和减轻病变的作用。至今,该药对 AS 的中轴关节病变的治疗作用及改善疾病预后的作用均缺乏证据。通常推荐用量为 2～3 g/d,分 2～3 次口服。本品起效较慢,通常在用药后 4～6 周。为了增加患者的耐受性,一般以 0.25 g,3 次/天开始,以后每周递增 0.25 g 或根据病情或患者对治疗的反应调整剂量和疗程,维持 1 年以上。为了弥补 SSZ 起效较慢及抗炎作用欠强的缺点,通常选用一种起效快的非甾体抗炎药与其并用。本品的不良反应包括消化系症状、皮疹、血细胞减少、头痛、头晕以及男性精子减少及形态异常(停药多可恢复)。磺胺过敏者禁用。

4.甲氨蝶呤(MTX)

MTX 是一种叶酸抑制药,目前已成为治疗 RA 的首选药物。同时也批准用于治疗克罗恩病、恶性肿瘤和银屑病;但也在临床上被广泛用于治疗 AS,尽管在这方面还缺少足够的循证医学的证据。活动性 AS 患者对 SSZ 治疗无效或有禁忌证时,可选用 MTX。但经对比观察发现,本品仅对外周关节炎、腰背痛、发僵及虹膜炎等表现,以及 ESR 和 CRP 水平有改善作用,而对中轴关节的放射线病变无改善证据。通常以 7.5～15 mg,个别重症者可酌情增加剂量,口服或注射,每周 1 次。同时,可并用 1 种非甾类抗炎药。尽管小剂量 MTX 有不良反应较少的优点,但其不良反应仍是治疗中必须注意的问题。这些包括胃肠不适、肝损伤、肺间质炎症和纤维化,血细胞减少、脱发、头痛及头晕等,故在用药前后应定期复查血常规、肝功能及其他有关项目。

5.沙利度胺

研究表明,沙利度胺具有特异性免疫调节作用,能抑制单核细胞产生 TNF-α。1995 年,Sansoni 等发现了 2 例 AS 患者接受沙利度胺治疗后显著改善患者中轴疾病和外周临床表现,而且持续降低急时相反应物如 CRP 等。Breban 等应用沙利度胺治疗 7 例 AS 和 3 例未分化脊柱关节病患者显示疾病活动性有一定程度改善,但有 4 例患者因不良反应退出试验。国内黄烽等观察 30 例难治性男性 AS 患者接受沙利度胺(200 mg/d)为期 1 年的开放试验,结果 26 例患者完成了试验,在评价 AS 的 7 个主要指标中有 80% 的患者病情改善 >20%。同时发现患者外周血单个核细胞中的 TNF-α 的转录水平显著减少。但本品的不良反应相对偏多,常见的有嗜睡、头晕、口渴、便秘、头皮屑增多,少见的不良反应有白细胞下降、肝酶升高、镜下血尿及指端麻刺感等,对选用此种治疗者应做严密观察,在用药初期应每 2~4 周查血和尿常规、肝肾功能。对长期用药者应定期做神经系统检查,以便及时发现可能出现的外周神经炎。妊娠期女性服用该药可导致胎儿呈短肢畸形(海豹胎),因此对于妊娠期女性以及近期拟生育的患者(包括男性)应禁用本药。初始剂量每晚 50 mg,每 2 周递增 50 mg,至 150~200 mg 维持。该药容易引起困倦,适于晚间服用。

6.来氟米特

来氟米特是一个低分子量、合成的口服免疫抑制药,其作用机制是特异性抑制嘧啶的从头合成。本药对 AS 的外周关节炎疗效较佳,另外,该药对 AS 其他症状,如虹膜炎、发热等亦有较好的改善作用,因此该药在临床上主要用于 AS 的脊柱外表现的治疗。该药通常以 10 mg/d 剂量应用,病情较重者可加至 20 mg/d。该药的最常见不良反应是肝功能损害,建议应用该药期间同时并用护肝药物,且用药初期应每 2~4 周查肝功能,以后每 3~6 个月复查 1 次。食欲减退、瘙痒性皮疹(常于用药较长一段时间出现)、体重下降等亦可在该药治疗过程中出现。

7.中医中药

传统的中医药和针灸疗法对 AS 有一定治疗作用。本病主要病因为肾虚寒证及风寒湿邪淤阻,总为本虚标实之证。根据辨证论治,则以滋补肝肾、补肾强督、扶正祛邪为基本治法。临床常见寒湿痹阻,湿热痹阻,肾气亏虚,瘀血阻络证候。在论治中因邪之不同,而分别佐以祛风、散寒、祛湿、清热化痰、祛瘀通络等法。

(三)生物制剂治疗

1.概述

近数十年在细胞学和分子作用途径等研究领域的新发现和进步,推动了生物制剂治疗 RA 等自身免疫性疾病的开发和应用。所谓生物制剂即选择性地以参与免疫反应或炎症过程的分子或受体为靶目标的单克隆抗体或天然抑制分子的重组产物。生物制剂针对风湿病的发病机制,比传统免疫抑制治疗更具特异性,从理论上讲,有可能从根本上控制疾病的进展,而不对正常的抗感染免疫产生影响。该类药物的出现使 AS 等风湿性疾病的治疗进入到一个崭新的阶段。越来越多的证据以及临床实践证实,抗 TNF-α 类生物制剂对 AS 以及 SpA 具有很好的疗效,且发现该类药物对 AS 及 SpA 的疗效要优于对 RA 的疗效。目前,TNF-α 抑制药如依那西普、英夫利西单抗、阿达木单抗等均已被美国 FDA 和我国 SFDA 批准用于治疗 AS。

2.常用的 TNF-α 抑制药

(1)依那西普:是将编码人 TNF p75 受体可溶性部分的 DNA 与编码人 IgG1Fc 段分子的 DNA 连接后在哺乳动物细胞系表达的融合蛋白,它能可逆性地与 TNF-α 结合,竞争性抑制 TNF-α 与 TNF 受体位点的结合。推荐用法为:50 mg,皮下注射,每周 1 次或 25 mg,皮下注射,每周 2 次,两种用法对 AS 的疗效相近。国内市场上现有恩利、益赛普和强克三种制药。

(2)英夫利西单抗(类克):是人/鼠嵌合的抗 TNF-α 特异性 IgG1 单克隆抗体。其治疗 AS

的推荐用法为:5 mg/kg,静脉滴注,首次注射后于第 2 及第 6 周重复注射相同剂量,此后每隔 6 周注射相同剂量。

(3)阿达木单抗(修美乐):是一个全人源化的抗 TNF-α 特异性 IgG1 单克隆抗体,体内和体外试验观察到,该药与可溶性的 TNF 结合进而抑制 TNF 与细胞表面的 TNF 受体结合以达到其抗 TNF 作用。推荐用法为皮下注射 40 mg,每 2 周 1 次。

上述 3 种 TNF-α 抑制药均有起效快(几小时到 24 小时)、疗效好的特点,大多数患者的病情可迅速获得显著改善,如晨僵、腰背痛、外周关节炎、肌腱末端炎、扩胸度、ESR 和 CRP 等,应用一段时间后,患者的身体功能及健康相关生活质量明显提高,特别是可使一些新近出现的脊柱活动障碍得到恢复。但其长期疗效及对中轴关节 X 线改变的影响尚待观察。

前述药物的推荐用法都是 AS 病情活动期的足量用法,在足量使用该类制剂 2~3 个月病情得到控制后,可以逐渐拉长用药间隔时间,同时并用 NSAIDs 和其他 DMARDs 类药物,很多患者的病情不会出现明显复发。本类制剂价格偏高,目前在国内绝大部分地区尚未进入医疗保险报销范围,限制了其在国内的应用。

3.TNF-α 抑制药的不良反应

TNF-α 抑制药可降低人体对结核菌感染的抵抗力,因此,在准备使用前必须对患者进行有关结核感染的筛查,包括询问是否有结核病史、肺部影像学检查和结核菌素纯蛋白衍化物试验(PPD 试验),有条件者可进行干扰素释放试验检查。在使用本类药物治疗期间应避免和活动性结核病患者密切接触,如果患者出现提示结核感染的症状如持续性咳嗽、体重下降和发热要注意是否有结核感染。

该类制剂尚可能导致其他一些类型的不良反应,包括注射部位皮肤反应、增加感染风险、使隐性感染患者病情活动或活动性乙型病毒性肝炎加重、使原有充血性心力衰竭加重以及个别患者出现神经脱髓鞘病变等,另外,少数患者对英夫利西单抗可能出现输液反应,建议首次使用该药时应密切观察。

(四)关节镜治疗

关节镜技术的发展和应用极大改变了对关节病变的处理方式。关节镜检查不仅能进行精确的诊断、确认 MRI 和超声所见,还能同时进行治疗。由于关节镜操作的微创性,关节镜手术显著减少了传统开放手术对关节及其周围组织的损伤,患者术后康复期大大缩短。关节镜检查术可用于检查关节软骨、获取滑膜组织。通过关节镜进入病变关节,用旋转刨削刀切除滑膜组织并将其吸出,可以有效地缓解难治性关节滑膜炎症。

(五)AS 脊柱骨折的治疗

对于有 AS 病史的患者,一旦出现急性外伤,则不论其是否有骨折,在整个急救转运过程中应按骨折处理。现场搬运及检查过程中,应密切注意患者的体位,头颈部垫高,保持颈椎屈曲位并防止旋转。曾有 AS 脊柱骨折患者伤后当时无明显神经损伤。转院途中或在转换体位过程中出现完全性脊髓损伤的个案报道。

关于本病的治疗,早期的文献多推荐保守治疗。主要是有学者认为,AS 是一种全身性疾病,常伴全身其他脏器(尤其是呼吸器官)的损害,手术并发症多,风险大,死亡率高。近年来,随着麻醉技术及手术技巧的不断进步,主张手术治疗的学者越来越多,这些学者认为,较之保守治疗,手术治疗能更好地稳定脊柱,同时也能更直接地解除对神经的压迫,可更有效地避免因长期牵引及外固定引起的并发症。某医院一组19例患者均做了手术治疗,术后16例患者的骨折愈合良好,8例的神经功能均有不同程度的恢复。因此,我们认为,对于强直性脊柱炎合并脊柱骨折的患者,只要患者身体条件允许,主张早期手术治疗。

与一般脊柱骨折的手术方法类似,AS脊柱骨折手术治疗的目的,主要也是减压、复位和融合固定,以稳定脊柱,改善预后。但由于疾病本身的特殊性,在手术方式的选择上又有差别。

减压手术的主要目的,是去除压迫脊髓神经的骨折块、间盘组织或硬膜外血肿。与其他脊柱骨折脱位的手术减压原则一样,对于后方没有明显压迫的AS骨折脱位患者,单纯的椎板切除减压术是不可接受的。尤其对于有后柱骨折者,单纯的椎板切除减压有可能使神经损害反而加重。

1.AS颈椎骨折的治疗

由于AS颈椎骨折多为不稳定骨折,常并发脊髓损伤,因此,一旦确立诊断,在转运及输送途中,应密切注意患者的体位,可靠地固定骨折部位,否则可能引起严重的后果。关于AS颈椎骨折的制动,应尽量避免使用硬质的颈围领,这样有可能导致骨折的前部分离,引起神经损伤。Halo-vest是推荐使用的制动方法。

不同于一般的颈椎骨折,AS颈椎骨折术前牵引的方向应与原畸形方向保持一致,重量也不宜过大,一般不超过3～5 kg。已有AS颈椎骨折患者在屈曲位牵引时脊髓损伤加重的文献报道。

由于颈椎所受应力相对较小,加之AS颈椎骨折多为剪力骨折,因此单纯的前路椎体间融合加钢板固定可能也足以使骨折局部稳定,从而促进骨折愈合。某医院报道的一组9例颈椎骨折患者,做了前路减压、椎间植骨、前路钢板内固定术,术后所有患者神经功能均有程度不等的恢复,植骨愈合良好,未出现不愈合及假体松动的情况。

因此,对于无明显脱位或虽有脱位但通过牵引已复位的AS颈椎骨折患者,采用前路椎体间植骨加钢板内固定,也可取得良好的治疗效果。但对于须从后方切开复位或合并颈椎管狭窄须做后路减压的患者,主张前、后路联合融合及固定。单纯的椎板切除减压或椎板成形术对于AS脊柱骨折是不可接受的。

2.AS胸腰椎骨折的治疗

正常脊柱后凸的顶点位于T_7,AS患者的共同特点是后凸的顶点逐渐向远端移位至胸腰椎结合部,此处成为杠杆上两条长力的支点,一端是胸椎和肋骨胸廓,另一端是腰椎和骨盆。后凸的增大使胸腰椎结合部所受的应力增加,故AS胸腰段骨折与一般的胸腰段骨折不同,容易出现骨折不愈合及假关节形成。

正因为脊柱生物力学的上述变化,加之骨折的上、下端均已骨性融合,脊柱的活动集中于骨折处;且骨折又多累及三柱,属不稳定骨折;加之胸腰段所受应力远远大于颈椎。因此,与一般的胸腰椎骨折不同,AS胸腰椎骨折对融合及稳定的要求更高。多数学者主张对于三柱骨折及假关节形成的病例,应行360°融合。

内固定对于AS胸腰椎骨折也是必需的。为了减少内固定物所承受的应力,同时避免因骨质疏松引起的内固定物松动,我们主张,对于使用后方椎弓根内固定者,固定的范围不应仅局限于骨折的间隙,而应向上、下各延伸 1~2 个节段。

对于伴发严重后突畸形的病例,可做后路或前、后路联合截骨矫形,同时行前、后方联合植骨融合。

3.并发症

由于 AS 是一种全身性疾病,在影响骨骼系统的同时,也会累及其他系统,尤其是心脏和呼吸系统。后突的脊柱可使胸廓减小,强直的肋骨使胸壁活动受限,这些均可导致患者出现限制性呼吸障碍,尤其在并发颈椎骨折颈脊髓损伤时,更易发生。因此,呼吸系统并发症,如肺部感染、肺不张、肺水肿、肺梗死等,是强直性脊柱炎脊柱骨折最常见的并发症,也是其最常见的死亡原因。其发生率远高于一般的脊柱骨折患者。

此外,也有胃肠道出血、急性心肌梗死、腹主动脉破裂、胸主动脉破裂、气管损伤、食管穿孔、深静脉血栓等并发症的个案报道。此外,尚有麻醉插管并发症的个案报道,Hunter 报道 1 例颈椎骨折患者,因麻醉插管引发颈椎新的骨折。

术中并发症主要是脊髓(神经)损伤加重。AS 患者椎体的骨质疏松使术中出血较多,韧带的骨化使正常的骨结构变得难以辨认,这些均使手术的风险性增大,易造成脊髓损伤。此外,胸段脊髓对缺血及术中刺激的耐受性差,可能也是易致脊髓损伤的原因。

(六)强直性脊柱炎后凸畸形的治疗

大多数强直性脊柱炎患者不需要外科治疗。除 AS 脊柱骨折外,AS 的固定屈曲畸形也常需要脊柱外科治疗。强直性脊柱炎患者后期最突出的问题是全脊柱固定畸形,主要是严重驼背畸形。导致患者不能向前直视,严重影响工作和日常生活。严重者可能限制膈肌运动,胸肋关节强直引起肺功能受限,也可能造成腹腔脏器的压迫而产生腹部并发症。此类患者手术的目的不仅可改善外观,也可使患者便于日常工作和生活,改善心肺功能。

1945 年,Smith-Peterson 采用经腰椎附件 V 形截骨,然后使截骨面靠拢,前纵韧带和纤维环破裂,形成椎体前方张开,加大腰椎前凸,代偿性地竖直后凸的躯干。1946 年,LaChapelle 报道了后前路分期的截骨方法。这两种方法的基本原理是腰椎附件截骨,代偿性矫正后凸畸形,截骨部位和截骨数目欠合理,可致腰椎前方大血管局部产生巨大牵拉力,以致血管撕裂,产生危及生命的大出血,且脊柱截骨后椎间张开而不稳定,易滑脱致脊髓神经损伤。该术式矫形效果差,并发症多,死亡率高。据早期的资料统计,手术死亡率达 8%~10%,神经功能受损的发生率高达 30%。所以,此后许多学者在手术方法上不断进行改进。1985 年,Thomasen 报道了经椎弓根做椎体松质骨刮除使椎体后部骨质压缩的手术方法,在附件截骨的基础上切除椎体后 1/2~2/3 的部分骨质,即次全脊柱截骨术。此种方法增加了截骨后的骨性接触面和脊柱的稳定性。以后一些学者报道了经椎弓根或椎间隙周围椎弓椎体截骨术式,使手术效果有较大程度的提高。

为了避免术中神经并发症,理想的后路截骨方法应达到:在闭合截骨面时不需施加大的突然外力,如后凸顶点的加压力或躯干上下对抗牵引力;脊柱前柱不发生明显的伸长;截骨不造成术中脊柱明显失稳。因此,目前使用最多的后路截骨方法为单节段经椎弓椎体截骨和 Zeilke 多节段 V 形截骨。

以单节段经椎弓根椎体截骨为例,先切除截骨处后方的椎板,在截骨椎的上下进行关节突关节截骨，切除双侧椎板和整个椎弓根，用骨刀或磨钻逐步切除椎体内松质骨，对于横突可以把其推向外侧软组织内，然后对截骨处进行加压，造成截骨椎的压缩骨折。在闭合截骨面时，由于椎体发生塌陷而避免了脊柱前柱的延长，因而可防止发生主动脉并发症，适合于严重动脉粥样硬化、广泛腹部瘢痕的患者。该方法可以适用于椎间盘完全骨化、脊柱呈严重竹节样改变者。缺点是技术难度大、出血多和术后背部外观改善不如多节段 V 形截骨术，矫正度数也有限。理论上，脊柱在畸形矫正中不延长可降低神经并发症，但该截骨方法由于可造成椎管在矢状面上的成角、硬膜囊屈曲变形和术中脊柱失稳，神经并发症的可能性仍然存在，因而截骨节段一般选在 L_3 或 L_2，以避开脊髓，减少神经损伤的发生。

由于单节段截骨的矫正角度受限，且增大到一定程度易产生脊柱滑脱、周围软组织过牵等严重并发症，故对重度驼背矫形效果差。多节段截骨最早由 Wilson 在 1949 年提出。1980年，Zeilke 进行了多节段的后部截骨，同时还规范化了后部截骨技术，即经关节突的 V 形截骨。该截骨方法使后凸畸形的矫正分布在多个节段，更有利于恢复矢状面圆滑的生理曲线，既可用于腰椎，也可用于胸椎。从椎板间隙中央开始暴露椎管，沿关节突关节向椎间孔方向扩展，截骨与水平线成 $30°\sim40°$ 角，截骨槽宽度 $5\sim7$ mm，如伴有脊柱侧弯，凸侧的截骨面则可略为加宽，截骨槽底部的骨皮质必须切除，以免闭合矫正时压迫神经根，但尽可能保持下位椎弓根的完整，以不影响内固定强度。由于在闭合后部截骨面时，前方椎间隙产生不同程度的张开，因而要求脊柱前柱骨化轻、椎间隙无明显狭窄、无病理性骨折。采用多节段截骨可以矫正Cohb 角达 90°以上的后凸畸形。

强直性脊柱炎后凸的部位往往涉及整个胸腰椎，特别是下胸段或胸腰段，偶可见于颈部或上胸段，后凸的绝对顶点常难以判断，这就对手术部位的确定增加了难度。以往认为由于手术的目的是为了改善外观，使患者能够平视前方，所以对于截骨的部位，如患者无神经受损，可选择第 $2\sim3$ 腰椎或第 $3\sim4$ 腰椎之间，因为该部位已无脊髓，相对较为安全。截骨后，腰椎前凸增大，可以代偿胸腰段脊柱的过度后凸，并且由腰椎截骨所产生的躯干部角度变化（颌眉角）将大于截骨本身的角度。如果患者存在脊髓功能受损，且存在脊髓压迫，则应在引起压迫的畸形顶椎部位进行截骨，同时完成减压和矫形固定，但手术风险较大，易引起脊髓损伤。而近年来，随着手术技术的发展和术式的改进，越来越倾向于在后凸顶点进行截骨，并已将原来腰段截骨提高到胸段、颈段。在术式选择时，对后凸顶点在 T_{10} 以下者均可采用椎弓椎体截骨术，后凸顶点在 T_{10} 以上者，由于胸廓影响截骨面的闭合，在 T_{10} 以上采用多节段附件小截骨，结合 T_{10} 以下采用椎弓椎体截骨，这样手术创伤小，矫形效果好，而且胸廓可保护上胸段脊柱不易产生滑脱等并发症。对于颈椎后凸，应考虑到椎动脉走行，目前多数学者主张选择颈$_7$ 截骨比较安全。

关于后凸截骨范围的选择，对于经椎弓根椎体截骨，一般只在一个节段进行，通常在 L_3 或L_2，L_3 以远的椎体截骨困难，且矫正差，而 L_2 以近的椎体截骨并发症高。对于多节段经关节突 V 形截骨，在腰椎每个截骨水平可产生约 10°的后凸纠正。但在胸椎，由于肋横突和肋椎关节融合和椎管代偿空间小，纠正度数要小得多。一般可先截 $3\sim4$ 个间隙，估计可纠正的程度，再决定是否增加截骨节段。截骨宜从尾侧间隙向头侧间隙进行，因为截骨后的可矫正性从尾侧向头侧依次降低。有学者的经验是远端的 $2\sim3$ 个间隙矫正度大，近端的 $1\sim2$ 个截骨节段容易闭合不全,因而过多的截骨节段可增加形成假关节的可能和截骨本身的并发症。

关于内固定范围的选择。目前,内固定技术广泛应用于强直性脊柱炎的矫形手术中。不仅可帮助矫正,还可使截骨的脊柱在术中、术后保持稳定性,应用最多的是经椎弓根螺钉。由于强直性脊柱炎患者骨质较脆,易发生应力骨折,部分合并骨质疏松,且后凸矫正后局部所受的应力较大,所以内固定的范围应相对扩大。对于腰椎或胸腰段经椎弓根椎体截骨,内固定应至少达到上下各 3 个节段。对于多节段经关节突 V 形截骨,内固定应至少达到上下各 2 个节段。对于合并严重骨质疏松者或最上端椎弓根固定不可靠时,内固定的上方可出现交界性后凸畸形。有学者主张在最上一节段的椎弓根钉近端一个节段采用椎板钩,形成"钩-钉钳",减少交界性后凸的发生。椎板钩在生物力学上被认为可有效保护椎弓根螺钉,防止螺钉拔出和减少断钉的可能。

矫正畸形时若用力过伸,脊柱伸展过度或过快,腹主动脉或下腔静脉容易受损伤引起致命性大出血。因此,术中应尽量避免在脊柱矫形过程中的纵向牵拉。另外,由于腰椎截骨矫形可使肋缘远离骨盆,内脏随之移动,肠系膜上动脉可能对十二指肠第三段造成卡压,引起梗阻和胃扩张,出现术后呕吐。手术前应常规行全脊柱正侧位和伸屈侧位 X 线片检查,测量后凸角度,并确定截骨部位、范围和矫正角度。另外,还需行 CT 和 MRI 检查,了解椎管内神经的情况,有无压迫和畸形。手术中应轻柔操作,尽量减轻对脊髓的干扰,要注意避免损伤神经根。另外,还应注意保留椎体的节段血管,以免由于脊髓的血供障碍而造成神经功能受损。

对于严重的强直性脊柱炎后凸,往往伴有髋关节的屈曲畸形,表现为髋关节强直于屈曲位,不能伸直,在站立位时加重患者的身体前倾和躯干部的后凸。患者除了需要进行脊柱的矫形,还常常需要行髋关节置换手术,以恢复髋部的运动功能。以往认为,对于合并髋关节屈曲畸形的脊柱后凸患者,应先行髋关节置换手术,因为髋关节恢复较大活动度后可以部分代偿脊柱后凸畸形,可能避免再行复杂而风险较大的脊柱手术。但是,对于严重的脊柱后凸畸形,单纯靠增加髋关节的活动度并不足以改善躯干部的畸形,并且由于要尽力恢复向前方的平视而使髋关节过伸,而易于造成髋关节脱位。同时,由于患者处于严重后凸状态,而对髋关节置换手术的操作造成困难。所以,近年来有学者主张先进行脊柱的矫形,再根据术后的情况决定是否行髋关节手术。

强直性脊柱炎后凸矫形的术前准备:

①评估患者的一般情况:心肺功能、耐受力、伴随疾病。②评估患者的腰背疼痛情况:使用 VAS 量表或 Oswestr 评分。③评估患者的下肢功能:使用 Frankel 分级或 JOA29 分评分。④患者姿态评估:拍摄大体像,观察整体姿态,测量身高,在颈椎中立位条件下测量颌眉角作为截骨角度的依据。测量患者视线距离。测量双髋关节和膝关节的活动度。⑤影像学评估:立位 X 线片测量后凸或侧后凸 Cobb 角,观察矢状面和冠状面的平衡情况;双髋关节正位 X 线片观察髋关节的融合情况;全脊柱 CT 观察脊柱顺列,确定后凸节段,初步判断截骨矫形融合范围。必要时行 MRI 观察后凸节段脊髓和神经情况,有无压迫。⑥术前常规备血 1000～2000 mL,皮试,备皮,灌肠。⑦术前谈话:交代本手术的风险性较高,使患者对手术可能产生的各种结果有充分思想准备,取得患者的充分理解。

下面分别介绍单节段经椎弓根椎体截骨矫形和多节段经关节突 V 形截骨术的手术方法。

1.单节段经椎弓根椎体截骨矫形术

(1)麻醉与体位:全身麻醉:将手术床调成与畸形相适应的角度,患者取俯卧位,胸部及髂部垫枕,保护头颈部及眼部。

(2)经椎弓根椎体截骨:常规方法显露棘突与椎板。于拟固定节段椎体安放椎弓根螺钉。一般在截骨处的上下端至少各选择2对固定点(2个椎体),必要时(如骨质疏松者)增至3对固定点;2对固定点选择在与截骨区域最近的上下椎体双侧椎弓根,另外2对固定点可选择与上2对固定点相邻或相隔的椎体的椎弓根。然后行经椎弓根椎体截骨。右侧进行临时固定,以减少手术操作时产生的震动或显著位移。咬除截骨间隙的棘突相对缘和椎板,显露出硬脊膜囊并用脑棉片加以保护。切除双侧小关节和椎弓根,显露出神经根并注意保护。沿椎体侧面钝性剥离,用S形拉钩将椎旁软组织拉开并予保护。对于截骨面位于胸椎者还需切断两侧肋骨与椎体的连接。自椎弓根水平逐步切除椎体骨质的后2/3。之后将临时固定调至左侧,同样方法切除右半侧椎体骨质的后2/3,使两侧相通。最后潜行将椎体后缘切除,此时脊髓局部得到环形减压并完全裸露。施行此步骤时特别注意要用神经剥离子或拉钩充分保护硬脊膜囊,不要牵拉脊髓。

(3)闭合截骨端矫正技术:用把持器抓住固定在脊柱截骨两端的椎弓根螺钉,防止其过度错动,拆除临时固定棒,将预弯好的固定棒与截骨近端脊柱的一侧螺钉连接固定,同时借助器械和固定棒下压截骨处,使截骨前方脊柱相连处折断,两断端后方截骨面闭合,矫正后凸畸形,再用复位钳将固定棒连接到截骨远端脊柱的螺钉上。在截骨上下至少需要固定2个椎体,对严重僵硬性畸形或骨质疏松者可延长固定至3个椎体。在进行此步骤时需要将手术床调至正常状态。

2.多节段经关节突V形截骨术

(1)麻醉与体位:全身麻醉。将手术床调成与畸形相适应的角度,患者取俯卧位,胸部及髂部垫枕,保护头颈部及眼部。

(2)多节段经关节突V形截骨:常规方法显露棘突与椎板。一般在最两端截骨处的上下端至少各选择2对固定点(2个椎体),必要时增至3对固定点;2对固定点选择在与截骨区域最近的上下椎体双侧椎弓根,另外2对固定点可选择与上2对固定点相邻或相隔的椎体的椎弓根。对于每一个截骨间隙,楔形切除该间隙的棘突上下缘与椎板相对缘,显露出硬脊膜囊并用脑棉片加以保护。再切除双侧部分关节突,使截骨的尖端位于椎间隙后缘。显露出神经根并注意保护。采用同样方法进行其他节段的V形截骨。

(3)闭合截骨面矫正技术:将手术床调至正常状态。在V形截骨的两端缓缓施以压力,使截骨面逐步闭合。也可将预弯好的固定棒与截骨近端脊柱的一侧螺钉连接固定,同时借助器械和固定棒下压截断的脊柱两端使其后方截骨面闭合以矫正后凸畸形,再用复位钳将固定棒连接到截骨远端脊柱的螺钉上,再顺次闭合下一个截骨面,连接固定棒与螺钉。之后安放对侧固定棒可获得进一步矫正。在截骨上下至少需要固定2个椎体,对严重僵硬性畸形或骨质疏松者可延长固定至3个椎体。

术中可采用脊髓体感或运动诱发电位监测观察患者的神经功能,避免在截骨矫形过程中出现神经损伤。在矫形过程中采用双下肢动脉血流监测来间接观察胸腹部大血管的情况,保证大血管安全性。

3.术后处理

术后可采取仰卧或侧卧位。排气后逐步恢复饮食。术后 3～4 天在引流量小于 50 mL 时拔除伤口引流,常规拍摄 X 线片。术后 6～7 天开始佩戴胸腰椎支具下地活动,6 个月后可撤掉支具正常活动。

(七)心理治疗

AS 的诊断一旦被确立,自然会导致患者产生一系列的情感反应,产生悲观情绪是对这种痛苦体验的正常反应。随着时间发展,严重的慢性疼痛和损伤对患者的躯体、心理和社会功能会带来显著的负面影响,并且会彻底破坏患者的日常生活,当这些负性情绪达到一定程度,符合诊断标准时,就需要进行评估和干预。AS 患者的情绪反应主要表现为焦虑、抑郁、恐惧等;还有一些患者会出现疲劳、述情障碍。最佳的治疗方案是采用躯体治疗和心理治疗相结合的综合性治疗方案,这些心理治疗方法主要包括支持性心理治疗、认知行为治疗、患者教育、家庭支持及教育等。必要时可应用抗抑郁类药物治疗。

七、疾病预后

本病临床表现的轻重程度差异较大,有的患者病情反复持续进展,有的长期处于相对静止状态,可以正常工作和生活。但是,发病年龄较小,髋关节受累较早,反复发作虹膜睫状体炎,诊断延迟,治疗不及时和不合理,以及不坚持长期功能锻炼者预后较差。尽管生物制剂的出现令本病的预后已经有了较大改观,但本病仍是一种慢性进展性疾病,应在专科医师指导下长期随诊。

第九节　脊柱结核

一、概述

结核病是人类认识最早、最常见的传染病之一。早在智人时期,结核分枝杆菌就可能与人类共同生活在地球上。希腊与罗马文明将这种疾病认为是肺结核或是一种消耗性疾病。西方国家在公元前 1000 年就已经了解了结核病的临床特点和传染性。古生物病理学家在史前人类身上找到骨与关节结核的证据。希波克拉底(公元前 400—300 年)名声归功于描述了脊柱结核,他将膈肌上方和下方的隆起加以区别。在印度,RigVeda《梨俱吠陀》和 Atharva Veda《阿闼婆吠陀》(公元前 3500—公元前 1800 年),还有 Charaka《揭罗迦本集》和 Sushruta《苏胥如塔·妙闻集》(公元前 1000—公元前 600 年),这些典籍中全部用"yakshma"这个词描述脊柱结核疾病。1779 年,Percivall Pott 将脊柱结核性疾病描述成"那种下肢麻痹通常发现伴有脊柱弯曲的疾病"。法国内科医师 Laennec 发现了该病在显微镜下的基本病变,"tubercle"结核这个词从此得到广泛应用。1870 年,鉴定了分枝杆菌作为结核病的致病微生物。1882 年,法国科学家 Robert Koch 在结核病灶内找到结核分枝杆菌,给结核病的传染性以及将其作为一个独立的疾病带来了肯定和不可争辩的事实,也为现代结核病学的发展及成就奠定了基础。法国科学家 Calmette 与 Guerin 历经 13 年 230 代转代培育终于在 1925 年成功制造了无菌毒株——卡介苗,并证明它有免疫作用。20 世纪 30 年代,卡介苗开始在世界各地推广使用。1948—1951 年,抗结核药物的问世作为结核病治疗里程碑而被载入史册。

结核病的病原体包括不同种类的分枝杆菌。近年来,文献报道我国菌型分布以人型菌(82.9%～95.4%)为主,少数为牛型菌(1.6%～7.5%)感染。结核分枝杆菌可以通过飞沫传播引起肺结核,也可以通过血液或淋巴系统侵犯人体其他器官,引起肺部以外的结核病,即肺外结核。骨关节结核是最常见的肺外结核,约占 19.8%～26.5%。其他常见的肺外结核还有淋巴结核、肠结核、肾结核、泌尿生殖器结核、结核性脑膜炎、结核性腹膜炎等。

脊柱结核占所有骨与关节结核的 50%,主要侵犯身体负重较大、活动较多的关节,以胸椎最为常见(40%～50%),腰椎(35%～45%)、颈椎(10%)次之,而骶尾椎则较罕见,男女比例为 1.5～2∶1。近年来,全球人口数量不断增加,区域内人口流动性加快,免疫抑制患者逐渐增多,在经济发展落后地区脊柱结核的发病率呈上升趋势,我们在临床过程中也发现,来自城市的脊柱结核患者数量也在逐渐递增。随着医疗设备的更新、诊疗水平的提高以及脊柱外科医生对脊柱结核病认识的逐渐加深,绝大多数脊柱结核患者可以通过应用单纯抗结核药物或抗结核药物联合手术获得治愈,脊柱结核患者的生存率也明显提升。脊柱结核病灶清除术及植骨融合术、前路或后路内固定术、前后联合入路、环形减压术等各种手术手段的改进和应用,使得脊柱结核患者的预后也大为改善。

二、流行病学

结核病的流行病学调查、研究及治疗作为一个专题受到世界卫生组织(WHO)的常年关注。自 1997—2009 年已发表的 13 份全球结核病控制情况年度报告,其主要目的是,围绕 2015 年全球目标,就结核病流行以及全球、区域和国家各级在控制这一疾病上取得的进展做出全面的最新评估。2009 年,WHO 全球结核控制报告:2007 年,据估计全球共有 927 万起结核发病病例,高于 2006 年(924 万例)、2000 年(830 万例)和 1990 年(660 万例)的水平。2007 年,多数估计病例发生在亚洲(55%)和非洲(31%),小部分病例发生在东地中海区域(6%)、欧洲区域(5%)和美洲区域(3%)。2007 年,病例数排名前五位的国家是:印度(200 万)、中国(130 万)、印度尼西亚(53 万)、尼日利亚(46 万)和南非(46 万)。在 2007 年 927 万发病病例总数中,约有 137 万例(15%)为艾滋病毒阳性;在艾滋病毒阳性病例中,非洲区域占 79%,东南亚区域占 11%。

随着抗结核药物的出现和公共卫生条件的优化,脊柱结核在发达国家已较少见。但在发展中国家,该疾病不仅仍处于高发状态,同时也是最常见的非创伤性致瘫原因。全世界约有 1/3 的人群受过结核分枝杆菌感染。根据初步估计,目前全球仍有数百万个活动性结核病患者。同时,因为结核病死亡的人数每年约 3 百万人以上,并且这个数字还在不断增加。

我国是世界上结核病高发国家之一,预计我国约 1/3 左右的人口感染过结核分枝杆菌,受感染人数超过 4 亿,并造成每年约 13 万人死亡,平均死亡年龄为 55.2 岁。我国农村结核病疫情高于城市。2000 年,农村活动性肺结核患病率和涂阳患病率是 393/10 万和 130/10 万,分别是城市的 1.86 倍(211/10 万)和 1.7 倍(78/10 万)。自 1992—2001 年,全国在湖南、湖北、河北、广东、海南、辽宁、山东、黑龙江、新疆、四川、重庆、宁夏、甘肃等 13 个省实施了世界银行贷款结核病控制项目,全面推行世界卫生组织宣传的现代结核病控制策略(简称 DOTS 策略)。2000 年,全国结核病流行病学抽样调查结果显示,除北京、上海、天津外,在 13 个 DOTS 策略实施的地区,肺结核患病率、涂阳患病率和菌阳患病率分别是 328/10 万、110/10 万和 150/10 万,而其他非 DOTS 项目地区分别是 423/10 万、141/10 万和 177/10 万。

脊柱结核可导致永久的神经损害和脊柱畸形。该病的发病率与人类生活环境及生存条件有直接联系。在发展中国家,由于营养不良及人口密度过高,脊柱结核病发病率一直居高不下。在发达国家,随着免疫抑制的患者的增加,脊柱结核的发病率也处于上升趋势。同时,不同地区患者的发病年龄也各不相同。在欧美等国家,脊柱结核主要见于成人,而在我国、亚洲、非洲等地区则主要见于儿童。

三、病理表现与病变发展

发生脊柱结核风险因素包括贫穷、人口密集、低文化教育水平、营养不良、酗酒、药物滥用、免疫力低下和 HIV 感染。椎体结核按病灶发生部位多为中心型与边缘型两种类型。脊柱结核通常是结核菌通过血运播散的结果,原发部位多为肺结核或泌尿生殖道结核。发生途径可以通过动静脉系统进行传播。结核菌如沿软骨下动脉网传播可导致以围绕间盘为主要表现的边缘型;椎体静脉系统具有无活瓣特点,因此胸腹腔压力变化可导致结核菌逆流到达椎体中心部分导致椎体破坏。跳跃性病变多半也是由于静脉系统播散的结果。脊柱结核早期最常累及椎体前下部,其后破坏椎体中心和间盘。中心型损害导致椎体塌陷,而椎间盘可以不受侵犯。椎体中心型结核发生于儿童时,由于儿童椎体小,病变发展快,很快涉及整个骨化中心,穿破周围软骨包壳,侵犯椎间盘与相邻椎体。成人的椎体中心型结核因其椎体大,病变进展缓慢,多数也会逐渐涉及整个椎体,侵犯椎间盘与邻近椎体。由于椎体节段血管同时供应上下相邻两个椎体,同时病变沿前后纵韧带下传播可引起相邻多节段椎体破坏。在成人患者,有少数椎体中心型结核病变长期局限于 1 个椎体内,不侵犯椎间盘与邻近椎体,应注意与椎体肿瘤鉴别。椎体边缘型结核,可发生于椎体上下缘的左右侧和前后方。椎体后方病变容易侵入椎管,造成脊髓神经受压。椎体上下缘病变容易侵犯椎间盘与邻近椎体。由于椎体软骨板与椎间盘坏死,椎体破坏,相邻的两个或多个椎体被压缩在一起呈楔形,难以分辨,但其有相应的两个或多个椎弓根相连。与其他松质骨结核一样,椎体结核以骨坏死为主,死骨形成比较常见,并有炎性肉芽、干酪样坏死物与大量脓液。脊柱结核还可以表现为滑膜型,主要以寰枕或寰枢关节病变为主要表现。单纯以脊柱后弓病变为主则多为椎体后方椎管为静脉丛播散导致。(表 7-2)

表 7-2　脊柱结核椎体病变类型

椎体病变类型	病变机制	放射学改变
椎间盘周围型	动脉播散导致	相邻椎体破坏,椎间隙变窄

椎体病变类型	病变机制	放射学改变
中央型	椎体静脉丛播散导致	椎体中心破坏,远近端椎间隙无变化
椎体前缘型	脓肿沿前纵韧带或骨膜下播散导致	椎体前缘破坏
跳跃型	椎体静脉丛播散导致	非连续椎体破坏,相隔椎体和椎间盘正常
滑膜型	滑膜下血管播散导致	累及寰枕或寰枢关节
椎体后弓型	直接播散或椎体后方椎管外静脉丛播散导致	累及后弓而椎体无破坏

(一)椎旁脓肿和流注脓肿

椎体病灶所产生的脓液可汇集于椎体前方、后方或两侧的骨膜下。形成局限性椎旁脓肿,随着脓液的聚集增多,将病椎与相邻椎体骨膜掀起,形成广泛性椎旁脓肿,也可穿破骨膜,沿筋膜组织间隙向远处扩散,形成流注脓肿。甚至向外溃破形成窦道,经久不愈,向相应腔道、体腔等穿破形成内瘘,治疗较为困难。当然巨大的脓肿可产生相应的压迫症状。相邻的椎体骨膜被广泛掀起剥离后,严重损害其血供,且椎体长期浸泡在脓液中,可造成继发的腐蚀性病变,甚至椎体大块坏死。

颈4椎体以上结核常形成咽后壁脓肿,颈5椎体以下结核形成食管后脓肿。巨大的咽后壁脓肿可影响呼吸与吞咽。咽后壁或食管后脓肿若向咽腔或食管突破,脓液、干酪样物质或死骨碎片可自口腔内吐出或咽下。此外,颈椎椎体侧方病变的脓肿可出现在颈两侧或沿椎前筋膜及斜角肌流向锁骨上窝,形成锁骨上窝脓肿。颈胸段病变的脓肿可沿颈长肌下降到上纵隔两侧,使上纵隔阴影扩大,易误诊为纵隔肿瘤。上胸椎病变的脓肿可沿颈长肌上行,形成颈根部两侧脓肿。

胸椎结核容易造成广泛的椎旁脓肿,可呈球形、长而宽的烟筒状或呈梭形,脓肿的边缘应与心脏及主动脉阴影相区别。椎旁脓肿若向胸膜内或肺内穿破,则可在肺野内出现与椎旁阴影相连的球形阴影。椎旁脓肿的脓液可沿肋间神经血管的后支,向背部流注,形成背部脓肿。胸腰段结核脓肿,可同时具有胸椎和腰椎结核的特点,即上方有椎旁脓肿,下方有腰大肌脓肿。

腰椎结核不易形成广泛的椎旁脓肿,脓液穿破骨膜后,主要汇集在腰大肌鞘内形成腰大肌脓肿。可有一侧或两侧的腰大肌脓肿。腰大肌深层脓肿可穿越腰背筋膜而流注到腰三角,形成腰三角脓肿。腰大肌脓肿可下坠至髂凹,也可流注到股三角,甚至经髂腰肌止于股骨小转子处又流注到大腿外侧。腰骶段结核可同时有腰大肌脓肿与骶前脓肿。

骶椎结核脓液常汇集在骶骨的前方,形成骶前脓肿,并可沿梨状肌经坐骨大孔流注到大转子附近或经骶管流注到骶骨后方或下坠到坐骨直肠窝及肛门附近。骶前脓肿可腐蚀骶骨前方,也可向直肠内穿破。

(二)脊柱后凸畸形的形成

若2个或2个以上的椎体破坏严重,受累椎间隙变窄或消失,相邻椎体塌陷并压缩在一起,则形成明显的脊柱后凸畸形。在儿童与青少年由于影响了椎体的纵向生长,随生长发育。后凸畸形将非常严重;同时,后凸畸形发生后。躯干重心前移,对邻近椎体前缘压力加大,骨骺生长减慢,椎体楔形变,使后凸畸形加剧。多为局部的角状后凸畸形,侧凸畸形少见,且不重。

在胸椎原有生理性后凸加上病理后凸畸形,外观畸形更明显。颈椎和腰椎原有生理性前凸能抵消部分病理性后凸,因而外观上畸形不如胸椎明显。

此外,严重后凸畸形患者,脊柱呈锐角屈曲,胸骨向前突出,呈鸡胸畸形,肋骨挤在一起,躯干缩短,发育迟缓,心肺功能不良并进行性加重。部分病程较长而角状后凸严重的病例,椎体病变虽已愈合,但在椎体后方形成的骨嵴,使脊髓受压而致迟发性瘫痪。

(三)脊髓受压与瘫痪

脊柱结核导致瘫痪的发生率在 10% 左右。其中胸椎发生率最高,颈椎次之,腰椎最少。除上述骨性压迫因素外,脓液、肉芽、干酪样物质、死骨和坏死椎间盘等结核性物质进入椎管,也可压迫脊髓或椎管内肉芽组织机化为纤维组织,甚至呈环状或套状瘢痕粘连,将脊髓捆绑压迫;若超过脊髓的代偿能力,则发生瘫痪。

在脊柱结核合并瘫痪中,根据病灶是否活动,将其分为骨病活动型瘫痪与骨病治愈型瘫痪。前者指结核病灶尚在活动期,造成瘫痪的原因以结核性物质直接压迫脊髓的可能性最大;后者是指结核病灶已治愈,但有严重的畸形,造成瘫痪的原因以骨嵴和增生纤维组织压迫为主,称为迟发性瘫痪。脊柱结核导致瘫痪的各种原因,均是逐渐发生的,多为不完全性瘫痪,且进展缓慢,很少发展为完全性瘫痪,与脊椎肿瘤不同。及时有效的病灶清除,脊髓减压与植骨内固定,常能使脊髓神经功能得以较好的恢复。有极少数病例,椎管内结核性物质穿破硬脊膜和蛛网膜,侵犯脊髓,结核性物质长期压迫脊髓前动脉合并炎症而引起脊髓前动脉栓塞,致脊髓缺血软化、变性坏死,而产生瘫痪,其预后不良。

四、临床表现

脊柱结核临床表现包括局部疼痛和压痛、肌紧张或强直、冷脓肿和脊柱后突畸形。脊柱结核发展较为缓慢,病程长达数月至数年,平均 4~11 个月。患者往往是由于严重疼痛、明显脊柱畸形和神经系统损害而就诊。部分活跃期患者可出现全身无力,午后低热、盗汗、食欲缺乏、消瘦。随病程进展相继出现以下症状。

(一)疼痛与压痛

61% 脊柱结核患者表现为慢性背心疼痛。疼痛多为轻微的钝痛,劳累后加重,但夜间多能很好睡眠。这与恶性骨肿瘤不同,故常不被患者重视。当病变压迫神经或病理性骨折时,疼痛可相当剧烈并沿神经根放射,但这种疼痛经休息及抗结核药物治疗后能减轻。病椎棘突常有压痛和叩击痛。

(二)活动受限

由于病椎周围肌肉保护性痉挛,脊柱前屈后伸、侧屈和旋转活动均明显受限。

(三)姿势异常

颈椎结核患者常有头颈前屈,颈短缩或斜颈,不敢轻易转动头部,常用手托下颌。胸椎或腰椎结核,手托腰部缓慢步行,不敢弯腰拾物,常以屈髋屈膝代替弯腰,并用一手撑于大腿前部,即拾物试验阳性。

(四)冷脓肿

冷脓肿常是就诊的最早体征,不可将脓肿误认为肿瘤。若脓肿部位较深,有时不易早期发现,应当在脓肿的好发部位去寻找。

(五)脊柱畸形

望诊和触诊可发现病椎棘突后凸或侧凸,以角状后凸最常见,研究发现 20% 脊柱结核患者存在 10°以上后突畸形。其中侧凸少,也不严重。卧位或站立位检查,常可扪及椎旁肌痉挛。腰椎生理前凸消失或后弓状。

(六)瘫痪

颈胸段结核常出现神经废损症状起初表现肢体无力,肌力下降,易跌倒,小便困难,大便秘结。逐渐出现肢体感觉减退、麻木、肢体僵硬;后期可导致完全性截瘫或四肢瘫。脊柱结核神经损害表现发生率约为 23%~76%。即使患者无神经功能障碍的主诉,也要常规检查四肢的神经系统情况,以便早期发现脊髓或神经根受压征象。

五、临床诊断

根据病史、症状、体征和 X 线表现等,一般能得出正确的临床诊断。但确诊还需依靠细菌学检查和病理检查。有时早期诊断比较困难,需密切观察,定期检查才能做出诊断。本病应与下列疾病鉴别:

(一)化脓性脊椎炎

起病急,全身中毒症状明显,患部剧痛,白细胞计数与中性粒细胞计数明显升高,早期血培养多有细菌生长。一般起病半月后 X 线摄片已有椎体破坏,椎旁阴影增宽。起病 1~2 个月后就有椎体明显破坏,骨质密度增高,椎间隙变窄;在骨质破坏的同时,骨质增生和硬化更为突出。

(二)脊柱肿瘤

多侵犯单一椎体,临床症状进行性加重,驼背不明显。X 线摄片显示椎体溶骨性破坏和均匀压缩,常侵犯一侧或双侧椎弓,通常椎间隙正常。需注意与中心型椎体结核区别。强直性脊柱炎:常累及长段脊椎,骶髂关节或髋关节疼痛范围广,脊柱和髋关节僵硬。病变多由骶髂关节、腰椎逐渐向胸椎和颈椎发展。X 线片显示有竹节样韧带钙化影,椎旁无增宽的软组织影。

六、辅助检查

常规 X 线正侧位摄片,其主要表现有:①生理弧度的改变。颈椎和腰椎前凸减小或消失,胸椎后凸增加;②椎体形状改变。正侧位片上正常椎体形状多呈长方形,长方程度随不同的椎体而异,其四个缘皮质连续性好,四个角清晰可见。而病变椎体骨质破坏,残缺畸形,骨小梁模糊,可有空洞和死骨;相邻多个椎体严重破坏,压缩楔形变常不易辨别,可通过椎弓根辨认之;③椎间隙变窄或消失,这是椎体结核的 X 线片特征之一,但少数成人椎体中心型结核也可以长期保持椎间隙正常;④冷脓肿阴影存在。可有椎前或椎旁软组织阴影扩大,腰大肌阴影隆起;⑤椎弓有结核时,椎弓阴影模糊或消失。但 X 线片对颅颈交界区结核病变、早期脊柱结核改变、病变范围与病灶内结构特征显示不是都很清楚,因此 CT 扫描或 MRI 是必需的,它可以精确显示结核性脓液、肉芽、死骨及干酪坏死组织阴影,特别对于确定炎性组织侵犯椎管范围具有极大临床价值,同时可以指导临床活检。MRI 可以根据椎体信号改变早期发现脊柱结核,方便确定脊髓水肿、空洞形成、结核肉芽肿部位、结核冷脓肿范围及有无多节段病变或跳跃性病灶。核素骨扫描对于鉴别脊柱转移性肿瘤有一定帮助。细胞学证据包括细胞培养出嗜酸杆菌,但时间较长,多为 6～8 周。针吸活检对于早期病理确诊有很大帮助。需要手术明确病因的只占脊柱结核病例的 10%。最常见组织学改变包括类上皮细胞肉芽肿、坏死、淋巴细胞浸润、Langhans 结节等。近年来采用 PCR 等实验技术快速确诊脊柱结核有很大进步。目前 PCR 技术仅要求样本中包含 10～50 个结核杆菌,检测敏感性 61%～90%,特异性可达 80%～90%。

七、药物治疗

脊柱结核的治疗包括非手术治疗与手术治疗,其中非手术治疗主要包括全身抗结核药物治疗与局部治疗。当存在临床怀疑脊柱结核的情况就应采取药物治疗,只重视手术,不注重药物治疗在脊柱结核的治疗中是绝对不允许的。应该说手术治疗只是治疗过程中的某一阶段,全身抗结核药物治疗才是脊柱结核的根本治疗方法,应贯穿整个治疗过程中。

全身抗结核药物治疗国际防结核联合会(UAT)/WHO 推荐 6 种主要抗结核药物即一线抗结核用药:异烟肼(INH)、利福平(RFP)、吡嗪酰胺(PZA)、乙胺丁醇(EMB)、链霉素(SM)、氨硫脲(TBl)。其他未被列为主要药物者,则称为 2 线药物。我国骨与关节结核的标准化疗方案为 INH,RFP,EMB 与 SM 联合应用。强化治疗 3 月后停用 SM,继续用 INH,RFP,EMB 治疗 6～15 月(即 3SHRE/6-15HRE),总疗程 9～18 个月。具体用药剂量和方法:成人 INH 300 mg,RFP 450 mg,EMB 750 mg,每日用药 1 次(晨起空腹顿服),SM 750 mg 肌内注射,每日 1 次。小儿按体重计算用药量。原则上用药剂量要够,时间要长,应注意药物的不良反应。近些年来,结核杆菌耐药性有所增加,国内报道原发耐药率为 20%,继发耐药率为 65.59%,耐药性是抗结核化疗中影响疗效的重要因素。对出现耐药性的患者或复发病例,应重新制定合理的化疗方案,适当选用 2 线药物。总之,抗结核药物治疗应坚持"早期、规律、全程、联合、适量"的基本原则。

目前随着药物治疗和手术效果的提高,过去有关脊柱结核患者卧床休息制动或使用各种支具局部制动的做法已基本摒弃。

八、脊柱结核的手术治疗

有关脊柱结核药物保守治疗和手术积极干预效果的争论可以追述到 1960 年。1975 年 Tuli 提出所谓中间路线方案,即多重药物化疗和手术干预并举。脊柱结核手术治疗的目的:①彻底清除病灶,植骨融合以重建脊柱稳定性;②脊髓神经减压;③防止后凸畸形加重,在一些病例可以矫正部分畸形。手术方案根据具体情况而制定,需要考虑的问题包括:结核骨性破坏的节段,是否出现脊柱失稳与畸形。脊髓神经损伤与否及其程度,病灶的活跃程度,即细菌对药物的敏感性与患者的免疫状态等。传统的手术方法是病灶清除与植骨融合,20 世纪 50 年代是 2 期作后路融合,60 年代以后常在病灶清除的同时作椎体间植骨融合。但在某些病例由于植骨块支撑力不够,导致植骨块滑脱、塌陷,最终融合失败、脊柱失衡、复发畸形等,稳定性重建远期效果差。因此,近些年来,在传统的病灶清除、植骨融合的同时,行相应节段的内固定,避免了上述可能发生的问题,取得了良好的效果。

(一)结核病灶清除与椎体间植骨融合术

椎体结核病灶清除术可大大提高脊柱结核的治愈率目前广泛开展的经前路椎体结核病灶清除术对腰椎、胸椎、颈椎与腰骶椎结核适用。且在彻底清除病灶的同时,能很好地进行椎管减压、椎体间植骨融合与内固定,以重建脊柱的稳定性与矫正后凸畸形。

1.适应证

(1)有较大、不易吸收的冷脓肿。

(2)有明显的死骨或骨空洞。

(3)经久不愈的窦道。

(4)有脊髓受压症状和[或]体征。

(5)非手术治疗无效。

2.病灶清除与椎管减压

经前路行各节段椎体结核病灶清除的原则是一致的,手术通常由 X 线片和 CT 片显示病变重、椎体破坏重、脓肿大或症状体征重的一侧进入,显露椎旁(前)脓肿或腰大肌脓肿,经过穿刺等方法确认无误后。首先切开脓肿壁,分别使用吸引、搔刮、擦拭、冲洗等方法作脓肿病灶清除。值得注意的是在胸椎结核椎旁脓肿壁内有相应的肋间血管通过,应予以妥善切断、结扎止血;经肋骨横突切除入路可用于胸椎结核病灶清除术。与经胸腔途径不同,其虽然适用于全胸椎椎体结核病灶清除,但术野显露不如经胸腔入路,施行内固定困难。因此常用于儿童胸椎或上胸椎($T_{1\sim4}$)椎体结核病灶清除。经口腔途径行 $C_{1\sim2}$ 椎体结核病灶清除术技术要点基本与经口齿突切除术。注意骨膜下剥离时两侧不超过寰椎侧块外缘,注意勿损伤椎动脉和神经根;在腰椎结核的腰大肌脓肿切开时,应偏向其前内侧,以免伤及腰神经根。再于脓肿内寻找通向椎体骨病灶的瘘口,绝大多数均能直接找到。必要时术中 X 线透视或摄片定位寻找骨病灶所在,有时甚至需用骨凿去除表层增生硬化骨质方可达到骨病灶区。然后根据实际情况采用切骨等方法逐渐扩大病变区域,以彻底清除坏死椎间盘、死骨、炎性肉芽、坏死物、脓液等结核物质。若病变未突破椎体后壁达到椎管,则无需行椎管减压,需尽量保存椎体后壁;若病变已突破椎体后壁进入椎管,则需小心切除残存的椎体后壁骨质,进一步以刮匙等清除椎管内结核性物质,进行彻底的椎管减压。最后用生理盐水反复冲洗病灶区,搔刮、冲洗对侧脓肿,直至确认病灶清除彻底,以骨刀(或骨凿)切除椎体硬化骨质,切平椎体上、下缘至正常松质骨,做好植骨床。腰骶段途径腰骶椎区域被髂血管、髂腰血管及骶中血管所掩盖,该区域结核病灶清除有一定难度,从侧面进入不如从前方正中大血管分叉部下方的三角地带进入容易和安全,可以通过经左侧腹膜后入路或经腹腔途径施行。

3.椎体间植骨与内固定

脊柱结核以椎体破坏为主,经前路椎体结核病灶清除、椎管减压的同时,行椎体间植骨是必需的。椎体间的植骨块必须具有相当的支撑力,以切取带三面皮质的自体髂骨块最佳,在胸椎可用自体肋骨条加髂骨。

在椎体结核病灶清除、椎体间植骨,需行内固定者常同期行前路内固定脊柱结核内固定的指针：①椎体破坏严重、塌陷，清除病灶后可能需植骨修复骨缺损与恢复椎体高度者；②累及1～3个椎体与椎间盘，清除病灶后对脊柱稳定性有明显损害者；③后凸畸形需矫正者。应严格掌握适应证，不可盲目扩大其应用范围与固定节段。合并化脓性细菌混合感染或有窦道形成者，为内固定的禁忌证。

对不适于病灶清除的同期行椎体间植骨与内固定的病例，可考虑2期后路植骨融合与内固定。如：①前路施行内固定有困难或者达不到稳定性要求时。如上颈椎、颈胸交界区、腰骶椎等特殊部位的结核。②有超过3个椎体破坏者，特别是病灶清除后有多达两个椎体的骨质缺损或缺损上下方螺钉距离超过10 cm，而不能做到良好固定，可在椎体间植骨；待2期行后路植骨融合与内固定，以达到稳定脊柱、矫正畸形的目的。

任何内固定对脊柱稳定性的维持都是暂时的，要实现脊柱的永久稳定，必须是良好的植骨愈合。因此，做好植骨融合是基础，切忌只注意使用内固定，不注意植骨融合。

4.术后处理

(1)继续抗结核治疗。

(2)卧床，保持躯干上下一致的轴向滚动翻身，以维持局部的稳定性，切勿扭转。

(3)术后3月X线摄片确认植骨愈合后，方可逐渐起床活动。若内固定可靠，在外支具保护下，可适当提早起床活动时间。

(二)脊柱后路植骨融合术

颈、胸和腰椎后路融合此术开展较早，和前路融合相比，其优点是：手术操作简单。植骨容易，融合后可预防或减少后凸畸形的发生。缺点是：有脊柱后凸畸形的患者，后路植骨受到张力作用，因植骨融合不良而假关节的发生率较高，故手术适应证应严格掌握。单纯后路植骨融合目前已较少使用。

1.适应证

(1)椎体病变静止，不需要病灶清除，但脊柱不够稳定者。为消除疼痛，防止病变复发而行后路融合术。

(2)前路植骨失败或前路植骨不够坚固者。

(3)病灶清除手术时，发现脊柱不稳，而又未作或无法作前路植骨者。

(4)小儿椎体结核行前方或侧前方病灶清除术后。必须强调同期或2期施行后路植骨融合，防止生长期发生或加重后凸畸形。

2.手术方法

全麻或局部浸润麻醉。俯卧或侧卧位。必须准确定位和确定植骨范围；融合节段以病变脊椎为中心，要求达到病变区域的上下正常椎。植骨材料以松质骨为优，自体松质骨更佳。若无骨库骨，先从患者自身扁骨切取适量的松质骨，剪成细条。

患部后正中纵切口进入，纵行切开棘上和棘间韧带，从棘突和椎板骨膜下剥离，显示要融合的棘突和椎板，后凸棘突太高者，可将其剪断，在棘突两侧和椎板上用小网凿或小平凿掀起一些鱼鳞状的小骨瓣或作成骨粗糙面，并除去双侧椎间小关节的关节软骨面，备好植骨床面，把准备好的植骨条堆放在骨粗糙面上与关节间隙内。用粗丝线缝合两侧的肌肉及其筋膜，将植骨条固定。缝合皮下与皮肤。

3.术后处理

(1)后凸畸形患者术后两周内应多侧卧,可俯卧。少仰卧以防止压坏创口周围皮肤。

(2)术后卧床 3～4 月,待 X 线照片证实植骨愈合后,方可起床逐渐活动。

(3)若植骨融合段前方稳定性尚存,可以外支具或矫形器固定下提早起床活动。颈椎与颈胸段结核用头颈胸矫形器或头颈胸支具,胸椎与腰椎用相应支具。待植骨愈合后方可去除外固定。

(4)结核病变未愈者,要继续使用抗结核药物,用药时间应根据病变愈合情况而定。

寰枢椎及枕颈后路融合寰枢椎结核常破坏寰枢椎间稳定性,发生寰椎向前脱位。寰椎后融合适用于寰枢椎结核的咽后壁脓肿已吸收,经颅骨牵引寰枢间已复位者。枕颈后路合适用于寰枢结核,枕寰关节受用、寰枢脱位脊髓受压经牵引已复位者。

(三)脊柱结核迟发性瘫痪的前路减压术

脊柱结核迟发性瘫痪,常是结核已治愈,但有严重的角状后凸畸形,由于畸形严重,为时已久,且脊柱僵硬,其后凸的骨嵴压迫脊髓所致。手术治疗的主要目的是脊髓减压,解除瘫痪。前路减压是唯一有效的方法。单纯的经后方椎板切除减压是无效的,目前已不采用。

1.手术方法

以胸椎结核后凸减压为例。麻醉、体位、切口与显露同椎体结核病灶清除植骨术。

减压清楚显露脊柱后凸顶点残存融合椎体与其上下各 1～2 个正常椎体侧方、前方与椎弓根。认清上、下正常椎间孔与神经根位置所在,自此用尖嘴和椎板咬骨钳切除上下各 1 个正常椎弓根,即打开椎管侧壁,可直视硬脊膜囊及其受压情况,从而确定需切除骨嵴与减压的范围。用电动小磨钻或其他特制器械于需减压切除骨嵴范围的前界纵向开槽,开槽的深度是术侧椎体外缘至对侧椎弓根内缘(X 线正位片测得)之距离,即包括椎管的全部宽度。自此骨槽逐渐向后将骨嵴下骨质挖空,仅留一薄层椎管前壁骨片,用尖嘴咬骨钳小心将薄骨片上下端咬断,用两把神经剥离器交替地自术侧逐渐伸入,剥离硬脊膜与骨嵴的粘连。将薄骨片向前方沟槽内压下使之塌陷,取出骨片,并用尖嘴咬骨钳咬除残留的骨片。若椎管前壁骨片太厚,不易折断塌陷时,可用特制薄嘴椎板咬骨钳细心地逐渐咬除。骨嵴塌陷或咬除后,可见硬脊膜前方得以彻底减压,恢复正常粗细,并出现搏动。有时甚至需切除正常的上椎体后下角与下椎体后上角骨质才能得以彻底减压。

2.减压后脊柱的稳定性

(1)在硬脊膜囊前方彻底减压后,若切除骨嵴的前方残存的椎体骨质较多,足以维持脊柱的稳定性,则勿需进一步处理。

(2)若局部前方残存的椎体骨质很少或完全没有,即切除骨嵴减压后明显影响脊柱的稳定性,则应考虑:1 期在上下椎体间作纵向的柱状植骨;或者 1 期或 2 期行后路植骨融合与内固定重建脊柱稳定性。在前路减压手术结束后,应非常小心地在绝对避免脊柱扭曲的情况下,将患者改变为俯卧位方能施行后路手术。若分期手术,宜在 1 期手术后采用头环牵引(抬高床头),等待 2 周后行 2 期手术。

3.术后处理

(1)术后以俯卧位为主,定时改变体位,即交替采用俯卧和侧卧位,防止骨突部受压。若前路减压联合后路植骨内固定术者,早期忌屈腿侧卧位。

(2)严密观测生命体征与伤口引流、出血情况及双下肢运动感觉和反射。

(3)术后及术后早期适当使用地塞米松或甲泼尼龙。

(4)术后3～4月X线摄片,植骨愈合方可下床活动。若前路减压后脊柱稳定性尚存或施行了2期后路融合固定术,则可提早下床活动时间。

4.预后

脊柱结核总体预后良好。多项研究显示82%～95%的患者采用药物化疗效果理想。一项韩国研究报道了116例脊柱结核患者,35%患者有严重神经症状。84例(62%)患者实施了外科治疗。Logistic回归分析显示年龄和手术干预是预后良好指标。

第十节　先天性脊柱侧凸

一、分类

基于胚胎学的成因,先天性侧凸可以分为两大类:形成不全和分节障碍。

(一)形成不全

椎节形成不全又称为Ⅰ型畸形,可以是部分的,形成一个楔形椎或是完全的,形成半椎体。

椎体的纵向生长归因于上下两端的骨骺软骨,半椎体上下两端的生长能力和导致畸形的严重程度与其具体形态有关。

1.分节良好的半椎体

其上下两端均具有生长潜力,相邻椎体的形态正常。

2.部分分节的半椎体

半椎体的上端或下端具有生长潜力,而另一端与相邻椎体融合。

3.未分节的半椎体

上下端均没有生长潜力,半椎体完全与上下椎体相融合。

4.蝴蝶椎

在两侧形成较为对称的半椎体,两侧上下端均具有生长潜力。

5.嵌入型半椎体

半椎体上下两端均有生长潜力,但相邻椎体对其有代偿,这种半椎体相当于"切入"相邻节段中。

(二)分节障碍

分节障碍又称Ⅱ型畸形,可以是部分的或者是完全的(阻滞椎)。对于部分分节障碍,其位置可以在前方、后方、侧方或是混合型。对于一侧骨桥形成或者不对称性骨桥,由于有骨桥的一侧发育受阻,可以引起严重的脊柱侧凸。

在很多病例中,上述不同种类的畸形常合并存在,有的涉及数个节段,形成混合型畸形,如形成不全合并分节障碍（Ⅲ型畸形）。

（三）合并畸形

脊柱的胚胎发生与许多器官系统的发生在同一时间，因此合并存在其他器官系统的畸形并不少见。30%～60%的先天性脊柱畸形儿童合并有其他器官系统畸形。最常见的合并存在的是脊髓和泌尿生殖器畸形。脊髓畸形包括脊髓栓系、脊髓纵裂和脊髓空洞症等。最常见的泌尿生殖器畸形是肾脏发育不全和异位肾。

上述大部分畸形是 VATER 综合征的一部分。VATER 是下述几种畸形的首字母缩写：脊椎畸形（V）、肛门闭锁（A）、气管食管瘘（TE）、桡骨变形和肾脏缺陷（R）。VATER 这一首字母缩写随后修改为 VACTERL，加入了心脏缺陷（C）和肢体缺陷（L）。

先天性椎体畸形也常见于 Klippel-Feil 综合征，其特点为颈椎先天融合，颈部活动受限，短颈和后发际变低。最近，还有报道先天性侧凸见于其他畸形，如：Sprengel 畸形、Mayer-Rokitansky-Küster-Hauser 综合征、Jarcho-Levin 综合征、Goldenhar 综合征和 Genoa 综合征。

二、病因

先天性侧凸在一般人群中并不多见，其确切发病率并不清楚，多数病例为零星发现，但是家族发病率文献报道为 1%～5%。女性患者比男性患者稍多，女性和男性之比约为 3 或 2∶1。

有文献认为先天性侧凸的发生与遗传和环境因素有关。近期又有学者认为基因突变也是先天性侧凸的原因之一。环境因素的影响也有相关的研究。有学者发现，在鼠和兔的胚胎发育模型中，如果体节形成过程中母体暴露于一氧化碳，则会诱发椎体的畸形。但是，一氧化碳的作用机制尚不清楚。目前已知的是一氧化碳可以通过造成低氧血症或基因突变而影响脊柱的软骨。另外，还有学者发现先天性侧凸的家族中特发性侧凸的发生率也有增高。

三、自然病程

不管是何种病因所引起，先天性侧凸倾向于在生长发育过程中持续加重。侧凸加重的风险与骨骺生长区数量的不平衡和椎体畸形的部位有关。在不进行任何治疗的情况下，大约85%的先天性侧凸患者在发育成熟时弯曲加重大于 41°。例如，分节的半椎体由于在生长过程中持续长大，因此具有较明显的加重趋势。同样道理，由于在生长阻滞侧没有一点儿生长潜力，最容易加重的畸形是存在凹侧单侧分节障碍伴有凸侧分节良好的半椎体。相反的，楔形椎有较轻的加重风险，而完全阻滞的半椎体或嵌入的半椎体并不产生有进展的侧凸。因此，可以认为双侧生长潜力越不平衡，其畸形发展就越严重。

另外，畸形所在的部位也对侧凸的进展产生影响。位于胸腰段的侧凸所引起的畸形最为严重，而上胸椎的畸形相对较轻。

对于先天性侧凸的自然病程，需要考虑以下几个问题：畸形类型、畸形部位、畸形数量、侧凸最初的严重性和上下总体生长趋势。对于上述问题的分析可以有助于确定侧凸的进展可能性，并选择合适的治疗方法。

四、畸形的评价

(一)体格检查

先天性侧凸的体格检查要包括可能发生的脊髓和其他器官系统畸形。在评价脊柱的畸形状态时,要注意总体的冠状位和矢状位平衡情况、肩膀的高度、头部和躯干偏离骨盆中线的距离。对患者的神经功能进行检查和记录非常重要,包括肌肉力量、肌容积、反射和感觉障碍等。另外,要检查畸形的柔韧性、步态和肢体长度。如果存在疼痛,应检查其部位并进行量化。应注意患者后背有无局部凹陷或皮肤斑块。检查者要注意颈部的活动是否有异常,四肢(特别是桡骨)有无畸形。

(二)影像学

1.X 线片

对先天性侧凸患者进行早期 X 线片检查对确定其畸形有帮助,多余的椎弓根、椎间隙不对称或消失、肋骨的融合或缺如都有助于诊断。最好在 4 岁之前进行检查,易于明确其畸形的类型。如果患者在 4 岁之后就诊,需要查找以往的胸片或腹平片来确定其畸形类型。较大患儿的平片对于评价畸形类型的价值下降,因为椎体已有过多的骨化,尤其是在融合或生长阻滞的区域。

站立位全脊柱正位和侧位平片有助于判断畸形的类型和位置,测量弯曲的大小,判断脊柱的平衡状况(冠状位和矢状位)。在先天性侧凸采用 Cobb 法测量弯曲的大小有时会因为椎节分界不清而造成不精确,所以将不同时间的测量进行对比是很重要的,可以判断弯曲的进展情况。在将不同时间的影像进行对比时,常常因为主弯包含有畸形椎而测量困难,而代偿弯是由正常的椎节所形成,其测量较为准确。所以,在主弯测量困难时,可以通过代偿弯的测量间接推测主弯的变化,如果代偿弯没有发展,则预示主弯也没有发生明显的进展。

2.MRI

先天性侧凸常伴有脊髓的畸形。在 MRI 问世之前,采用脊髓造影和 CT 所观察到的合并脊髓畸形发生率为 5%～58%;而 MRI 广泛使用后使脊髓畸形的发生率得到更精确的判断,为 30%～41%。最常见的畸形为脊髓栓系、脊髓空洞和脊髓纵裂。

MRI 是否需要常规应用于每一个先天性侧凸患者是一个问题。尽管在特发性侧凸患者,MRI 只用于少见弯曲类型或神经系统检查有异常者,但在先天性侧凸患者有理由作为常规检查,因为脊髓畸形在先天性侧凸患者中占比高达 1/3,其中一些畸形本身需要接受神经外科手术治疗,而其他一些畸形在侧凸矫形手术过程中要进行相应处理,如脊髓纵裂。及时发现这些畸形有助于治疗方法的选择,减小侧凸矫形手术可能发生的风险。当然,如果不是准备手术治疗,而患者又没有神经损害的临床表现,则并不急于马上进行 MRI 检查,因为对于很小的患儿,在检查中不能有效配合,有时需要进行全身麻醉,所付出的成本较高。而对于有异常的神经系统发现或是侧凸进行性加重以及要准备手术的患者,则需要进行 MRI 检查。

最后,有必要对患者进行泌尿生殖系统检查,可以通过肾脏超声来精确判断,在必要时请相关科室会诊。

五、治疗

(一)非手术治疗

密切定期观察畸形的进展。对先天性脊柱侧凸有效的非手术治疗方法不多,支具只对少数长节段与柔软的侧凸有效,对短节段成角的控制不佳。而大多数患者为短而僵硬的畸形。支具治疗:①畸形较柔软,长弧形侧弯;②牵引或向对侧弯时畸形能部分纠正;③对侧弯上下发生的代偿性侧弯是有效的。应用支具后侧弯仍进行性加重时,则应停用支具。

此外支具可作为手术矫正中的辅助治疗。

(二)手术治疗

先天性侧凸的患者大多需要进行手术,以避免在骨骼发育成熟时出现严重的弯曲和脊柱失平衡,其治疗与特发性侧凸具有很大不同,由于其手术方式和时机受多种因素所决定,所以术者需要根据每个患者的特点,在完善评价畸形的类型及其潜在进展风险后,制订个体化的治疗方案。

先天性侧凸的进展原因是脊柱一侧的生长快于另一侧,所以手术治疗的主要原理是阻止这种不平衡的生长,可以同时进行畸形的矫正。目前共有 4 种主要的手术方式:后路脊柱融合、前后路联合脊柱融合、凸侧半椎体骨骺融合和半椎体切除。

1.后路脊柱融合

后路原位融合是最简单和安全的手术方式。当然,尽管是这种最简单的手术也需要仔细操作,因为可能有潜在的后方椎板缺如,存在神经损伤的风险。在作后方暴露前仔细分析影像资料可以帮助我们注意到上述缺陷。即使在后方结构已经暴露好后,也要仔细判断手术区域的异常结构,并与影像资料相对照,因为影像所见的前方半椎体和生长阻滞节段可能在后方结构中并没有相应的表现。融合范围应该包括整个侧凸区域,在侧方要达到横突。术后需要坚强的支具外固定 4~6 个月来获得坚强的融合。

该手术方式可能发生的几点问题:

(1)由于前方的脊柱结构是完整的,仍然保留生长能力,因此可能在随后出现旋转畸形加重和融合部位的弯曲,称为"曲轴现象"。其风险因素包括手术时年龄较小和融合后残存明显弯曲。

(2)存在假关节形成的风险,尤其是在术后制动时间较短者。

(3)存在延长融合节段的风险,主要是由于定位不准或融合范围不够。

为了避免假关节的形成,并且在术中获得更好的矫形效果,可以采用后方固定,但是神经损伤的风险可能有所增加,需要进行术中脊髓功能监测,并在必要时进行唤醒试验。另一个问题是内固定的大小对于患儿来说不易选择,异常的椎弓根和椎板可能造成固定的困难。

2.前后路联合脊柱融合

前路手术可以进行间盘和终板的切除,通过这种松解方式增加脊柱的柔韧性,获得更好的畸形矫正。同时,应进行前路植骨融合。

前后路联合手术与单纯后路手术相比减少了假关节和曲轴现象的发生。在一些病例,可以通过后路进行前方的融合。位于胸腰交界处的畸形适合于后路的手术方式,胸膜返折处有良好的视野,便于进行间盘切除和融合。另外,有学者采用胸腔镜进行间盘的切除和植骨融合,获得了较好的效果,可作为一种选择。当从前方到达畸形部位时,应当注意脊髓供血血管的畸形可能导致血管结扎后脊髓缺血。

3.凸侧半椎体骨骺融合

凸侧半椎体骨骺融合的原理与长骨畸形的治疗方法类似。手术减慢凸侧生长的同时,凹侧的继续生长可以产生持续而安全的侧凸矫正。实施手术的先决条件包括:患儿年龄较小(小于 6 岁),有足够的生长潜力供持续矫形所需;侧凸范围内的椎体小于 7 个;凹侧有明显的生长潜能。这一技术需要前后路联合暴露,前路切除凸侧的椎间盘和终板软骨,并进行凸侧的植骨融合,后路手术包括单侧小关节的切除和融合。这一矫形方法的效果较为适中,在骨骼成熟时能够达到的矫正角度在 $0°\sim20°$。

在后路或者前后路联合手术中,内固定的使用可以为凹侧提供牵张力,为凸侧提供加压力,使手术获得更好的矫形效果。但是,术后的制动仍然是必要的。

由于这一治疗方式利用了患者的剩余生长潜力,所以需要其具有完整有效的脊柱生长能力,弯曲并不严重,并且所涉及的椎体较少。

4.半椎体切除

这一手术方式通过将半椎体完全切除的方式,彻底去除畸形节段,再通过内固定矫正局部畸形,重建平衡,是最为彻底的一种术式。

手术可以通过前后路联合进行。在前方的凹侧进行植骨有助于维持矢状位的顺列。除非植骨和固定非常坚强,否则术后的制动是必需的,一般采用支具即可。

近年来,随着后路截骨矫形技术的不断改进和成熟,单纯通过后路进行半椎体切除成为普遍采用的方法。通过后路一个切口,先切除后方发育不良的附件结构,再剥离并暴露前方畸形的椎体,在有效保护神经结构的基础上,彻底切除半椎体,并切除上下软骨板,然后进行残留间隙的闭合矫形,可根据畸形矫正的需要加行凹侧的撑开植骨。该术式的主要风险为神经损伤,尤其是在胸椎区域,因为靠近脊髓,所以风险更大。因此,虽然手术可以获得良好效果,仍然不能忽视其风险。

在复杂的合并多节段融合的畸形中或者原来进行过融合手术的患者,可能存在明显的躯干失平衡。对这种患者,可能需要在术中进行截骨,以获得较好的畸形矫正。在截骨后,可以一期完成矫形或者在一段时间的牵引后进行矫形手术。

(三)治疗方案的制订

对于先天性侧凸的治疗,其问题往往不是是否需要手术,而是需要怎样手术和何时手术。与特发性侧凸尽量延迟融合时间不同,先天性侧凸要在其进展过程中尽早手术,以矫正畸形,避免其进展为结构性的脊柱失代偿,并且尽量减少融合的节段和对以后脊柱生长发育的影响。患者在骨骼成熟后的身高并不是要考虑的主要问题,因为如果任由一个进展的弯曲生长,其生长方式为畸形的生长(合并有旋转加重和代偿弯的出现),而不是正常的纵向生长。早期进行正确的手术将最终使患者长的更高,姿态更正常。在手术决策中还要注意的是患者对手术的耐受情况、骨骼的发育程度以及是否有合适的内固定材料,上述问题在年龄过小患儿的诊治时尤为突出,往往需要被迫等待患儿长大一些后才能施术。

手术方案需要根据患者的具体情况制定,包括椎体畸形的类型、畸形部位、弯曲的大小和柔韧性以及患者的年龄。后路融合适用于较小的弯曲且脊柱前方未融合节段生长潜力有限者,以避免曲轴现象的发生。所以,手术区域存在前凸应该作为其禁忌证,因为其后的生长将使前凸持续加重。前后路联合手术的主要适应证是有较大生长潜力的侧凸,如单侧分节不全合并对侧半椎体。凸侧半椎体骨骺融合是一个理论上可行的方法,但是应注意其先决条件:所涉及的椎节少于 7 个;弯曲小于 70°;年龄小于 6 岁,脊柱的生长在该年龄已完成了 2/3;没有病理性的后凸或前凸。目前,国内外的学者对于其应用效果仍有争议,在手术决策中应该慎重。半椎体切除适用于不可接受的畸形,固定性的躯干侧方倾斜和半椎体位于侧凸顶端者。该手术最安全的区域在腰椎和腰骶交界处。

内固定的使用依赖于术者的选择,但在年龄大于 5 岁的较大侧凸患者通常需要使用,因为其单纯通过外固定难以获得和维持畸形的矫正。在合并存在脊髓畸形,如脊髓纵裂、脊髓栓系或脊髓空洞等情况时需要慎重应用内固定,因其可能增加神经损伤的风险。另外,在矫形过程中也应对上述脊髓畸形所存在的风险有充分认识。

参考文献

1.叶启彬,匡正达,陈扬,等.脊柱外科新进展.北京:中国协和医科大学出版社,2019.

2.张英泽.临床创伤骨科流行病学,3版.北京:人民卫生出版社,2018.

3.李宝丽,刘玉昌.实用骨科护理手册.北京:化学工业出版社,2019.

4.王拥军,潘华山.运动医学,2版.北京:人民卫生出版社,2018.

5.陈安民,李锋.骨科疾病诊疗指南,3版.北京:科学出版社,2018.

6.李增春,陈峥嵘,严力生,等.现代骨科学·创伤骨科卷,2版.北京:科学出版社,2018.

7.敖英芳,李国平.运动医学进展.北京:中华医学电子音像出版社,2018.

8.刘国辉.创伤骨科手术要点难点及对策.北京:科学出版社,2017.

9.姜虹.骨外科学高级医师进阶系列.北京:中国协和医科大学出版社,2017.

10.侯树勋,邱贵兴.中华骨科学——骨科总论卷.北京:人民卫生出版社,2017.

11.丁淑贞,丁全峰.骨科临床护理.北京:中国协和医科大学出版社,2016.

12.霍存举.骨科疾病临床诊疗技术.北京:中国医药科技出版社,2016.

13.任高宏.临床骨科诊断与治疗.北京:化学工业出版社,2015.

14.何羿婷.强直性脊柱炎.北京:人民卫生出版社,2015.

15.曾炳芳.OTC中国创伤骨科教程.上海:上海科学技术出版社,2015.

16.尹文.新编创伤外科急救学.北京:军事医学科学出版社,2014.

17.雒永生.现代实用临床骨科疾病学.西安:西安交通大学出版社,2014.

18.侯海斌.骨科常见病诊疗手册.北京:人民军医出版社,2014.

19.杨述华.骨科学教程.北京:人民卫生出版社,2014.

20.裴福兴.中华骨科学—关节外科卷.北京:人民卫生出版社,2014.

21.公茂琪,蒋协远.创伤骨科.北京:中国医药科技出版社,2013.

22.许红璐.临床骨科专科护理指引.广州:广东科技出版社,2013.

23.李向东,康亚新,王建庭.椎间盘突出症诊疗手册.北京:人民军医出版社,2013.

24.张宏其,尹新华,黎峰,等.脊柱结核手术治疗并发症及相关危险因素的探讨.中国矫形外科杂志,2014,22(01):20-27.

25.池永龙.我国微创脊柱外科技术的发展现状.中医正骨,2014,26(03):3-4.

26.何凌锋,章伟文.断指再植的发展与现状.医学综述,2014,20(09):1613-1615.

27.池永龙,王向阳.对微创脊柱外科技术的再认识.中国脊柱脊髓杂志,2014,24(05):387-388.

28.王驭恺,罗从风,翟启麟.胫骨平台骨折关节面塌陷治疗研究进展.国际骨科学杂志,

2014,35(03):147-150.

29.唐佩福.创伤骨科发展现状与未来趋势.中华骨与关节外科杂志,2015,8(01):11-14.

30.张卫星.外固定架在创伤骨科患者治疗中的应用价值.现代中西医结合杂志,2015,24(16):1766-1768.

31.赵勇,王钢.踝关节扭伤的生物力学与运动学研究进展.中国骨伤,2015,28(04):374-377.

32.张磊,王宸,常青,等.桡骨远端骨折的分型及治疗进展.东南大学学报(医学版),2015,34(03):472-475.

33.郑吉元,安文博,姜劲挺.关节镜清理术治疗膝骨性关节炎临床研究进展.医学研究生学报,2015,28(07):776-779.

34.张艳亮,高天乐,唐大刚,等.骶髂关节疼痛的临床表现、诊断及治疗.中国骨与关节损伤杂志,2015,30(06):670-672.

35.李佩芳,宁宁,刘欢,等.脊柱外科患者需求和获得的出院指导内容调查分析.护理学报,2015,22(19):27-30.

36.陈守平.手外伤住院患者5302例的临床特征分析.实用医学杂志,2016,32(09):1524-1527.

37.刘士波,孙勃,李小东,等.不同受伤机制下手外伤感染细菌种类调查和耐药性的对比分析.河北医学,2019,25(01):171-176.

38.胥伯勇,李忠伟,郭文涛,等.严重足外伤12例保足手术治疗体会.中国骨与关节损伤杂志,2018,33(10):1110-1112.

39.蔡国梁,屈金涛,孙君志,等.循证运动医学的定义、基础、实践与发展.中国组织工程研究,2015,19(51):8338-8343.